·家庭宝典系列·

北京协和医院妇产专家 林巧稚最得意弟子孙念怙倾力指导

妊娠 分娩 产后 育儿百科

最新专家指导版

孙念怙 主编

重庆出版集团 重庆出版社

图书在版编目(CIP)数据

妊娠 分娩 产后 育儿百科 / 孙念怙主编．—重庆：重庆出版社，2010.3
（家庭宝典）

ISBN 978-7-229-01603-6

Ⅰ.①妊… Ⅱ.①孙… Ⅲ.①妊娠期－妇幼保健－基本知识 ②分娩－基本知识 ③婴幼儿－哺育－基本知识 Ⅳ.①R715.3 ②R714.3 ③TS976.31

中国版本图书馆CIP数据核字（2010）第000102号

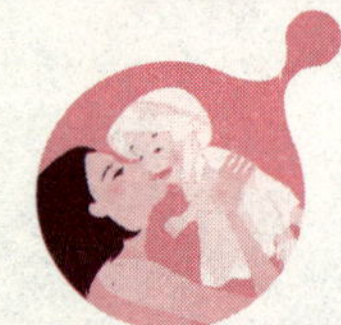

家庭宝典

妊娠 分娩 产后 育儿百科

出 版 人：罗小卫
策　　划：华章同人
责任编辑：陈建军
特约编辑：蔡 霞 刘 玫
封面设计：北京方合四季文化传播有限公司
版式设计：鲍丽丽
制　　作：日知图书（www.rzbook.com）

重庆出版集团 重庆出版社 出版
（重庆长江二路205号）
北京正合鼎业印刷技术有限公司 印刷
重庆出版集团图书发行公司 发行
邮购电话：010-85869375/76/77转810
E-MAIL：tougao@alpha-books.com
全国新华书店经销

开本：787mm×1092mm 1/16 印张：40印张 字数：500千字
2010年3月第1版 2010年3月第1次印刷
定价：39.80元

如有印装质量问题，请致电023-68809955转8005

完美孕产 优生优育

生养与培育一个健康聪明的孩子，是天下所有父母的心愿。十月怀胎，一朝分娩，是女人一生中最为幸福难忘的事情。从计划要孩子开始到宝宝呱呱坠地，怎样才能让宝宝正常发育、健康成长成了每一对夫妇最为关注的问题。

本书分为妊娠、分娩、育儿、产后四大部分。从讲解一个新生命的孕育与诞生开始，介绍了各种优生知识及孕前保健知识，并逐月详细讲述胎儿的生长情况和母体的变化等知识，全方位多角度地为准妈妈生活起居、饮食、心理调适、常见疾病预防等方面提供体贴入微的指导。随着预产期的临近，准妈妈心中的紧张和慌乱也逐渐加剧，为缓解临产前准妈妈心中的紧张和慌乱，我们特别为准妈妈解读分娩的全过程，介绍多种分娩方式及注意事项，让准妈妈能轻松分娩，快乐迎接宝宝的来临。与此同时，还特别关注了新妈妈产后康复，介绍新妈妈在产褥期身体变化和科学的生活护理、产后身体恢复、产后哺乳技巧、预防产后疾病的方法。初为人父人母，如何正确护理宝宝是件头痛的事，为此本书详细讲解了新生儿与婴幼儿的生长发育、保健护理、日常喂养、常见问题与应对技巧、常见疾病的防治与护理等知识，让宝宝能在父母的呵护下健康快乐地成长。

本书内容丰富，语言通俗易懂，并配以诙谐活泼、亲切生动的插画，通过各种形式细说妊娠、分娩、产后、育儿的每个环节，让每一位父母都能从中受益。希望本书成为你科学孕育宝宝的指导手册，为你生儿育女提供全方位的指导和帮助。同时，祝愿每一位准妈妈都能快乐、健康地度过孕期和产褥期！祝愿天下所有父母都能如愿以偿——拥有一个健康、聪明的孩子！祝愿每一个宝宝都能在父母无微不至的照顾下健健康康、快快乐乐地长大成人！

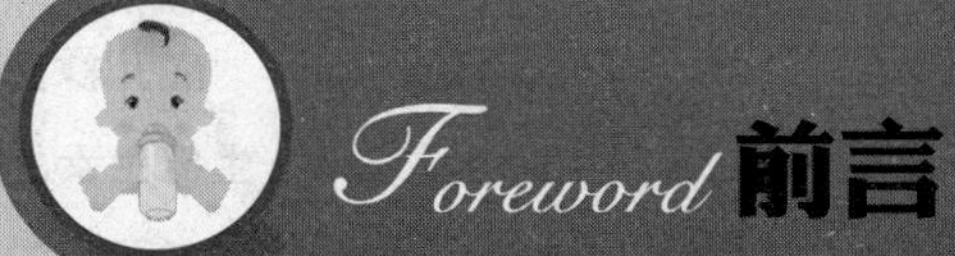

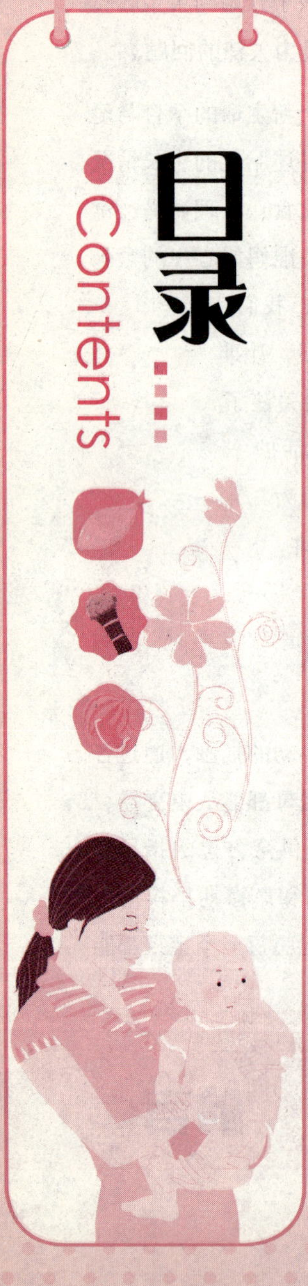

第1章

孕前准备

怀上最健康的一胎

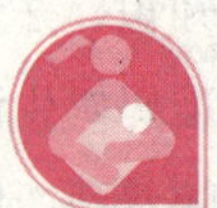

准备要个孩子吧>>

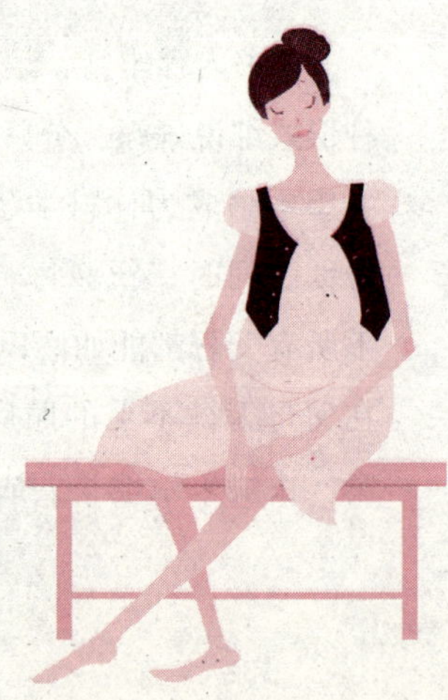

如何生个健康聪明的宝宝>>

遗传病与优生>>

不孕不育之说>>

第2章 孕期保健 细节决定健康

怀孕了>>

十月怀胎>>

准妈妈体检手册>>

胎宝宝 在妈妈子宫里的生活>>

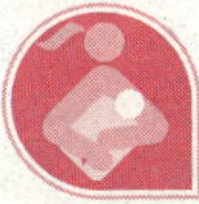

孕期生活宜忌>>

孕期饮食>>

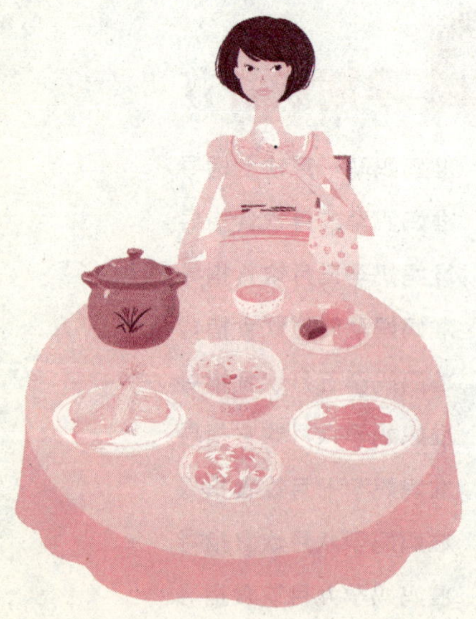

孕期 常见病症及处理方法>>

孕期 保健与自我护理>>

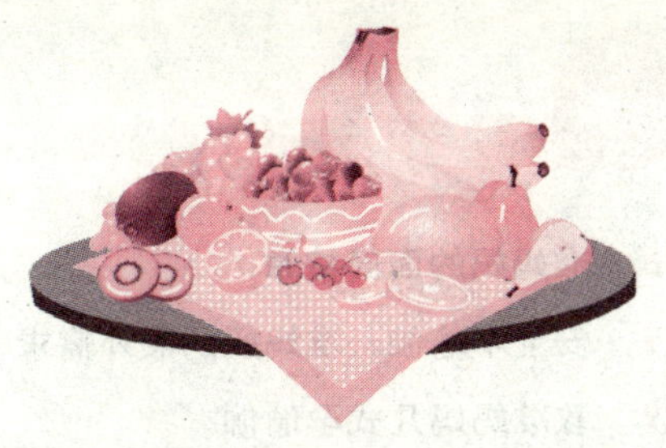

异常妊娠及需要注意的妊娠现象>>

胎教与养胎>>

孕期运动>>

高龄准妈妈须知>>

孕期的“性”福生活>>

第3章

准爸爸的功课

做妻子坚强的后盾

自我健康准备>>

准爸爸生活宜忌>>

做妻子专业的家庭按摩师>>

做妻子贴心的心理医生>>

做妻子称职的家庭营养师>>

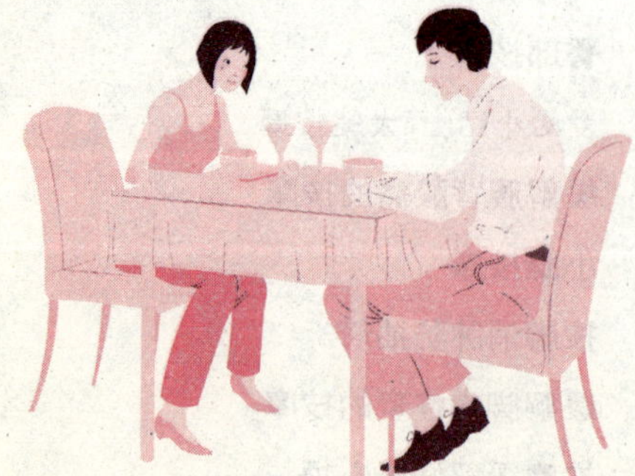

产前准备>>

第4章 轻松分娩 痛并快乐着

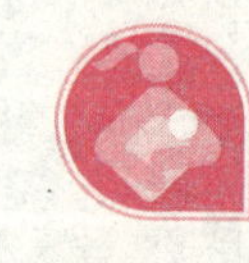

分娩须知>>

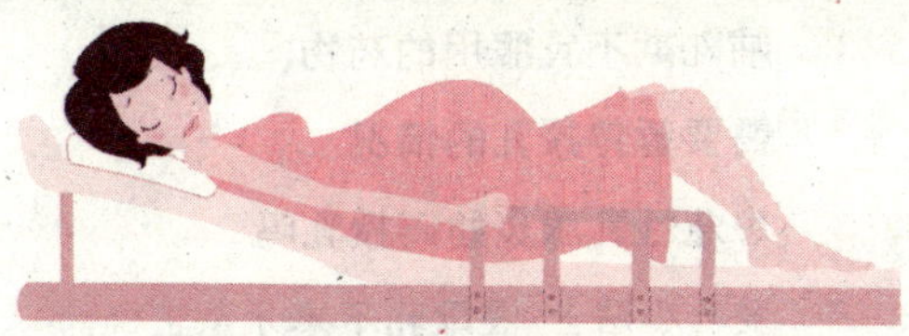

分娩进行中››

多种分娩方式››

异常分娩巧处理››

第5章

产后康复

漂亮妈妈健康塑身计划

产后哺乳技巧>>

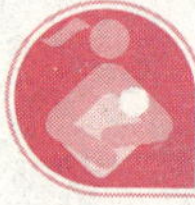

坐月子的几件事>>

产后护理与保健>>

产后 营养与健康食谱 >>

产后身体恢复››

新妈妈常见病症››

产后性事››

第6章

新生宝宝

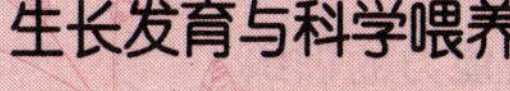

生长发育与科学喂养

正常 新生宝宝的特征 ››

新生宝宝 特殊生理状态与常见问题处理 ››

新生宝宝 喂养与日常护理 ››

新生宝宝 体格锻炼>>

新生宝宝 亲子按摩术>>

新生宝宝 智能教育>>

新生宝宝 常见疾病>>

第7章 关注宝宝的每一天

1～3个月 ››

4～6个月 ››

7～9个月 ››

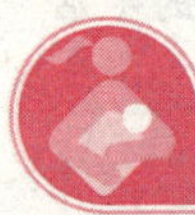

10～12个月 ››

第8章 1~3岁幼儿

聪明宝宝成长必读

1~2岁 幼儿生长发育特征>>

2～3岁 幼儿生长发育特征>>

第9章 婴幼儿 教你正确养护宝宝

健康体检与预防接种>>

常见问题 与应对技巧››

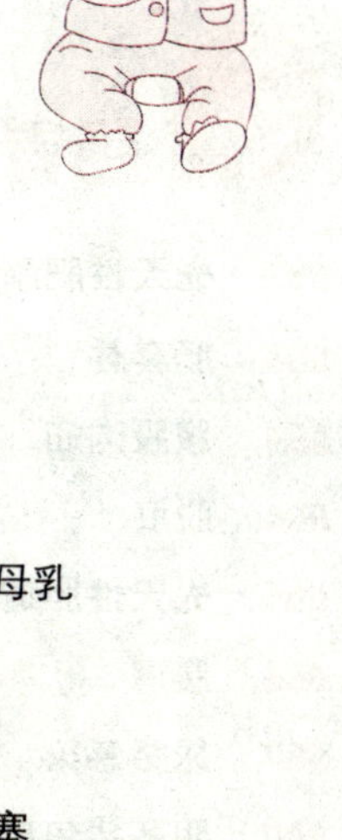

家庭常用 护理方法››

第10章 儿童常见疾病预防与调养

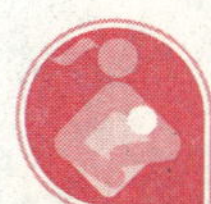

传染性疾病››

眼、耳、鼻和咽喉疾病>>

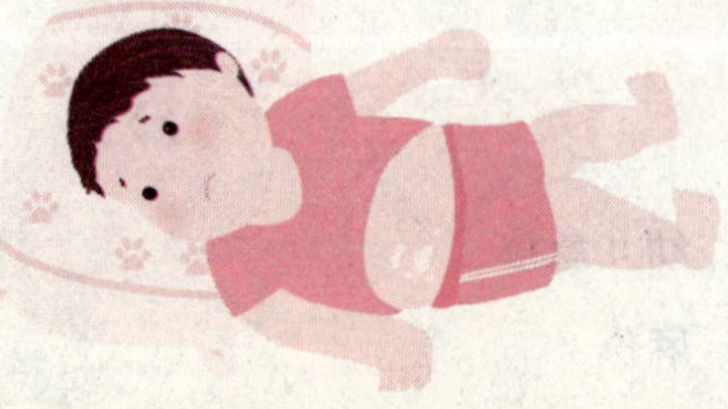

皮肤疾病>>

肠胃和膀胱疾病>>

其他疾病>>

带宝宝医院就诊 注意事项››

第11章 家庭安全急救法

玩具，你安全吗››

厨房中的隐患››

浴室中的隐患››

卧室中的隐患>>

外出时的注意事项>>

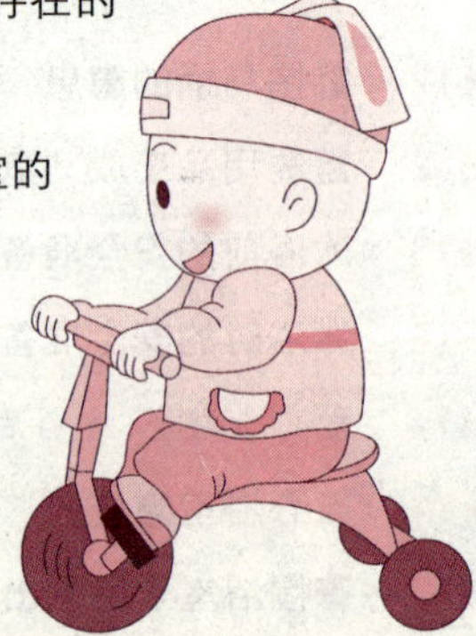

必要急救ABC>>

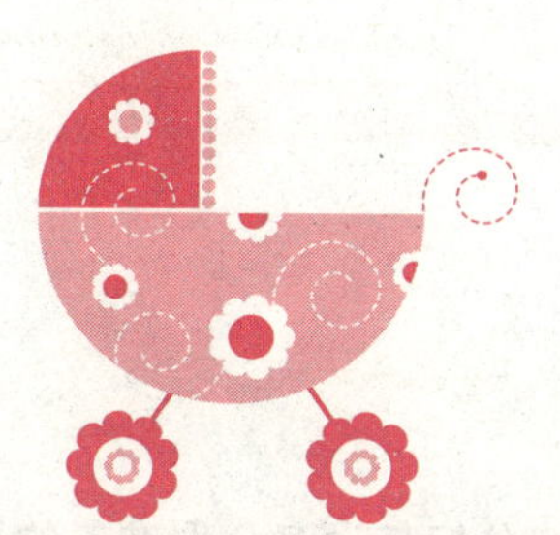

第1章

孕前准备 怀上最健康的一胎

为了让孩子的健康从一个细胞开始，“准父母”们就应在怀孕前做好保健、检查等多方面的准备。这样才能保证从怀孕伊始，小家伙就是最健康的。

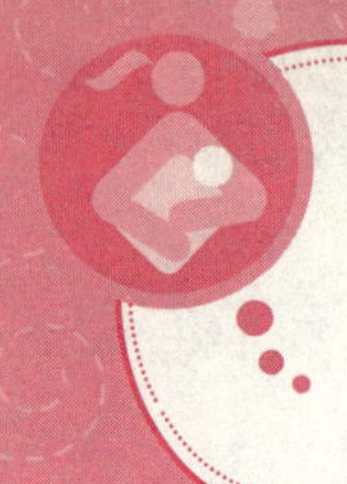

zhunbei yaoge haizi ba

准备要个孩子吧

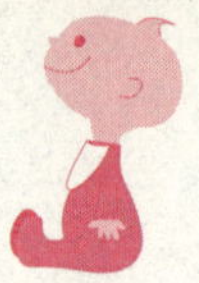

先做好心理准备

事实证明，有心理准备的孕妇与没有心理准备的孕妇相比，前者的孕期生活要更顺利和从容，妊娠反应也不会很强烈，胎宝宝才能在母体内健康地成长。所以，女性必须懂得，从怀孕的那天起就意味着责任也随之而来，宝宝未来的养育和成长从现在开始将由自己来承担。孕育宝宝是夫妻双方的共同责任，因此，在决定孕育宝宝之前夫妻俩要做好以下心理准备：

- 掌握孕育和一些关于妊娠、分娩和胎宝宝生长发育的知识，了解如何才能怀孕及妊娠过程中出现的特殊生理现象，如早孕反应、胎动、妊娠水肿、腰腿痛等。当出现这些生理现象时，能够正确地对待，避免不必要的紧张和恐慌。
- 树立生男生女都一样的新观念，解除孕妇的后顾之忧，否则，如果孕妇总是为宝宝的性别担心，就会加重心理负担，不利于优生。
- 保持乐观稳定的情绪状态，不要把生产想得那么可怕。在怀孕的过程中，孕妇要尽量放松自己的心情，及时调整和转移不良情绪，调整的方式如夫妻谈心，给胎宝宝唱歌、共同欣赏音乐等。
- 心理上要重视产前检查，接受医生指导。产前检查有利于对妊娠情况的循序掌握，发现新的问题可及时得到解决，这是优生的关键，也是保证母子平安的重要措施。

想要宝宝，做个周全的孕前计划

想要宝宝，就要在怀孕之前做一个周全的计划，这样，不但可以让你在心理上做好怀孕的准备，还能及时采取相关措施，增加受孕概率，为优生优育打下良好的基础。孕前计划主要包括以下内容：

◎ 受孕前半年停止服用避孕药。

◎ 家中的宠物，如狗、猫、小鸟等应送给亲友或寄养。

◎ 长期患病的夫妻应向医生仔细咨询安全的用药和治疗方法，特别是准妈妈应避免做 X 光、CT 检查等，不可轻易服用不利于优生的药物。

◎ 提前接种风疹疫苗。

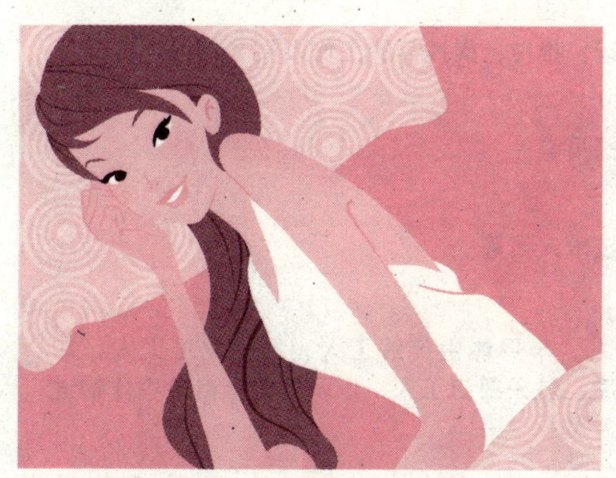

温馨小提示

孕前3个月开始，可以制订一个科学的健身计划，这样，可以提高孕妇身体的耐久性和柔韧性，保证孕期生活更加轻松。健身运动包括散步、慢跑、游泳、健美操、瑜伽等。但一定要遵循循序渐进的原则，不要让身体太过疲劳。

◎ 及早与领导协调，调离对胎宝宝不利的工作岗位。

◎ 培养健康规律的生活习惯，保证睡眠充足、不要过于劳累，保证起居环境舒适宁静。

◎ 积极锻炼身体，使身体和情绪都处于最佳状态。

◎ 准爸爸要提前进入状态，远离有害物质和不良生活习惯，以保证精子的数量和质量。

健康科学的生活方式

一旦准备怀孕，就要从各个方面做好准备，特别是在生活方式上，无论你以前是如何地疯狂工作，多么潇洒地生活，现在都要从“孕育健康宝宝”出发，尽早回归健康科学的生活方式。

● 将自己的工作合理安排，保证充足的睡眠和休息，不要过于劳累，不熬夜，不长时间上网、玩游戏或者长时间看电视。

● 远离嘈杂的环境，为自己创造一个舒适宁静的生活环境。

● 饮食规律有营养。每天按时吃饭，尽量减少在外就餐的次数，食物可口多样，保证各种营养元素的均衡摄入。

● 提前阅读有关孕期保健和胎宝宝生长的书籍和杂志，多听些令人精神愉悦、心情放松的音乐，让自己愉快平稳地生活。

准妈妈应回避的工作

为了孕妇和胎宝宝的健康和安全，准备怀孕和已经怀孕的女性应回避下列工作：

1	需要长时间站立的工作	售货员、饭店招待员等
2	从事震动作业或者震动可波及腹部的工作	司机、汽车售票员等
3	需要连续进行不能休息的工作	流水线作业工人等
4	繁重的体力劳动	涉及搬运、推拉、提拽等的工作人员
5	单独一人的工作或野外作业	地质勘探员等
6	受放射线辐射的工作	放射科技术人员等
7	接触刺激性物质或有毒化学物品及农药的工作	药厂工人，半导体生产线工人，石油化工工人，印刷、喷漆、航天部门工人，以及需要亲自给农作物进行施的人员
8	接触动物的工作	兽医等
9	与病人或病毒接触的工作	医护人员或从事病毒研究的人员等
10	高温作业和噪声环境中的工作	机械车间工人等

如果孕妇或者准孕妇从事上面的工作，可以适当向领导请求调整工作或尽量减轻工作的强度。

孕前应治疗的疾病

为了孕妇自己和未来宝宝的健康，准父母们一定要在孕前去医院检查，确认一下有无疾病，以保证妊娠的顺利进行。如果有以下疾病的应在怀孕前进行治疗：

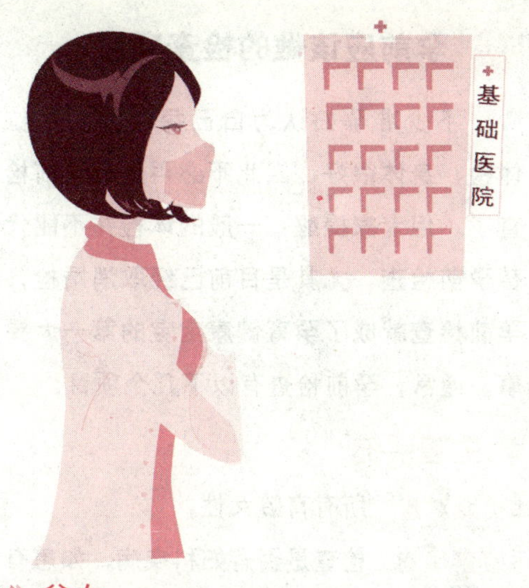

贫血

严重贫血不仅会加重孕妇的妊娠痛苦，还会影响胎宝宝的正常发育，对产后恢复也不利。如果发现准妈妈患有贫血，应在食物中充分摄取铁和蛋白质，待贫血得到治疗后，再进行妊娠。

结核病

患有结核病的女性一定要在孕前治愈，否则会传染给宝宝。

心脏病

女性的心脏功能不正常会造成体内血液运输障碍，引起胎盘血管异常，从而导致流产或早产，同时，也会给准妈妈的身体和生命造成伤害。

肾脏疾病

肾病患者一旦妊娠，常会导致妊娠中毒症，病情也会随着妊娠月份的增加而不断加重，最终引起流产或早产。此类患者一定要咨询医生，以便医生根据肾脏病的程度，决定是否可以妊娠。

肝脏疾病

女性妊娠后会加重肝脏的负担，如果孕妇患有肝脏疾病，则容易使肝病恶化。所以，孕前应及时治疗肝脏疾病。

子宫肌瘤

子宫是胎宝宝生长发育的地方，虽然患有子宫肌瘤的女性在妊娠期一般不会有特别的异常现象，且大多能正常分娩，但是患有该病症常常会使受孕受阻，所以最好及时治疗。

糖尿病

糖尿病人本身常有高血压、高血糖等症状，一旦妊娠，也常会引发妊娠糖尿病，对孕妇和胎宝宝的健康都十分不利，因此也应在怀孕前进行治疗。

高血压

高血压患者易患妊娠中毒症，而且常常为重症。如果怀孕前对自己的血压值不太清楚，且有剧烈头痛、肩膀酸痛、失眠、眩晕以及浮肿等症状应去医院进行检查，确定健康安全后再怀孕。

孕前应接种的疫苗

病毒时刻都有可能侵袭孕妇和胎宝宝，所以准妈妈要做好事前准备，即接种疫苗。目前，中国还没有为准妈妈设计的专门的防疫计划，但专家一般建议准妈妈最好接种以下两种疫苗：

风疹疫苗

风疹病毒可以通过呼吸道传播，在孕早期患有风疹的孕妇中，约有25%会出现先兆流产、流产、胎死宫内等严重后果，有的甚至可能导致胎宝宝出现先天畸形、先天性耳聋等。在妊娠初期感染风疹病毒，医生多半会建议孕妇终止妊娠。而预防孕期风疹的最好办法就是孕前接种风疹疫苗。

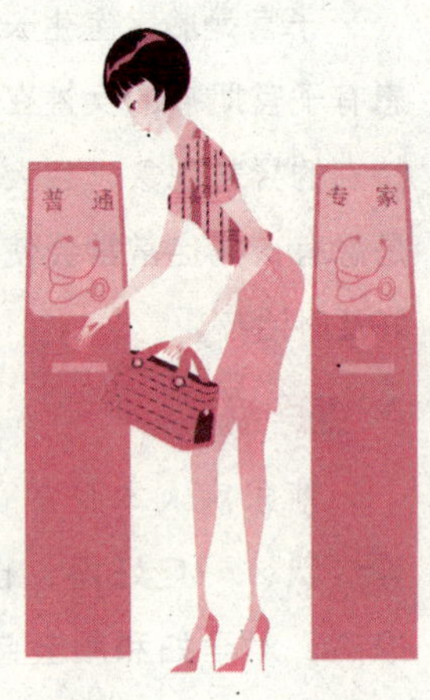

乙型肝炎疫苗

中国是乙型肝炎的高发地，目前被乙型肝炎感染的人群高达10%左右，而母婴垂直传播又是乙型肝炎病毒的重要传播途径之一。一旦传染给胎宝宝，他们中的85%～90%会发展成为慢性乙肝病毒携带者，其中有25%在成年后会转化成肝硬化或肝癌，所以一定要及早预防。

孕前应该做的检查项目

不少准孕妇认为自己每年都在单位体检，身体很好，因此不必再进行孕前检查了。但专家提醒：一般的体检并不能代替孕前检查，尤其是目前已经取消婚检，孕前检查就成了孕育健康宝宝的第一大要事。通常，孕前检查有以下几个项目：

生殖系统

〖检查对象〗所有育龄女性。

〖检查目的〗检查是否有妇科疾病，如患有性传播疾病，最好先彻底治疗，否则会发生流产、早产等危险。

〖检查内容〗通过白带常规筛查滴虫、霉菌、支原体衣原体感染、阴道炎症，以及淋病、梅毒等性传播疾病。

〖检查方法〗普通的阴道分泌物检查。

〖检查时间〗孕前任何时间。

脱畸全套

〖检查对象〗所有育龄女性。

〖检查目的〗60% ～ 70% 的女性都会感染上风疹病毒，一旦感染，尤其是怀孕早期，可能会引起流产和胎宝宝畸形。

〖检查内容〗风疹、弓形虫、巨细胞病毒三项。

〖检查方法〗静脉抽血。

〖检查时间〗孕前 3 个月。

肝功能

〖检查对象〗育龄夫妇。

〖检查目的〗如果母亲是肝炎患者，怀孕后会造成胎宝宝早产等，肝炎病毒还可直接传染给宝宝。

〖检查内容〗目前有大小功能两种，大肝功能除了乙肝全套外，还包括血糖、胆质酸等项目，比较划算，建议选择大肝功能检查。

〖检查方法〗静脉抽血。

〖检查时间〗孕前3个月。

尿常规

〖检查对象〗育龄女性。

〖检查目的〗早期诊断肾脏疾患。10个月的孕期对孕妇的肾脏系统是一个巨大的考验，身体的代谢增加会使肾脏的负担加重，因此，及早诊断肾脏健康与否十分关键。

〖检查内容〗包括尿的颜色、透明度、酸碱度、红细胞、白细胞、上皮细胞、管型、蛋白质、比重及糖定性。

〖检查方法〗查尿。

〖检查时间〗孕前3个月。

口腔检查

〖检查对象〗育龄女性。

〖检查目的〗如果孕期牙齿疼痛，由于受到用药对胎宝宝影响的限制，治疗往往很棘手，会使孕妇遭受很大痛苦。

〖检查内容〗如果牙齿没有其他问题，只需洁牙即可；如果牙齿损坏严重，则必须拔牙。

〖检查时间〗孕前3个月。

妇科内分泌

〖检查对象〗月经不调、不孕的女性。

〖检查目的〗诊治月经不调等疾病。

〖检查内容〗包括卵泡促激素、黄体生存激素等6个项目。

〖检查方法〗静脉抽血。

〖检查时间〗孕前任何时候。

ABO溶血

〖检查对象〗女性血型为O型，丈夫血型为A型或B型，或者女性有不明原因的流产史。

〖检查目的〗避免婴儿发生溶血症。

〖检查内容〗包括血型和ABO溶血滴度。

〖检查方法〗静脉抽血。

〖检查时间〗孕前3个月。

染色体异常

〖检查对象〗有遗传病家族史的育龄夫妇。

〖检查目的〗避免遗传病遗传给下一代。

〖检查内容〗检查遗传性疾病。准爸爸的体检包括常规的健康检查，如血、尿常规、肝肾功能和精液检查。准妈妈的检查包括血常规、尿常规、肝功能、心电图、血压测定、妇科检查等。

〖检查方法〗静脉抽血。

〖检查时间〗孕前3个月。

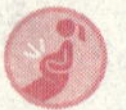高危妊娠要谨慎

高危妊娠是指本次妊娠对孕妇及胎儿有较高危险性，可能导致难产及或危及母婴者。具有高危妊娠因素的孕妇称为高危孕妇。孕前高危因素主要有以下几种：

● **年龄** 小于18岁或大于35岁。年龄大于35岁的孕妇属于高龄孕妇，怀上染色体异常胎宝宝的概率较大，发生早产的机会较多，并且容易发生妊娠期并发症。另外，还受到骨骼及生理等因素的限制。

● **身高** 身高在145厘米以下，体重不足40千克或超过85千克，骨盆狭窄。这类孕妇在分娩时容易发生难产。

● **身体素质** 肥胖女性的妊娠期并发症较多，如妊高征等；曾患过影响骨骼发育的疾病，如佝偻病、结核病等；生殖道畸形，容易出现骨盆狭窄、产道异常而影响产程的正常进展，导致产程延长、胎宝宝窒息等不良情况；有遗传病家族史；营养状态较差等。

● **血型** 女方是O型，而丈夫是非O型；或女方血型为Rh阴性，而丈夫血型为Rh阳性者，容易出现母婴血型不合，导致新生儿溶血症。

● **患有内科疾病** 如原发性高血压、先天性心脏病、糖尿病、甲状腺功能亢进、肾脏病、贫血、肝炎、内分泌疾病等。

● **有异常孕产史** 多次流产；有过早产、死胎及各种难产；生产过巨大儿、低体重儿、先天性畸形儿；有手术产（产钳、剖腹产）及有子痫前期症状或子痫病史等多年不育经治疗受孕者。

爱心小贴士

高危妊娠后的一些危险因素

1. 妊娠合并内科疾病：如心脏病、高血压、肾脏病、糖尿病、病毒性肝炎等。

2. 病毒性感染：如巨细胞病毒、疱疹病毒、风疹病毒等。

3. 孕早期接触过有害物质：如放射线、农药、化学毒物及服用对胎宝宝有害的药物。

4. 妊娠期异常：妊娠高血压综合征、胎盘异常、过期妊娠、羊水过多、胎宝宝过大或过小、胎盘位置异常、胎宝宝宫内发育迟缓、胎宝宝宫内窘迫、母子血型不合等。

5. 分娩有困难：如骨盆狭窄、胎位不正、脐带异常、头盆不称及可能出现产后出血、产后感染或产后休克等。

生命从精子和卵子开始

一个新生命的孕育需要男方提供精子和女方提供卵子，精子与卵子各自携带着父亲和母亲的遗传物质，通过受精来结合到一起，从而一个新的生命就诞生了。

● **男性的精子** 是在睾丸的曲细精管（约有几百万条）内产生的。曲细精管生精上皮的精原细胞经过多次分裂，最后形成成熟的精子。男性经过青春期后，睾丸便拥有了延续不断的生精能力。成年男性的睾丸约重 10 ~ 20 克，而平均每克睾丸组织每天可产生约 1 000 000 个精子。一般从 40 岁左右起，男性睾丸的生精能力会逐渐减弱，但也有 60 ~ 70 岁甚至个别 90 岁的老人还具有生精能力。

● **女性的卵子** 由卵巢生卵上皮的原始卵母细胞发育成熟而成。原始卵母细胞与其周围的一层颗粒细胞共同构成原始卵泡。原始卵细胞在女性自身为胎宝宝期就已经发育完成，数目多达 200 万个。但在出生后大部分原始卵细胞会发生退化，到青春期时只剩下约 3 万个或更少。与男性的睾丸不同，女性卵巢的生卵作用是不连续的。女性到了青春期后，每一个规则的月经周期排出一个成熟卵子，直到绝经期，一个妇女一生约排出 400 ~ 500 个卵子。女性到了 55 岁左右，开始进入绝经期，之后卵巢失去了排卵功能，从此也就失去了生育能力。可见，女性的生育年龄比男性短。

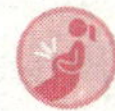

受孕的过程

精子和卵子结合的过程就是受孕（也叫受精）的过程，受孕就是怀孕的开始。

性交时，男性每次排出约2～4亿个精子，其中大部分精子会随着精液从女性阴道内排出，只有小部分精子依靠尾部的摆动向前游动，先后通过子宫颈管、子宫腔，最后到达输卵管壶腹部，并在那里等待与卵子的结合。精子从阴道到达输卵管最快仅需数分钟，最慢需要4～6小时。精子在前进过程中，子宫颈黏液会对精子造成阻碍，子宫腔内白细胞也会吞噬部分精子，因此，最后到达输卵管的精子仅有数十条至一二百条。精子在和卵子受精前还要在女性生殖腔内经过一段时间的孵育，之后才具有受精的能力，这个过程称为精子获能。

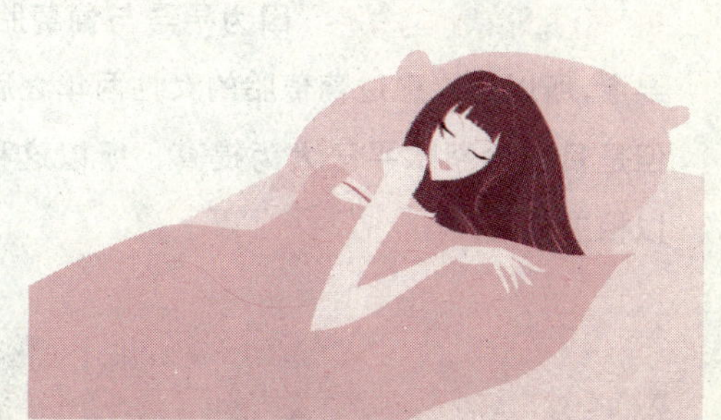

卵子从卵巢排出后立即被输卵管伞部吸到输卵管内，并在输卵管壶腹部等待精子的到来。精子在女性输卵管内能生存1～3天，卵子能生存1天左右，如在女子排卵日前后数天内性交，精子和卵子就可能在输卵管壶腹部相遇，这时一群精子包围卵子，获能后的精子其头部分泌顶体酶，使得卵子周围的放射冠和透明带溶解，为其进入卵子开通道路，但最终只有一条精子可以进入卵子，形成一个新的细胞，即受精卵，这个过程即是受精。

合理安排受孕时机

对于健康的夫妇来讲，可以不必刻意安排受孕时机。但是对于以下情况的女性，就要选择好受孕的时间，以免对胎宝宝造成不良影响：

- **口服避孕药的女性** 服用避孕药物的女性最好在停药半年之后再怀孕，这是因为口服避孕药中的雌激素和孕激素会对胎宝宝的性器官产生一定的影响。
- **上有节育环的女性** 应在取出节育环并有 2 ～ 3 次正常月经后再怀孕。
- **有过人流、早产的女性** 这类人群至少要在 3 个月之后再怀孕，因为人流或早产后，一般都需要 3 个月左右的时间子宫才能恢复正常。
- **大量饮酒的女性** 酒精的影响会在体内停留一段时间，所以大量饮酒的女性应在停酒 20 天后再怀孕。
- **受过 X 线照射的女性** X 射线也会对身体造成不良影响，因此建议受到 X 线照射 4 周后怀孕较为安全。
- **长期服药的女性** 由于各种药物的作用、排泄时间以及对卵细胞的影响各不相同，所以最好在医生的指导下确定受孕时间。
- **有过葡萄胎的女性** 因为早孕与葡萄胎后恶变较容易混淆，所以建议患过葡萄胎的女性两年之后再怀孕。但是目前诊断水平已大为提高，所以这种限制也可以相应缩短。

自测排卵日

精子与卵子结合才能孕育新的生命，所以准确了解女性的排卵日可以大大增加受孕概率。以下是几种测定排卵日的方法：

阿基诺法

阿基诺法也叫数学公式法、推算法，即从下次月经开始的第一天往前推14～15天就是排卵日。如果下次月经来潮的那天为第N天，那么这次的排卵日就是第N-14天。不过，月经周期的长短每个人有所不同，即使同一个人由于受到疾病、情绪、环境以及药物等的作用也不尽相同，所以这种方法在某些时候不尽准确。

宫颈黏液法

在整个月经周期中都会出现宫颈黏液，月经刚过时，黏液的分泌量逐渐增加，并逐渐变得稀薄而透明，类似蛋清样，在排卵前达到高峰，即黏液量最多的一天，排卵的概率最高。此时，将手指伸入阴道深处，沾一些黏液，可以将黏液拉成长达10厘米的细丝而不断。而排卵后，黏液的分泌量显著减少，稠厚而浑浊，拉丝时容易断裂。如果能够每晚对黏液状态进行观察并记录，可以很容易找到自己的排卵日。

中间痛法

有些女性在两次月经中间，相当于排卵前的时间里，下腹部会有疼痛感，称为中间痛或排卵痛。调查显示，有97%的中间痛发生在排卵前，所以如有中间痛，则可以认为24小时内将发生排卵。这个方法简便易行，但有些人没有中间痛，不能用此法。

基础体温法

基础体温是指清晨醒来，身体保持安静，心情也处于平静时的体温。在月经周期中，人的基础体温也呈周期性变化。在月经后及卵泡期基础体温较低，排卵后体温会上升0.3℃～0.5℃，并一直持续到经前1～2日或月经第一日，体温又降至原来水平。早晨醒来，将温度计放在舌下5分钟。应从月经的第一天开始测量，并将逐日测量的体温记录下来做成一个基础体温表。正常月经周期下，将每日测得的基础体温画成连线则呈双相曲线。基础体温上升前后2～3日是排卵期范围，易受孕，称为易孕期。

测尿法

在医生的指导下用B超监测卵泡，当卵泡达1.8厘米左右时，测试尿液的LH值，每2～4小时测一次，出现跌峰时可认为是尿LH峰。排卵在峰值出现后的12～24小时内。如果不方便监测卵泡，也可以结合以前的月经周期，在预计排卵的前两天，测试尿液的LH值，开始间隔的时间可以较大，当尿液的LH值明显上升时，可以每间隔2～4小时监测一次。

最佳受孕体位

每对夫妻都有他们自己的性生活方式，也有他们自己最舒适的性交体位。但是就受孕而言，一般仍是采用男上女下的体位。因为女方在下平躺仰卧，双腿分开，双膝微弯，有利于阴部松弛和阴门开放，这就为男子将精液排泄到阴道深部——阴道穹窿部创造了有利条件，并可以使整个子宫颈外口都能接触精液，当宫颈外口浸泡在“精液池”中时，精子就会主动进入宫颈口，使得精子迅速进入宫腔到达输卵管与卵子结合。

现实生活中，有些女性阴道较短浅，性交后精液常会自动外流，这时可以用枕头或其他柔软物品适当垫高臀部，形成一个“人工槽”，防止精液外流，让精液尽可能多地在阴道内储存，为精子的活动提供良好条件。相对而言，女上男下位、侧位、背附位、坐位、站位等性交体位不利于受孕。

最易受孕的性交频率

● 性交的频率对受孕也有一定的影响，一般3～5天性交一次受孕的概率较大。

● 医学研究表明，人的性交频率是随着年龄增长而逐渐下降的。古代医学家总结了男子性交的频率，如《医心方》中认为：20岁者2日1次，30岁者3日1次，40岁者4日1次，50岁者5日1次，而年过60者则不宜多泄精。这个性交频率与现代性医学研究结果基本一致。但是由于每个人体质有强有弱、情绪有高有低、工作有松有紧，生活水平也不尽相同，因此性交频率也会有所差异。

● 从怀孕的角度分析，性交的频率既不可过频，也不可过度节欲。如果性交过频，会由于精子数量减少等原因不利于怀孕；而过度的节欲，如十天半月1次，由于精子的老化或错过了妻子的排卵期也不利于受孕。

性高潮有助于受孕

优生学家指出，如果女性在性生活中达不到性高潮，则不利于受孕和形成优良的受精卵。这是因为女性性高潮会使精子在阴道中的运动能力增强，便于精液储存于阴道内，还可以促使闭锁的子宫颈口松弛张开，易于精子的进入，从而使更多强壮而优秀的精子与卵子有结合的机会，利于形成优良的受精卵。

为此，在受孕同房时，可根据男性和女性不同的生理特点给予适当的刺激，促进男性性高潮的最佳刺激是视觉，妻子可有意为丈夫营造一些良好的视觉刺激，比如在居室里点上一盏柔和的粉红色小灯等；而促进女性性高潮的最佳刺激是触觉，丈夫应尽可能多地对妻子的身体进行抚摸、亲吻等，以促进妻子达到性高潮。

"酸儿辣女"不科学

酸儿辣女之说可谓源远流长，但这种说法实际上毫无科学根据。

其实，孕妇出现食欲下降、对气味敏感、嗜酸或嗜辣，甚至想吃些平时并不喜欢吃的食物，都是正常的妊娠生理反应，这是因为女性在怀孕后内分泌活动发生改变，胎盘分泌绒毛促性腺激素。这种激素可抑制胃酸的分泌，使胃酸分泌量减少，消化酶的活性降低，从而影响食欲与消化功能，与胎宝宝的性别并无关系。此外，孕妇的口味还与地域、家庭的饮食习惯有关。比如，北咸南甜、川辣西酸等，但各地新生儿的性别比例并无明显差异。

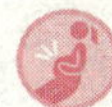

生男生女的奥秘

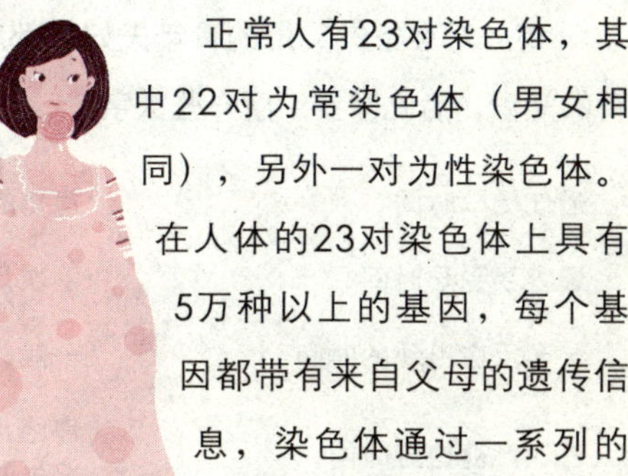

正常人有23对染色体，其中22对为常染色体（男女相同），另外一对为性染色体。在人体的23对染色体上具有5万种以上的基因，每个基因都带有来自父母的遗传信息，染色体通过一系列的活动将遗传信息准确无误地遗传给后代。

人的生殖细胞，即精子和卵子要经过两次减数分裂，将原来的23对染色体减少一半，变成23条。当精子与卵子结合成为受精卵时，精子细胞核中的每条染色体与卵子细胞核中相应的染色体一一配对，使受精卵的染色体又重新恢复为23对。其中的性染色体是决定生男生女的关键。女性的性染色体是2条X染色体，而男性的两条染色体中，一条是X染色体，一条是Y染色体。因此，受精时就会出现下面两种情况：

- 卵子与带有X染色体的精子结合，产生XX型受精卵，则胚胎发育为女性。
- 卵子与带有Y染色体的精子结合，产生XY型受精卵，则胚胎发育为男性。

可见，胎宝宝的性别在受孕的瞬间就已经由精子的类型决定了。

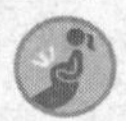

应当了解的数字

每一对准备做父母的青年夫妇，都应当了解一定的孕前准备、孕产期保健和新生婴儿抚育的知识，为此需要了解一些数字：

最佳受孕时间	每年的夏末秋初，即7～9月
最容易受孕时间	下次月经前14天或两次月经中间的4～5天内
早孕反应出现的时间	一般为受孕后40天左右
首次产前检查时间	停经后1个月内或出现早孕反应时（之后，医生会根据具体情况告知下一次产前检查的时间）
孕妇洗澡适宜的温度	42℃～43℃
孕妇体重每周增加的正常值	应不大于0.15千克
孕妇体重总的增加值	不宜超过10千克
自然流产发生的时间	怀孕后5个月以内，一般在3个月以内
人工流产的适宜时间	停经后2个半月内，7～9周最为适宜
中期引产的适宜时间	妊娠16～24周内
自觉出现胎动的时间	妊娠16～20周内
胎动正常次数	30～40次/小时，不应该低于15次/小时
早产容易发生的时间	妊娠28～37周内
胎心音正常次数	120～160次/分钟
过期妊娠	指超过预产期天数14天
准妈妈可以下床活动的时间	顺产后24小时
准妈妈可以轻微活动的时间	产后2周
准妈妈可以做简单家务的时间	产后5～6周
准妈妈身体完全恢复正常时间	产后6～8周
产后可以恢复性生活时间	产后6～8周
新生婴儿可以喂奶的时间	产后30分钟
新生婴儿出生后正常体重范围	2.5～3.5千克。超过4千克的为巨大儿，低于2.5千克为低体重儿

自然流产

自然流产是指妊娠在孕28周前自行终止，胎宝宝体重小于1 000克者。自然流产的症状是阴道流血，排出血块和胚胎组织，同时伴有下腹部绞痛。根据流产发展的不同阶段，可有以下临床类型：

先兆流产

指妊娠28周前，先出现少量阴道流血，继而频繁出现阵发性下腹痛或腰背痛，妇科检查宫颈口未开，胎膜未破，妊娠产物未排出，子宫大小与停经周数相符，妊娠有希望继续者。先兆流产经休息和治疗后，如果流血停止及下腹痛消失，妊娠常可继续，如果阴道流血量增多或下腹痛加剧，则可发展为难免流产。

难免流产

难免流产由先兆流产发展而来，表现为阴道流血量增多，阵发性下腹痛加重或出现阴道流液（胎膜破裂），此时流产多已不可避免。妇科检查可见宫颈口已扩张，有时可见胚胎组织或胎囊堵塞于宫颈口内，子宫大小与停经周数相符或略小。

不全流产

不全流产由难免流产发展而来，表现为妊娠产物部分排出体外，尚有部分残留于宫腔内。由于残留的妊娠产物会影响子宫收缩，可使子宫出血不止，甚至因流血过多而发生失血性休克。一般子宫小于停经周数。

完全流产

指妊娠产物已全部排出，阴道流血逐渐停止，腹痛逐渐消失。妇科检查宫颈口已关闭，子宫接近正常大小。

上述流产的临床类型，即流产的发展过程。此外，流产有三种特殊情况。

- **稽留流产** 指胚胎或胎宝宝已死亡，滞留在宫腔内尚未自然排出者。胚胎或胎儿死亡后子宫不再增大反而缩小，早孕反应消失。若已至中期妊娠，孕妇腹部不见增大，胎动消失。
- **习惯性流产** 指自然流产连续发生3次或以上者。早期流产的原因常为黄体功能不足、甲状腺功能低下、染色体异常等。晚期流产最常见的原因为宫颈内口松弛、子宫畸形、子宫肌瘤等。
- **流产感染** 指流产过程中，阴道流血时间过长、有组织残留于宫腔内或非法堕胎等可能引起宫腔内感染，严重时感染可扩展到盆腔、腹腔乃至全身，并发盆腔炎、腹膜炎、败血症及感染性休克等。

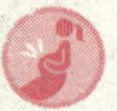

如何预防自然流产

每一位孕妇都希望小宝宝能顺利出生，所以应从多方面注意，防止流产的发生：

- 发生流产后，要休息四周，且在6个月内要避免怀孕，待6个月以后再次怀孕，可减少流产的发生。
- 孕前做遗传学检查，夫妇双方同时接受染色体的检查。
- 孕前做血型鉴定，包括Rh血型系统，以预防和减少因血型不合引起的流产。
- 有子宫内口松弛的可做内口缝扎术。
- 针对黄体功能不全治疗的药物使用时间要超过上次流产的妊娠期限。例如：上次是在孕3月流产，则此次治疗时间不能短于妊娠3月。
- 患有甲状腺功能低下的女性，要保持甲状腺功能正常后再怀孕，且孕期也要服用抗甲状腺功能低下的药物。
- 注意休息，避免房事（特别是在上次流产的1个月内要禁止性生活），情绪稳定，生活规律。
- 男方要在孕前做生殖系统的检查，对于有菌精症的要彻底治疗后再使妻子受孕。

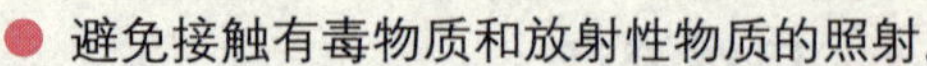

- 避免接触有毒物质和放射性物质的照射。
- 电脑工作者每周净工作时间不能超过20小时。

胎停育及其预防

受精卵就好比一粒种子，要经历一系列复杂的过程，才会最终成长为一个健康的婴儿。如果在最初的阶段，受精卵受某种因素的影响，它就很可能停止继续生长，我们把这种发生在孕早期的胚胎发育异常现象称为“胎停育”。

导致胎停育的原因及预防

- **染色体异常** 无论是精子还是卵子，只要携带基因遗传物质的染色体发生了异常，即使是形成了受精卵，胚胎也不会正常地发育。

〖预防方法〗如果有家族遗传病史，应在怀孕前进行医学诊断和孕前体检。

- **接触了有害物质** 有害物质包括有毒的化学物质、劣质的装修材料等。

〖预防方法〗如果工作中会接触到大量化学药剂及有害物质，应在怀孕前提前申请调换到相对安全的岗位；如果居家、办公室刚刚装修过，最好通风3个月再搬进去，或者在室内放置一些绿色植物，尽量不要马上怀孕，并且孕前要进行详细的体检。

● **受到放射线或大量电磁辐射的照射** 放射线和大量电磁辐射对胎宝宝的发育有不良影响。

〖预防方法〗如果在孕前需要拍摄X光片，一定要过一段时间再怀孕。微波炉运转时，要在1米以外的距离活动。手机最好能够使用耳机，不用的时候尽量远离身体。

● **服用了影响胚胎发育的药物** 准妈妈的一些早孕反应跟感冒的症状很相似，因此，很多人误服感冒药。另外，一些慢性病患者在长期服用药物的同时，并没有做好怀孕的准备时意外地受孕。

〖预防方法〗如果不能确定是早孕反应还是感冒时，可以先买包试纸，确认一下是否怀孕，然后再到医院请医生针对自己的病情开出药物。

● **吸烟或酗酒** 吸烟和酗酒不仅会影响女性的生殖能力，也会对精子的质量产生影响。

〖预防方法〗在准备怀孕期间，无论是丈夫还是妻子都应有计划地戒烟，或者尽量做到减少吸烟次数和饮酒量。

● **准妈妈感染病毒，如风疹、巨细胞病毒** 这些病毒对准妈妈的身体没有什么特别的影响，但对于胎宝宝却是致命的。

〖预防方法〗在孕前注射风疹疫苗，并在孕前3个月内尽量不要到人群密集的公共场合。

● **准妈妈患有慢性疾病** 如严重的糖尿病、高血压、心脏病、病毒性肝炎等。

〖预防方法〗患有这些严重慢性疾病的女性应该在病情稳定后再考虑怀孕，并遵照医嘱停服药物一段时间后再受孕。

● **母体免疫系统异常** 在准妈妈体内针对胚胎产生抗体，阻止了胚胎的发育。

〖预防方法〗养成良好的生活习惯，注意锻炼身体，增强免疫力。

● **胚胎发育环境异常** 如母亲的子宫内膜贫瘠、激素含量不足、子宫肌瘤或宫腔黏连等。

〖预防方法〗重视孕前身体检查，以上情况在孕前检查中都有可能发现，并在医生的指导下，认真调理身体后再怀孕。

爱心小贴士

避免盲目保胎

虽然自然流产是孕妇的不幸，但从某种意义上讲，它也是一种人类不断优化自身的方式，是优胜劣汰的大自然的法则。统计显示，占流产50%以上的染色体异常胎宝宝早期流产会减少畸形儿的出生。因此，在保胎前要尽可能地查明原因，避免盲目保胎。

宫外孕及其预防

凡受精卵在子宫腔以外的任何部位着床者，统称为异位妊娠，习称宫外孕。根据着床部位不同，有输卵管妊娠、卵巢妊娠、腹腔妊娠、宫颈妊娠及子宫残角妊娠等，发生最多的是输卵管妊娠。输卵管妊娠后，由于输卵管内壁的黏膜及黏膜下组织均很薄弱或不完整，受精卵发育到一定阶段会引起输卵管妊娠流产或输卵管妊娠破裂而发生内出血，严重的可引起休克甚至死亡。

防止宫外孕要注意以下几点：

● **怀孕以及正确避孕** 选择双方心情和身体状况俱佳的时机怀孕。如暂不考虑做母亲，就要做好避孕，因为良好的避孕从根本上杜绝了宫外孕的发生。

● **及时治疗生殖系统疾病** 炎症是造成输卵管狭窄的罪魁祸首，人工流产等宫腔操作更是增加了炎症和子宫内膜进入输卵管的概率，进而导致输卵管黏连狭窄，增加了宫外孕的可能性。子宫肌瘤、子宫内膜异位症等生殖系统疾病也都可能改变输卵管的形态和功能。

● **尝试“体外受孕”** 如果曾经有过一次宫外孕，那么再次出现宫外孕的可能性足以摧毁女人做母亲的信心。所以为了安全起见，可以让精子和卵子在体外顺利“成亲”之后，再将受精卵送回到母体的子宫内安全孕育。

● **远离香烟的刺激** 研究证实，抽烟的次数越多，患宫外孕的风险越高。

什么是宫内感染

如果孕妇感染了优生筛查中四种病毒中的一种，就有可能造成胎儿宫内感染，胎儿感染后可能会导致流产、死胎、畸形及一些先天性疾病。

宫内感染又称为先天性感染或母婴传播疾病，是指孕妇在妊娠期间受到感染而引起胎儿在子宫内受染。引起宫内感染的致病微生物除了上面说的四项外，还有许多。按照病原体种类可分为六大类：细菌、病毒、螺旋体、原虫、依原体、支原体。细菌中常见的是淋球菌。病毒中常见的是巨细胞病毒、风疹病毒、单纯疱疹病毒、乙肝病毒、流感病毒、人乳头瘤病毒、柯萨奇病毒、细小病毒、艾滋病病毒等。螺旋体中主要是梅毒螺旋体，原虫中主要是弓形虫，依原体中主要是沙眼依原体，支原体中主要是解脲支原体。

弓形虫病危害大

弓形虫病又称弓形体病，是由弓形虫所引起的人畜共患病。在人体多为隐性感染；发病者临床表现复杂，其症状和体征又缺乏特异性，主要侵犯眼、脑、心、肝、淋巴结等。孕妇受染后，病原可通过胎盘感染胎儿，致畸严重，其危险性较未感染孕妇大10倍，成为人类先天性感染中最严重的疾病之一。

弓形虫病传播途径有以下三种：

- 先天性弓形虫病是通过胎盘传染的，孕妇在妊娠期初次受染，无论为显性或隐性，均可传染给胎儿。但一般仅传染一次。
- 后天获得性弓形虫病主要经口感染：食入被猫粪中感染性卵囊污染的食物和水，或未煮熟的含有包囊和假包囊的肉、蛋或未消毒的奶等；猫、狗等痰和唾液中的弓形虫可通过逗玩、被舔等密切接触，或经黏膜及破损的皮肤进入人体。
- 此外，通过输血及器官移植亦可传播。

最佳怀孕情绪

孕妇的情绪如何，既关系到自身的健康，也关系到下一代的生长发育，的确是一个应该认真对待的大事。至于在怀孕期间如何保持健康、良好的情绪，需要注意的方面很多。

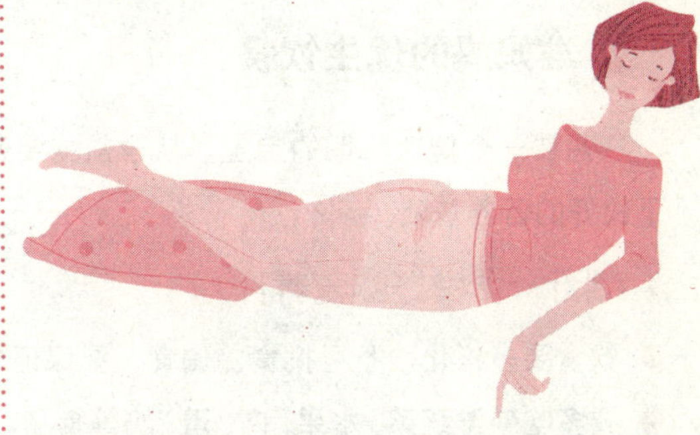

- **良好的家庭气氛** 家庭要尽可能营造和谐、欢乐的生活气氛。夫妻之间要多交流、多理解，尤其是发生不愉快事情的时候，要多从积极的方面开导孕妇，避免孕妇受到不良刺激。
- **孕妇自我调节** 作为孕妇自己，同样要正确对待生活中发生的大大小小的矛盾，对一些无足轻重的事情，不要过分认真和计较，尤其不应该多疑，尽量减少对家里其他人的误解。即使遇到什么不顺利的事情，也要大度一些，应该学会多做一些自我安慰，这样，情绪就不容易受到影响而产生波动了。要知道，保持健康的情绪，让自己始终有一种良好的心境，对自己、对胎儿都有好处，自然对家庭也就有好处。

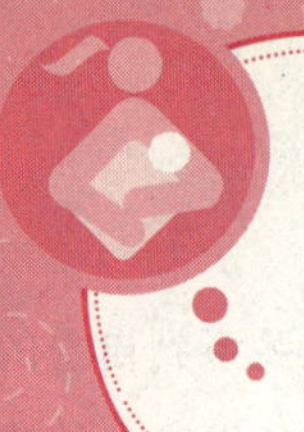

ruhe shengge jiankang congmi de baobao

如何生个健康聪明的宝宝

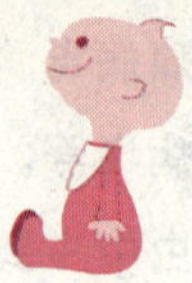

准妈妈的优生饮食

想要一个健康聪明的宝宝，从孕前就要开始注意自己的饮食营养，早日为孕育宝宝打下良好的营养基础。

制订一个良好的营养计划

- 饮食要多样化，不可挑食、偏食，要保证营养均衡全面。
- 要多吃新鲜蔬菜、水果、肉、蛋、奶等食品，常吃杂粮和粗粮。
- 不要过多增加主食，而是要增加副食品的种类和数量，尤其是要摄入足够的蛋白质。
- 少吃油炸辛辣食品，减少食盐的摄入量，补充足够的水分。

保证适当水平的维生素

- 在整个妊娠期间，特别是妊娠早期，维生素在母体内和胎宝宝体内都需要维持在适当的水平，否则会引起胎宝宝的生长发育，甚至引起畸形。比如维生素D可调节钙、磷代谢，帮助胎宝宝骨骼正常发育，孕妇若缺乏维生素D，婴儿也常有先天性佝偻病或低钙血症抽搐。
- 调查研究也显示，很多分娩了含有神经系统畸形的胎宝宝的母亲都是在怀孕前后不同程度地盲目服用过复合维生素制剂。所以，维生素应均衡适当地补充，既不可缺乏，又不可盲目滥补。

温馨小提示

研究表明，酒精对受孕以及胎宝宝的发育有着十分不利的影响，如酒精能够影响精子和卵子的质量，如果夫妻一方长期过量饮酒就可能导致慢性酒精中毒，一旦受孕，就可能导致胎宝宝畸形或出生后智力迟钝，所以想要宝宝的夫妻在孕前半个月都要戒酒。

如何预防“缺陷宝宝”

研究发现，如果妈妈能够提早采取预防措施，许多的出生缺陷都是可以避免的。

1. 及早补充叶酸 怀孕前至少三个月和怀孕期间的准妈妈都应该服用叶酸补充剂以避免宝宝神经中枢的缺陷。但服用叶酸补充剂要适量，每天服用400毫克就可以了。

2. 在受孕之前先咨询医生 为了宝宝的健康，在计划受孕之前要先咨询医生，医生认可之后再怀孕，特别是有慢性病症的女性一定要进行孕前的检查。

3. 进行遗传咨询 因为有遗传病家族史的夫妇所生的宝宝比没有遗传病家族病史的宝宝患病的概率要高，所以一定要进行遗传咨询，分析遗传病影响到胎宝宝的概率。

4. 放松精神 研究表明，如果女性承受的压力过大，很可能会引起流产、早产甚至不育，所以，准孕妇可以多做瑜伽和运动来放松，保持心情开阔、精神愉悦。

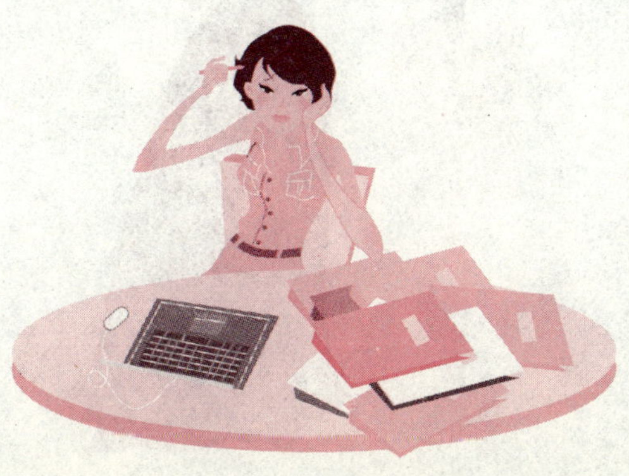

5. 饮食健康 营养对胎宝宝的健康是十分重要的，因此，怀孕前应进食多种健康食物，特别是全麦类、豆类和蛋白质类食物，同时还要注意补充DHA，也就是多吃富含不饱合脂肪酸的鱼类，为怀孕期间储备良好的营养。

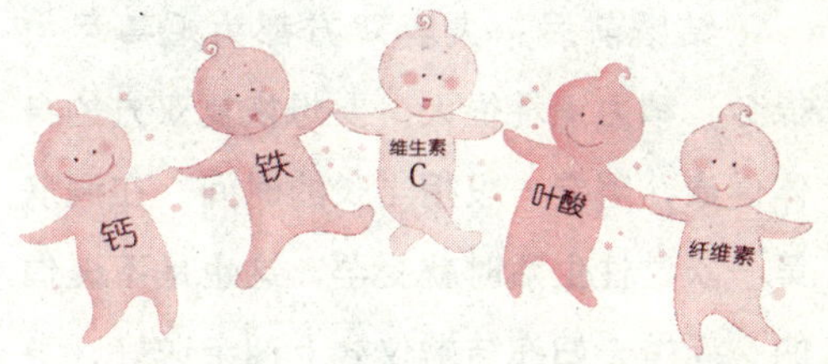

6. 戒酒 酒精可能会引起胎宝宝的智力出现问题，还可能导致残疾，所以准妈妈一定要滴酒不沾。

7. 戒烟，并避免二手烟 如果孕妇戒烟的话，胎儿出现出生缺陷的概率会降低5%，体重偏轻降低20%，早产降低8%。而二手烟也会具有同样的危害，所以也要尽量避免。

8. 避免空气污染 空气中的化学物质我们常常无法看见，但其致畸作用仍然存在，所以准妈妈和准孕妇一定要尽量选择空气洁净清新的环境。

9. 病毒检测 人乳头状瘤病毒会增加早产的概率，同时还可能会影响儿童脑部和肺部的发育，所以孕前一定要做好病毒的检测。

10. 谨慎服用药物 许多非处方药对于孕妇来说都是不安全的，所以服用任何药物之前都要先征询医生的意见，以免影响优生。

新婚不宜立即怀孕

受孕应在安逸愉快的生活条件下进行，保证夫妇双方身体健康、精力充沛、精神愉快，并保证有充分的食物营养、睡眠和休息，所以新婚夫妇不宜立即怀孕。

结婚前后，夫妻双方都为婚事尽力操劳，精力消耗很大。要想恢复双方的身体健康，需要一段相当长的时间。在洞房第一次过性生活时就受孕，这也是不提倡的。新婚夫妇在结婚仪式上迎亲送好，身体和精神状况都处于极度疲劳状态，这时受孕容易出现痴呆儿。在新婚宴席上，新郎新娘都要喝酒，甚至会多喝几杯，如果酒后受孕，对胎宝宝更加有害。此外，新婚夫妇初次性交，没有经验，精神紧张，这也对胎宝宝无益。如果婚后不久身体还未恢复时就怀孕，对胎宝宝生长的先天条件将会产生不良影响。

旅游结婚的夫妇，在旅游期间生活无规律，精神及身体都很疲劳，机体抵抗力也会下降，这些都会使精子和卵子的质量受到影响。而且旅游中，各地气候差别大，天气也会有各种变化，极易受凉感冒，加之疲劳、人群混杂、污染广泛等因素，容易诱发各种疾病。旅游中，吃、住、洗漱等卫生条件也常常不能保证，容易发生呼吸道、消化道或生殖系统感染，常需服用各种抗菌药物，这些对怀孕都不利。

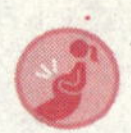

酒后不宜怀孕

酒的主要成分是酒精，人喝酒以后，酒精会进入血液并随着血液循环而运行到全身，除少量通过汗液、尿液以及呼吸等排出体外以外大部分都会在肝脏内进行代谢。随着饮酒量的增加，血液中酒精的浓度也会随之增高，对身体的损害作用也会加大。

酒精在体内达到一定浓度时，不仅对大脑、心脏、肝脏会造成损害，甚至对生殖系统也有很大危害。酒精可使生殖细胞受到损害，受到酒精毒害的卵子很难迅速恢复健康，酒精还可以使受精卵不健全。所以酒后受孕常可造成胎宝宝发育迟缓。为了孕育聪明健康的宝宝，建议想要做爸爸妈妈的人们一定要避免饮酒，尤其是要避免酒后怀孕。

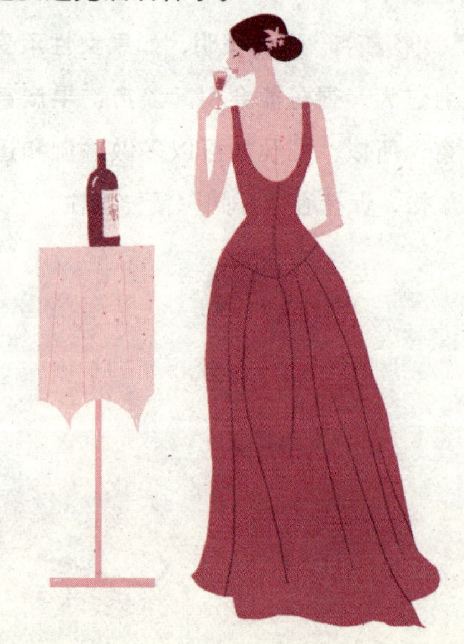

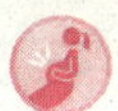 吸烟对优生不利

吸烟是一种成瘾性行为，它是大约二十五种慢性病的首要危险因素，严重威胁着人类健康。不仅如此，吸烟对孕育下一代也有相当的危害。

男性吸烟与优生

生命的诞生是由夫妇双方决定的，如果精子畸形、活动力弱或精子成熟过程中受损都会影响受孕，造成死胎、流产或胎宝宝畸形。而烟草中的有害物及其代谢产物可导致精子畸形。另外，吸烟对精子的活动力也有较大影响。研究发现，在吸烟超过一年的男性精液中，其精子的畸形率超过20%，且吸烟史越长，畸形精子的数量也越多。男性吸烟只是吸走了每支烟中10%的有害物质，另外90%飘浮在空气中，其中会有50%被家人吸掉。有人对5 200例孕妇进行过分析统计：丈夫不吸烟的，先天性畸形儿的出现率为0.8%；丈夫每日吸烟1～10支的，先天性畸形儿的出现率为1.4%。

女性吸烟与优生

女性吸烟对优生的影响更是不可小觑。烟草中的毒素作用于怀孕的母体后，可通过胎盘直接危及胚胎，使胎宝宝体细胞染色体畸变率增加。尤其是在胚胎发育早期，烟草毒素不仅增加染色体畸变率，还可通过影响基因调控，影响代谢过程而干扰胎宝宝发育，而导致流产、死胎、多发畸形、先天性疾病等。

吸烟的另一个影响是使孕妇血液的带氧能力降低，使得胎宝宝宫内持续缺氧，而烟草中的有毒物质又可诱发胎宝宝发育异常。另外，即使是处于哺乳期的妇女吸烟，也可将烟中的尼古丁经乳汁传递给婴儿，损害婴儿健康。据调查显示，吸烟妇女的宝宝在11岁以前，其身体和智力上的发育都比其他宝宝差，并且易患呼吸道疾病和皮肤病，易呕吐、腹泻。所以，为了宝宝的健康，吸烟的妈妈一定得戒烟。

爱心小贴士

长期服药者不宜立即怀孕

有些女性由于健康关系，需要长时间服用某些药物，但是很多药物，如抗生素、急速止吐药、抗代谢药、抗癌药以及治疗精神疾病的药物等都会不同程度地对生殖细胞产生负面影响。所以，长期服药的女性不要急于怀孕。一般来说，需要停用药物20天才能消除药物对下一代的影响。当然，有些药物的影响时间还要更长，在准备怀孕前最好先向医生进行咨询，请医生确定怀孕的时间。

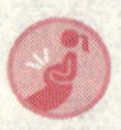

刚接受X光照射者不宜立即怀孕

女性在怀孕前一段时间内最好不要接受X光照射，特别是在怀孕前4周的时候要尽量避免接受X光照射，以免发生问题。据调查表明，在1 000个儿童中，发现有三色色盲的儿童的母亲腹部大多都曾经接受过X光照射。虽然医用的X光的照射量很少，但是它同样可能杀伤人体内的生殖细胞。所以，为了避免X光对下一代造成不良影响，接受过X光透视的女性，特别是腹部透视者，过4周后再怀孕才是比较安全的做法。

流产后最好一年后再怀孕

女性流产后，体力需要恢复，子宫和卵巢也需要“休整”，并且大多数流产会使子宫内膜受到不同程度的损伤，要恢复正常就需要一段时间的休养。

● 如果新的子宫内膜尚未长好就再次怀孕，受精卵则不容易着床或者容易脱落，会造成再次流产。

● 如果是药物流产后马上再次受孕，那么，第二次怀孕时的受精卵发育还会受到药物的影响，很有可能发育异常，而导致胎宝宝畸形或再次流产。

一般来讲，流产后至少应间隔半年，最好是一年后再怀孕比较适宜。因为女性流产后，经过半年到一年的休息，无论是体力、内分泌还是生殖器官的功能都可以达到相对正常的水平，对妊娠较为有利。而且，如果第一次流产是因为受精卵异常所致的话，那么，两次妊娠相隔越长，发生再次异常妊娠的机会也就越少。反之，则可能再次发生流产。

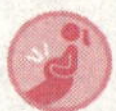

孕前不要食用黑棉子油

黑棉子油是一种粗制棉油，其中含有大量棉酚，为国家规定允许数的10～90倍不等。

女性孕前长期食用棉子油

会导致子宫内膜及内膜腺体逐渐萎缩、子宫变小、子宫内膜血液循环量下降等，对受精卵着床十分不利，从而造成不孕，即使受精卵已经着床，也会因为子宫内膜血液循环量下降而致使营养物质缺乏，最终使已植入的子宫膜内的胚胎或胎宝宝不能继续生长发育，出现死胎的现象。

男性长期食用棉子油

会同样产生很大危害，因为棉酚可使睾丸曲细精管中的精子细胞、精母细胞受损，导致曲细精管萎缩，精子数量减少甚至无精。

统计显示，在食用黑棉子油的人群中，不孕症、无精症的发病率非常高。所以，计划怀孕的夫妇应禁食黑棉子。

口服避孕药会影响优生吗

在应用口服避孕药进行避孕的过程中，无论是长期服用的复方短效、长效避孕片，还是临时服用的探亲避孕药，如果漏服、不按规定服用，都有可能导致避孕失败而在不知不觉中受孕。

● **口服避孕药究竟是否影响胎儿发育** 孕期用药，主要是通过母婴物质交换的重要器官——胎盘影响胎儿。

已知性激素对胎儿和新生儿皆有不良影响，有毒性，可致畸、致癌。雄激素和合成孕激素（如甲地孕酮、氯地孕酮）特别是由睾酮衍化而来的合成孕激素（炔诺酮），可引起女胎男性化，表现为外生殖器的异常，像阴蒂肥大，阴唇融合黏连等。

雌激素不仅会引起男胎女性化，也会通过刺激肾上腺增加雄激素产量而使女胎男性化。子代先天性心脏病发生率也增加2~3倍。口服避孕药是否会对遗传和后代产生不良影响，一直是研究重点。

● **口服避孕药会增加染色体畸变率** 尤其是染色体断裂率会显著增高。连续服药或停药几个月内受孕者的自然流产率增高，并且这些流产儿的染色体畸变率高。不过也有资料显示，孕前或孕时曾服用过避孕药者与未用药者的畸胎率比较，两组无甚差别。

关于口服避孕药对子代的影响，尚有争论。鉴于目前中国广泛采用的短效避孕药剂量仅为原始剂量的1/4，一般认为还是相当安全的。

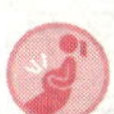

停服避孕药后多久再怀孕比较合适

有资料表明，服用避孕药6个月的妇女，在停药后的第1个月经周期就能恢复排卵的功能，有的体内激素水平还高于过去正常的水平，往往更容易怀孕；服用避孕药在1年以上的妇女，约在停药后的1~2个月内开始排卵；服用避孕药的男子不管时间多久，在停药3个月后精液就恢复正常。那么停止服用避孕药多久怀孕比较合适呢？

据观察，停药后立即受孕，双胎的发生率可增高1倍，主要为双卵双胎。最近英国对5 500名服药妇女进行观察，未发现口服避孕药对下一代有不良影响。其畸变率、流产率与未服药者无明显差别。

有的科学工作者进行研究后，并没有发现口服避孕药者的生殖细胞内染色体有什么异常改变。可见，用口服避孕药不会造成遗传病。

因此认为，从停药到再次受孕的时间长短，似乎对胎儿并没有什么影响，不过由于目前对长期服药对胎儿的远期影响还没有足够的把握，为了慎重起见，绝大多数人主张以停药半年以后再怀孕为好，这样能够使母体有充足的时间消除激素的干扰，并恢复自己的生理功能。

 避孕期间怀孕怎么办

首先，应该考虑夫妻双方身体是否健康。其次，要考虑所采取的避孕措施是否对胎儿不利，如果采用安全期避孕失败后受孕，则不会对妊娠带来负面影响。如果采用口服或注射避孕药物、阴道用杀精剂以及宫内节育器避孕失败后受孕，则有可能给胚胎带来负面影响，通常要尽快终止妊娠。如果采用避孕套或体外射精避孕失败后受孕，则从优生学角度来看，应该去医院做检查，听从医嘱是否终止妊娠。

母子血型不合是怎么回事

母子血型不合主要是孕妇和胎宝宝之间血型不合而产生的同族血型免疫疾病。

● ABO 血型不合　如果母亲的血型为 O 型，父亲的血型为 A 型、B 型或者 AB 型时，胎宝宝的血型就可能与母亲的血型不合。如果胎宝宝的血型与母亲相同，胎宝宝就可平安无事；如果胎宝宝的血型与父亲相同，母体就有可能产生对胎宝宝血细胞的抗体，抗体经胎盘进入胎宝宝体内，导致胎宝宝红细胞被破坏而产生溶血。此种血型不合常可以在第一胎时就发病，并且随着妊娠次数的增加，病情也会加重。但是并不是所有 O 型血的母亲都会发生此病，此病的发生与否要看母亲体内的抗体多少。

● Rh 血型不合　相对于 ABO 血型不合，Rh 血型不合较为少见。当母亲的血型为 Rh 阴性，而父亲的血型为 Rh 阳性时，胎宝宝的血型就可能为 Rh 阳性，此时胎宝宝体内带有 Rh 阳性抗原的红细胞就可能通过胎盘进入母体血液而产生相应的血型抗体，此抗体又经过胎盘进入胎宝宝的血液循环，作用于胎宝宝红细胞而导致溶血。该种血型不合在第一胎很少出现，但多次妊娠的女性较易发生。

母子血型不合怎么办

凡是过去有不明原因的死胎、死产或曾有过新生儿溶血病史的孕妇，若再次妊娠仍有可能产生母子血型不合性溶血。对于这类孕妇应及早进行检查，如果是初次怀孕就怀疑母子血型不合性溶血，也要及早进行检查，及早采取预防措施。

如果孕妇血型为O型，丈夫为A型，B型或AB型，则胎宝宝有可能发生ABO的血型不合症；如果夫妇一方为RH阳性，另一方为RH阴性，则可能发生RH型血型不合症。防止母子血型不合可在妊娠期采取下列防治措施：

● **按医嘱服中药** 可服用黄疸茵陈冲剂以及活血化瘀理气的药物，对血中免疫抗体的产生起到抑制作用。

● **提高胎宝宝抵抗力** 在妊娠24、30、33周各进行10天左右的综合治疗，每日静脉注射25%的葡萄糖40毫升，并加维生素C 1 000毫克；同时口服维生素E，每次30毫克，每日3次；间断吸氧，每日3次，每次20分钟。

● **在适当时机终止妊娠** 妊娠越近足月，产生的抗体就越多，对胎宝宝的影响也就越大。因此，在妊娠36周左右胎宝宝基本发育完全后，可视情况终止妊娠。

受孕要选季节

一年有春、夏、秋、冬四个季节，究竟哪一个才是最佳的受孕季节呢？一般来说，夏末秋初，也就是7～9月份是受孕的最佳季节。这是因为：

蔬果品种丰富

这个季节是收获的季节，各类新鲜的蔬菜瓜果大量上市，因此，怀孕初期的准妈妈可以获取丰富的营养，对胎宝宝健康成长十分有利。

流行性病毒感染发病率较低

此时风疹、流感、流脑等流行性病毒感染的发病率比较低，而在怀孕后最初3个月正是胚胎形成期，如果受到这些病毒的侵袭，会损伤胎宝宝正在发育的器官，可导致胎宝宝智力障碍、发育畸形等。

分娩时期适宜

如果在这个月份怀孕，那么次年分娩时，正是春末夏初之季，避开了酷暑寒冬，气候宜人，有利于准妈妈的产后恢复和小宝宝的喂养。

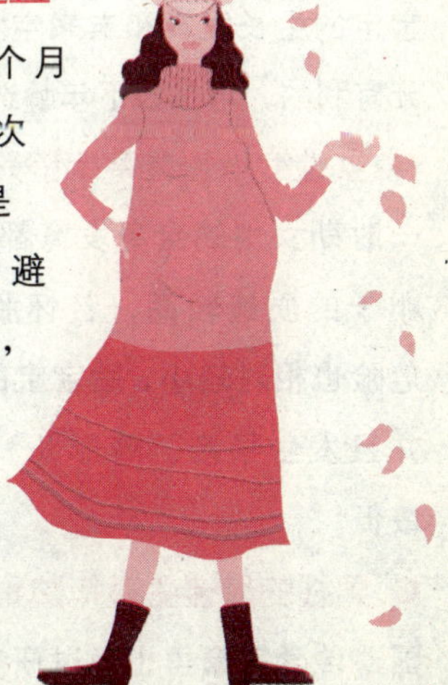

最佳年龄组合

法国遗传学家的研究表明，女性在23～30岁之间是生育的最佳年龄段，而男性年龄在30～35岁所生育的子女最优秀。所以父母生育的优化年龄组合是爸爸比妈妈大7岁左右为宜。

遗传学研究表明，男性精子在30岁时质量最高，之后可持续5年的高质量。而女性在23～30岁之间，身体发育完全成熟，卵子质量高。此时怀胎生育，并发症少，分娩危险小，胎宝宝生长发育好。另外，父亲年龄大，智力相对成熟，遗传给下一代的优良“密码”更多一些。有些学者发现，一些“神童”可能与其父母亲的“大差龄”有关。如作曲家柴柯夫斯基的父亲比母亲大18岁，居里夫人的父母相差14岁等。

选择在最佳生育年龄期生育，对于胎宝宝的生长发育和未来宝宝的成长都是十分有利的，可按以下年龄选择生育时机：

- **女性的最佳生育年龄是24～29岁** 这一时期女性的全身发育都已经完全成熟，卵子的质量较高，若怀胎生育，分娩的危险也相对较小，胎宝宝的生长发育好，并且发生早产、畸形儿和痴呆儿的概率最低。
- **男性的最佳生育年龄是30～35岁** 法国遗传学家摩里士通过研究表明，男性在30～35岁之间所生育的后代是最优秀的。因为男性的精子质量在30岁时达到最高，之后可持续5年的高质量。

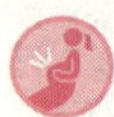

科学安排受孕日

在女性的排卵期，应综合各方面的条件，选择最理想的受孕日，一般应在女性月经来潮前14天左右，而到了17天以后受孕流产率较高。这是因为卵子排出后，一般只能存活12～24小时，精子在女性生殖道内，通常只能存活1～3天，所以从排卵前3天至排卵后1天最容易受孕。而一天当中，也有受孕的最佳时刻。研究表明，人体的生理现象和机能状态在一天的24小时内是不断变化的，比如：早7点至12点，人的身体机能状态呈上升趋势；而下午1点至2点，是白天里人体机能的最低的时刻；下午5点再度上升，到了晚上11点后又急剧下降。人们普遍认为，晚上9～10点同房是受孕的最佳时刻。

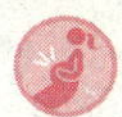

面对异常生育史的再孕风险

自身生理因素导致异常生育

曾有过异常生育史的女性，如果想再次怀孕一定要谨慎，因为有些致畸或者导致异常妊娠的因素如果没有消除，如染色体异常、有家族性遗传病史、近亲结婚、父母年岁过大等，那么下一胎生畸形儿的可能性就会大一些。在这种情况下是否能再生育，最好请教遗传科医生，以免盲目怀孕而再次出现畸形儿。

外界客观因素导致异常生育

有些异常妊娠可能是由于环境、饮食、日常习惯等引起，这种情况如果能够克服，如感染、药物、环境等因素改变，那么，再次怀孕时发生异常妊娠的可能性就很小，一般来讲是可以放心再孕的。

当然，不论是哪种异常妊娠，如果想再次怀孕，最好还是先向医生进行相关咨询，以最大限度地排除再次异常妊娠的可能，保证母婴健康。

促排卵药物与胎宝宝健康

- 促排卵药物可以帮助因无法排卵而导致无法怀孕的女性怀孕生子。但如果人为地没有分量地使用这种药物，促使卵巢排卵数量增多，其结果最终会引发卵巢过度刺激综合征，引起头晕、恶心等，甚至造成女性肝肾功能损害。如果怀孕，还可能给孕妇带来肝、肾功能衰竭、胸腹水等后果，严重的甚至会导致截肢、休克。
- 促排卵药物还可以使卵巢中多个卵泡同时发育成熟并排出卵子，从而可能出现多个卵子同时受精的情况，多个卵子同时受精的较常见结果是多胎妊娠，即通常所说的多胞胎。多胞胎婴儿因为在母亲腹内得到的养分有限，可能会因早产、流产而夭折，同时胎宝宝畸形的概率也大大增加，比如出现各部位的连体等，甚至有的多胞胎婴儿的体重还不足 1 000 克。低体重的婴儿在日后的发育中，容易出现脑瘫、智障等。
- 除了对女性本身、孕妇以及胎宝宝的这些影响外，如果用促排卵药不当，在生产时，多胎妊娠的准妈妈大多会出现大出血、心功能衰竭等，甚至会发生休克。而母亲的许多严重妊娠并发症常常会造成胎宝宝在母体内缺氧、发育迟缓，伴随而来的是胎宝宝器官发育不成熟，容易流产和早产。

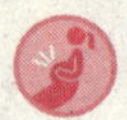

担心精子和卵子质量问题

对于想要宝宝的爸爸妈妈们，常常会担心精子和卵子的质量，因为精子和卵子的质量直接关系着未来小宝宝的各项发育指标。因此，怀孕之前，就要注意精子和卵子的质量，以求最大限度地避免宝宝的先天性缺陷。

- 在孕前，准爸爸妈妈都应该在饮食上多加留心：避免有害物质对身体造成伤害，从而保护精子和卵子的健康。在饮食上要注意以下内容：不偏食、不减肥、不抽烟、不喝酒、少饮茶、少喝咖啡、不吃生肉、少吃火锅、少吃韭菜、少吃茄子、不吃水果皮、不吃性保健品。
- 创造良好的生活环境：现代生活中有不少影响精子、卵子质量的因素，所以要提前了解哪些方面会影响精子和卵子的质量，从而在日常生活中远离这些因素，如汽车尾气、灰尘、噪声、辐射、毒品、药品等。
- 注意以下的生活细节：不养宠物、不化浓妆、少照X光片、不随便吃药物、不长时间使用手机、不长时间使用电脑、不穿紧身牛仔裤、不久坐、不入住刚装修的房子、少泡热水澡和桑拿浴。

准爸爸应注意的问题

1. 注意自己的饮食 研究表明，摄入的食物脂肪含量过高会影响男人的性欲。因此，男性饮食中要特别注意，多吃蔬菜水果，少吃大鱼大肉；男人缺锌，将导致精子的活力下降，还没有遇到卵子就解体，从而不易受孕；而男人缺硒、维生素A、维生素E等，精子容易出现畸形，数量也会减少。一般来讲，建议男性饮食应多摄入蔬菜、水果和海产品，并定期摄入动物肝脏。

2. 给强壮精子创造条件 要培育最强壮的精子，男性要有一个健壮的身体，为此，要做到以下几点：精神愉快；加强营养；多做锻炼；适当减少性生活，使精囊中储存更多的高质量精子；避免接触杀虫剂、二氧化碳及锌、镉、镍、汞、铅等有害物质；在医生的帮助下，采集精液样本，分析精子的数量、移动性和活力、判断是否有足够的高质量的精子。

3. 远离烟酒 据有关资料证明，烟草中的有害成分会通过血液循环进入生殖系统而直接或间接发生毒性作用，从而不仅会影响到妻子受孕的成功率，还会严重地影响受精卵和胚胎的质量。另外，酗酒可能造成机体酒精中毒，影响生殖系统，使精子数量减少、活力下降，而畸形精子、死精子的比率升高。所以，准爸爸一定要远离烟酒。

4. 远离影响生育的药物 在妻子受孕之前，男性也不能乱吃药，尤其是以下药物：

(1) 激素类药物。如雌激素、孕激素以及丙酸睾酮等，可抑制脑下垂体促性腺激素的分泌，抑制睾丸的生精功能。

(2) 抑制生精子的药物。如二氯二酰二胺类、二硝基吡咯类、硝基呋喃类、抗癌的烷化剂以及棉酚等药物，它们都具有很强的抑致睾丸生精的作用。

(3) 影响精子成熟的药物。如抗雄性激素化合物甲基氯地孕酮醋酸酯以及氯代甘油类药物，可使精子不能成熟而失去受精能力。

(4) 影响射精的药物。如治疗高血压的胍乙啶、硫利达嗪等均可使射精量减少，有些还可以抑制射精反射，延迟射精，如安宁、氯丙咪嗪等。

(5) 外用药物。如表面活性剂、有机金属化合物以及弱酸等，有直接杀灭精子的作用。

5. 远离高温环境 精子喜欢阴凉，阴囊的温度低于体表温度约1℃～2℃才有利于它的活动。所以要注意日常生活细节，如紧身的厚质地的牛仔裤、用防水闪光面料做成的不透气的裤子或骑赛车的时间过长，会阴部就会因缺水、缺氧和高温而“憋死”精子。同样，如果在沙发上坐上几个钟头或者洗桑拿等，也会因高温而“杀死”精子。

爱心小贴士

脆弱的精子*

精子是雄性生殖细胞系发育的终端产物。在精子的发生、形成和变性的过程当中，由于细胞质脱逸，胞浆中的DNA修复酶丢失，使得DNA损伤与修复系统机能随之丢失。因此，它不能像体细胞和卵细胞那样可自行修复90%以上的原发性遗传物质的损伤，且对有毒物质更为敏感。

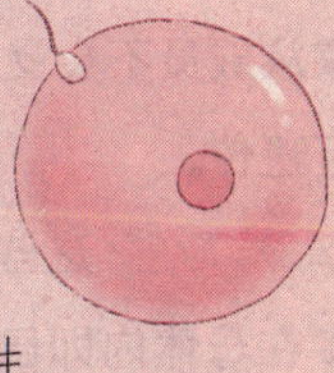

生精细胞始终处于快速分裂的状态，而男性从胚胎的中后期开始一直到老年，会连续不断地生成精子。在快速的生精过程中，各种有害因素所产生的危害作用在蓄积和累加之后会明显增大。因此，近年来经过对基因的研究和认识，人们总结出，与X染色体相比，Y染色体所携带的基因更容易发生突变。

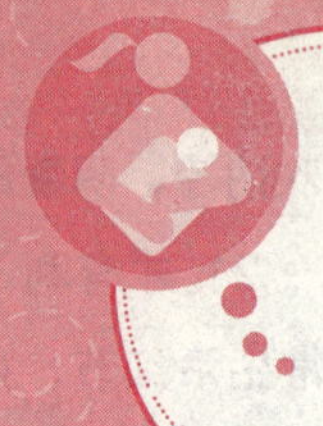

yichuanbing yu yousheng

遗传病与优生

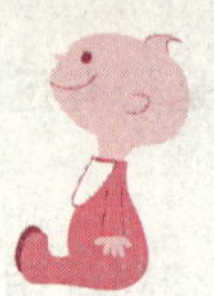

遗传病及其特点

遗传病是因遗传基因或遗传物质的改变而导致的疾病。遗传病在上、下代之间按一定的方式传递，同时，其发病也需要一定的环境因素。现在已被认识的遗传病有5 000多种，包括镰刀型细胞贫血症、囊性纤维化病、血友病、白化病等。遗传病对人类健康有很大危害，也严重影响人口素质，所以预防遗传病患儿的出生极为重要。现在可以应用羊膜穿刺等胚胎检测技术，在怀孕的初期，就可以确定胚胎是否有遗传缺陷。遗传病通常有以下几个特点：

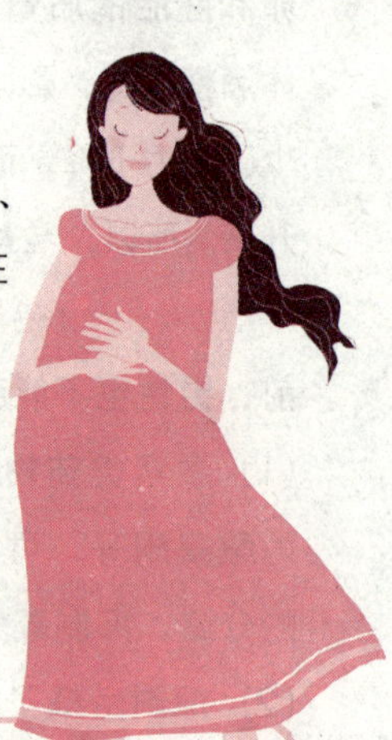

- 家族聚集性　即家族中有多个成员患病，或者一对夫妇反复生育患同样病症的子女。
- 垂直传递性　遗传病只在血缘亲属中自上代往下代传递，无血缘的家族成员不会受到影响。另外，血缘亲属中也不能横向传递，如兄弟姐妹之间不能相互遗传。
- 先天性　这些基因大多在胚胎期就已经发挥了致畸作用，也就是说遗传病患者大多在母体内即已患病，因此，很多遗传病患者在出生前或出生时就有明显的症状或畸形。
- 终身性　所谓终身性有两点意义：一是对大多数遗传病还缺乏有效的临床治疗措施，一旦病情发生，很难彻底纠正或根治；二是无法改正患者的致病基因，尽管通过饮食控制、内外科技术及当今发展起来的基因治疗技术，在某种程度上可以改善甚至完全纠正临床症状，但是其致病基因仍会保持终身，并可进一步传给子女。

向专家做遗传咨询

每一对父母都希望自己的小宝宝漂亮聪明，最重要的是小宝宝能够健康地成长，而遗传正是决定优生的关键。怀孕前，如果你发现自己属于下列任何一种情况，那么就要到医院进行遗传咨询。

- 曾经生育过先天缺陷的宝宝，或者曾经反复流产、多次胎死宫内。
- 曾经生育过患有遗传病的宝宝，比如唐氏综合征等。
- 有精神障碍或者异常发育家族史。
- 家族中有遗传病史。
- 夫妻之间具有血缘关系，即近亲结婚者。
- 夫妻年龄超过35岁。
- 接触过致畸因子，如药物、病毒、射线、烟、酒等。

患有哪些遗传疾病的人不宜生育

有些遗传病患者由于病情较重，子女遗传致病基因的概率较高，而又没有有效的治疗方法，这类夫妻应尽量避免生育，以免造成自己和后代的痛苦。不宜生育的遗传疾病有：

1. 各种严重的显性的遗传病：其特点是可造成明显畸形与严重的功能障碍，不能正常工作、学习和生活，且会直接遗传给后代，只要父母一方患病，子女约有半数会发病。比如，视网膜母细胞瘤、强直性肌营养不良、遗传性痉挛性共济失调、软骨发育不全等。

2. 夫妻携带同一种隐性遗传病基因：如果仅一方携带隐性遗传病基因，则所生子女一般只带有致病基因，并不患病。但如果双方同时携带一种隐性遗传病基因，则子女患病概率就很高。比如肝豆状核变性、苯丙酮尿症、糖原积累症、先天性全色盲、小头畸形等。

3. 患有较严重的多因子遗传病：比如先天性心脏病、精神分裂症、躁狂抑郁性精神病、原发性癫痫、唇腭裂、糖尿病、低中度近视等。

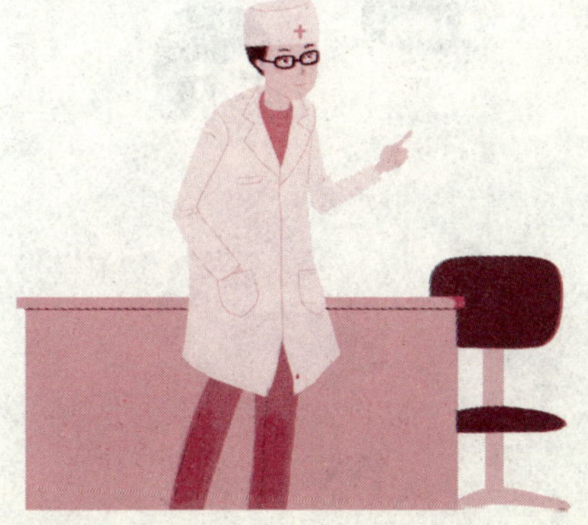

近亲结婚不可取

所谓近亲结婚就是指直系血亲和三代以内的旁系血亲互相婚配。

据统计，近亲结婚的新生儿死亡率是非近亲结婚新生儿死亡率的3倍以上，而且近亲结婚还是遗传病繁殖的基地，其遗传病的发病率比非近亲结婚新生儿高150倍。这是因为在人体的生殖细胞，即男性的精子和女性的卵子中都有23对染色体，上面携带着生命遗传的“密码”。据估计，在这些遗传“密码”中，总会有五六个隐藏的遗传病基因，只要不是近亲婚姻，男女双方的致病基因就难以相遇。但在近亲之中，携带相同致病基因的机会更多，很容易使它们“对面相逢”。例如，有一种“半乳糖血症”的遗传疾病，非近亲配偶子女的发生率是1/90 000，近亲结婚的子女发病的危险为前者的18倍。所以，为了拥有健康的下一代，一定要杜绝近亲结婚。

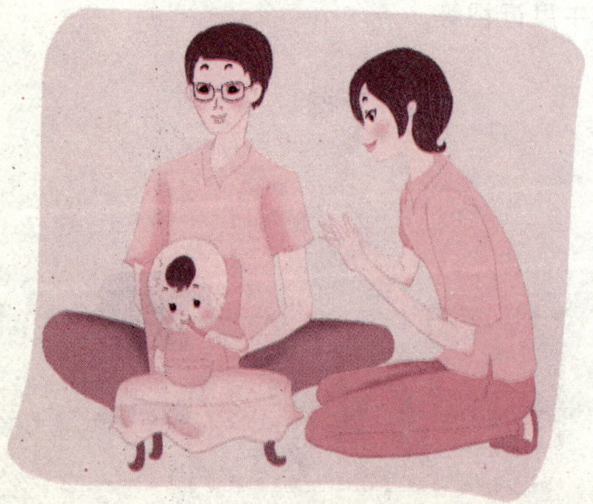

宝宝会遗传哪些因素

每一个新生命都会继承父亲和母亲身上的某些特质，主要有：

绝对遗传

〖肤色〗如果父母的皮肤都比较黑，那么子女皮肤多数不会出现白色肌肤；如果父母一方白，一方黑，那么“中和”后大部分会给子女较为“中性”的肤色，当然也有更偏向一方的情况。

〖下颚〗下颚是“顽强”的显性遗传，不管父母任何一方有突出的大下巴，子女们常无一例外地也长着大下巴。

〖双眼皮〗双眼皮也是“绝对”遗传，有趣的是父亲的双眼皮大多会留给子女，即使有些宝宝出生时是单眼皮，长大后也常会“补”上父亲的双眼皮。另外，大眼睛、大耳垂、高鼻梁、长睫毛等也都是从父母那里最能得到的特征性遗传。

半数以上概率的遗传

〖肥胖〗肥胖的父母会使子女有53%的概率成为同样的大胖子，若父母一方肥胖，则子女肥胖的概率便下降到40%。也就是说，胖与不胖还约有一半可以由人为因素决定。

〖秃头〗秃头的遗传很有趣，是传男不传女。

比如，父亲是秃头，那么儿子就有 50% 的可能性将来也秃头。就连母亲的父亲，也会将大约 25% 的秃头概率留给自己的外孙。

〖青春痘〗这个由青春期内分泌导致的容颜症居然也与遗传相关，调查表明，父母双方患过青春痘，其子女们的患病率要比没有家庭史的子女高出 20 倍。

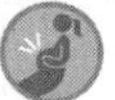

概率不高的遗传

〖白头发〗白头发属于遗传概率较低的隐性遗传，因此，不必过分担心父母少白头会在自己的头上发生。但是，如果父母都是少白头，那么子女患上的概率就要高了。

母亲容易遗传给宝宝的疾病

相对而言，有些疾病更容易通过母亲的基因遗传给下一代，如：

肺癌	在肺癌患者中，至少有10%的人具有遗传性，而母亲或者姐妹中如果有人患有肺癌，那么传给儿女的概率要比男性肺癌传给儿女的概率高出2～3倍
心脏病	有心脏病的母亲可能遗传特定的基因，如高脂血症、高血压、心脏病等。如果一个人的母亲在65岁之前曾发生过心脏病，那么将来这个人患心脏病的可能性就会增加
糖尿病	Ⅱ型糖尿病通常在40岁以后发生，是妇女的常见病，其中有20%～40%的儿女是从母亲那里遗传来的
妊娠高血压	母女之间很可能具有相同或类似形状、尺寸的骨盆，而妊娠高血压和静脉曲张在家族中具有遗传性；另外，女儿的绝经期可能与母亲相同
骨质疏松症	如果母亲患有骨质疏松疾病，女儿的发病率就会很高，因此，她们更有可能发生骨折、驼背、弓腰等
抑郁症	在抑郁症患者的儿女中，有10%可能性会从母亲那里遗传而患上情绪不稳定的疾病
嗜酒	嗜酒有家族性，但女性更深受其害。酗酒母亲的女儿更容易成为酒鬼，这一比例要比父亲是酒鬼的女儿嗜酒率要高2倍

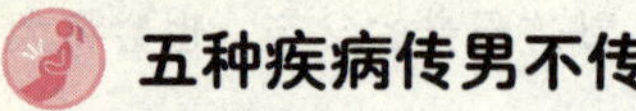

五种疾病传男不传女

只遗传给男性不传给女性的疾病很多，比较常见的有如下几种：

● 血友病 病人血中缺乏一种重要的凝血因子——抗血友病球蛋白，在生活中，如由各种原因造成创伤，导致出血时，血液无法凝固，最终因出血过多而死亡。

● 假肥大型进行性肌营养不良症 以进行性四肢近端骨骼肌萎缩无力、小腿腓肠肌假性肥大为特征，同时累及心肌和呼吸肌。

● 蚕豆病 是因进食蚕豆而引起的一种急性溶血性贫血，9岁以下儿童多见发病。重者严重贫血，皮肤变黄，肝脾肿大，尿呈酱油色；更严重者可导致死亡。

● 红绿色盲 这种疾病不会危及生命，常表现出来的症状为对颜色辨别出现错误，红绿不分，将会影响青年对职业与专业的选择。

● 先天性无丙种球蛋白症、遗传性耳聋、遗传性视神经萎缩等疾病 这些疾病都是X连锁隐性遗传病。

九种疾病传女不传男

● 患有骨质疏松疾病的母亲，其女儿患脆骨病的概率很高，因为女孩的骨头质量和失去的骨质与母亲的相似。

● 酗酒的女性遗传性比酗酒的男性要高两倍，因为酗酒具有家族性。

● 患有抑郁症的母亲对女儿的遗传率为10%。

● 经医学研究证明，肺癌患者中至少有10%的人具有遗传性，而母亲遗传给子女的概率是父亲遗传的2～3倍。

● 如果母亲在65岁之前曾患心脏病，那么子女患心脏病的概率就会增加。

● 肥胖疾病具有遗传性，母亲对女儿遗传概率为25%～40%。

● 女人卵子的多少，是由遗传因子决定的，女儿的绝经年龄可能和母亲相同。

● 母亲Ⅱ型成人糖尿病对子女遗传概率为20%～40%。

● 妊娠高血压和静脉曲张在家族中具有遗传性，母亲妊娠症状对女儿遗传概率很高，母女之间也许有类似或相同尺寸、形状的骨盆。

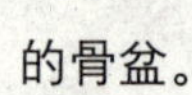

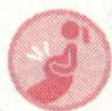唇腭裂是否遗传

所谓唇裂是指宝宝出生后，口唇由三片或者四片组成，民间称为“兔唇”。另外，有的宝宝不仅上唇裂开，上颚部也裂开，称为“腭裂”。

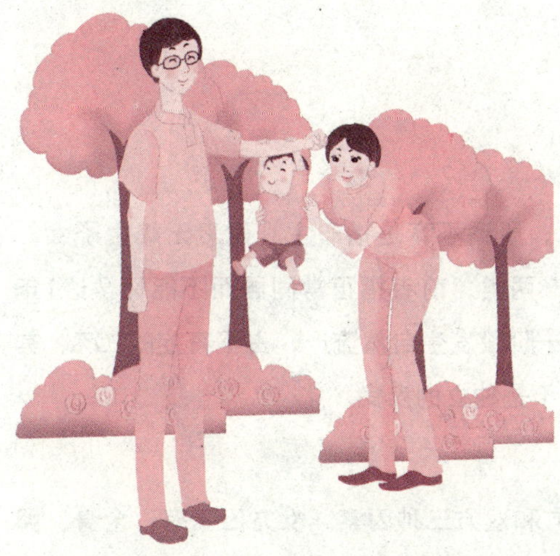

研究表明，唇腭裂属于遗传病之一，属于多基因遗传。尽管父母外观正常，但都带有致病基因，同时若受到不良环境因素的影响就可能生出唇腭裂的子女。

多基因遗传病，发病往往是遗传因素与环境因素共同作用的结果。而目前医疗技术的水平尚不能改变遗传因素，所以一定要注意环境因素。比如，避免夫妇均带有有关致病基因；在妊娠期间保证营养，特别是最初的三个月，不可缺乏维生素A、B族维生素或者叶酸等；防止病毒感染，如风疹病毒等；保持孕妇心情放松愉悦，避免身体损害，以免因身体出现应激反应而导致内分泌变化，特别是肾上腺皮质激素的变化容易引起胎宝宝唇腭裂的发生。

父母与子女的血型

父母的血型决定着子女的血型，但不一定完全相同，具体如下：

父亲血型	母亲血型	子女的血型
A型	A型	A型或者O型
B型	B型	B型或者O型
A型	B型	为A型、B型、AB型或者O型
B型	A型	A型、B型、AB型或者O型
O型	O型	只能是O型
AB型	任何血型	不可能有O型
任何血型	AB型血	不可能有O型
Rh阳性	Rh阴性	Rh阳性、Rh阴性
Rh阴性	Rh阴性	Rh阴性
O型	A型	A型、O型
O型	B型	B型、O型
O型	AB型	A型、B型

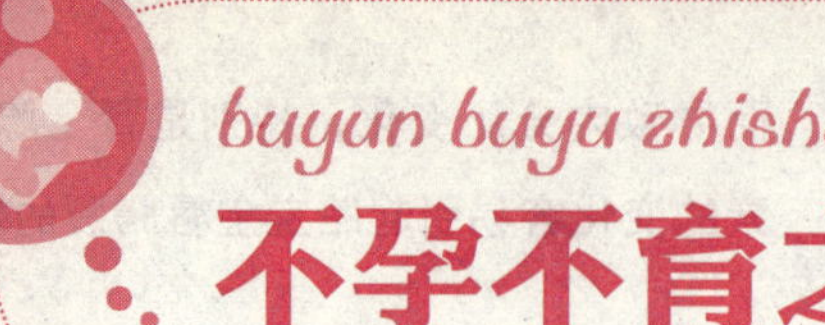

不孕不育之说

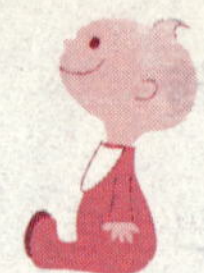

什么是不孕不育

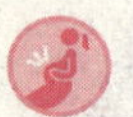

不育

通常我们所说的不孕不育其实是两个概念。所谓不育是指非主观因素无嫡生子女，占育龄夫妇的10%，它包括不孕症和习惯性流产两类。前者指正常同居而不能怀孕达1年者，占不育症的80%；后者指连续2次怀孕到某一阶段发生自然流产，占不育症的20%。其中，不育症是150多种疾病的一个临床表现，而不是独立的疾病。

不孕

不孕症的病因则异常复杂，分为女方、男方和双方三种因素。女方因素有：全身、卵巢、输卵管、宫腔、宫颈、阴道等部位的疾患因素；男方因素有：全身因素、精液异常、输精管阻塞、生殖器畸形等；双方的因素有：性知识缺乏、免疫因素、避孕措施等。

服用长效避孕药对生育的影响

为了达到避孕的目的，有些女性喜欢服用长效避孕药。长效避孕药使用起来较为方便，但对于未曾生育的女性来说要特别慎重。这是因为如果服用不当，常常面临更多的麻烦，甚至会导致生育障碍。

据调查，在使用过目前市场上最常见的长效避孕药后，不少女性都产生了类早孕反应，如恶心、呕吐等，还有人产生了过敏反应、月经失调、白带增多及血压升高等问题，给女性本身的健康造成了不小的影响。

从化学成分来说，长效避孕药与短效避孕药类似，可分为雌激素、孕激素及雌孕合剂三种。但是由于长效药物需要一次性放入体内，量比较大，停药后可能有一定的蓄积。所以在一般情况下，建议没有生育过的女性最好不要服用长效避孕药。如果服药后想生宝宝，应当在停药三个月至半年后怀孕。

另外，从女性自身的健康考虑，使用长效避孕药时应定期体检，包括乳腺、肝功能、血压和宫颈刮片等，如发现异常应立即停药。

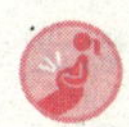

素食者要谨防不孕症

近年来，吃素的饮食风尚渐为大众接受。尤其是爱美的女性，甚至把吃素当成了习惯，希望借此保持良好的身材。不可否认，多吃素食、蔬菜水果等富含纤维的食物的确对身体有益，但最近研究证实，女性经常食素，会对体内激素分泌造成破坏，出现排卵停止的情况，这与她们摄入的蛋白质过少，从而导致激素分泌失常、月经周期紊乱有关。据此，研究者得出结论，素食会导致生殖机能异常，以至严重影响生殖能力，甚至导致不育。

推迟怀孕也可导致不孕

现代生活节奏加快，人们的生活和工作压力较大，因此，城市里很多年轻人在刚开始结婚的时候，都不要宝宝，这种情况却常常导致日后不孕。这是由于俩人刚开始夫妻生活时，男性的精液和精子中带有免疫逃避功能，使得婚后第一个月受孕率高达22%～24%，但时间长了，就和吃药会产生抗药性一样，有些女性就会对精子产生抗体。而这些抗体会将丈夫的精子视做头号敌人，将其杀死，从而导致不孕。

另外，夫妻生活过度和混乱的女性还容易发生各种炎症，也容易导致免疫性不孕。

如果出现上述情况，除医院的药物治疗外，现实生活中还可以在男女同房时戴避孕套，避免女方性器官直接接触精液，经过半年至一年，女性体内的抗精子抗体会逐渐减少甚至消失，此时再让精液直接进入阴道，精子便可顺利地与卵子结合而受孕了。

如何预防女性不孕症

● **重视童年期** 应及时接种卡介苗，避免染上结核，破坏幼嫩的生殖器；按时接种小儿麻痹症疫苗，以防损伤性中枢。

● **安度青春期** 警惕无孔处女膜横隔等生殖器畸形；及时治疗青春期月经过多，预防严重贫血产生；切勿偷食禁果，以免怀孕而被迫人流而引起内生殖器炎、输卵管阻塞；合理饮食；加强锻炼，努力学习，使身心健康成长。

● **合理婚配** 避免近亲结婚。

● **过好生育期** 注重性卫生，不在经期性交，以防感染各种病菌；避免意外受孕而被迫人流。如果一定要做，术后注意生殖器炎症的发生；注意饮食卫生，营养全面；保持身心健康，劳逸结合；及时治疗内分泌疾患、糖尿病等慢性病。

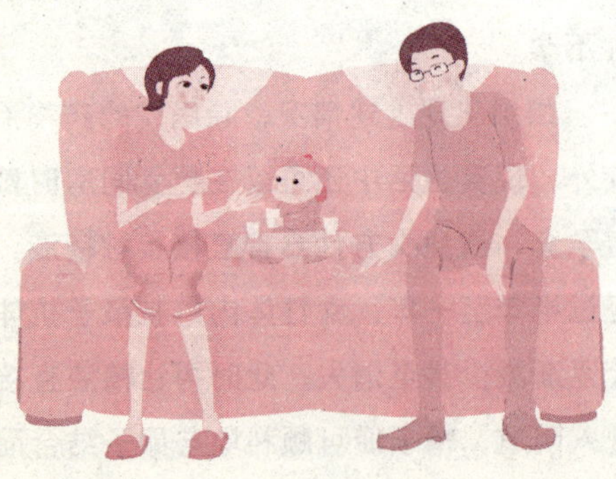

如何预防男性不育症

◎ 按时接种疫苗，保持良好的卫生习惯，以预防各种危害男性生育能力的传染病，如流行性腮腺炎、性传播疾病等。

◎ 了解男性的生理特征和性保健知识，发现睾丸有不同于平时的变化，如肿大、变硬、凹凸不平、疼痛等一定要及时诊治。

◎ 经常接触放射性物质、高温及毒物者，一定要严格按照操作规定和防护章程作业，不可疏忽大意，如果想要宝宝，最好能够脱离此类工作半年后再生育。

◎ 睾丸的最佳工作温度要比人的体温低1℃左右，如果长时间让睾丸处于高温之中，就会影响精子的产生，所以任何能够使睾丸温度升高的因素都要避免，如不要长时间骑自行车、不要泡热水澡、不穿紧身牛仔裤等。

◎ 改变不良的习惯，戒烟戒酒，不吃过于油腻的东西，以免影响性欲；另外还要注意避免接触生活中的有毒物品，如：从干洗店拿回来的衣服要放置几天再穿，因为干洗剂会影响男性的性功能。

◎ 要重视婚前体检，早期发现异常，可以避免婚后的痛苦。结婚以后要经常与妻子交流性生活中所遇到的问题，互相配合、互相谅解，这样可以避免很多精神性阳痿或早泄。

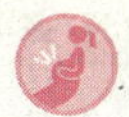

科学饮食，预防女性不孕

营养不良会影响女性的排卵规律，长期不均衡的饮食会使受孕力降低。为此要注意下列问题：

1. 体内脂肪要适当 体内脂肪过少会干扰女性月经规律。因此女性最好将体重控制在标准体重±10%的范围之内。另一方面，高脂肪食物使体重上升，也会造成女性经期紊乱，排卵不良。

2. 胡萝卜素不可过量 过量的胡萝卜素会影响卵巢的黄体素合成，分泌减少，有的甚至会造成无月经、不排卵、月经变乱。如果大量吃胡萝卜，会造成血中胡萝卜素偏高，而出现不孕症、无月经、不排卵等异常现象。

3. 体内酸碱度要平衡 酸碱度不平衡则无法为精子创造适宜的环境，如果体内偏碱性可吃一些酸性食物或富含钙、镁的食物，比如不含盐的奶制品、牛肉、鸡蛋以及花生仁、核桃仁、杏仁、五谷杂粮、水产品等；如果体内偏酸性，可多吃含钾、钠多的偏碱性食物，如苏打饼干、不含奶油的点心、各种果汁、白薯、土豆、水果、栗子等。

科学饮食，预防男性不育

近年来，由于空气污染、酗酒、吸毒、抽烟、生活习惯改变等影响，男性不育症发生率大为增加。对此，营养学家给出以下建议：

- **要有充足的优质蛋白质** 合理补充富含蛋白质、氨基酸的食品，以利于内分泌机能的协调和生精功能的维持，如猪肾、鳝鱼、虾、大豆制品、瘦肉、鸡蛋等。
- **要合理补充各种维生素** 注意多摄入富含维生素的绿叶蔬菜、新鲜水果番茄、苹果以及动物肝肾、芝麻、花生仁、蛋类等食物。
- **微量元素在生精功能方面的作用也不可忽视** 如锌可增强精子活力，锰对生精有独特作用，而硒则对精子的生成和维持精子结构的稳定等方面有很大作用。专家指出小米、玉米、红薯、大豆及海产品牡蛎等含锌较多，膳食中应适当安排；大豆、扁豆、甜菜、葡萄干、小麦、黑麦、荞麦、大麦等含锰较多；而海蜇皮、海带、海蚌、蛤蜊、紫菜等海产品，南瓜、大白菜、菠菜以及大米、粗面等则含硒较为丰富。

总之，要养成良好的饮食习惯，保证各种膳食营养成分的平衡供给。

人工受孕，解“无后”之忧

人工受孕技术的出现和发展，使患有输卵管阻塞、宫颈性不孕、免疫性不孕的女性患者和患有精子稀少症、无精症的男性患者也有生儿育女的机会。只要不孕男性的妻子拥有健康而通畅的输卵管，就能利用精子显微注射术施行试管婴儿，将胚胎植入输卵管，让女性怀孕。

所谓协助性人工授精，就是将精子或卵子取出体外，经过处理或培养成胚胎后，再植入人体内，使受精卵在人体内发育。对于轻度的不孕症疾病，例如轻度的精子活动力差，夫妻体内的抗精子抗体的自体免疫疾病，子宫颈的疾病，性交与射精障碍者，施以人工授精治疗每次有20%的怀孕率，治疗3次有50%的怀孕率。

人工授精有哪几种

人工授精有以下四种方案，患者可以根据自身的状况加以选择：

- **配偶间的人工受孕** 从丈夫体内取出精子通过试管植入妻子的生殖器官内。
- **非配偶间的人工受孕** 女性用来进行人工授精的精子来自不透露姓名的精子捐赠者。这种方法是将精子捐赠者所捐赠的精子放在精子银行，在液化氮的环境下进行冷冻，待需要时取出，再通过试管植入女性的生殖器官内。同时，有的女性无法产生卵子，医生可利用夫妇双方中男方的精子对所捐赠的卵子进行人工授精后，将受精卵植入妻子的子宫内。
- **试管受精** 在进行试管受精之前，女性通常会服用或注射一些荷尔蒙类的药物，在药物的帮助下，女性可以排出大量成熟的卵子，医生将这些卵子从女性体内取出后，拿到试验室进行人工授精。这种方法仅适用于夫妇中有一人或两人都有遗传性疾病的情况，而且这种遗传性疾病会通过妊娠传染给婴儿。
- **细胞质内精子注射** 细胞质内精子注射适用于精子无法正常射出的男性。这需要医生通过手术的方法从他们的睾丸或是附睾内取出精子，然后在试验室内将一颗单独的精子直接植入卵子的细胞质内使其受精，然后再通过正常的方法将受精卵植入女性的子宫内。

温馨小提示

现代年轻人为了方便，常常用微波炉加热饭菜，但是微波炉专用的聚乙烯饭盒中的化学物质会在加热的过程中释放出来进入饭菜中，使食用者受其毒害。于是有人用瓷器加热饭菜，但瓷器中铅的含量很高，对人体更加有害。所以，准父母们最好不要图省事总是用微波炉加热饭菜。

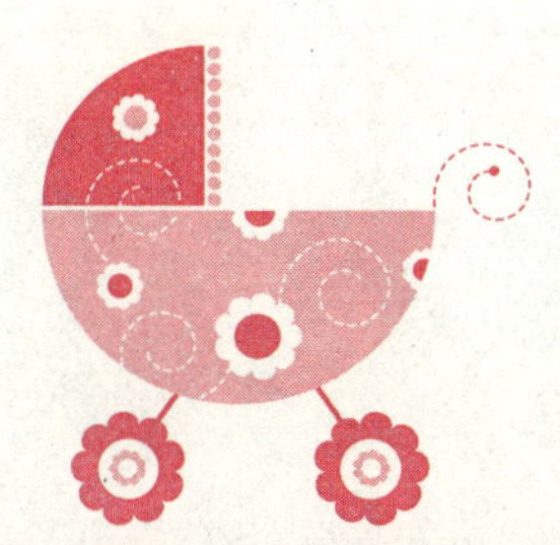

第2章

孕期保健 细节决定健康

日盼夜盼的小天使终于在身体里扎根了，准妈妈的身体里也就多了一个甜蜜的负担。从此，准妈妈的饮食起居、言谈举止、一颦一笑都关乎着小天使的健康，所以，每一个细节准妈妈都不能忽视。

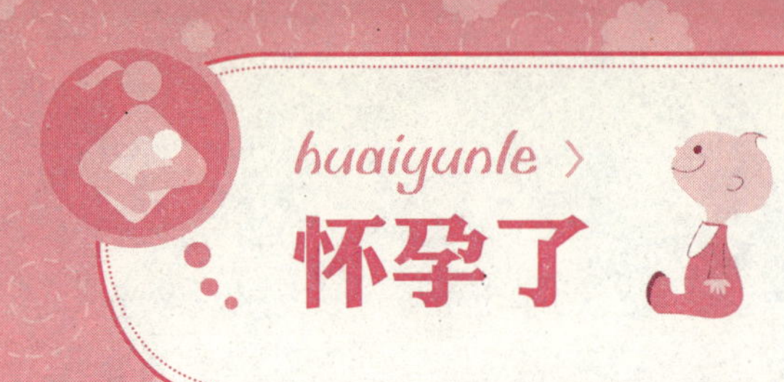

怀孕了

自测怀孕

试纸自测怀孕

试纸在各医药商店都可以买到，用起来很方便，只要按早孕诊断试纸说明进行自我检测，即可作出自我“诊断”。试纸自测的工作原理是检测人体绒毛膜促性腺激素的值（即HCG值）。这种激素由胎盘制造，一般在怀孕几天后它就会出现在尿液里，但由于开始时量少，不易检测出来，直到10～14天后才日益明显。

使用时将试纸的带有Max标记线(有箭头标志)的一端插入被检测的尿液中，约3秒钟后取出平放，5分钟内观察结果。如果试纸条上出现一条紫红色带，则为阴性，即未怀孕；若试纸条上出现两条紫红色带，则为阳性，即怀孕了。但需要注意的是，无论尿液呈阳性或阴性反应，试纸的上端均应显示紫红色带，如果没有此带则表示试纸失效。

根据自己身体感觉自测怀孕

有没有怀孕，你的身体会在第一时间告诉你答案。请根据自身情况，认真回答下面几个问题：

- 最近一段时间，是不是莫名其妙地恶心、呕吐、食欲不振，还容易疲惫、嗜睡呢？
- 仔细回忆一下，你是不是有过乳头疼痛，乳头和乳晕颜色变深以及乳头周围有褐色结节的变化呢？
- 阴道是不是有湿润的感觉？有的时候还会尿频？
- 性生活是不是不像以前那么有快感了？
- 在晨起后的尿液中滴几滴碘酒，加热后放置片刻，是不是发现红色消退了呢？

如果上面几个问题，你回答是“是”的话，就计1分，如果是“否”的话，就计0分。通常情况如下。

〖0 ~ 1 分〗说明你没有怀孕，不过仍然要认真观察自己的身体变化，不可大意。

〖2 ~ 3 分〗说明你可能怀孕了，建议你到专业医院做相关检查，并听从医生安排。

〖4 ~ 6 分〗说明你已经怀孕了，一定要合理安排好日常饮食和起居生活。

基础体温自测怀孕

每天早晨醒后卧床测量基础体温。一般排卵前体温在36.5℃以下，排卵后孕激素升高，作用于体温中枢，使体温上升。如果没有怀孕，一周后孕激素下降，体温恢复正常；如果已怀孕，孕激素和基础体温也保持高水平。基础体温中的高温曲线若能持续18天以上，一般可以肯定为早期妊娠。

无论哪种方式，一旦监测到自己怀孕，应立即到正规专业的医院妇产科做进一步检查，以明确诊断。

爱心小贴士

如何计算孕周*

医学上计算孕周与人们通常理解的不同。在医院里，妇产科大夫计算孕周是从末次月经的第一天算起，7天为一周，4周为一个月，通常所说的“怀胎十月”就是40周，即280天。

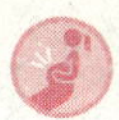

识别假孕的真相

● **症状** 假孕，顾名思义，是没有怀孕而误以为怀孕的现象。假孕患者多为结婚多年而未怀孕的女性。由于急切盼望怀孕，在强烈的精神因素影响下，她们会产生食欲不振、喜欢食酸、恶心呕吐、腹部胀痛、乳房增大等一系列酷似早孕反应的症状和体征。

● **原因** 有些孕妇婚后盼子心切，大脑皮层中逐渐形成一个强烈“盼子”兴奋灶，进而影响中枢神经系统的正常功能，引起下丘脑垂体功能紊乱，体内孕激素水平增高，抑制了卵巢的正常排卵，最后导致停经。另外，停经之后，由于孕激素对脂肪代谢的影响，逐渐增多的脂肪便堆积在腹部，脂肪的沉积加上肠腔的积气，会使腹部膨胀增大。腹部主动脉的波动或肠管的蠕动可使患者误认为是“胎动”，这一系列现象都会使患者强烈地感到自己怀孕了。

要识别假孕真相，只需在医院经过简单的检查就可以，必要时也可以通过B超检查确定是否怀孕。

自己推算预产期

一旦确定自己已经怀孕，便可预计宝宝出生的时间，这在医学上称为“预产期”。

计算预产期其实并不难，只需在末次月经第一天加上9个月或减去3个月，在日期上加上7天即可。例如：末次月经是1月8日，加9个月或减去3个月为10月8日，再加7天，为10月15日。那么，10月15日就是预产期。

预产期只是一个大概的估算，由于每个人的月经周期的差异以及孕期受到各种因素的影响，真正分娩可能发生在预产期的前后2周内。

由于月经周期不同，受精卵着床的时间也有差异，所以计算方法也有变化：

- 每 3 周来一次月经的女性，预产期应在上述日期基础上减 1 周。
- 每 4 周来一次月经的女性，预产期可按上述方法计算。
- 每 5 周来一次月经的女性，预产期应在上述日期的基础上加 1 周。

如果你的月经周期不规则，或者记不清末次月经的日期，应在妊娠早期根据妇科检查来推算。

怀孕后为什么老爱发脾气

准妈妈怀孕后脾气变得古怪起来，尽管做丈夫的小心呵护殷切关怀，但是妻子还是百般不满。其实，女人怀孕后身体的内分泌系统处于变动过程中，加上孕妇本人及家属对妊娠的态度，常使孕妇处于应激状态之中，易发生精神状态的变化，严重者可出现以情绪不稳、冲动、行为异常为主要表现的妊娠期精神障碍。

焦虑情绪危害大

焦虑是妊娠期精神障碍的主要表现。是孕妇怕分娩时疼痛、怕难产、怕胎儿畸形、担心胎儿性别不理想，以及家庭生活琐事等因素所引起。焦虑情绪主要表现为怀疑自己的能力、夸大自己的失败、忧虑、紧张、不安、依赖性很强、独立性很差；身体应激方面表现为行动刻板，睡眠不宁，注意力不集中等，严重者可发展为病态——妊娠焦虑症。

孕妇因焦虑情绪所引起的一系列生理变化，可通过胎盘传递给胎儿，影响胎儿的健康发育，甚至影响到婴儿出生后的智力发展，严重者可导致胎儿畸形甚至流产。德国战后新生儿畸形率高达65%，儿科专家对此进行长期的研究后认为，战争恐怖和战后政治危机引起孕妇心理紧张，是导致畸形儿增加的重要因素。研究还发现，妊娠头三个月内，孕妇受惊吓、过分忧虑、情绪紧张，是引起腭裂和兔唇畸形的重要原因。

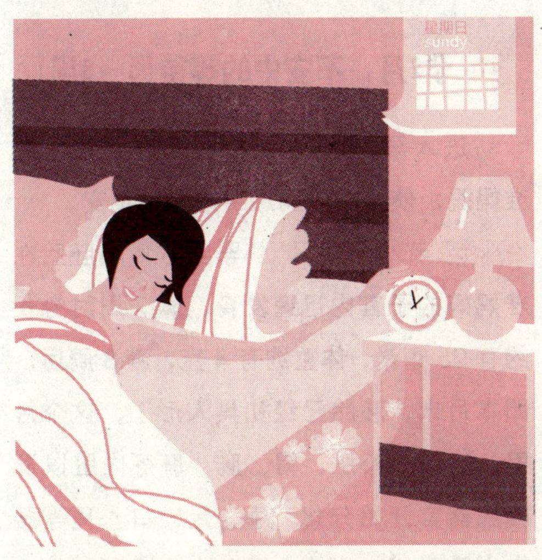

心理营养很重要

妻子怀孕后，丈夫应该知道，她需要的不仅是饮食方面的营养，更需要有愉快的心情和稳定的情绪，即“心理营养”。

怀孕期间，孕妇随躯体的变化容易引起情绪波动，非常渴望得到丈夫、亲人的体贴、关怀和理解。

因此，丈夫应经常抽空陪其散步、听音乐、闲聊或欣赏精美的图片，或一起想象未来的孩子，设计美好的未来等，尽量减少家庭琐事对孕妇的刺激。

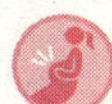

准妈妈怎么变丑了

许多准妈妈发现自己在怀孕期间的容貌“变丑”了，不仅面部出现褐色斑块，连腹部、乳房、大腿等部分也相继出现色素沉着和妊娠纹。医学研究表明，导致准妈妈“变丑”的是体内激素的改变。

怀孕后，准妈妈体内的激素发生了巨大的变化，其中雌激素、孕激素、绒毛膜促性腺激素（HCG）等有效地调节着母体在妊娠期的代谢过程，以满足胎宝宝生长发育的需要，并促使准妈妈的乳腺发育等。另外，由于怀孕后肾上腺的分泌机能增强，使得肾上腺皮质素随之增多，而其增多的“副产品”就是导致皮肤表面产生妊娠纹和面部出现黑褐色斑块。但准妈妈大可不必为自己容貌一时变丑而烦恼，因为这些色素沉着多数会在分娩之后变浅或消失。

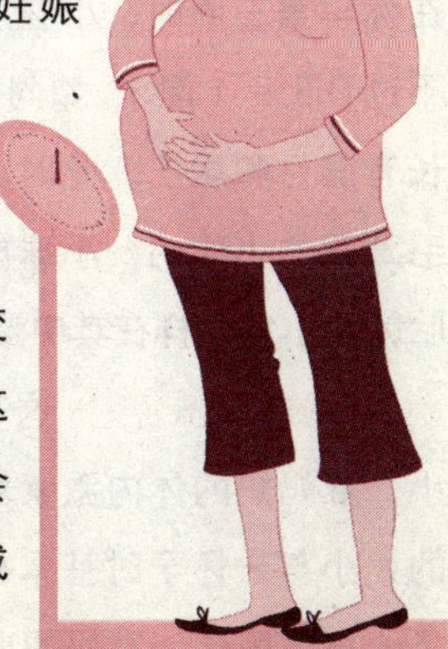

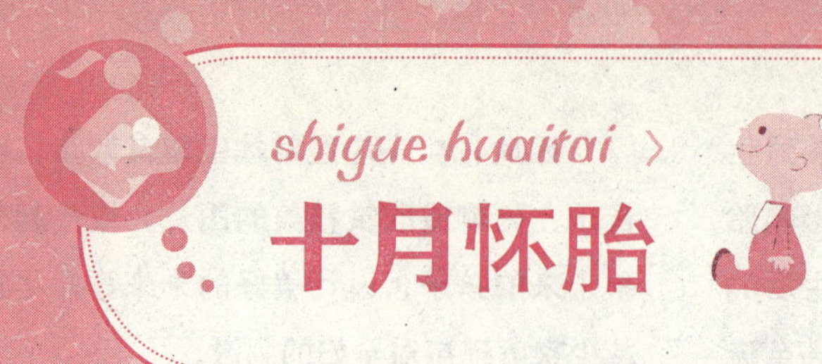

十月怀胎

孕1月：迎接我的幸“孕”儿(0～4周)

从末次月经第一日起4周为孕一月，这个月是精子与卵子相爱的阶段，准爸爸准妈妈终于等来了自己的幸“孕”儿。

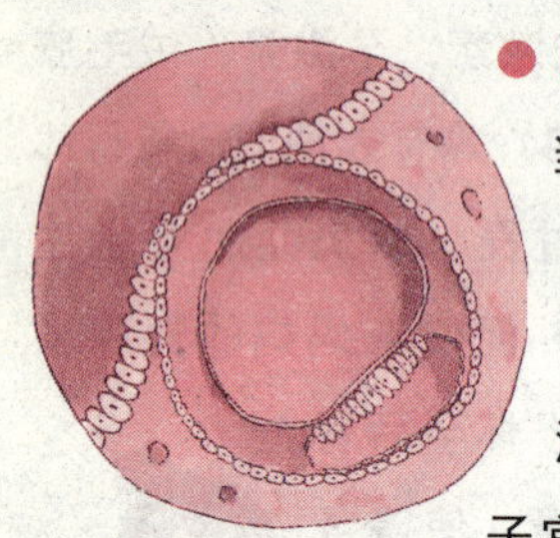

● 胎宝宝发育状况

当精子与卵子结合后的5～6日，受精卵从输卵管游走到子宫，并在子宫内着床，开始发育。在前8周，由于还没有发育成人形，所以还不能称为胎宝宝，而是称为胚胎。在怀孕第三周时，小胚胎还不足1克，长不过0.5～1厘米，如同一条透明的小鱼，长有腮弓和尾巴。此时，胚胎生活在一个毛茸茸的小球内，小球内充满了液体，胚胎就像小鱼一样在其中漂浮。

● 准妈妈身体变化　这一时期由于胚胎尚小，准妈妈的体内激素水平也较低，子宫的大小与未怀孕时基本相同，只是稍稍软了一些。因此，准妈妈此时一般不会有特别不适的感觉，而一些较为敏感的准妈妈可能会有畏寒、低热、困倦、慵懒、嗜睡等症状，但一定不要以为是感冒而擅自服药，应当及时到医院进行检查。

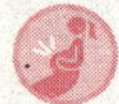

孕2月：不安中的等待(5～8周)

进入孕2月，各种早孕反应开始纠缠准妈妈，使得准妈妈感到疲惫和不安。

● 胎宝宝发育状况　怀孕第5周小胚胎在准妈妈的子宫内迅速发育，满7周时身长约有25毫米，体重约有4克，满8周后，即本月末，胚胎已经初具人形了。这个月里，胚胎的心脏、胃、肠、肝等内脏以及脑部器官开始分化，手、足、口、耳等器官也已形成，它的小尾巴也会逐渐消失，越来越像人了。尽管如此，小家伙还是头大身小，眼睛就像两个黑点。在这一阶段以后，胎宝宝所需的营养越来越多，

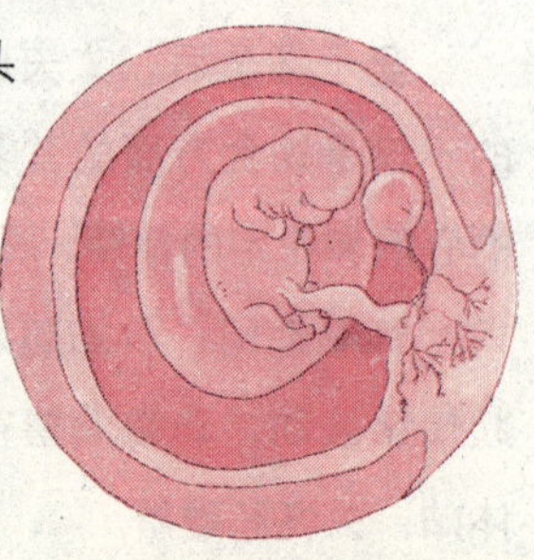

绒毛膜更加发达，胎盘也形成，脐带出现，母体与胎宝宝的联系更加密切了。

● 准妈妈身体变化 在这个月里，怀孕的惊喜被随之而来的不适所代替，准妈妈的身体出现各种早孕反应，如身体慵懒发热、食欲下降、恶心呕吐、情绪不稳、乳房发胀、乳头镇痛、乳晕变暗等，有些准妈妈甚至还会出现头晕、鼻出血、心跳加快等症状。这些都是怀孕早期的正常反应，不必过于紧张。

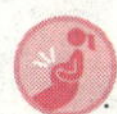

孕3月：谨慎加小心（9～12周）

● 胎宝宝发育状况

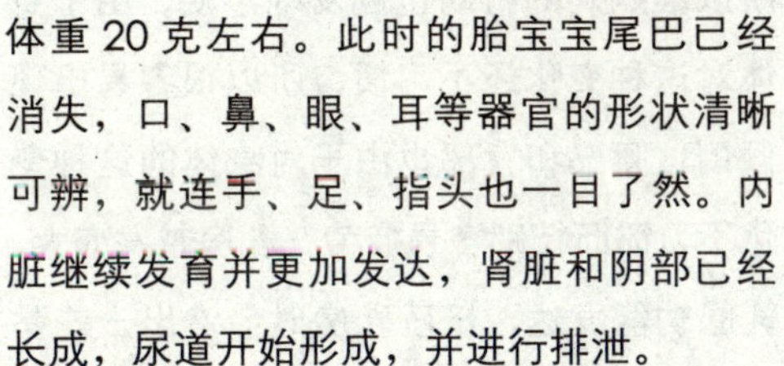

至妊娠第3个月末，胚胎已经正式称为胎宝宝了，如果发育正常其身长可达70～90毫米，体重20克左右。此时的胎宝宝尾巴已经消失，口、鼻、眼、耳等器官的形状清晰可辨，就连手、足、指头也一目了然。内脏继续发育并更加发达，肾脏和阴部已经长成，尿道开始形成，并进行排泄。

● 准妈妈身体变化 对于准妈妈，这个月仍然会有早孕反应，同时还会出现下列症状：

(1) 尿频 此时子宫已有拳头大小，会压迫膀胱，当尿液稍一充盈，就会产生尿意，因此准妈妈会比平时尿频。不过孕3月后，子宫逐渐上升到腹腔，对膀胱的压迫逐渐消失，尿频也将随之消失。

(2) 腰酸背痛 随着子宫的日益增大，准妈妈会不自主地往后仰，从而造成局部肌肉的拉伸而导致腰酸背痛。

(3) 下腹痛 由于涨大的子宫会拉扯两侧固定子宫位置的圆韧带，因此当准妈妈突然站立、弯腰、咳嗽或打喷嚏时会感觉两侧腹痛。

(4) 头痛 由于准妈妈体内荷尔蒙的变化，会使脑部的血流发生改变而引发头痛。

(5) 白带增多 同样是由于荷尔蒙的作用，准妈妈的阴道酸碱度会发生改变，血管扩张会造成局部温热，所以容易发生霉菌感染，白带增多、局部瘙痒、烧灼感以及尿频等。

孕4月：踏上征程（13～16周）

● 胎宝宝发育状况 在怀孕的第4个月，胎宝宝已经完全具备了人的外形，由阴部的差异可辨认性别，皮肤上开始长出胎毛，骨骼和肌肉越来越发达，手和脚能够做些微小的活动，内脏发育大致上已经完成，心脏跳动活泼，用多普勒听诊器可以清晰地测出心音。

● **准妈妈身体变化** 准妈妈到了这个月也将开始一个全新的生活，孕吐已经结束，心情也会比较舒畅，食欲大增，尿频和便秘渐渐消失。此时，胎盘已经形成，流产的可能性大大减小。子宫大小如小孩的头，“大肚子”也崭露头角。

孕5月：第一次的胎动（17～20周）

● **胎宝宝发育状况** 第5个月，胎宝宝继续迅速成长，到本月末，胎宝宝的身长约为250毫米，体重可达250～300克。但此时的胎宝宝仍然是头大身小，头约相当于身长的1/3，口和鼻的外形逐渐明显，开始生长头发和指甲，皮下脂肪开始形成，皮肤呈不透明的红色。骨骼和肌肉进一步发育，四肢的运动更加活泼，准妈妈已经开始感到胎动。

● **准妈妈身体变化** 准妈妈的大肚子已经可以很明白地告诉别人她是一个标准的孕妇了，胸围和臀围变大，皮下脂肪增厚，体重增加，子宫如成人头一样大小，子宫底的高度位于耻骨上方16～18厘米。准妈妈可以微微感到胎动，胎动是了解胎宝宝发育状况的最佳方式，因此，准妈妈一定要将初次胎动的日期记下，以供医生参考。

孕6月：爱的互动（21～24周）

● **胎宝宝发育状况** 第6个月时，胎宝宝身长已经有28厘米，体重增加到800克，并长出睫毛和眉毛。由于缺乏皮下脂肪，皮肤发红且有皱，但比以前变得结实了。这时，如果子宫收缩或受到压迫，胎宝宝会猛踢子宫壁，将这种信息传递给妈妈。到了本月末，胎宝宝已经能睁开眼皮，并长出头发，还学会了吸吮手指。

● **准妈妈身体变化** 准妈妈的子宫在这个月仍旧进一步增大，子宫底已高达肚部，下腹部隆起更为突出，体重也增加了许多，所以准妈妈的行动也越发地不便。由于身体对这种变化还不习惯，所以很容易出现倾倒，腰部和背部也由于对身体的这种变化不习惯而特别容易疲劳。乳房越发变大，乳腺功能发达，挤压乳房时会流出一些黏性很强的黄色稀薄乳汁。

同时，由于血液中水分的增多，准妈妈可能发生贫血，还有些准妈妈因钙质被胎宝宝大量摄取，而出现牙齿疼痛或口腔炎，不少准妈妈甚至还出现了特有的尿糖现象。

孕7月：大肚皮的快乐（25～28周）

● **胎宝宝发育状况** 到了本月，胎宝宝的身长已经可以达到36～40厘米，体重约有1000～1200克。上下眼睑已经形成，鼻孔开通，容貌可辨。但此时由于胎宝宝的皮下脂肪尚不充足，皮肤呈暗红色，皱纹也较多，看起来就像个小老头。本月，胎宝宝的睾丸还未降至阴囊内，女胎的大阴唇也尚未发育成熟。虽然此时期胎宝宝的绝大多数器官都已经发育，但仍然没有完全具备在体外生活的适应能力，如果此时出生，往往会因为发育不良而死亡。

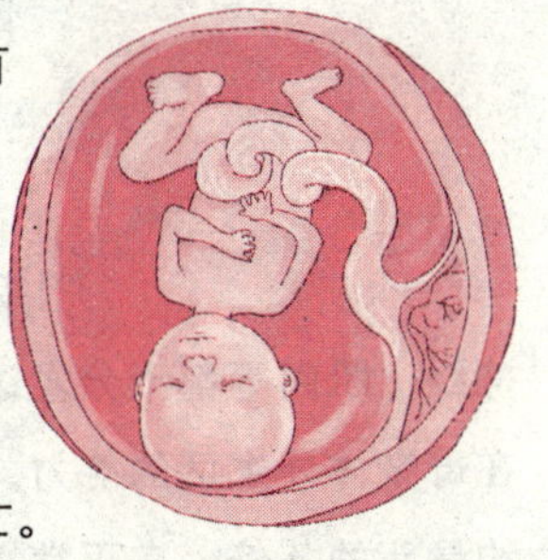

● **准妈妈身体变化** 准妈妈的身体会在上个月的基础上继续发展，子宫底高23～26厘米，上腹部已经明显凸出并胀大。进一步向前凸出的腹部会使准妈妈经常感到腰酸背痛。从第7个月开始，准妈妈的子宫对外界的刺激开始敏感，胎动也日趋频繁，偶尔还会有收缩现象，乳房也更加发达。

孕8月：快乐的沟通(29～32周)

● **胎宝宝发育状况** 怀孕8个月时胎宝宝的指甲已长至指尖，皮肤淡红，且变得光滑起来，皮下脂肪日渐增多，但脸部仍然布满皱纹。这时，迅速长大的胎宝宝的身体紧贴着妈妈的子宫，能够自由自在地回转，神经系统变得发达，一旦遇到强烈的声音刺激和震动，胎宝宝便会作出反应。胎宝宝在这个月应该是头朝下，为分娩作准备。胎宝宝的身长已长到40～44厘米，体重增加至1 400～2 100克，已经基本具备了在子宫外生活的能力，但准妈妈仍需小心，8个月的早产宝宝能活下来的并不是太多，因为他们的呼吸器官——肺部，还需要一定的时间才能充分发挥功能。

● **准妈妈身体变化** 准妈妈的子宫向前挺得更为明显，子宫底的高度已经上升到25～27厘米，无论是站立还是走路都不得不挺胸昂头；升到上腹的子宫顶压准妈妈的膈肌和胃，胃受到压迫使得准妈妈饭量减少，否则就会感到呼吸困难，甚至需要肩来协助呼吸；夜里偶尔还会因增大的子宫挤住了腹部的大血管突然感觉神志昏迷；乳房高高隆起，乳房、腹部以及大腿的皮肤上的一条条淡红色的花纹更为增多，同时，由于激素的作用，乳头周围、下腹、外阴部的颜色日渐加深，有的准妈妈的耳朵、额头或嘴周围还会生出斑点，下肢浮肿、静脉曲张。

孕9月：甜蜜的期待（33～36周）

● **胎宝宝发育状况** 胎宝宝到了这个月已经发育的基本成熟了，也变漂亮了。

（1）皮下脂肪增多，使得皮肤有了光泽和颜色，且光滑多了。

（2）原本长满全身的胎毛逐渐消退。

（3）生殖器官基本形成，男婴的睾丸已下降到阴囊中，女婴的大阴唇隆起并左右两侧紧紧贴在一起。

（4）这时胎宝宝的身长为 42 ～ 45 厘米，体重达到 2 200 ～ 2 500 克。

（5）内脏近乎完全形成，肺和胃肠的功能已经很发达，具备了一定的呼吸和消化功能。

（6）胎宝宝的动作变得剧烈起来，手和脚能将妈妈的腹壁顶起来，有时会把妈妈吓一跳。如果此时出生，虽然个头不大，但只要精心呵护，宝宝在暖箱中可以健康成长。

● **准妈妈身体变化** 从这时开始，准妈妈到了整个孕程中最为烦恼的时候。因为子宫继续向上长大，子宫底高达 28 ～ 30 厘米，几乎升到心口窝，心脏和胃被挤得不能像以往那样自由自在地活动，而且越来越沉重的子宫压在膀胱上。这一切，使得准妈妈常常喘不过气来，且心跳加快，食欲减退，尿频明显，甚至长出静脉瘤。由于腹部还在向前挺进，身体变得更为沉重，准妈妈的行动更加笨拙，一不留意便可引起腰部外伤，甚至使腰椎间盘突出。

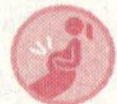

孕10月：痛并快乐着（37～40周）

● **胎宝宝发育状况** 最后一个月，胎宝宝的身长已经达到 50 ～ 51 厘米，体重约为 2 900 ～ 3 400 克。皮下脂肪继续增厚，皮肤皱纹消失，呈淡红色。骨骼结实，头盖骨变硬，指甲越过指尖继续向外生长，头发可长出 2 ～ 3 厘米，内脏、神经、肌肉等都十分发达，已经完全具备在母亲体外生活的能力。胎宝宝的身长大约是头的 4 倍，在正常情况下，胎宝宝的头应嵌于准妈妈的骨盆内，因此，胎宝宝的活动能力到了此时会受到很大的限制。

● **准妈妈身体变化** 终于到了第 10 个月，准妈妈的子宫底高 30 ～ 35 厘米，胎宝宝的位置有所降低，因此，准妈妈的腹部凸出部分有稍减的感觉，胃和心脏的压迫也大为减轻，但同时膀胱和直肠的压迫感大为增加，以致尿频和便秘的情况更加严重，下肢也感觉行动困难。准妈妈的身体已经为生产做好了所有准备，子宫颈和阴道趋于软化，容易伸缩，分泌物也增加，子宫收缩频繁，并开始出现生产征兆。

过期妊娠

过期妊娠的症状

妊娠达到或超过42周，称为过期妊娠。其发生率约占妊娠总数的5%～12%。过期妊娠的胎儿围产病率和死亡率较正常胎儿高，并随妊娠延长而加剧，妊娠43周时围产儿死亡率为正常的3倍。44周时为正常的5倍。

过期妊娠的影响

过期妊娠时，对母儿影响较大。由于胎盘的病理改变致使胎儿窘迫或胎儿巨大造成难产，二者均使围生儿死亡率及新生儿窒息发生率增高。对母体又因胎儿窘迫、头盆不称、产程延长，使手术产率明显增加。

过期妊娠的预防

在未怀孕的前半年，“孕妇”便应及时记录每次的月经周期，以便能推算出较准确的预产期。在停经后2个月，便应去医院检查，以后定期产前检查，尤其在37孕周以后每周至少做一次产前检查。如果预产期超过一周还没有分娩征兆，更应积极去检查，让医生根据胎儿大小、羊水多少、测定胎盘功能、胎儿成熟度或者通过“B超”来诊断妊娠是否过期。

过期妊娠的危害

过期妊娠对母婴的危害有以下几点：

- 过期妊娠时，若胎盘功能良好，可形成巨大儿，使难产的机会增加。
- 胎儿颅骨变硬，变形能力低，不易适应产道，而使难产的机会增加。
- 若胎盘功能减退，围产儿死亡率增加，较正常妊娠者高4倍。
- 胎儿窘迫、新生儿窒息、新生儿胎粪吸入综合征、产伤以及新生儿低血糖的发生率增高。
- 由于难产情况的增加，从而增加了母体损伤以及产褥感染的机会。

爱心小贴士

孕妇和家人应自我监测胎动次数和胎心音

1. 孕妇每日可在早、中、晚各检测胎动次数一次，每次1小时，3小时总和乘以4得出12小时的胎动次数，如果12小时总数少于10次，提示胎儿缺氧。一般从胎动减少到胎心音消失不超过24～48小时，故一旦胎动减少，应及时到医院检查处理。

2. 胎儿的心率大约在120～160次/分钟，高于或低于此数值都提示胎儿缺氧，孕妇的家人可直接将耳朵贴近腹壁，每日听胎心并记数，如发现胎心低于120次/分钟时可能表示胎儿窘迫，须立即到医院处理。

胎宝宝的变化

当精子和卵子相遇时，一个新生命就诞生了。从你怀孕第5周开始到第10周，胎儿的所有器官都开始发育了。从一个肉眼看不见的受精卵到发育成一个约3000克的活生生胎宝宝，时间长达10个月，这期间，胎宝宝每个月都会发生翻天覆地的变化：

胎宝宝的变化

第一个月

1 胚胎已经在子宫内“着床”，或称“植入”。着床后的胚胎慢慢长大，这时大脑发育已开始，受精卵不断分裂，一部分形成大脑，另一部分则形成神经组织。到第一个月末时，胚胎约长5毫米。

第二个月

2 胚胎大约20毫米，器官已开始有明显特征，手指和脚趾间看上去有少量的蹼状物，牙和腭开始发育，耳朵也逐渐成形，皮肤像纸一样薄，血管清晰可见，胚胎像跳动的豆子一样开始有运动。

第三个月

3 胎儿已初具人形了。胎儿的大脑体积越来越大，占整个身体的一半左右。身长大约65毫米，手指和脚趾已经完全分开，脚趾能屈能伸，手指会握拳，一部分骨骼开始变得坚硬，并出现关节雏形。

第四个月

4 胎儿出现呼吸的先兆，体重在150克左右，身长超过120毫米，双眼已经移到了头部前方；眉毛和睫毛正在生长，皮肤薄而透明，能看到血管网。手指甲完整地形成了，指关节也开始运动。

第五个月

胎儿的身长在160毫米左右，体重大约250～300克。胎儿肾脏已能够制造尿液，头发也在生长。胎儿的感觉器官开始按区域迅速发育，神经元分成各个不同的感官，在大脑里的专门区域里发育，神经元之间的相互连通开始增多。

第六个月

胎儿体重大约有600多克，他（她）的听力已经形成，呼吸系统也正在发育。他（她）还在不断吞咽羊水，并且已经有了味觉。胎儿会咳嗽或打嗝，打嗝时准妈妈会感觉到类似敲打的动作。

第七个月

此时胎儿的体重已经达到了1 000～1 200克，几乎已经快占满整个子宫空间。他（她）的眼睛既能睁开也能闭上，而且已形成了自己的睡眠周期。大脑皮层表面开始出现一些特有的沟回，脑组织细胞快速增殖。

第八个月

胎儿的身体和四肢还在继续长大，最终要长得与头部比例相称。胎儿现在的体重为1 600克左右，全身的皮下脂肪更加丰富。

第九个月

胎儿的体重大约已有2 800克，身长约为500毫米。这周胎儿的指甲又长长了，大约会超过指尖。两个肾脏已发育完全，能够处理一些代谢废物。子宫壁和腹壁也已变得很薄了。

第十个月

这时胎儿所处的羊水环境也有所变化，原来的羊水是清澈透明的，现在由于胎儿身体表面绒毛和胎脂的脱落，以及其他分泌物的产生，羊水变得有些浑浊，呈乳白色。胎盘的功能也逐渐退化，直到胎儿娩出才完成使命。

 选择一家合适的医院

在怀孕期间，准妈妈要接受若干次检查，一定要选择一家合适的医院。

● **选择妇幼保健医院** 一般来说，妇幼保健医院在孕产方面的专业性和硬件设施都要比一般的综合性医院更高。因为妇幼保健医院的医生所面对的就诊群体大多数是孕妇，因此，一些中型妇幼保健医院所配置的产科医疗器械可能比大型综合医院还要齐全，而且专业一些的产科医师的技术实力也会相对较高，医护人员的操作更为熟练。另外，妇幼保健医院的产科病房通常比综合性医院多，准妈妈们也将会得到更为适宜的饮食和护理。在新生儿诞生后，还可以接受妇幼保健医院的按摩抚触等，有些妇幼保健医院还可以为婴儿提供专门的游泳服务。

● **选择综合性医院** 许多大型综合型医院都设有产科门诊，可以为准妈妈做全面的孕期检查。综合性医院的最大优势是科室齐全，各科专业人员齐全且技术水平高，对于容易出现异常并发症的准妈妈来说，可及时在综合性医院的各科门诊科室得到及时会诊和处理。

● **根据自己的情况选择医院** 准妈妈应根据自己的实际情况选择医院，一般应考虑以下问题：如果怀孕时伴有异常或出现严重合并症的准妈妈最好选择综合性医院的产科进行检查；要选择一家交通方便，路途较近的医院，以免给准妈妈的检查带来额外负担；无论是综合性医院还是妇幼保健医院，都要选择二级以上的医院产科。

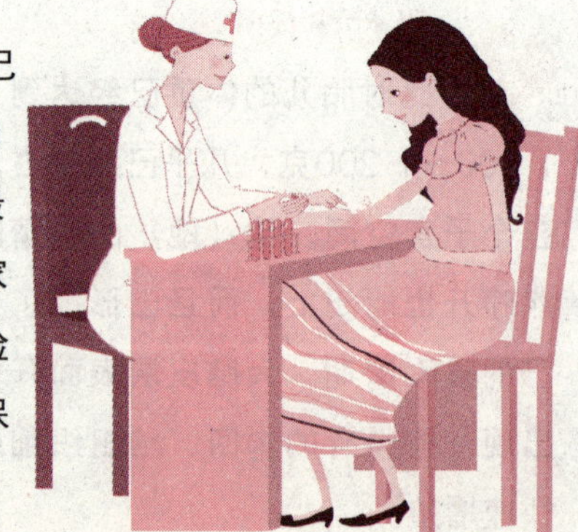

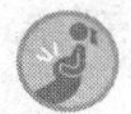

产前常规的化验检查

妊娠阶段，要按常规进行很多化验，如：

1	尿常规检查	每次产前检查，都应进行尿常规检查，最好采用“中段尿”标本，即不要开始的尿液，也不要最后的尿液，以避免尿中蛋白假阳性的结果
2	血红蛋白检查	通常早孕时化验一次，如无异常，妊娠最后10周内再检查一次，检查的目的是看红细胞中运输氧的血色素，其含量低于每100毫升10克，即为异常血红蛋白下降，表示贫血
3	血型检测	确定血型，便于突然出现紧急情况时能及时输血抢救
4	白细胞检测	妊娠期白细胞比未孕时略高，但如果过高，则应考虑是否有炎症
5	肝肾功能检查	以确定准妈妈是否患有肝炎、肾炎等疾病，以免怀孕时使原来的疾病雪上加霜
6	梅毒检测	准妈妈应按常规进行此项化验，如有梅毒存在，应及时用抗生素治疗以确保准妈妈和胎宝宝的安全
7	艾滋病血清学检查	艾滋病是一种严重的免疫缺陷疾病，其病原体是HIV病毒，一旦感染该病毒，会通过胎盘传播给胎宝宝造成新生儿HIV病毒感染
8	唐氏儿筛查	一种比较简便的对胎宝宝无损伤的检查方法，可以筛查出患有先天愚型的胎宝宝的风险程度
9	肝炎病毒学检查	包括乙型肝炎（HBV）病毒学检查和丙型肝炎（HCV）病毒学检查
10	阴道分泌物检查	检查项目包括白带清洁度、念珠菌、滴虫、线索细胞等
11	淋病细菌学检查	一般取准妈妈的宫颈管分泌物做淋菌培养，若有淋球菌感染应及时治疗，以免通过准妈妈的产道传染给新生儿
12	妊娠糖尿病筛查	该检查在妊娠的24～28周进行，口服50克葡萄糖水，1小时后抽血检查糖耐量
13	心电图检查	目的是检查准妈妈是否患有心脏疾病，以确认准妈妈能否承受分娩

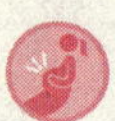

怀孕1～3个月体检备忘录

确认自己跨入了准妈妈行列后，应尽快从欣喜和慌乱中静下心来，积极配合医生做相关检查。一般情况下，在怀孕3个月内需要做第一次产前检查。

● **内科检查** 这次检查的内容主要是对准妈妈进行全面的内科检查，详细地询问准妈妈及配偶疾病史、个人史和家族史等，包括：姓名、年龄、职业、结婚年龄、胎产次数、末次月经、过去及此次妊娠的经过以及准妈妈的患病史或手术史、家庭成员的疾病史、有无遗传病史、有无多胎分娩史以及生殖器官异常等；还有准妈妈妊娠早期有无病毒感染史、用药史、放射线接触史。医生还会对孕妇进行生殖器官内诊检查，了解子宫、卵巢及盆腔的情况。

温馨小提示

孕前第一次检查是对准妈妈基本情况的一次大排查，对日后妊娠和分娩都有重要意义，因此一定要足够重视。之后，测量血压和体重是每次产前检查的保留项目，如果某次检查发现准妈妈的血压或体重上升过快，医生就会有所警觉，并采取相应的解决方法，并且每次都要观察准妈妈的腹部形态、大小、妊娠纹及有无水肿，测量子宫高度、腹围触摸胎位，了解准妈妈的健康及胎宝宝发育情况。

● **全身检查** 如心脏、血压、体重、乳房发育等，了解准妈妈消化系统的变化，如恶心、呕吐、便秘或腹泻及情况，了解准妈妈有无烟酒嗜好，有无呼吸系统的疾病。

医生可以根据上述综合检查的情况，了解准妈妈的健康状况、妊娠情况及将来生产方式的初步设想，使医生对孕妇有一个较为完整的了解，以便对日后妊娠进行科学指导以及出现病情时可及时地采取有力措施。

医生还会与你约定一个时间，需要你空腹抽血，目的是检查血型、血色素、Rh因子、肝功能、乙肝表面抗原、梅毒血清，看有无风疹病毒、血清巨细胞病毒等。

● **第一次母血筛查** 8～9周时，做一次母血筛查，这是早期发现先天愚型儿的首选办法，一旦发现可疑点，在4个月左右做进一步的羊水诊断，准妈妈可以根据医生的建议，决定是否立即中止妊娠。

● **生殖器检查** 在胎宝宝3个月左右时，医生会检查准妈妈的阴道、宫颈，看看生殖器官发育是否正常，观察引导黏膜有无充血，引导分泌物是否正常。白带检查也要在此期间进行，以了解阴道内是否有滴虫、霉菌的存在。还可以借助仪器听到胎宝宝有力的心跳，这就是听胎心。

● **其他特殊检查** 如果家有宠物，3个月左右时还要做一项TORCH的化验，以检查准妈妈是否被弓形虫感染。如果被感染，需要做进一步检查，必要时可能要终止妊娠。

当准妈妈出现阴道流血、突然腹痛、呕吐剧烈等时，还需要做特殊检查，一般是进行B超检查，以确定胚胎是否存活，是否为宫外孕、葡萄胎、多胎妊娠或是有无子宫肌瘤、子宫发育异常等。

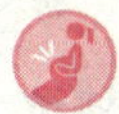 怀孕4～6个月体检备忘录

孕中期对准妈妈来说是最舒适的阶段，早孕反应基本消失，食欲渐渐增强，也不用担心流产了。

正常情况下，在第20周左右需要做一次B超检查，因为此时胎宝宝已经成型，可以准确地诊断出胎宝宝是否畸形以及胎宝宝的活动状况。如果准妈妈和准爸爸的血型是Rh阴性和Rh阳性，可能会导致母婴血型不合，因此需要对准妈妈做进一步的血液抗体检查，采取相应的解决方案。怀孕中期，血常规和尿常规检查应持之以恒，以及时发现贫血或感染等，便于医生及早给出建议和治疗方案。在怀孕6个月左右，医生会用骨盆仪测量准妈妈骨盆的入口、出口的尺寸，以获得有关产道的信息，并根据婴儿的大小确定准妈妈能否自然分娩。这对初准妈妈尤为重要。

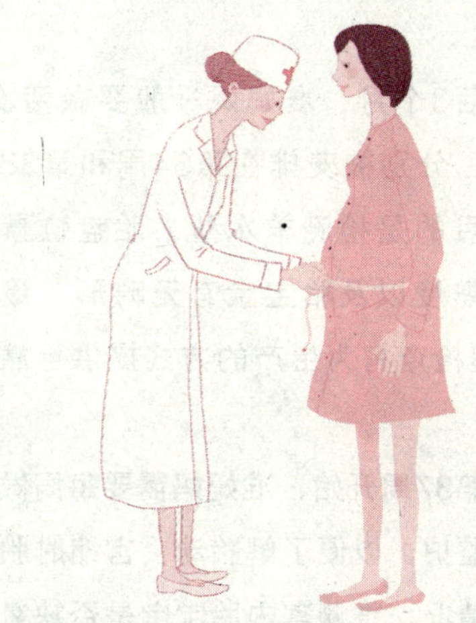

如果准妈妈的腹部在一段时间内增大的幅度超过了正常范围，最好借助B超或其他手段检查是否羊水过多、多胎妊娠或是胎宝宝是否有畸形等。若是准妈妈感觉腹痛，并伴有头晕心慌、恶心呕吐、四肢冰冷等症状，或者感觉胎动异常，应及时到医院进行相关检查，及早采取措施。

爱心小贴士

怀孕6个月时准妈妈注意事项*

应均衡摄取各种营养，以满足母体与胎儿的需要，尤其是铁、钙、蛋白质应该适量增加，但盐分应有所节制。这段时期孕妇容易便秘，应该多吃含纤维素的蔬菜、水果，牛奶是一种有利排便的饮料，应多饮用，还应多饮水，每天至少喝六杯开水。有浮肿的孕妇晚上少喝水，白天要喝够量。

怀孕7～9个月体检备忘录

越是后期，检查越多，大约需要一周一次。这时的准妈妈一定要足够细心，以便随时发现自己和胎宝宝有什么“风吹草动”。

最后3个月，准妈妈一般要做两次B超检查，分别被安排在第34周和第38周左右，目的是检测羊水量、胎盘位置、胎盘成熟度以及胎宝宝有无畸形，最后一次B超检查将为生产的方式提供可靠的依据。

从第37周开始，准妈妈需要每周做一次胎心监护，以便了解胎动、宫缩时胎心反应的情况，推测宫内胎宝宝是否缺氧。如果准妈妈有并发症，最好从第28～30周开始做胎心监护。

温馨小提示

除了静脉血和指血之外，准妈妈还要贡献一点耳血，以检测其体内激素水平是否正常，以了解胎盘功能是否正常。另外，确认胎位是临产前一项很重要的检查，这是确定准妈妈自然分娩还是手术助产的重要依据，多在28周左右进行，如果是臀位或是其他异常胎位，医生会指导准妈妈矫正胎位。临产前，准妈妈需要做一次全面检查，使生产过程更加安全、可控。

当准妈妈阴道有流水现象时，很可能是羊膜破裂羊水流出，俗称“破水”，通常，“破水”后12～24小时内，胎宝宝就会出生。所以一旦出现这种情况，应平躺并立即送医院。医生会用pH试纸检查引导分泌物，确定是否需要住院或手术等。

产前特殊检查

1. 超声波扫描 通过导向性的高频声波透过准妈妈的腹壁，进入羊水观察胎宝宝的一种方法。通过这种方法，可以确定妊娠时间，计算预产期等。超声波检查对准妈妈和胎宝宝都是安全的，但整个孕期最好不要超过3～4次。

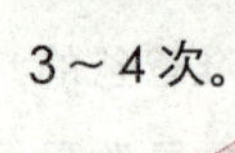

2. 血液生化测定 有些准妈妈需要检查是否携带肝炎病毒，目前已成为常规检查；此外，妊娠早期还可通过验血检查是否被风疹病毒感染过，以及是否被艾滋病毒感染过等。

3. 羊膜穿刺 羊膜穿刺主要用于检测唐氏综合征（一种先天性智力低下的疾病），如果准妈妈有某些先天性疾病家庭史也可以用羊膜穿刺技术进行检测。

检查羊水细胞的方法

羊水

羊水是哺育胎宝宝的“海洋”，会随着胎宝宝的不断发育而逐渐增加。妊娠两个月时，羊水约有5～10毫升，而到了妊娠9个月时则约为1 000毫升。羊水里不仅含有胎宝宝生长发育需要的营养，如蛋白质、脂类、酶类、激素、糖和无机盐等，也有胎宝宝的代谢产物及脱落的细胞，这些细胞多数是从胎宝宝的皮肤、消化道、呼吸道、泌尿道上皮脱落下来。

羊水穿刺

在妊娠的4～5个月时进行，也可在晚期妊娠时进行。此期间做羊水穿刺发生意外的机会少，较安全。抽取的方法是用一根特制的穿刺针，从下腹部刺入羊膜腔，抽出5～10毫升羊水进行检测。

羊水检查

通过抽羊水检查，可了解胎宝宝的血型和各种生化指标，如甲胎蛋白、卵鞘磷脂、肌肝、雌三醇等，可以尽早发现胎宝宝发育是否正常，以便及早采取措施。

此外，妊娠中期抽取羊水做细胞培养，可以检查胎宝宝的染色体有无异常，并可通过性染色体或染色质的检查，鉴定胎宝宝的性别，对于预防某些遗传病有临床意义。

胎宝宝成熟度的检查

了解胎宝宝的成熟度，就可以采取一些措施改善胎宝宝的成熟情况，如果了解到胎宝宝确已提早成熟，则可以进行引产，达到提高早产儿存活率的目的。否则，在胎盘功能低下时若盲目引产，就容易生出一个不成熟的早产儿而引起胎宝宝死亡的后果。

检查胎宝宝成熟度一般有三种方法：

- 采用测量子宫底高度和腹围，按公式计算胎宝宝体重，估计羊水来推测胎龄，对照末次月经日期，判定胎宝宝的大小及成熟度的方法。
- 通过B型超声波检查，测定双顶径等一系列指标，判定胎儿的大小及成熟度。
- 通过检查母血中的胎盘泌乳素——雌三醇等生化指标测定胎宝宝成熟度及胎盘老化情况。

随着医学的发展，又有了生化方法进行胎宝宝成熟度测定的方法，即测量羊水卵磷脂/鞘磷脂含量的比值（L/S）和羊水泡沫试验法：当L/S大于或等于2时，或者羊水泡沫试验呈阳性时，说明胎宝宝的肺已成熟；当羊水中的肌酥值大于或等于2%毫克时，说明胎宝宝的肾已发育成熟；当羊水中胆红素完全消失时，说明胎宝宝的肝功能已成熟。

胎宝宝的绒毛细胞检查

绒毛细胞检查主要用于了解胎宝宝的性别和染色体有无异常，准确性高，对孕妇和胎宝宝都无不良影响，是一种较为安全的产前诊断技术。绒毛细胞检查是用一根细细的塑料管或金属管，通过孕妇的子宫口，沿子宫壁入内，吸取少量绒毛进行细胞学检查。检查的最佳时间是怀孕40～70天时，此时胚泡周围布满绒毛，比羊膜腔穿刺的最佳时间（第16～20周）要早得多。通过绒毛细胞检查可以诊断出各种染色体病和先天性代谢病，一旦发现胚胎有病就可以及时做人工流产，既避免了缺陷儿的出生，也免去了孕中期引产的痛苦。以下情况的准妈妈应进行绒毛细胞检查：

- 35岁以上的高龄准妈妈。
- 曾经生育过一个染色体异常儿的准妈妈。
- 有某些遗传病家族史的准妈妈。
- 准妈妈和准爸爸中有一个是染色体平衡易位者。
- 有过多次流产、死产史的准妈妈。

唐氏儿筛查

● **唐氏儿筛查** 是一种通过抽取孕妇血清，检测母体血清中甲型胎宝宝蛋白和绒毛促性腺激素的浓度，并结合孕妇的预产期、年龄、体重和采血时的孕周等，计算生出胎宝宝患唐氏儿综合征的危险系数的检测方法。

● **唐氏儿综合征** 又称先天愚型，是中国发生率最高的出生缺陷之一。患有唐氏儿综合征的宝宝除了智力低下外，还常伴有先天性心脏病、消化管畸形等，许多病人在成年前还会出现白内障、精神异常等。据统计，唐氏儿综合征患者的平均存活年龄只有20～30岁。

随着分子诊断、分子病例技术的发展，通过汤匙筛查等产前诊断和早期干预，已经能够成熟地检测出胎宝宝是否具有出生缺陷，比如唐氏综合征、神经管缺陷或其他染色体异常等。为了生育健康宝宝，准妈妈在接受产前检查时，不要忽视了唐氏儿筛查，以尽早发现异常胎宝宝，从而降低乃至杜绝唐氏儿的出生。一般，唐氏儿筛查在怀孕的第16～20周进行，抽取1.5毫升孕妇血液即可进行检测。

办理《母子健康档案》

● 《母子健康档案》，也称《母子健康手册》，是配合国家实行优生优育必须办的一道手续。先办理准生证，然后拿准生证到该户口所在地街道所属医院的保健科建立。之后，每次去医院做检查时均需携带，由医生对准妈妈的状况进行记录。在大城市可以通用；但有些城市，规定要在户口所在地的社区医院才行。

● 《母子健康档案》除准妈妈体检需要外，在宝宝出生时也要将其交给分娩医院，由医生记录分娩的各项信息；宝宝出生后，你现居住地街道所属医院的保健科会到家中做产后访视，并记录访视内容；产后42天体检时还需要带着它到医院做产后结案。之后，《母子健康档案》就交回到建立地保存起来了。

● 办理《母子健康档案》的收费，根据各地情况可能会有所不同。

胎宝宝镜检查

胎宝宝镜检查是一项技术性较强的产前诊断项目，一般在怀孕第15～20周进行。检查时先用超声波定位，然后经过局部麻醉后做一个腹部小切口，将胎宝宝镜插入羊膜囊，可以直接观察到胎宝宝的外形、性别、有无畸形等。但是，胎宝宝镜检查可能会使3%～4%的准妈妈发生流产，因此，除非医生建议，一般不要轻易做胎宝宝镜检查。胎宝宝镜检查的适应证有以下几种情况：

1. 疑胎宝宝畸形 观察胎宝宝有无明显的体表先天畸形。

2. 抽取脐血 通过胎宝宝镜检查协助诊断胎宝宝有无地中海贫血、镰状细胞贫血、遗传免疫缺陷、酶缺陷、血友病及鉴别胎宝宝血型等。

3. 胎宝宝组织活检 肝活检可发现鸟氨酸氨基甲酰基转换酶缺乏。

4. 畸形胎宝宝的宫内治疗 用激光切除寄生胎以及宫内治疗腹裂。

5. 在某些多胎妊娠中应用 如果只有一个胎宝宝具有先天异常可采用胎宝宝镜做选择性堕胎。

爱心小贴士

胎心听诊*

胎心听诊是一种简单常用的产科检查手段，一般在怀孕的第12周，最早可在怀孕第9周左右使用。目前，医院多用多普勒胎心仪检测胎宝宝的心跳。由于多普勒胎心仪应用起来简便准确，在孕早期即可了解到胎宝宝的情况。

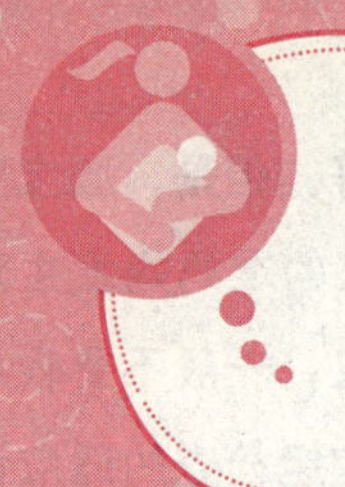

taibaobao zai mama zigongli de shenghuo >

胎宝宝在妈妈子宫里的生活

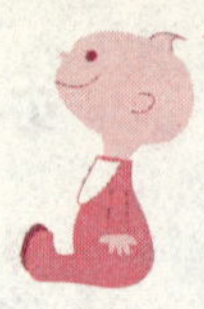

一颗小豆子

怀孕进入第七周了，此时的“胎宝宝”大约有12毫米左右，形状就像一颗小蚕豆。通过B超可以发现，“胎宝宝”已经有了一个与身体不成比例的大头，而且面部器官十分明显，眼睛好像两个黑黑的小点，耳朵凹陷，鼻孔大开。四肢已清晰可见，犹如小短桨一般。虽然此时还听不到胎心音，但“胎宝宝”的心脏已经开始划分成左心房和右心室，并开始有规律地跳动，每分钟可达150次。其他部分包括脑垂体和肌肉纤维也开始发育。

在这一周，“胎宝宝”开始有了第一个动作，遗憾的是准妈妈还无法感觉到。

真正的胎宝宝

从第九周开始，曾经的小“胚芽”已经是一个五脏俱全，初具人形的小人儿了，也就是真正意义上的“胎宝宝”了。这是整个孕期的一个关键时期，在这段时期内，胎宝宝会发生很大的变化，先是小尾巴消失了，且开始发育形成器官系统；胎宝宝的胳膊也长出来了，两只小手呈弯曲状，并在心脏附近呈交叉样；两条小腿也长长了很多，甚至可以在身体前部交叉。小家伙不停地动来动去，不断地变化着手臂和腿的姿势，可惜的是准妈妈仍然无法感觉到。

胎宝宝在子宫内的运动

当准妈妈第一次感觉到胎宝宝在肚子里轻轻滑动时，猛然间真实地感觉到胎宝宝的存在时，相信那种感觉一辈子都不会忘记。胎动是胎宝宝在子宫内成长活动的迹象，是胎宝宝健康的指针。因此，准妈妈应密切关注胎宝宝的一举一动。

7周	胎宝宝已经开始出现“蠕动”了
8～9周	胎宝宝能够做出跳跃以及全身性的动作
9～10周	增加了手和脚的动作
10～11周	开始简单的呼吸动作，胎宝宝的胸廓会出现上下起伏
12～13周	开始了更有趣的动作，如打呵欠、吸吮、吞咽等
16周	有些准妈妈已经能够感觉到胎宝宝的运动了
18～20周	胎宝宝已经能够做出足月胎宝宝可以做的全部动作了，翻身、踢腿、伸懒腰、眨眼等。

胎宝宝在子宫内的触觉

由于黑暗的宫内环境限制了胎宝宝的视力发展，因此使得其触觉和听觉都更为发达，而胎宝宝的触觉发育甚至早于感觉功能中最为发达的听觉。怀孕2个月时，胎宝宝的活动就多了起来，除了扭动头部外，四肢和身体的动作也丰富了；4个月时，如果准妈妈的手在腹部恰好摸触到了胎宝宝的脸，它就会做出诸如皱眉、眯眼等反应，如果对腹部稍微施力，它还会伸伸小手或踢踢小脚。通过胎儿镜可以看到，当胎宝宝的手心接触到脐带等时，它会立刻握紧拳头作出反应；而如果有东西接触到其嘴唇，他又努起小嘴作出吮吸反应；如果触及他的足底，它的足趾会做出一些动作，膝和髋部还会屈曲。之后，准妈妈可以明显感觉到胎动，此时，如果准妈妈用手轻轻按压肚皮，胎宝宝就会伸伸腿或者举举手来和准妈妈做游戏。

更为有趣的是，人们发现男性胎宝宝的阴茎居然能够勃起。这也充分说明胎宝宝的触觉功能是存在的。

温馨小提示

从怀孕2个月开始，胎宝宝就在母体内活动了，但这时的活动幅度很小，准妈妈不能感知。随着妊娠月份的增加，胎宝宝的活动幅度会越来越增大，从吞吐羊水、咂手指直到伸展四肢、转身、翻筋斗等。所以，过了孕早期，胎儿的抚摸胎教就可以实施了。

抚摸胎教可以锻炼胎宝宝皮肤的触觉，并通过触觉神经感受体外的刺激，从而促进了胎宝宝大脑细胞的发育，加快胎宝宝的智力发展；抚摸胎教还能激发起胎宝宝活动的积极性，促进运动神经的发育。

胎宝宝在子宫里的呼吸

通过B型超声波等先进仪器，可以直接观察胎宝宝的生命活动。

● 早在怀孕的第 11 周，胎宝宝的胸廓即出现上下起伏的运动，这说明胎宝宝在宫内是有呼吸运动的。

● 到了第 13 ~ 14 周，胎宝宝的呼吸运动则更为明显，甚至可以引起羊水的涌动。

● 到了孕晚期，胎宝宝的呼吸运动变得越发规则，呈间断性。正常情况下，胎宝宝的呼吸浅快、有规律，每分钟大约 30 ~ 70 次。

科学实验发现，胎宝宝的呼吸道可以吸收液体，所以随着呼吸进入气管和肺泡中的羊水也能很容易地被吸收，不致引起其肺部病变。但是如果胎盘异常或脐带打结、绕颈等，可导致胎宝宝发生宫内缺氧，致使其迷走神经兴奋，肠蠕动增强，并排出胎便。此时，胎宝宝的呼吸幅度较大，如果大量混有胎便的羊水被吸入肺泡，就有可能导致胎宝宝发生宫内窒息或吸入性肺炎等意外。

胎宝宝可以看见光了

● 胎宝宝的视觉发育相对于触觉和听觉要缓慢得多，其原因就是因为妈妈的子宫里几乎漆黑一片，不适于用眼睛看东西。虽然如此，从怀孕的第 4 个月起，胎宝宝就对光线有了反应，它可以通过光线的强弱来感觉外部世界，有时甚至还会表现不快。这时，即使胎宝宝不背过脸去，也会显出惊恐不安的样子。通过 B 超可以观察到，当用电光一闪一灭地照射准妈妈的腹壁时，胎宝宝的心脏搏动就会出现剧烈的变化。

● 胎宝宝在妈妈的子宫中属于视觉神经发育的准备阶段，负责眼睛视野功能的网膜在怀孕 4 周左右就已经完成，怀孕 7 个月时，胎宝宝已经具备了看东西的能力，但这并不是说胎宝宝的眼睛看得见。就连刚出生的婴儿视觉也并不敏感，而且视野比较狭窄，甚至在 15 ~ 30 厘米处也无法分清母亲的表情变化。研究表明，人的视力大约在 7 ~ 8 岁左右可逐渐发育完善。

● 那么，胎宝宝是靠什么来感受光的明暗变化呢？答案是“梅拉东尼”荷尔蒙。当准妈妈感到暗时，脑中的松果体分泌的“梅拉东尼”荷尔蒙就会激增，当准妈妈感到明亮时，“梅拉东尼”就会减少。这个原理对胎宝宝也是一样的，“梅拉东尼”荷尔蒙经过胎盘传到胎宝宝的脑中。因此，胎宝宝是靠大脑来区分明暗的。

胎宝宝听见声音了

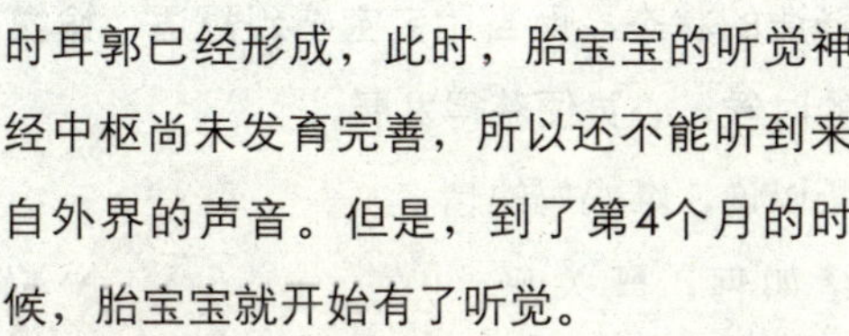

在胎宝宝的几种感觉器官中最为发达的就是听觉系统了。早在受孕后第4周，胎宝宝的听觉器官就已经开始发育，第8周时耳郭已经形成，此时，胎宝宝的听觉神经中枢尚未发育完善，所以还不能听到来自外界的声音。但是，到了第4个月的时候，胎宝宝就开始有了听觉。

第6个月时，胎宝宝的传音系统基本发育完成，开始凝神倾听了。在各种声音中，准妈妈心脏的跳动是胎宝宝最为关注的声音，这可以使他感到安全。同时，胎宝宝还习惯听节奏平缓、流畅、柔和的音乐，讨厌强快节奏，更害怕各种噪声。

到了28周后，胎宝宝的传音系统已充分发育完成，可以区别声音的种类，听出音调的高低、强弱，能够分辨出爸爸和妈妈的声音，并可以发生听觉反应，至此，胎宝宝就已经具备了能够听到声音的所有条件。

由于人体的血液、体液等液体传递声波的能力比空气大得多，所以凡是能透过身体的声音，胎宝宝都可以感知到。

胎宝宝的嗅觉

● 与视觉一样，胎宝宝的嗅觉也是在出生后才开始迅速发育的。胎宝宝鼻孔里的嗅毛可以感觉味道，当嗅毛接触到味道分子时，就会将其转变为电信号而传给大脑，辨别味道好坏。但是由于味道分子是空气中相当微小的粒子，而且只有嗅毛才能产生作用，因此，羊水中的胎宝宝是很难发挥嗅觉功能的。但是大脑中负责嗅毛生长或接受来自嗅毛发出的信号的部分大约在怀孕6个月左右完成，可以说，怀孕时期仍然是嗅觉的准备阶段。

● 在胎宝宝出生的数天之内，母亲的体味会清楚地通过嗅毛传达到大脑中并记忆下来，当他闻到母亲身上的体味时就会表现得很安静和享受。母亲也有同样的反应。母亲和宝宝是一个整体，是息息相关的，无论是宝宝出生前还是出生后。

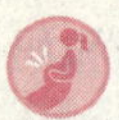

胎宝宝会撒尿

胎儿在子宫里一天天成长，每天最重要的事情就是吞咽羊水。对于一个足月胎儿，发育到第36周后，每天吞咽的羊水量可达到0.5升或更多。胎儿撒出的尿液，其中的有毒物经过胎盘进入母血，在经过交换后就又成为羊水了。研究专家认为，胎儿撒尿本身是一个生理过程，也是生长发育必不可少的一个功能。如果胎儿只是吞咽羊水而不向外排出，最终会导致身体撑爆。在妊娠中期以后，羊水量在很大程度上决定着胎儿的尿量。

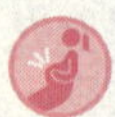

胎宝宝会发脾气

大量研究表明，胎儿在孕育过程中，他们的性格及气质就已经开始萌芽，虽然性格在一定程度上受到遗传因素的影响，但并非完全取决于遗传因素，也不完全是后天形成的。一般来讲，胎儿在第1个月时就会对周围的刺激有反应，在第2个月时受到刺激时会通过蹬腿、摇头等动作来表达自己是喜欢还是讨厌这种刺激，到了第6个月时会因妈妈不高兴、与别人争执、哭泣等而不满，会发脾气。

胎宝宝会记忆

通过长期研究发现，胎儿长到6个月时就开始对音乐和噪音做出反应，并且会区分声音的“好”与“坏”。比如，当父亲对着胎儿说话的时候，胎儿本能地转向父亲发出声音的那一边。当听到噪音时，胎儿就会转到另一边去，并且还会用两只小手捂住耳朵。胎儿这些在娘胎里听到的“经历”会作为永远的记忆存在大脑里，并对其一生的意识产生影响。

胎宝宝的心灵感受

研究发现，大约是在14周左右的时候胎宝宝便能感受到舒适或不快，但是胎宝宝的心灵可能是世界上最单纯的心灵了，只要保护生命的本能欲求获得满足，就会记忆“快感”，否则就记忆“不快”。

● **准妈妈的情绪是培育胎宝宝心灵的关键** 当准妈妈有着强烈的幸福感的时候，腹中的胎宝宝也一样能感受得到这种心情舒适的状态，而当胎宝宝感到舒适、愉悦的时候，心灵便获得发展。所以说，准妈妈的情绪如何，既关系到自身的健康，也关系到下一代的生长发育，尤其是胎宝宝的心灵成长。

● **母子间非常奇妙的心电感应** 当宝宝觉得愉快的时候，妈妈一定能感受得到；而当宝宝不快的感觉逐渐升高时，就会踢母亲的肚子，拼命向母亲诉说不满。这时，准妈妈千万不要一味地认为是“这宝宝真淘气，真有劲”，这种对胎宝宝的反应视而不顾的做法会严重伤害宝宝的心灵。所以，当胎宝宝对你拳打脚踢的时候，不妨轻轻抚摩肚皮，问一问：“怎么啦，小宝贝儿？什么事让你生气了？”开始他或许不能了解你的意思，但只要你不断重复地说，他就会慢慢地从你说话的语气中了解你关爱的意思了。

● **准妈妈的生活方式影响胎宝宝的心灵发育** 由于准妈妈平常的生活方式不同，宝宝的心灵也可区分为“好的心灵”或“坏的心灵”。如果准妈妈能以平静的心情面对一切，就可以培养胎宝宝的好心灵。所以，准妈妈自己要正确对待生活中发生的大大小小的矛盾。即使遇到什么不快乐的事情，也要大度一些，这样情绪就不容易受到影响而波动了。要知道，准妈妈在塑造胎宝宝的心灵时，也塑造了他出生之后的心灵。

胎宝宝的守护神

每个胎宝宝都有两个“守护神”，一个是胎盘，一个是羊水。在胎宝宝出生之前，胎盘和羊水都会紧紧跟随，为胎宝宝的成长贡献自己的力量。

● **胎盘** 在怀孕两个半月后形成，胎宝宝成长所需要的营养全靠它从准妈妈那儿传输过来。胎盘有一面很光滑，和胎宝宝的脐带紧紧相连，另一面很粗糙，紧贴在准妈妈的子宫内壁上。这样，准妈妈吃进肚子里的食物转化成氨基酸和葡萄糖等各种营养成分后进入毛细血管，然后就可以通过它转到胎宝宝的脐带，再传给胎宝宝。同时，对于准妈妈来说，胎盘还是重要的内分泌器官，能分泌雌激素和孕激素等，这些激素对胎宝宝的发育都起着重大作用。

● **羊水** 羊水是指怀孕时子宫羊膜腔内的液体。在整个怀孕过程中，它是维持胎宝宝生命所不可缺少的重要成分。在胎宝宝的不同发育阶段，羊水的来源也不相同。在妊娠早期，羊水主要是来自胚胎的血浆成分，之后，随着胚胎的器官开始成熟发育，胎宝宝的尿液、脱落的细胞、表皮等也都成为了羊水的来源。羊水对胎宝宝有着重要的意义。

(1) 它可以作为评估胎宝宝健康和性别的指标；

(2) 保护胎宝宝，缓和腹部外来压力或冲击，使胎宝宝不至直接受到损伤；

(3) 使胎宝宝能在稳定的压力和温度中成长；

(4) 预防外界细菌感染，即使已经感染，也可使其降低到最小限度；

(5) 润滑作用，使产道分娩不会过于干涩。

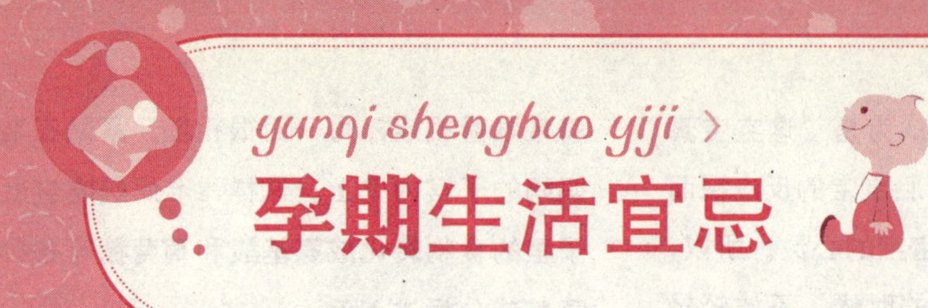

孕期生活宜忌

孕妇不宜有精神压力

随着社会经济活动的日益频繁和现代生活节奏的不断加快，人们已明显感觉或体会到了精神压力带来的沉重。同样，精神压力也侵袭着孕妇，而且对于孕妇来说，它不仅对孕妇本身的身心健康构成相当大的威胁，同时也会殃及到胎宝宝。

- **孕妇压力过大容易导致流产** 准妈妈如果压力过大，体内就会大量释放出一种激素，而导致自发性流产。
- **孕妇压力过大可导致婴儿先天缺陷** 特别是在怀孕期间经历了“重大变故”（如亲人死亡、心脏病发作等）的准妈妈，其产下的婴儿患有腭裂、兔唇、听力缺陷和先天性心脏病的概率远远大于其他婴儿。
- **孕妇精神压力影响胎宝宝生长** 准妈妈的内心压力会阻碍胎宝宝的生长，而这种现象往往早在第二三个月时就开始出现。精神压力大的准妈妈比精神压力小的准妈妈所生的婴儿的体重也要轻得多。
- **孕妇压力过大，宝宝易患心脏病、糖尿病** 如果准妈妈内心经常感到压力，就会对胎宝宝的神经系统造成不良影响，并使胎宝宝未来罹患心脏病和胰岛素依赖型糖尿病的风险增加。

准妈妈不宜涂风油精和清凉油

有些孕妇特别容易被蚊虫叮咬，这是因为孕妇在妊娠后期呼气量比非妊娠女性大，呼出的潮湿气体与二氧化碳对蚊子具有较强的吸引力。而且孕妇腹部温度较高，皮肤表面所散发的挥发性物质也多，这些化学信号极易被蚊子嗅到而使孕妇成为叮咬目标。

爱心小贴士

不宜盲目保胎*

经历怀孕的欣喜后，先兆流产会让很多准妈妈心痛不已，想尽办法把宝宝保住是情理之中的。但是，盲目保胎是不科学的。因为流产的原因有很多，比如胚胎发育不良、受精卵染色体异常、孕妇全身性疾病、孕激素分泌不足、孕期碰撞等。研究表明，有60%以上的先兆流产都是由于胚胎发育不良或者染色体异常引起的。并且在怀孕的28周内，大多数发育不良的胚胎会通过自然流产而被淘汰，发育正常的胚胎则不容易引起流产。因此，可以说自然流产在某种程度上体现了“优胜劣汰”的准则。所以，一旦发生先兆流产，首先应到医院查明原因，根据医生的指导进行保胎，不可自己乱吃保胎药盲目保胎。

为此，一些孕妇在身上擦风油精、清凉油。但是，从优生的角度讲，孕妇不宜涂用风油精或者清凉油。因为风油精的主要成分之一是樟脑，而清凉油中也含有薄荷、桉叶油和樟脑。樟脑可经过皮肤吸收进入人体，对孕妇来说，樟脑可穿过胎盘屏障影响胎宝宝的正常发育，严重的还可能导致畸胎、死胎或流产等。如果孕妇被蚊虫叮咬，可抹一点苯海拉明药膏或炉甘石药膏，一般次日即可消肿。

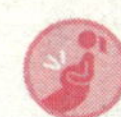

准妈妈宜远离电磁辐射

最新研究显示，怀孕早期的准妈妈如果每周在电脑前工作20小时以上，其流产率可增高80%，畸形胎宝宝的出生率也会增高。所以，无论是孕前还是孕早期，准妈妈都要远离电磁辐射。主要有以下几种对策：

尽量少用有电磁辐射的电器

〖减少手机通话时间〗研究发现，手机在拨通、接听的瞬间产生的电磁波最强，因此，应尽量减少使用时间，手机每天通话不可超过 30 分钟。

〖减少电脑使用时间〗电脑也是电磁波的重要来源之一，一般人使用电脑的时间一天不应超过 6 小时，每小时需要离开电脑 10 分钟，而准妈妈和儿童一周使用电脑的时间不应超过 20 小时。

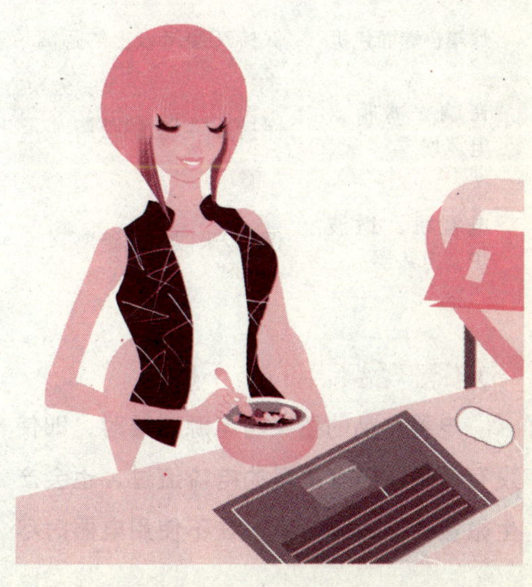

〖少看电视〗尽量减少看电视的时间，少打电子游戏，特别是准妈妈，如果看电视或者打电子游戏的时间过长，不仅会受电磁辐射，伤害眼睛，还会因此减少活动量，对健康不利。

与家电保持安全距离

家电用品产生的电磁波无处不在，准妈妈应时刻小心。但是很多时候使用各种电器是不可避免的，这时候要与它们保持安全距离，以减少电磁辐射。

〖和电脑保持距离〗电脑显示器的背面和两侧产生的电磁波要比正面强，所以应与显示器的背面保持1米以上的距离，与电脑屏幕保持70厘米以上的距离，且使用后立即远离。

〖其他家电使用注意事项〗

电吹风	保持20厘米以上的距离
烤箱、烤面包机	保持70厘米以上的距离
音响、冰箱、电风扇	保持1米以上的距离
电视机、微波炉、电热器	保持2米以上的距离

电器产品不用时拔下插头

电器产品的插头与电源连接时，即使没有使用，仍有微量的电流流过，也会产生微量的电磁波。所以在不使用电器时尽量拔掉插头，这样既可以避免不必要的电磁辐射，还能节省10%的电能。

准妈妈不宜使用电热毯

近年来，科学研究表明，电热毯有极低的低频电磁场，电磁场会影响胎宝宝的细胞分裂，使婴儿出生后骨骼发生缺陷。准妈妈在妊娠初期如受热或做激烈的运动，使体内温度上升2℃时，就会造成胎宝宝脑细胞死亡，影响大脑的发育。此外，人的神经组织在受孕5～25天发育，心脏在受孕20～40天发育，肢体在受孕4～26天发育。在这一时期，若是长时间使用电热毯，可使胎宝宝的器官发育受到影响，而且容易造成流产。因此，准妈妈不宜使用电热毯，特别是怀孕的头3个月一定要尽量避免。如果一定要用，可以先预热，在睡前关闭开关，拔掉电源插头。

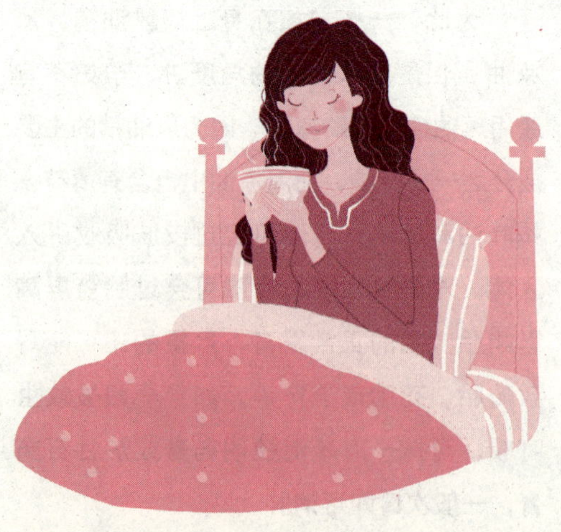

准妈妈宜学会记录妊娠日记

所谓妊娠日记就是孕妇本人或家人把孕妇在妊娠期间所发生的与孕期保健有关的事情记录下来。记录妊娠日记的目的是帮助孕妇掌握孕期活动及变化，帮助医务人员了解孕妇在妊娠期间的生理及病理状态，为及时处理异常情况提供依据，并且减少孕妇因记忆错误而造成病史叙述不当及医务人员处理失误。

记录妊娠日记要求简明确切，并注意包括以下内容：

- **最末一次月经日期** 该日期是推算预产期的重要依据。
- **妊娠反应** 写明妊娠反应起始的时间和消失的日期，以及有哪些反应，如有无厌食、偏食、食欲不振等情况，清晨空腹时是否有恶心、呕吐的反应，是否有头晕、疲倦、失眠、便秘等状况。
- **胎动日期及次数** 记录好第一次胎动的日期（一般发生在 18 ~ 20 周），以及胎动的感觉、胎动次数等。
- **产前检查情况** 记录下停经后做过的妇科检查、妊娠试验、超声波、X 光等，并把检查结果详细记录下来，便于医生参考。
- **孕期患病及用药情况** 某些疾病和药物能使胎宝宝出现畸形，如风疹、流感等疾病，阿司匹林、安定类、激素类、抗癌药等。准妈妈万一患病，要记录下疾病名称、起止时间、用药名称、药量及用药天数以及用药后的反应等。
- **孕期并发症** 怀孕期间，常发生一些不适，如便秘、腰背痛、静脉曲张、痔疮及下肢浮肿等，准妈妈应认真记录时间及症状，以便医生参考。
- **阴道出血及流水** 早期阴道出血可能为流产等，晚期多量阴道流水可能是羊膜破裂，除记录时间外，应去医院检查。
- **历次重要化验及特殊检查结果** 如血尿常规、血型、肝功能以及 B 超等。
- **是否曾接触过有毒有害物质或放射线。**
- **如果曾经有过情绪过于激烈的状态或者性生活，也应记录下来。**

婚后第一胎不宜做人流

许多新婚夫妇认为自己还年轻，或者还没有做好当父母的准备，所以不想过早要宝宝，但由于缺乏避孕知识，结果意外怀孕了。这时，可能就会进行人工流产，但是从科学的角度讲，婚后的第一胎不宜做人工流产。

人工流产作为避孕失败后的一种补救措施，对大多数女性的健康不会造成伤害。然而一小部分女性却有可能会引起某些并发症，如盆腔炎、月经病、输卵管阻塞、宫腔黏连等，甚至还会影响日后生育。这是因为没有生育过的女性宫颈口比较紧，颈管比较长，且子宫的位置不易矫正，容易造成手术时的损伤和黏连。尽管就目前的医学水平来讲，这些并发症大多是可以治愈的，但总是有少数久治不愈的情况。

所以，新婚夫妇如果不想早生宝宝，就一定要做好避孕措施，以防未生育先流产，给自己和日后的生育带来不必要的伤害。

不宜过早进行B超检查

正常情况下，怀孕18周以内的孕妇最好不要做B超，特别是在怀孕早期（怀孕早期阴道见红，需做B超检查以确定胚胎是否存活，能否继续妊娠，有无异常妊娠或葡萄胎等情况除外），因为孕2个月内若过多接受超声波，会影响胚胎细胞分裂与人脑成形。在孕4个月时，骨骼开始发育；5个月时，胎心发育尚不完善；6个月时，所有脏器发育均不完善。若B超检查过多，会抑制胎宝宝生长发育，发生畸胎甚至死胎。

研究表明，超声波对胎龄越大的胎宝宝影响越小，因此，B超检查的时间一般不宜过早。至于准妈妈在整个孕期需做几次B超检查，什么时候进行检查，需要医生根据准妈妈和胎宝宝的情况给出具体意见，不必有过多的顾虑。

准妈妈忌自行服药

在妊娠期，特别是妊娠早期，准妈妈应尽量避免用药，如果确因病情需要必须服药，应遵照医嘱服用。因为准妈妈如果用药不当，不仅对自己有害，还可能会引起胎宝宝的畸形。尤其在怀孕的6～16周胎宝宝的器官发育期，用药不慎很容易给胎宝宝带来不良影响。过了这段时间，胎宝宝的器官发育雏形已大致完备，对药物的抵抗性也增加了，可用药物的种类与剂量相对宽松一些，但仍应在医师的指导和监测下使用才是最安全的。

准妈妈忌多吃酸菜

有些准妈妈在怀孕后喜吃酸食，于是经常大量食用各种酸菜、泡菜等腌制品。但研究显示，酸菜、泡菜等腌制品若摄入过多可能对自己和胎宝宝的健康与发育产生不利影响。这是因为腌制的酸菜之中存在着亚硝基化合物，这类物质具有较强的致癌作用，更可怕的是，有的亚硝基化合物可以通过胎盘使子宫发生肿瘤和诱发胎宝宝畸形。

如果准妈妈确实喜欢食用酸性食品，应该选择那些既有酸味又有营养且天然的酸性食物食用，如番茄、樱桃、杨梅、石榴、海棠、橘子、草莓、酸枣、葡萄、苹果等新鲜水果和蔬菜。这些食品不仅可以改善准妈妈的胃肠道不适症状，又可增加食欲和营养。

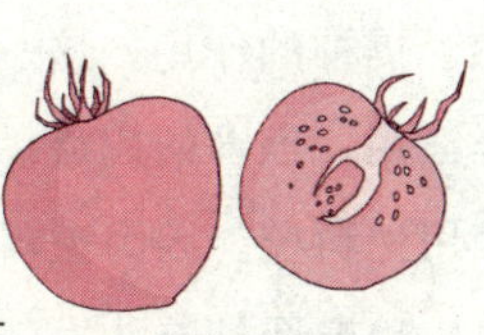

准妈妈不宜过多吃肉

肉类能补充一部分人体需要的营养素，但吃肉过多，会影响其他营养素的吸收，引起营养不良。吃肉过多，还会使孕妇和胎儿体重过大，造成难产。此外，人体呈微碱性状态是最适宜的，如果偏食肉类，则使人体趋向酸性，容易致使大脑迟钝、不灵活，影响宝宝的智力发育。

爱心小贴士

准妈妈呕吐切忌多服维生素*

有些准妈妈孕吐比较严重，甚至不能进食，医生常会给予少量维生素B_6治疗孕吐。而有些准妈妈误以为维生素B_6是人体所需物质，没有害处，因此长期服用。但近年研究发现，长期过多服用维生素B_6可使胎宝宝对其产生依赖性。这一影响主要表现在胎宝宝出生后，容易出现兴奋、哭闹不安、易受惊、眼珠颤动，甚至惊厥等不良反应。这是由于小儿离开母体后相对缺乏维生素B_6，而导致体内中枢神经系统的抑制性物质含量降低造成的。有这些症状的小儿，在1～6个月时还会出现体重不增，若诊治不及时还可能会导致智力低下。

准妈妈不宜多吃方便面

人体的正常生命活动需要六大营养素，即蛋白质、脂肪、糖类、矿物质、维生素和水。缺乏其中任一种营养素，时间长了人就会患病。方便面的主要成分是糖类，汤料只含有少量味精、盐分等调味品，远远满足不了人体每天所需要的营养量，而妊娠的妇女所需要的营养素就更多了。吃方便面过多易造成孕妇营养不良，进而引起胎儿体重不足，所以孕妇应尽可能避开这种食物或禁止食用。

一定要戒烟戒酒

戒烟

不论是自己吸烟，还是处于吸烟的环境中，对准妈妈和胎宝宝都是不利的。烟草在燃烧时产生的烟雾中含有尼古丁、氰化物、一氧化碳及焦油等有害化合物。

- 尼古丁可引起末梢血管痉挛，使得血流减慢，从而导致胎宝宝供血不足而影响其发育，严重的甚至还可使胎盘早剥、胎死宫内。
- 氰化物可阻碍组织器官的氧化过程，使其供氧不足。
- 一氧化碳能与血红蛋白结合，妨碍氧气的运输，使胎宝宝处于低氧状态。

准妈妈吸烟还可能会使新生宝宝患上先天性心脏病、肺炎及支气管炎的概率升高。即使准妈妈本身不吸烟，如果经常受烟毒危害也容易发生流产、早产或出现胎膜早破、妊娠高血压综合征等。因此准妈妈不但要戒烟，还应努力避免被动吸烟。

戒酒

酒精是一种致畸因素，准妈妈如果过多饮酒，可造成胎宝宝慢性中毒，医学上称为“胎宝宝酒精综合征”。这类新生宝宝常有头颅发育畸形、四肢和内脏畸形、智力低下、痴呆儿以及染色体畸变等。因此在整个孕期中，准妈妈最好要戒酒。

准妈妈宜用木梳梳头

头部，素有“诸阳之汇”的美誉，因为人体最重要的十二经脉与几十个穴位都汇聚于头部。人的大脑要保持清醒，思维敏捷，梳头是最理想的办法之一，它可以增强头发根部的血液循环，以供应头发的营养，还可以增强和改善脑部的血液循环，以滋养气血，促进新陈代谢。

经常用梳子梳头有利于调节大脑的功能，消除各种疲劳，有清心、明目、醒脑、提神的作用。这一理论对准妈妈也同样适用，但准妈妈最好选用木梳，而不要使用塑料梳。因为塑料梳与头发摩擦容易产生静电而扯断头发。用木梳梳头时应从头顶的穴位处开始，用力要轻柔，不可过猛，还可以边梳边按摩头皮边数数给胎宝宝听，让意念通过思维传递给胎宝宝，这对胎宝宝的成长以及日后的生长发育都有好处。

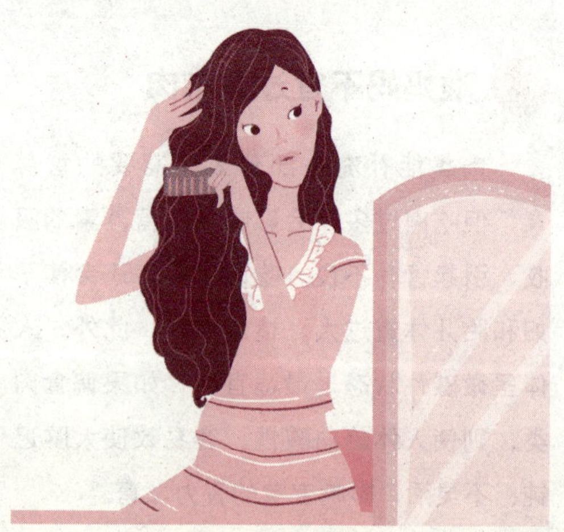

不要在居室地上铺地毯

很多准妈妈的居室内都铺有地毯，原因是人们认为地毯可以帮助吸收噪声和尘埃。特别是那些气候寒冷的地区，原本没有铺地毯，但为了让准妈妈的脚下保暖还特地铺上地毯。其实这对于准妈妈来说并不适宜：

- 地毯上可储存人们从外面环境中带回的铅元素，它对胎宝宝有毒害作用。
- 地毯是螨虫栖身的好场所，螨虫排泄出的小颗粒极易被准妈妈吸入，发生过敏性哮喘。
- 地毯对水果、蔬菜及家用防腐剂的吸附力很大，即使多年停用后仍有毒物存在。

孕妇忌睡席梦思床

一般人睡席梦思床会感觉到柔软、舒适，但准妈妈却不宜睡席梦思床。这主要是因为：

- **容易导致脊柱位置失常** 由于准妈妈的脊柱较正常腰部前曲更大，睡席梦思床会对腰椎产生严重影响。比如，仰卧时，其脊柱呈弧形，进一步增加已经前曲的腰椎小关节的摩擦；侧卧时，其脊柱也向侧面弯曲。长此下去，就会使脊柱的位置失常，压迫神经，增加腰肌的负担，并可引起腰痛。
- **不利于准妈妈翻身** 正常人在入睡后是经常变动睡姿的，一夜可辗转反侧达二十几次。而席梦思床过于绵软，准妈妈深陷其中，加上腹中宝宝逐渐长大，使准妈妈翻身极为困难和吃力，容易导致意外的发生。

所以，准妈妈不宜睡席梦思床，而是以棕绷床或硬床上铺9厘米厚的棉垫为宜，并注意枕头松软，高低适度。

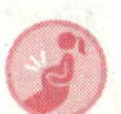

准妈妈不宜做香薰美容

研究表明，精油对胎宝宝的发育存在一定的不利影响。因此，准妈妈要尽量少采用香薰护肤，尤其是怀孕3个月内，精油容易导致准妈妈流产；怀孕12周后对香薰产品的选择也要慎重，一般可使用柑橘、檀香木、柠檬和天竺薄荷等；怀孕16周后才能使用玫瑰、茉莉和薰衣草等。不论是哪种香薰产品，准妈妈都要注意有所选择。

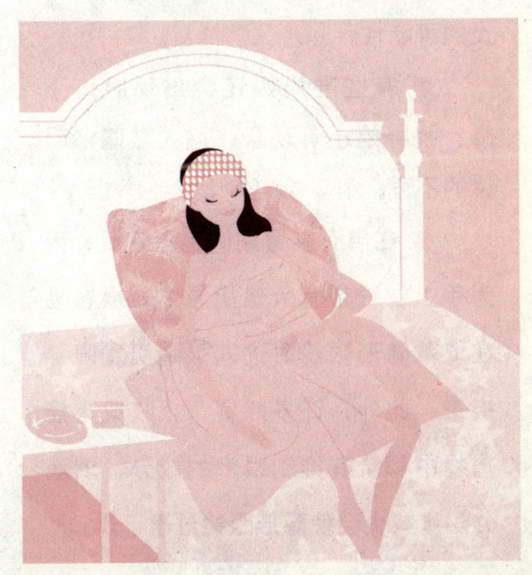

准妈妈不宜戴隐形眼镜

准妈妈在怀孕期间最好不要戴隐形眼镜，这是因为：

- 在怀孕期间准妈妈的内分泌系统发生很大变化，角膜组织发生轻度水肿，使角膜的厚度增加。而隐形眼镜本身又会阻隔角膜接触空气。如果准妈妈继续戴隐形眼镜，将增加角膜缺氧，使角膜发生损伤而引起敏感度下降，从而带来视力减退、无故流泪等问题。
- 准妈妈的泪液分泌量也比平常减少，黏液成分增加，眼角膜弧度也会发生某些变化，易引发角膜损伤，致使眼睛有异物感、摩擦感及眼睛干涩等不适。
- 准妈妈角膜的小动脉会发生挛缩，使血流量减少，从而加大患结膜炎的可能性。
- 有些准妈妈还会出现眼压下降、视野缩小等现象，增大戴隐形眼镜的不适。
- 在患有感冒期间也不宜戴，因为手上往往带有大量病原体，很容易在取戴隐形眼镜时进入眼睛引发眼部疾患。此外，许多感冒、止咳或止痛药物中都含有抑制眼泪的成分，泪液分泌量减少会使隐形眼镜过于干燥。

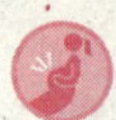

怀孕初期不宜进行牙科治疗

从准妈妈的舒适与牙科治疗的安全性考虑，牙科治疗应尽量避免在怀孕的初期进行，牙齿若有不适可请牙医做暂时性且不影响胎宝宝的处理。这是因为在怀孕初期正是胎宝宝重要器官（手、脚、脑脊髓神经系统、牙齿等）形成的三个月，如果服药不当，或是接受大剂量的放射线照射，可能会造成自然流产或胎宝宝畸形，所以，大多数牙科医师在此时只做紧急处理，不会做太过激烈的处置。如果此期间非做不可，也请准妈妈放松心情，安心接受治疗，因为牙科医师会衡量治疗上的必需性，尽量减少X光曝露量及不必要的药物和感染机会。

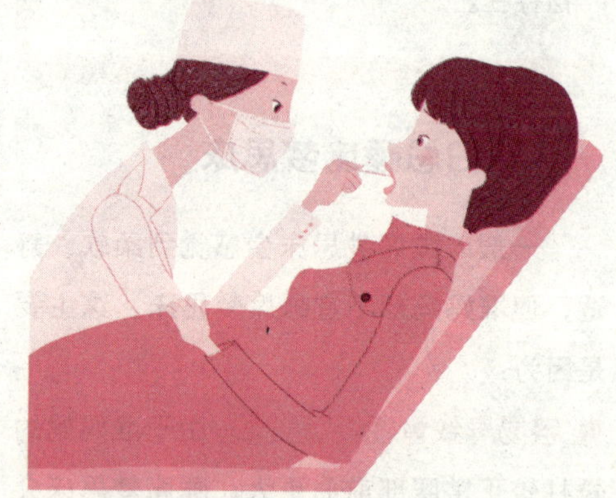

准妈妈居室不宜摆放花草

在准妈妈的居室最好不要摆放花草，因为不少花草会给准妈妈带来不适的感觉，如具有浓烈香味的茉莉花、丁香、水仙、木兰等会降低准妈妈的嗅觉和食欲，严重的甚至可引起头痛、恶心、呕吐等；有些花草能够引起皮肤反应，如万年青、仙人掌、五彩球、洋绣球、报春花等，如果准妈妈不小心接触了它们，或者将茎叶的汁液弄到皮肤上，接触的部位就会发生急性皮肤过敏反应，出现痛痒、皮肤黏膜水肿等症状。

准妈妈忌过多进行日光浴

几乎所有的准妈妈都知道多晒太阳可以补充维生素D，的确，日光中的紫外线是一种具有较高能量的电磁辐射，能促使皮肤在其照射下制造维生素D，进而促进钙质吸收和骨骼生长。

但是，强烈的日光也可使皮肤受到伤害，一方面日光浴可使准妈妈脸上的色斑加深或增多，出现妊娠蝴蝶斑或使之加重；另一方面，日光对准妈妈皮肤的损害，还可能导致其发生日光性皮炎，特别是初夏，人们的皮肤尚无足量黑色素起保护作用时更易发生。此外，由于日光对血管的作用，还会加重准妈妈的静脉曲张。因此，准妈妈不要过多进行日光浴。

爱心小贴士

孕妇忌多闻汽油味*

现代交通工具很多都要使用汽油作为动力，而这些动力汽油为了防震防爆，都加入了一定量的四乙基铅，因此又称乙基汽油。乙基汽油在燃烧时，四乙基铅就会分解释放出铅，铅随着废气排入大气中，人通过呼吸进入体内的铅就会积累在血液中，进而对准妈妈自身以及腹中的胎宝宝产生危害，如引起铅中毒或胎宝宝发育畸形等。所以，准妈妈要远离汽油，少闻汽油味。

准妈妈不宜盆浴和坐浴

淋浴比盆浴和坐浴更适合孕妇，因为在怀孕期间，阴道上皮细胞的脱落大于增生，进而使阴道酸性环境的酸度降低，防御外来致病菌的能力减弱。如果经常进行盆浴和坐浴，有害致病菌就容易随浴液进入阴道，而淋浴可防止污水进入阴道，避免产前感染。再者，孕妇身体笨重，进出澡盆、浴缸不便，容易滑倒，使腹部受到撞击。

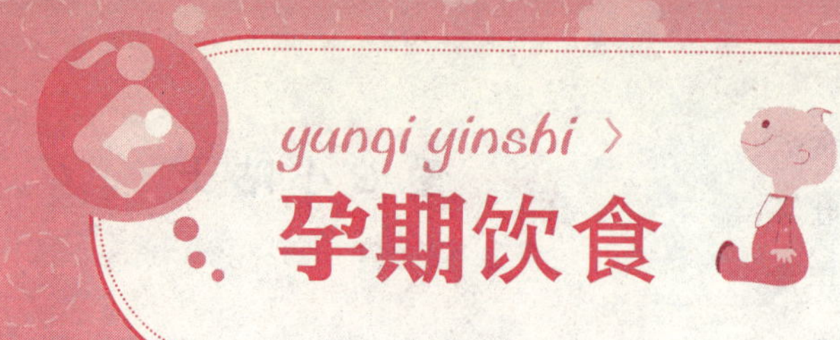

准妈妈孕一月饮食指导

怀孕的第一个月，准妈妈可以按照正常的饮食习惯进食，但是食物中要注意营养丰富全面，饮食结构合理。

- **摄入足够的优质蛋白质** 以保证受精卵的正常发育，日常可多吃鱼、蛋、肉以及乳类和豆制品。
- **每天摄入150克以上的糖类** 如果准妈妈在受孕前后糖类和脂肪的摄入量不足，就会感到饥饿，并可能导致胎宝宝大脑发育异常。富含糖类的食物主要有蔗糖、面粉、玉米、红薯、土豆、山药等。
- **摄入丰富的维生素** 维生素对保证早期胚胎器官的形成起着重要作用，准妈妈应多吃新鲜的蔬菜水果，特别是绿叶蔬菜、柑橘、香蕉、动物肝脏、牛肉等，这些食物中含有丰富的叶酸；而谷类、鱼类、肉类、乳类以及坚果中B族维生素的含量也极为丰富。
- **摄入所需的各种微量元素** 微量元素对早期胚胎器官的形成和发育也有着重要作用，日常可多吃肉、蛋、奶、花生仁、核桃仁、海带、黑木耳、芝麻等。

除此，为了缓解早孕反应，准妈妈可以采取少食多餐的办法，饮食要清淡，少吃油腻和辛辣食物，多吃易于消化吸收的食物；蔬菜应充分洗净，水果应去皮，以免农药污染；加工和烹调方法要得当，减少营养流失，符合卫生要求，避免食物污染，少用调味料；炊具以铁质或不锈钢制品为好，尽量不用铝制品和彩色搪瓷用品，避免铝、铅等元素的损害。

清蒸鲤鱼

■**材料** 新鲜鲤鱼1条。

■**调料** 盐。

做法

1. 鱼剖洗干净，放入菜盘中，表面撒上盐。

2. 鱼放入笼中蒸15~20分钟即可。

营养点评

可缓解妊娠期准妈妈恶吐。

花生仁蹄花汤

■**材料** 花生仁200克，猪蹄1 000克。

■**调料** 姜、盐、葱、胡椒粉、味精。

做法

1. 将猪蹄去毛、燎焦皮、浸泡后刮洗干净，对剖后砍成小块；花生仁在温水中浸泡后去皮，葱切葱花，姜拍破。

2. 锅置大火上，加适量清水，下猪蹄烧沸后撇净浮沫，放入花生仁、生姜。

3. 猪蹄半熟时，改小火，加盐继续煨炖至猪蹄熟烂，起锅盛入汤钵，撒上胡椒粉、味精、葱花即可。

番茄烧豆腐

■**材料** 番茄200克，豆腐150克，绿色蔬菜100克。

■**调料** 植物油、白糖、酱油、盐。

做法

1. 先用沸水把番茄烫一下，去皮，切成厚片；豆腐切成3厘米左右的长方块。

2. 锅上火，倒油烧热，放番茄片小炒片刻，加适量清水，烧沸。

3. 放入豆腐块和白糖、酱油，加少许盐烧透。

4. 放入绿色蔬菜即可。

营养点评

除豆腐的营养价值十分高外，番茄也含有大量的维生素C，对于骨、齿、血管、肌肉组织极为重要，并且能刺激食欲。

蛋黄莲子汤

原料

莲子100克，鸡蛋1个，冰糖适量。

做法

1. 将莲子洗净，加入3碗水，大火煮沸后转小火再煮约20分钟，至莲子软烂后用冰糖调味。

2. 将鸡蛋磕入碗中，并将蛋黄取出，放入莲子汤煮沸即可。

营养点评

香甜可口，并有养心除烦、安神固胎的作用。

 准妈妈孕二月饮食指导

● 怀孕的第二个月，胎宝宝尚小，还不需要大量的营养素，因此，准妈妈摄入的热量不必增加，只要能够正常进食并适当增加优质蛋白质就可以了。

● 如果准妈妈有恶心呕吐等早孕反应，可以吃些烤面包、饼干、米粥等食物。干食品可以减轻准妈妈恶心呕吐的症状，稀饭可以补充因恶心呕吐而失去的水分。

● 由于早孕反应的作用，准妈妈可能对脂肪类食物难以下咽，可以不必勉强，此时可以动用自身储备的脂肪。而且豆类、蛋类、乳类等食品中也可以补充少量脂肪。

● 淀粉类食物可以适当多吃，以便为准妈妈提供必要的能量。

● 维生素也是孕二月必需的物质，如叶酸、B 族维生素、维生素 C、维生素 A 等，因此，准妈妈要多吃新鲜的蔬菜、水果、谷物等。

● 注意补充水分和微量元素，早孕反应剧烈的准妈妈容易引起水盐代谢失衡，为此，准妈妈要多吃干果，不仅可以补充微量元素，还可以补充必需脂肪酸，有利于宝宝大脑发育。

萝卜炖羊肉

■材料 羊肉500克，萝卜300克，香菜、生姜少许。

■调料 植物油、食盐、胡椒、醋、味精。

做法

1. 将羊肉洗净，切成小块；萝卜洗净，切成小块；香菜洗净，切断。
2. 将羊肉块、生姜、盐放入锅内，加入适量水，置炉火上烧沸后，改用小火煎煮1小时。
3. 放入萝卜块煮熟，然后放入香菜段、胡椒、食醋、味精即可。

营养点评

此汤味道鲜美，可增加食欲，适用于患有消化不良症的准妈妈，可促进准妈妈的消化。

白菜奶汁汤

■材料 白菜心500克，牛奶50毫升。

■调料 食盐、味精、高汤、水淀粉、植物油、鸡油。

做法

1. 将白菜去筋洗净，切成条，放入沸水中煮熟捞出，沥去水分。

2. 另取锅置火上，放油烧热，烹入高汤，加入味精、食盐、白菜，烧1～2分钟。

3. 放入牛奶，开锅后，勾入水淀粉，淋上鸡油即可。

营养点评

清淡可口，营养丰富，对于有早孕反应的准妈妈十分合适。

砂仁鲫鱼汤

■材料 砂仁3克，鲫鱼1条。

■调料 生姜、葱、食盐。

做法

1. 将鲜鲫鱼去鳞、鳃，剖去内脏，清洗净。

2. 将砂仁放入鱼腹中，投入锅内（沙锅最好），加入适量清水，用小火煮约20分钟。

3. 锅内汤烧沸后，放入生姜、葱、食盐即可。

营养点评

鲫鱼营养全面，含蛋白质多，脂肪少，又含有益智成分，而孕二月时胎宝宝神经管膨胀，大脑发育迅速，多吃鱼类有益智作用。

扒银耳

• 材料

银耳50克，豆苗75克。

• 调料

鸡油、盐、味精、料酒、水淀粉。

做法

1. 将银耳用温水充分泡发，去掉根，洗净，用沸水浸烫一下，捞出，沥干水分；豆苗取其叶，洗净，用沸水焯熟净。

2. 锅置火上，放入适量清水，加盐、味精、料酒，调好口味，放入银耳烧2～3分钟。

3. 用水淀粉勾芡，淋上鸡油，翻锅，盛入盘内，撒上豆苗即可。

营养点评

银耳含有17种氨基酸和多种维生素及肝糖，准妈妈在孕早期食用，有利于胎宝宝中枢神经系统的发育，提高准妈妈的免疫功能。

备注

↘银耳宜用沸水泡发，泡发后应去掉未发开的部分，特别是那些呈淡黄色的部分。银耳能清肺热，故外感风寒的准妈妈忌用。另外，食用变质银耳会发生中毒反应，严重者会有生命危险。

准妈妈孕三月饮食指导

● 到了孕三月，准妈妈要尽量保证蛋白质的充分摄入，而且要植物蛋白和动物蛋白均衡摄取，含蛋白质较高的食物有口蘑、松蘑、猴头菇、绿豆、蚕豆、芸豆、牛蹄筋、海参、贝类等。

● 糖类也不能忽视，富含糖类的食物主要是主食，准妈妈切不可一味地吃水果、蔬菜而忽略了主食，否则会感到能量不足，容易疲惫。

● 第三个月是胎宝宝大脑和骨骼发育的初期，要注意必需脂肪酸、钙、磷等微量元素的摄入，还要补充适量的维生素，包括叶酸，比如枸杞子、杏仁都含有钙、磷、铁、钾、锌、硒等微量元素，用它们泡水饮用，不但可以补充微量元素，还可以增强机体的免疫力。

咖喱牛肉土豆丝

■**材料** 牛肉500克，土豆150克。

■**调料** 咖喱、植物油、酱油、淀粉、盐、葱、姜。

做法

1. 将牛肉横向切成丝，将淀粉、酱油、料酒调汁浸泡牛肉丝；土豆洗净去皮，切成丝。

2. 坐锅点火，倒油烧热，先干炒葱、姜，再将牛肉丝下锅干炒后，将土豆丝放入，再加入酱油、盐及咖喱粉，用大火炒几下即可。

营养点评

牛肉有补中益气、滋养脾胃、强健筋骨、化痰熄风、止渴止涎的功效。适合准妈妈食用。

香椿芽拌豆腐

■**材料** 香椿芽100克，豆腐200克。

■**调料** 盐、香油。

做法

1. 香椿芽洗净，用沸水烫一下，切末。

2. 豆腐切丁，用沸水烫一下，然后用调羹碾碎，加入香椿芽，并用盐、香油拌匀即可。

营养点评

此菜气味芳香，软嫩可口，含有丰富的大豆蛋白质以及脂肪酸、钙、磷、铁等矿物质，并可补充多种维生素和矿物质，还含有较丰富的胡萝卜素、维生素B_2和维生素C，适宜孕早期的妇女食用。维生素、矿物质对保证早期胎儿器官的形成、发育有重要作用。

准妈妈孕四月饮食指导

从本月开始，胎宝宝的器官组织开始迅速生长发育，每天所需营养大大增加，准妈妈的饮食要尽量满足胎宝宝迅速生长及自身营养素存储的需要。

- 增加主粮摄入　主粮应选用标准米、面，搭配摄食些杂粮，如小米、玉米、燕麦片等。一般来说，孕中期准妈妈每日主粮摄入量应在 400 ~ 500 克之间。
- 增加动物性食物　动物性食物可以提供丰富的优质蛋白质，也是胎宝宝生长和准妈妈组织增长的物质基础。此外，豆类及豆制品所提供的蛋白质在质量上与动物性食品相仿。对于经济条件有限或不喜肉食的准妈妈，可适当选食豆类及其制品以满足机体需要。动物性食品提供的蛋白质应占总蛋白质质量的 1/3 以上。
- 几个避免　避免便秘。准妈妈要少吃过分刺激的食物，如辣椒、大蒜等，最好每天早晨喝一杯开水。避免吃得过精。膳食宜粗细搭配、荤素搭配，以免造成某些营养元素吸收不够。避免贫血。准妈妈有可能出现妊娠贫血，要多吃补血的食物，如红枣、蛋黄等。避免偏食。为了使胎宝宝的发育良好，必须摄取充分的营养，蛋白质、钙、铁、维生素等营养素也要均衡。

虾皮冬瓜

材料　冬瓜250克，虾皮3克。

调料　盐、鸡精、植物油。

做法

1. 将冬瓜削皮，切成小块；虾皮用清水洗净。
2. 锅置火上，倒入适量植物油烧热，放入冬瓜块翻炒片刻，然后加入虾皮和适量清水，搅匀烧至入味，然后加入鸡精、盐翻炒均匀即可。

熘肝尖

材料　鲜猪肝200克，蒜苗100克。

调料　豆瓣酱、葱末、姜末、蒜末、生抽、料酒、盐、淀粉。

做法

1. 猪肝洗净，切片；蒜苗洗净，切段。
2. 猪肝片用盐、生抽、料酒、淀粉腌渍。
3. 锅置火上，倒油烧热，爆香葱末、姜末、蒜末，再下猪肝、豆瓣酱爆炒，待猪肝颜色稍变后，下蒜苗段，翻炒至熟即可。

准妈妈孕五月饮食指导

从孕五月起，准妈妈的基础代谢率增加，每天所需的营养也比平时多。准妈妈的食欲增加，所以体重会明显上升。如果平时饮食荤素搭配合理，营养一般不会有什么问题。但是如果担心发胖或胎宝宝过大而限制饮食，则可能导致营养不足，甚至患上贫血影响胎宝宝的发育。一般来讲，如果每周体重的增加在350克左右，则属正常范围。

由于食欲增加，准妈妈的进食会逐渐增多，此时应注意少食多餐，可每天分4～5次进餐，既补充相关营养，也可改善因吃得太多而胃胀的感觉。

从本月起，准妈妈还要注意补钙，可加服鱼肝油，但不宜过量，因为过多服用鱼肝油可使胎宝宝骨骼发育异常。同时，注意补充维生素D以促进钙的吸收。在室内工作的准妈妈，应增加晒太阳的机会。本月，孕妇对维生素、矿物质、微量元素等的需求明显增加，因此适量增加动物内脏（如肾、肝、心、肚等）的摄入量也是本月准妈妈的饮食原则之一。

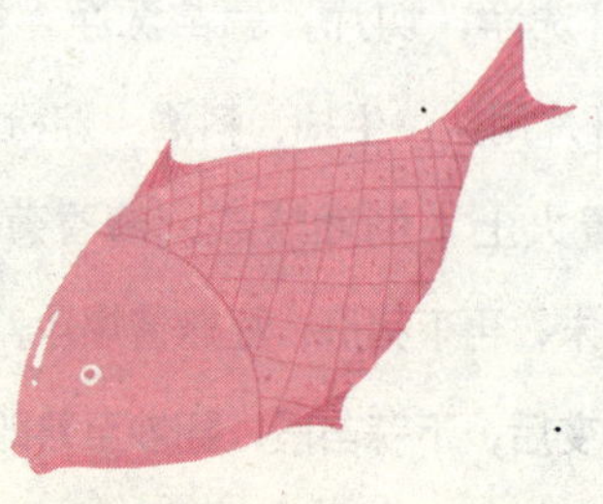

适合准妈妈吃的几种零食有：红枣、板栗、花生仁、瓜子。绿豆是孕妇理想的食品，是孕妇补锌及防止妊娠水肿的食疗佳品。

小烧什锦

材料

猪肚、猪舌、猪心各250克，猪瘦肉、水发玉兰片各150克，萝卜300克。

调料

化猪油、酱油、菜油、菌子、汤、食盐、味精、水豆粉、葱姜末。

做法

1. 将猪肚、舌、心出水，分别刮洗干净，煮熟，切成条；玉兰片及萝卜切成条；菌子用水发涨，淘洗干净，切成片，用清水漂起备用。猪瘦肉剁细，放入碗内，加少许盐、水豆粉拌匀。
2. 锅置火上，倒油烧至八成热，将猪肉挤成丸子下锅炸好，捞出备用。
3. 锅置大火上，放入猪油，烧至五成热时，下葱、姜末爆香，然后依次下食盐、酱油、肉丸子、汤，烧沸，再连汤倒入锅内，用小火慢烧。
4. 加入猪肚、舌等约烧2小时，再加入菌子、玉兰片烧30分钟，然后加入蔬菜同烧至肚烂菜熟，下水豆粉勾芡，下味精即可。

准妈妈孕六月饮食指导

进入本月后，准妈妈和胎宝宝的营养需求猛增，因此在饮食上也有新的要求。

- **健康饮食** 继续保持对食物的选择，并限制不利健康的食物。如忌吃辣椒、胡椒等辛辣食物，限制咖啡、浓茶等；并注意不要吃得过咸，以免加重肾脏的负担或促发妊娠高血压综合征。
- **摄入铁元素** 多吃含铁丰富的菜、蛋和动物肝脏等，以防止发生缺铁性贫血。
- **增加维生素和蛋白质的摄入** 由于胎宝宝的快速发育使准妈妈的消耗增加，应注意增加适当的营养，并重点增加维生素的摄入量。本月起，准妈妈体内能量及蛋白质代谢加快，对B族维生素的需要量增加，而此类维生素无法在体内存储，必须不断供给才能满足需要。为此，准妈妈应该摄入富含蛋白质和维生素的瘦肉、虾、肝脏、鱼、奶、蛋及绿叶蔬菜、新鲜水果。

韭菜花烧猪红

材料 韭菜花100克、猪红150克。

调料 植物油、辣椒酱、豆瓣酱、盐、鸡精、高汤、姜片、蒜片。

做法

1. 猪红切块；韭菜花洗净，切段。
2. 水煮沸，放入猪红焯烫，捞出沥水。
3. 油烧热，爆香蒜片、姜片，加入猪红、高汤及辣椒酱、豆瓣酱、盐、鸡精煮入味，最后加入韭菜花即可。

营养点评

猪红属低热量、低脂肪、高蛋白食品，富含多种无机盐和微量元素。

鱼吐司

材料 面包、净鱼肉、鸡蛋一个（取蛋清）、猪油150克。

调料 料酒、甜酱、盐、糖、味精、葱、姜。

做法

1. 面包去边皮，切成厚4～5毫米的片4块，鱼肉斩成泥，加蛋清、葱、姜、盐、料酒、味精一起拌匀。
2. 将调好的鱼泥分四份抹在切好的面包上，用刀搭平。
3. 猪油锅五成热时，放入鱼吐司炸，炸至呈黄色后出锅。
4. 每块切成8小块，盘边上加甜酱（甜酱加少许水、糖，用筷子拌匀，上笼蒸5分钟，加麻油）。

炒鸡胗肝粉

■**材料** 米粉面条250克，鸡胗、鸡肝共150克，葱头50克，丝瓜100克。

■**调料** 植物油、盐、白糖、水淀粉、葱花、料酒、鲜汤。

做法

1. 将鸡胗、肝分别洗净，切成小薄片，加少许盐、白糖、水淀粉和料酒拌匀；丝瓜刮皮洗净，切小三角片；葱头去皮洗净，切成条；米粉面条用沸水烫熟，捞出沥水。

2. 锅置火上，放油烧至五六成热，下浆好的鸡胗肝片，用筷子划开，至七八成熟，捞出沥油；原锅留底油，烧至七成热，倒入米粉面条和少许盐，翻炒至柔软，起锅装盘。

3. 另起锅，放少许油烧至七成热，下丝瓜片、葱头，炒至半熟，放入滑好的胗肝片，加盐、白糖和少许鲜汤，调好口味，汁开再炒片刻，撒上葱花炒匀，盛出覆盖在米粉面条上即可。

营养点评

鸡肝可补肝益肾，鸡胗可健脾和胃。此菜由多种原料制成，营养丰富，准妈妈常食，可用以防治缺铁性贫血。

什锦青豌豆

■**材料** 豌豆200克，胡萝卜、荸荠、黄瓜各50克、土豆（黄皮）150克、豆腐干30克、水发木耳20克。

■**调料** 葱、姜、料酒、白砂糖、清汤、水淀粉、盐、味精、植物油。

做法

1. 将豌豆、胡萝卜、荸荠、黄瓜、土豆、豆腐干、水发木耳洗净；胡萝卜、荸荠、黄瓜、土豆、豆腐干分别切丁；木耳撕片备用；葱姜洗净分别切末备用。

2. 豌豆、胡萝卜丁、荸荠丁、土豆丁分别放在沸水中焯一下，捞出沥干。

3. 锅内倒油烧至五成热，爆香葱末、姜末；放入豌豆及胡萝卜、荸荠、黄瓜、土豆、豆腐、水发木耳炒出香味，加入料酒、盐、味精、白砂糖及清汤，大火烧沸后用水淀粉勾薄芡即可。

营养点评

豌豆中富含人体所需的各种营养物质，可以提高机体的抗病能力和康复能力；且豌豆中富含粗纤维，能促进大肠蠕动，改善准妈妈便秘的状况。

 准妈妈孕七月饮食指导

本月是孕中期的最后一个月，准妈妈和胎宝宝各方面情况与前月相差不大。但本月已经开始面临妊娠高血压综合征的威胁，因此，在饮食上需要额外小心。

● **日常饮食应清淡，少吃动物性脂肪，减少盐的摄入量** 水肿明显的准妈妈要将每日盐的摄取量限制在 2 ~ 4 克之间。

● **适当补钙** 要保证充足均衡的营养，并充分摄取蛋白质，可吃鱼、瘦肉、牛奶、鸡蛋、豆类等，继续补充新鲜蔬菜和水果，适当补钙。

● **要注意增加植物油的摄入** 此时，胎宝宝机体和大脑发育速度加快，对脂质及必需脂肪酸的需求增加，须及时补充。因此，可适当增加烹调所用植物油，如豆油、花生油、菜油等的量。准妈妈还可吃些花生、核桃、葵花子、芝麻等油脂含量较高的食物，但要控制每周体重的增加在 350 克左右，以不超过 500 克为宜。

● **多吃利尿、消水肿的食物** 准妈妈要多吃冬瓜、萝卜等可以利尿、消水肿的蔬菜。

● **少吃或不吃难消化或易胀气的食物** 准妈妈应少吃油炸的糯米糕、白薯、洋葱、土豆等，以免引起腹胀，使血液回流不畅，加重水肿。

淮杞羊腿汤

材料 羊腿700克，桂圆肉、淮山药各20克，姜5片，荸荠肉4个，枸杞子少许。

调料 植物油、食盐、味精。

做法

1. 将羊腿皮洗刮净，荸荠肉切片。
2. 煲内加水烧沸，将全部材料放入，煲5小时以上，羊肉熟烂，调味即可。

营养点评

此汤补气健脾，祛风除湿，富含优质蛋白质、维生素。

香肠炒油菜

材料 香肠50克，油菜200克。

调料 盐、酱油、料酒、味精、姜末、葱花、植物油。

做法

1. 香肠切成薄片；油菜洗净，切段。
2. 锅置火上，放油烧热，下姜末、葱花煸炒，然后放油菜段炒至半熟，倒入香肠片，加酱油，大火快炒几下即可。

营养点评

此菜富含钙、铁、维生素C，还富含维生素B_1、维生素B_2、胡萝卜素及蛋白质、脂肪、磷等。

准妈妈孕八月饮食指导

由于在妊娠前7个月里，胎宝宝吸收了孕妇体内的许多营养，孕妇体内的各种营养素可以说都处在最低点，在此时，西瓜对准妈妈来说大有好处。因为西瓜中含有胡萝卜素、维生素B_1、维生素C、糖、铁等大量营养素，可以补充准妈妈的营养损耗，并满足胎宝宝的需要。同时，西瓜还可利尿去肿，降低血压。西瓜含糖较多，可以补充能量并保护肝脏，还可以缓解临近分娩时准妈妈的紧张情绪。此外，西瓜还可以增加乳汁的分泌，为日后哺乳打好基础。

妊娠8个月的准妈妈，在饮食上应继续采取少食多餐的方式，并以优质蛋白质、无机盐和维生素多的食品为主。特别应摄入一定量的钙，以防止孕晚期小腿抽筋等，并同时注意补充维生素D，以促进钙的吸收。

凉拌茄子

材料 茄子2根、大蒜1瓣、葱1根。

调料 A料：酱油2/3小勺、黑醋1/2小勺、糖1/4小勺，B料：淀粉1小勺；植物油适量。

做法

1. 茄子洗净，切3～4厘米长段；葱洗净，大蒜去皮，均切末。
2. 茄子放入沸水中，大火煮软，捞起，沥干水分，平铺于盘中待凉。
3. 锅中倒入1/2小匙油烧热，爆香葱、蒜末，加入A料和1大匙水，中火煮沸，再加入B料勾芡，盛起时淋在茄子上即可。

营养点评

紫色茄子富含维生素P，可以加强微血管的抵抗力，防止血管脆裂出血。因此，患有妊娠高血压的准妈妈宜多吃茄子。

三鲜烩鱼

材料

发好鱼唇500克，叉烧、西蓝花各100克，冬菇6朵，胡萝卜花数片。

调料

姜、葱、盐、生抽、糖、酒、高汤、水淀粉、麻油、胡椒粉。

做法

1. 冬菇泡软去蒂，叉烧切片。
2. 鱼唇洗净，放入姜、葱、沸水中煮5分钟取出，冲净切片。
3. 西蓝花洗净掰小朵，放入油、盐、水中焯熟盛起。
4. 烧热锅，下油两汤匙爆香姜片、葱段，加入调味料煮至沸，放入鱼唇、冬菇烩至软，加入胡萝卜花、叉烧、西蓝花拌匀，下芡汁料勾匀即可上碟。

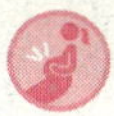

准妈妈孕九月饮食指导

● 这个月的准妈妈主要是为分娩作准备，一方面为自身提供足够的能量，另一方面要保证胎宝宝的营养需求。此时胃部仍会有挤压感，每餐可能进食不多，如果不能充分摄取维生素和足够的铁、钙，可以适当加餐，以保证营养的总量。

● 本月必须补充维生素和足够的铁、钙、充足的水溶性维生素，尤其以硫胺素最为重要。如果硫胺素不足，易引起呕吐、倦怠、体乏，还可影响分娩时子宫收缩，使分娩困难。另外，胎宝宝肝脏以每天 5 毫克的速度储存铁，直到存储量达到 300 ~ 400 毫克。若此时铁摄入不足，可影响胎宝宝体内铁的存储，产后易患贫血。胎宝宝体内的钙一半以上是在怀孕最后 2 个月储存的，如果准妈妈钙的摄入量不足，胎宝宝就要动用母体骨骼中的钙，使准妈妈发生软骨病。

● 另外，准妈妈可以吃一些营养丰富的海洋食物。海洋动物食品被营养学家称为高价营养品，富含脂肪、胆固醇、蛋白质、维生素 A 和 D，与眼睛、皮肤、牙齿和骨骼的正常发育关系密切。除此之外，海洋动物食品还具有低热量高蛋白的特点。

南瓜蒸排骨

■**材料** 南瓜1个、排骨1条、洋葱、红辣椒或菜椒适量、葱花少量、姜蓉、蒜蓉少许。

■**调料** 酱油、糖、料酒。

做法

1. 用姜蓉、蒜蓉和酱油、糖、料酒把排骨调味。
2. 洋葱加进排骨里，之后把排骨放进南瓜里。
3. 把南瓜盖用牙签封好，放到锅里蒸30分钟即可。

玻璃肉

■**材料** 猪瘦肉200克，鸡蛋30克，面粉10克。

■**调料** 淀粉、植物油、香油、白糖。

做法

1. 猪肉切条，用鸡蛋、淀粉、面粉拌匀。
2. 锅中倒入植物油烧热，放入肉条，炸到金黄色捞出；另起锅，放入香油烧热，加入白糖，用小火熬到起泡，将炸肉条放入，迅速搅拌一下，捞出即可。

准妈妈孕十月饮食指导

到了妊娠的最后一个月，准妈妈便进入了一个收获的“季节”。这时候，保证足够的营养，不仅可以供给胎宝宝生长发育的需要，还可以满足自身子宫和乳房增大、血容量增多以及其他内脏器官变化所需求的“额外”负担。如果营养不足，常会造成婴儿较小，且准妈妈自身也容易发生贫血、骨质软化等营养不良症，这些病症会直接影响临产时正常的子宫收缩，而导致难产。

但是，在这个月应该限制脂肪和糖类等热量的摄入，以免胎宝宝过大影响顺利分娩。为了储备分娩时消耗的热量，准妈妈可以多吃富含蛋白质、糖类等能量较高的食品。

生长了近十个月，准妈妈腹内的胎宝宝已经基本发育成熟，如果准妈妈还在服用钙剂和鱼肝油的话，应该停止服用，以免加重代谢负担。

牡蛎粥

材料 鲜牡蛎肉、糯米各100克，大蒜末、猪五花肉各50克。

调料 料酒、葱头末、胡椒粉、精盐、熟猪油。

做法

1. 糯米淘洗干净备用，鲜牡蛎肉清洗干净，猪五花肉切成细丝。
2. 糯米下锅，加清水烧沸，待米稍煮至开花时，加入猪肉、牡蛎肉、料酒、精盐、熟猪油，一同煮成粥，然后加入大蒜末、葱头末、胡椒粉调匀即可。

营养点评

牡蛎肉含锌最高，是优良的营养食品，孕晚期的准妈妈食用，可以助产。

支竹小肚汤

材料 猪小肚3个，支竹100克，瘦肉50克，红枣10克。

调料 姜、粗盐、鸡粉、胡椒粉。

做法

1. 猪小肚对半切开，去油脂，用粗盐反复搓擦后，洗净；瘦肉切粒，同猪小肚一起放入沸水中煮2分钟，取起备用。
2. 把支竹用温水浸软，切成长8厘米的段；红枣去核。
3. 将猪小肚、瘦肉、红枣、姜放入煲内，加入清水1 000毫升，用中火煲1小时后放入支竹，再改用小火煲1小时，放入鸡粉、胡椒粉拌匀即可。

 孕期别忽视三大营养素

孕期营养除了通常说的蛋白质、脂肪、维生素、糖类、微量元素等以外，还有三大营养素极易被忽视，即水、阳光和清新的空气。

● 水　除了必要的食物营养之外，水也是准妈妈必需的营养物质。水占人体体重的60%，是人体体液的主要成分。身体缺乏水分不仅会引起干渴，还会影响体液的电解质平衡和养分的输送。因此，在怀孕期间，准妈妈要养成多喝水的好习惯。

● 阳光　阳光中的紫外线具有良好的杀菌消毒的作用，更重要的是阳光对人体皮肤照射后，能够促进人体合成维生素D，进而促进钙质的吸收，防止胎宝宝患先天性佝偻病。

● 清新的空气　人的一生中有70%～90%的时间是在室内度过的，有些准妈妈因为害怕感冒，更是足不出户。但是清新的空气对准妈妈和胎宝宝的健康十分有益，因此，一定要注意室内空气流通，经常开窗通风，保持室内空气的清新。

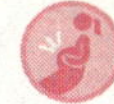 准妈妈吃水果不宜过量

大多数准妈妈都信奉"多吃水果，宝宝将来皮肤好"，的确，准妈妈吃一些水果是有好处的。因为水果中含有丰富的无机盐类、维生素以及一定量的糖类。准妈妈多吃水果，可以减轻妊娠反应，增进食欲，对胎宝宝的健康成长十分有益。

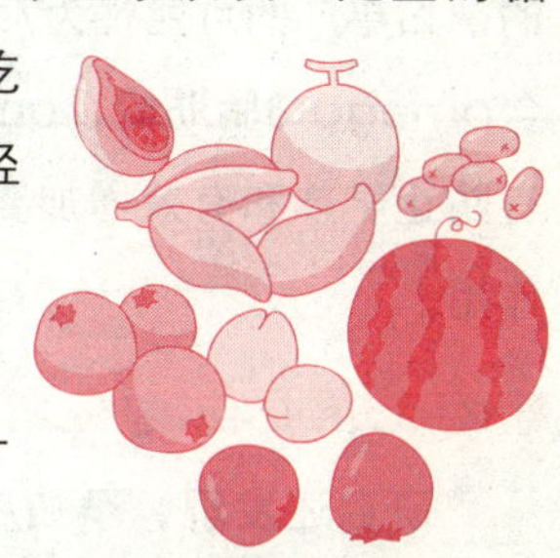

然而，有些准妈妈几乎把水果当饭吃，这种饮食就是不科学的。水果除了提供维生素、膳食纤维外，其他的营养成分并不多，而含糖量却不低，因此过量食用水果极易造成热量积聚，导致肥胖，有些孕妇因暴食水果甚至引发了妊娠糖尿病。过食水果除了对准妈妈本身和胎宝宝的健康造成不利影响外，产后准妈妈的体形也很难恢复。一般来说，孕妇每天摄取500克水果就可以了。

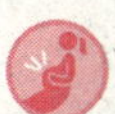 准妈妈多吃鱼好处多

鱼肉是人们喜欢吃的水产食品，它营养丰富，含大量优质蛋白质，而且脂肪少，吃起来还细腻嫩滑，容易消化。科学研究发现，准妈妈常吃鱼对胎宝宝也有好处。

孕期吃鱼对胎宝宝有好处

经常吃鱼的孕妇出现早产和低体重婴儿的概率要远低于平时不吃鱼或很少吃鱼的孕妇。如果准妈妈每周吃一次鱼，则早产的可能性仅为1.9%，而从不吃鱼的孕妇早产的可能性为7.1%。原因是鱼富含omega-3脂肪酸，omega-3脂肪酸具有防止早产和有效增加婴儿出生时体重的作用。

孕妇常吃鱼能减少抑郁症发生

研究还发现，孕妇在怀孕的第3个月从海鱼中摄取的omega-3越多（每周吃鱼2～3次），在孕期及分娩后出现抑郁症的可能性越小。这是因为omega-3脂肪酸是大脑的关键“建筑材料”，当人体缺乏omega-3时，大脑中一种叫血清素的化学物质也会相应较少，血清素含量少就会引起或加重抑郁症。

爱心小贴士

准妈妈要少吃刺激性食物*

所谓刺激性食物主要是指葱、姜、蒜、辣椒、芥末、咖喱等调味品。日常用这些调味品煮饭烧菜可以起到增进食欲、促进血液循环的作用，同时还可以补充人体所需的维生素、微量元素等。

但是，这些刺激性食物一般都具有较重的辛辣味，当这些辛辣物质进入准妈妈体内后，会随着准妈妈的血液循环进入胎宝宝体内，容易给胎宝宝带来不良刺激。妊娠期间，准妈妈大多呈现血热阳盛的状态，而这些辛辣食物多数性温热，因此，会加重准妈妈血热阳盛、口干舌燥、心情烦躁等症状。

准妈妈要多喝牛奶

有资料表明，在怀孕过程中，准妈妈的身体要储存50克左右的钙，其中有30克要供给胎宝宝。如果母体的钙摄入量不足，胎宝宝就会从母体的骨骼中夺取，以满足生长的需要，这就会使母体的血钙水平降低而影响准妈妈的健康。

补钙的最好方法就是每天喝200～400毫升牛奶，这是因为牛奶中的钙不仅丰富（每100毫升牛奶中含钙约120毫克）而且容易被准妈妈吸收，而且牛奶中磷、钾、镁等多种物质的搭配也十分合理，非常适合准妈妈饮用。

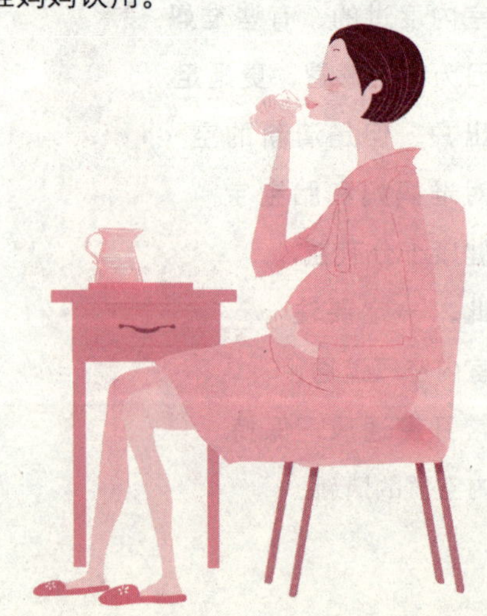

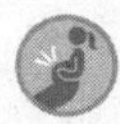

选择适合的孕妇奶粉

1	选择大品牌	大品牌实力雄厚，从研发到生产，各个方面的条件都比较成熟，具有产品信誉度，所以产品质量比较可靠
2	仔细阅读营养素标注	孕妇奶粉的种类很多，不同厂家生产的孕妇奶粉所含营养素也不完全相同。因此，在购买时要看看其营养成分是否适合、满足自己的需要
3	关注保存期限和生产许可证编号	购买时，仔细查看执行标准和生产卫生许可证号等是否齐全，以防买到假冒伪劣产品
4	仔细看包装	正规厂家的包装应该完整无损、平滑整齐、图案清晰，并且清楚地标有商标、生产厂名、生产日期、生产批号、营养成分表、净含量、执行标准、食用方法、适用对象等
5	售价要合理	优质的孕妇奶粉会根据孕妇的营养需求，适当添加国家规定的特殊配方营养素，如叶酸、DHA等，可以更好地满足准妈妈的营养需求。因此，销售价格一般不会太低，对于市场中零售价格过低的孕妇奶粉应慎重选择
6	听声音辨优劣	虽然奶粉装在袋中不能直接看见，但购买时可以用手捏住包装摇动，如果能够听到“沙沙”的声音，且声音清晰，说明奶粉的质量优良
7	看奶粉的色泽	优质的孕妇奶粉颜色一般为乳白色或乳黄色，颗粒均匀，产品中没有杂质，也不会出现结块现象。另一个方法是把奶粉放入杯中用温开水冲调，如果是优质奶粉，静置数分钟后奶粉与水会溶在一起，且没有沉淀
8	无异常气味和味道	优质的奶粉无异味，只具有奶香味和轻微的植物油味，且甜度适中
9	售后服务要好	正规的孕妇奶粉厂家多数会在包装上印有公司网址、咨询热线等服务信息，以方便消费者咨询

继续补充叶酸

怀孕后，准妈妈应继续补充叶酸。这是因为，在胎宝宝期内，脑的发育最早也最为迅速，特别是孕早期(3～6周)正是胎宝宝中枢神经系统生长发育的关键时期。从妊娠的第4周末，胚胎就形成了原始脑泡，虽然在第8周时胎宝宝的身长只有3厘米左右，体重也只增加2克多，但是此时胎宝宝的脑细胞增殖迅速，最易受到致畸因素的影响。此时补充叶酸，可使胎宝宝患神经管畸形的危险减少50%～70%。

当然，值得准妈妈们注意的是，服用叶酸一定要在医生或保健人员的指导下进行，切忌滥用，尤其不能用普通的叶酸片代替叶酸增补剂。实际上，“叶酸片”并不是预防胎宝宝畸形的药物，而是用于治疗贫血的药物，如果准妈妈长期服用，不但起不到预防胎宝宝畸形的作用，反而会对孕妇和胎宝宝造成不良后果。

准妈妈不宜吃的食物

容易造成流产的食物

〖螃蟹〗性寒凉，有活血祛淤的功效，但对孕妇不利，特别是蟹爪，具有明显的堕胎作用。

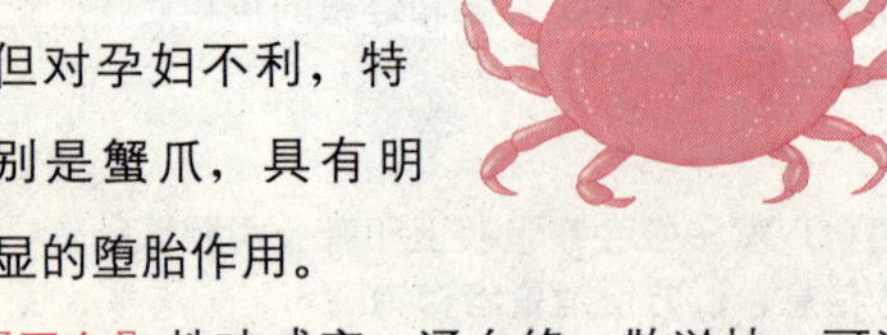

〖甲鱼〗性味咸寒，通血络、散淤块，可滋阴益肾，但却有一定的堕胎之弊，尤其是鳖甲的堕胎之力比鳖肉更强。

〖薏米〗其质滑利，对子宫平滑肌有兴奋作用，可促使子宫收缩，而诱发流产。

〖山楂〗不少准妈妈喜欢吃酸，但山楂吃多了会使子宫收缩，易流产。

〖马齿苋〗马齿苋汁对于子宫有明显的兴奋作用，可使子宫收缩次数增多，强度增大，易引发流产。

对胎宝宝有害的食物

〖罐头食品〗罐头食品中大多含有添加剂，如人工合成色素、香精、防腐剂等，准妈妈吃多了对母子健康都很不利。

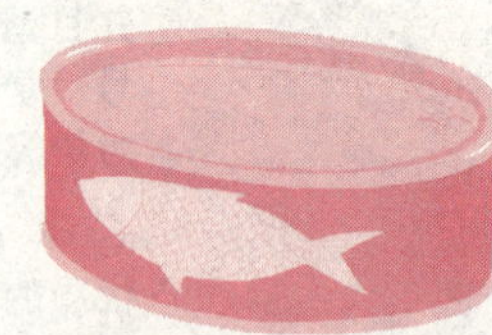

〖菠菜〗菠菜中虽然含铁量较丰富，但同时含有大量草酸，会影响锌、钙吸收，而准妈妈体内的钙、锌含量若是减少，会影响胎宝宝骨骼和智力发育。

〖猪肝〗现代化养猪一般都在饲料中添加了催肥剂，其中尤以维生素 A 含量为高，且大都蓄积在肝脏内，准妈妈如果过多食用猪肝，可能会导致胎宝宝畸形。

〖热性调料〗如茴香、大料、花椒、桂皮、五香粉等都易引发便秘，而准妈妈用力解便时，腹腔压力会增加，从而压迫子宫内的胎宝宝，易造成胎动不安、早产。

〖味精〗味精的主要成分是谷氨酸钠，谷氨酸钠容易与血液中的锌结合后从尿中排出，所以味精吃得过多会导致准妈妈体内缺锌，影响胎宝宝发育。

〖久存的土豆〗土豆放置的时间越长，所含的生物碱越高，准妈妈如果多吃，也可能导致胎宝宝畸形。

〖桂圆、荔枝〗这两种食物性温热，易致胎热。

〖腌酸菜〗腌菜中多含有亚硝胺，可致胎宝宝畸形。

〖西瓜〗西瓜是夏季最解暑的食物之一，但是准妈妈每天的食量不宜超过半斤，这是因为西瓜具有利尿的作用，多吃容易造成脱水。

〖浓茶〗准妈妈喝浓茶容易导致缺铁性贫血，进而影响胎宝宝的营养供给。

〖咖啡和可乐饮料〗咖啡和可乐饮料中含有咖啡因和生物碱，胎宝宝对其特别敏感，并可能致腭裂、四肢畸形等。

〖酒〗饮酒向来是准妈妈的大忌，因为酒精可致使胎宝宝畸形或智力发育迟钝。

准妈妈不要偏食

在早孕反应期间，准妈妈常常因妊娠反应而不愿吃肉类食品，或表现出偏食，比如只吃植物食物，或者只吃某种食品等，这是可以理解的，但是决不能长时间都吃素食或某些食品，或精制米面，不吃肉、蛋、鱼类及粗粮，否则，极易因营养缺乏而危害胎宝宝。

● **植物性食物** 素食中一般含维生素较多，但是却普遍缺乏一种叫牛黄酸的营养成分。牛黄酸对儿童的视力有重要影响。因此，需要从其他食物中摄取一定量的牛黄酸，以维持正常的生理功能。

● **动物食品** 也就是肉、肝脏等从动物身上获取的食物，这类食物中大多含有牛黄酸，准妈妈应该吃一些动物食品。此外，准妈妈还应吃一些鲜蛋、鱼虾，喝些牛奶，使胎宝宝能得到足够的营养。

● **粗粮** 研究显示，许多人体必需的微量元素存在于那些未经过细加工的食品和粗食中。如果孕妇只食用精制米面，会造成营养缺乏症，或由此引发某些疾病。

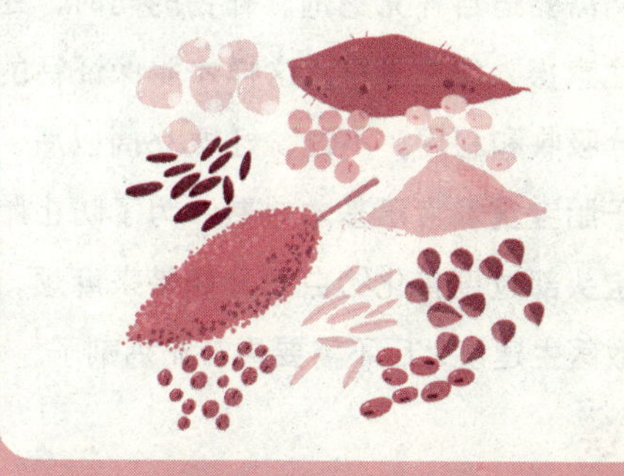

总之，准妈妈在孕期要均衡营养，不能偏食。

孕期需要补充的六种微量元素

微量元素是生命活动必需的营养素，因此，准妈妈应注意微量元素的摄入。在怀孕期间，准妈妈应注意补充的微量元素有以下六种：

钙

据调查，很多准妈妈都处于钙的储存量较低或者缺钙的状态；尤其是一些上班族准妈妈，由于缺乏日光照射容易出现缺钙的状况。

钙的主要来源是食物，钙含量较高的食物有奶制品、深绿色蔬菜、蛋黄、海藻、芝麻、西瓜等，如果准妈妈的饮食中有足量的乳类，一般不需要额外补充钙剂。而对于不常吃动物性食物和乳制品的准妈妈，则应根据需要适当补充钙剂。补钙的同时，还要注意摄入维生素D，这样才能保证钙的充分吸收和利用。不过，妊娠36周以后，由于胎宝宝发育已基本成熟，为了防止胎宝宝头部过度骨化给自然分娩带来麻烦，多数医生建议之后不需要再补充钙剂了。

铁

铁是供给胎宝宝血液和组织细胞的重要元素，准妈妈体内的铁除了供应胎宝宝日益增长的需要外，还要将一部分铁质储存于肝脏，以补充分娩过程中出血的损失。

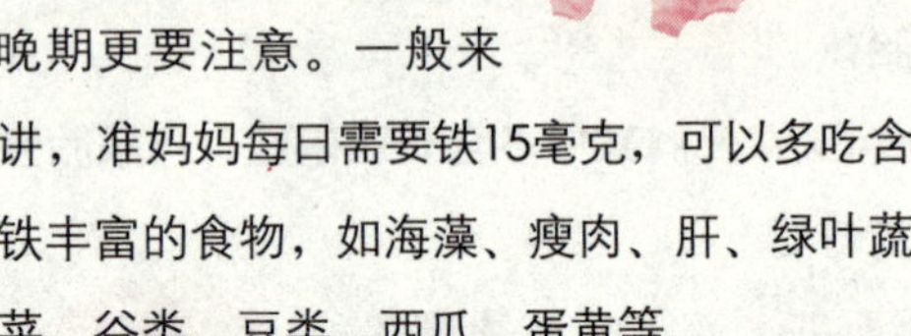

怀孕4个月后，随着胎宝宝的迅速增长，所需的营养也越来越多，准妈妈一定要注意补铁，特别是孕晚期更要注意。一般来讲，准妈妈每日需要铁15毫克，可以多吃含铁丰富的食物，如海藻、瘦肉、肝、绿叶蔬菜、谷类、豆类、西瓜、蛋黄等。

锌

锌是人体组织生长所必需的微量元素之一，体内缺锌可表现为生长迟缓或停止发育、伤口不愈合等。在孕早期，如果准妈妈体内缺锌，常可导致流产或胎宝宝异常。

为了摄入足量的锌，准妈妈可多吃下列食物，如牛肉、鱼类、海产品等动物性蛋白质较多的食品，以及荞麦、黑麦、小麦、玉米、核桃仁、花生仁等植物性食物。

碘

在人体甲状腺激素的合成和代谢中，碘起着至关重要的作用。如果孕期准妈妈缺碘，可导致胎宝宝智力低下、身材矮小等。

碘的主要来源仍然是食物，尤其以海产品中含碘量最高，如海带、紫菜、海鱼、虾皮等。但准妈妈不可补碘心切而使用含碘的药物，因为含碘药物常可导致胎宝宝体内碘积聚，抑制甲状腺激素的分泌，甚至造成先天性甲状腺发育不良，并引起甲状腺机能减低。实践证明，通过食物以及碘盐补充碘才是最安全的，而且只要日常注意多摄入以上食物，碘是无须补充的。

硒

硒是谷胱甘肽氧化酶的组成成分，可以保护细胞膜中的脂质免受氧化。如果胎宝宝体内缺硒，可发生大骨关节病、克山病等，所以准妈妈缺硒应及时补充。

含硒丰富的食物除啤酒酵母、小麦胚芽、大蒜、芦笋、蘑菇、芝麻外，还包括许多海产品，如大虾、金枪鱼、沙丁鱼等，另外，猪肉、鸡蛋、鸭蛋、鹅蛋、花生等食物中硒的含量也很丰富，准妈妈可以适当食用。

铜

铜是造血的重要元素，并可以促进铁透过肠黏膜吸收。不过准妈妈体内的铜会随着妊娠月份的增加而逐渐上升，所以正常情况下，准妈妈不需要额外补充铜剂，而且一旦铜过量反而会产生对胎宝宝不利的影响。所以，在怀孕的中晚期，对于贝类食物，如牡蛎、鲜贝等，坚果类如杏仁、葵花子、核桃仁、花生仁等，以及动物的肝脏、肾脏组织等含铜丰富的食物，准妈妈不宜过量食用。

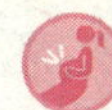

营养补充要适量

随着人们生活水平的逐步提高，准妈妈普遍呈现出营养过剩的趋势。据临床统计，有不少准妈妈是因为营养过剩而出现了妊娠糖尿病。

准妈妈一旦患上妊娠糖尿病，不仅对自身的肾、眼等多种器官造成损害，还会出现流产、早产、难产、感染机会增加、妊娠高血压综合征、流产率高、羊水过多、滞产及产后出血等危险情况。另外，妊娠期糖尿病对新生儿的影响也很大，由于准妈妈体内过多的葡萄糖经过胎盘进入胎宝宝体内，使得胎宝宝产生大量的胰岛素以降低血糖，高胰岛素会导致胎宝宝体重增加，从而出现巨大儿。巨大儿出生后较正常体重婴儿更容易出现低血糖、低血钙的情况，且成年后容易患肥胖、糖尿病和心血管疾病。不仅如此，准妈妈过度营养还可能导致胎宝宝出现先天性畸形，如神经系统、心血管系统和消化系统的畸形等，还可影响胎宝宝肺发育成熟，使新生儿出现呼吸窘迫综合征而死亡。

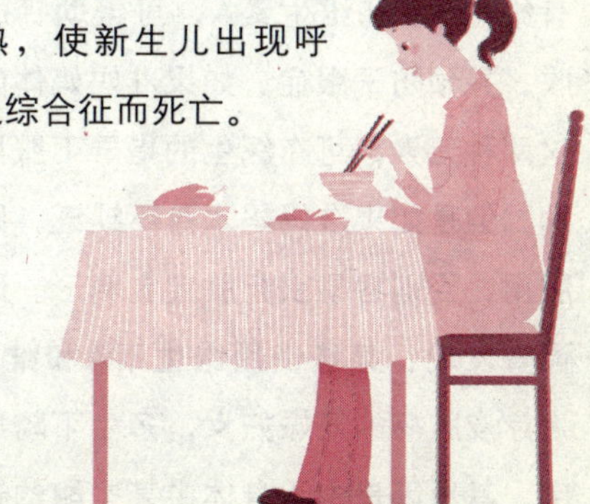

爱心小贴士

吃土豆要当心*

土豆中所含的生物碱属于类固醇糖甙生物碱，主要为龙葵碱和卡茄碱，与人类的甾体激素如雄激素、雌激素、孕激素等性激素有着相类似的结构。新收获的土豆每千克含生物碱20～80毫克，储存一段时间后可上升至75～114毫克。而发芽或霉变的土豆其生物碱含量则更高。如果准妈妈经常食用土豆，大量生物碱储积在体内就可能导致胎宝宝畸形。尤其是有一定遗传倾向或者对土豆生物碱敏感的准妈妈，如果一次食入44克以上的土豆，就有可能出现致畸现象。

为了胎宝宝的健康，准妈妈还是以不吃或少吃土豆为好，特别是长期储存、发芽、霉变的土豆一定不能食用。

准妈妈吃鱼肝油宜适量

鱼肝油是由鱼类肝脏提炼而成的，含有维生素D和维生素A，可帮助钙质的吸收，并预防干眼症。如果准妈妈体内缺乏这两种元素，可在医生的指导下服用鱼肝油。但是如果准妈妈本身不缺乏，则不要服用，否则容易引起胎宝宝畸形。研究和调查发现：某些使用维生素A和维生素D治疗皮肤病的妊娠妇女，多生下畸形胎宝宝。其原因是由于身体中某些酶的缺乏造成维生素A和维生素D的亲和力增强，畸形的可能性增大。为使后代健康成长，孕妇吃鱼肝油时要慎重，如病情需要，应遵医嘱服用。

饮食习惯也遗传

一系列的测试与研究表明，一个儿童在饮食上的喜好与其母亲在怀孕及哺乳期间所进食物有着密切的关联。

准妈妈或哺乳期间的母亲每天所摄取的食物会直接影响到胎宝宝，让他们间接地受到母亲饮食习惯的影响，从而对某些食物产生强烈的偏好。一般来讲，准妈妈或哺乳期间的母亲每餐所摄取的食物是安全的，胎宝宝便也通过某种特殊渠道开始认同相应食物的口味。这可能就是人们在食物口味偏好选择方面的最初根源，因而大多数人都喜欢或认同自己母亲特别喜爱的食物。

统计显示，如果准妈妈或哺乳期间的母亲能够尽量保持食物荤素均衡，多进食一些时令蔬菜及新鲜水果，其胎宝宝在长大后也会相对更容易接受水果及蔬菜，从而避免宝宝平日进餐时出现偏食现象。

准妈妈要多摄入“脑黄金”

人的大脑中65%是脂肪类物质，其中多烯脂肪酸DHA与EPA是脑脂肪的主要成分，对大脑细胞的生长发育起着重要作用。因此DHA、EPA和脑磷脂、卵磷脂等物质被合称为“脑黄金”。“脑黄金”对于孕妇和宝宝来说，具有重要意义。

- “脑黄金”可预防早产，增加婴儿出生时的体重。
- 足够“脑黄金”的摄入，能保证婴儿大脑和视网膜的正常发育。
- 准妈妈体内缺少“脑黄金”时，对胎宝宝大脑及视网膜的形成和发育极为不利，甚至会造成流产、早产、死产和胎宝宝发育迟缓，甚至导致先天性弱智或先天性近视。

因此，准妈妈应补充足够的“脑黄金”，除科学地服用含“脑黄金”的营养品外，还要多吃富含DHA类的物质，如富含天然亚油酸、亚麻酸的核桃仁等坚果类食品，以及海鱼、鱼油等。

准妈妈不宜节食

准妈妈怀孕以后，新陈代谢变得旺盛起来，与妊娠有关的组织和器官也会发生增重变化，比如，子宫要增重670克，为给婴儿提供营养；乳房要增到450克，为准妈妈日后哺乳做好准备；胎宝宝要增加到3000～4000克，胎盘和羊水重达900～1800克。而这些都需要摄入足够的营养物质，所以准妈妈体重增加、身体发胖是必然的，也是合理和必要的。很显然，在这种情况下节食是有害无益的。

- **先天营养是决定胎宝宝生命力的重要环节，营养供给不足，会给胎宝宝带来严重后果** 缺乏蛋白质，就会影响神经细胞的增殖，导致智力低下；缺乏维生素，免疫力要下降，影响健康生长发育，甚至可导致发育不全；缺乏无机盐、钙、磷等元素，就会影响骨骼、牙齿的生长发育，会得软骨病；缺乏脂肪，胎宝宝娩出后还容易发生低血糖和呼吸窘迫症。畸形儿也与母体营养供给不足或缺少某种营养有一定的关系。
- **营养不良对孕妇自身的危害更为严重** 缺乏蛋白质，会因血浆蛋白降低而引起浮肿，还可使抗体合成减少，抵抗力降低；缺铁，会出现贫血、头昏脑涨；缺钙，会使骨骼软化，腰酸腿痛；缺乏维生素A，可出现早产、死胎，易发生产后感染；缺乏维生素B_1，会影响食欲和乳汁分泌，加剧下肢浮肿，并易得脚气病；缺乏维生素C，可加剧便秘、贫血等孕期症状，并容易出现早产、流产。总之，准妈妈不可任意节食。

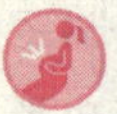

孕妇补充维生素忌过量

维生素并不是百益而无一害的，特别是准妈妈在选择使用维生素时，一定慎重参考说明书或请教专家。

维生素A

准妈妈过量服用维生素A会增加新生儿唇腭裂、先天性心脏病及中枢神经系统异常等的发生概率。另外，维生素A和维生素D会存藏于身体脂肪中，因此即使受孕前摄取过量也可能导致胎宝宝缺陷。

维生素C

维生素C过量后会影响母体维生素B_{12}的吸收与代谢，以及胎宝宝的氧化效果。

维生素D

维生素D可以从天然食物、营养加强的食品以及阳光紫外线照射中摄取到，所以，怀孕时并不需要特别刻意摄取。如果摄取过量还可能引起准妈妈和胎宝宝的高钙血症，甚至造成新生儿生长迟滞、脸形怪异和主动脉瓣闭锁等问题。

维生素E

维生素E在食物中普遍存在，所以很少出现不足的问题。

准妈妈可以吃巧克力吗

巧克力中铜元素的含量相对丰富，铜元素可以通过肠道吸收，对胚胎的正常发育有重要作用。据科学家发现，怀孕期间，每天吃巧克力的母亲所生的宝宝会比其他宝宝更爱笑，且对陌生环境少有畏惧表现。这表明，准妈妈吃巧克力是有一定好处的。但同时需要注意的是巧克力内含有咖啡因，每块标准大小的巧克力内含有50毫克咖啡因，而如果准妈妈每日摄取300毫克以上的咖啡因就可能会导致流产或者胎宝宝体重下降。因此，准妈妈还是要控制巧克力的摄入。

爱心小贴士

准妈妈进食不宜狼吞虎咽*

准妈妈进食要细嚼慢咽，这样可以对食物进行充分的咀嚼，利于营养的吸收，也可以减轻胃的负担。另外，如果准妈妈狼吞虎咽吃得太快，就可能使自己失去戒心，一不小心就吃得太多。因为大脑会在足够的时候自动发生“饱足”的信号，而这个过程大约需要20分钟，且相当复杂。如果进食速度过快，可能在指令到达之前便已摄取过多的食物。吃得过多过饱往往会造成准妈妈营养过剩，也会加重准妈妈消化系统的负担，从而对自身和胎宝宝造成伤害。

准妈妈的饮食禁忌

作为特殊的人群，在日常饮食生活中，准妈妈不仅要重视加强营养，平衡膳食结构，更应当注意以下“八个不宜”，以有利于孕育健康而聪颖的小生命。

1	不宜高脂肪饮食	医学研究证实，长期高脂肪膳食会增加胎宝宝患生殖系统癌瘤的危险，并使准妈妈患上结肠癌和乳腺癌的风险增加
2	不宜高蛋白饮食	过多地摄入蛋白质，容易引起准妈妈腹胀、食欲减退、头晕、疲倦等现象。同时，蛋白质摄入过量，还易导致胆固醇增高，加重肾脏的肾小球过滤的压力
3	不宜高糖饮食	血糖偏高的准妈妈生出体重过高胎宝宝的可能性、胎宝宝先天畸形的发生率、出现妊娠毒血症的概率较高。另外，摄入过多的糖分会削弱人体的免疫力，使准妈妈的抗病力降低
4	不宜高钙饮食	准妈妈补钙过量，胎宝宝有可能得高血钙症，出生后，患儿会出现囟门闭合过早、颚骨宽而突出、主动脉窄缩等，既不利于婴儿健康地生长发育，又有损于颜面健美
5	不宜过度咸食	盐摄入越多，准妈妈患上妊娠高血压的概率也越大，常表现为浮肿、高血压和蛋白尿，严重者可伴有头痛、眼花、胸闷、晕眩，甚至发生子痫而危及母婴安康
6	不宜酸性饮食	妊娠早期胎宝宝酸度低，母体摄入的酸性药物或其他酸性物质，容易大量聚积于胎宝宝组织中，影响胚胎细胞的正常分裂增殖与发育生长而导致胎宝宝畸形发育
7	不宜滥服温热补品	准妈妈经常服用温热性的补药、补品，比如人参、鹿茸、鹿胎胶、鹿角胶、桂圆、荔枝、胡桃肉等，可能会加剧孕吐、水肿、高血压、便秘等症状，甚至发生流产或死胎
8	孕妇不宜只吃精制米面	孕妇应尽可能以未经细加工过的食品，或经部分精制的食品作为热量的主要来源，因为这类食品中含有人体所必需的各种微量元素（铬、锰、锌等）及维生素B_1、B_6、维生素E等，它们在精制加工过程中常常被损失掉。因此，如果孕妇偏食精米、精面，则易患营养缺乏症

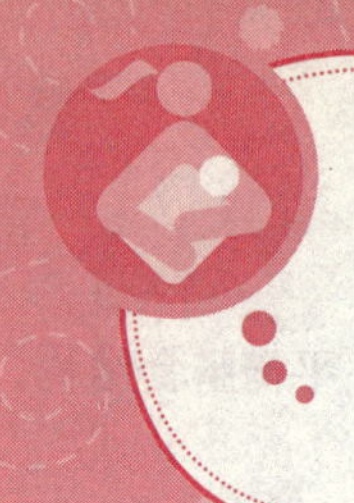

yunqi changjian bingzheng ji chuli fangfa >

孕期常见病症及处理方法

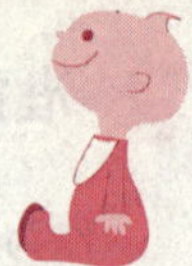

感冒

感冒是常见病和多发病，对准妈妈来讲，在妊娠的头3个月，由于体内激素的变化很容易患上感冒。

症状

准妈妈感冒与普通人感冒的症状一样，主要也是喉头疼痛、鼻塞、流涕、咳嗽、头痛等，严重时也会引起发烧。

处理方法

〖轻度感冒〗喉头痛时，可以用浓盐水每隔10分钟漱口及咽喉1次，10次左右即可见效；喝点鸡汤对于减轻鼻塞、流涕等有一定的作用，同时可增强人体抵抗力；在保温杯内倒入42℃的热水，将口、鼻部正对茶杯口，不断吸入热蒸汽，每日3次；咳嗽者可将一个鸡蛋打匀，加少量白砂糖和生姜汁，用半杯开水冲服，两三次即可止咳；选用板蓝根冲剂等纯中成药，同时多喝开水，注意休息，并补充维生素C，感冒多数会很快痊愈。

〖重度感冒〗伴有高热、剧烈咳嗽，可选用柴胡注射液退热和纯中药止咳糖浆止咳。同时，可用湿毛巾冷敷或用30%的酒精擦浴，进行物理降温。

抗生素类药物可选用青霉素类药物，而不能用诺氟沙星、链霉素、庆大霉素等。当然，所有的药物都应当由医生开处方，不可自己随意服药。

有些准妈妈感冒时可能会伴有高烧的情况，如果是在排卵后的2周以内，用药不对会胎宝宝造成影响；如果是在排卵以后的2周以上，由于此时胎宝宝的中枢神经已经开始发育，持续的高烧可能对胎宝宝造成影响，需要与医生和家人共同商讨是否继续本次妊娠。

温馨小提示

为了最大限度地减少感冒，准妈妈要少到公共场所，如超市、电影院等公共场所，并加强营养，保证睡眠，少与感冒患者接触，以减少感染的机会。

妊娠呕吐

准妈妈在早孕时一般都会出现头晕、倦怠、挑食、食欲不振、轻度恶心呕吐等症状，这就是早孕反应。早孕反应一般不需特殊治疗，在妊娠12周前后多数会自然消失。但是有少数准妈妈早孕反应严重，恶心呕吐频繁，甚至不能进食，严重影响身体健康，甚至威胁准妈妈生命，称妊娠剧吐。

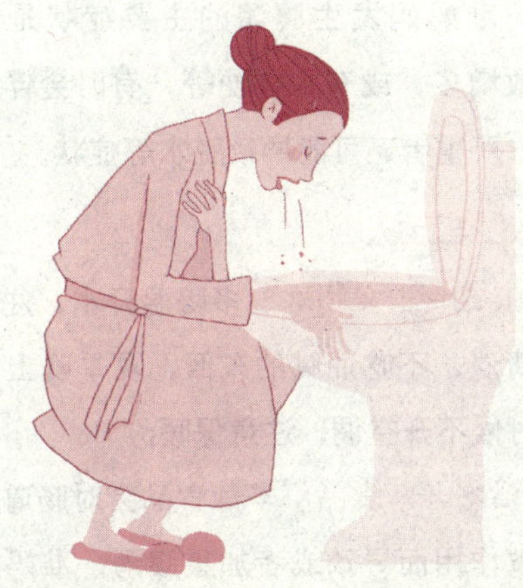

症状

在妊娠6周左右出现剧烈恶心呕吐，头晕，厌食，恶闻食气，或者食入即吐，甚至不食也吐，乃至滴水不进，呕吐物为胆汁、清水或夹血丝，日久则出现脱水及代谢性酸中毒，表现为体重下降，口唇燥裂，眼窝凹陷，皮肤失去弹性，尿量减少，呼吸深快，有醋酮味等。有些反应严重的准妈妈还会出现脉搏增快，体温升高，血压下降，或者黄疸、蛋白尿、眼底出血、意识模糊或昏睡等。

处理方法

- 准妈妈要保持情绪的安定与舒畅，这会在很大程度上缓解孕吐。
- 准妈妈的居室尽量布置得清洁、安静、舒适。
- 避免异味的刺激。
- 呕吐后应立即清除呕吐物，以免恶性刺激，并用温开水漱口，保持口腔清洁。
- 饮食宜营养价值稍高且易消化，并可采取少食多餐的方法。
- 为防止脱水，应保持每天的液体摄入量，平时可多吃一些西瓜、生梨、甘蔗等准妈妈喜欢吃的水果。
- 保持大便的通畅。
- 呕吐较剧者，可在吃饭前口中含生姜1片，以达到暂时止吐的目的。
- 需要注意的是妊娠呕吐情况严重时不可止于自疗应及时去医院就诊处理。

霉菌性阴道炎

霉菌性阴道炎是孕期常见病之一，是由白色念珠菌感染引起的。准妈妈在怀孕期间，受雌激素的影响，阴道上皮细胞糖原增多，酸性增强，霉菌繁殖迅速而致病；若逢阴雨季节，使用潮湿的卫生纸或穿着潮湿的内裤也是感染霉菌的主要原因。霉菌性阴道炎常给准妈妈带来很多不适，严重的也会殃及胎宝宝，因此应注意治疗。

症状

此病的主要症状是白带增多及外阴阴道瘙痒、灼痛，症状严重时坐卧不安，痛苦异常，白带呈豆渣样。

处理方法

通常可用 2% ～ 3% 的苏打液冲洗外阴或坐浴，也可用制霉菌素杀灭霉菌。但是要注意，阴道用药需在妊娠 4 ～ 8 个月进行，早孕期及妊娠晚期不宜进行阴道内上药，否则容易引起流产或早产。另外，准妈妈应保持身体清洁，勤换内裤，且内裤以柔软舒适的棉制品为最佳。

还有些准妈妈可能是滴虫性阴道炎，症状为白带呈稀薄泡沫状，伴外阴痒，可用 1% 乳酸或醋酸坐浴，阴道放入灭滴灵片剂。

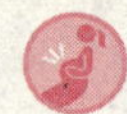

腹泻

腹泻，俗称“拉肚子”。由于妊娠期间，准妈妈的生理发生一系列变化，消化功能减弱，因此，稍有不慎都很容易引起腹泻。腹泻对准妈妈来说除了会影响其对营养物质的吸收，频繁剧烈的腹泻还可能会引发子宫收缩导致流产或早产，因此应引起重视。

症状

准妈妈发生腹泻的主要症状是大便次数增多，或有水样便等，有时会伴有腹痛，严重者还可能导致脱水等症状。

处理方法

〖清淡饮食，多喝水〗多喝温开水，注意饮食清淡，不吃油腻的东西，夏季晚上睡觉的时候不开空调，注意保暖。

〖不要吃辛辣食品〗辛辣食品会对肠道产生刺激作用而导致或者加重腹泻，准妈妈应避免食用。

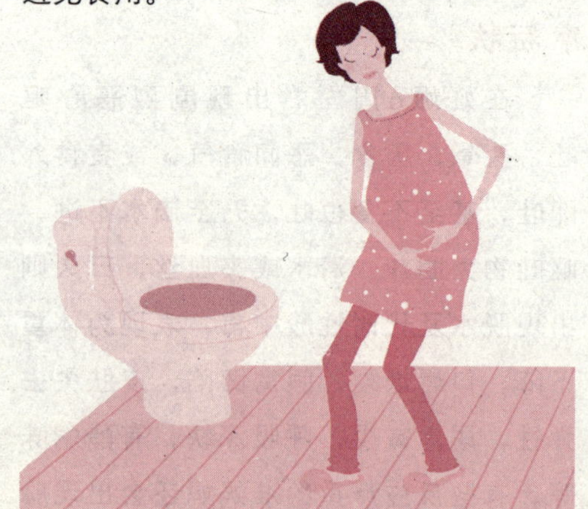

〖多吃烤大蒜〗将大蒜放到微波炉里面烤到熟透，剥皮后给准妈妈吃。

〖医生检查〗由于导致准妈妈腹泻的原因很多，如果是肠道炎症引起的腹泻，容易激发子宫收缩，引起流产；如果是细菌性感染引起的，还可能导致胎宝宝死亡，所以如果自己没有把握还是到医院请教医生。

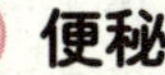

便秘

怀孕3个月后，子宫升入腹腔。随着子宫的不断增大，子宫将胃逐渐推向上方，同时，肠管也被推向上方及两侧。此外，胎盘分泌大量孕激素可使胃肠道蠕动减弱，延缓了胃内容物的排空时间，这使得很多准妈妈都感觉到上腹部有饱胀感。除了这些变化，肠的蠕动也有所减弱，又使粪便在大肠中停留的时间延长，水分逐渐被吸收，粪便干结而导致便秘。

症状

准妈妈便秘的症状与常人没有什么区别，主要也是指便次太少，或排便不畅、费力困难、粪便干结且量少等。

处理方法

- 准妈妈应多饮水，或者在水中加一点蜂蜜，以利于肠蠕动，防止粪便干结。
- 多吃蔬菜、水果及含丰富纤维素的食品，如茭白、韭菜、菠菜、芹菜、丝瓜、藕、萝卜、柿子、鸭梨、苹果、香蕉、番茄等，保证孕期消化与吸收功能正常。
- 少喝茶水。因为茶叶中含有大量的鞣酸，有收敛作用，影响肠道的蠕动，易使孕妇发生便秘。
- 饮食清淡，不要吃辛辣刺激的食品，以免肠道干燥，加重便秘。
- 每天清晨喝一杯白开水，可以有效促进肠道蠕动，对缓解便秘十分有益。
- 准妈妈还要和常人一样，养成定时排便的习惯，利用胃一结肠反射，即在早餐（或午、晚餐）后排便，可收到事半功倍的效果。
- 适当运动。

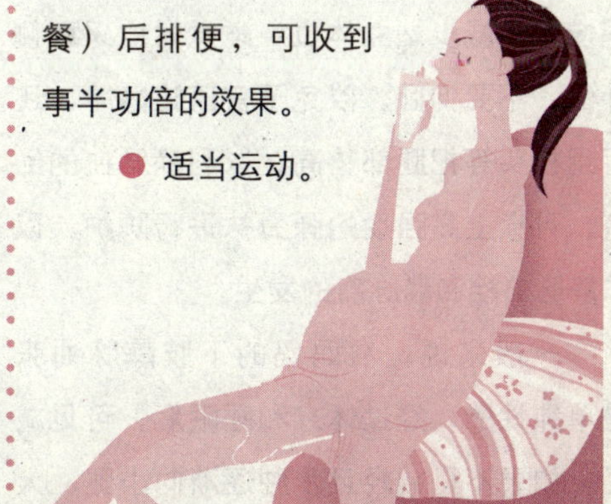

下肢静脉曲张

下肢静脉曲张是指下肢浅静脉系统处于伸长、蜿蜒而曲张状态，是一种孕期常见病。造成孕期下肢静脉曲张的原因主要是怀孕后随着子宫体积的增大和胎宝宝、羊水等重量而压迫盆腔内的静脉和下肢静脉，使静脉血液回流受阻而导致。

症状

下肢静脉曲张主要表现为下肢，尤其是腿部的内侧面、会阴部、小腿和足背上的静脉弯曲鼓露，踝关节处及脚部发生水肿。因此，常使准妈妈穿不进原来的鞋子，行动上也多有不便，严重的还可能并发痔疮和促发心血管系统疾病。

处理方法

为了避免或减轻下肢静脉曲张，准妈妈应尽量减少站立体位；睡觉时应采取侧卧位，不要仰卧，以免子宫压迫静脉，还可用枕头等把腿部垫高，以利静脉血的回流；可穿上高强度的弹力袜进行防护，以防静脉血栓和静脉瘤的发生。

一般来说，准妈妈的下肢静脉曲张是单纯性的，经过休息和睡眠后，可见减轻。如果不见减轻且水肿逐渐向小腿、大腿、会阴部、腹壁甚至全身发展蔓延，并伴有高血压和蛋白尿，则应尽早去医院检查治疗，以免对准妈妈及胎宝宝造成不利影响。

牙龈炎

牙龈炎在妊娠期间十分常见，很多准妈妈都可能有过牙龈出血或肿痛等状况。这是因为怀孕后体内雌、孕激素增多，使牙龈毛细血管扩张、弯曲、弹性减弱，以至血液淤滞、血管壁通透性增加产生牙龈炎。此外，妊娠期间，口腔护理不当、饮食过甜或缺乏维生素等都可以引发牙龈炎。

症状

牙龈炎最主要的症状就是牙龈出血或肿痛，有时刷牙时出血，有时吃水果时也会出血。

处理方法

如果准妈妈患上了牙龈炎，要注意保持口腔卫生，早晚刷牙，吃完东西后要勤漱口；多吃蔬菜水果补充维生素C，少吃甜食；不要用不洁的手指抠或按牙龈部位。另外，如果准妈妈感觉特别难受，应到医院请医生开具处方，并根据指导用药。

妊娠高血压

妊娠高血压综合征（通常简称为“妊高征”）是威胁准妈妈和胎宝宝健康最常见最严重的一种疾病。一般在妊娠24周后发生，发病率可高达10%左右。

症状

妊娠高血压综合征主要表现为浮肿、高血压和尿蛋白呈阳性三种症状。信号1是妊娠水肿，经卧床休息后仍不能消退，反而从腿部一直延到腹部、脸、手等部位，浮肿的皮肤紧而发亮，弹性降低，用手指按压后出现凹陷，则是妊高征的前期症状。信号2是血压高，并伴有腿胀、头昏等症状。信号3是尿蛋白呈阳性。如果你的尿蛋白反复出现阳性，则说明肾功能已受到损害。

处理方法

妊高征虽然对孕妇和胎宝宝都很不利，但是专家表示，一旦发现自己患有妊高征，也不用过分紧张，可通过“一减二控三补充”的饮食方案进行调理：

〖减少动物脂肪的摄入〗患有妊高征的准妈妈应减少摄入动物性脂肪，炒菜最好用植物油，每日约 20 ~ 25 克。饱和脂肪酸（如猪油、牛羊油、椰子油，棕榈油等）的供热能应低于 10%。

〖控制食物摄入总量〗孕后期热能摄入过多，孕妇体重增长过快都是妊高征的诱因。所以，孕妇摄入热能应每周增重控制在 500 克左右，而已经肥胖的孕妇每周增重应控制在 250 克左右。

〖控制钠盐的摄入〗若每天食入过多的钠，会导致血管收缩，血压上升，因此有妊高征的孕妇应每天将钠盐摄入量限制在 3 ~ 5 克以内。同时，对于调味汁、腌制品、熏干制品、咸菜、罐头制品、酱油、油炸食品、火腿等含盐较多的食品也应尽量少吃。

〖补充蛋白质〗妊高征严重的孕妇会有尿蛋白现象，常有低蛋白血症。所以，应及时摄入优质蛋白，如牛奶、鱼虾、鸡蛋等，以保证胎宝宝的正常发育。

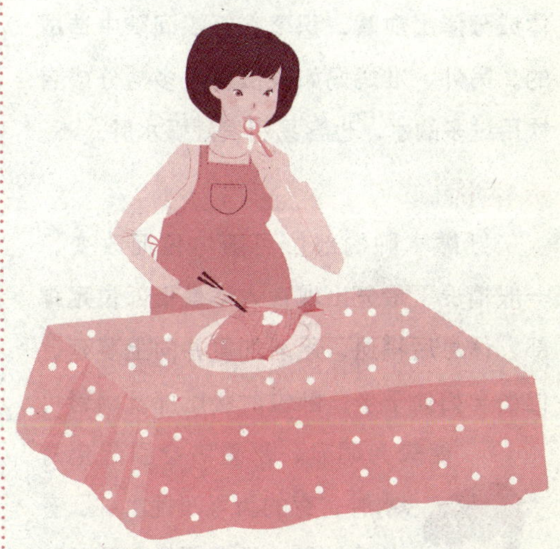

〖补充含钙丰富的食物〗钙除了有助于胎宝宝的骨骼发育外，还有稳定和降低血压作用。所以，患妊高征的孕妇可多吃如奶制品、豆制品、鱼虾、芝麻等含钙丰富的食品，或在医生的方案下适当补充钙剂。

〖补充锌、镁、维生素C和维生素E〗妊高征的孕妇血清锌的含量较低，因此，膳食中应供给充足的锌以增强准妈妈的免疫力。另外，准妈妈缺镁，往往出现情绪不安、容易激动，也容易诱发妊娠高血压。维生素C和维生素E可抑制血中脂质过氧化，能降低妊高征的反应，因此也需要适当补充。

水肿

多数准妈妈在妊娠中晚期都会不同程度地出现水肿，让原本就不太灵便的身体动起来更加吃力。妊娠期水肿是由于下腔静脉受压，血液回流受阻，血管内的液体成分渗出血管，积聚在组织间隙中造成的。另外，准妈妈如果摄食过多盐分或者饮用过多的水，也容易引发妊娠水肿。

症状

妊娠水肿的部位可随体位而改变，一般情况下最先出现在人体最低部位足踝部，休息后稍退，逐渐加重并向上蔓延。但当孕妇处于坐、卧位时腰骶部及阴唇可能较为明显，严重者会引起全身水肿。有的为可凹性水肿，有的皮肤肿胀透亮而按之并无凹陷。有的无明显水肿，但体重增加每周超过500克，这就是隐性水肿。

处理方法

- 为了对抗水肿，需要限制饮食中的盐分。食盐量每日应限制在5克以下。
- 多食用些冬瓜、西瓜以及南瓜等有助消除水肿的食物。冬瓜性寒味甘，水分丰富，止渴利尿，可以减轻孕妇的下肢水肿，南瓜营养丰富，不但可以防治妊娠水肿，还能够促进胎宝宝的脑细胞发育。

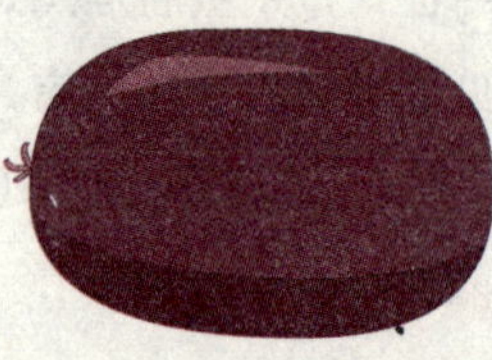

- 饮食应以清淡为主，少食多餐，可随时辅之以副食品，但必须减少富含盐分、动物性脂肪及太多水分的食物。
- 孕晚期水肿，除了在饮食上要多加注意外，在日常工作中也可以进行调解。一是将生活和工作节奏适当放慢，不要过于紧张劳累，要保证充足的休息和睡眠，每餐后休息30分钟，下午休息2小时，每晚应睡9～10小时。上班地点没有条件躺下休息的可以在午饭后将腿举高，放在椅子上，采取半坐卧位，也有利于水肿的消退。

贫血

妊娠中期是胎宝宝生长发育最为迅猛的时期，准妈妈极易在此阶段发生贫血，所以，准妈妈要注意多吃富含铁质的食物，以保证自身的健康和胎宝宝的正常发育。

症状

准妈妈早期贫血多表现为常常无端感觉乏力，容易疲劳，有眩晕发作，并且面色苍白，指甲薄脆等。如果贫血继续加重，可表现为呼吸困难、心悸、胸痛等，此时一定要去医院治疗。

处理方法

● 多食用含铁丰富的食物，如肝、蛋、菠菜等。若感觉营养跟不上时，可吃些硫酸亚铁、富马酸亚铁及维生素 C 等，以促进铁质的吸收，避免贫血。

● 有少数贫血的孕妇是因为缺乏叶酸或维生素 B_{12}，应克服偏食的习惯，多吃一些深绿色的蔬菜、肉类、动物内脏、蘑菇、全谷类食物等。还应遵从医生的建议，补充叶酸或维生素 B_{12}。

● 贫血的孕妇吃肉时不要喝茶或咖啡，因为其中的鞣酸可使铁的吸收降低 75%。

● 在吃含铁丰富的食品的同时不要喝牛奶,因为牛奶中的钙会降低身体对铁的吸收。

妊娠期糖尿病

妊娠期糖尿病的类型

〖显性糖尿病〗孕妇有糖尿病的临床表现，空腹血糖升高，尿糖阳性，糖耐量降低。

〖潜在糖尿病〗此类孕妇妊娠前后均无糖尿病的临床表现，但糖耐量异常，经过一定时间后，可能发展成显性糖尿病。妊娠期糖尿病在妊娠前无糖尿病的临床表现，糖代谢功能正常。妊娠后出现糖尿病的症状和体征，部分孕妇出现糖尿病并发症，但在分娩后糖尿病的临床表现均逐渐消失，在以后的妊娠中又出现，分娩后又恢复。这部分患者在数年后可发展为显性糖尿病。

〖糖尿病前期〗这类孕妇有糖尿病的家族史，但孕妇则无明显糖代谢紊乱，可在妊娠后出现类似糖尿病的并发症。若干年后多数将出现显性糖尿病。

妊娠期糖尿病的自我护理

● 多学习、了解糖尿病基本知识，应用胰岛素和口服降糖药物治疗孕妇糖尿病，极易发生低血糖反应，来势很快，需要立即抢救，轻者可口服糖水，10 分钟后症状消失，较重者再吃些水果、饼干或馒头等。神志不清者要从口颊和牙齿之间流入糖粉使其溶化咽下；昏迷患者应避免喂食，以防食物被吸入肺内，而引起肺炎。如服糖 10 分钟后仍未清醒，应立即送医院抢救。

● 要学会自行检验。患者出现头晕、恶心及心慌时，要区别是低血糖还是高血糖，是吃糖还是不吃糖，此时用尿糖试纸检查尿液，便可对症治疗。

● 学会自己调整胰岛素及饮食数量。在应急时增加胰岛素剂量，在病情好转时又要及时减少胰岛素剂量。

● 生活要有规律，特别注意清洁卫生。要养成饭前便后洗手的习惯，最好不到拥挤的公共厕所，预防各种感染。

准妈妈要注意牙齿保健

怀孕期间，准妈妈多数会感觉到牙龈出血的次数频繁了。这是因为准妈妈体内的雌孕激素增多，极易被口腔的细菌及毒素侵袭及感染，加上局部原有的炎症反应以及牙周组织对致病微生物的敏感性增加，导致孕期牙齿发病率大大增加。要预防孕期牙病，准妈妈要注意以下几点：

● **饮食均衡** 准妈妈在孕早期容易挑食，如喜酸喜辣等，导致偏食后营养摄入不平衡，某些机体需要的养分无法保证，致使抵抗力下降，口腔内的细菌就会泛滥而引起蛀牙。所以，保持饮食平衡对保护准妈妈的牙齿健康至关重要。

● **口腔卫生** 怀孕期间，准妈妈一天可能会吃很多东西，如果这些食物残渣不能及时清理掉，就会大大增加蛀牙的机会。为此，除了正常刷牙外，最好每次吃东西后，都用医生专门指定的漱口水漱口。

● **营养补充** 准妈妈在孕期很容易缺钙，这不仅会使准妈妈们受到伤害，还会殃及宝宝的牙齿。所以，准妈妈的营养一定要补充足够的钙质，同时，还要多到户外散散步，既锻炼身体，又可以从阳光中获得维生素 D。此外，还可适量使用含氟牙膏，或在医生指导下多吃含氟食物。

准妈妈的皮肤如何保养

由于孕期体内激素水平的变化，怀孕后有些准妈妈的皮肤会变得细腻光滑，但也有些准妈妈的皮肤会变得非常敏感、粗糙，或者出现妊娠斑等。此外，由于腹部和乳房的膨大以及体重的迅速增加，导致准妈妈的腹部及乳房的皮下弹力纤维断裂，以致在这些部位出现暗红色的妊娠纹。为了能够最大限度地保护准妈妈的皮肤，专家给出以下建议：

- 准妈妈应多吃富含维生素C的食物，如柑橘、草莓、蔬菜等，还应多吃富含维生素 B_6 的牛奶及奶制品。
- 保证充足的睡眠，并对皮肤进行适当的按摩。
- 不要化浓妆，不宜频繁更换化妆品的品牌，更不要选用劣质化妆品。
- 夏季为避免阳光对皮肤的直射，应选用专门为孕妇设计的护肤品。
- 为减少腹部妊娠纹出现的可能，孕前应注意适当的锻炼，增加腹部肌肉和皮肤的弹性，并注意怀孕后要适当控制体重增长的速度。

当然，这些方法无法完全避免妊娠斑或妊娠纹的出现，但适当地使用护肤品进行皮肤保养，会使其有所减轻。

慎用化妆品

怀孕期间准妈妈一定得慎用化妆品。这是因为怀孕后皮肤较孕前变得敏感，身体的抵抗力也有所下降，在这时如使用化妆品，如染发剂、冷烫精、口红、指甲油及各种定型剂等对孕妇及胎宝宝有害无益。

此外，有些化妆品的质量也令人担忧。部分化妆品含有铅、汞、砷等对人体有害的元素，而且部分化妆品还含有相当惊人数量的细菌。因此，准妈妈一定要当心化妆品对本身健康和胎宝宝的危害。

孕早期的服饰

怀孕早期，准妈妈的腹部突出还不明显，体型变化也不大，所以在服装方面并不需要特别强调，只需根据季节的不同，在保证冷暖适宜的前提下选用不同的衣服就可以了。

通常说来，准妈妈的服装以宽松、舒适、大方为主。夏季炎热，准妈妈的衣服应选择吸汗，凉快的布料；冬季寒冷，要穿柔软、透气性好的衣服，同时要注意比平时更暖和一点。另外需要提醒的是，尽管准妈妈的腹部还没有明显变大，但也要避免穿紧身束腰的衣服，对于以前的衣服可以根据具体情况放松腰部的尺寸，以免影响胎宝宝的健康。准妈妈从怀孕的初期开始，就应该避免穿高跟鞋，以免走路跌倒引发流产。

怀孕后头晕眼花正常吗

怀孕后，不少准妈妈都有过头晕眼花的经历，这是由于怀孕使得准妈妈全身出现不同程度的生理变化，机体如不能适应，就会出现多种多样的症状，头晕眼花就是其中之一。特别是在孕早期更容易发生。造成准妈妈头晕眼花的原因可能有：

- 怀孕后准妈妈的植物神经系统失调，调节血管的运动神经不稳定，在体位突然改变时，因脑缺血而出现头晕等。
- 怀孕后准妈妈体内的血容量增加，以适应胎宝宝的生长需要。此时，准妈妈的血浆增加40%、红细胞增加20%左右，血液相应地稀释，形成生理性贫血，也可引起准妈妈头晕眼花。
- 孕期整个盆腔范围的血管显著增加，高度扩张，使血液较多地集中在有子宫的下腹部，而逐渐增大的子宫又压迫下腔静脉的回流，使回心血量减少，心排出量也随之下降，引起低血压及暂时性脑缺血。
- 由于妊娠反应引起的进食减少，常伴有低血糖，因而孕期容易引起头晕和眼花。

如果有上述情况发生，准妈妈应注意站立时速度要慢，避免长时间站立，头晕眼花时应蹲下或躺下休息一会儿；此外，饮食一定要均衡，并补充足够的营养预防贫血；若经常出现这种现象，应及时就医检查。

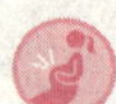

准妈妈的睡眠很重要

准妈妈们都很容易疲劳，而好的睡眠有助于缓解准妈妈的精神压力，增强其神经系统和免 疫系统的功能，并可降低产后患抑郁症的概率。有研究显示，那些夜间睡眠少于6小时的准妈妈产程较长，且剖腹产的概率为正常人的4.5倍。为此，专家建议准妈妈每天除了保证8小时的夜间睡眠外，还应在白天至少有1小时的休息时间。不过，在怀孕的不同阶段，准妈妈的睡眠状况也是不同的，比如：

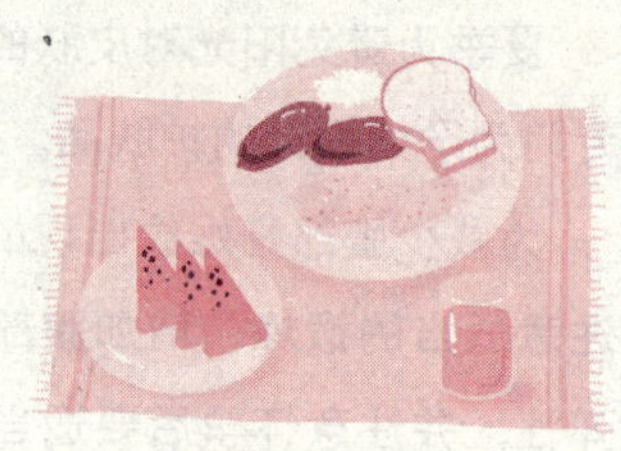

孕早期

在最初的几周，无论昼夜，准妈妈都会感到疲劳。研究睡眠的专家发现，在总有疲劳感的孕妇的血液里，有一种自身分泌的类似麻醉剂的激素，其主要成分是黄体酮，它可以使子宫的肌纤维松弛，避免过早的疼痛，以保证胎宝宝可以不受干扰地成长。尽管准妈妈在这一期间经常感到疲劳，常常想睡觉，但却不一定能在这一时期得到理想的休息。

孕中期

这时候的睡眠相对更安详、更有效果。这主要在于母体血液当中分泌产生出一种与黄体酮对抗的激素，它可以使身体活跃。然而，这种激素会导致一定的情绪波动，时常让准妈妈感到焦虑。所以这时候准妈妈身体上的不适减少了，但心理上的恐惧感、神经质和过于敏感却增加了，这些焦虑也可能会对准妈妈的睡眠产生不利影响。

孕晚期

此时的准妈妈已经是大腹便便，这使得睡姿一改往常的习惯，偶尔的胃灼痛以及胎宝宝的动来动去都会干扰妈妈的睡眠，而且在快要生产之前，准妈妈的深度睡眠明显减少，很容易被惊醒。这其实是一种自然的准备，以适应新妈妈在夜晚随时起来，给宝宝哺乳。

可见，准妈妈在不同的时期具有不同的睡眠深度，睡得不踏实其实是为了使准妈妈随时能够听到婴儿的呼唤，这是一种本能。

孕二月要重视

北齐医学家徐之才强调：“二月之时，儿精成于胞里，当慎护之，勿惊动也。”意思是说，怀孕两个月时，胎宝宝

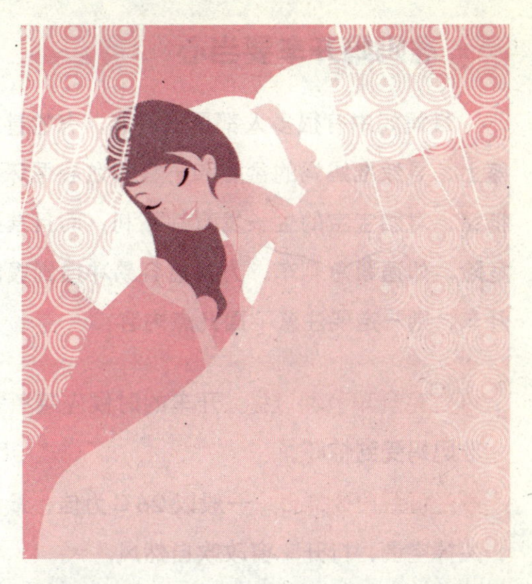

的精气在母体的胞宫内生成，须谨慎护理，不要随便惊动他。此时，胚胎不仅形态上已发生了巨变，还能够感受到外界的刺激，正是胚胎发育的关键时期，准妈妈切不可认为怀孕不久，胎宝宝尚未成形而掉以轻心。相反，这时胚胎对各种致畸因素都特别敏感，所以绝不可滥用某些化学药品，或接触对胎宝宝有不良影响的事物。

另外，要在思想感情上确立母儿同安的观念，以很好地在精神与饮食营养上保护胎宝宝。但是，到了孕二月，多数准妈妈的反应比较明显，容易因饮食过少或偏食而导致营养缺乏。倘若发生营养不良，胚胎也容易因营养物质缺乏而发生意外。所以，准妈妈无论如何要保证充足的营养，保持亮丽的心情，远离有害物质，尽一切可能保护好胎宝宝。

准妈妈开车要当心

准妈妈中有很多人都是上班族，有的甚至是开车族。但是开车时需要长时间固定在车座上，导致准妈妈的盆腔和子宫的血液循环都较差；开车时还容易产生紧张、焦虑等不良情绪，对胎宝宝的生长发育都不利；而且准妈妈的反应会比孕前变得迟钝，开车容易发生危险，如遇紧急刹车，方向盘容易冲撞到腹部。因此，准妈妈应尽量避免开车。如果必须开车，则一定要注意下面几点内容：

- **避免开车节奏过猛** 开车的时候应避免紧急刹车、紧急转向，以免冲撞力过大，使准妈妈受到惊吓。
- **空调温度别太低** 一般以 26℃为佳，最好不要低于这个温度，如果不是太热，可以关掉空调，打开车窗改吹自然风。
- **忌穿高跟鞋** 本来怀孕的时候就可能会出现水肿，再穿上高跟鞋，一是不舒服，二是在遇到紧急情况的时候很容易因为鞋跟高而不能把离合踩到底等。
- **仪表台上不要放硬物、利器、香水瓶等** 以免紧急刹车时，这些硬物伤害到坐在前排的人，而香水中的酒精成分比较多，这种气味对准妈妈也不是很好，所以尽量不要放。
- **除臭杀菌** 一定要定期去正规的汽车保养处或者 4S 店做车子的除臭杀菌护理，这样才能保证准妈妈在驾车时有一个干净、整洁、清新的健康环境。
- 每天沿熟悉的路线行驶，且连续驾车不要超过 1 小时。
- 尽量避免在高速公路上开车，日常驾车不要超过 60 公里 / 小时。
- 怀孕 32 周以上的准妈妈要避免开车。

孕期出游做好安全准备

对于准妈妈来讲，出游时一定要做好足够的安全准备，主要有以下几点需要注意：

制定合理的旅行计划

准妈妈出游不要过度疲劳，要让自己有充分的休息时间。因此，最好不要参加行程紧凑的旅行团，而是应该选择定点旅行、半自助式的旅行方式。此外，出游前一定要查明旅游地区的天气、交通、医疗与社会安全等状况，根据具体情况安排行程。

要有人全程陪同

准妈妈出游最好有丈夫、家人或姐妹等关心、爱护自己的人贴身陪伴，以便发生意外时有人照顾，或可视情况改变行程，这样才能安全快乐地旅游。

衣食住行多留心

准妈妈出游不仅要从安全角度考虑，还要在衣食住行上处处留心。

〖衣〗准妈妈出游的衣着以穿脱方便的保暖衣物为主，以预防感冒；在天气炎热的旅游区，要备有帽子、防晒油、润肤乳液等；高跟鞋不论在什么情况下都不适合准妈妈，出游时更不能穿。

〖食〗避免吃生冷、不干净或吃不惯的食物，以免造成消化不良、腹泻等身体不适；奶类、海鲜等食物容易变质，如果不能确定是否新鲜，不宜食用；多吃水果，以防脱水和便秘；多喝开水，准妈妈也可以在旅行中自备矿泉水或果汁。

〖住〗旅游的住所不宜选在岛屿或交通不便的地区；蚊蝇多、卫生差的地区也不可前往，以免引发疾病；传染病流行的地区更应避免。

〖行〗准妈妈乘车、乘飞机一定要系好安全带，以确保安全；事先了解离你最近的洗手间在哪里，以免长时间憋尿对准妈妈造成不良影响；不要搭坐摩托车或快艇，以免发生危险。

运动量不要太大或太刺激

与孕前相比，多数准妈妈的体力都有所下降，如果运动量太大容易造成准妈妈体力不支而导致流产、早产等；过山车、海盗船、自由落体、冲浪等较刺激的活动准妈妈不宜参加，一是危险，二是紧张的情绪容易对胎宝宝造成影响。准妈妈可以游泳，但潜水不应超过18米，否则胎宝宝会有“减压病”，十分危险。

携带必备药品

准妈妈除了遵守以上的规则外，还应准备一些对怀孕安全的抗腹泻药、抗疟疾药及综合维生素药剂等。

爱心小贴士

孕中期坐公交车和地铁要注意什么*

公交车和地铁这两种交通工具既方便又经济，所以成为许多孕妇的首选。那么有什么要注意的吗?

1.最好能避开上下班乘车的高峰期，以免受到拥挤人流的挤压撞击。

2.车上人多时，应该主动向别人请求座位，以免紧急刹车时失去平衡而摔倒。

3.尽量选择前面的座位，减少颠簸，下车时一定要等车到站停稳后再下。

 上班族准妈妈须知

很多上班族准妈妈工作在环境优雅的写字楼里，远离风吹日晒，但是装修精美、设备先进的现代化写字楼，往往存在各种各样的污染源。如果怀孕后还要继续工作，下面的几样东西一定得小心：

电脑

电脑开启时，显示器所散发出的电磁辐射对细胞分裂有一定的破坏作用，在怀孕早期会损伤胚胎的微细结构。研究显示，孕早期的妇女，每周在电脑前工作20小时以上，流产率会增加80%，生出畸形宝宝的机会也将加大。所以在怀孕前3个月，最好不用电脑。如果必须使用，则尽量与屏幕保持一臂的距离。

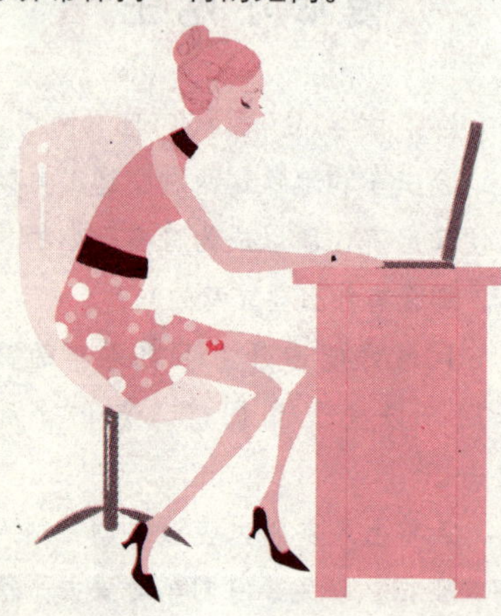

电话

电话是办公室里传播感冒和腹泻的主要途径，听筒上2/3的细菌可以传给下一个拿电话的人，准妈妈也很有可能受其伤害并可能殃及腹中的宝宝。所以最好拥有一部独立的电话机，不得不和其他同事共用时，至少应减少打电话的次数，或者经常用酒精擦拭听筒和键盘。

空调

研究显示，长期在空调环境里工作的人容易有头痛和血液循环方面的问题，而且特别容易感冒。这是因为室内空气流通不畅，负氧离子减少的缘故。预防的办法就是定时开窗通风，排放毒气。准妈妈应尽量每隔两三个小时到室外呼吸新鲜空气。

复印机

复印机有静电作用，空气中会产生出臭氧，使人头痛和晕眩，启动时还会释放一些有毒的气体，有些人会因此咳嗽、哮喘。所以，准妈妈可以跟同事商量一下，把办公室里的复印机放在一个空气流通较好的地方，并避免日光直射。此外，准妈妈应尽量少与复印机打交道，并适当增加富含维生素E的食物的摄入。

缓解孕期疲劳

- 尽可能多休息。准妈妈在怀孕期间不要强迫自己做太多事情，想睡就睡。
- 如果方便的话最好每天能有个简短的午睡，可以让下午精力充沛。
- 晚上早点就寝，并创造安静舒适的睡眠环境，保证充足的睡眠时间。

● 适当进行一些轻快的运动，如散步或初级健美操等，这些运动实际上可以令你白天更有精神晚上睡觉更放松。但要避免着凉，否则会得不偿失。

● 多吃蛋白质含量高的食物，以提供更多额外的能量，但不要食用含有咖啡因的饮料或含糖和脂肪的食品，这些食品摄入过多对准妈妈和胎宝宝都没有好处。

● 避免对压力过大产生消极反应，平时可以多听音乐，轻快、舒畅的音乐不仅能给人美的熏陶和享受，还可使人的精神得到有效放松。

哪些药物易致胎儿畸形

胎宝宝发育是否正常，除遗传因素外，还与外界环境中的生物、物理、化学、放射线、感染、药物以及营养等有关。其中，因母亲孕期用药不当及病毒感染造成发育异常者约占10%。对胎宝宝发育有影响的药物有：

● **激素类** 如乙烯雌酚在妊娠早期服用可使胎宝宝生殖系统发育异常，或引起先天性畸形，尤其是先天性心脏病和短肢畸形；雄激素，包括睾丸酮及含有19-去甲酮衍生物的避孕药均可使女胎男性化，且先天性心脏病患病率也较正常宝宝增加8.5倍。

● **抗生素及磺胺药** 如庆大霉素、链霉素、新霉素等均可使胎宝宝丧失听力；怀孕8个月后服用可损伤宝宝牙齿；氯霉素可致新生儿灰婴综合征。

● **抗肿瘤药物** 如抗代谢药若在妊娠早期应用可致胎宝宝畸形，妊娠中晚期可致流产、早产或死胎；氨甲喋啶可致死胎及畸形，马利兰致宫内发育迟缓。

● **抗甲状腺药和碘剂** 如硫氧嘧啶或他巴唑可通过胎盘抑制甲状腺激素的合成，使胎宝宝体内甲状腺激素不足而患呆小病。

● **抗癫痫药** 如苯妥英钠、扑痫酮于妊娠早期应用可致胎宝宝畸形，主要为唇、腭裂及先天性心脏病。

● **抗凝剂** 如双香豆素、华发令在妊娠早期应用可致胎宝宝畸形。

● **镇静剂与抗精神病药** 如利眠宁及眠尔通可引起先天畸形，胎宝宝发育迟缓及智力低下；反映停为催眠安定剂，对人的胎盘有严重致畸作用，特别是孕后20～35天特别敏感。

● **其他** 如过量服用维生素A，可致中枢神经系统畸形；维生素C和叶酸缺乏亦可引起神经管缺陷等。

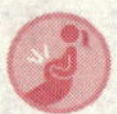

X射线照射易致胎儿畸形

X射线属于电磁波的一种，由于其波长短、能量高，若不在严格控制下使用将会对人体产生损伤。特别是准妈妈腹内的胚胎或胎宝宝对放射线高度敏感，即使是明显低于正常人可以耐受的放射剂量，也会造成准妈妈和胎宝宝的损害，所以孕初期应避免进行放射检查。如果一定需要X线检查，可以参考以下时间。

- 卵子从受精到着床需要大约1周的时间，此期间如果接受过量X线照射，可能对受精卵有损害。孕早期是胚胎器官形成的时期，若在怀孕的第6周接受X线辐射，胎宝宝的致畸率会增高。因此，如果必须做X线检查，应在月经后10天之内进行，因为排卵多在月经后14天左右。
- 月经后超过14天，则有怀孕的可能，应尽量避免X光检查，如确实需要，可考虑延至怀孕28周之后。不过也有医生认为，婴儿出生前接触X线会增加患白血病的机会。因此，不到万不得已，孕期不要接受X光检查。
- 如果在孕早期不知道怀孕的情况下接触了X线，也不必过于惊慌，可以去产科门诊进行咨询，以决定是否继续妊娠。

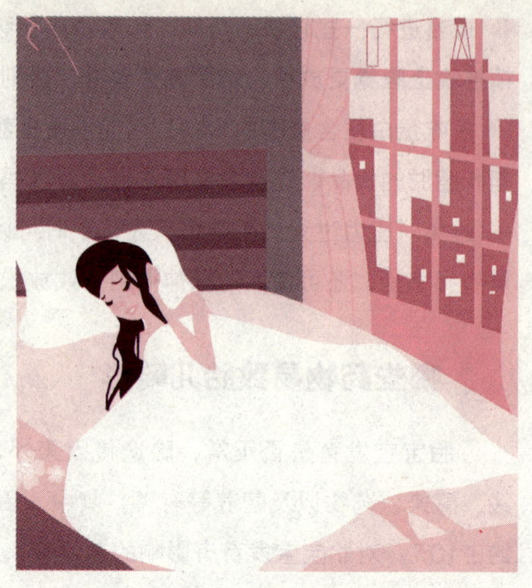

远离噪声

噪声是人们都不喜欢或者不需要的声音，特别是对准妈妈和胎宝宝还可能造成伤害。医学研究证明，在接触过强烈噪声的女性当中，妊娠剧吐和妊娠高血压综合征的发生率都比其他孕妇要高。此外，噪声还会对胎宝宝造成不良影响，中国学者对怀孕期间接触过强烈噪声的准妈妈所生的子女进行测试，发现其智商水平比没有受到噪声刺激的准妈妈所生的子女的智商水平要低。原因可能是噪声经常引起子宫收缩，影响胎宝宝的血液供应，进而影响胎宝宝神经系统的发育。此外，强烈的噪声还可能对胎宝宝的听觉产生不良影响。一项研究表明，准妈妈在怀孕期间接触强烈噪声（100分贝以上）使婴儿听力下降的可能性会增大。

准妈妈可以服用人参吗

● 在怀孕早期，准妈妈身体各系统都会产生相应变化，抵抗力下降，易患感冒、泌尿系统感染等。因此，体弱的准妈妈此时可以适当进补一些人参，以提高自身免疫力。

● 妊娠晚期，准妈妈血浆纤维蛋白原和球蛋白含量增高，

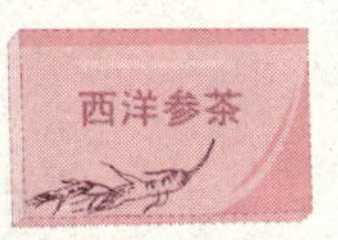

血液黏稠度增加。研究表明：人参可明显增加“血淤”状态下红细胞膜的流动性，对血液循环有明显的改善作用，同时对胎宝宝宫内正常发育可起到一定的作用，因此，孕晚期的准妈妈也可适当服用。

● 在不同的妊娠期，食用的人参也有所不同。孕早期主张服用红参，体质偏热者可服生晒参；孕中晚期如水肿较明显，动则气短也以服红参为宜，体质偏热者可服西洋参，但不论哪种都应在医生指导下服用。

● 由于人参有“抗凝”作用，在临近产期及分娩时，不提倡服用人参，以预防产后出血。对于其他人参制剂应慎服，如有头胀头痛、舌苔厚腻等症状，不可服用，如服后出现失眠、胸闷、憋气、腹胀、瘙痒、鼻衄等应立即停服并向医生咨询。

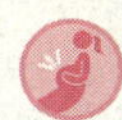

准妈妈可以吃中草药吗

很多准妈妈知道滥服西药可能会引起流产或导致胎宝宝畸形，因此，当她们身体不适时往往会求助于中草药。相对于西药来讲，中草药是比较安全的。但是，对于准妈妈，滥服中药也可能导致流产，有些中药也会导致胎宝宝畸形。

中医药学专家经过长期研究发现，中药白果、苦杏仁、桃仁、砒石、雄黄、朱砂、磁石以及磁朱丸、朱砂安神丸等都能引起胎宝宝生长发育异常。根据中药对孕妇和胎宝宝的危害程度的不同，一般可分为禁用、慎用两类：

准妈妈禁用药

这类药大多是毒性较强或药性猛烈的药物，如巴豆、牵牛子、甘遂、商陆、斑蝥、马钱子、水银、轻粉、麝香、三棱、莪术、水蛭、虻虫、牛膝、藜芦、栝楼等。

准妈妈慎用药

这类药包括通经去淤、行气破滞以及辛热、滑利等药物，如桃仁、红花、大黄、枳壳、枳实、乌头、附子、肉桂、半夏、干姜、冬葵子等。

凡是禁用的药物，准妈妈绝对不能使用，慎用的药物则应根据准妈妈的病情，在医生的指导下酌情使用。

孕期疫苗接种

一般来说，准妈妈不宜接种的疫苗主要包括麻疹疫苗、风疹疫苗、卡介苗、腮腺炎疫苗、牛痘、水痘疫苗等，因为这些疫苗属于减毒活疫苗，理论上认为可能会对胎宝宝造成危害，不宜让准妈妈注射。适宜接种的疫苗则有乙肝疫苗、流感疫苗、破伤风疫苗、狂犬病疫苗等，这些疫苗属于灭活疫苗，准妈妈接种是比较安全的。

新婚初孕防流产

- 对于新婚怀孕的准妈妈，如果不注意保健，极易造成流产，而如果连续3次以上发生自然流产，很有可能成为习惯性流产，将会影响以后的生育。
- 新婚初孕之所以容易流产，主要是因为新婚夫妇性生活频繁，准妈妈的子宫经常强烈地收缩，因而容易导致流产。此外，新婚女性性兴奋较为强烈，体内雌激素分泌增多，孕激素分泌则相对减少，也可诱发先兆流产。

关于黄体酮保胎

黄体酮是由卵巢黄体分泌的一种天然孕激素，在体内对雌激素激发过的子

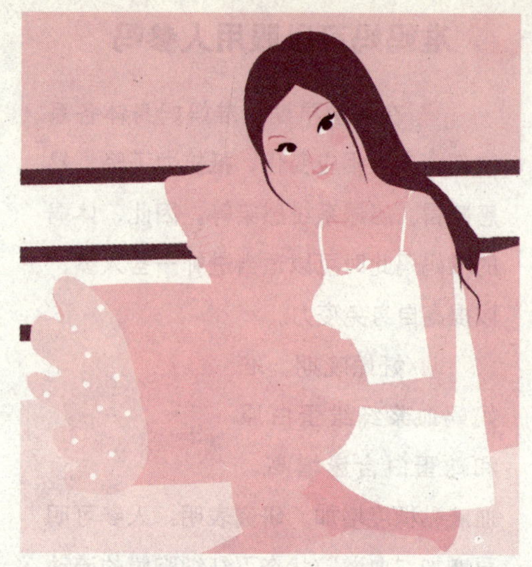

宫内膜有显著影响，是维持妊娠所必需的激素。

有些患有习惯性流产的准妈妈由于盼子心切害怕流产，一发现怀孕就要求医生给予安胎治疗，有的准妈妈甚至从怀孕开始，就不间断地服保胎药。这是不科学的。很多妊娠早期的自然流产，是因为胚胎发育异常所致，遵循生物学优胜劣汰的原则而出现流产，而且长期应用黄体酮激素类等保胎药对胎宝宝有害。医学研究证明，准妈妈在孕期，尤其是早期应用黄体酮，对于早孕期缺乏解毒功能的胚胎有致畸作用，且保住的胎宝宝也常患先天性心脏病或性器官发育畸形。此外，盲目保胎还可能对母体本身产生负面影响。因为死亡的妊娠物在宫内停滞过久，会引起严重的凝血功能障碍、阴道出血增多等，甚至引发宫内感染，影响以后的生育。

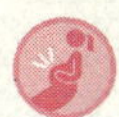

有哪些致畸的病毒感染

准妈妈感染病毒后，可通过胎盘血液循环传染给胎宝宝，造成流产、死胎或胎宝宝畸形等严重后果。常见的致畸病毒有以下五种：

1. 弓形虫 孕期感染可引起流产或分娩有病的新生儿，而且胎宝宝感染的危险性会随着妊娠持续时间的增加而增加，如低体重儿、肝脾肿大、黄疸、贫血、惊厥、颅内钙化灶、智力落后、脑积水或小头畸形等，几乎所有感染的新生儿最终都会发展为脉络膜视网膜炎。

2. 巨细胞病毒 孕早期感染可引起流产以及死胎，孕中晚期感染可引起胎宝宝黄疸、肝脾肿大、小脑畸形、脑积水、脑软化、白内障、巨细胞病毒性肺炎、先天性心脏病、唇腭裂等。

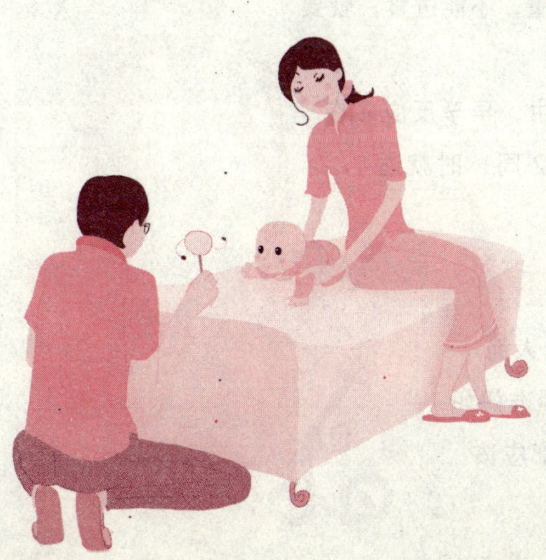

爱心小贴士

预防病毒感染，准妈妈注意事项*

1.少去人多的公共场所，不接触传染病人，减少患病机会。另外，由于畸形的发生与孕期患病早晚有关，胎龄越小，畸形发生率越高，因此特别提醒孕早期的准妈妈一定多加注意。

2.准妈妈应避免到空气不流通的场所，因为准妈妈不能呼吸新鲜空气，被感染的概率就会增大。

3.准妈妈不要吃生的或者未煮熟的肉类，切完生肉后要彻底洗手。

4.孕期家中不要养宠物，尤其是猫、狗等，以防被其所携带的弓形虫感染。

3. 风疹病毒 胎宝宝感染风疹病毒后可出现眼睛损伤、心脏病、感觉神经性耳聋、中枢神经系统缺陷、生长受限、血小板减少症、贫血、肝炎、肝脾肿大、黄疸、慢性弥漫性间质性肺炎、骨质改变、染色体异常等。

4. 单纯疱疹病毒 胎宝宝感染可引起小头畸形、小眼畸形、视网膜炎、晶状体浑浊、心脏异常、脑内钙化、神经系统异常、短指（趾）等。

5. 流感 可引起胎宝宝唇裂、无脑、脊椎裂等神经系统异常。

如何克服早孕反应

几乎每个准妈妈都会发生早孕反应，但一般不会太重，准妈妈可以自己想些办法使反应减轻，下面几点可供参考：

- 了解一些相关知识，明白孕育宝宝是一个苦乐相伴的过程，增加自身对早孕反应的耐受力。
- 身心放松。早孕反应是妊娠早期特有的生理反应，多数准妈妈会在一两个月后好转，因此要以积极的心态度过这一阶段。
- 选择喜欢的食物。这个时期胎宝宝还很小，不需要多少营养，所以，准妈妈可以根据自己的口味选择喜欢的食物，并做到少食多餐。要避免辛辣油炸的食物，多吃全麦食品、水果和蔬菜，多喝水，另外，含姜的饮料、茶、饼干、口香糖等对某些孕妇也有一定的效果。
- 积极转换情绪。闲暇时间做自己喜欢做的事情，如邀朋友小聚、散步、聊天都可以，整日情绪低落不但对缓解早孕反应不利，更不利于胎宝宝的发育。
- 家人的体贴。早孕期间，准妈妈需要家人的格外关注，因为此时准妈妈的身体和心理都有很大的变化，早孕反应和情绪的不稳定会影响到其正常生活，家人应当积极分担家务，让准妈妈轻松度过妊娠反应期。
- 认识妊娠剧吐。一般的早孕反应对准妈妈和胎宝宝不会有影响，但妊娠剧吐则不然。如果准妈妈呕吐特别严重，不能进食，就要及时就医，防止酸碱失衡和水电解质紊乱。
- 早孕反应持续的时间有长有短。一般地讲，早孕反应多在停经后40天左右出现，到怀孕3个月（12周）时就逐渐消失。

当然，早孕反应虽然是普遍现象，但也因人而异，有的准妈妈可能一点反应也没有，而有的准妈妈可能一直反应到分娩。不管哪一种，准妈妈都应该以愉悦的心情积极应对。

准妈妈服饰选择要得当

内裤

怀孕初期，尽管准妈妈的腹部还没有明显变化，但自己可以感觉到腰围变粗了。这时应尽快将自己的内裤换成孕妇专用内裤。因为大部分的孕妇专用内裤都有活动腰带的设计，方便准妈妈根据自己的腰围随时调整内裤的腰围大小。另外，在内裤的材质上，宜选择透气性好、吸水性强及触感柔和的纯棉内裤，纯棉材质对皮肤无刺激，不会引起皮疹等问题。

文胸

怀孕后，随着体内激素的变化，准妈妈的乳腺数目以及发达程度也逐渐增加，使得胸部日益胀大，而且是从下半部往外扩张的，其增大的情形与一般文胸的比例不同。所以准妈妈应选择专为孕妇设计的文胸。这类文胸多采用全棉材料，柔软舒适，罩杯、肩带等都经过特殊的设计，不会压迫准妈妈的乳腺、乳头而造成发炎和不适。准妈妈还要注意的就是要随时更换不同尺寸的文胸，因为从怀孕到生产，准妈妈的乳房约增加原来罩杯的两倍，如果尺码太小，过紧的文胸不仅会影响乳腺的增生和发育，还会与皮肤摩擦而使纤维织物进入乳管，造成产后无奶或少奶。

其他服饰

准妈妈的腹部会一天比一天大起来，因此，准妈妈的服装应以宽松、舒适、大方为主要原则。夏季应选择吸汗、凉快的面料；冬季要选柔软、透气性好的衣服，并注意比平时更暖和一点。穿脱方便也是准妈妈选择衣服的重要原则之一。以上下身分开的套服最好，颜色以明快色调为好。如果准妈妈需要穿长筒袜、袜筒、袜带等均不宜过紧，以防下肢静脉曲张。

鞋子

准妈妈的腹部会随着妊娠月份的增加而一天天隆起，体重增加，身体的重心前移。所以，准妈妈最好不要穿高跟鞋，以免身体站立不稳，容易摔倒。此外，准妈妈的下肢静脉回流常常受到一定影响，双脚常有不同程度的浮肿，而高跟鞋不利于下肢血液循环。通常建议准妈妈选择穿软底布鞋或旅游鞋，这些鞋具有良好的柔韧性和弹性，同时，准妈妈也不要穿凉鞋或者拖鞋，因为这类鞋容易脱落，使准妈妈摔倒。

准妈妈洗澡有讲究

准妈妈在怀孕以后比常人更需要洗澡，以保持皮肤清洁，预防皮肤感染及尿路感染等，但是在洗澡时一定要讲究方法，否则就会给宝宝的健康带来影响。

1. 水温 准妈妈洗澡的水温不可过高，据测定，孕妇体温较正常高1.5℃，胎宝宝脑细胞可能停止发育；如上升3℃，则有杀死脑细胞的可能，从而导致胎宝宝出现智力障碍，甚至畸形等。水温越高，持续时间越长，损害越重，所以孕妇洗澡水的温度一般应调节到39℃以下。

2. 方式 准妈妈洗澡宜淋浴，而不要盆浴或在浴池洗澡，因为怀孕后准妈妈内分泌发生很大变化，使阴道里具有灭菌作用的酸性分泌物减少，防御能力降低。坐浴时，阴道口张开，容易使脏水里的细菌、病毒进入阴道、子宫，引起炎症。

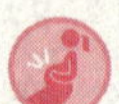

3. 时间 准妈妈洗澡的时间不可过长，一般以20分钟左右为宜。尤其是冬天，浴室内空气减少，温度、湿度较高，氧气不足，而洗澡时全身表面血管扩张，这些因素容易导致准妈妈头部供血不足，出现头昏眼花、乏力、虚脱等状况，同时，胎宝宝也容易因此而出现缺氧、胎心加快等情况，甚至影响胎宝宝神经系统的发育。

准妈妈如何劳动

怀孕期间，准妈妈不能像正常人那样工作、生活、劳动，尤其不能从事大体力、大幅度的劳动，但是对于简单的家务劳动，准妈妈一般是可以胜任的，而且做一些力所能及的家务劳动还可以增加准妈妈的血液循环，促进新陈代谢，有利于母子健康，还可减少难产的发生率。但准妈妈在劳动时也要注意采取正确的姿势：

扫地

准妈妈扫地时，扫帚要适合自己的身高，扫地时腰背要保持挺直，慢慢进行，以减低腰背受损的机会。切不可使用手柄过短的扫帚，以免准妈妈过度弯腰引起腰背部受伤，更会令胎宝宝受压导致流产。

清洁家具

在清洁的过程中有时会扬起灰尘，其中难免存在一些致敏源，如果准妈妈直接打扫，往往会令准妈妈出现打喷嚏、皮肤过敏等反应。正确的方法是在清洁时戴上口罩，减少吸入有害物质。

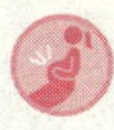孕妇缺少日照影响宝宝智力发育

- 大多数准妈妈都知道要经常晒太阳，否则会使胎宝宝在早期发育阶段缺乏维生素D。这不仅会影响胎宝宝的骨骼发育，还会对他们的大脑产生不利影响。研究发现，欧洲和北美洲在春天里出生的人，由于准妈妈在孕期经常晒不到太阳，他们在成年受到较大惊吓后患精神分裂症的概率较其他地区要大。
- 准妈妈应掌握正确的晒太阳的时间。冬季每天一般不应少于1小时，夏天则需30分钟左右。肤色深的准妈妈比肤色较浅的准妈妈需要更多光照。但并不是说晒太阳的时间越长越好。这是因为胎宝宝在怀孕的前3个月成长最快，而此阶段准妈妈对高温也最为敏感，在高温下为了降低体温，准妈妈的血管会自动收缩，从而通过血管向胎宝宝输送的养分也会随之减少。特别是在怀孕后期，高温可能导致早产。

孕妇睡觉的正确姿势

准妈妈的睡姿在妊娠的不同阶段也有不同的要求。

妊娠早期

妊娠早期由于准妈妈子宫增大不明显，体位对胎宝宝的影响不大，准妈妈可以根据自己的需要调整睡姿，但尽量不要趴睡。

妊娠中晚期

妊娠5个月后，子宫的重量、容积明显增大，子宫与周围脏器、血管的毗邻关系也发生了很大变化，尤其是妊娠7个月后，准妈妈自身体重和胎宝宝体重都迅速增加，这时的睡姿可直接影响子宫的血流量，特别是仰卧时，增大的子宫压迫腹动脉，使子宫动脉的压力降低而影响子宫供血，从而使胎盘的供血减少，子宫血流量不足，使缺血的胎盘释放出大量的肾素，肾素进入母体血液循环，可导致动脉压增高，易发生和加重妊娠中毒症。

一般来讲，准妈妈的最佳睡姿是左侧卧位。左侧卧位可减少妊娠子宫对主动脉、髂动脉的压迫，使之维持正常的张力保证胎盘的血液灌注量，使准妈妈不易发生下肢水肿、下肢静脉曲张和胎宝宝发育不良等病症。如果长时间的左侧卧位让准妈妈感到不适，也可以适时平卧，但应在右侧臀部垫以毛毯、枕头或棉被等，使骨盆向左倾斜，这样也能起到左侧卧位的效果。

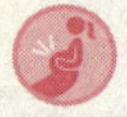

准妈妈如何应对酷暑

对于准妈妈来说，要想顺利、安全地度过炎炎夏季，还应注意以下四点：

1	衣着要宽松	夏季，准妈妈的衣着要宽大、轻软、舒适、简单，且应选用容易透气散热的棉布类织物
2	经常洗澡	准妈妈出汗比常人多，因此，要勤洗澡，保持皮肤清洁。洗澡时可用擦浴或淋浴，水温要适中，不宜太热或太凉。洗澡时，应注意乳房和外阴卫生，不要洗盆浴，以防污水流入阴道引起感染，浴后最好擦些爽身粉
3	保证充足的休息	准妈妈在夏季更易疲劳，所以应注意休息，保证充足的睡眠。睡眠时腹部最好盖上被单或毛巾被，以免入睡后着凉生病
4	饮食要卫生	准妈妈的胃肠抵抗细菌的功能相对薄弱，冷饮应尽量少吃。同时，夏季吃水果、蔬菜较多，要注意洗干净，平时可多吃些醋，以利于防止肠道传染病

适合准妈妈的运动方式

在怀孕的早期最好不要做运动，因为这时胚胎在子宫里还没有牢固地“扎下营盘”，运动失当很可能会导致流产。在怀孕的晚期也不适宜做运动，因为这时胎宝宝已经长得很大了，运动有可能导致早产。准妈妈适宜的运动时间段是在怀孕第4个月开始，在怀孕的第7个月结束。适合准妈妈的运动有以下内容：

● **散步** 散步可以帮助肠胃消化食物，促进血液循环，从而为胎宝宝提供充足的养分。在妊娠末期，散步可以帮助胎宝宝下降入盆，松弛骨盆韧带，为分娩作准备。在临产前散步，可以促使胎头由枕后位或枕横位旋转成枕前位，使分娩更顺利，加快产程进展。

● **孕妇体操** 孕妇体操可以让准妈妈进行有目的、有计划的锻炼，有利于分娩和产后的身体恢复。但体操的内容需要由专业人员进行指导，每次锻炼所持续的时间，要以准妈妈不感到吃力为限。

● **游泳** 游泳可以很好地锻炼、协调全身大部分肌肉，增进准妈妈的耐力。准妈妈在孕中期游泳相对安全，由于浮力的作用，游泳过程中很少有肌肉和关节扭伤的现象发生，但要注意水温不宜过低，否则容易使准妈妈肌肉发生痉挛。

● **简易运动** 日常工作和生活中，准妈妈还可以做一些简易运动。比如，在妊娠期仍继续工作的准妈妈，坐在办公桌前或在汽车上可以进行脚踝关节的简易运动；在家看书或看电视时，要每 15 分钟起来活动一下；早晚刷牙时，准妈妈可以一边刷牙，一边弯曲两膝，再伸直来做运动，以锻炼腹肌。

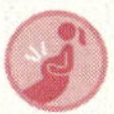

游泳健身好处多

与陆上运动相比，游泳对于准妈妈来说有许多的好处：

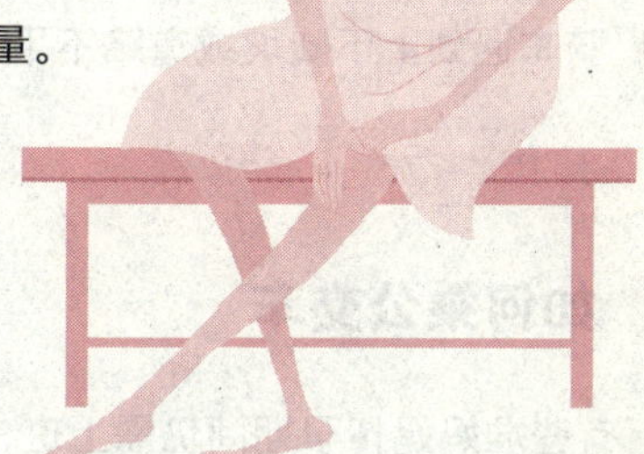

● 在水中运动身体负担小，能轻松锻炼腰腿部肌肉。

● 游泳耗能较多，可以在比较短的时间内去掉准妈妈身体上过多的脂肪。

● 游泳技术好的准妈妈可以通过潜泳等方式增加肺活量。

● 游泳锻炼能明显减轻准妈妈妊娠期间的腰痛、痔疮、静脉曲张等症状，并可及时有效地纠正胎位异常，这些都可以促使孕妇分娩更加顺利。

爱心小贴士

准妈妈在做运动时要注意的问题*

衣服样式要宽松，穿合脚的平底鞋；运动后宜采用沐浴冲澡的方式，不要用盆浴浸泡；运动后洗头发最好请丈夫帮助清洗，冲洗头部时要采用头往前倾的姿势；准妈妈若患有心脏病、肾脏泌尿系统的疾病，或是曾经有过流产史，则不适于做妊娠期运动；剧烈运动一定要避免，如骑马、跑步、负重登山、滑雪等。

但同时需要注意的是，身孕未满 4 个月或有流产、早产、死胎病史及阴道出血、腹部疼痛者，或患有妊娠中毒症、心脏病的准妈妈都不适合游泳。而且，准妈妈游泳对水质的要求较高，如果某些细菌含量超标，就有可能引发妇科炎症，一旦用药治疗还有可能对胎宝宝发育造成影响。另外，怀孕 8 个月以上的准妈妈也不再适合游泳，因为此时腹部迅速增大，行动也会变得迟缓和吃力起来，在游泳池活动容易发生意外，每天散散步就可以了。

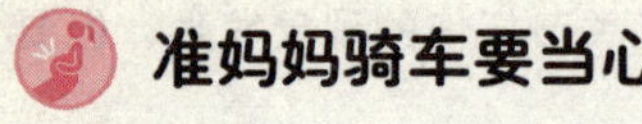

准妈妈骑车要当心

准妈妈在怀孕之后也可以在保证安全的情况下骑自行车出行，但骑自行车时一定要注意以下几个方面的保健工作：

- 适当地调节车座的坡度，使车座后边略高一些。
- 车坐垫要选择柔软一点的，最好在车座上套一个海绵座，以缓冲车座对会阴部的反压力。
- 准妈妈一定要骑女式车，因为骑男式车遇到紧急情况时，容易造成骑跨伤。
- 骑车速度不要太快，防止因下肢劳累、盆腔过度充血而引起不良后果。
- 准妈妈因体态的关系，上下车不太方便，所以车后座不要驮带重物。
- 不要长时间骑车，因过于疲劳及气候环境的变化，对准妈妈和腹中的胎宝宝都是不良的刺激。
- 骑车遇到上下陡坡或道路不平坦时，要下车推着走，以免出现危险。

如何乘公交车

有些准妈妈怀孕期间仍需上班，并且需要乘坐公交车，为此，应注意以下五点：

- 准妈妈要尽量避开高峰时段，如果能和领导协调好的话，可晚点上班，避开交通拥堵，减少意外发生。
- 准妈妈在乘坐公交车或地铁时，应主动向司售人员或乘客请求座位，以免紧急刹车时失去平衡而摔倒。
- 乘车时如果为了能呼吸到可贵的一点点相对新鲜的空气，最好坐车头或者车尾的位置。
- 到了孕晚期，如果需要乘坐公交出行，最好有家人陪伴。
- 冬季乘坐公交车，可以携带一块小棉垫，以防车座太凉，给准妈妈造成不适。

乳房胀痛

怀孕期间，大部分准妈妈都会有乳房胀痛的感觉，其实，这是正常的妊娠反应。乳房胀痛的原因主要是由于怀孕后，胎盘、绒毛大量分泌雌激素、孕激素、催乳素，致使乳腺增大而产生乳房胀痛，重者可持续整个孕期。通常，乳房胀痛发生在怀孕初期，随着身体激素水平的稳定，这种情况会逐渐减轻。也有不少准妈妈到了怀孕七八个月左右仍旧胀痛，且有初乳泌出。此时，准妈妈应开始进行乳房的清洁与护理工作，使乳房、乳头、乳晕等处保持清洁卫生，这样也有助于防止乳管阻塞，减轻乳房胀痛；也可以用热毛巾敷于乳房处，可大大地防止乳房结硬块，使乳腺畅通，方便分泌乳汁；准妈妈还可以轻轻地按摩乳房，对于减轻乳房胀痛和日后泌乳都有好处。另外，选择一款大小合适的胸罩也很必要。如果胸罩选得过小，乳房就会有束缚感，将会增大乳房胀痛的感觉。

准妈妈使用电风扇、空调要得当

炎炎夏季，准妈妈们都会感觉比较难熬，为了给准妈妈创造一个凉爽舒适的环境，风扇和空调就成了必不可少的工具。但在使用上要十分注意，否则容易给准妈妈和胎宝宝造成伤害。

电风扇

准妈妈吹电风扇要选最柔和的风，且不能对着一个地方吹，时间也不能过久。这是因为，电风扇的风吹到皮肤上时，汗液蒸发会使皮肤温度骤然下降，导致表皮毛细血管收缩，血管的外周阻力增加，使血压升高，从而加重心脏负担。同时，未吹到风的部位皮肤温度相对偏高，表皮血管舒张，血流量增多，特别是头部因皮肤血管丰富、充血明显，对冷的刺激敏感，容易引起头晕、头痛。另外，为了调节全身体温，全身的神经系统和组织器官必须加紧工作，因此吹风时间长，人并不感到轻松，反而容易疲劳。最后需要注意的是，准妈妈在活动出汗后，绝对不能马上吹电风扇，这时，准妈妈的全身汗腺大开，邪风极易乘虚而入，轻者伤风感冒，重者高热不退，会给准妈妈和胎宝宝健康造成危害。

空调

准妈妈使用空调注意温度不要调得太低（一般以26℃为宜），不要直接对着风口，关空调后不要马上走出房间，要等室温稍微回升身体相对适应后再出去。此外，为了保持温度，空调房间一般比较封闭，空气质量也会有所下降，温度与湿度的变化还可能会产生适合许多细菌生长的环境。所以准妈妈最好不要长时间在空调房间停留，或者可以开机一两个小时再关机。

注意脚的保健

在怀孕后，被称为人体第二心脏的脚的负担也增加了，比如脚要支持准妈妈的体重以及怀孕后额外增加的10~14.5千克的体重；另外，怀孕后准妈妈脊椎前弯、重心改变，怀孕末期由于松弛素的分泌，颈、肩、腰、背常常酸痛，脚更是不堪重负，足底痛也时有发生。为此，准妈妈要注意脚的保健：

- 怀孕三个月后要穿宽松、舒适的鞋，前后留有 1 厘米余地，鞋底防滑，鞋后跟以 2 厘米为好。
- 选择柔软天然材质的软皮或布鞋，可有效减少脚的疲劳，合成革或不透气的劣质旅游鞋，沉重且不透气，会使浮肿加重。
- 每日温热水足浴。

眼角膜水肿是病吗

正常人眼角膜含有70%的水分，但准妈妈因黄体素分泌量增加以及体内电解质不平衡，容易导致角膜及水晶体内水分增加，形成角膜轻度水肿，其眼角膜的厚度平均可增加3%左右，而且会随着妊娠月份的增加而越发明显。由于角膜水肿会引起敏感度降低，常影响角膜反射及其保护眼球的功能。不过这种现象一般在产后6~8周即可恢复正常。因此，准妈妈不必过于担心。

孕妇喝水学问大

水是体内重要的溶剂，各类营养素在体内的吸收和转运都离不开看似平常的水。怀孕期间，准妈妈体内的血液总量将增加40%~50%，因此更要保证充足的水分供给。一般来说，准妈妈每天应喝6~8杯白开水。

- 孕妇应在清晨起床后喝一杯新鲜的 25℃ ~ 30℃的白开水，然后饮水应每隔 2 小时 1 次，每日 8 次，共 1600 毫升左右。
- 除了白开水外，适合准妈妈的有大麦茶、薄荷茶、黑豆茶、菩提茶、玫瑰花茶、树莓叶等，但不要喝保温杯沏的茶水。因为茶水中含有大量的茶碱、芳香油和多种维生素，在保温杯中浸泡的茶水，维生素被大量破坏，有害物质增多，饮用后易引起消化系统及神经系统的紊乱。

- 准妈妈不要喝在热水瓶中储存超过24小时的开水，因为随着瓶内水温的逐渐下降，水中含氯的有机物质会不断地被分解成为有害的亚硝酸盐。
- 孕早期准妈妈还可以多喝一些营养丰富的果汁和蔬菜汁。
- 妊娠后期，为预防水肿，晚上要少喝水，但是全天水的供应量还要保证。

预防妊娠纹

准妈妈怀孕3个月后，受增大的子宫的影响，皮肤弹性减弱，特别是怀孕6个月后更为明显，这时就会出现妊娠纹。要想预防妊娠纹的产生，应做到以下几点：

远离甜食和油炸食品

怀孕期间如果能避免摄取过多的甜食和油炸食品，摄取均衡的营养，便可使皮肤变得比较有弹性。

控制体重的增长

准妈妈整个怀孕过程应将体重增长控制在11～14千克，如果过胖，就会加剧妊娠纹的产生。

慎用保健品

有些保健品是专供准妈妈使用的，可以增加皮肤弹性，预防妊娠纹，但对于已经形成的妊娠纹还没有行之有效的办法，所以，建议不要随便用药，即使使用也应该先咨询医生的建议。

搽妊娠膏

妊娠膏应在妊娠纹尚未出现时便开始使用，最好是在每天洗完澡后使用。

适度按摩

用手掌从腹部中央向外按摩，然后在肚脐周围做顺时针按摩，乳房下面要从腋部中心按摩。

孕妇停止工作的最佳时间

- 工作环境相对安静，或是长期坐在办公室工作的准妈妈，如果身体状况良好，可以在预产期的前一周或两周停止工作，回到家中静静地等待宝宝的出生。
- 长期使用电脑，或经常工作在工厂的操作间、暗室等嘈杂阴暗环境中的准妈妈，最好在怀孕期间调动工作或选择暂时待在家中。
- 饭店服务人员、销售人员或每天工作至少有4小时以上行走的，最好在预产期的前两周半停止工作。
- 工作运动性相当大的准妈妈，最好提前一个月开始休产假，以免发生意外。
- 当然，由于个体差异的存在，准妈妈停止工作的时间变化范围也较大。

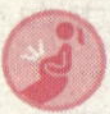

准妈妈乘飞机的注意事项

- 预定过道位置或是逃生位置，以方便去洗手间，还可以做轻微的走动，以保持血液循环流畅。
- 可以预定自己喜欢的餐点，或自己准备一些食物，以免飞机上的食物不合胃口而影响进食。
- 带好孕期体检报告以便医生了解情况。
- 穿着宽松的衣服、平底鞋，并多带几件衣物以防气温变化。
- 安全带不要系在腹部，以防伤及胎宝宝。同时，最好要一个靠枕放在背后，以免背部承受压力过大而拉伤。
- 可以带一些清凉薄荷茶、姜茶等，以防止呕吐或反胃。

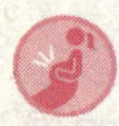

准妈妈需警惕的疼痛

头痛

在怀孕早期，很多准妈妈都会出现头晕、轻度头痛等现象，这是常见的妊娠反应。但如果妊娠后3个月，突然出现头痛，要警惕子痫的先兆，特别是血压升高和浮肿严重的准妈妈应特别注意，需及早就医诊断。

胸痛

胸痛对准妈妈来说也较平常，好发于肋骨之间，如神经痛。其原因可能是准妈妈缺钙或膈肌抬高所致。可适当多吃高钙食物，或服用少量镇静剂。

腰背痛

随着腹部逐渐隆起，不少准妈妈会感到腰背痛。这是为调节身体平衡，准妈妈过分挺胸而引起的。准妈妈可适当减少直立体位，经常变换体位，或适当活动，可改善疼痛。

腿痛

准妈妈腿痛一般是由腿部肌肉痉挛而引起的，往往是孕妇缺钙或缺乏B族维生素所致。可服用钙片或B族维生素品及含钙和B族维生素较高的食品，即可好转。

臂痛

妊娠晚期，当准妈妈把胳膊抬高时，常有一种异样的手臂疼痛，或有种蚂蚁在手臂上缓慢爬行的感觉。这是因为怀孕压迫脊柱神经的缘故。准妈妈平时应避免做牵拉肩膀的运动和劳动，以减少不适。

如何数胎动

胎动是胎宝宝健康的重要指标，因此测量胎动在整个孕程中占有很重要的地位。数胎动一般建议在饭后休息时，准妈妈选择舒适的姿势躺下，头部稍高，专注于胎宝宝的活动，测一下一定时间内的胎动次数。测量方式有：

● 晚饭后休息时，记下1小时内胎动的次数，一周后可发现，宝宝在相同时段中每小时的胎动次数差不多，可将此记录作为基准，之后若发现胎动明显不及以前，甚至停止，应立即就医。

● 吃完午餐或晚饭后，准妈妈向左侧躺，计算出现10次胎动需要的时间。一般在餐后，胎动10次所需的时间不会超过20分钟，很少超过1小时。如果12小时之内胎动仍不足10次，应立即就医。

● 数一数每小时的胎动次数是否在3次以上，或计算总共的胎动次数，一般至少会有10次。

胎动异常及对策

有些准妈妈会有突然感觉胎动减少的状况出现，这可能与外界因素有直接的关系，如胎宝宝处于睡眠状态、准妈妈使用了镇静剂、准妈妈出现低血糖等。排除以上因素，准妈妈则应注意是否发生了下列的情况：

胎动突然减少

〖原因〗可能是准妈妈发烧，如果持续超过摄氏38℃，就会使胎盘、子宫的血流量减少，胎宝宝也会变得安静。不过，由于羊水的缓冲作用，胎宝宝并不会受到太大的影响。但值得注意的是发烧的原因，如果是一般性的感冒引起的发烧，对胎宝宝并无大碍。但如果是感染性疾病或是流感引起的发烧，对胎宝宝的影响就较大，应请医生帮助。

〖对策〗孕期要注意休息，避免感冒。有流行性疾病发生时，避免去人多的地方。每天保持室内的空气流通。多喝水、多吃新鲜的蔬菜和水果，增强抵抗力。

胎动突然加快

〖原因〗可能是准妈妈受到外伤，如果准妈妈有头部外伤、骨折、大量出血等状况出现，也会造成胎动异常的情况发生。一般来说，胎宝宝在子宫里有羊水的保护，可减轻外力的撞击，不至于受到伤害。但如果准妈妈受到严重的外力撞击，也可引起胎宝宝剧烈的胎动，甚至造成流产、早产等情况。

〖对策〗少去人多的地方，以免被撞到；减少大运动量的活动。

> **爱心小贴士**
>
> **测量宝宝胎动注意事项***
>
> 1. 胎动的强弱和次数，个体差异很大。有的胎宝宝12小时多达100次以上，有的却只有30～40次。但只要胎动有规律，有节奏，变化曲线不大，都说明胎宝宝发育是正常的。
>
> 2. 计数胎动时，准妈妈最好用左侧卧位的姿势，环境要安静，思想要集中，心情要平静，以确保测量的数据准确。

胎动突然加剧

〖原因〗可能是胎盘早剥，一旦出现这样的情况，胎宝宝会因为突然的缺氧而做出短暂的剧烈运动，随后又很快停止。这种情况多发生在怀孕中后期，特别是有高血压、严重外伤或短时间子宫内压力减少的准妈妈多容易出现此状况。

〖对策〗有高血压的准妈妈要定时去医院做检查，并依据医生的建议安排日常的生活起居。避免不必要的外力冲撞和刺激。保持良好的心态，减轻精神紧张度。

急促的胎动后突然停止

〖原因〗可能是脐带绕颈或打结，一旦出现脐带缠绕或是打结的情况，就会使血液无法流通，导致胎宝宝因缺氧而窒息，表现为胎宝宝急促运动后又突然停止，这是宝宝发出的异常信号。好动的胎宝宝已经可以在羊水中自由地运动，甚至翻身打滚，一不小心就会被卡住，而出现脐带绕颈或打结。

〖对策〗一旦出现异常胎动的情况，要立即就诊，以免耽误时间造成遗憾。准妈妈要细心观察每天的胎动，有不良感觉时，马上去医院检查。

胎动频繁的5个时间

胎宝宝的胎动也会有时频繁有时缓慢，如果胎动在以下五个时间变得频繁，准妈妈一般可不必慌张：

1. 夜晚睡觉前 一般来说，胎宝宝在晚上是动得最多的，一方面这时候的胎宝宝比较有精神，另一方面准妈妈通常在这个时间能静下心来感受胎宝宝的胎动，所以会感觉动得特别多。

2. 吃饭以后 饭后准妈妈体内的血糖含量增加，胎宝宝也“吃饱喝足”有力气了，所以胎动会变得频繁一些。

3. 洗澡时 在洗澡时准妈妈会比较放松，这种情绪会传达给胎宝宝，使他也比较有精神。

4. 对着肚子说话时 准爸爸和准妈妈在和胎宝宝交流的时候，胎宝宝会用胎动的方式给予回应，因此，就会感觉到胎动增加。

5. 听音乐时 受到音乐的刺激，胎宝宝会变得好动起来。

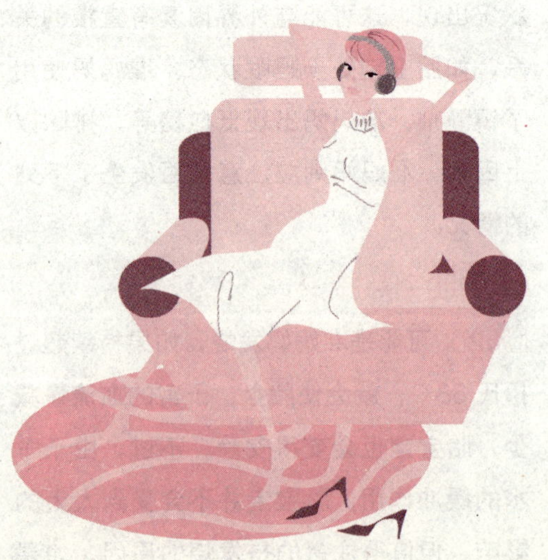

孕晚期忌远行

到了妊娠后期，准妈妈应尽量避免坐车远行。这是因为妊娠晚期，准妈妈生理变化很大，对环境的适应能力也降低，长时间坐车会给准妈妈带来许多不便，包括：

- 车里的汽油味会使准妈妈感到恶心、呕吐、食欲降低。
- 长途颠簸会影响准妈妈休息，出现睡眠少，精神烦躁，疲劳等情况。

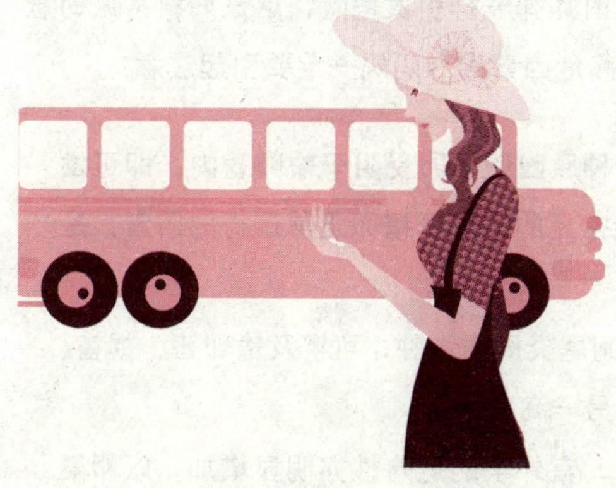

- 坐车时间长，下肢静脉血液回流减少会引起或加重下肢浮肿，导致准妈妈行动更不方便。
- 晚期妊娠腹部膨隆，车厢人多容易受到挤压或颠簸而致早产。
- 车内空气污浊，容易使准妈妈感染疾病，给准妈妈及胎宝宝带来各种危险。
- 一旦发生临产反应或意外，可能会使准妈妈得不到及时救助而发生危险。

孕期宜为母乳喂养作准备

为了保证产后顺利地哺喂新生儿，孕期乳房保健十分重要。

首先，应注意佩戴宽松、舒适的乳罩，随着乳房体积的增大，应不断更换不同型号的乳罩，以使乳房血液循环通畅，促使乳腺组织的正常发育。

其次，不要过度擦洗乳头。过去曾一再强调孕期应擦洗乳头，以使乳头皮肤坚韧，防止婴儿吸吮时皮肤破损，而专家们的最新观点认为这种做法不妥。因为在乳头边缘原本有蒙氏腺，在孕期和哺乳期增大，并分泌一种可滑润和保护乳头的物质，在乳头表面形成一层保护膜。若过多地擦洗，尤其使用肥皂或酒精擦洗，可将这层天然保护膜破坏，反而不利于乳头的保护。

最后，少数准妈妈可能乳头过小、平坦或凹陷，不要过于担心。从妊娠32周起，可在医生指导下适当进行乳头牵拉练习，尤其在产后让婴儿频繁吸吮，仍可顺利进行哺乳。

温馨小提示

在孕晚期，可在清洁乳房后用羊脂油按摩乳头，增加乳头柔韧性；使用宽带棉制乳罩，防止乳房下垂，乳头扁平或凹陷的孕妇，应在医生指导下，使用乳头纠正工具进行矫治。

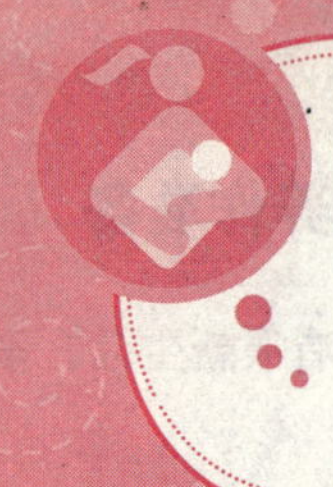

异常妊娠›及需要注意的妊娠现象

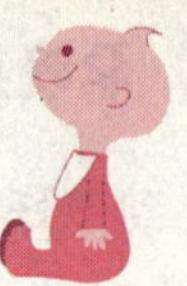

准妈妈要警惕宫外孕

正常情况下，受精卵会由输卵管迁移到子宫腔，然后安家落户，慢慢发育成胎儿。但是，由于种种原因，受精卵在迁移的过程中出了岔子，没有到达子宫，而是在别的地方停留下来，这就成了宫外孕，医学术语又叫异位妊娠。90%以上的宫外孕发生在输卵管。这样的受精卵不但不能发育成正常胎儿，还会像定时炸弹一样引发危险，这是妇科常见的急腹症，严重威胁病人的生命。因此，对于有以下高危因素的准妈妈一定要引起注意：

- **患有盆腔炎、慢性输卵管炎的准妈妈** 因种种原因使孕卵受阻于输卵管内，即可发生输卵管妊娠。而盆腔炎、慢性输卵管炎是最常见的干扰受精卵正常运行的因素，是输卵管妊娠的常见和主要原因。
- **患有阑尾炎穿孔的准妈妈** 阑尾炎穿孔形成阑尾炎周围脓肿，可累及输卵管，损害、阻塞了输卵管，所以阑尾炎穿孔也是宫外孕的另一高危因素。
- **做过盆腔手术的准妈妈** 随着手术次数增多，宫外孕的危险性亦明显增加。以卵巢囊肿切除术和输卵管成形术为例，宫外孕的危险分别增加 2.9 倍和 5.9 倍。
- **曾有过宫外孕史的准妈妈** 宫外孕治疗时保留输卵管者，再发生宫外孕的比例也高。
- **有过人工流产的准妈妈** 人流次数越多，宫外孕的危险越大。
- **吸烟的准妈妈** 烟草中的尼古丁能引起输卵管纤毛的逆蠕动而打乱输卵管的正常活动，推迟卵细胞进入子宫。此外，吸烟还增加了患盆腔炎的危险性，因此，也增加了发生宫外孕的危险。

准妈妈一旦出现阴道流血、腹痛、晕厥和休克的症状，一定要及时就医，以免发生危险。

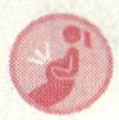

注意腹痛信号

孕期腹痛是准妈妈遇到的常见症状，有些腹痛是正常的生理反应，而有些腹痛则是身体提出的疾病警告，准妈妈万万不可大意。

孕早期腹痛

〖生理性腹痛〗在孕早期，很多准妈妈总感觉胃痛，有时还伴有呕吐等反应，这主要是由孕早期胃酸分泌增多引起的，只要注意饮食调养，随着孕早期的结束，不适会自然消失。

〖先兆流产〗在孕期前几个月，如果准妈妈出现阵发性小腹痛或有规则腹痛、腰痛、骨盆腔痛，问题可能就比较复杂。若同时伴有阴道点状出血或腹部明显下坠感，则可能是先兆流产。准妈妈应该少活动、多卧床，并补充水分，及时就诊。

〖宫外孕〗如果是单侧下腹部剧痛，伴有阴道出血或出现昏厥，可能是宫外孕，应立即到医院就诊。

孕中期腹痛

〖生理性腹痛〗在怀孕 4 个月左右时，随着子宫增大，子宫圆韧带被牵拉，下腹部子宫一侧或双侧，呈牵涉痛、钝痛或隐痛，走远路或者变换体位时疼痛更明显。准妈妈不用担心，多卧床休息就可缓解。另外，孕中期行房事时过于用力，也会引起准妈妈腹痛。

〖食管裂孔疝〗孕中期宝宝逐渐长大，准妈妈腹腔压力随之升高。如果准妈妈的食管裂孔增宽，可能会出现“食管裂孔疝”，导致腹痛。此时，腹痛多伴有胸闷、气短、胸痛、胃里返酸、打嗝等症状。准妈妈应少食多餐，少吃甜、辣食物；饭后不宜平卧或躺得太低，少弯腰；保持大便通畅。

孕晚期腹痛

孕晚期时，随着胎宝宝不断长大，准妈妈的腹部以及全身负担也逐渐增加，出现腹痛的次数会比孕中期明显增加。

〖生理性腹痛〗准妈妈日渐增大的子宫不断刺激肋骨下缘，可引起准妈妈肋骨钝痛。一般来讲不需要特殊治疗，左侧卧位有利于疼痛缓解。另外，假宫缩有时也会引起下腹阵痛，通常持续仅数秒钟，不伴下坠感，白天症状即可缓解。

〖胎盘早剥〗多发生于孕晚期患有妊娠高血压综合征、慢性高血压病、腹部外伤的准妈妈。典型症状是下腹部撕裂样疼痛，多伴有阴道流血。所以在孕晚期，患有高血压等症的准妈妈或腹部受到外伤时，应及时就诊，以防意外。

〖早产或子宫先兆破裂〗如果准妈妈忽然感到下腹持续剧痛，有可能是早产或子宫先兆破裂，应及时到医院就诊。

此外，在孕期出现一些疾病也可引起准妈妈腹痛，如阑尾炎、肠梗阻、胆石症和胆囊炎等。

警惕阴道流血

在孕早期，阴道出血的主要原因可能是先兆流产、宫外孕以及葡萄胎等，这些异常妊娠对准妈妈都十分危险，因此，一定要提起足够的重视。在孕晚期发生阴道出血的主要原因可能是早产、前置胎盘或胎盘早剥等，对准妈妈和胎宝宝都很危险。一旦发生，应立即就医，以免发生意外。另外，过度的性生活，食用辣椒、桂圆、巧克力等热性、刺激性食物也会加重阴道出血症状，应尽量避免。

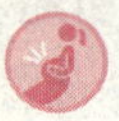

不要使用利尿剂

随着妊娠月份的增加，多数准妈妈都会出现下肢水肿的现象。对于孕期浮肿，一般不需特殊处理（但高度浮肿并伴有蛋白尿者需到医院就诊）。有些准妈妈为了减轻浮肿，便自行使用利尿剂，这是很危险的。因为利尿剂不但可以导致低钠血症、低钾血症，还可以引起胎宝宝心律失常、新生儿黄疸、血小板减少症等疾病。临床医学已经证明，准妈妈服用利尿剂还可导致产程延长，子宫收缩无力以及钛粉污染羊水等，对胎宝宝极其不利。另据报道，妊娠期间服用噻嗪类利尿剂还可导致胎宝宝患上出血性胰腺炎。

双胎妊娠

多数情况下，一次妊娠只怀一个宝宝，但也有一次妊娠同时怀两个甚至多个宝宝的情况，尤其以双胎为多见。双胎妊娠可分为双卵双胎和单卵双胎。前者是指由两个卵子分别受精形成的双胎妊娠，较为多见，约占双胎妊娠的2/3；后者是指由一个受精卵分裂而成的双胎妊娠，相对较少。

双胎妊娠的准妈妈易出现贫血、妊娠高血压、早产、流产、胎宝宝宫内发育受限、羊水过多、前置胎盘、胎宝宝畸形、胎位异常、胎死宫内等情况。而且在分娩时，双胎妊娠的准妈妈容易出现宫缩乏力、胎膜早破、脐带脱垂、分娩困难等，相对于单胎妊娠其危险性较大。

另外，由于双胎妊娠的准妈妈需要更多的热量、蛋白质、矿物质、维生素等营养素，以保证两个胎宝宝同时生长的需

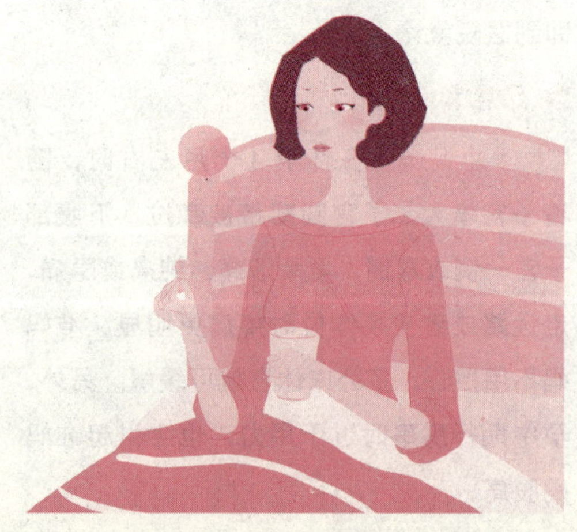

要，所以双胎妊娠的准妈妈的血容量比单胎妊娠的准妈妈明显增大，铁的需求量也增大，更容易出现贫血。所以，准妈妈除了加强营养、食用新鲜的瘦肉、蛋、奶、鱼、动物肝脏以及蔬菜水果外，还应每日适当补充铁剂、叶酸等。

关注子宫增大速度

随着妊娠月份的增加，子宫会逐渐长出盆腔并慢慢增大，腹部逐渐隆起。子宫的增大在一定程度上可以反映出胎宝宝的生长，因此，每次产检时均要测量宫底高度和腹围，以判断子宫增长速度。如果发现子宫增长较慢或停止增长，可能提示胎宝宝发育不良、羊水过少，甚至胎死宫内，应及早进行相关检查并进行相应处理。若子宫增大过快，则要注意是否存在双胎妊娠、巨大胎宝宝或羊水过多等问题。不过，宫底高度测量会存在一定的测量误差，不同检查者测量值会有所差异。因此，如果发现子宫增大速度异常，可以通过超声波超声检查以帮助医生做进一步诊断。

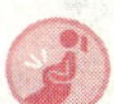

葡萄胎

葡萄胎是指胎宝宝绒毛基质微血管消失从而绒毛基质积液，形成大小不等的泡，形似葡萄故称为葡萄胎。葡萄胎可为完全性葡萄胎和部分性葡萄胎两类，前者是指胎盘绒毛全部受累，无胎宝宝及其附属物，宫腔内充满水泡，后者是指仅部分胎盘绒毛发生水泡状变性，宫腔内尚有存活或已死的胚胎。葡萄胎的主要临床表现为以下几种：

1. 闭经 因为葡萄胎是发生在孕卵的滋养层，因此多有2～3个月或更长时间的闭经。

爱心小贴士

双胎妊娠的准妈妈注意事项

1. 双胎妊娠属于高危妊娠，准妈妈应定期产检，加强对母儿的监测；
2. 加强营养以满足胎宝宝的生长需要，若发现胎宝宝生长迟缓，应及时治疗和调理；
3. 孕晚期要注意休息，防止早产和胎膜早破，若出现先兆早产应及时保胎；
4. 随时检测胎宝宝的发育情况，若发现胎宝宝发育异常应及时治疗，若发现胎宝宝畸形应及时引产；
5. 当一胎出现胎死宫内时，可监测凝血功能，如凝血功能正常，还可继续期待另一活胎直至成熟。

2. 阴道流血 阴道流血是葡萄胎自然流产的表现，一般开始于闭经的 2 ~ 3 个月，多为断续性少量出血，但其间也可能会有反复多次的大量流血，仔细检查有时可在出血中发现水泡状物。

3. 子宫增大 多数患者的子宫大于相应的停经月份的妊娠子宫，还有一些患者可触及下腹包块（为胀大子宫或黄素囊肿），也有少数患者子宫和停经月份符合或者更小，这主要有两种可能：一是绒毛水泡退变呈萎缩状停止发展形成稽留性葡萄胎，一是部分水泡状胎块已排出使子宫体缩小形成葡萄胎不全流产。

4. 腹痛 由于子宫迅速增大而胀痛或宫内出血刺激子宫收缩而疼痛，可轻可重。

5. 妊娠中毒症状 大约有 50% 的患者在停经后可出现严重呕吐，较晚时可出现高血压浮肿及蛋白尿。

6. 无胎宝宝 闭经 8 周前后 B 超监测未发现有胎囊、胎心及胎宝宝，甚至 18 周仍未感觉有胎动，也听不到胎心，B 超扫描显示雪片样影像而无胎宝宝影像。

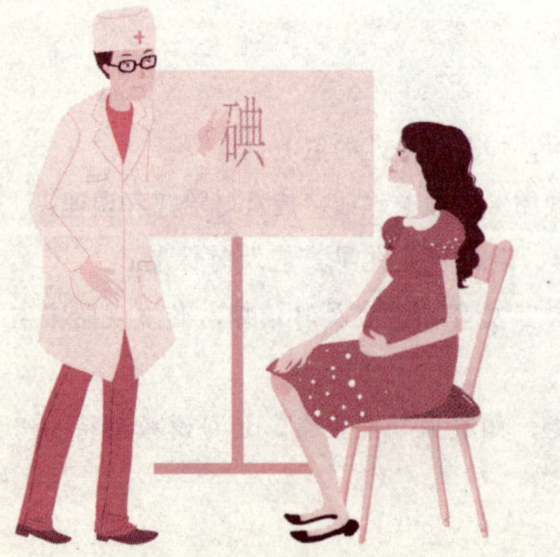

7. 卵巢黄素化囊肿 患者可出现卵巢黄素化囊肿，一般可经双合诊或 B 超检查发现。

8. 咯血 部分患者可能有咯血或痰带血丝的症状，医生应主动询问有无此症状。

9. 贫血和感染 反复出血而未及时治疗必然导致贫血及其相关症状，个别甚至可因出血而死亡。此外，反复出血还容易招致感染，如阴道操作不洁或在流血期间性交更易促使感染发生，感染可局限于子宫及附件，严重者还可能导致败血症。

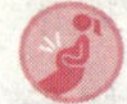

前置胎盘

胎盘的正常附着处应在子宫体部的后壁、前壁或侧壁。如果胎盘附着于子宫下段或覆盖在子宫颈内口处，位置低于胎宝宝的先露部，则称为前置胎盘，是妊娠晚期出血的主要原因之一，为妊娠期的严重并发症。多见于经产妇，尤其是多产妇。

主要症状

- 孕晚期或临产时，发生无痛性反复阴道出血，偶有发生于妊娠 20 周者。完全性前置胎盘往往初次出血的时间早，约在妊娠 28 周左右，反复出血次数频，量较多；边缘性前置胎盘初次出血发生较晚，多在妊娠 37 ~ 40 周或临产后，量也较少；部分性前置胎盘初次出血时间和出血量介于两者之间。

● 临产后每次阵缩时，子宫下段向上牵引，出血随之增加也是前置胎盘的常有信号。但是部分性和边缘性前置胎盘患者，破膜后胎先露如能迅速下降，直接压迫胎盘，流血可以停止。

● 由于反复多次或大量阴道出血，准妈妈可出现贫血，其贫血程度与出血量成正比，严重者可陷入休克，胎宝宝发生缺氧、窘迫，以至死亡。

病因

〖子宫体部内膜病变〗产褥感染、多产、多次刮宫及剖腹产等，引起子宫内膜炎或子宫内膜受损，使子宫蜕膜血管生长不全，当受精卵植入时血液供给不足，为摄取足够营养而扩大胎盘面积，伸展到子宫下段。

〖胎盘面积过大〗如双胎的胎盘面积较单胎大而达到子宫下段。双胎的前置胎盘发生率较单胎高一倍。

〖胎盘异常〗如副胎盘，主要胎盘在子宫体部，而副胎盘则可达子宫下段近宫颈内口处。

〖受精卵滋养层发育迟缓〗当受精卵达子宫腔时，尚未发育到能着床的阶段而继续下移植入子宫下段，并在该处生长发育形成前置胎盘。

治疗措施

处理原则是止血补血。应根据阴道流血量多少、有无休克、妊娠周数、产次、胎位、胎儿是否存活、是否临产等情况做出决定。

〖期待疗法〗期待疗法的目的是在保证孕妇安全的前提下保胎。保胎是为延长胎龄，促使胎儿达到或更接近足月，从而提高围生儿的存活率。适用于妊娠 37 周以前或胎儿体重估计小于2300克，阴道出血不多，患者一般情况好，胎儿存活者。患者应住院观察，绝对卧床休息，强调左侧卧位，尽量不予干扰，以减少出血机会。等待胎儿生长，尽量维持妊娠达 36 周。在等待过程中，应严密注意出血，配血备用，并可给予镇静剂及补血药，必要时可给予宫缩抑制剂。在期待治疗过程中，应进行辅助检查，以确定诊断。若诊断为部分性或完全性前置胎盘，必须继续住院。

〖终止妊娠〗

(1) 剖腹产术：剖腹产可以迅速结束分娩，于短时间内娩出胎儿，对母儿均较安全，是目前处理前置胎盘的主要手段。

(2) 阴道分娩：仅适用于边缘性前置胎盘、枕先露、流血不多、估计在短时间内可结束分娩者。决定阴道分娩后，行人工破膜，破膜后胎头下降压迫胎盘达到止血，并可促进子宫收缩，加速分娩。若破膜后先露下降不理想，仍有出血，或分娩进展不顺利，应立即改行剖腹产术。

(3) 紧急情况转送时的处理：若患者阴道大量流血而当地无条件处理，可静脉输液或输血，并在消毒下进行阴道填塞，以暂压迫止血，并迅速护送转院治疗。

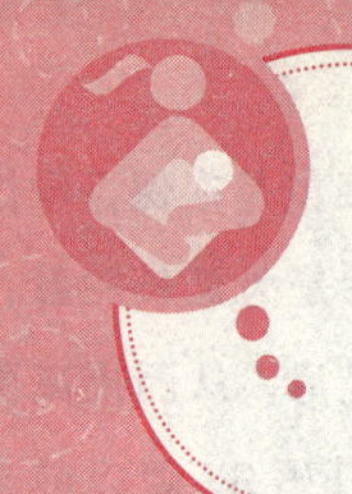
taijiao yu yangtai

胎教与养胎

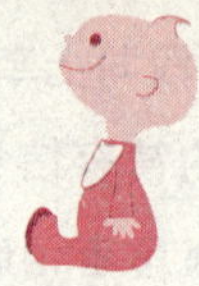

什么是胎教

胎教是优生优育的方法之一，是为了促进胎宝宝的身心健康和发育成长，并确保准妈妈的安全所采取的各项保健措施，利用一定的方法和手段，给予胎宝宝的感觉器官以良性的信号刺激，激发胎宝宝的大脑和神经系统功能尽快发育的有益活动，为宝宝早期教育奠定良好基础。

胎教有广义与狭义之分

〖广义胎教〗指为了促进胎宝宝生理上和心理上的健康发育成长，同时确保孕准妈妈能够顺利地度过孕产期所采取的精神、饮食、环境、劳逸等各方面的保健措施。

〖狭义胎教〗根据胎宝宝各感觉器官发育成长的实际情况，有针对性地给予适当合理的刺激，使胎宝宝建立起条件反射进而促进其大脑机能、躯体运动机能、感觉及神经系统机能的发育。

胎教方法

一般有音乐胎教、语言胎教、抚摸胎教、艺术胎教、光照胎教等。

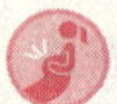

胎教从什么时候开始

有人说胎教应从怀孕的第五个月开始，也有人说从第三个月就应该开始了，因为此时胎宝宝已经成形了。但从优生的角度考虑，从孕前3个月就应该开始了。

妊娠是从卵子受精的一瞬间开始的，而精子的形成大约需要2个月的时间，因此，理想的胎教应包括受精前至少3个月的准备期到胎宝宝出生的这段时间。但是这并不是说已经怀孕后再做胎教就没有意义了。因为胎教对怀孕的任何一个阶段的胎宝宝来说都不过时，不论何时开始，良好的胎教都会对胎宝宝产生好的影响。

胎宝宝能感觉到你的胎教吗

当准妈妈听着胎教音乐，想象着胎宝宝此刻也正悠闲地与你一同欣赏美妙的音符时，也许心里会有点疑惑：我的小宝贝真的有感觉吗？回答是肯定的。

胎宝宝不但有感觉，而且还会受到不小的影响呢！事实上，随着胎儿的发育，其各种感觉器官也逐步开始启动和运用，对外界的声音、光、触摸等都有了相应的感觉和反应。

触觉

胎宝宝发育到2～3个月时就有了触觉。这时，准妈妈子宫中的一些组织，如子宫壁、脐带或胎盘碰到胎宝宝时，它会“吓得”立即避开。但随着胎宝宝逐渐长大，尤其是到了妊娠的中后期，小家伙的胆子变大了，不仅不再害怕，相反还会做出一些反应。所以，当准妈妈抚摸腹壁时，胎宝宝常常会“手舞足蹈”地进行回应。

听觉

胎宝宝发育到4～5个月时，对外界的声响就有一定的反应了。比如，突然的高频声响可以让胎宝宝的活动增加，而低频声响却可以使其活动减少。到7个月时，随着胎宝宝的身体逐渐变大，他可以贴在子宫壁上，同时母亲的子宫壁与腹壁逐渐变薄，这使得声音更容易传进胎宝宝的耳中。但此时的胎宝宝还不能辨别母亲的声音，直到8个月时，小胎儿才可辨认出母亲说话的声音和心跳声。所以，妊娠中后期，母亲可以多给宝宝朗诵优美的诗歌或散文等。

视觉

胎宝宝发育到6个多月时，就有了开闭眼睑的动作，7个月以后就可以感觉到光。当一束强光照在母亲的腹部时，睁开双眼的胎儿会闭上眼睛，或将脸转向别的地方。

味觉

胎宝宝的味觉发育很早，在3个月左右时，其舌头上的味蕾就已经开始长出，胎宝宝的味觉在一定程度上开始形成。到了孕期快结束时，胎宝宝的味蕾已经发育得很好了，此时准妈妈的饮食习惯常会对胎宝宝出生后乃至长大后有一定的影响。

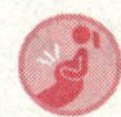

胎教的影响

● 一样的“十月怀胎，一朝分娩”，有的宝宝出生后又乖巧又爱笑，而有的宝宝却烦躁不安，吵闹不休。其实，宝宝的性格与妊娠期间的胎教有很大关系。事实证明，在怀孕期间，如果准妈妈拥有良好的环境和心态，并能坚持对腹中的宝宝进行适当的胎教，那么宝宝出生后的语言能力、运动能力、听力以及适应力等方面都会比未实施胎教的宝宝高。

● 胎教不仅可以对宝宝出生后产生良好的影响，即使在怀孕中，对腹中的胎宝宝也有作用，比如，良好的胎教可以安抚胎宝宝的情绪，刺激胎宝宝的感觉神经、运动神经，让胎宝宝在准妈妈的腹中快乐健康地成长。

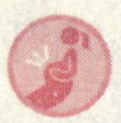

母爱是最好的胎教

从胎宝宝在你的身体里“扎根”那一天起，你就是一个不折不扣的准妈妈了。当了准妈妈之后，最需要你付出的就是爱心与耐心，应该学会对胎宝宝时刻使用爱的语言，充满爱的心情，传递爱的信息。准妈妈与胎宝宝的心是相连的，准妈妈的心情好坏直接影响着本人的食欲、睡眠、精力、体力等各个方面，还可以通过神经一体液的变化，来影响腹内胎宝宝的血液供给，并影响胎宝宝的心率、呼吸以及运动等诸多方面。

胎宝宝好比初生的“心芽”，而准妈妈则像培育“心芽”的大地，所以得时刻提醒自己母爱是最好的胎教，与你的胎宝宝保持“心”的接触，让胎宝宝得到充足的母爱。

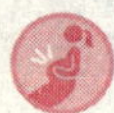

夫妻关系与胎教

据报道称，在孕早期，夫妻经常争吵，准妈妈的情绪极度不安，可引起胎宝宝唇腭裂等畸形，而在孕晚期，如果夫妻感情不和，准妈妈的精神状态不好，则胎动的次数会明显增加，并影响胎宝宝的身心发育，宝宝出生后，容易烦躁不安、哭闹不止、睡眠差、消化功能不好，甚至智力低下等。

夫妻感情融洽是家庭幸福的一个重要因素，同时也是胎教的重要因素。当夫

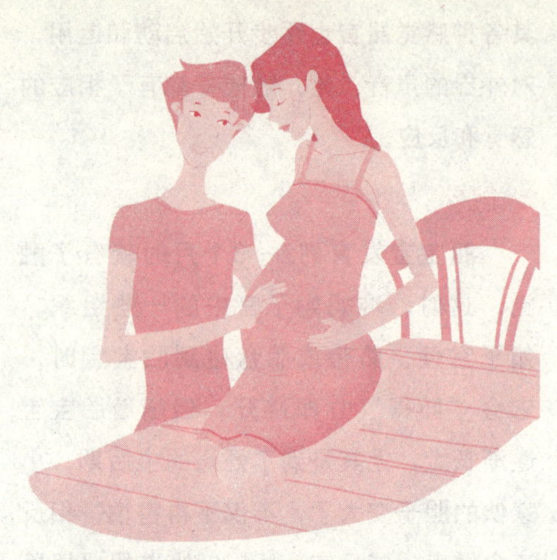

妻间激烈争吵时，准妈妈受刺激后内分泌发生变化，随之分泌出一些有害激素，通过生理信息传递途径被胎宝宝所接受。同时，准妈妈的盛怒可以导致血管收缩，血流加快，其震动传到子宫也会殃及胎宝宝。除此，准妈妈和准爸爸的高声大气，无异于有害的噪声，会直接对胎宝宝造成危害。所以说，夫妻关系和谐也是良好的胎教。

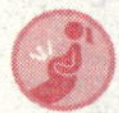

给宝宝一个健康的居住环境

准妈妈的居住环境不仅关系着自身的健康，还会影响到胎宝宝的健康生长和智力发育。为此，准妈妈的居室应精心布置，让准妈妈有一个舒适温馨的环境安度孕期，并为胎宝宝提供良好的胎教环境：

1. 居室空气要清新 空气污染不但影响准妈妈的身心，还会给胎宝宝带来伤害，有

的甚至造成畸形或流产，尤其是新装修的房子散发出来的气味会严重地影响准妈妈和胎宝宝的健康。

2. 空间设计要合理 准妈妈的居住空间不一定要很大，但设计要科学合理，要能够为准妈妈提供尽量宽敞的活动空间。

3. 居室色彩要清新 准妈妈的居室色彩应温和清新，可选用淡蓝色、淡紫色、淡绿色、乳白色等色调。还可以选用粉红色、橘黄色、黄褐色，以给人一种健康、活泼、鲜艳、悦目的感觉，让准妈妈的神经得到充分的放松，体力也可以得到恢复，这对胎宝宝大脑的发育和情绪的发育都十分有利。

准妈妈学会和忧愁说“NO”

出生之前，准妈妈看不见胎宝宝的状况，因此，很多准妈妈都会担心宝宝的健康问题，其实，这种担心是不必要的。随着医疗技术的不断发展，通过产前检查，并针对某些高危孕妇做筛查，绝大部分有重大异常的胎宝宝都可以检查出来。对于一些不影响健康的小缺陷，以目前的超声波技术尚且无法探测得知，须等胎宝宝出生后才能发现，但是这些小缺陷通常都是可以治疗和矫正的。因此，准妈妈无须过度担忧，只要能够选择专业的产科医师，定期做产前检查，遵照医师的指示用药，远离不良环境，避免接触感染源等，绝大多数胎宝宝都可以发育成为健康的宝宝。

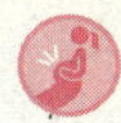

色彩胎教

人的第一感觉就是视觉，而对视觉影响最大的是色彩。色彩作为一种外在的刺激，通过人的视觉使人产生不同感受，对人的精神和情绪有着很大影响。可以说，不舒服的色彩如同噪声一样，使人感到烦躁不安，而协调的色彩则是一种美的享受。

每种色彩都会带给人不同的感受：

- **红色** 会使人激动、兴奋。
- **黄色** 给人明快灿烂的感觉。
- **绿色** 给人清新宁静、自然、和谐的感觉。
- **橙色** 让人感觉自由、光亮和希望。
- **蓝色** 让人感觉清凉、自由、爽朗、有活力。
- **紫色** 让人感觉豪华、美丽，平安、宁静。
- **白色** 让人感觉纯洁、正直和光明。

准妈妈可根据个人不同的喜好，把房间变换成不同的色彩，来调整不同的心理特征，培养宝宝的性格养成。但一般来讲不宜经常接触黑的色彩，以免产生恐惧不安的心理，影响宝宝的生长发育。

在怀孕的整个时期，准妈妈的心情都会对胎宝宝产生影响，因此，色彩胎教也应从头至尾进行。

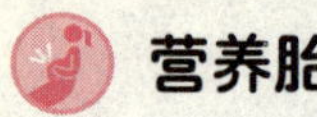

营养胎教

所谓营养胎教，是根据妊娠早、中、晚三期胎宝宝发育的特点，合理指导孕妇摄取食品中的7种营养素（即蛋白质、脂肪、糖类、矿物质、维生素、水、膳食纤维），以促进胎宝宝生长发育的胎教方法。

宝宝的大脑发育与其日后的智力水平高低密切相关。如果准妈妈在妊娠期间营养不良，就会使胎宝宝的脑细胞增殖减慢甚至停止分化，所以准妈妈一定要科学地摄取各种营养素，进行有效的营养胎教，为胎宝宝的生长创造良好的营养环境。营养胎教对胎宝宝主要有以下好处：

- 保证宝宝的体重正常。准妈妈如果营养不足，就会影响胎宝宝的生长，使低体重儿的发生率增加。相反，则会使巨大儿的发生率增加。
- 让宝宝的骨骼和牙齿发育良好。宝宝的骨骼和牙齿的钙化，在胚胎2个月时开始进行，8个月后增长迅速。决定人类牙齿整齐、坚固的关键时期是在胎宝宝期和婴儿期。因此，准妈妈在孕期应多吃富含钙、磷等元素的食物，以促进胎宝宝的骨骼和牙齿的发育。
- 避免宝宝缺乏生长所需营养素。准妈妈科学地进食，可为胎宝宝提供生长发育所需的各种营养素，避免流产、早产、死产等不良结果，保证大脑发育；并可储存足量的铁和钙；避免出生后患缺铁性贫血和佝偻病。

因为宝宝在各个成长时期都离不开科学的营养，所以，营养胎教应贯穿整个孕期。

抚摸胎教

准妈妈或准爸爸用手在准妈妈的腹壁轻轻地抚摸，引起胎宝宝触觉上的刺激，以促进胎宝宝感觉神经及大脑的发育，称为抚摸胎教。

研究表明，宝宝体表绝大部分细胞到孕中期时已经具有接收信息的初步能力，并可通过触觉神经来感受体外的刺激，且反应逐渐灵敏。因此，准妈妈、准爸爸可以通过抚摸与子宫中的胎宝宝进行沟通，这样可以使胎宝宝有一种安全感，使胎宝宝感到舒服和愉快，从而对其生长发育产生有利影响。

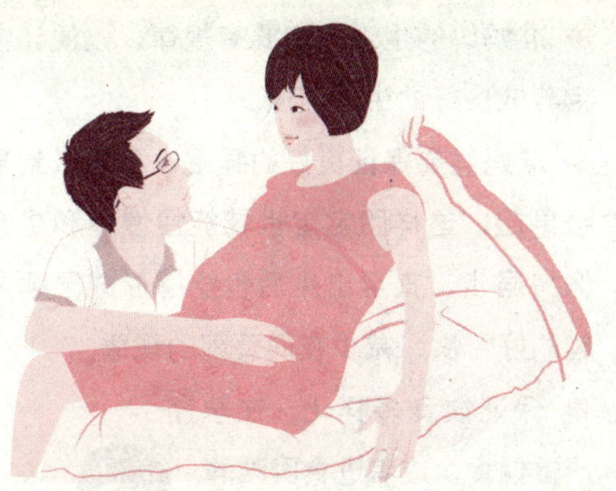

一般来讲，抚摸胎教从妊娠的20周即可以开始，基本上与胎动出现的时间吻合，这也便于根据胎宝宝的反应类型和反应速度来判断宝宝是否适应。如果胎宝宝对抚摸的刺激不高兴，就会用力挣脱或者用力蹬腿来表示不满，这时，应停滞抚摸。如果胎宝宝受到抚摸后，过一会儿才轻轻地蠕动，表明宝宝对此很享受，可以继续抚摸。进行抚摸胎教时，应从宝宝的头部开始，然后沿着背部到腿部至肢体，轻揉而有序地进行。抚摸胎教的时间可选在每晚临睡前进行，每次以5～10分钟为宜。另外，抚摸胎教可以与语言胎教结合进行，二者可以相互促进，加强胎教的效果。

形象意念

有些科学家认为，在怀孕期间，准妈妈如果经常设想宝宝的形象，在某种程度上与将要出生的胎宝宝较相似。这是因为母亲与胎宝宝具有心理与生理上的相通，从胎教的角度讲，准妈妈的想象是通过其自身的意念构成胎教的重要因素，并转化、渗透在胎宝宝的身心感受之中。同时，准妈妈在设想胎宝宝的形象时，会使情绪达到最佳状态，从而促进体内具有美容作用的激素增多，使胎宝宝面部器官的结构组合以及皮肤的发育良好，进而塑造出自己理想中的胎宝宝。在我们的身边，可能经常看到相貌平平的父母却生出非常漂亮的宝宝，这可能与准妈妈在怀孕时经常强化宝宝的形象有关。

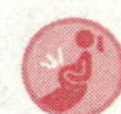

美学胎教

准妈妈在妊娠期间多读一些格调高雅、文笔优美的文学名著、散文或诗歌；多欣赏一些美丽的图画，眺望秀丽迷人的景致，接受大自然对心灵的洗涤；多听一些能使精神放松的优美乐曲；多进行自身内在美与外在美的塑造，都可以提升对美的认识，并对胎宝宝起到美好的影响，让其具有独特的审美眼光，去认识缤纷的世界，这就是美学胎教。针对胎宝宝的发育，可以按以下方案进行美学胎教：

形体塑造

准妈妈在怀孕期间，要把内在美与外在美相融合，既要有良好的道德修养、高雅的情趣、广博的见识、文雅的举止，又要穿着干净、得体，衣服颜色搭配简单、明快、大方，准妈妈注重自身的美感，对胎宝宝的审美观也会起到一定的影响。

美文阅读

准妈妈可通过阅读大量的美文来培养美感，从内心深处提升胎宝宝的审美观。

美景欣赏

准妈妈多到大自然中去饱览美丽的自然风光，可促进胎宝宝大脑细胞和神经的发育。准妈妈在领略大自然美的同时，还可把内心的感受描述给腹中的宝宝，胎宝宝通过准妈妈的感受与述说，将会大大地提升审美感。

音乐欣赏

在心理方面，音乐能使准妈妈心旷神怡，浮想联翩，从而使其情绪达到最佳状态，并通过母儿亲子感应的传递，让胎宝宝朦胧地意识到世界是多么的和谐美好；在生理方面，悦耳怡人的音乐激起准妈妈植物神经系统的活动，可使内分泌腺分泌出的激素经过血液循环进入胎盘，有利于胎宝宝健康的化学成分增多，从而激发胎宝宝大脑及各系统的功能活动，使其感受到外界音乐的渲染，提升对美的认识。

习惯培养

胎宝宝从4个月开始就对光有了感应，也有了自己的生活规律。不仅如此，胎宝宝还能感受到妈妈的生活规律，并对出生后产生一定的影响。

- 准妈妈的生活一定要有规律，以便让宝宝养成良好的生活习惯。
- 准妈妈要保证良好的睡眠，尽量做到早睡早起，这样胎宝宝也就能慢慢地和母亲保持同步，直至出生后也能够形成早睡早起的好习惯，减少夜间哭闹的现象。
- 保证饮食多样化。在孕期严重偏食，或者进食困难的妈妈生出来的宝宝也会有这一倾向；而孕期饮食正常，营养摄取全面的妈妈生出来的宝宝在饮食上都没有太大的问题。
- 保证适度的运动。因为孕妇的运动对于胎宝宝来说也是促进其运动的一种方式，如果妈妈太过懒散，也将会对宝宝产生某些不利的影响。

语言胎教

语言胎教是指怀孕期间准妈妈、准爸爸选择一个安静舒适的环境，用手抚摸着肚子，以温柔的声音对肚子里的宝宝说话或讲故事，让它熟悉妈妈和爸爸的声音的一种胎教方式。

怀孕5个月时，宝宝的耳朵构造逐步完成，这时起宝宝就能倾听外界或来自母亲的声音。怀孕7个月时，胎宝宝具有明显的听觉和感受能力，对父母的言行能做出一定的反应，还能够在脑子里形成记忆。

因此，语言胎教最好从怀孕5个月开始，准妈妈每天和肚子里的胎宝宝讲述自己当天发生的事，给胎宝宝朗读一些优美的散文、诗歌、童话，并且和他玩游戏、唱歌，这些都可以启发宝宝的创造力，培养宝宝的感性特质，激发宝宝的潜能。

为了更好地进行语言胎教，准爸爸也要参与其中，因为男性的低音更容易传入子宫内，久而久之，也是一种良好的音波刺激。另外，父母可以给胎宝宝起一个中性的乳名（因为现在还不知道胎宝宝的性别），经常呼唤他，使胎宝宝牢牢记住这种亲切的呼唤。

音乐胎教

美好的音乐可以陶冶人的情操，既能让孕妇保持良好的心态，又能激发胎宝宝的想象力。

在与胎宝宝一起听音乐时，准妈妈可以坐在躺椅上，全身放松，将音响置于一定距离的地方，音量调到适中。随着音乐的响起，准妈妈想象音乐如温热的水流自头顶向下流动，血液也在从头到脚来回有节奏地流动（以一首乐曲或5分钟为限），然后慢慢睁开眼睛，随着音乐的节奏，手、脚可以有节奏地晃动（以一首乐曲或2分钟为限）。音乐停后，起身走动走动，头脑的昏沉和身体的疲惫会一扫而光。进行音乐胎教还要注意几个问题：

- 音乐应选择舒缓轻揉或欢快相间的E、C调，不应选择迪斯科舞曲、架子鼓等节奏强烈、带有震动性的音乐，否则，容易给胎宝宝带来损害。
- 尽量降低磁带的音量，尽量不要使用传声器，因为高频声音对胎宝宝的内耳基底膜上面的短纤维刺激很强，耳蜗底部最易遭到破坏。
- 每次听的时间应控制在10～15分钟。

爱心小贴士

教宝宝算术和图形*

通过深刻的视觉印象将卡片上描绘的数字、图形的形状和颜色，用你的声音传递给胎宝宝。使胎教成功的诀窍不是以平面的形象而要以立体形象传递。例如，教1+1=2时，你可以说：“这里有1个苹果，又拿来1个苹果，现在我们一共有2个苹果了。”要将具体的、有立体感的形象融入胎教中去。再比如，教胎宝宝图形时，准妈妈可以先用彩笔在卡片上描绘出圆形、方形、三角形等各种形状，然后告诉胎宝宝，红色的圆好像天上红彤彤的夕阳，一定要找出身边的实物来进行讲解。

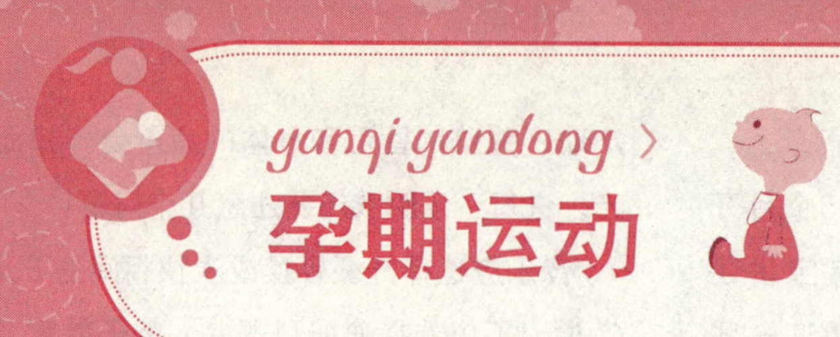

准妈妈的面部按摩

怀孕后，由于内分泌发生变化，准妈妈的面部会出现各种皮肤问题，如粗糙、松弛、黑斑和皱纹等。下面的面部按摩可以大大减少准妈妈的面部皮肤问题：

- **额部按摩** 将两手的中指及无名指放在额头上，分别自额心向左右两边做小圆按摩。连续按摩 6 圈后，在左右两边太阳穴上轻轻压一下。
- **眼角按摩** 用两手的无名指自两边眼角沿着下眼眶按摩 6 小圈，然后绕过眼眶，回到眼角处轻轻按一下。
- **眼周围按摩** 用两手无名指沿眼周围做绕圈按摩，按摩 6 圈后在太阳穴上轻轻压一下。
- **鼻部按摩** 用手指自太阳穴沿额头鼻梁滑下，在鼻头两侧做自上而下的小圈按摩，共按摩 8 小圈。
- **唇上按摩** 双手手指放在唇上做 8 小圈按摩。
- **嘴角按摩** 用两手中指及无名指在嘴角做 8 小圈按摩。
- **下巴按摩** 在下巴做 8 小圈按摩。
- **嘴唇周围按摩** 用双手的两指头自下巴沿着嘴角，向上按摩至唇上，再从唇上按摩至下巴。
- **脸颊部按摩** 用双手的两指分别沿脸颊四周做大圈按摩，共按摩 8 圈，然后至太阳穴处轻轻压一下。
- **拍脸按摩** 将四指并拢，左右交替在脸上轻轻拍击，每侧拍击 60 个来回，共做 3 次。
- **颈部按摩** 将双手的 4 个指头放在颈部由上向外按摩，自颈部逐步按摩至耳后，一共按摩 6 圈。

上述方法可以每晚睡前用清洁霜做3～5分钟，然后用热毛巾敷一下就可以了。

安全孕瑜伽，准妈妈的额外需求

孕期瑜伽不仅可以让准妈妈的身体得到很好的锻炼，还可以让准妈妈的心理得到良好的调试，对准妈妈和胎宝宝都十分有益。

- 有利于缓解孕期紧张情绪，使准妈妈感情愉悦充满活力。
- 按摩五脏六腑，调理内分泌，减缓妊娠反应。
- 促进血液循环及消化功能，缓解孕期常见的不适感。
- 有助于增强骨盆和脊椎的灵活性，减缓孕期腰酸骨痛，加强身体的力量，有利于分娩。
- 锻炼肌肉的弹性，有助于产后形体的恢复。
- 与成长中的宝宝建立更亲密的联系。
- 分娩时更容易听从身体发出的信息及指令，有助于缩短产程。

教准妈妈几式孕瑜伽

侧腰式——锻炼胸部和腰部

扩张、补养胸部，增强腰部的灵活性及弹性，有助于产后恢复体形。

- 两腿并拢站立。吸气，左臂伸展向上。
- 呼气，身体向右侧下落，眼睛向上看。

特别提醒　意识要放在腰部，体会腰肌的伸展与挤压，身体保持在一个平面上。

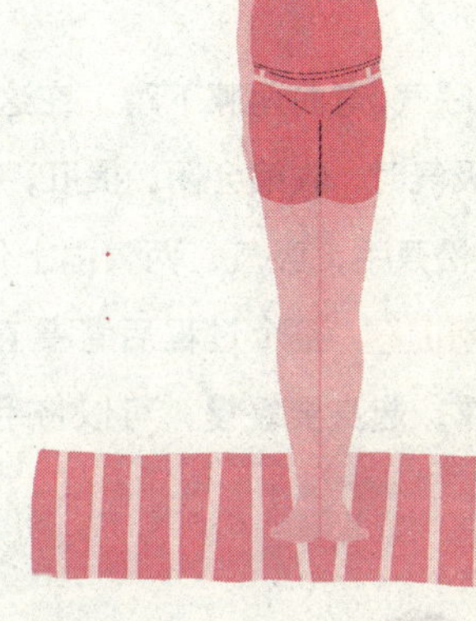

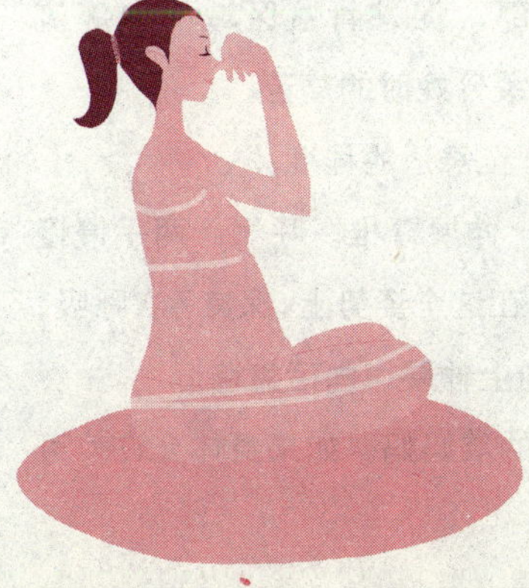

月亮呼吸法——减缓焦虑

由于怀孕时荷尔蒙的增多，准妈妈容易产生内热，且情绪易波动。此呼吸法能够调节体内热量，帮助准妈妈平稳情绪，减缓孕期焦虑。

- 盘腿坐，右手的大拇指和无名指放于鼻翼两侧。大拇指轻轻按住右鼻孔，用左鼻孔吸气。
- 无名指按住左鼻孔，用右鼻孔呼气。

特别提醒　呼与吸的时间要相等；按鼻孔时不要太用力。

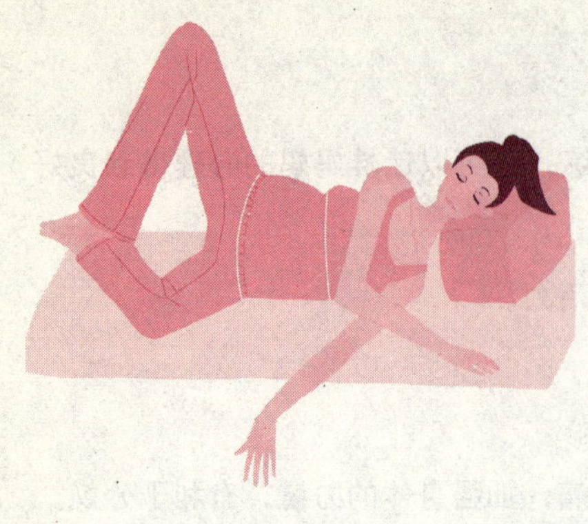

婴儿式——放松身体

在做瑜伽时，只要觉得疲惫，都可以停下来休息。这个变形后的放松式，能够让孕妇非常舒适地放松全身的肌肉。

- 取一块方垫。
- 两膝向两旁打开，弯曲两腿，上身放松地侧靠于垫子上。

特别提醒 不要挤压到腹部。

蹲式——增强阴道力量

这种姿势可以使腿部力量得到加强，补养子宫，同时增强阴道的力量，有助于分娩。

- 靠墙站立，两脚尖向外，两脚分开与肩同宽。两臂放于体前，十指交叉。
- 呼气，弯曲两膝下蹲。在这个姿势上，可以试着做“凯格尔”运动，即吸气时，收缩会阴、提肛，尽可能长时间地保持住，呼气时放松。
- 松开手，吸气，两臂向上伸展，向后靠墙。

特别提醒 整个过程后背要直，孕晚期可在臀部下方垫一张小凳做支撑。起身要缓慢，可以将手扶在膝盖上起来。

坐角式——锻炼髋部

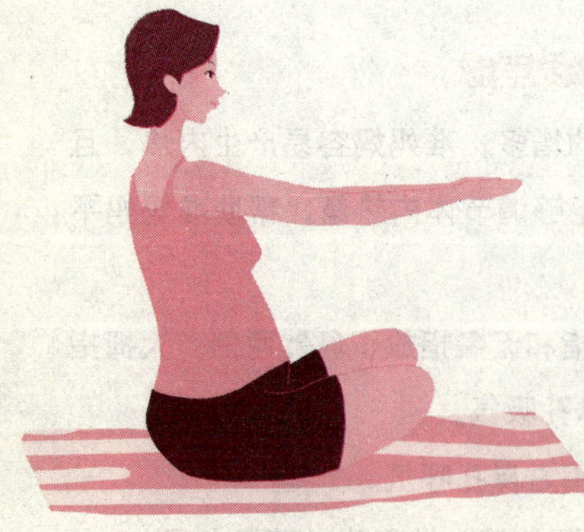

这种姿势可伸展腿部，促进骨盆区域的血液流通，放松并锻炼髋部，减缓分娩时的痛苦。

- 两腿向两侧伸直，打开至舒适的程度。
- 两手放于体前，吸气，伸展脊椎，呼气，两手慢慢向前移动，下落上伸。停留在这个姿势上，保持7次呼吸。
- 松开手，吸气，两臂向上伸展，向后靠墙。

特别提醒 怀孕五个月内的准妈妈，如果身体允许，可将两臂伸直，上身贴地。

猫伸展式

这种姿势可增强脊柱的弹性，改善血液循环，促进消化，给腹中的胎宝宝提供更多的营养，自己也补充了体力。

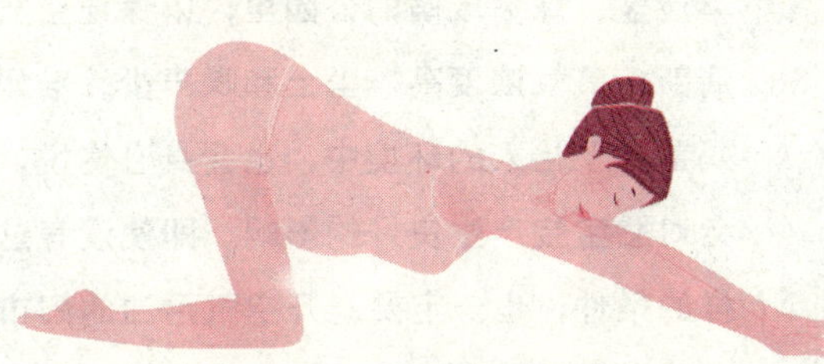

- 双膝跪地，两手十指张开落地，两臂垂直于地面。吸气，抬头，塌腰，伸展脊椎。
- 呼气，弓起后背，低头，下巴向内收。

特别提醒　需重复动作11次。

三角侧伸展式——缓解便秘

这种姿势可增强腿部力量，促进肠胃蠕动，缓解孕期便秘。

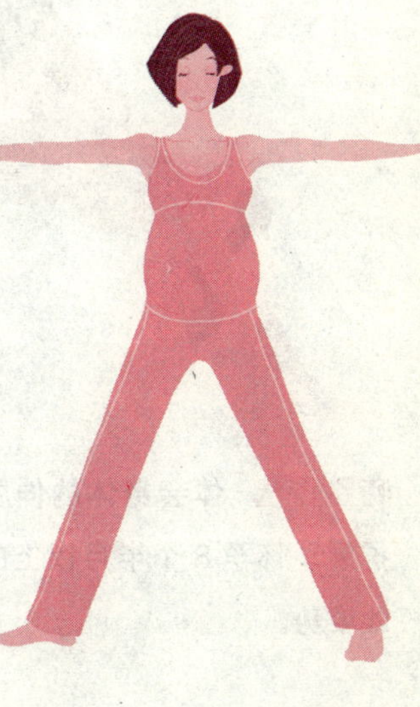

- 两腿打开，右脚尖向外，左脚尖稍稍向内，伸直两臂与肩平。
- 呼气，弯曲右腿。
- 深吸气，呼气同时，身体向右侧下落，右手贴地。两臂成一条直线，眼睛向上看。

特别提醒　步骤3时，右手如不能贴地，可以弯曲右手臂，靠在右大腿上做支撑。孕晚期如果感觉这个动作有些吃力，可以坐在椅子上，或者停止练习。

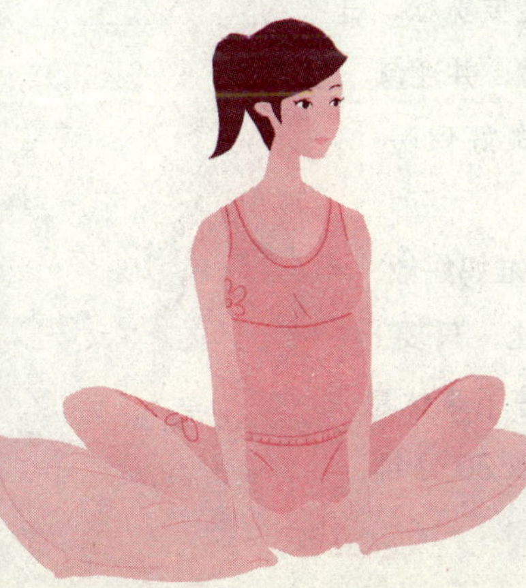

束角式——预防静脉曲张

这种姿势可增加下背部、腹部和骨盆区域的血液流通，防止静脉曲张，且有助于打开髋部，利于分娩。

- 两脚心相对，两膝向旁打开。两手抓脚，深吸气，伸展脊椎。
- 呼气，上身平直地向前下落。到达自己的极限，保持7次呼吸。

特别提醒　这个姿势适合整个孕期。当你的腹部已经接触到脚时，就不要再向下挤压了。

下犬式——促进血液循环

这是一种很好的伸展姿势，能促进全身的血液循环。

- 身体呈倒“V”形，两腿打开与肩同宽或比肩稍宽，两手之间的距离与两脚之间的距离相等。
- 吸气。呼气时，脚后跟向下接触地面，同时上身向下伸展。

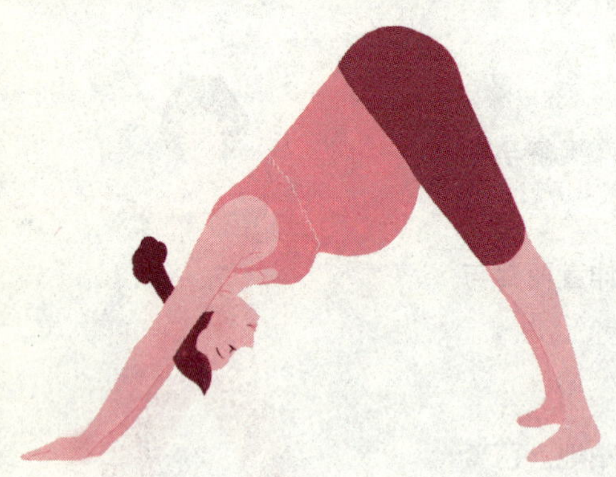

特别提醒　体会身体的伸展感以及空间的扩展。怀孕8个半月以上的准妈妈不要做此姿势。

孕期宜多散步

散步是准妈妈最适宜的运动之一。准妈妈散步可以增强神经系统和心肺的功能，促进新陈代谢，并可使腿肌、腹肌、心肌等加强活动。同时，散步可使准妈妈的血液循环加快，这对身体细胞的营养，特别是对心肌的营养有良好的作用。同时，肺的通气量增加，呼吸变得深沉。

不过，准妈妈散步时要注意许多事项。

- 选好散步地点　准妈妈散步最好选在花草茂盛、绿树成荫的公园里，以保证空气清新、氧气浓度高，尘土和噪声少。准妈妈置身于怡人的环境中，也会身心愉悦，会对胎宝宝产生良好的影响。即使没有这样的条件，也一定要避开空气污浊的闹市区、集市或交通要道。
- 掌握好散步时间　早上一般选择日出之后，因为日出前空气中的有害物质较多；晚上则宜选择19点之后，此时路上车辆较少。尤其要避开车辆高峰时刻，以免空气污浊对准妈妈和胎宝宝带来不利的影响。
- 准爸爸要陪同　准妈妈散步时最好有丈夫陪同，这样可以增进夫妻间的交流，培养丈夫对胎宝宝的感情，也可保证准妈妈的安全。
- 穿着舒适　准妈妈散步时，穿着一定要宽松，鞋子一定要舒适，并注意气温变化，做好保暖工作。
- 不要太累　准妈妈散步要适可而止，只要感觉累就应停下来休息一下，一般以30分钟左右为宜。

 准妈妈也可以游泳

怀孕期间准妈妈的韧带和关节比平时更加松弛柔软，剧烈运动可能会给准妈妈造成伤害，所以，应当以更为柔和的方式进行锻炼。

游泳正是一项比较柔和的锻炼形式，它不但可以调节准妈妈的神经系统功能，促进血液循环，使准妈妈更加适应分娩，还可以减少由于紧张而引起的许多不适情绪，缓解腰背疼痛、痔疮和下肢浮肿等压迫症状。此外，游泳还能帮助准妈妈保持体温相对恒定。在准备游泳时，准妈妈要多加小心，以免身体受到伤害。主要注意以下几点：

- 选择水质好、过滤消毒设备完善、管理好的游泳场馆，以保证游泳时的卫生和安全。
- 游泳的水温不能太凉，太凉的水可能引起子宫收缩或出现蛋白尿。
- 在下水前先沐浴，将身上的汗渍冲洗掉再游泳，这样可以使自己很快适应水温。
- 游泳之前补充一定液体食物和营养，以免脱水。
- 游泳时不要潜入水中，因为潜水可能给腹部造成过分的冲击。
- 不要脚朝下跳入池中，这样容易使水进入阴道，造成感染，同时，跳水易对腹部造成冲击，准妈妈应缓慢地使身体进入水中。
- 游泳时应有人在旁或在岸上监护。
- 运动时间不宜太长，应以运动结束不觉太累为宜。
- 不要穿着湿游泳衣到处乱坐，不要借用或租用游泳衣游泳，以免细菌侵入阴道，引起阴道炎。
- 游泳后要将身体冲洗干净，但不可使用蒸汽浴。
- 游泳后立即解小便，以预防阴道炎。
- 游泳后用氯霉素眼药水点眼，以防眼睛感染。
- 游泳后体表温度有所降低，要注意保暖，及时补充液体。
- 若感到腹部疼痛，发现出血现象，要立即找医生或助产士咨询、检查。
- 不会游泳或游泳技术不熟练的准妈妈，最好不要游泳。
- 有习惯性流产史的准妈妈，最好不要游泳。
- 怀孕 7 个月以后，不宜游泳，以免发生羊水早破等意外。

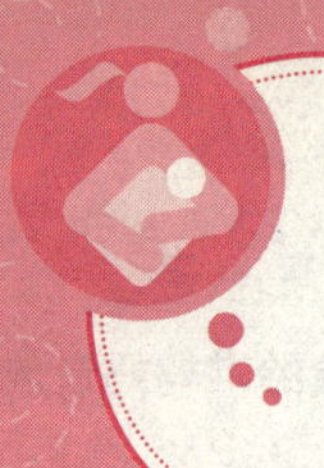

gaoling zhunmama xuzhi

高龄准妈妈须知

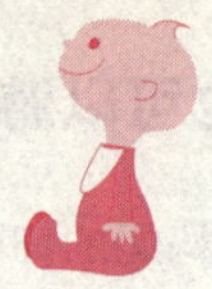

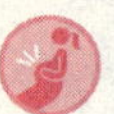

高龄准妈妈的孕前准备

医学上认为，年龄超过35岁怀孕就可以称为“高龄妊娠”，准妈妈也被称为高龄准妈妈。

研究表明，与适龄妊娠的女性相比，高龄妊娠发生各种疾病的风险增加了2～4倍。因此，如果你已经处于高龄又准备怀孕时，一定要积极采取措施，尽力让自己的身体保持良好的状态。

尽早受孕

一旦决定要宝宝，就不要再拖延了，因为越是拖延，卵子的活力就越低，这会直接影响胚胎的质量，而且高龄妈妈产后也不容易恢复。

积极治疗身体的疾病

35岁以后，患高血压或糖尿病的比率较大，不仅会影响受孕，在怀孕后对自身和胎宝宝的健康都会有很大影响。所以怀孕之前一定要先进行全面的健康检查，包括丈夫在内，如果发现异常，要积极治疗，力图把身体调整到最佳状态。

保证充足的睡眠

充足的睡眠可以帮助高龄准妈妈提高身体的免疫力，增强器官组织机能，尤其是有助于形成优质的受精卵。

做好营养准备

充足而有营养的饮食有助于提高卵子的质量，为此，每天注意补充新鲜的蔬菜、水果、鸡蛋、牛奶、瘦肉等富含优质蛋白质的食物。

心情放轻松

不少高龄妊娠的女性对孕育和生育的顾虑较多，使精神处于紧张状态。其实，只要做好各种保健措施，宝宝就会平安出生，不必过于担心。否则，不利于受孕和妊娠。

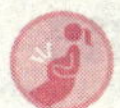高龄准妈妈需判断自己的受孕能力

对于35岁才想要宝宝的女性来说，除了注意自己的饮食起居保持良好的习惯外，要增加自己的受孕概率，还要先学会判断自己的受孕能力。

- 记录一下自己的月经是否规律，或是测量一下基础体温，看有没有高低温度的变化，明确自己是否有排卵。这样可以大致了解自己的怀孕能力如何。
- 想想自己过去是否有过不利于生育的因素，如腹部开过刀，或是做过人流等，这些都可能会对受孕造成不利影响。
- 想想自己以前是不是有过多个性伴侣，如果避孕方式不当，性伴侣较多的人较容易患盆腔炎，发生生育问题的概率也会比一般人要高。

如果觉得自己存在这几方面的问题，不妨早一点到医院进行相关咨询和检查，以期早发现问题，早解决。这样，自己受孕的概率就大了。

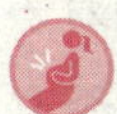高龄准妈妈要警惕唐氏综合征

据调查，唐氏综合征的发病率在25~29岁的准妈妈中为1/1500，在30~34岁之间的准妈妈中为1/800，在35~39岁之间的准妈妈中为1/250，在40~44岁之间的准妈妈中为1/100，在45岁以上的准妈妈中为1/50。可见高龄准妈妈中，胎宝宝患唐氏综合征的比率大大增加。

究其原因，是因为女性的生殖细胞是与自己同龄的，一般在35岁以后便开始出现老化，且容易受到病毒的感染，放射线、噪声、微波辐射、环境污染、吸烟、酗酒等对其损伤也更为明显，只是生殖细胞的减数分裂异常，如细胞内染色体不分离、断裂、易位等，唐氏儿就是因为生殖细胞在分裂过程中染色体未分离所致。所以，高龄准妈妈一定要配合医生积极产检，以早作诊断。

爱心小贴士

高龄孕妇要忌口*

高龄孕妇在怀孕期间比二十多岁怀孕容易发胖，体重过度增加则容易患上糖尿病，而且腹中的宝宝长得太大会给分娩带来困难。这时你需要控制体重，一般妊娠40周的孕妇体重增加不要超过12.5千克，其中胎儿约占3~3.5千克。下列食物因其含糖分过量，是造成过度肥胖的元凶，所以要不吃或少吃。主要包括白糖、糖浆、阿斯巴甜、糖果及朱古力、可乐或人工添加甜味素的果汁饮料、水果罐头、人造奶油、冰淇淋、花生酱、沙拉酱。

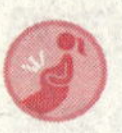

高龄准妈妈需做的特殊检查项目

针对高龄准妈妈，目前临床上主要有以下几种特殊诊断：

1. 母血筛查 唐氏儿除了与遗传因素有关外，唯一与之密切相关的就是准妈妈的年龄。为此，优生专家建议，有条件的准妈妈可以在怀孕早期做血二联和B超NT筛查，怀孕中期做血三联或二联筛查。高龄准妈妈是重点筛查的对象之一。

2. 绒毛检查 怀孕40～70天是做该项检查的最佳时机，通过取绒毛膜诊断胎宝宝有无遗传病，一旦发现异常，可在孕早期及时进行人工流产，既可以避免缺陷儿的出生，也可以免去孕中期引产的痛苦。

3. 羊膜穿刺检查 该项检查主要针对高龄准妈妈。怀孕18～20周时，在B超的协助下，穿刺羊水，从中取出胎宝宝脱落的细胞进行染色体分析，从而判定其有无遗传性或先天性代谢疾病。

4. B超检查 B超可以检查出多种先天畸形，如无脑儿、脑积水、小头畸形、唇腭裂、脊柱裂、多囊肾、肾盂积水等。一般在妊娠16周以后都可以进行。

高龄产妇容易生痴呆儿和畸形儿

通常所说的晚婚晚育妇女指年龄在23岁以上的育龄妇女，而高龄产妇则指年龄在35岁以上的妇女，此时生育的子女痴呆儿和畸形儿的发生率明显增高，产妇年龄过大也会导致难产、胎儿死亡率增加。

产妇年龄越大，卵细胞可能发生变化，人体包括卵巢所承受的各种射线和有害物质的影响也就越多，这些因素都会使遗传物质发生突变的机会增多。遗传物质染色体在细胞分裂过程中发生不分离现象，最常见的是21号染色体不分离，结果出现先天性愚型儿。患儿的染色体分析检查可见有3条21号染色体，故又称“21－三体综合征”唐氏儿。这种人智能极低下，长大后生活也不能自理。除了体表异常外，尚有心脏、消化道等内脏畸形。

近年还发现母亲年龄太轻或父亲55岁以上时，亦可能有影响。因此，凡母亲年龄在35岁以上，生过先天愚型儿，或家族中有先天愚型患者，都应去咨询门诊进行必要的检查，并且再次妊娠后对子宫内的胎儿做产前诊断，以了解是否有患“21－三体综合征”的可能。若此胎儿染色体正常，则可继续妊娠，直至分娩；若发现有染色体异常，应及早终止妊娠。

高龄准妈妈的妊娠风险

1	自然流产的风险大	高龄准妈妈的染色体容易发生异常，所以在妊娠早期自然流产的风险较大。资料表明，高龄初准妈妈流产率在怀孕早期可达20%
2	早产的风险大	高龄准妈妈的子宫环境相对适龄准妈妈要差，不利于胎宝宝的生长发育。所以在孕晚期容易发生早产。统计显示，高龄准妈妈的早产率是适龄女性的4倍
3	难产的风险大	随着年龄的增大，高龄准妈妈的子宫颈部、会阴以及骨盆的关节变硬，分娩时不宜扩张，同时子宫的收缩力和阴道的伸张力也较差，容易导致产程延长，发生难产
4	患乳腺癌的风险大	最新资料表明，准妈妈的年龄越大，患上乳腺癌的风险就越大
5	出现先天性痴呆儿的风险大	女性35岁以后，卵子老化，染色体分裂时容易发生异常，导致先天性痴呆儿的发生率增高
6	怀孕期间患高血压和糖尿病的风险大	随着年龄的增长，人体患高血压和糖尿病的概率会增大，而高龄准妈妈在妊娠后，随着身体的新陈代谢发生变化，受这些疾病困扰的比率也会大大增加
7	出生后宝宝身体较弱	女性在35岁以后身体机能开始逐渐下滑，子宫的孕育能力以及为胎宝宝提供营养的能力也会减弱，因此，高龄准妈妈所生的子女身体的免疫力相对较弱
8	产后身体恢复较慢	女性在35岁之后，全身器官组织的机能都开始减退，高龄准妈妈在分娩之后不仅容易发生各种产后疾病，内分泌对身体的调整以及生殖器官的恢复能力也大大减弱

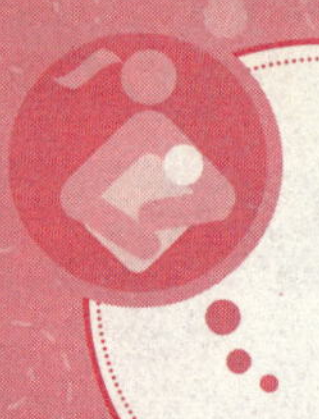

yunqi de xingfu shenghuo >

孕期的“性”福生活

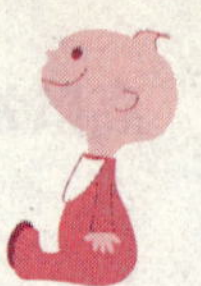

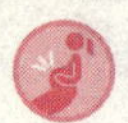

孕早期的性生活

在整个孕期，准妈妈都要注意节制性生活，特别是在头3个月应尽量避免性生活。因为性交本身是一种机械性刺激，一方面可引起盆腔肌肉强烈而紧张的收缩，另一方面还可通过神经中枢活动反射性地引起局部子宫收缩性变化而诱发流产。此外，精液中含有的大量前列腺素也可促进子宫收缩，并抑制卵巢产生黄体素，导致流产的发生。

怀孕的早期，多数准妈妈都处在忐忑之中，再加上早孕反应，使得准妈妈几乎毫无“性趣”。这时，准爸爸应给予理解，并积极帮助准妈妈走出心理上的障碍和生理上的不适。一般来说，孕早期性生活的体位以正常位、交叉位和伸张位为宜，应避免女上位。

适宜的体位

〖正常位〗准爸爸用双手和膝盖支撑身体，准妈妈平躺，这样不会压迫准妈妈腹部，插入也不会太深。

〖交叉位〗准爸爸的身体稍微倾斜，这样刺激不会过于强烈，插入也不会太深。

〖伸张位〗准爸爸和准妈妈都伸直身体结合，这样可以避免准爸爸动作过于剧烈。

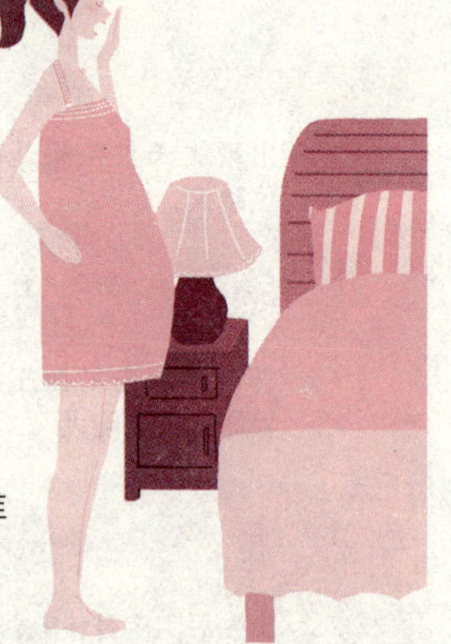

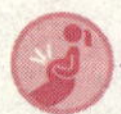

孕中期的性生活

孕中期以后，胎盘已经形成，怀孕开始进入稳定期。此时，适度的同房一般不会对准妈妈和胎宝宝造成伤害。尽管如此，出于对胎宝宝的安全考虑，还是应当避免频繁的性生活，性交的动作也不宜过于激烈。

到了孕中期，准妈妈的子宫明显增大，肚子也渐渐突出，所以性生活中要选择不会压迫腹部的性交体位。但是如果性生活后有出血现象，则应立即向医生咨询，确认是否属于异常情况。

适宜的体位

〖前侧位〗准爸爸和准妈妈对向，均侧卧，这样阴茎插入不会太深，还可以避免压迫腹部。

〖后侧位〗准爸爸和准妈妈均侧卧，准爸爸从背部插入，这样不会打扰胎宝宝，也不会损伤阴道和子宫。

〖后背位〗准爸爸从背后抱住准妈妈的姿势，这样准爸爸的身体重量不会压迫到妻子，也可以随心所欲地调节抽插的深度。

孕晚期的性生活

由于有早产的危险，孕晚期同房时更需格外小心。在孕晚期，由于准妈妈的身体开始为分娩作准备，子宫和阴道变软，阴道分泌物增多，敏感的子宫颈部很容易受细菌的感染。一般在妊娠9个月之前可以适度同房，而在最后4周应避免同房。且孕晚期性生活应选择不会给腹部带来压力的体位。准爸爸应注意动作一定要轻柔，一方面可以避免过于激烈的动作对子宫造成伤害引起早产，一方面也可以避免准妈妈的心情过度紧张和害怕。

适宜的体位

〖后侧位〗准爸爸从后面抱住妻子。

〖后坐位〗准爸爸坐着抱住妻子的背部，这样便于准爸爸调节深度和速度。

不适宜的体位

〖屈曲位〗准妈妈的大腿和膝盖大幅度提升，这样结合太深会影响子宫。

〖后背位〗由于子宫增大，这种姿势会使准妈妈腹部有很强的下坠感。

〖骑马位〗准妈妈在上，尤其对阴道较短的准妈妈来说冲击过大，对子宫的刺激过于强烈。

8种情况避免孕期性生活

只要是身体健康的准爸爸、准妈妈，怀孕期间仍然可以进行正常的性生活。但一般会有两大顾虑：高潮时的子宫收缩可能造成流产或早产；由于阴茎插入而造成细菌感染。所以，若出现以下可能危及准妈妈及胎儿的健康与安全时，就必须暂时停止性生活：

- **过去曾有流产的经验** 如果准妈妈过去曾经流产过，那么医师会建议孕妇怀孕前几个月最好禁止性生活，直到流产的危险期过去为止。
- **已有流产的威胁存在时** 如果准妈妈在性交当时或之后有阴道流血的情形，或有下腹疼痛的现象，应找医师检查一下，若有流产的迹象，应暂时停止性生活。

● **准爸爸患有性病** 性病的病菌会在性交时传染给孕妇及胎儿，因此在彻底治愈之前，应禁止性生活。

● **准妈妈阴道发炎** 在性交时会将病菌传染给胎儿，因此在彻底治愈之前，应禁止性生活。

● **胎盘有问题时** 如果准妈妈有前置胎盘，或胎盘与子宫连接不紧密时，性交可能会导致流产，应暂时停止性生活，等情况稳定后才可恢复性生活。

● **子宫收缩太频繁** 如果准妈妈发现自己子宫收缩太频繁，为了避免发生早产，还是要避免性生活，并找医师检查一下。

● **子宫闭锁不全** 随时都有流产的危险，应避免性生活。

● **早期破水** 若未到预产期，此时孕妇须安胎，但因保护胎儿的羊膜已破裂，病菌可能会进入子宫而感染胎儿，所以此时应避免性生活。

当有以上情形出现而必须禁止性生活时，准妈妈可以用手的爱抚来满足老公的欲望。然而有一点必须注意，若医师已警告准妈妈禁止性行为是因为子宫收缩的关系，那么此时任何会引起准妈妈性兴奋的行为都必须禁止，包括触摸乳房及外阴部等，因为这些刺激也会引起子宫收缩，危及胎儿安全。

孕期性生活注意事项

1	阴部有感染时避免同房	如果准妈妈的阴部有感染，应等治疗好以后再进行性生活，因为阴茎可能会将病菌带入子宫，造成胎宝宝感染。而精子、精液也可以带着阴道细菌进入子宫内膜，引发炎症，甚至早产
2	同房应使用避孕套	因为男性的精液中含有前列腺素，阴道吸收后可以引起子宫收缩，造成流产或早产。另外，避孕套也可以防止将病菌传染给准妈妈
3	准爸爸有疾病要先治疗	因为准爸爸有性病时特别容易传染给胎宝宝，其感染率是准妈妈传染给胎宝宝的两倍，所以如果准爸爸的生殖器官有疾病时一定要先治疗
4	特殊情况绝对禁止性生活	有先兆流产，如阴道流血、腹痛等；准妈妈有习惯性流产者；准妈妈有妊娠期高血压疾病者；在妊娠晚期，准妈妈有严重并发症者

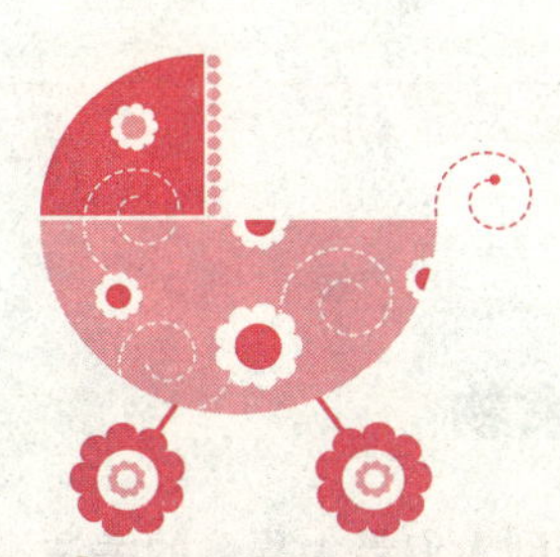

第3章

准爸爸的功课 做妻子坚强的后盾

妻子怀孕了，升职为准爸爸的你心里的喜悦是无法言表的，面对角色的转变，你准备好了吗？为了更好地孕育小生命，从现在开始就要肩负起做爸爸的责任。

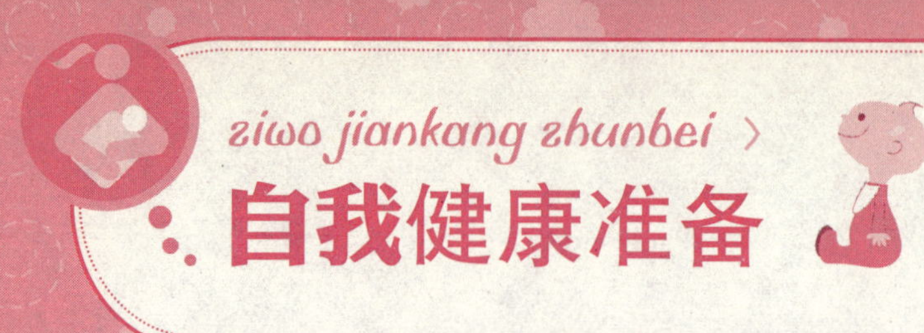

准爸爸要多吃助孕食物

准妈妈的饮食一直以来受到人们最大程度的关注，可是准爸爸的饮食习惯对生育一个健康宝宝也起着至关重要的作用。现今社会环境污染重、社会压力大，体内很容易产生各种毒素，如果不能彻底排出，很容易影响精子的质量，而且也不利于为稚嫩的胚胎提供一个良好的生长发育环境。

多吃可排除毒素的食物

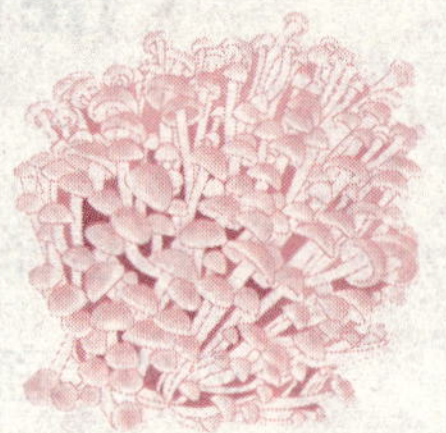

建议准爸爸从准备怀孕的半年前开始，多吃些可以帮助清除体内毒素的食物，如猪血、鸭血、鸡血等，避免有害物质对自己身体的伤害，保护精子健康强盛的生命力。

多吃蔬果

很多准爸爸对蔬果不屑一顾，认为那是女孩子减肥的食物。其实，蔬果当中不少营养物质是男性生殖生理活动所必需的。若是长期缺乏各类维生素，就可能有碍性腺正常的发育和精子的生成，影响精子的正常活动能力，严重时甚至会引起不孕。研究表明，如果男性体内维生素A严重不足会使精子受损，即使受孕，也容易导致胎宝宝畸形或死胎；而B族维生素与男性睾丸的健康更是密切相关，如果缺乏，则会降低男性生殖能力。不过有几点需要提醒的是：

- 不要借韭菜来助性，因为韭菜农药含量特别高，很难去毒，对男性生殖危害大。
- 长得又肥又大的茄子多半是用催生激素催化而成，对精子生长有害，最好不要多吃。
- 水果一定要削皮后再吃，因为果皮农药含量最高。
- 一般的蔬菜要先洗干净，再放入清水中浸泡一段时间，然后再下锅。

多吃含蛋白质的食物

好多年轻男士都比较偏爱肉食，尽管蛋白质是生成精子的重要原料，充足的优质蛋白质可以提高精子的数量和质量，但是蛋白质摄入不能超量，妻子要根据丈夫的实际情况，保证适量均衡的状态。比如，三文鱼、牡蛎、深海鱼虾等海产品不仅污染程度低，还含有促进大脑发育和增进体质的营养元素。不过，不要单吃某一类食品，更不能偏食，各种瘦肉、动物肝脏、乳类、蛋类中也是优质的蛋白质食品，均衡摄取才可以帮助增加精子的营养，提升精子的成活率。

多吃含矿物质及微量元素的食物

除了优质蛋白质以外，人体内的矿物质和微量元素对准爸爸的生育能力也有重要影响。比如，锌、锰、硒等元素参与男性睾丸酮的合成，帮助提升精子活动的能力以及受精等生殖生理活动。矿物质和微量元素无须单独补充，在一些高维生素食物中就可以获得。平时除了多吃蔬果外，还可以多食用一些海洋性植物，如海藻类或是菌类植物食物。

与各类营养素的功效相比，能量虽然不是营养元素，但它可以保证其他营养素在体内发生作用；而且精子及其他生殖生理活动也需要充足的能量。饮食当中的各种主食都是能量的主要来源，包括米面、五谷杂粮、干鲜豆类等。

生育一个聪明健康的宝宝是夫妻共同的责任，从现在开始，准爸爸就要好好准备起来，改变自己不良的饮食习惯，迎接一个健康小生命的出生。

准爸爸要做好孕前检查

健康宝宝由夫妻共同创造，优生优育首先要了解自身的生殖能力，而孕前检查比婚前检查更有针对性。而不少男性过于自信，不愿意到医院检查，殊不知，准爸爸做孕前检查可以清除一些误区，为孕育一个健康聪明的小生命提供保证。

健康宝宝首先是健康精子和卵子的结晶。因此，男士孕前检查最重要的就是精液检查。男性泌尿生殖系统健康与否对下一代的健康影响极大，因此一定要检查。如果觉得自己的睾丸发育可能有问题，要先问清以前是否患过腮腺炎，是否有过隐睾、睾丸外伤和手术、睾丸疼痛肿胀、鞘膜积液、斜疝、尿道流脓等情况，并将这些信息提供给医生，并仔细咨询。同时，医生还会详细询问体检者及其家人以前的健康状况，是否患过某种疾病、如何治疗等，必要时要做染色体、血型等检查。另外，有些准爸爸如果很长一段时间没有做体格检查或是没做过婚检，那么肝炎、梅毒、艾滋病等传染病检查也很必要。

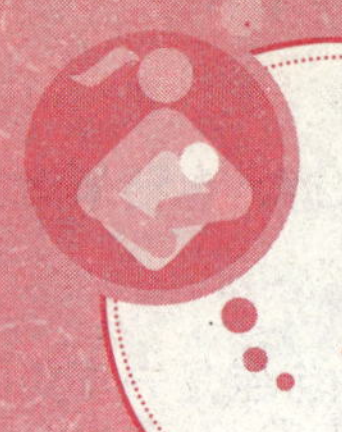

zhunbaba shenghuo yiji

准爸爸生活宜忌

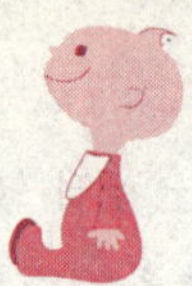

多和胎宝宝说话

很多准爸爸工作繁忙，没有时间胎教，其实，胎教可不是准妈妈一个人的事儿，准爸爸也要积极参与才行。准爸爸参与胎教不仅能让准妈妈感到被重视、被疼爱，还能增进准爸爸与胎宝宝之间的感情。那么，准爸爸们该如何进行胎教呢？

- 有的爸爸一开始不习惯跟肚子里的宝宝打声招呼，有的爸爸刚开始几天还会对着肚子“叽里呱啦”地讲话，可一忙一累就很容易忘记。
- 准爸爸要调整心态，想象有一个小生命正在爱人的肚子里很认真地听你讲话，这样，你就会很有耐心和爱心。比如，夫妻俩事先给宝宝起个爱称，你可以在每天起床时就同他打招呼。“你早，小 ××。”下班的时候也可以说：“小 ××，爸爸回来了。”
- 在妻子不舒服的时候，准爸爸更要把手轻轻放在她的腹部，说：“要乖啊，小宝宝，不然妈妈会很累的。”小家伙立刻就很“乖”了。
- 准爸爸可以每天在固定的时间和宝宝打招呼、讲童话故事、念儿歌，或者跟宝宝讲讲这天发生的有趣事情，这些对胎宝宝脑部发育都有很大的帮助。

提醒准妈妈养成良好的习惯

准妈妈的饮食、生活习惯，会在某种程度上影响到肚子里的宝宝。如果准妈妈怀孕时胃口不好、偏食，或吃饭时间不规律，那么，宝宝生出后也会出现偏食、胃口不好及消化吸收不良等状况。如果准妈妈很懒散，或缺乏思考力及行动力，生活节奏也不规律，生出的宝宝也可能像她一样。为此，准爸爸的一个重要任务就是提醒准妈妈摒除坏习惯，两个人一起培养一种健康而规律的生活态度。

 帮准妈妈买衣服的技巧

怀有身孕的准妈妈最明显的特征就是“大腹便便”，在这个孕期的女性有一种独特的美，若配上漂亮的衣着，不仅能让自己心情愉快、充满自信，还有利于胎宝宝的健康发育。那么，准爸爸该怎样为心爱的妻子选上一件称心的衣服呢？准妈妈穿的衣服一定要注意得体，尤其是在妊娠中期以后，上衣和裤子宜宽松，以免妨碍胎宝宝生长发育。如果是春秋季，上身宜穿肥大毛线衫，比平时的毛衣略长一些；如果是夏季，可以穿竖条连衣裙或是深红、暗紫、蓝色的连衣裙，样式以筒裙不束腰为宜。冬季，穿深色的半大衣轻便又好看。另外，孕妇的衣服随着妊娠时间的增加要提前准备，并要多备几件，便于经常换洗，保持清洁。

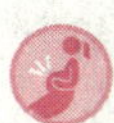 帮准妈妈选鞋的技巧

准爸爸给孕妇选购衣物时，另一个要点就是要注意适宜。孕妇追求美不可与孕前相比，像高跟鞋就不宜再穿。

因为怀孕以后，准妈妈的身体重心向前移，孕妇会很自然地喜欢挺胸凸肚的“骄傲姿势”。如果穿高跟鞋，腰和后背都需要难受地支撑着，不仅重心不稳，容易跌倒，而且还会增加腹坠和腹酸等不适，有的还可能引起脚跟痛。但是过于平薄的鞋底也不好，这会让孕妇感到硌脚不舒适。而柔软、有弹性的坡跟鞋最为理想，比如布底或海绵坡跟等；鞋帮也要松软，如布鞋或羊皮、泡沫塑料等；尺寸要稍肥大些，特别是妊娠后期，多数孕妇会出现脚肿现象，鞋子太小会妨碍血液循环。此外，挑选鞋子还应注意以下几点：

- 鞋的前部应软而宽；面料要有弹性，如羊皮鞋、布鞋等。
- 脚背部分要与鞋子紧密结合。
- 鞋后跟在2~3厘米左右高。
- 鞋底带有防滑纹。
- 能正确保持脚底的弓形部位。
- 鞋的宽窄、长度要合适，鞋的重量较轻。
- 孕晚期，脚部浮肿，要穿有松紧、稍大一些的鞋。
- 为了避免弯腰结扎鞋带不方便，应穿便于穿、脱的轻便鞋。
- 随着孕妇身体的变化，脚心受力加重，容易形成扁平足，为此，应该想办法保持脚底的弓形，比如用2~3厘米厚的棉花团垫在脚心部位作为支撑。

准爸爸要做好后勤工作

女性在孕期需要大量营养。营养不足，不但后代体质差，而且还会影响胎宝宝出生后的智力。因此，丈夫要安排好妻子的饮食。同时，孕妇腹部膨大，活动不便，操劳过度或激烈运动，极易使胎宝宝躁动不安，甚至流产。做父亲的一定要千方百计地做好后勤，以保证母子身体健康。除了安排好妻子的饮食外，还要自觉地多分担家务事，不让妻子做重活，帮助妻子料理家务，减轻体力劳动，保证让她有充分的睡眠和休息。在乘车、逛商店时，要保护妻子，避免腹部直接受到冲撞和挤压。

准爸爸一定要戒烟

吸烟危害健康已尽人皆知，而准爸爸吸烟对宝宝的恶劣影响更是显而易见。

数据显示，妊娠期抽烟者的小儿平均体重及头围的减小到宝宝1岁时才能恢复。10岁前，多数都会存在某种发育迟缓，如宝宝学数比准爸爸不抽烟者的宝宝迟5个月，阅读晚4个月。

吸烟对爸爸自身也会产生不良影响，容易患心脏病、鼻癌、支气管炎、肝硬化、记忆力衰退、视力下降、食欲不佳、口臭等疾病。所以，尽早戒掉烟瘾既是对宝宝负责，也是对自己负责。

戒烟对某些准爸爸来说，可能有些困难，不妨试一试以下方法：

- **往鼻子里喷戒烟药水** 喷完后，觉得烟的味道并不是那么好，欲望减弱了，可以抑制自己去抽烟。
- **吃戒烟糖** 假如你每日吸烟量少于20支，每天服用8～12粒戒烟糖。每日服用量不要超过15粒。随着治疗的继续，戒烟糖数量也应逐渐减少。一般在药店可以购到，但服用前最好到医院做一下咨询。不过千万不要提早终止治疗，否则将大大减少你成功戒烟的机会。
- **使用戒烟牙膏** 边刷牙、边戒烟，这种戒烟方法方便省时、见效快，在刷牙的时候将体内的烟瘾毒素排出体外，渐渐地你就会对香烟产生厌恶感，觉得抽烟有苦味，在不知不觉中戒掉烟瘾，也不会出现焦躁、身体不适等戒烟反应。而且还有清洁口腔、洁白牙齿、防治牙病等功能。

无论哪种戒烟方法，最关键的是准爸爸要自己下定决心。当你烟瘾发作的时候，要时刻警告自己：被动吸烟对身体不好，而且这样做对爱人和宝宝的健康也没有什么好处，同时，也要主动躲开有烟的环境。

给妻子拍些写真照片

现在许多时尚夫妻喜欢借助摄像头把孕期的点滴变化作为珍贵记录，当准妈妈在镜头面前摆出种种娇媚的姿态时，留下的不仅仅是孕育的幸福过程，更是让夫妻双方都终生难忘的永久记忆，哪怕是鼓鼓的肚子、蝴蝶状的斑点都会让你充满欣喜、甜蜜回味。但是面对这样一群特殊的群体，在拍摄时应该注意或是避免哪些问题呢？准爸爸一定要记住提醒妻子下面几个注意事项：

- 拍照前一天晚上，不要喝太多的水，否则会引起面部甚至眼睛浮肿，严重的还会影响全身。
- 拍照前一天要保证充足的睡眠。
- 拍摄前一天要把腋毛刮去，避免有些动作要抬手臂，腋毛太重的话效果自然不会太理想。
- 拍摄当天要在家擦好护肤品，也可以自己带些粉底、唇彩，这样可以保证卫生，避免细菌侵害。

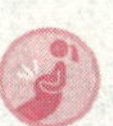

帮妻子洗脚、剪趾甲

进入孕期的准妈妈，肚子会在不知不觉中悄悄变大，此时洗脚、剪趾甲甚至是穿鞋子都成为难事，而准妈妈若是自己低头弯腰去完成这些事情会觉得有些吃力。尽管刚开始，有些妈妈还是认为自己能完成这些的，但是为了自己和腹中宝宝的健康，准爸爸一定要勤快些为妻子好好效劳一下。每天睡前准爸爸要备好一盆热水，帮妻子舒舒服服泡个脚，再帮她擦干。还要定期给妻子剪剪趾甲，这样既解决了妻子的难题，又能让妻子倍感欣慰。

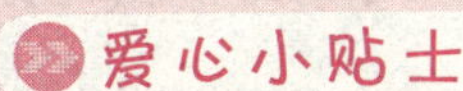

准爸爸也要补叶酸*

男性体内叶酸水平低会使精液中携带的染色体数量过多或过少，如果卵子和这些异常精子结合，会引起新生儿缺陷，如唐氏综合征，还会增加女性流产的概率。叶酸在男性体内呈现不足时，男性精液的浓度会降低，精子活动能力就会减弱，增大受孕困难。另外，叶酸在人体内还能与其他物质合成叶酸盐，这对孕育优质宝宝也起着关键作用。为此，准备当爸爸的男性可以适当补充叶酸，比如多吃绿叶蔬菜、水果、豆类食物。

小心搀扶妻子

孕中、晚期，准妈妈日渐隆起的腹部会使行动非常不便，而且身体重心也发生了明显的变化，有些平日里自己能做的事也做不了，尤其是在下楼梯时极有可能踩空。同时，由于子宫的增大，有可能压迫到坐骨神经，坐下、起来对准妈妈来说有时也会变得非常困难，特别是在久坐的情况下，此时，准爸爸有力的臂膀就是妻子最大的帮助，随时随地搀她一把，会让妻子因为有你而觉得安全舒适。

帮妻子翻身

到了孕晚期，好多准妈妈认为，睡觉可不是件舒服的事，甚至连翻身都变得越发有难度。要么是身子先过去，再把肚子挪过去；要么是肚子先过去，身子再跟过去；甚至干脆翻不过去。如果身边再有个只顾自己呼呼大睡，对妻子的难处一无所知的准爸爸，那份心情可想而知。为此，这一时期的准爸爸就要牺牲一点自己的睡眠，哪怕是自己已经睡着了，也要多留意一下身边的妻子，适时帮她翻个身，保证妻子有个好睡眠。当然，准妈妈最好穿些宽大、舒适的丝绸睡衣，这种面料对翻身也会很有帮助。

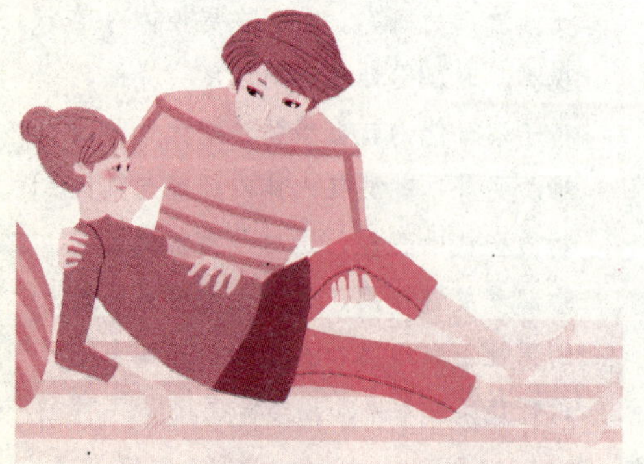

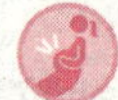

准爸爸的用药禁忌

有的夫妇认为，只要丈夫把健康的精子“种”到妻子体内，就可以万事大吉了，殊不知丈夫服用某些药物后，药物会随着精液通过性生活排入阴道，经阴道黏膜吸收后而进入妻子的血液循环，使受精卵和胎宝宝的发育受到影响。因此，在妻子孕育、哺乳阶段，丈夫应该同妻子一样，尽量避免使用可能会影响胎儿发育的药物。最好半年内不要使用具有损伤生精功能的药物。

那么，到底有哪些药物会影响男性性生活，并间接影响优生、优育呢？

1. 各种性激素类药物 如雄激素、克罗米芬。但是，这些药物如果使用得当，也会有助于生育。

2. 利尿药 如安体舒通有抗雄性激素的作

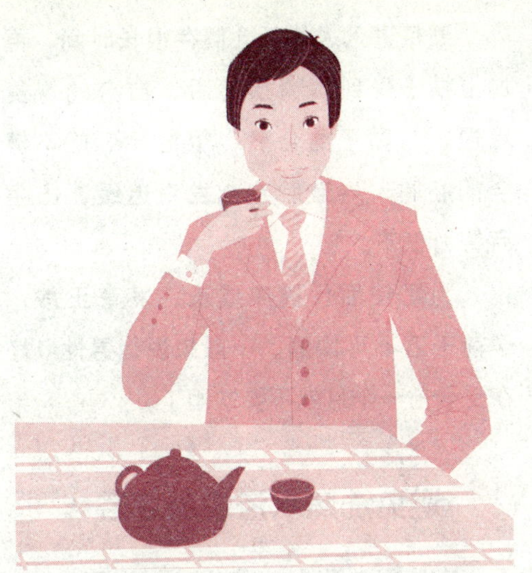

用，若长期使用，会降低性功能并伤害精子。双氢克尿塞也会降低性功能；速尿（如呋塞米、呋喃苯胺酸）和丁尿酸（如丁苯氧酸、布美他尼）能诱发低血钾症，有时还会发生勃起功能障碍。

3. 降压药 如利血平，即使剂量较小，也会影响男性病人的性功能，甚至造成不能射精。胍乙啶也容易引起阴茎不能勃起、射精延迟，甚至不能射精。

4. 心血管药 如甲基多巴、美加明、哌唑嗪，都会导致男性性功能下降。

5. 中草药 多数中草药副作用不大，但对准爸爸而言，中草药也非绝对保险。如雷公藤会影响精子功能。

6. 其他 还有一些药物会降低精子的质量，如灭滴灵、红霉素、氨苄青霉素、戊酰氧基甲酯、甲砜霉素、苯丙胺和二苯基海因，都能进入精液，影响胎宝宝发育。

为此，准爸爸在妻子怀孕前的2～3个月和怀孕期，用药一定要小心，可能的话最好停用一切药物。

性生活不宜过度频繁

有些准爸爸在妻子怀孕后，并没有减少性生活的次数。有时，妻子因担心而有顾虑时，他们还会感到不快。在孕前3个月时，胎盘还未完全形成，如果性生活频繁或动作粗暴，容易刺激子宫收缩，导致胎膜早破。另外，在孕期最后3个月进行性生活，容易把外来病菌带进阴道，引起感染，造成早产，特别是临产前1个月，此时若是性生活会加大腹压，导致早产、宫内感染、产褥期感染等。

爱心小贴士

准爸爸睡觉时应避免趴着睡

有不少准爸爸喜欢趴着睡，这种俯卧位的睡眠姿势不但容易压迫内脏、使呼吸不畅，对生殖系统也有一定危害。长期趴着睡容易压迫阴囊，刺激阴茎，造成频繁遗精，导致头晕、背痛、疲乏无力、注意力不集中。另外，阴囊需要保持一个恒定的温度，才有利于精子的生成。而趴着睡会使阴囊温度升高，不容易及时散热，对精子生长不利。因此，准爸爸平时最好采用仰卧位或右侧位的睡姿。

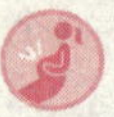

孕前避免穿紧身裤

有些青年男性喜欢穿紧身裤，如牛仔裤或紧身三角裤，这些衣物穿在身上会紧紧地包住男性的外生殖器，会使阴囊和睾丸紧贴身体，对其产生压迫，增加睾丸的局部温度，容易影响睾丸的正常生精能力，造成少精子症或无精子症而丧失生育能力。而且这些衣服由于不透气、不散热等因素，不利于精子在睾丸中的生存，易导致精子功能下降。这样会不利于受孕的成功，还会因受精卵质量的下降而增大先天发育畸形的胎宝宝比率。所以，建议准备要孩子的男性们最好穿一些宽松、纯棉、透气的衣服。

不宜大量饮酒

饮酒对性功能的影响，与饮酒者的欲望、饮酒的场合和饮酒量有直接关系。

少量饮酒

使人处于思维散漫状态，在兴奋早期，可以导致性兴奋。

饮酒过量

随着饮酒量的增加，血液中的酒精浓度也会随之增高，对大脑、心脏、肝脏、生殖系统都有危害。

酒精进入人体后会储存很长时间，再加上精子受到酒精损害后，自身的恢复较慢，与卵子结合后，很容易形成不健全的胚胎，导致胎宝宝发育迟缓，出生后智力低下。

为了使后代健康成长，发育正常，孕前千万不可饮酒。一般来说，男性最好在受孕前一个月就不要饮酒了。

避免洗热水浴或桑拿浴

有些男性认为，用燃气热水器洗个热水澡或是蒸蒸桑拿，舒适又解乏，殊不知，热水在汽化时会产生一种叫三氯甲烷的致癌物质，并随蒸汽被身体部分吸收，会给计划中的宝宝的健康埋下隐患。另外，精子的适宜温度在34℃～35℃，而桑拿浴的温度可高达70℃～80℃，因此，准爸爸在洗澡、用热水时尽量不要用温度过高的热水，最好从孕前3个月就要停洗桑拿浴。

不宜过多骑车

准爸爸在准备怀孕期间如果过多地骑自行车、摩托车、赛车的话，极易压迫阴囊，很容易引起前列腺和其他附性腺充血或受到慢性劳损，造成慢性炎症，影响生育。因此，为了孕育健康聪明的小宝宝，建议准爸爸还是以其他交通方式、运动方式替代。

男性患乙肝大三阳需治愈后再生育

乙肝大三阳是乙肝病毒现症感染，病毒正在活跃复制，病毒数量较多，传染性相对较强。若患有此病的男性患病期间生育，会直接影响胎儿的健康，所以丈夫患有乙肝大三阳应及时治疗，痊愈后再要宝宝。

准爸爸也要多学习孕产知识

有些夫妇生育可能是计划了几个月或者几年的结果，也有些是意外。不管男性的年龄有多大，新生命的到来就意味着责任。妻子的第一次怀孕是一件大事，这将在很大程度上改变丈夫的生活。在这段特殊的日子里，作为与她相依相伴的爱人要做点什么，才有助于妻子安度这个孕产期呢？其实对我们来说，最没有安全感的就是未知的事物，如果事先对某些事物的发展过程了然于胸的话，也就不可怕了。所以准爸爸如果想要胸有成竹，就要认真充电，学习孕产知识，对胎宝贝的成长和准妈妈的反应有所了解，这样就会排除很多多余的恐惧，减少很多不必要的烦恼，也就减轻了很多心理压力。准爸爸尤其应该跟准妈妈接受产前培训，包括孕妇体操、产前知识和分娩呼吸法，这会有利于帮助妻子顺利生下宝贝 。

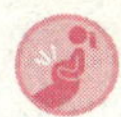

准爸爸需谨慎用药

甲氰咪呱、泰胃美等抗溃疡药，会抑制男性性欲，可致男性性冷淡和阳痿；红霉素、螺旋霉素、麦迪霉素等大环内脂类抗生素，会使睾丸细胞的分裂减慢，精子被杀伤、杀死，存活的精子活力明显减弱；复方降压片、利血平、甲基多巴、降压灵等降压药可影响勃起功能，引起性欲下降、阳痿、不射精。

计划妊娠的男性，如需较长时间服用以上药物，需咨询医生，谨慎用药。

爱心小贴士

准爸爸不宜蓄胡须

准爸爸要是蓄着浓密的胡子很容易吸附、收容空气中的灰尘和污染物，而胡子在口鼻周围，更容易使污染物进入呼吸道和消化道，对受精前精子的内环境不利。另外，蓄胡须的准爸爸与妻子接吻还会将各种病原微生物直接经口腔传染给妻子，不仅不利于优身受精、佳境养胎，而且还会潜伏致胎畸形的危险。因此，为了胎宝宝的正常发育及健康，准爸爸应在要宝宝前半年开始勤刮胡须。

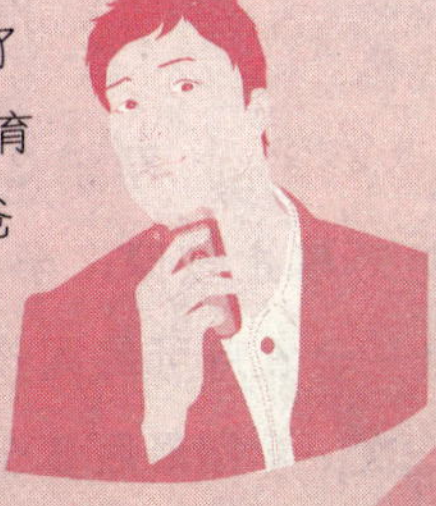

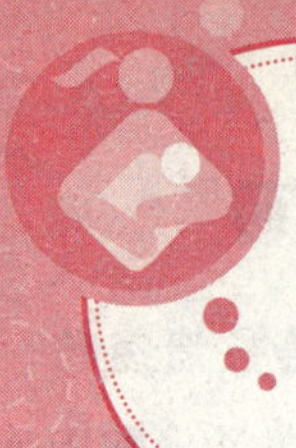

zuo qizi zhuanye de jiating anmoshi

做妻子专业的家庭按摩师

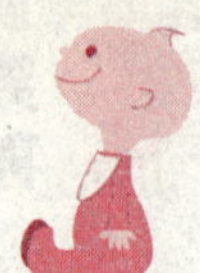

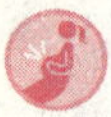 孕产按摩的原则

穴位按摩的适应证非常广泛，那么，准妈妈可以接受按摩吗？其实，只要掌握了孕产按摩原则，孕期按摩是安全的。

● **按摩力量** 人对疼痛的承受力各有不同，而男性的手劲较大，准爸爸帮妻子按摩时，手法要温柔平和，力量要轻重适宜，妻子感觉舒服最重要。但是用力不能过猛、刺激不能太强。如果准妈妈感觉不适，要马上停止按摩。

● **按摩部位** 按摩前应对按摩局部了解清楚，以免操作时伤害到重要组织。对容易引起子宫收缩的敏感部位，如乳房、大腿内侧不要加以刺激。随着胎宝宝的发育，最好少按摩刺激腹部穴位，不妨以热敷来代替。

● **按摩时间** 孕前3个月绝对禁止按摩，孕4月～孕6月可每周按摩一次；孕期最后3个月可增加到每周两次。

每次按摩时间的长短也要根据准妈妈的需要进行调整，一般各个部分按摩15分钟即可。

● **按摩最好在床上进行** 对床的软硬程度没有特别的要求，只要准妈妈觉得舒服就行。

总之，每次按摩时，最好是先轻后重，活动范围由小到大，速度先慢后快，力量要恰到好处，只要准妈妈感到全身轻松，不适症状好转就可以。

同时还要注意观察准妈妈表情，并询问她的感觉如何，如果出现不良反应就要立刻停止。

孕产按摩的注意事项

孕产按摩可以给准妈妈全身带来一种奇妙的变化，为了更好地发挥这种功效，还需要注意下面这些要点：

● 每次按摩前准爸爸要彻底清洁双手。

● 夫妻双方要保持深呼吸，放松全身。

● 准爸爸为妻子选些轻柔舒缓的音乐来听，这样会使效果更好。

- 按摩时穿的衣服也很重要，最好是舒适柔软的棉质衣服。
- 按摩时不一定使用润肤油，但是如果丈夫双手粗糙，需要涂些润肤油，避免按摩时弄痛妻子的肌肤。
- 孕妇多睡眠欠佳，而睡前按摩有助于松弛神经、酣睡入梦。
- 不要在伤口、感染、有红疹或静脉曲张的地方进行按摩。

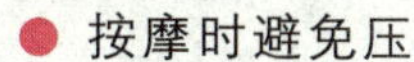

- 按摩时避免压踝关节及足跟部处，因为这些部位直接关联到子宫及阴道，妊娠晚期重压甚至还会引起早产。

除了注意上面这些注意事项，还有一些按摩禁忌，准爸爸、准妈妈必须要掌握：

1. 准妈妈接受按摩时需保持良好的心情，切忌肚饿、肚饱或心情郁闷时按摩；
2. 怀孕前3个月及产前1个半月，按摩力度不宜太强；
3. 身体腹部、背部、小腿后肌及足踝等某些部位不要大力按摩；
4. 如果孕妇有妊娠并发症或其他疾病，如皮肤病、心脏病、哮喘及高血压等，都不宜按摩。

头肩按摩

头肩部按摩会触及很多末梢神经反射点，来自准爸爸双手的温柔魔力，能有效平静妻子思绪的起伏，还能促进血液循环，从而达到深层放松的效果。

- **按摩前准备** 让妻子头枕着沙发的扶手，腰下加个靠垫，平躺在沙发上，准爸爸坐在爱妻头后方的圆凳上。或者让妻子躺在床上，头下放个枕头，准爸爸坐在床边的矮凳上。
- **按摩步骤** 准爸爸先把双手放到妻子脸上方几厘米处，让她做一下深呼吸。接着将手轻拢在她的头顶部，做舒缓的接触。然后用双手手掌推压妻子的两肩；再由下而上摩扫肩井穴到腮骨的颈部位置。

在按摩的过程中，可以放点舒缓的音乐。而你按摩手势的节奏也要和自己平和的呼吸配合起来。

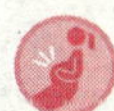

按摩防颈部僵硬

随着肚子越来越大，为弥补不平衡的现象，孕妇站姿及坐姿都出现异于平常的变化，她们会将头向前、腰向后，致使头部、脚及胸部肌肉特别容易疲倦，按头部风池穴，有效松弛颈僵硬。风池穴位于头颈后发脚两侧的凹陷位，丈夫可用拇指及食指，以打圈方式按揉这位置，或轻轻捏起指间的肌肉，约做10～20次。

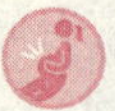

按摩头部可治头疼

孕妇容易出现紧张性头疼，按压头部有效舒缓头疼。具体步骤如下：

1. 双手放额头，将妻子头部压向自己胸口，双手横向从眉心拉开至眉尾，重复7次。

2. 把拇指放于妻子眼尾凹位太阳穴，按揉5～7次。

3. 将指头的位置放于头上，如洗头般揉按整个头。

4. 将中指、小指轻放妻子下巴，再向上扫至太阳穴2～3次。

5. 再用同样方法扫面颊至太阳穴。

6. 最后，在鼻侧笑纹按一下，再溜到眼眉骨及下眼窝轻按，最后轻轻揉耳郭及耳背。

腰部按摩

由于肚子的关系，妻子怀孕后很少有夫妇能够面对面地拥抱，这个动作恰好可以让你们享受一下彼此拥抱的温馨感觉，增进夫妻之间的感情，而且对舒缓准妈妈腰背两边的肌肉酸痛感很有效。

夫妻维持拥抱的姿势，准爸爸手握成拳头，在腰部近脊椎边的肌肉处进行打圈按揉，这个动作可以隔着衣服或直接按在皮肤上。

准爸爸不在家时，如果准妈妈感到腰背不适，也可以做自我按摩，手法同准爸爸一样，同样是握拳，利用手背揉腰部近脊椎边的肌肉就可以了。

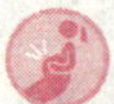

腹部按摩

按摩肚子不仅可以与胎宝宝沟通，还可以避免胎宝宝只侧向一边，减少准妈妈的不适。

准妈妈坐好，准爸爸坐在准妈妈身后，双手掌轻轻摩扫肚子的上端，然后慢慢向左右两边画出一个心形，再从中间画向原位，5～10次为一组，动作要轻柔。

臀部按摩

臀部按摩的方法是：准妈妈左侧卧，准爸爸站在或坐在准妈妈的身后，用左右手在准妈妈的臀部做打圈按揉。

爱心小贴士

大腿按摩*

怀孕期间准妈妈很容易出现腿部浮肿现象，大腿按摩对于缓解准妈妈腿部浮肿有很大作用。

准妈妈面朝上躺在床上，双腿放平。然后，准爸爸双手环扣在准妈妈膝盖以上的位置，做由下而上的推按。

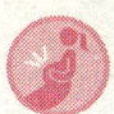

缓解腰背酸痛的按摩

准爸爸给妻子做一次适宜的全身按摩，不仅可以帮助准妈妈缓解怀孕带来的身体酸痛，减少手脚肿胀，还能提高睡眠质量。

● **按摩姿势** 按摩不要平躺着进行，这样会使子宫的血流量增加，对宝宝造成伤害。准妈妈最好跨坐在椅子上，椅子前放一张桌子，在桌面叠一或两个枕头，在按摩时准妈妈可趴在枕头上休息。

● **按摩方法** 准爸爸双手搓热按摩油，然后将手放在妻子腰围下的背部位置，然后慢慢向上移动再伸向脊椎两侧，千万不要直接在脊柱上进行按摩。按摩到肩膀的时候手部再伸展到背部上方进行轻按。最后再回落到开始的地方重复以上动作，重复几分钟的时间，直到准妈妈感到背部的肌肉开始有温热和放松的感觉为止。

小腿按摩

小腿按摩可以有效预防准妈妈因怀孕而导致经常性的小腿抽筋。

准妈妈平躺在床上，屈曲下肢，准爸爸一手轻轻按稳准妈妈的脚掌，另一只手紧贴小腿跟，用一点力向上推扫至小腿尽头位置，或者把准妈妈小腿肌肉轻轻提拿而上。

此法也可以在准妈妈小腿抽筋时使用，但力度需要轻一点。另外，随着妊娠月份的增加，准妈妈平卧时会感觉不适，因此时间不宜过长。

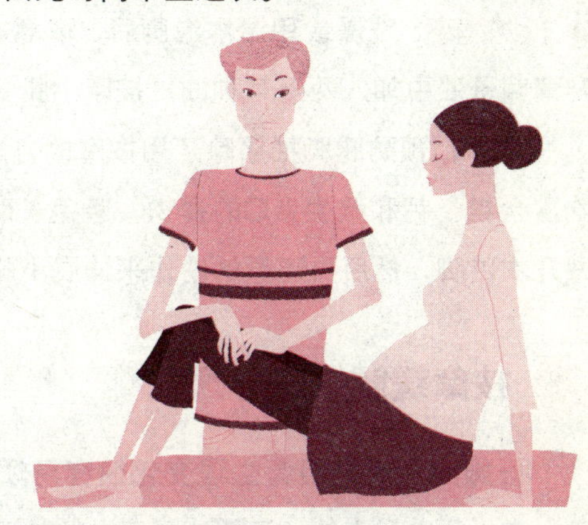

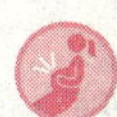

按脚消肿防抽筋

胎儿逐渐成长会压着孕妇淋巴循环系统，孕妇容易出现下肢水肿现象。加上孕妇小腿容易抽筋。适度按摩有助孕妇将积存腿部的水分循环，减轻水肿现象，同时轻按小腿，可舒缓肌肉不适减少抽筋现象。具体步骤如下：

1. 双手拇指从妻子小腿向上推。
2. 两手掌围着腿部来回推。
3. 双手轻轻握着妻子的腿，由足踝向上搓揉。
4. 捶捶脚面。
5. 在每个趾缝位向趾尖轻搓。
6. 然后轻拉脚趾。

缓解脚掌痉挛的按摩

● 缓解痉挛　准爸爸用手掌按压妻子的脚掌，轻轻拉伸小腿。等痉挛缓解后，再以旋转的手法按摩小腿的肌肉，或在小腿后侧用热水袋或热毛巾热敷，以放松肌肉。

● 预防痉挛　洗澡或用温水泡脚后，取薰衣草油或洋甘菊油（每种油滴一滴，或者在5毫升葡萄子油中加入两滴某种油）按摩小腿3分钟左右。

此外，预防腿脚抽筋除了用按摩的方法外，准妈妈还得注意饮食要清淡，多喝水，多吃富含镁、钙和维生素C的食物，避免长时间坐或站着，坐着时尽量不要跷二郎腿，每天做几次踮脚，然后再还原的动作来伸展小腿的肌肉。

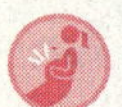

按摩缓解妊娠心烦

妊娠期准妈妈因为生理变化很容易烦躁易怒，准爸爸照料爱妻时，除了在饮食上注意，在生活上关心外，还要给爱妻做些按摩来调养，以下按摩手法不妨参考一下：

- 准妈妈侧卧，丈夫点揉膈俞、心俞、肾俞穴，每穴点揉3分钟。
- 准妈妈仰卧，由上而下轻推膻中穴、中脘穴一线，反复推拿5次，力度适中。
- 准妈妈仰卧，丈夫点按膻中穴，反复3分钟。
- 丈夫沿着准妈妈的两肋弓下缘，用手掌反复擦2分钟左右。
- 丈夫点揉神门、鱼际，每穴点揉2分钟，以准妈妈感到酸胀感为宜。
- 点按丰隆、太冲穴，持续约2分钟，以准妈妈感到酸胀感为准。

准爸爸按摩有利准妈妈身心健康

按摩对身体的好处

- 促进血液、淋巴腺及内分泌循环，改善末梢循环，增强个人抵抗力，有助于孕妇吸收营养和排除废物，协助减低分娩时的痛楚。
- 舒缓肌肉不适，减轻孕妇腰酸背痛和下肢水肿，预防抽筋。
- 增加孕妇皮肤张力，减少妊娠纹出现。
- 促进优质睡眠。

按摩对心理健康的好处

- 解除紧张，舒缓压力，稳定情绪。
- 通过丈夫替妻子按摩，促进夫妻沟通与和谐，给予准妈妈安全感，减少产后抑郁症的发生。
- 胎儿在妈妈腹中感受到爸爸的关怀，可增进亲子关系，亦有助胎儿正常发育。

按摩帮助准妈妈对抗感冒

感冒病毒不仅会对胚胎有损害作用，而且准妈妈用药稍有不慎就会对胚胎产生不良影响。如果经常对身体上的某些穴位或部位进行按摩，就可帮助准妈妈增强抵抗力，提高对病毒感染的防御能力。

揉搓鼻子

〖手法〗两手合掌，手指交缠，把发热的大拇指置于眉尖的印堂穴上，往下一直推至鼻子两侧的迎香穴。

〖对抗感冒的秘籍〗经常揉搓鼻子可以促进鼻周围的血液循环，使气血畅通，外邪不容易侵入体内，对抗病菌侵入。

揉搓迎香穴

〖手法〗用两手的食指按住鼻翼两侧的迎香穴，并且按照顺时针和逆时针的方向各搓摩 36 次，会有酸胀感向颌面放射。

〖对抗感冒的秘籍〗迎香穴为体表的感风之处，治风之穴，经常按摩可以祛头面之风，散巅顶之寒，从而增强抵抗病菌的能力。

按摩合谷穴

〖手法〗把手的拇指、食指并拢，肌肉最高点即是合谷穴。首先，用右手的拇指按压住左手的合谷穴，指压的同时并按顺时针方向进行转动按摩，然后再反方向进行转动按摩，这时会有酸麻胀感向手心扩散；接着，反过来以左手拇指按住右手指的合谷穴，按照上述的方法进行按摩，每次按摩 64 次。

〖对抗感冒的秘籍〗合谷穴具有清热解表、理气开窍的功效，经常按摩可以通经活血，疏风散邪，从而达到预防感冒的作用。

搓摩脸部

〖手法〗搓摩脸部时先将手掌搓热，每次做 32 次；然后两个手掌的指尖向上按住额头，再由上往下、沿着鼻子的两侧至下巴做搓摩，直到感觉到脸发热为止。

〖对抗感冒的秘籍〗揉搓脸部可以促进脸部的血液循环，疏通许多穴道和经脉，从而增强抵抗力。

搓摩两耳

〖手法〗待脸部搓摩发热后，两个手掌的指尖由下巴沿脸颊两侧往上靠拢，到达耳部后用食指和拇指抓住耳垂轻轻往外拉，把耳垂拉红了也没有关系，每次做 64 次。

〖对抗感冒的秘籍〗耳朵部位集中了许多经脉和穴道，拉耳朵这个动作对于身体健康很有帮助，还可以增强身体的抵抗力。

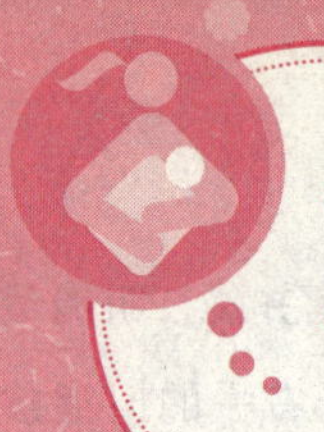

zuo qizi tiexin de xinli yisheng

做妻子贴心的心理医生

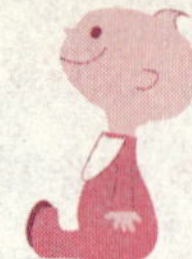

准爸爸是准妈妈接触最多又最亲密的人，你的一举一动，乃至情感态度，不仅影响到妻子，还会影响到妻子腹中的小宝宝。

你的臂膀是妻子最踏实的依靠

- 从怀孕之初起，准妈妈就处于喜忧参半的矛盾中，担心生理变化引起自身容貌的改变，担心陡然增加的经济支出，担心失去丈夫的关爱……总之，这个时候的准妈妈容易多虑、压力大，内心也很敏感脆弱，甚至还会产生恐惧感。
- 此时，妻子最需要看到的是准爸爸镇定、乐观的表现。丈夫要给妻子更多的精神上的支持和动力，在妻子面前也要表现出一副胸有成竹的态度，让妻子知道，你充分理解妻子的做法，由衷地感激妻子的所有付出，佩服她，体贴她，这会给她一种精神上的安慰。

积极关心妻子的妊娠反应

孕育一个新的生命，母亲的身体会发生一系列妊娠反应，尽管大部分属于正常现象，适当休息、调节饮食或少量用药在分娩过后便可减轻乃至消失，但要想真正减轻妊娠反应，更需要丈夫的积极关心。丈夫要引导配合妻子调节情绪，可以一起散散步、欣赏音乐、与家人聊天，这些放松的方式都能转移妻子的注意力，减轻妊娠反应。当妻子对油腻食物感到厌倦的时候，要把饭菜做得清淡、爽口，还要经常变换花样，刺激妻子的食欲，告诉妻子要坚持少食多餐的进食原则。天气寒冷的时候，要注意为妻子防寒保暖，预防感冒，居室要布置得温馨惬意，并要避免声音和各种不良刺激对妻子早孕反应的不利影响。

认真对待异常心理状况

提起妊娠反应，人们都以为这是孕妇的事，其实，有些准爸爸也可能出现类似怀孕的生理反应，如周身乏力、头痛、心烦意乱以及其他的一些心理异常症状。这是因为当确定妻子妊娠后，准爸爸激动欣喜的同时也会出现许多心理负担。

● **忧虑与担心** 出于对妻子的关心，多数丈夫会存在不同程度的忧虑与担心。特别是妻子不想怀孕或对妊娠持消极态度时，还会产生内疚甚至出现“负罪感”，觉得自己对不住妻子，精神负担较重。如果妻子频频呕吐不能进食，丈夫心情会更加焦虑。

● **担心妻子流产或难产** 对于体弱、年龄偏大或是身材矮小的妻子，丈夫会担心妻子会不会流产或难产。临近分娩时，有些丈夫又担心妻子会不会生畸胎等。

● **家庭负担重，产生紧张感** 妻子怀孕后丈夫会承担起大部分家务活，这对于那些平时很少做家务的丈夫来说会有一种突如其来的紧迫感和不适应。如果妻子妊娠反应严重，丈夫的精神紧张程度还会加重。

● **性心理障碍发生率增高** 担心妊娠的妻子性欲降低，准爸爸往往会感到不适、头痛、腹痛，随之还会出现易怒、疲惫感，甚至血压轻度增高。

对于这些异常的心理状态，准爸爸应该认真对待，不要轻视，也不要惊讶，只要摆正心态，渐渐进入角色，这些不适就会随之消失。这时准妈妈也要做个细心人，注意观察丈夫有无心理异常表现，一旦发现，要经常谈心，相互勉励，共同承担心理负担。

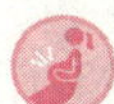

帮准妈妈找回自信

怀孕生子而身材发胖的苦恼常被身边的年轻妈妈们提及，有的准妈妈看到自己突变的样子既诧异又讨厌，这种心理虽然正常，但往往会影响胎宝宝发育和身心健康，为此，准爸爸要采取积极的行动帮助妻子找回自信。

1. 最有效的办法就是赞美，一定要让妻子知道自己是多么的为妻子和未来的宝宝而自豪，并告诉妻子她在自己的心目中永远是最漂亮的。
2. 准爸爸还要主动陪妻子逛逛商场，帮妻子挑选几件漂亮好看的孕妇装。
3. 多陪妻子看一些激发母子感情的书刊或电影电视，引导妻子爱护胎宝宝。
4. 和妻了一起想象腹中胎宝宝的模样，聊一聊他会有多么活泼、健康、漂亮，这不仅能增进母子感情，还会让正处于忧郁情绪中的妻子心情变得舒畅些。

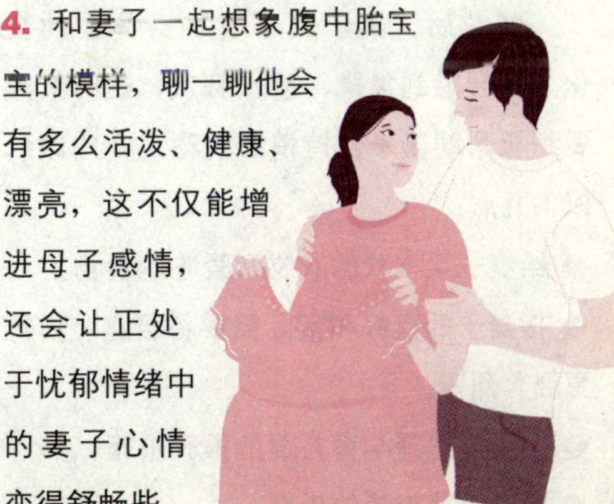

宽容妻子的“小脾气”

怀孕的女性往往会表现出某种突如其来的身心变化，有时甚至控制不住自己、歇斯底里地发脾气。这时，准爸爸千万不要责怪你的爱人，更不能对妻子的烦躁冷言冷语。其实，很多时候准妈妈们这么做是因为她们需要释放这些不舒服、不良情绪，而这样做可以很好地调整她们的心态。作为丈夫，你一定要做到宽容，时刻保持耐心，想象一下怀孕的女人要承受什么样的身心困扰，当妻子的好听众，接纳所有抱怨，心甘情愿当妻子的出气筒。在妻子怒气稍稍平息后，准爸爸不妨抱抱妻子，或是递上一杯果汁，说上几句贴心话。

适应妻子的生活节奏

怀孕后，妻子由于各种身体上的变化，常会感到焦躁，易发脾气，这时丈夫要积极帮助妻子保持情绪的稳定，应做到以下几点：

- 给妻子买喜欢的衣物和爱吃的食物。
- 按妻子的喜好和实际需要将居室装扮得更温馨甜蜜。
- 为妻子选择孕育方面的报刊书籍。
- 经常放些舒缓的乐曲。
- 常跟腹中的宝宝说说话，谈谈宝宝出生后的一些设想，丈夫的言谈也要幽默风趣些，这会使妻子的心境舒畅、感情更丰富，更有利于腹内宝宝的健康发育。
- 妊娠期间，丈夫要多陪妻子到妇科保健医院做定期复查，特别是有妊娠高血压综合征、贫血、心脏病、前置胎盘等疾病的，更要遵医嘱做好检查。
- 平时交际应酬也不要太多，要多留出时间陪护孕产的爱人。

和妻子建立“统一战线”

有的家庭在宝宝还没有出生时，婆媳在育儿问题上就会产生分歧，比如给宝宝起名字，为他准备什么样的小床等。这时的准妈妈因为妊娠反应等诸多原因多多少少会有一些撒娇任性。如果准爸爸在这个问题上保持中立，既不站在妻子一边，也不站在母亲一边，往往并不能有效地处理好分歧。

准爸爸要认识到婆媳关系很微妙，即便是特别棘手的问题也会在瞬间迎刃而解。面对异议，准爸爸要能恰到好处地担当起一个协调员的角色，如果在哪一方面做得不到位，很可能导致双方的对立，最终还会影响小两口的感情。准爸爸要注意的是，即便你与妻子有不同意见，也不要当场与她争执，不妨找个适当的机会和她聊聊天，这样就会化干戈为玉帛。

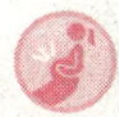 陪准妈妈参加社交活动

不少准妈妈一旦进入孕晚期会因为大腹便便而羞于出门，可是每天闭门索居又会使准妈妈变得郁郁寡欢。这时，准爸爸要了解孕妇的心理变化，积极陪妻子多参加母婴俱乐部活动，广交朋友，还要多带妻子参加朋友的聚会，让妻子多结交情绪积极乐观的朋友，充分享受与他们在一起的快乐，让他们的良好情绪感染妻子。尤其是多去有宝宝的朋友家做客，实地感受一下家有“小天使”的氛围，这会让妻子更加憧憬自己的宝宝早日到来。

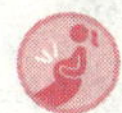 抚慰妻子的不安和紧张

孕育生命是幸福、奇迹夹杂着不安和紧张，这是每位女性在妊娠期都逃脱不掉的。

在妊娠初期，准妈妈往往会遇到工作压力、人际关系出现麻烦、家务劳动负担加重等一系列问题。准妈妈们这时要注意调节自己的情绪，同时，准爸爸也要积极配合，帮助妻子调整职场、家庭等“外部环境”，为妻子创造一个轻松和谐的氛围，保证她有轻松的心情和充分的休息。

- 可以陪妻子听听音乐、读读书、品尝美食。
- 切不可在妻子面前表现得盲从和焦躁。
- 不能当面指责批评自己的妻子。
- 随着妊娠的继续，不要随意拿妻子变化的身材开玩笑。
- 应该时刻想着此时的妻子是多么的伟大与坚强，腹中的生命正在她的辛苦孕育下天天长大。

这样做不但可以帮助妻子克服怀孕所带来的种种负面影响，还能为培养健康活泼的宝宝打下基础。

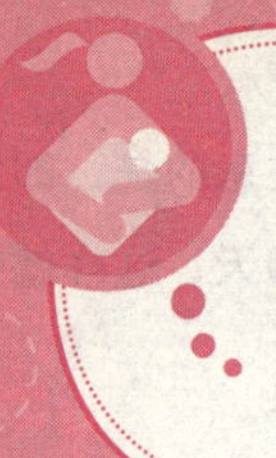

zuo qizi chengzhi de jiating yingyangshi

做妻子称职的家庭营养师

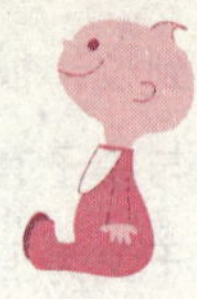

准爸爸如何帮妻子储备营养

怀孕的前3个月对胎宝宝的发育至关重要，此时胎宝宝的多个重要器官都已初具规模，同时大脑也在急速发育。所以，如果能在妻子怀孕之前就做好营养储备，就不会“饿”到小宝宝了。

创建“营养仓库”

食物进入人体后，会被转化成容易传送的物质，被血液吸收和利用，或储藏在体内的各个“仓库”中备用。许多营养素可以在人体内储存相当长的时间：

脂肪	20～40天
维生素C	60～120天
维生素A	90～356天
铁	125天
碘	1000天
钙	2500天

所以，从准备怀孕开始就应该吃各种各样丰富的食物，如蛋白质含量高的鸡、鸭、鱼、瘦肉、蛋类，富含维生素的新鲜蔬果，富含B族维生素的杂粮，富含铁质的动物肝脏、蛋类；高钙的海产品等。

重点物质——叶酸

叶酸可参与人体新陈代谢的全过程，是合成DNA的必需营养素。提前补充叶酸，可以预防神经管畸形儿的发生，并降低胎宝宝眼、口唇、心血管、肾、骨骼等的畸形率。

小生命的神经管在第25～28天完成闭合，而怀孕最初的8周，又是胎宝宝重要器官的快速发育阶段。当你意识到妻子怀孕的时候，已经错过了这个最重要的时期。因此，应至少提前3个月开始补充叶酸。为此，你应建议妻子多吃富含叶酸的食物，如肝脏、菠菜、菜等。

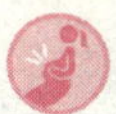

如何给准妈妈选饮料

怀孕后，准妈妈需要补充足够的水分，而喝饮料也常是补充水分的重要途径之一。但准妈妈需要记住饮用任何含有酒精的饮料都可能使酒精通过胎盘进入胎宝宝的血液并造成损害。一般说来，准妈妈可以选择下面的饮料：

1. 香蕉奶昔 把一根香蕉和半杯牛奶，一起放入搅拌机里粉碎搅拌，就成了一杯香蕉奶昔。不仅美味，还含有准妈妈需要的大量钙质及蛋白质。

2. 新鲜果汁 苹果、西瓜、橙子等任何一种水果均可，用榨汁机为自己榨一杯新鲜果汁，或者根据自己的口味，将不同的果汁混合在一起，配制成既解渴又健康的饮料。

3. 牛奶或酸奶 如果准妈妈能够坚持每天喝牛奶或酸奶，则可以更好地摄取钙质和蛋白质。

4. 矿泉水 矿泉水清冽干净、清凉解渴。

带准妈妈外出就餐

多数准妈妈怀孕后，便很少到外面就餐了，一方面是担心餐馆里的卫生状况，一方面是考虑到准妈妈身体笨重，行动不便等。可是，总在家里吃饭，花样变化再多也有吃腻的时候，况且家里无论如何也营造不出饭馆的气氛。因此，当准妈妈感到心情不好的时候，准爸爸不妨带着准妈妈到外面吃顿饭，给准妈妈一直紧张的心情来一点调剂。但是，在外出就餐时一定要选择卫生条件达标的餐馆，而且在点菜的时候一定要特地叮嘱服务员菜里要少放盐及不放味精。

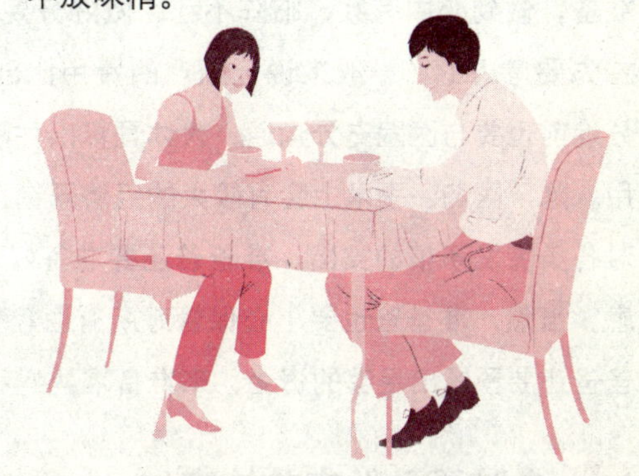

爱心小贴士

给准妈妈煮骨头汤不宜长时间沸腾

有些准妈妈喜欢喝骨头汤，认为熬汤的时间越长味道越好。其实，这种想法是错误的。动物骨骼中所含的钙质是不易分解的，无论多高的温度，无论熬多久，也无法将骨骼中的钙质溶解，而长时间的熬煮却会破坏骨头中的蛋白质。另外，骨头上多少都会有些肉，而肉的脂肪含量较高，熬的时间越长，汤中所含的脂肪就会越多，反而对准妈妈无益。正确的方法是用压力锅熬至骨头酥软即可，这样，熬的时间不太长，汤中的维生素等营养成分的损失也少，骨髓中所含的磷等微量元素也可以被人体吸收。

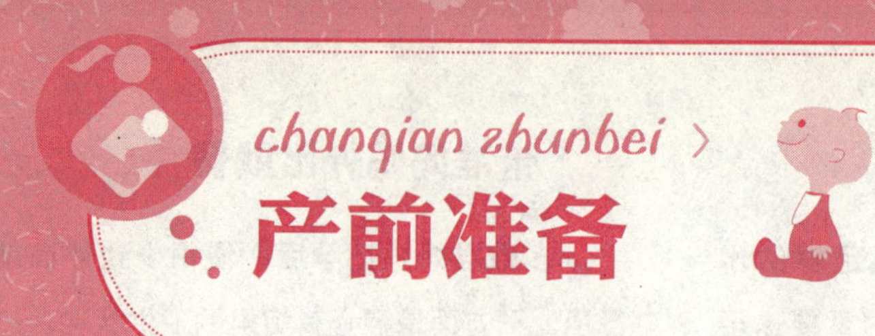

产前准备

经过近十个月的漫长等待，眼看分娩时刻就要到来了，曾梦见过千百回的小宝宝也要诞生了，准爸爸、妈妈们一定是既兴奋又激动，不过千万不要在这个紧要关头乱了方寸，想想该准备的是不是都备齐了呢？

为妻子分娩做好经济准备

准爸爸一定要在分娩前把各方面可能遇到的问题汇总，提前做好准备，做到心中有数，临阵不乱。做好分娩手术的经济准备是准爸爸首先要考虑的。一般来说，顺产的费用比剖腹产的费用少，但分娩前也要与医院充分沟通，大体预算出住院分娩期间所需费用。除了医药、手术上会有较大的经济开销以外，还得留出应对各类突发事情的支出。准爸爸还要准备好个人医疗卡，查清卡上金额，做到遇事有备无患。当然，准爸爸也要小心保管好所有医疗费用单据，以便后续的整理和报销。此外，准爸爸还要预留出足够的资金，来准备准妈妈和宝宝的所需物品。

多陪妻子做产前检查

在妻子产检时，丈夫一定要陪同，除了可以得知妻子和胎宝宝的健康状况外，还能了解妻子的心理需求，开导她的波动情绪，有助于减少孕期忧郁症的发生。孕期女性的生理变化也需要丈夫的监控和了解。比如，有的准妈妈怀孕后觉得一定要好好地吃，结果吃得太多、太好，造成摄入和消耗不均衡而超重，引起孕期并发症，给健康分娩带来困难。有的准爸爸工作繁忙腾不出时间，也要请你的妈妈、岳母或妻子的好朋友陪同前往，这样也能给予心理支持，还能在产检途中随时照顾到她的需要。

 陪妻子参加产前培训

怀孕期间，丈夫的角色十分重要，你的实际行动可以让妻子感受到无微不至的关怀和支持。

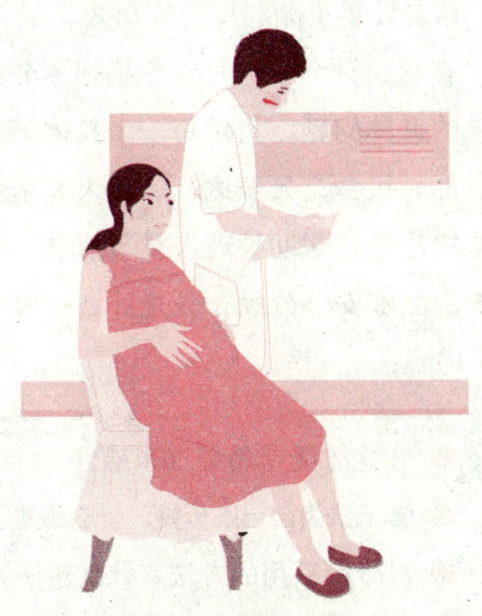

参加产前班及产前讲座对照顾妻子和新生儿都有莫大的帮助。比如，在产前班的医护人员会提醒准爸爸如何从生活中的各个细节去协助、关爱、体谅你的爱妻，如做家务、搬重物等，除此之外，也要注意妻子的饮食、作息时间等。

准爸爸无论工作多忙，都应抽时间参与产前讲座的活动。许多产前讲座由专业的医护人员主讲，在这里准爸爸不仅可以学会如何应对怀孕及生产期的种种事情，还能学到如何帮妻子调理产后的身体，并学会如何照顾婴儿。当然，在产前讲座中你也可以提出自己的问题，权威耐心的医护人员会为你一一解答。

 陪妻子多做产前运动

随着生产日子的接近，喜悦与紧张之情交织，眼看就要瓜熟蒂落了，做丈夫的还要再站好最后一班岗，陪妻子做做产前运动与练习拉梅兹呼吸法，通过这种运动可以让爱妻的肌肉得到适当的锻炼，尤其是在生产需用力的部位，从而增强产力，安心面对自然生产。陪同妻子参加拉梅兹的学习课程，还会丰富丈夫在怀孕、生产方面的知识，进而更能体会爱妻的心情，让夫妻之间的关系更紧密。

下面就给准妈妈们介绍一下拉梅兹分娩助产体操：

● **腿部练习** 妻子双手合十，放在胸前，左腿固定站好，右腿转动360度；动作复原后，换另一条腿做同样练习。这个练习可以锻炼骨盆腔和会阴部肌肉，促进分娩。

建议从孕早期开始进行，每天早晚各做6次。

● **盘腿坐式练习**

妻子平坐在地毯或床垫上，两条小腿平行交叉，一前一后，并分开两膝。这个练习可以加强腹部肌肉的力量，增加骨盆关节韧带的弹性。

建议从怀孕 3 个月开始，每天做 1 次，从 5 分钟逐渐增加到 30 分钟。

● **产道肌肉收缩练习** 让妻子收缩腹壁，慢慢下压膀胱（如排便动作）；然后尽量收缩阴部肌肉（如憋便动作），之后再收缩尿道和肛门周围的肌肉。这个动作可以加强阴道和会阴部的肌肉伸展及收缩的能力，减少分娩时阴道裂伤，并避免大小便失禁。

建议从怀孕 6 个月开始进行，每天 2 次，每次做 3 组。

● **腰部练习** 妻子双手扶住椅背，慢慢吸气，手臂用力将身体的重心放在椅背上；脚尖立起，抬高身体，挺直腰，然后慢慢呼气，放松手臂，脚站立恢复原样。这个动作可以减轻分娩时的腰痛感，增加阴部和腹部肌肉的弹性，有助于顺利娩出胎宝宝。

建议从怀孕 6 个月开始进行，每天早、晚各做 6 次。

● **胸膝卧式练习** 妻子俯卧在地毯或床垫上，把头转向一边，双手曲起平贴在胸部两旁的毯子或床垫上；双膝稍分开（与肩同宽），肩部和胸部尽量贴在地毯或床垫上，弯曲双膝，抬高臀部，让大腿与小腿成 90 度直角。这个动作适合孕 30 周后胎位仍为臀位或横位的准妈妈练习。

建议在饭前、进食后2小时或起床后、睡前练习，每天早、晚各1次，每次5～10分钟，并在一周后做一次胎位复查。

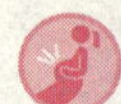

制订一份分娩计划

初次分娩的准妈妈，对于分娩过程没有任何经验，这时准爸爸就要积极配合妻子与亲密亲属、医生一起制订一份分娩计划，这会让妻子顺利度过分娩关。

在这份计划里，可以包括很多分娩过程中的具体问题。力求每一个具体问题准妈妈都有机会充分表达，让亲人和医生了解你的想法，帮助护理人员了解准妈妈的需求，能够安心分娩。分娩计划一般包括以下内容：

- 分娩时妻子希望谁来陪伴。
- 妻子认为自己在分娩时什么最重要。
- 对分娩采用的方法有什么想法。
- 产房中希望有什么。
- 产房中准妈妈和陪伴者可否做的事情（比方说在房间走动）。
- 妻子希望能有多长时间和新生儿待在一起。
- 准备怎样喂养宝宝等。

分娩计划并不是一份不可更改的最后决定或是一张简单的购物单，有时即使做了计划也要随时根据情况改变计划，最重要的是确保母子的安全。准爸爸还要把一份计划书放在病历内，另外一份和与分娩有关的其他材料放在一起。

同时，这份计划最好在怀孕第36周的时候就制订好，以防分娩过早开始。

和妻子一起适应产房环境

由于缺乏分娩经验，许多准妈妈想起神秘的产房总会有些精神紧张或不知所措，为了让妻子顺利地产下小宝宝，丈夫要陪妻子在分娩前适应一下产房环境。

现在有的医院会为准妈妈提供分娩预演，提前体验，通过过程模拟及孕妇亲身体验和医生、助产士及护士的细心讲解，准妈妈可以了解分娩过程中的每一步应该做什么，这样有利于缓解精神紧张，消除心理上的恐惧感，从而顺利生产。

住院时，准爸爸还可以带上可以安慰妻子紧张情绪的小东西，比如她喜欢的摆设、娃娃等，这样即使妻子入院也能感受到家的温馨。

安排好住院期间的看护工作

对于第一次迎接小宝宝到来的新妈妈、新爸爸来说，安排好住院期间的看护工作也非常重要。无论是顺产还是剖腹产的准妈妈，在这段时间身体一般都比较虚弱，住院期间准妈妈需要特别照顾，如果所有的担子都由丈夫来承担，也不太现实，最好是全家人分工合作，共同来度过这一段“非常时期”。这些工作要在分娩前就计划好，比如谁来负责孕妇的营养餐，谁来负责每日看护准妈妈。现在各大医院及社会组织也针对准妈妈推出月子看护等服务，这些受过专业培训的护理人员既可以在住院期间提供你所需要的服务，还可以根据需要请回家里做全天候服务，不过这种选择可以根据自己家庭的实际情况来决定。

陪着爱妻生宝宝

在女人分娩的那一刻，最需要丈夫在身边，握着她的手，爱怜地看着她，这会给爱妻带来极大的安慰与鼓励。而夫妇俩一起经历这段痛苦又幸福的时刻后感情会愈加深刻。虽说有丈夫陪产的情况越来越多，然而并不是所有类型的准爸爸都适合陪产，如医院不允许、妻子不答应、丈夫工作忙、丈夫害怕见血等。但对于那些已有过陪产经历的丈夫来说，他们更能体会到生产过程的艰辛而被深深感动，更能激发他们的父爱。

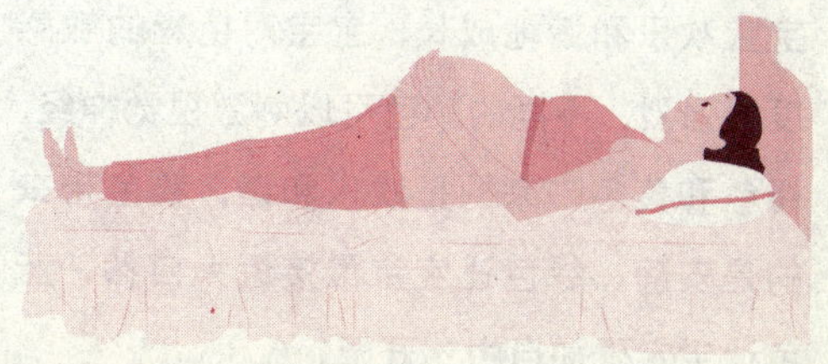

安排好月子期间谁来照顾宝宝

在分娩前，准爸爸、准妈妈要对月子期间照顾宝宝的问题讨论好，比如月子在哪里坐，宝宝晚上跟谁睡？月子中的三餐谁来做？月子期新爸爸、新妈妈们总会有些手忙脚乱，是否要请老人帮忙还是请一位专职保姆……无数细小的问题都要想一想，千万不要等宝宝出生后问题出现了再去解决。为此，准爸爸在宝宝出生前就要开个家庭会议，明确一下宝宝出生后的照顾工作，尽可能让所有的家庭成员都分担一些产后康复的工作，而准爸爸自身也要主动多承担一些，尽力为新生宝宝创造一个和谐的家庭环境。

为宝宝布置房间

在准爸爸准妈妈喜滋滋迎接新生命的时候，准爸爸可以为爱妻做些她所不能做的事情，比如给宝宝的房间贴上色彩漂亮的墙纸，给宝宝的房间安排照明设备，给宝宝设计浴室等，所有这些问题都离不开准爸爸的周全考虑和精心设计。

● **选择合适的色彩** 色彩搭配适宜可以让宝宝欢乐和谐地成长，宝宝对色彩的敏感度很强烈，不同的颜色可以刺激视觉神经。橙色和黄色带来的是欢乐和谐，粉色带来的是安静，绿色让宝宝最接近大自然，蓝色让宝宝更加自由、开阔。

● **准备舒适的寝具** 寝具是宝宝体会安抚和拥抱的最好地方，这个作用如同妈妈轻柔的安抚与拥抱，为宝宝添置一套柔软舒适的寝具自然会起到这个作用。保暖性、透气性均好的棉质面料更适合宝宝使用。

● **挑选合适的房间** 为了让房间带给宝宝足够的安全感，首先要把带阳台的房间作为儿童房的首选，因为这里光线比较明亮，容易消除宝宝独处时的恐惧感。同时，室内照明宜选白炽光，这种光线对宝宝的视力发育有帮助。

● **营造一个富有情趣的浴室氛围** 用瓷砖把浴室布置成海洋世界或是花园。选择色彩鲜艳、样式活泼可爱的洁具及其他用品。当宝宝置身在这样的环境中时自然能够配合大人的洗澡工作，也会觉得轻松开心。当然，浴室环境最关键的考虑因素还是安全，尤其要注意湿滑的地面，质地坚硬的洁具或是浴室家具的边角，这些地方都可能会伤到天性好动的宝宝。最好是地面铺设防滑地转，浴缸铺设防滑垫，把插座包裹上插座盒，选择具有圆形边角的洁具等。

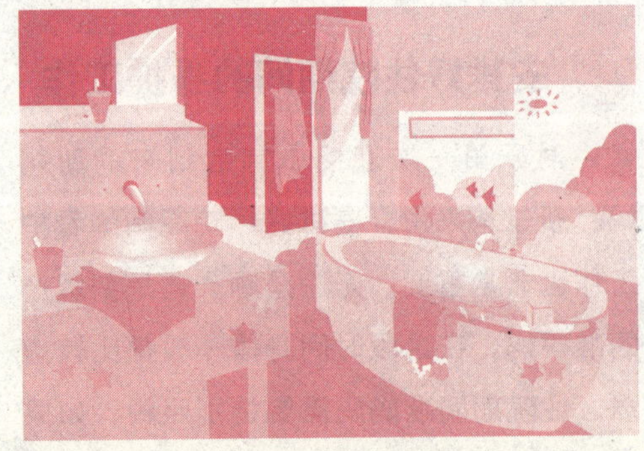

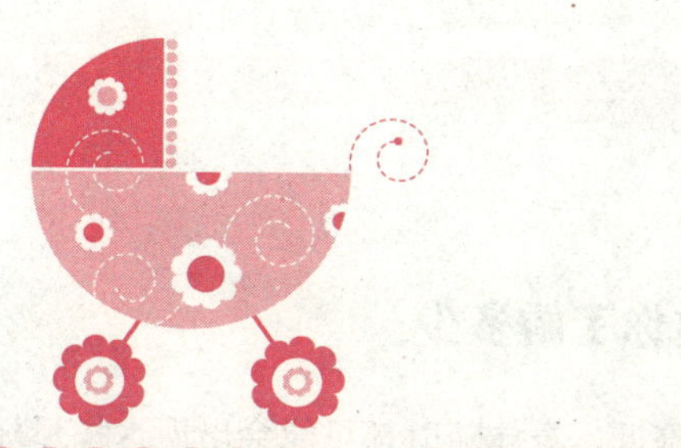

第4章

轻松分娩 痛并快乐着

十月怀胎，一朝分娩。孕育胎宝宝的那段岁月留下了太多的幸福和辛酸，当腹中的“奇迹”就要出现时，心中的紧张和慌乱也会随之而来，为此，我们有必要了解和掌握一些有关分娩的注意事项，使你的小宝贝顺顺利利地到来。

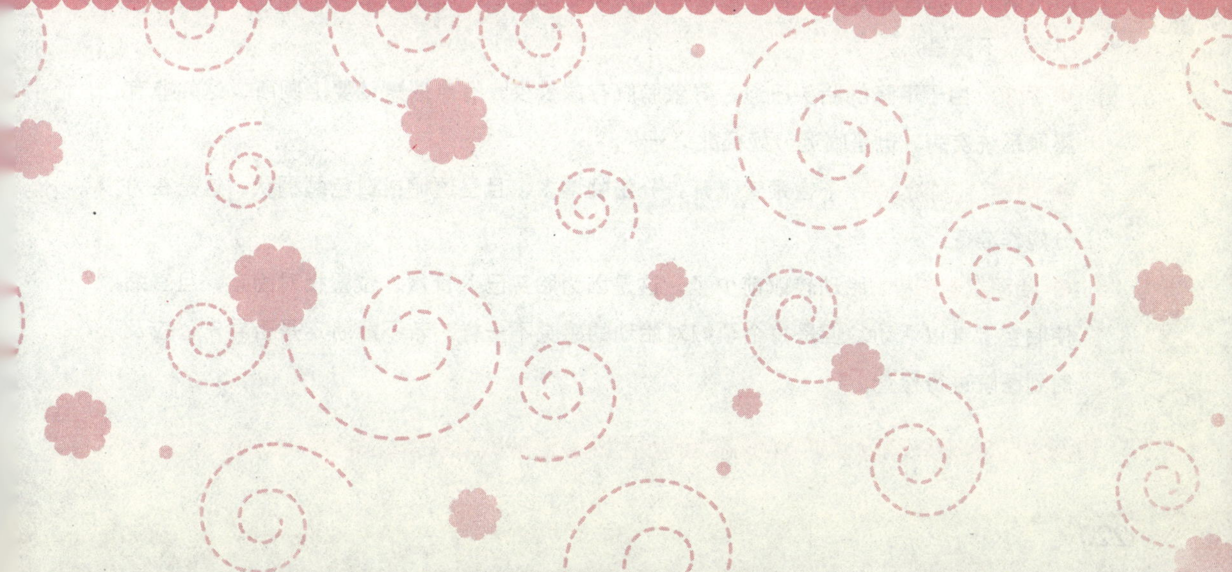

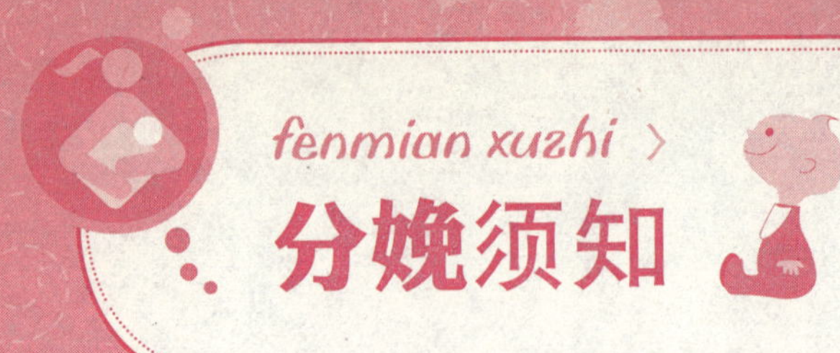

分娩前兆你了解多少

预产期逐渐临近，身体随时都可能会出现这样那样的状况，面对诸多现象，准妈妈及其家人切不可马虎大意，这些现象往往是即将生产的征兆，如果处理不当，有些准妈妈甚至还会发生意想不到的事情，因此要提前了解这些情况，注意观察，做好随时住院分娩的准备。

- **上腹部压迫症状减轻** 许多准妈妈会发现自己身体的某些症状明显减轻或是消失了，如胃胀、吐酸水、胃灼热、食欲不振等，而呼吸不畅的情况也有所改善，尤其是上腹部感到非常的轻松。这是因为妊娠36周后子宫口和产道变软，子宫下移，胎宝宝下降到骨盆，缓解了对上腹部的压迫。
- **不规律的宫缩** 宫缩是腹部一种阵阵无规则的发紧状态，宫缩间隔时间不等，而且每次持续几分钟到十多分钟不等。尤其是在准妈妈疲劳和兴奋时，更易出现这种现象，即所谓的前驱宫缩或前阵痛。这是临近分娩征兆之一，但与真正的产前有规律的宫缩不同，不要紧张。
- **尿频** 由于下降的胎头压迫，导致膀胱存尿量少，有点尿意就要上厕所，这并非有泌尿系统疾病，也是临近分娩征兆之一。
- **阴道分泌物增多** 子宫颈管张开，分泌物增多，且呈透明或白色黏稠状，这是在为分娩作准备。
- **胎动次数减少** 胎动较以前少了，这是因为胎头已入骨盆，位置相对固定，且宫缩使胎宝宝难以活动。但是每个孕妇对胎动的感觉不一样，若不能断定是否异常，应及时到医院进行检查。

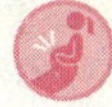 有关分娩的事情

面对分娩，准妈妈们准备好了吗？有哪些相关的知识需要掌握呢？

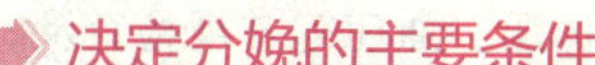

决定分娩的主要条件

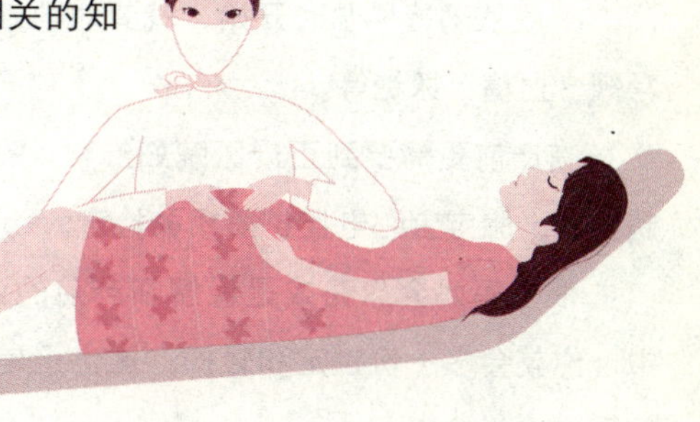

产力、产道、胎宝宝大小及所在位置。准妈妈只有在三大要素协调一致的情况下，才能顺利从阴道分娩。

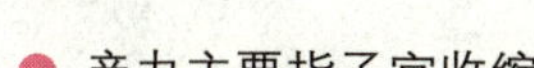

- 产力主要指子宫收缩力，在宫口开全，将要排出时，腹肌也是很重要的产力。
- 产道是指骨盆，包括子宫、宫颈、阴道、外阴。
- 胎宝宝大小及位置是分娩的关键条件，特别是头位，胎头进入骨盆所取的位置，对分娩能否顺利也相当重要。

有关分娩的数字

分娩时间的长短和初产妈妈的年龄、胎位、精神因素等相关。

〖足月分娩〗孕 37 ~ 42 周内分娩为足月分娩。

〖过期妊娠〗超过预产期 14 天。

〖临产的标志〗每隔 5 ~ 6 分钟子宫收缩 1 次，每次持续 30 秒以上。

〖产程时间〗（分娩全过程）初准妈妈为 12 ~ 16 小时，经准妈妈为 6 ~ 8 小时。

〖术前禁食时间〗剖腹产术前 6 ~ 7 小时起不能进食和饮水。

准妈妈在待产过程要做的事情

- 少食多餐，宜吃高热量、易消化的食物。
- 临产后，准妈妈每隔 2 ~ 4 小时小便一次，以免膀胱充盈影响子宫收缩及胎头下降。
- 临产后，若准妈妈宫缩不强，没有破膜，需在室内适量活动，以促进产程进展。
- 保持良好心态。
- 和医生好好配合。

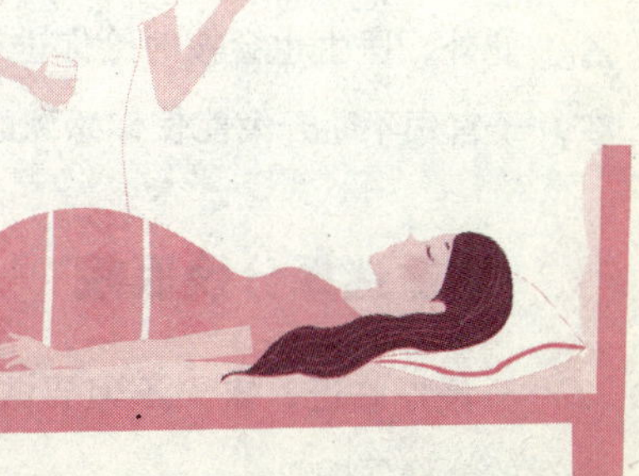

需要进行哪些产前检查

一般从确诊早孕时开始，就要对孕妇进行全面的体检。如血压、心脏、肺呼吸道、血常规、血糖、尿糖等。

临产前更需要到正规医院妇产科，在医生的指导下，进行体温、血压等常规检查及B超检查、胎宝宝心电监护等相关检查。

很多妈妈会忽略或是误解临产前的诸多事项，其实只要多了解一点，在分娩的过程中，你就会多一份镇定和轻松，这也正是你在分娩关键时刻最需要的。通常，分娩前要进行下面这些检查：

1. **超声显像** 监测胎宝宝脊柱裂、多囊肾等结构是否异常。
2. **胎宝宝镜检查** 有助于发现唇裂、多指或生殖器畸形等超声显像不能发现的体表细微异常。
3. **X线检查** 有助于发现胎宝宝是否有脑畸形、缺肢畸形、成骨不全症等骨骼异常症状。
4. **羊膜穿刺抽取羊水** 通过对酶和DNA的检测来诊断胎宝宝是否有遗传性代谢缺陷病。
5. **绒毛检查** 通过染色体及其核型分析或DNA分析来诊断胎宝宝是否有遗传性代谢缺陷病。
6. **B超检查** 观察胎宝宝生长发育及周围环境，及时发现胎宝宝畸形、多胎、胎宝宝发育迟缓、胎位不正、羊水过多或过少、脐带绕颈、前置胎盘、胎盘早剥或胎盘过熟等异常情况。

此外，医生也会按时给你进行内诊检查，以确定胎宝宝所处位置并了解宫颈开大到多少。子宫颈不断开大能使你感到鼓舞，然而它的扩张速度也会时快时慢。

慎重选择分娩医院

分娩期临近，家人不但要做好准妈妈的心理工作，照顾好她的身体，更要选择一家合适的分娩医院。

尽管多数医院可以负责准妈妈分娩，但是各类医院的优缺点各有不同，只有了解清楚才会有利于健康分娩。

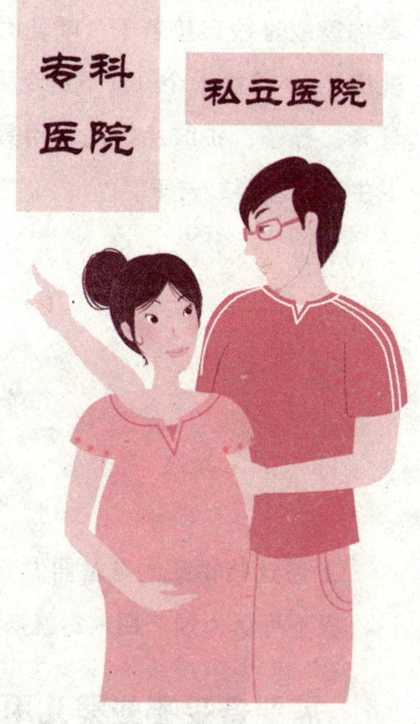

综合性医院

综合性医院规模大、配套设施齐备、医护人员技术水平高，能够及时处理一些突发事情，这对那些有特殊情况的准妈妈来说是一种更好的选择。一旦准妈妈出现并发症，可及时在综合性医院各门诊科室得到会诊和处理。但是另一方面，这类医院患者多，需要花较长的时间等候确诊，而且由于患者较多不能很好地提供较理想的医护设备，有的需要家人自行准备。

专科医院

与综合性医院相比，妇产医院、妇儿医院等专科医院可以专门负责准妈妈分娩，在医护条件、医疗设备、医护人员等方面会更专业化，对孕妇的照料也比一般医院更周到、细致。同时，这类医院还设有各种有利于孕妇顺利分娩的辅助项目。但由于这类医院没有外科及内科，在妊娠合并内科及外科等科疾病的处理上会缺乏经验。

私立医院

私立医院也有自己的所长，从最初检查到产后检查都是由一个医生负责，准妈妈可以与医生保持密切联系。而且医院的各种软性服务很到位，比如单人产房。但是有的私立医院在医疗水平上与前两类医院存在很大差异，如果遇到突发事故，往往不能及时采取措施。

各种医院都有各自的优势，准妈妈及其家属要根据自己的情况慎重选择。除了考虑孕妇身体状况、家庭收入状况、医院离家远近外，还可从下面几个方面考察医院是否适合自己分娩。

- 医院、医生的口碑如何。
- 医院是否提供助产士一对一的助产分娩。
- 是否允许由亲人陪伴分娩。
- 分娩后是母子分室，还是母子同室。
- 是否有相关的新生儿服务等。

做好入院的准备

为了更好地迎接新生命的降临，也为了避免突发事情带来的措手不及，准妈妈及其家属要提前做好住院准备。比如如何办理住院手续，住院需要准备哪些衣物，哪些卫生用品是必需品等。越早了解这些问题，越早准备妥当，越能顺顺利利地迎接“小天使”的来到！

● **临产前应把办理住院手续的相关证件放在家里显眼的位置** 包括身份证、母子手册、准生证等，并要告诉家人相关证件放在哪里，以便遇到突发情况能第一时间赶到医院，避免在紧要关头手忙脚乱。

● **要准备好住院所需的衣物** 做到有备无患，并放在家里显眼的地方，一旦临床，不至于手足无措。睡衣最好是穿前面系扣的衣服，而且要柔软、宽松，这样医生可以方便地进行检查；产后的最初几天恶露量较多，最好多备几套。外衣可以是对襟毛衫，在亲朋看望时穿着。还要备一件适合冬天穿的长大衣，以便去卫生间或是离开病房去其他房间时穿着。大号乳罩或是背心2～3件；纯棉袜子2～3双；拖鞋1双；出院的衣服一套。

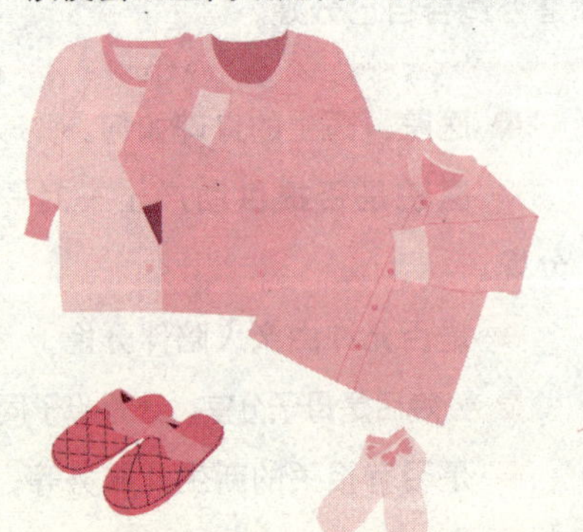

● **准备好住院要用的卫生用品** 包括洗脸毛巾、洗澡毛巾、洗下身毛巾各1条；消毒棉垫或是纱布垫若干（哺乳时用来清洁乳房）；小脸盆1个（洗下身专用）；牙刷、牙膏、梳子、护肤品等洗漱用具；纸巾、卫生巾、塑料袋若干。

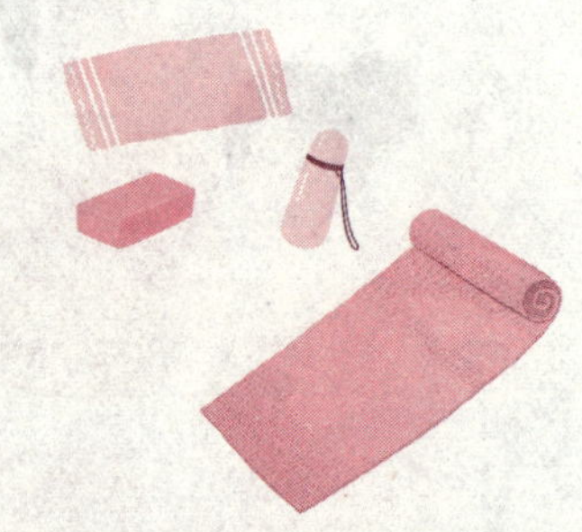

上述这些物品的准备要做到宜早不宜迟，决不可认为预产期未到就拖延。

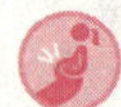

需要备妥哪些婴儿用品

预产期越来越近，夫妻双方最好提前为入院分娩做好一切准备，其中婴儿用品尤其关键。尽管许多医院为婴儿配备了衣服被褥和尿垫，但最好到计划分娩的医院打听清楚，以免重复购买。而且最重要的是，为期待中的宝宝准备他所需要的物品是一件非常值得纪念的事情。

宝宝的衣服

宝宝住院期间需要针织衬衣2～4件，睡袍2件，软毯一条（包裹宝宝回家用）。衣服一定要是纯棉的，式样宜宽松，穿脱方便。衣服的后背和腋下不要有纽扣和暗扣，没有领子的衣服较好。

喂奶用品

婴儿奶瓶、奶嘴2套；奶瓶刷1个；奶瓶夹1个。

婴儿用的卫生用品

包括小方巾、小毛巾各2条，脸盆一个，爽身粉一瓶及婴儿奶具、一次性尿垫；湿巾（帮宝宝清洗臀部）若干；脱脂棉（帮宝宝清洁皮肤表面的污物）若干。

寝具的选择

被褥1套；床单1张；枕头1个（医院多会提供专业的婴儿床及床垫）。

上面这些物品要和妈妈的物品分别整理，再一起摆放在屋里明显的地方，准备去医院分娩时带上就可以。

哪些准妈妈要提前入院

孕妇及其家属在产前的这段时间一定要提高警惕，做好监护。尤其是特殊准妈妈或是准妈妈身体突然出现异常情况时，应立即去医院产科住院待产。如果一旦发生意外，不仅容易造成感染，还会给母婴带来危险。

通常患有重度妊高征、产前有阴道出血等情况的孕妇必须立即住院；有内、外科疾病等并发症，如贫血、肾炎、糖尿病等，需由相关科室的医生协商来决定入院时间；此外，已诊断“前置胎盘”的孕妇，即使没有阴道出血，也应提早住院。过期妊娠即使无临产征兆，也应在孕41周时入院。那么，哪些情况下应紧急入院呢？

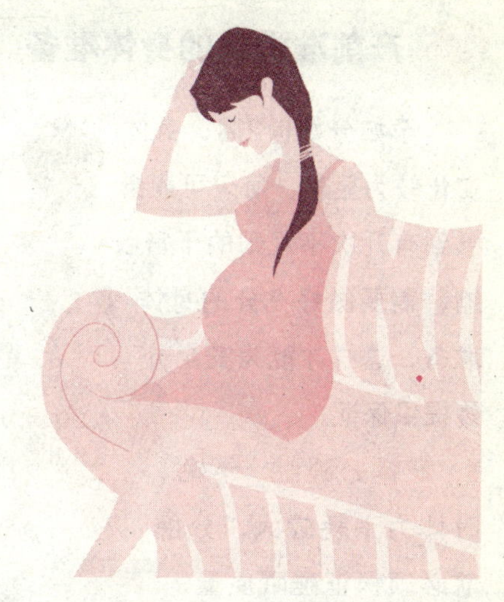

- **破水** 让孕妇躺下，尽量减少站立，并立即送往医院。
- **规律宫缩** 每 10 ~ 15 分钟一次，并逐渐加快。
- **异常腹痛及出血** 腹痛呈持续性疼痛，阴道出血似月经量。
- **出现严重水肿或体重增加过快** 伴有头痛、头晕、眼花、视物不清、咳嗽、恶心、呕吐等症。
- **异常胎动** 每 12 小时胎动不足 20 次，或每小时胎动不足 3 次，或胎动消失。

产前准妈妈的身体准备

孕妇分娩前2周，身体变化较为显著，每天可能会感到有几次不规则的子宫收缩，需要做好充分的身体准备，这样才能为安全分娩提供保证。

1. 安排好睡眠 分娩时体力消耗较大，分娩前必须保证睡眠质量，娩前午睡对分娩也有利。

2. 安排好生活 临近预产期，孕妇应尽量不外出和旅行，但也不要整天卧床休息，最好是做些轻微、力所能及的运动。

3. 性生活 临产前绝对禁止性生活，以免引起胎膜早破和产时感染。

4. 洗澡 由于产后不能马上洗澡，为此，孕妇住院之前应洗澡，保持身体的清洁，而且到浴室洗澡必须有人陪伴，以免湿热的蒸汽引起昏厥。

5. 家属照顾 妻子临产期间，丈夫尽量不要外出，尤其是妻子身体状况欠佳的时候，一定要时刻陪伴。

正视分娩前的负面心理

随着预产期的来临，母亲在欣喜的同时，心中的恐惧感也愈来愈重：分娩痛不痛？剖腹产对宝宝好吗？宝宝的物品还需要什么？自己的身材和容貌会发生怎样的变化呢……这些问题如果不及时加以疏导，很容易造成心理负担，产生心理障碍。为此，我们不但要积极学习孕产知识，还要学会心理调适的方法，这样才有助于提高分娩的安全性。

稳定情绪

孕后的女性情绪较为脆弱，尤其是进入分娩期的妈妈更会出现不同程度的情绪紧张。心理上因为害怕分娩、疼痛、出血，经常处于焦虑不安和躁动的灰色心理中。持久的情绪紧张还会形成恶性循环，容易出现心跳加快、血糖增高、心慌恶心、食欲减退、身体颤抖等不良反应。准妈妈可以通过以下几点来克服不良情绪：

- 准妈妈需要了解一些怀孕、分娩的常识。
- 临产入院的妈妈更应充满信心，保证充足的睡眠及饮食，吃些易消化、高营养的食物。
- 临产时排除杂念，在宫缩时放松全身，做深呼吸。
- 在宫缩间歇时休息，尽量让自己处于平静安适的状态。

克服分娩阵痛

多数准妈妈分娩前会有疼痛的反应，这是产生恐惧的根源。多数情况下经过助产人员的精心护理、安慰和鼓励，可以克服分娩引起的疼痛，但是部分准妈妈需要镇痛剂或麻醉才能舒缓情绪，同时，也可以用一些方法缓解这些痛楚。

● **让身体保持舒适** 助产人员或是家人要帮助准妈妈采取最舒适的体位，可以侧卧身体，把关节处微微屈曲；需要平躺的时候，再帮助准妈妈抬高床头；经常按摩一下背部或是翻翻身体也能松弛肌肉，让准妈妈有舒适感。

● **减轻焦虑** 指导准妈妈认识分娩的生理过程，耐心倾听准妈妈的诉说，家人要陪伴身旁，不断给以鼓励，及时肯定准妈妈正确使用呼吸及松弛技巧，减少准妈妈对自己处理能力的焦虑。

● **指导准妈妈，取得配合** 拿给准妈妈一些如何应对分娩期可能遇到的不适的资料，有助于准妈妈临产时控制自己的反应；在准妈妈进行各种检查或护理前，告诉她为什么这么做，要做些什么，这样也能减轻焦虑，降低疼痛的强度。

● **应用护理技巧** 准妈妈过于紧张会增加疼痛的感受，需要家人不时地跟她聊聊天、回忆一下以前的快乐日子或是一起憧憬宝宝降临后的美好未来，这些都能分散她的注意力，缓解疼痛。触摸或是腹部按摩的方法也能减轻准妈妈的紧张心理，减轻阵痛。

● **应用止痛剂** 对于那些身体有特殊需要或是精神极度紧张的准妈妈，可以按照医嘱使用少量的止痛剂。用药期间家人或是医护人员一定要认真观察，以免出现异常反应。

轻松分娩的精神练习

1. 意想锻炼法 让自己保持一种舒适的姿势，深吸一口气并屏住 5 秒钟，口中默默从 1 数到 5，然后呼出；集中呼吸并重复 2 ~ 3 次，直至完全松弛。做这个动作时，可以回想一下过去愉快的事情，有助于你使用想象克服思想障碍，以便能更多地学会控制自己，这种方法在分娩时是非常有用的。

2. 精神松弛 你可以给自己放上一段轻松惬意的音乐，随着音乐的节奏，紧闭双目，想象自己正置身于清澈的蓝天或平静的大海之中。与此同时，让自己进行规律、缓慢的呼吸，分娩前进行这样的练习有助于清除思想上的焦虑、担心和其他杂念，当你全神贯注做呼吸运动时，口中要十分缓慢、均匀地默念“吸气、屏住、呼气”。每次呼、吸气都要集中精力，好像你都能倾听到你的呼吸一样。

如何运动助分娩

怀孕期间，准妈妈的身体会发生很多变化，有规律的运动，不仅对准妈妈和胎宝宝都有好处，而且可以帮助身体为艰难的分娩过程做好准备。那么，有哪些运动有助于分娩呢？

● **散步** 散步可以助消化、促进血液循环、增加耐力，而耐力对分娩是很有帮助的。在孕晚期，散步还可以帮助胎宝宝下降入盆，松弛骨盆韧带，为健康分娩做好准备。散步步速和时间要循序渐进，而且最好有家人陪伴。

● **孕妇体操** 这种有氧运动有利于准妈妈分娩和产后恢复。它能松弛腰部和骨盆的肌肉，为分娩时胎宝宝顺利通过产道做好准备；经常练习的准妈妈还能增强自信心，镇定自若地应对分娩阵痛。孕早期的3个月，不要做跳跃运动；怀孕4个月后，可做全套体操，但最好不做弯腰和跳跃动作；孕晚期要减少弯腰和跳跃运动，运动的节拍也需适当控制，可以增加一些轻柔的活动，如活动脚腕、手腕、脖子等。

● **游泳** 孕期游泳能增强心肺功能，而且水的浮力可以减轻关节的负荷，消除浮肿、缓解静脉曲张，不易扭伤肌肉和关节。游泳对协调全身大部分肌肉、增强耐力等都非常有益。怀孕5～7个月是最佳的游泳时间，而孕晚期为避免羊水早破和感染应停止游泳。值得注意的是，胎膜破裂后应停止此项运动。

轻松分娩的动作练习

腹式呼吸的练习

腹式呼吸是阵痛或分娩时的必做项目。盘腿坐可以有效地松弛骨盆底部肌肉（阴道、肛门、尿道周边的肌肉）。

● 盘腿而坐，拉伸背部肌肉，双手放在下腹部。边呼气边放松双肩，然后用鼻子吸气，当腹部胀满后再用嘴慢慢呼气。反复练习2～3次。练习时注意力要集中在呼气上，时间尽量长一些。

● 双手分别放在两膝上，上身前倾，边呼气边轻轻向下按压双膝；然后直起上身，

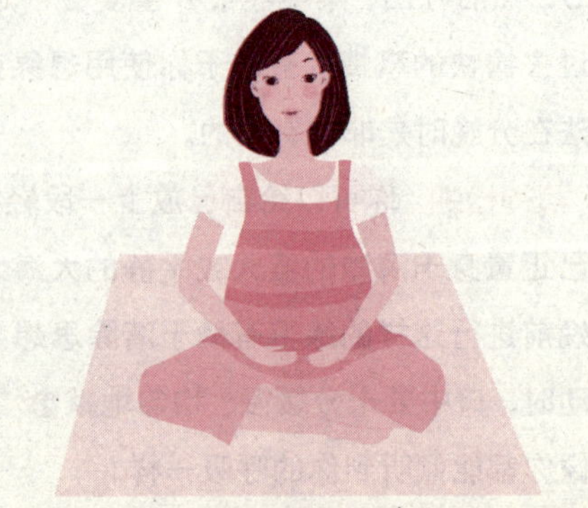

边吸气边慢慢恢复两膝至原来的位置。反复练习 3 次。

骨盆的练习

这种练习可以有效预防腰痛，还可以对分娩时所涉及肌肉进行锻炼。

- 身体呈爬姿，手脚与腰同宽；边呼气边绷紧腹部，前倾骨盆，勾起后背。
- 吸气后，边呼气边慢慢放松腹部，然后一边回复到原来的姿势一边向上抬头。

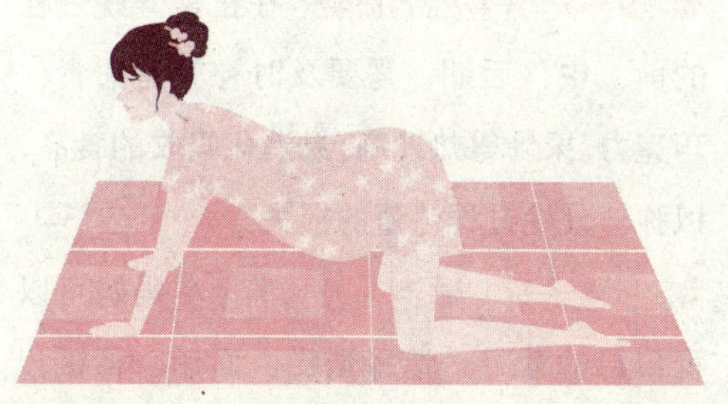

提腹运动

这个运动可以收紧臀部肌肉和骨盆底部肌肉，有助于分娩。

- 身体呈仰卧姿势，弯曲双膝，与腰同宽；双手伸直，掌心朝下，放在身体两侧。
- 边呼气边挺起腰部。之后保持此姿势，边吸气边默数 5 下，然后再边呼气边慢慢放下腰部。反复练习 3 次。

放松腿部

这种运动有利于腿部血液循环，可以预防腿部肿胀、双腿发沉及静脉曲张。

- 身体呈仰卧姿势，收起双膝。

温馨小提示

做每种运动和练习时，要有充分的时间，配合呼吸，慢慢进行锻炼，一般反复做3次左右就可以。训练时动作要缓慢、轻柔，强度要适度，最好在优美的音乐伴奏下进行。运动完毕后，要放松身体稍散散步，然后在椅子上安静地休息片刻。如果运动中出现疼痛、气短、出血、破水、疲劳、眩晕、心悸、呼吸急促、后背骨盆痛等现象，要马上停止训练，并及时到医院进行诊治。

- 其中一条腿伸直并向上高举，脚尖绷紧后放松，再绷紧，再放松，反复数次后，再弯曲膝盖，慢慢将腿放回到原来姿势。再换另一条腿。反复练习 3 次。

腰部扭转运动

这种运动可以锻炼骨盆。

- 并拢双膝，向左侧慢慢放倒，大约呈 45 度；保持此姿势并默数 5 下，再恢复成原来的姿势，再向左侧放倒。反复练习 3 次。
- 双腿与腰同宽，用腹式呼吸进行放松。

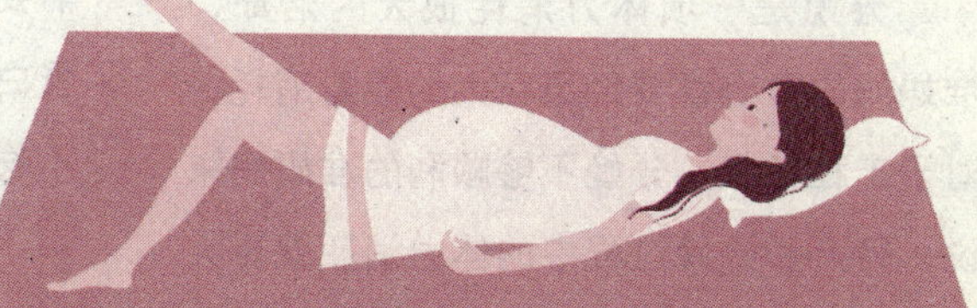

制订产后调理计划

产后身体调理就像分娩一样重要，为了能使准妈妈的身体快速恢复正常，最好能制订一个明确的产后身体调理计划。多数准妈妈可以在自己家中或是在夫妻双方的长辈家进行调养，有特殊情况的准妈妈可以选择在医院进行调养。这种情况的准妈妈最好选择离自己家较近或是条件较好的医院，以便得到细致、专业的护理与照顾。

宝宝出生后，面对的第一件事情就是如何育儿。是用母乳喂养还是采用其他的喂养方式；育儿、家务和工作之间该如何平衡；当宝宝渐渐长大时，选择什么样的幼儿园……所有这些问题看似遥远但却关系着宝宝一生的健康与命运，为此，父母亲要在小生命还没有降临的时候就提早做好规划，这样才能为宝宝的美好未来打下坚实的基础。

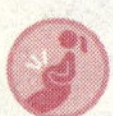

如何安排分娩前的饮食

分娩是一项体力消耗很大的活动，准妈妈的身心都要经历巨大的能量消耗。对于产程较长、分娩不够顺利的准妈妈来说，待产和分娩过程中的体力消耗就更大了。同时，正常分娩或是剖腹产时还会造成准妈妈的失血，一般失血量在100～300ml，如果发生产后出血，失血量就会更多。分娩造成的大量的体力消耗和失血会使准妈妈产后身体十分虚弱，分娩前除了注意休息、保证睡眠质量外，还应及时补充能量和各种营养素，这样不仅能补充身体的正常需要，还能增加产力，促进产程的发展，有助于准妈妈顺利分娩。那么，准妈妈在分娩前该如何安排饮食呢？

● **多补充热量高的食物** 在正常分娩过程的前、中、后期，需要及时补充些甜食、巧克力、果汁等热能高、易消化吸收的食品，以弥补分娩过程热量的损失。

● **少食多餐，适当补充营养** 准妈妈可以视自己的爱好，选择蛋糕、面汤、稀饭、肉粥、藕粉、点心、牛奶，以及果汁、苹果、西瓜、橘子、香蕉、巧克力等饮食。遵循少食多餐原则，每日进食4～5次，但不可暴饮暴食，否则会加重胃肠负担。比如，鸡蛋每顿吃1～2个，再配些其他营养品就足够了，不必吃得过多。

● **多吃易消化食物** 临产时因宫缩阵痛容易引起胃口欠佳，还容易引起睡眠不足，导致胃肠道分泌消化液能力的降低，为此，需要及时补充营养，宜多吃些富含糖分、蛋白质、维生素、易消化的食物，但最好不吃不易消化的油炸或肥肉类食物。

● **注意锌元素的摄入** 国外研究表明，准妈妈分娩方式与其妊娠后期饮食中锌的含量有关，每天锌营养素摄取越多，自然分娩的机会越大。锌是人体必需的微量元素，对分娩的影响主要是能增强子宫有关酶的活性，促进子宫肌收缩，从而把胎宝宝驱出子宫腔。而缺锌时，子宫肌收缩力弱，无法自行驱出胎宝宝，需要借助产钳、吸引等外力才能娩出胎宝宝，严重缺锌则需剖腹产。因此，为了不影响准妈妈健康、减轻分娩痛苦，要注意补充锌，多吃一些含锌丰富的食物，如肉类中的猪肝、猪腰；海产品中的鱼、紫菜、牡蛎、蛤蜊；豆类食品中的黄豆、绿豆、蚕豆；坚果中的花生仁、核桃仁、栗子。尤其是牡蛎，每百克含锌在100毫克左右，堪称锌元素的宝库。

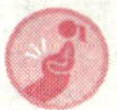

分娩需要多长时间

大多数准妈妈在分娩第一胎的时候平均要花费12小时左右，第二胎需要8.5小时左右。但这并不意味着准妈妈在这10多个小时里要一直忍受没有间断的疼痛。总的来说，在熟悉的环境、亲密的家人的陪伴下分娩会更快一些。有些准妈妈阵痛的时间比较短，而疼痛的强度高，而另外一些准妈妈痛感柔和一些，却需要更多时间度过这个阵痛期。为此，准妈妈应该顺其自然，千万不要有压力。分娩究竟需要多长时间也与遗传有关。为此，不妨在分娩前问一问你的母亲，看看她的分娩经历如何，多少对你会有所帮助。多数准妈妈对阵痛的敏感程度与分娩持续的时间关联不大，只要你有自信，一旦听到宝宝的第一声啼哭就是顺利度过产程了。

爱心小贴士

分娩时谁该陪伴着你

有人认为分娩时应该是宝宝的爸爸陪伴在妈妈身边，因为从孕育生命的开始就是爸爸妈妈陪着宝宝，在生命奇迹诞生的瞬间更要爸爸和妈妈一起来见证，而且丈夫特有的力量和情感会给妻子带来极大的自信和安全感。但是，也有一些准爸爸不能承受这样的场面，最好安排他们在产房外面等待。也有人认为应该找一些有过生育经验的女性亲戚或朋友陪伴在准妈妈身边。因为她们经历过这个过程，会给你一些有用的帮助，让你不会觉得太紧张。另外，你也可以选择医院提供的专业导乐服务，这些导乐员都是很有经验的医护人员或是助产士，当她们陪伴在准妈妈身边时，可以带来一种特殊的安全感，大大缩短分娩过程。

怎样才能做到快乐分娩

准妈妈分娩时往往要经受阵痛，而快乐分娩不仅能减轻疼痛反应，还能有利于顺利产下健康的宝宝。下面几个方面尤其要注意：

- 准妈妈一定要在思想上认识到分娩的意义，对分娩的过程了解得非常清楚，努力将自己的注意力从宫缩的疼痛转移到分娩后的喜悦，想象自己正抱着健康、可爱的宝宝，心里自然会产生一种满足、骄傲、愉快的心情。
- 可借助无痛分娩来减轻产痛。
- 要积极配合医生，让分娩更加安全。

分娩时怎样与医生配合

为了使胎宝宝顺利降生，并减少产道的损伤，准妈妈要在分娩过程中与医生密切配合，这样才能产生好的效果，否则只会延长产程，增加准妈妈的痛苦和胎宝宝的危险。

放松思想，精神要愉快

情绪越是紧张越容易影响子宫收缩，而且会使食欲减退，引起疲劳、乏力，影响产程进展。

注意休息，适当活动

利用宫缩间隙要注意休息、节省体力，绝不能烦躁不安，这样会消耗精力。如果胎膜未破，可以下床活动，适当的活动能促进宫缩，有利于胎头下降。

增强营养，补充水分

待产过程中要吃些易消化、易吸收的食物以补充体力，同时，还要多喝汤水，以保证自己有足够的精力来承担分娩重任。

助产手法助分娩

〖深呼吸〗每次宫缩时，做腹式深呼吸动作，吸气要深而慢，呼气也要慢慢吐出，宫缩停止时闭眼休息。

〖按摩法〗用两手指轻轻按摩腹壁皮肤，深吸气时按摩至腹中线，呼气时再从腹中线移向两侧。

〖压迫法〗深吸气时，用拳头压迫腰部肌肉或髂前上棘，髂嵴及耻骨联合部位。这个方法也可以与按摩法交替使用，以减轻子宫收缩对大脑的刺激，减轻腹部酸胀疼痛的感觉。

〖屏气法〗宫口开全后，当宫缩开始时，将双腿屈起分开，两手抓住把手，像解大便一样用力向下屏气（时间越长越好）。等宫缩过后，放松身体，休息一会儿。当胎宝宝头部即将娩出时，要配合接生人员，不再用力下屏，以免造成会阴严重裂伤。

 丈夫在分娩中如何配合

妻子临盆时，丈夫的陪产能让他与妻子共同承担分娩的痛苦，并一起享受奇迹到来时的兴奋和幸福，同时，陪产还能增加顺产率。但是慌乱之中，有的丈夫的陪产达不到效果，甚至干扰了产房的正常工作，要避免这种不良影响，丈夫就需事先了解一下陪产中如何配合。

1. 收拾东西陪妻子去医院 一般初产妇产程都较长，为了不让自己蓬头垢面、胡子拉碴地与宝宝见面，准爸爸也要备好你的洗漱用具。还要准备好照相机或摄像机，以清楚记录下妻子产出宝宝的瞬间情景，当然要注意电池是否有充足的电。

2. 帮准妈妈调节环境 分娩前后，多数准妈妈都希望自己处在一个舒适的环境下：柔和的光线、适宜的室温、清静的环境、亲人的陪伴、舒缓的音乐……在家中待产时，准爸爸就要根据妻子的喜好，把家的环境调节到最好。去医院时，也可以带上一些能够给妻子带来轻松安慰的东西，像她喜欢的娃娃、小摆设等，让她即使在医院里，也能感觉到家的温馨。临产前，准爸爸还要和妻子一起去了解一下病房、产房的环境，熟悉自己的医生。妻子对这样的环境熟悉了，分娩时才不会觉得紧张和焦虑。

3. 准爸爸也需要放松 分娩时刻，准爸爸也免不了要紧张、忧虑，尽管这是很自然的，但是在妻子分娩时，作为她的精神支柱，丈夫的紧张一定会影响到妻子的情绪，这会让她更加不安、惶恐。为此，准爸爸一定要学会放松自己。平时要了解足够多的生育知识，多与医生交流、沟通，做到胸有成竹、心中不慌。

4. 给妻子积极的心理暗示 作为妻子精神上的后盾，丈夫要给予妻子积极的心理暗示，让她积极地面对这个自然的生理过程，而不要让她把分娩过程想象成可怕的经历。平时可以向那些有过顺利分娩经验的人请教，并把这些好消息带给妻子。还可以常和她一起想象宝宝的可爱、家庭的幸福。

总之，无论哪一方面的配合，都离不开对分娩过程的了解和对妻子的理解，对分娩生理知识了解得越多，越能配合好。

如何预防和处理过期妊娠

对于那些月经周期规则的女性来说，如果妊娠达到或超过42周还没有生产征兆，就属于过期妊娠，这种现象的发生率约占妊娠总数的5%～12%。过期妊娠的发生多与孕妇内分泌功能紊乱、胎宝宝畸形及遗传因素等有关。过期妊娠可导致胎盘老化出现退行性改变，使绒毛间隙血流量明显下降，供应胎儿氧和营养物质减少，使胎儿不再继续生长；羊水量减少，严重时胎儿会因缺氧窒息而死亡，且羊水量过少对分娩不利。过期妊娠的胎儿分娩时因胎儿过大，胎头过硬，也会造成难产。即使出生，健康状况也比正常分娩儿差，常因脱水、贫血、肺部感染等而夭折。

那么，准妈妈如何才能判断是否过期妊娠呢？除了要观察孕妇、胎宝宝、羊水的情况外，还要考虑其他可能影响过期妊娠的因素，例如：

- 平时月经周期是否规则，此次妊娠前有无月经延迟。
- 是否服用过避孕药，因服药期间或停药后会出现短期闭经。
- 早孕反应及胎动出现的时间。
- 将早期妊娠时子宫大小与停经周数对照，作为判断的依据，妊娠中晚期检查的子宫大小对诊断妊娠期限意义不大。

孕妇一旦发现身体出现异常反应，要在接近预产期时到医院进行产前检查，如果超过预产期两周仍未出现宫缩，应进行胎盘功能检查和胎宝宝状况的检查，以制订处理方案。假如确诊为过期妊娠，并且胎宝宝较大、颅骨较硬、羊水较少，尤其是那些高龄初产妇或伴有妊娠中毒症的人，医生可能会建议采取引产（静脉点滴催产素引产、经阴道分娩）或剖腹产等措施。

温馨小提示

已确诊过期妊娠的孕妇，若有下列情况之一应立即终止妊娠：①宫颈条件成熟；②胎儿≥4 000g；③12小时内胎动累计数<10次或NST为无反应型，CST阳性或可疑时；④持续低E/C比值；⑤羊水过少(羊水暗区<3cm)或羊水粪染；⑥并发中度或重度妊高征。终止妊娠的方法应酌情而定。宫颈条件成熟者应人工破膜，破膜时羊水多而清，可在严密监护下经阴道分娩；宫颈条件未成熟者可用促宫颈成熟药物，如普拉睾酮200mg，每日静注一次，连用3日，也可用缩宫素、前列腺素制剂引产；出现胎盘功能不良或胎儿窘迫征象，不论宫颈条件成熟与否，均应行剖腹产尽快结束分娩。

 高龄孕妇分娩需谨慎

在医学上，35岁以后怀孕分娩被称为高龄初（孕）产妇。与年轻女性相比，高龄孕妇会遇到较多麻烦。首先，婴儿先天缺陷的发生率较高，患遗传病或先天畸形的发生率相对较高。由于高龄初产妇的产道软组织弹性差，使得子宫颈不易扩张，因而产程相应延长，婴儿死亡率也高。同时，妊娠中毒症、早产的发生率也明显增高。此外，对产后的育儿工作在体力方面也会感到负担。为确保母婴健康安全，高龄准妈妈分娩时需格外注意下面这些事项：

- 这个年龄段的女性容易疲劳，要注意充分休息和睡眠。
- 保持心情舒畅，情绪稳定，适时做好胎教。如听优美音乐，抚摸胎宝宝，同丈夫一起跟胎宝宝说话、讲故事，这些早期的良性刺激和训练，有利于胎宝宝身心的健康发育。
- 补充丰富均衡的营养，注意盐的摄取量，预防妊娠中毒症。
- 定期做健康检查。从确诊怀孕开始，即应每半个月检查一次。从第 8 个月开始，每周检查一次。特别注意血压，尿液的情况，以便早期发现妊娠中毒症。
- 积极了解孕育知识，尤其是在产前要对分娩过程做好心理和生理准备，通过呼吸和放松训练，掌握分娩技巧和减轻疼痛的技巧。还包括如何做好产后护理、新生儿照顾和护理的技巧。此外，孕妇体操也能增加身体的弹性，促进产后体形的恢复。
- 为确保母婴安全，要选择设备完善、条件较好的医院进行分娩。

分娩后最好不要立即吃鸡蛋

鸡蛋含有丰富的蛋白质、脂肪、矿物质和维生素，蛋白质是我们身体最需要的，而且鸡蛋所含的脂肪、铁、钙也容易被身体吸收利用。有些准妈妈为加强营养，一天吃多个鸡蛋，其实这对身体并无好处。因为分娩过程中，体力消耗大、出汗多，体内体液不足，消化能力明显下降，如果产后立即吃鸡蛋，则难以消化吸收，容易增加胃肠负担，最好是吃些半流质或流质的食物。

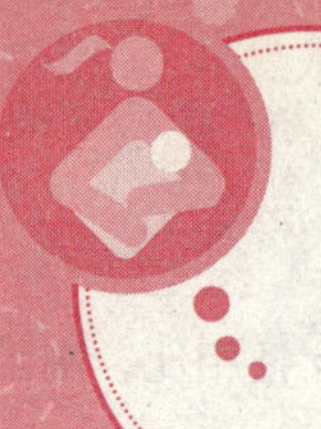

fenmiam jinxingzhong >

分娩进行中

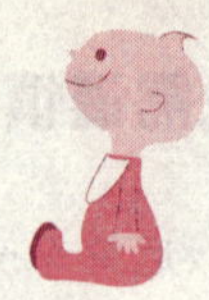

 分娩第一期：阵痛开始至子宫颈全开

当准妈妈感觉不管如何变换姿势，子宫收缩都没有停止（频率大约10分钟一次左右）时，就需要准备出发到医院待产了。

多数孕妇会在此时进入分娩第一期，出现从规律的子宫收缩开始到子宫颈口开全，通常，子宫颈是从闭合至10厘米全开，要经过很长时间，初产妇约8～14小时，经产妇约6～8小时。在0～3厘米子宫颈开启阶段，进展速度较慢，准妈妈可以吃一点食物以储备体力，还可以继续走动或爬爬楼梯，以加速产程的进行，但是不要过度用力，以免消耗体力。医护人员也会为你换上医院衣服，系上胎宝宝监视器以检视胎宝宝心跳。准爸爸不要显露明显的慌张，以免增加准妈妈的压力，可以帮妻子按摩一下后背、陪她走路，分散准妈妈的注意力。随着产程的进行，子宫颈开口进入3厘米后，阵痛频率会越来越密集，等到子宫颈全开时，阵痛最为强烈，准备进入产程第二阶段。子宫颈开口大小与阵痛频率的变化可参考下表。

	子宫颈开口（厘米）	阵痛频率（秒/次）
1	0～3	每次约30～60秒
2	3～7	每次约45～60秒（2～4分钟收缩一次）
3	7～10	每次约30～90秒（1分钟左右收缩一次）

此时，准妈妈可以做一些辅助动作来松弛全身，减轻子宫阵缩及宫颈口扩张引起的不适。

胸式呼吸

稳定情绪、减轻痛苦。

- 保持仰卧状，身体略向侧方，双手放在胸前，用鼻子呼吸。
- 轻轻吸气，让胸部得到扩张，吸满气后，再缓缓呼出；保持吸气与呼气相等。
- 每分钟呼吸 15 次左右。

腹式呼吸

适用于子宫收缩较强时。

- 保持仰卧状，身体略向侧方，双腿屈膝直立。
- 深吸气，让腹部鼓起。
- 吸满气后，慢慢呼出，腹部自然瘪下。
- 每分钟进行 15 次左右。

松弛法

稳定情绪，保持体力。保持舒适的侧卧姿势，让全身肌肉得以松弛，适用于宫缩的间歇期。

按摩与压迫法

适用于子宫收缩强烈时。

- 双手四指并拢，将手掌放在下腹两侧，配合腹式呼吸；深吸气时，双手向内、上方推起。
- 呼气时双手向下、侧方按摩。
- 腰痛的准妈妈，可将单手或双手握拳放在腰部痛处。
- 这套动作可在妊娠 32 周开始进行练习，每天练习 1 ~ 2 次，每次练习 5 ~ 10 分钟。

分娩第二期：子宫颈全开至胎宝宝娩出

当子宫颈全开、胎头慢慢往下降时，准妈妈会感觉到胎头压迫到骨盆，不由自主地想用力或是出现强烈的便意感，这说明你已经进入分娩第二期，即子宫颈口开全至胎宝宝娩出的阶段。通常初产妇持续约30分钟～2小时，经产妇约5分钟～1小时。

此时医护人员会安排准妈妈准备上产台，不过，上产台后也不是马上就要生产，通常还要经过一段时间的用力，在医师及护士的指导下，准妈妈开始吸气、吐气、吸气、憋气、再用力。这期间准妈妈要尽量听从医护人员的指令，随着子宫收缩的节奏用力，历经一番努力，才会将宝宝顺利生出来。

需要提醒的是，为了保持体力，医护人员会要求准妈妈某些间隔时间不要用力，此时，准妈妈可以采取连续哈气的方式，让身体放松。另外，准妈妈还要紧握产台把手，将头部略抬起看向肚脐方向，以解大便的方式，向下用力。但尽量不要大喊大叫浪费力气，应该思想集中一直想着宝宝的健康诞生。如果准爸爸进去陪产，应该站在妈妈头部这一侧，跟着医护人员带给妻子足够的信心，但准爸爸不要干涉医护人员的工作，也不要不停地询问问题。

在分娩第二期，为了更好地配合子宫收缩，正确使用腹压，避免产程延长而造成胎宝宝在子宫内缺氧；或是在胎宝宝头部即将娩出时，控制用力强度，以免胎头骤然冲击，造成盆底及会阴组织裂伤。需要进行以下两方面的辅助动作：

正确使用腹压

保持半坐位的姿势，双腿屈膝，两腿尽量分开，脚跟靠近臀部；并采用胸式呼吸。深吸气时，使胸腔充满气；屏住气，像排大便一样，向肛门方向用力，用力后再慢慢呼气。当你用力时，下颌尽量抵住胸口，后背紧贴床上，不要漏气。分娩时，双手拉紧床两侧的铁环，以便更好地用力；吸气，用力，至呼气结束，大约15秒钟。

练习张口哈气

做短促呼吸的动作，保持呼气与吸气相等，这样可以控制用力的强度。当胎宝宝头部即将娩出时，医护人员会提醒准妈妈不要再用力，此时应松开铁环，双手放在胸前，做张口哈气的动作。

上面介绍的这套动作可在妊娠36周后开始练习，每天练习1～2次，每次3～5分钟。

 分娩第三期：胎宝宝娩出至胎盘娩出

这一时期要经历胎宝宝出生到胎盘排出的过程，持续10～15分钟。宝宝通常会以头、肩、身体、脚等顺序娩出，然后医护人员会迅速清理口鼻、剪断脐带，再交给其他医护人员帮宝宝重新擦拭身上的黏液；轻拍宝宝脚底会听见宝宝哇哇大哭。接下来医护人员会检查测量宝宝身高、体重、身体状况，然后给宝宝盖手脚印，套上妈妈名字的手环，等把他包覆完善后，抱给妈妈看一会儿或是直接在产台上吸吮乳头。准妈妈要鼓励自己再忍耐一会儿，配合医生完成胎盘娩出，并缝合因分娩造成的阴部撕裂。当胎盘从子宫壁剥落，会阴伤口顺利地缝合后，生产过程也就结束了。

 分娩中定时听胎心音

听胎心音是检查胎宝宝在子宫内安危的一种手段，不仅每次产前检查时都要听胎心音是否正常；在分娩开始后，更要随时注意胎心音的变化，以便及时发现胎宝宝宫内窘迫，争取及时处理。

当子宫收缩时，子宫壁的血管暂受压迫，胎盘血液循环暂受阻，这时往往听不到胎心音，但心率变慢；宫缩停止后20秒钟左右，胎心音次数又恢复正常。如果宫缩停止后胎心音很长时间都不能恢复，或者即便恢复了，但还低于120次/分或高于160次/分，都属于不正常现象。为此，分娩一开始就应当注意胎心音的变化。若胎心音超过160次/分，那是胎宝宝初期缺氧的表现，小于100次/分，表明胎宝宝易患危险症。还要注意胎心音是否快慢不均或不规则，并注意胎动是否减少。一旦出现异常胎心音，需详细检查并及时处理。目前，常用胎宝宝监护仪来检查胎心音。

 会阴切开

会阴切开是产科常见的一种手术。在分娩过程中，由于阴道口较紧，影响胎宝宝顺利娩出，所以需要做会阴切开手术，扩大婴儿出生的通道。准妈妈会阴切开后，阴道和会阴大约在一周内愈合，再经过一段时间后即可恢复正常，阴道仍然可以保持良好的弹性。会阴切开常用于以下情况：

- **初产妇会阴较紧** 分娩时常有不同程度的撕裂，会阴切开则可以防止不规则撕裂和避免肛门损伤。
- **手术助产时** 为了便于操作防止会阴裂伤，多数需要做会阴切开。
- **胎宝宝窘迫** 为了让胎宝宝尽早娩出，也需要做会阴切开。
- **发生早产** 虽然胎宝宝较小，但更为娇嫩，所以也有必要做会阴切开。

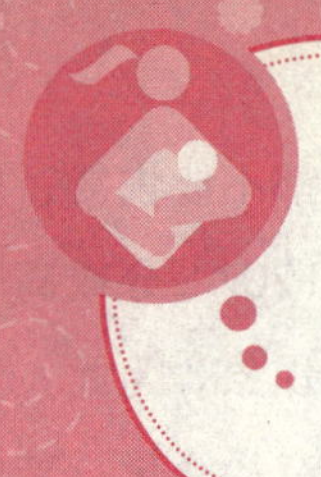

duozhong fenmian fangshi >

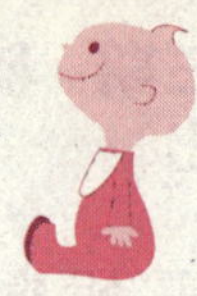

多种分娩方式

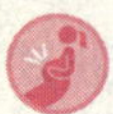

自然阴道分娩

自然分娩是一种不加以任何人工干预手段，在有安全保障的前提下，让胎宝宝经阴道娩出的分娩方式。与剖腹产相比，自然分娩有许多的优势。这种分娩方式出血少、恢复快、损伤低，并且更有利于宝宝迅速适应出生后各器官功能的巨大变化，而且准妈妈产后身体恢复也很快，能有较多精力照料婴儿，还能避免剖腹产引起的许多并发症和后遗症。可以说，自然阴道分娩是最为理想的分娩方式。

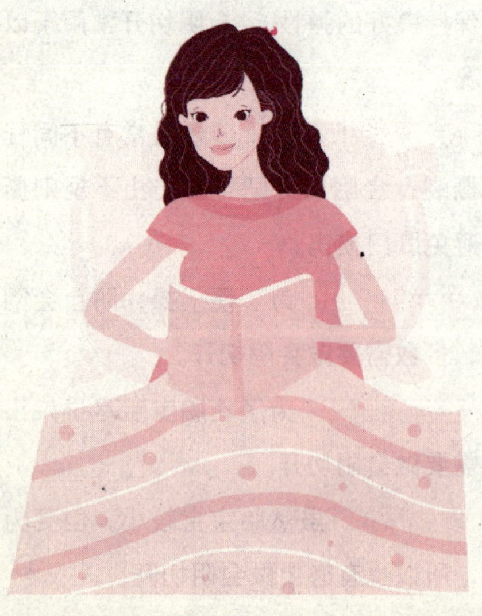

但这种分娩方式只有在具备下面三大基本条件时才能顺利完成：即产力、产道及胎宝宝，且三者均正常且相适应。简单地说，就是要保证胎宝宝发育正常、孕妇骨盆发育正常、孕妇身体状况良好，只有在这种情况下，才能靠子宫阵发的有力节律收缩将胎宝宝推出体外。那么，如何帮助准妈妈提高进行自然分娩的概率呢？

把握最佳的生育年龄

如果想要顺利自然分娩一个健康的宝宝，一定要抓紧生育的黄金时间，通常最佳年龄是在25～28岁左右，年轻的准妈妈怀孕后骨盆骨骼间的韧带会变得松弛，有利于增加产道的空间，方便胎宝宝通过；而年龄较高的孕妇其骨骼较为僵硬，体力和肌肉收缩力都受到限制，因而试产失败的概率也会增高。

具备良好的分娩心理

准妈妈要认识到自然分娩对宝宝将来生长发育的好处，相信自己能够忍受宫缩疼痛。为此，产前多了解一些妊娠分娩育儿的知识，可以帮助你克服可能出现的紧张情绪；还要密切配合医护人员及家人。此外，准爸爸的关怀和鼓励也非常重要。

产前保持充足的体力与精力

产前吃些营养丰富、易消化的食物，如牛奶、鸡蛋等，为分娩做好充足的体力准备。还要保证正常的生活和高质量的睡眠，因为分娩时要经过充分时间的宫缩，才能迫使宫口扩张开全，以利于胎宝宝的下降。

补充足够的锌

在饮食方面，需要特别注意对锌元素的摄取。因为锌可增强子宫有关酶的活性，促进子宫肌收缩，把胎宝宝驱出子宫腔。而缺锌时，子宫肌收缩力弱，无法自行驱出胎宝宝，将会增加分娩的痛苦。

剖腹分娩

在准妈妈进入37～42周预产期时，医生都会劝她选择自然分娩的方式，可是到了实际临产的时候，还是有越来越多的人望而却步而选择了剖腹产。其实，剖腹产并不是一个生理过程，而是病理过程，只有当准妈妈或胎宝宝出现问题时才能进行剖腹产。

剖腹产是一种把腹壁及子宫剖开、取出胎宝宝的分娩方式，若病例选择得当，施术及时，不但可挽救母子生命，还能保证母亲正常的生育能力。因此，剖腹产是一种重要的手术助产方法。但剖腹产毕竟是一次手术，术中准妈妈出血较多，容易发生周围脏器损伤，有的还可能会发生感染，产后出现各种并发症的可能性也是自然分娩的10～40倍，每位孕妇通常可以做1～3次的剖腹产，不过，再次妊娠临产时，可能会引起切口部位的破裂。下表将自然阴道分娩和剖腹产两种方式进行对比。

分娩方式	产前、产中状况	产后恢复状况
自然阴道分娩	产前有阵痛，用无痛分娩可避免阴道松弛，产后可以运动，可避免骨盆腔子宫膀胱脱垂的后遗症	产后恢复快；产后可立即进食；仅有会阴部位伤口；并发症少；哺乳早
剖腹产	出血量较多；并发症较多，如伤口感染、黏连及麻醉后遗症等；可避免自然生产过程中的突发状况；阴道不受影响	产后恢复较慢；住院时间较长；哺乳晚

胎宝宝出现异常情况

如果无法进行阴道自然分娩，或是经阴道分娩可能对准妈妈或是胎宝宝造成危险的话，要考虑实施剖腹产。从胎宝宝的角度看，一旦出现以下情况就需要做剖腹产：

- 胎位不正，出现臀位或横位。
- 巨胎症等异常分娩或难产。
- 胎心音发生变化或胎宝宝缺氧，出现胎便等。
- 胎宝宝预估体重超过4 000克或小于1 500克。
- 胎宝宝先天性畸形，如脑积水症、连体婴儿等。

准妈妈出现异常情况

从准妈妈的角度看，如果妊娠期间发现异常情况，无法顺利进行自然生产时，医生才会建议准妈妈进行剖腹产。具体情况如下：

- 子宫颈未全开而有脐带脱出。
- 35岁的高龄初准妈妈，且有胎位不正或骨盆问题。
- 孕妇以前因子宫颈闭锁不全而接受永久性缝合手术。
- 产道或骨盆腔长肿瘤而有阻塞生产的现象。
- 孕妇患有心肺、高血压、糖尿病、癌症等疾病。
- 多胞胎妊娠。
- 重复剖腹产。
- 出现前置胎盘、胎盘早期剥离、子宫破裂等出血问题。
- 准妈妈有外伤，如腹部外伤、车祸，这些都可能会导致胎宝宝的死亡，需立即进行剖腹产手术进行救治。
- 母亲突然死亡，需要在极短时间内对胎宝宝施行剖腹产来救治。

剖腹产前需做什么准备

为了使剖腹产术能安全顺利地进行，医生考虑到手术中可能发生不良情况和意外，所以在手术前，一般要与孕妇及亲属进行谈话。谈话内容包括：“为什么要手术、手术如何进行、手术有哪些风险、手术后的恢复过程是怎样的”等。良好的谈话可以使孕妇有充分的思想准备，可以较好地缓解对手术的恐惧感。术前检查凝血功能状况，在手术这天的清晨，应该禁饮食，并听从护士安排进行术前准备，包括配血皮肤准备、放置导尿管、听取胎心音等。在进入手术室后，要配合麻醉师完成麻醉。在手术过程中，应该注意准确回答麻醉师和手术医生的问题，有不适或异样感觉时要告诉医生。

无痛分娩

产痛是绝大多数女性一生中经历的最剧烈的疼痛，在数小时待产过程中会感到“痛不欲生”，甚至丧失理智。随着医学技术的发展，越来越多的准妈妈选择无痛分娩，这样孕妇可以充分享受做妈妈的乐趣，减轻阵痛的痛苦。这种分娩方式在医学上被称为分娩镇痛，是由麻醉医师从脊椎外层的硬膜注射麻醉药，放松准妈妈在骨盆腔的肌肉，减少产痛，但是准妈妈头脑依旧很清醒，活动正常，能够轻松地完成分娩过程。

无痛分娩是一种麻醉技术的应用，但是无痛分娩的麻醉药物剂量只有剖腹产手术麻醉剂量的1/10或更少，大约在给药10分钟后，分娩妈妈就感觉不到宫缩的强烈阵痛，而仅仅是一种月经来时的轻微腹痛，为此它的风险比剖腹产要小得多。临床实践证实，无痛分娩可以减少胎宝宝缺氧的危险，对产程影响不大。不过，无痛分娩的“无痛”也不是绝对“无痛”，不管用什么方法都很难做到绝对不痛，只是设法减轻疼痛，让疼痛变得容易忍受。

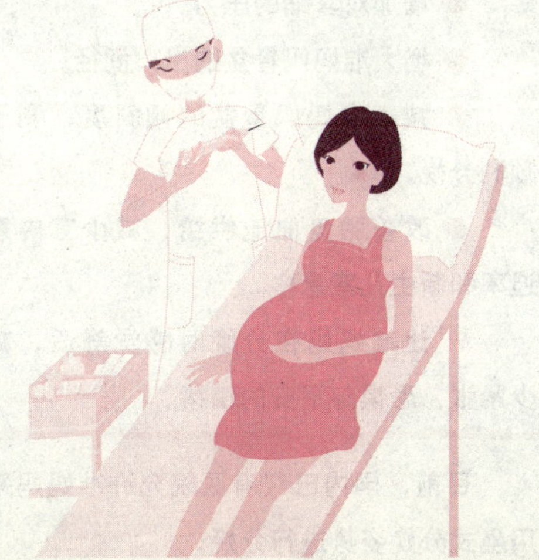

那么，有哪些准妈妈适合无痛分娩呢？一般来说，多数准妈妈都适合无痛分娩，以下情况尤其适合：

- 特别怕痛的初准妈妈；
- 精神紧张的准妈妈；
- 患有妊娠高血压综合征；
- 早产；
- 无法配合屏气的准妈妈。

但并不是所有的准妈妈都可以使用这种无痛分娩的方式，下面这些准妈妈一定要认真对待：

- 背部皮肤感染，无法实施麻醉药进行麻醉。
- 患有败血症、凝血功能障碍的。
- 有产道异常、胎位不正、前置胎盘、胎心不好、羊水异样等异常情况的准妈妈。
- 患有心脏病且心功能不全的准妈妈。
- 持续性宫缩乏力，使用催产素点滴后仍无明显变化的准妈妈。
- 无痛分娩对麻醉医生的要求很高，但也与准妈妈对麻醉药物的敏感程度、是否有既往手术史、实施麻醉的时间、麻醉的方法等因素有关。一旦发现准妈妈有阴道分娩禁忌证、麻醉禁忌证则不能进行。

水中分娩

什么是水中分娩

水中分娩一般会在一间特殊的产房进行，待产孕妇泡在一个形似按摩浴缸的“分娩水池”内，这里的水经过特殊处理，保持在36℃～37℃，环境温度为26℃。在助产士指导下，将小生命顺利地带入人世。婴儿出生后，在水中待的时间不能超过1分钟。

水中分娩有益母婴

水中分娩可以减轻准妈妈的疼痛感，水承托的力量可以给准妈妈带来心理上的安全感觉，水的包容作用对准妈妈的产道和盆腔也能起到保护作用。在水中有利于孕妇休息，更容易放松，缩短产程，减少孕妇的会阴侧切率。对于健康的低危准妈妈，只要严格掌握适应证，在有经验的助产士的帮助下，水中分娩对母婴都是安全的。

选择水中分娩要看产妇自身状况

胎宝宝巨大的孕妇不适合水中分娩。生第一胎时，准妈妈的产道没有经过生产扩张容易造成会阴撕裂，也不适合水中分娩。一般来说，水中分娩的婴儿，重量最好控制在3 000克左右。而超过30岁的准妈妈由于生理原因，最好做剖腹产。身患疾病或有流产史的准妈妈，最好采取更为稳妥的分娩方式。

坐式分娩

坐式分娩是一种古老、自然的分娩方法，分娩时采用坐立式姿势，这种分娩方式不同于传统的仰卧位分娩，被认为是更符合人体生理结构的分娩姿势。传统的仰卧弊端明显，容易使准妈妈骶尾关节难以扩张，导致骨盆出口狭窄，子宫压迫盆腔大动脉及大静脉，造成胎盘血流减少，这种分娩姿势与生理相悖。而坐式分娩可以利用地球引力增加胎宝宝对宫缩的压力，还可以增大骨盆的出口间径，减小骨盆的倾斜度，这种分娩姿势有六大优势：

- 缩短分娩生产过程。
- 增加对宫缩的压力。
- 增大准妈妈骨盆的出口间径。
- 减小准妈妈骨盆的倾斜度，利于顺利分娩。
- 改善胎盘血流供给，减少宫内窘迫率和新生儿窒息率。
- 让准妈妈在分娩时感觉舒适，减少紧张、恐惧与不安的情绪。

目前，国内已经有医院允许准妈妈采用坐式分娩姿势进行分娩。

导乐式分娩

大部分准妈妈在分娩过程中有紧张、恐惧感，导致子宫收缩乏力，产程延长，而在准妈妈临产时，给准妈妈配上一位有爱心、有分娩经历的“导乐”，提供一对一的服务，在整个产程中给准妈妈以热情的支持、舒适的按摩，并密切观察产程进展，及时发现问题并予以纠正，这种陪伴分娩的方式有利于减轻准妈妈焦虑，缓解紧张情绪，缩短产程，减少产后出血量，使产程在无焦虑、充满热情、关怀和鼓励的气氛中进行。

导乐应具备的条件

- 必须是有生育经历或接生经验的妇女。
- 富有同情心、责任心和爱心。
- 具有良好的心理素质，热情，勤奋。
- 具有良好的人际交流技能，轻声细语，动作轻柔，态度温和，给人以亲切感、信赖感。
- 有支持和帮助产妇度过难以忍受的痛苦的能力。

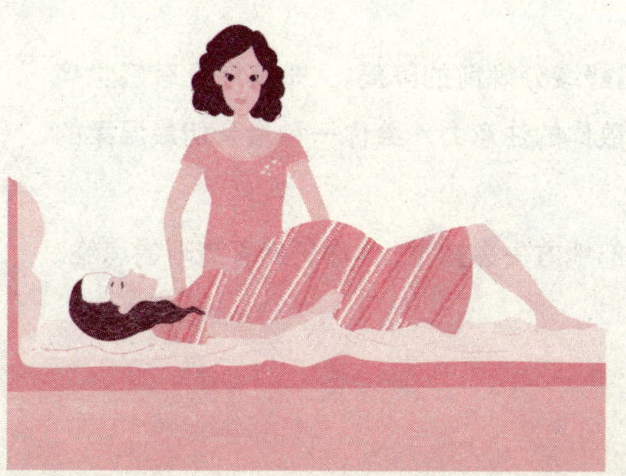

爱心小贴士

导乐的功能*

了解分娩的生理和产妇的情感需要，帮助产妇及其丈夫准备和实施分娩计划。在整个过程中陪伴在产妇身旁。提供情感支持、生理帮助及有助于产妇做出良好决策的客观信息和观点。促进产妇、丈夫与医务人员的联系交流。

- 通过友好的态度、良好的服务，取得产妇的好感和信任，达到使产妇能与之促膝谈心，倾吐心声，提出任何要求的融洽关系。

有益的“导乐”分娩方式

〖谈心〗“导乐”与准妈妈亲切交谈，讲解有关妊娠和分娩的知识，告诉其身体各个系统要做好哪些准备，对分娩充满信心。

〖采取各种方法使产程按正常节律进行〗教准妈妈如何在宫缩期间分散注意力，教准妈妈运用深呼吸、按摩法、压迫法、第二产程呼吸法；进行穴位按摩，使其处于最舒适状态；鼓励准妈妈进食和饮水，保持足够的营养和能量；利用胎心监护的节律声音，让准妈妈听到胎宝宝有力的胎心音，加强做母亲的幸福感和责任感。

〖密切观察产程进展〗让准妈妈了解目前产程进展情况，提高对产痛的耐受力。必要时酌情给予一定的镇静剂或镇痛剂。

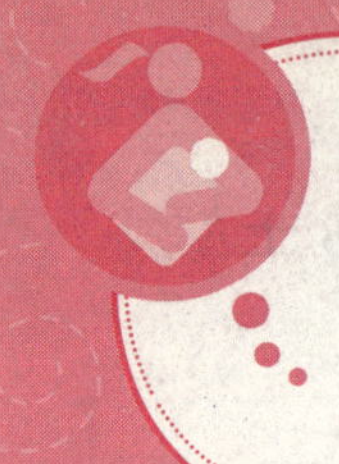

yichang fenmian qiaochuli >

异常分娩巧处理

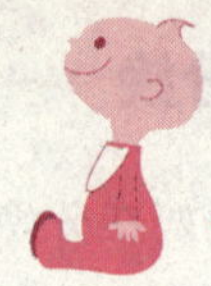

阵痛的自我缓解

分娩宝宝确实是一个艰苦又兴奋的过程，而妈妈所经历的痛楚恐怕是别人无法体会的。但不要紧张，下面这些方法能够帮助准妈妈缓解痛楚：

- **放松** 分娩过程中有效的缓解方法就是放松你的情绪。因为当你面对疼痛愈发恐惧、紧张的时候，这种疼痛感会愈发强烈，而尽力保持镇静，让自己享受一下成就生命的最后时间，或许能够很顺利地进入到分娩阶段。
- **呼吸** 缓解阵痛还要特别注意你的呼吸，这好比手提重物时的呼吸一样。无论你是喘气还是深呼吸，只要把注意力放在呼吸上，你就会找到放松的感觉。千万不要为呼吸时发出很大的声音而觉得羞愧、紧张。
- **活动** 散步、变换一种姿势或是摇摆一下身子，都能舒缓你的痛楚，同时还能利用重力的作用加快分娩的过程。
- **水疗** 温水对于减轻痛楚有巨大作用。因为温热的水流不但可以让你身体放松，还能进行按摩。不过有些医生建议不要在分娩早期入水，否则会延长整个分娩的过程。
- **按摩** 给予一定的按摩刺激有助于准妈妈舒缓分娩前的阵痛。 即使你没有感觉痛楚在减轻，但丈夫在旁边为你按摩也可以分散你的注意力，给你一种最亲切最温柔的爱护和鼓励。
- **止痛药物** 现在有些麻醉药可以让你对局部地方失去知觉，但你仍然有清晰的思维，可以感受到分娩过程的奇妙。

 在家突然破水怎么办

破水其实是“胎膜早破”的俗称，也就是在临产前胎膜破裂，胎膜早破的发生率约占分娩总数的3%～17%。破水可诱发早产及增加宫内感染和产褥感染的机会，临床表明，破水18小时后，准妈妈感染率明显升高。若胎宝宝吸入感染的羊水，可发生吸入性肺炎、胎宝宝宫内窘迫等，破水还会增加脐带脱垂的发生率，致使胎宝宝死亡率增高。

但是通常来讲，孕妇多数都是等有了临产征兆才会前往医院，所以，在家破水的情况也时有发生。这时，准妈妈不要慌乱，一定要减少活动，采取平躺的姿势，以免直立或运动时羊水过快流出，同时，家人应尽快送准妈妈去医院就诊。

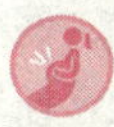 胎膜早破合并感染

最新医学研究显示，孕妇破水18小时后，胎宝宝的感染机会就会大大增高，但是这并不是说准妈妈破水就一定要实施剖腹产手术。实际上，要在胎宝宝已经有感染迹象，而又很快经阴道产出时才需要进行手术，但总的原则是尽快生下宝宝。

当胎宝宝有感染迹象时，准妈妈也会有临床症状，如发热、心跳加快、羊水有异味、肚子有压痛等，这时血常规检查有白细胞明显上升的现象。这种情况下，如果准妈妈破水已经超过48小时，医生会建议使用抗生素并采取相应的方式协助胎宝宝尽快娩出。但如果胎宝宝已经严重感染却又无法生出时，医生会立即为准妈妈进行剖腹产手术。所以，准妈妈一旦在怀孕的第33～35周发生破水，最好尽快生下胎宝宝，因为此时胎宝宝的肺部已经基本成熟了，生下来后在医院经过一段时间大多数都可以存活下来。需要提醒的是千万不要保胎太久，以免增加感染的机会。

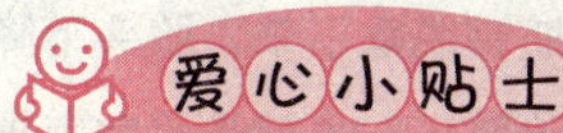

胎宝宝窘迫*

胎宝宝窘迫就是医学所说的胎宝宝缺氧窒息，是指当胎宝宝血液中的含氧量低到一定程度时，胎宝宝的心跳就会减慢，是分娩过程中较为常见的异常情况。造成缺氧的原因主要有脐带受到压迫、子宫收缩太强、胎盘功能不好、脐带绕颈以及破水太久而没有羊水等。

发生这种情况时，如果是在医院，当问题不严重时，医生通常会给准妈妈吸氧，若情况危急，医生会采取措施让胎宝宝尽快出生。但是，如果是在家里生产，准妈妈应侧躺，并进行深呼吸，对于一般的窘迫可以得到缓解，同时，应尽快赶往医院，以免再次发生危险。

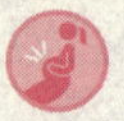

脐带脱垂

绝大多数的“脐带脱垂”发生于胎位不正、破水的情况下：

● **第一种情况** 如果胎宝宝在子宫内是双脚朝下，当一只脚滑下时，脐带往往会跟着滑落。

● **第二种情况** 就是抬头尚未进入骨盆固定时，脐带就发生了脱垂。

第二种情况更为危险，因为一旦破水，胎宝宝脐带脱垂下来，胎头下降时可能会直接压迫脐带，也就是胎宝宝把自己的血液供应阻断了。如果发生这种情况，短短几分钟就可能造成胎宝宝严重缺氧窒息死亡。所以，无论是在家还是在医院，准妈妈都应尽量将头放低，脚抬高，好让胎头或胎宝宝身体离开压迫部位。如果有医生在场，医生还会将手伸进产道将胎头往上顶，以免胎宝宝脐带脱垂，同时，要立即实施剖腹产手术。

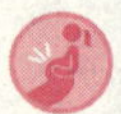

难产

难产就是当分娩进行到一半的时候，胎宝宝无法顺利通过产道娩出。通常难产有两种情况：

● **“肩难产”** 即胎宝宝的头出来了，但是肩膀却卡住了。处理方法通常是助产医护人员从准妈妈上面帮忙推妈妈的肚子，另一位则帮忙转胎宝宝。

● **胎位不正造成难产** 胎位不正出现难产时是胎宝宝的身体出来后，胎宝宝头却被卡住了。随着现代B超技术和剖腹产技术的发展，这种情况已经很少出现了。

不管是哪一种难产，只要发生了，医生就已经没有办法实施剖腹产手术了，所以此时医生会因人而异想办法把胎宝宝挤出妈妈的产道。为了能让胎宝宝尽早娩出，医生有时会故意制造胎宝宝锁骨骨折，使胎宝宝整个肩膀占据的空间减小，以利于其顺利通过产道。另外，会阴切开也是一种解决轻度难产的办法，即将妈妈的会阴部切开，这样也是为了减小胎宝宝出生的阻力。

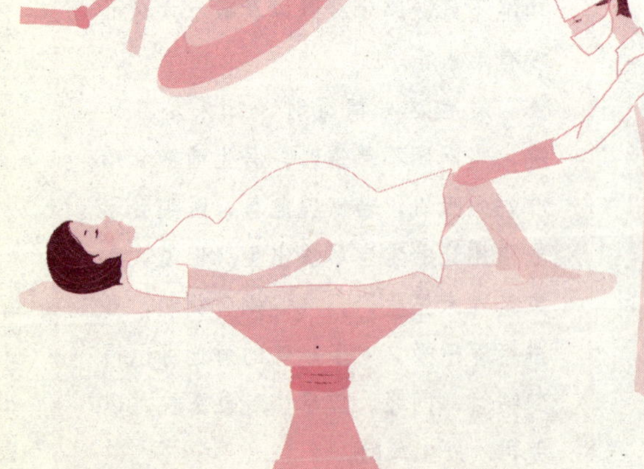

大出血

在整个分娩的过程中，如果准妈妈的出血量达到500毫升就认为是大出血。此时，如果胎宝宝尚未娩出，医生通常会考虑进行剖腹产手术以确保准妈妈的安全，然后再寻找出血点采取止血措施。导致大出血的原因主要有子宫收缩不好、产道裂伤等，医生会根据情况采取相应的止血措施，如伤口缝合、加强子宫收缩、将不完全剥离的胎盘刮干净等。

如果经止血处理后还继续出血，则须打开腹腔，将准妈妈的子宫动脉或某些大血管绑住（即血管结扎手术）以减少出血量。如仍不奏效，必要时只能采取“子宫切除”了。但还有更糟的情况，就是子宫切除后仍然出血，此时就要采取“压迫性”止血方式，甚至用血管摄影来做血管栓塞的止血。

剖腹产时的异常状况

现在，越来越多的准妈妈选择剖腹产，一是剖腹产可以免去分娩时的疼痛；二来随着医疗科学的不断进步，剖腹产也十分安全。另外，当准妈妈出现一些临床症状时，必须实施剖腹产，比如：高龄准妈妈、准妈妈的身材低于1.5米、胎宝宝头围过大、胎位异常等。剖腹产手术实际上在现代临床医学上是一个非常简单的手术，一般从手术开始到胎宝宝出生仅需要几分钟的时间，包括对准妈妈的伤口等处理也不会超过两个小时。尽管如此，在剖腹产手术的过程中，也可能会出现一些异常情况：

- **恶心呕吐** 这是因为，在剖腹产手术之前，要对准妈妈进行椎管麻醉。在麻醉药的作用下，准妈妈有可能会出现恶心呕吐的现象。当准妈妈感觉恶心时，应将头转向一侧，并请求助产医生帮忙将塑料袋放在嘴边，以便将呕吐物吐入。
- **胸闷** 由于剖腹产时准妈妈失血较多，所以手术中可能会感觉胸闷，喘不过气。这时，准妈妈也不必惊慌，只要大口呼吸，一般情况下可以得到缓解。如果实在不行可请求医生进行吸氧，且吸氧时也要大口吸气。

臀位有哪几种类型

臀位是先露部为臀，是异常胎位中最常见的一种，其发生率约占分娩总数的3%～4%。根据胎儿两下肢所取的姿势，臀位又可分为三类：

- **单臀** 先露或腿直先露最为常见，胎儿双髋关节屈曲，双膝关节伸直，以臀部为先露部。
- **完全臀** 先露或混合曹先露较为常见，胎儿双髋关节及膝关节屈曲，犹如盘膝而坐，以臀部和双足为先露部。
- **不完全臀** 先露较为少见，胎儿以一足或双足、一膝或双膝，或一足一膝为先露部位。

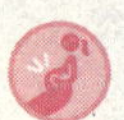

臀位的处理方法

在胎体的各部分中，臀围比头围小；头不但大而且硬。在头先露分娩时，由于有充足时间使胎头塑形，以适应骨盆的内腔而娩出，当胎头一经娩出，胎体的其他部分亦随之迅速娩出。臀位分娩则不然，如果臀先娩出，最大的胎头后出，而胎儿的肩部和头部的娩出，又必须按一定的分娩机转来转动，以适应产道的各种不同条件方能娩出，因而分娩时，容易发生难产。如果脐部娩出后，在8分钟之内仍未结束分娩，使脐带受压时间过长，可致胎儿死亡。因此在臀位分娩时，如果能在子宫口充分开全后，按臀位分娩机转，及时恰当处理，就可减少臀位的围产儿死亡率。

在单臀和完全臀位时，先露部如已下降到阴道口并已外露时，子宫口多已开全，阴道也被充分扩张。相反，在足先露时，如果在阴道口看到胎足时，子宫口未必完全开大，有时只开大4～5厘米，这时接生人员必须戴无菌手套，于每次官缩时用手堵于阴道口，不使胎儿足脱出于阴道口之外。直到胎儿臀部随子宫收缩逐渐下降进入盆腔时，子宫口及阴道已被胎臀充分扩张，等到胎足与臀均已降至阴道口处，用手再也堵不住时，说明子宫口已经完全开大，这时才可按完全臀位分娩的方法全部娩出胎儿。故堵臀对臀位的顺利分娩至关重要，产妇应与医生很好地配合。另外足先露破水后脐带随时都可能从胎儿足旁的空隙滑下而发生脐带脱垂，故应经常注意胎心变化，以及早发现脐带受压或脐带脱垂，并予相应处理。

因足位分娩所带来的问题较单臀位及完全臀位为多，故对分娩较为不利。

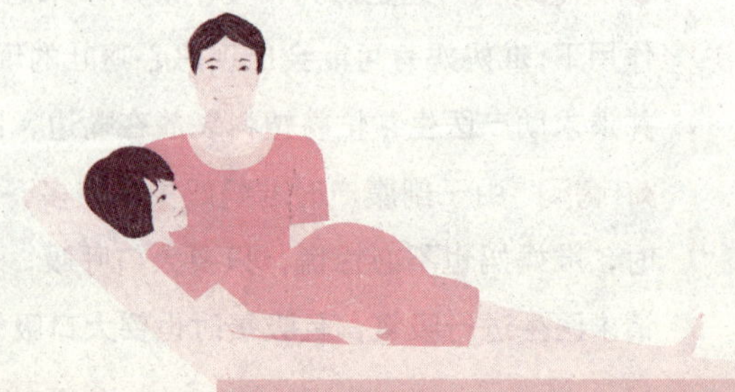

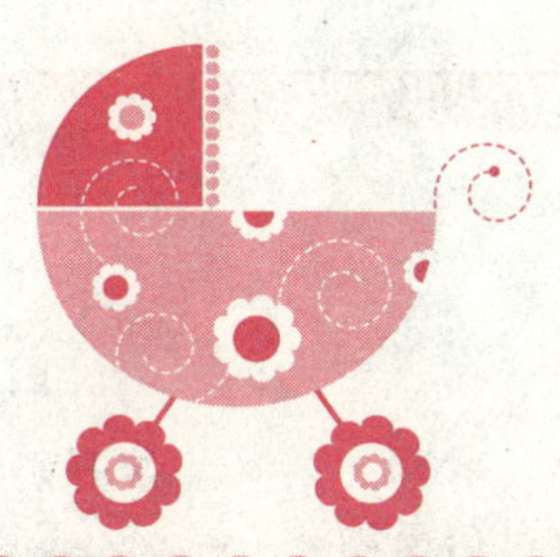

第5章

产后康复 漂亮妈妈健康塑身计划

可爱的小宝贝已经健健康康地生下来了，初为人母的惊喜过后，如何照料这个幼嫩的小躯体、如何让他健健康康地长大、怎样做才能让自己恢复昔日的窈窕等一系列问题都需要新妈妈们耐心地去逐一解决。

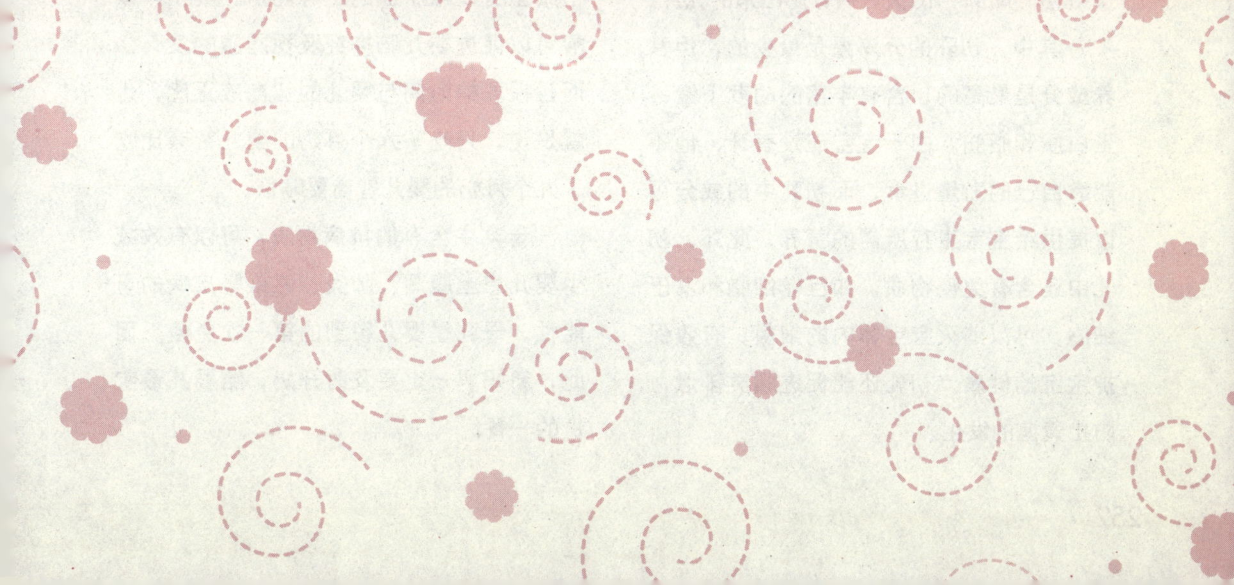

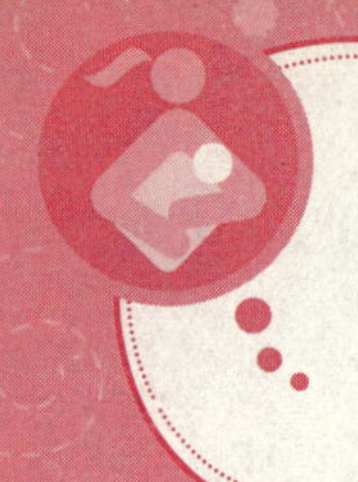

chanhou buru jiqiao >

产后哺乳技巧

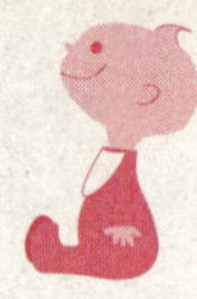

初乳的重要性

传统观念认为，女性分娩过后最初分泌的乳汁是“灰奶”，宝宝不能吸取。这是极其荒谬的说法，初乳对于宝宝来说，是来到人世间的第一份礼物，其中包含的营养元素是任何营养品都不能企及的，因此，新妈妈们一定不要浪费掉。

乳汁可因分泌的时间不同而划分出不同的类别。

- **初乳** 妈妈分娩后5天内分泌的乳汁。
- **过渡期乳汁** 产后6～10天内分泌出来的乳汁。
- **成熟的乳汁** 10天之后分泌出来的乳汁。

其中，初乳的分泌量是最少的，但营养成分是最高的，含有丰富的胡萝卜素、蛋白质和脂肪。由于宝宝还没有牙，他不能靠自己的力量进食，而初乳中的成分可以提供给宝宝生存所需的营养，此外，初乳中还含有免疫物质，如巨噬细胞和淋巴细胞，可以消灭宝宝体内的细菌，有效保护宝宝的健康。初乳还能促进脂类排泄，防止黄疸的发生。

因此，建议新妈妈们在生产过后尽量早开奶，一般在产后6～8小时就可以了，如果乳腺经过开奶还不是很通畅，可以让小宝宝含着乳头吮吸，这样可以刺激乳腺分泌乳汁。

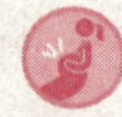

母乳——宝贵的第一餐

母乳对于婴儿来说是最安全、最有营养的天然食物，它含有婴儿生长所必需 的营养物质和免疫物质，世上没有任何一种食品能够与之相比。母乳中含有蛋白质、微量元素、脂肪、牛磺酸等物质，可以提供给宝宝日常所需的所有能量。其中牛磺酸可以促进婴儿脑神经及视网膜的发育。而且授乳的时间与婴儿的智商成正比，也就是说，只吃了六个月奶的婴儿智商比吃了九个月奶的婴儿智商要略低。

母乳中含有的抗病物质，可以有效减少婴儿患上腹泻、肺炎、感染等疾病的可能性。母乳是婴儿得到的第一次免疫。因此，新妈妈一定要及时开奶，给婴儿最宝贵的一餐。

 母婴同室与按需授乳的好处

母婴同室与按需哺乳是在结束分娩后新妈妈们需要学会的照顾宝宝的方法。

母婴同室

就是让宝宝与母亲在同一个房间内，保持一天内大部分时间都在一起，当产妇分娩过后，给宝宝进行完一系列检查时，就可以开始母婴同室。

- 这样有助于妈妈与宝宝建立感情纽带，快速培养感情，学习如何照顾宝宝。
- 有些新妈妈在分娩过程中，会阴部受到了损伤，不宜下床频繁走动，母婴同室就解决了这样的烦恼。新妈妈不用为了给宝宝授乳而往返于病房与婴儿室，即能在第一时间给宝宝喂奶，又能让自己得到充分休息。

按需授乳

一种很科学、很符合宝宝生理需要的哺乳方法。它不再拘泥于时间的限制。按需授乳提倡随时都可以提供给宝宝纯美的奶水，只要婴儿有需要，就可以随时进行授乳。

- 宝宝出了子宫，周围的环境发生了翻天覆地的变化，而吮吸乳头，可以让他感觉安全，心灵上能得到一丝安慰。
- 按需授乳对妈妈也是有好处的。通过宝宝的吮吸动作，可以刺激乳腺分泌更多的乳汁，满足宝宝的需求。
- 按需授乳还能促使乳汁尽快排空，避免妈妈出现胀奶现象。

 提倡早接触和早开奶

早接触和早开奶对母亲和宝宝有很多好处。它可以帮助母子建立亲密的联系，促使母亲的乳腺尽快分泌乳汁。

早接触

早接触就是指在婴儿出生后，把婴儿身上的血迹及黏连物清除干净，并在30分钟内把婴儿放到母亲的胸腹部。

- 这时，新妈妈可以注视着自己的宝宝，当两个人的皮肤亲密无间时，母子感情就开始建立了，这时新妈妈可以拥抱及抚摸宝宝，俩人的感情就会开始交流。
- 母子二人的接触时间最好控制在 30 分钟以上，效果更为明显。因为母产后 1 ~ 2 小时是母婴感情交流最强烈的时候，所以母婴早接触能够使母子二人的感情更加亲密。

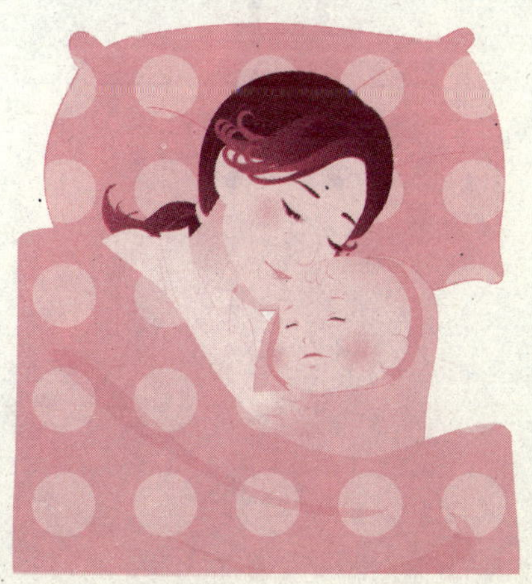

早开奶

早开奶就是让婴儿在出产后30分钟内吮吸母亲的乳头。当婴儿降生到这个世界上来时，最本能的反应就是吮吸，而新生儿在出生后的10～40分钟内，吮吸反射最强烈。

- 当宝宝嘴唇开始蠕动，撅起小嘴有寻找乳头的动作时，就表明他有想吃奶的欲望。这时，新妈妈可以把乳头放到他的嘴中，他会主动的开始吸取乳汁，即使刚开始时没有乳汁分泌出来也没关系，吮吸的动作会刺激乳腺分泌乳汁，初乳对于婴儿来说是最具有营养的。
- 如果错过了这一段大好时机，再让他学会如何正确地吮吸就比较困难了。而且在喂奶的同时，母亲和婴儿的皮肤接触，可以使双方都产生满足感。因此，要大力提倡早开奶。

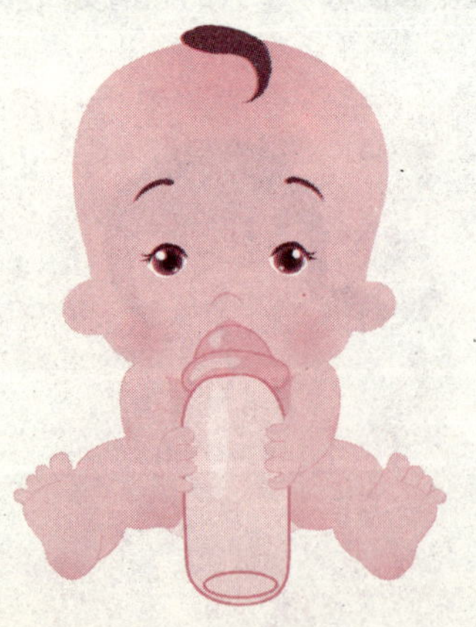

如何轻松授乳

如果母亲授乳的姿势不正确会引起腰酸背痛等症状的发生。只要掌握了授乳的窍门，不管是坐着还是站着，相信新妈妈就能轻松地完成“任务”。

1. 在喂奶时，母亲首先要让全身的肌肉放松，保持一个舒服的姿势。
2. 用拇指和食指捏住乳头，其余三个手指托住乳房下部，用乳头轻触宝宝的小嘴，在宝宝张嘴的一瞬间，把乳头塞进去，进行授乳。
3. 婴儿进行吮吸时，保证他能含住乳晕，这样才能有效地刺激乳汁分泌。
4. 当宝宝用下颚咬住乳晕周围时，妈妈会感到他的舌头将乳头压到他的硬腭，这就说明他开始正确的吮吸了。
5. 如果宝宝没有刺激到乳晕，乳汁就不会快速分泌，宝宝大力地吮吸乳头后，会给母亲带去痛苦。
6. 当确定宝宝开始吸吮时，要放开乳房，用双手将宝宝尽量地贴近乳房。
7. 在授乳时，要保持宝宝身体的顺直，不然会造成积郁不下的情况发生。
8. 当宝宝饿的时候，要尽量满足他的要求。
9. 当奶水过多时，可以将乳汁挤出，这样可以促进乳腺继续分泌乳汁。

排空乳汁的好处

母乳喂养成功的关键，其中有一条就是排空乳汁。

在授乳过程中，乳汁的分泌过多，这时，新妈妈千万不要置之不理，不要留着乳汁等宝宝饿的时候再吮吸。当乳房中有多余的乳汁时，乳腺导管就会受到阻碍，促使乳汁的分泌量减少。当乳房内存有多余的乳汁时，可以用吸奶器或自己的手将乳汁挤净。

● **排空乳汁的益处** 对于已经开始工作的新妈妈来说，每日排空乳汁更是必要的，它可以保证宝宝在家能有充足的母乳食用。而对于早产儿的母亲来说，最好每日多次挤奶，每天 6～8 次，这样才能保证宝宝有大量的奶水吃。乳房是能够自动调理的供给器官。当吮吸的次数多了，它自然会分泌出更多的乳汁，如果乳房中总是存有剩余的乳汁，它就会逐渐减少分泌量。而挤奶的动作与吮吸有异曲同工之妙，可以刺激乳腺分泌更多的乳汁，新妈妈在喂养宝宝时就不用再添加别的辅食，可以进行纯母乳喂养。

● **排空乳汁的注意事项** 挤奶前要准备好盛奶的器皿，将双手和乳房清洁干净。大拇指按压住乳晕，其余手指由侧边向内进行挤压，并不时转动方向，挤净乳房内所有的奶，保持乳腺畅通。

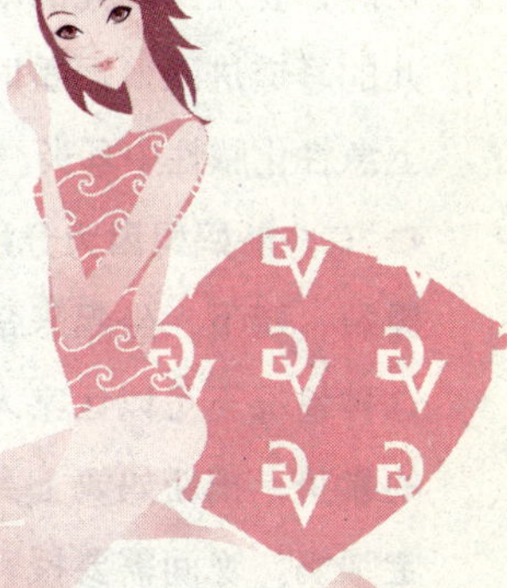

爱心小贴士

奶瓶喂奶影响大

奶瓶是许多新妈妈喂养宝宝常常用到的工具，当宝宝断奶后用奶瓶喂奶不会有什么影响，但是对于还没断奶的宝宝来说，用奶瓶喂奶会影响他以后的吮吸习惯 。

婴儿在吮吸奶水时，多是用嘴含住乳头和乳晕的大部分，用舌头顶住乳头，上、下颚轻轻挤压乳晕，吸取积聚在乳窦中的奶水。吮吸乳头比吮吸奶瓶上的橡皮奶嘴要困难得多，用奶瓶时，宝宝只要用嘴含住“奶头”，上下唇轻轻挤压，就可以喝到大量的“乳汁”，这要比用力吮吸喝到的乳汁量大多了。久而久之，宝宝就形成了习惯。当妈妈要求他再去吮吸乳头时，他会哭闹，排斥妈妈的乳头。长此以往，不但对宝宝的健康造成影响，也会妨碍母子之间的感情交流。总之，最好不要在宝宝还未断奶时用奶瓶喂奶。

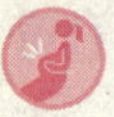

躺在床上喂奶易患病

● 有些新妈妈为了图方便，很爱在床上躺着给宝宝喂奶。其实，这是一种非常不好的习惯。宝宝的身体尚未发育完全，咽鼓管比成人要短，且位置较低，且宝宝的抵抗力还不强，对于侵入的细菌没有抵抗力，因此，极易遭受病菌的侵袭。当母亲采取卧位喂奶时，乳汁、婴儿的呕吐物极易从婴儿的耳道进入，严重时会导致婴儿患上急性化脓性中耳炎。

● 有些新妈妈因为分娩时造成了阴道撕裂，躺下、坐起来都不是很方便，这种情况下可以让家人准备一个较厚的靠垫，把新妈妈上身支撑起来给宝宝喂奶。晚间需要授乳的新妈妈要坐起，不能因为犯懒就躺在床上喂奶。喂奶时可以让婴儿的头部枕在母亲的肘部，总之要想办法使婴儿的头部抬高，减少异物进入耳道的概率。

哺乳期乳房的护理方法

在哺乳期，乳房是一大功臣，它一天中要经受数次的使用，还会遭受破裂等痛苦的袭击。所以，在哺乳期时，母亲们要爱护自己的乳房，给它们精心的呵护，保证它可以继续为宝宝“服务”。

● **清洁** 在授乳前，为了宝宝的健康，最好用 4% 的硼酸溶液擦拭乳房。硼酸可以有效地杀除潜藏在乳头的细菌，保证宝宝肠胃的健康。清洗时不要用肥皂等碱类的用品，它们会破坏皮肤的酸碱平衡，引起乳房干燥、破裂。

● **按摩** 在授乳前用热毛巾敷在乳房上可以加快胸部的血液循环，有助于促进乳汁的分泌。也可以用手对乳房进行按摩，刺激排乳反射。

● **调整姿势** 在授乳时，如果母亲感觉乳头疼痛，有可能是婴儿吮吸姿势不正确，妈妈应立即给其调换合适的姿势，以免过度用力给乳头带来伤害。

● **排空乳汁** 授乳结束时，不要强行地让宝宝张开嘴，等待他自己松口，吐出乳头。强力的拉扯会对乳头产生伤害，宝宝也会感觉不安全。如果宝宝没有吮吸干净乳房内的乳汁，可以用吸奶器吸净乳汁，以防积聚的乳汁堵塞乳腺。另外，妈妈还可以在乳头上涂抹一些乳汁，能够起到很好的滋润作用。

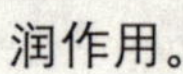

怎样防止两乳分泌乳汁不均

人有两个乳房，一般情况下，分泌的乳汁含量应该是均等的。但有些新妈妈由于习惯或是其他原因，经常让宝宝吃一侧乳房，最后导致两个乳房分泌的乳汁含量不均等。长此以往，不论是对宝宝还是对母亲，都会有很大的影响。

人们大多用右手干活，在哺育时，有些妈妈也习惯用右手托住小宝宝的头，吮吸右侧的乳房。久而久之，导致右侧乳房的泌乳量大增，而左侧乳房却从没出过胀奶的现象。这是由于右侧乳房长期受婴儿吮吸的刺激，乳腺较发达，所以分泌的乳汁越来越多，相反，左侧乳房没有宝宝的吮吸，其分泌的乳汁量也就没有那么大。

其实，长期只用一侧乳房授乳对新妈妈和宝宝都不好。时间一长可能会导致宝宝出现斜视、歪颈、偏头。而新妈妈则可能会胸部一大一小，夏天穿衣时影响美观。

因此，在授乳时最好两侧乳房交替进行，或者用吸奶器吸净剩余的乳汁，加速分泌状况，调整两侧胸部大小。

乳汁多少与乳房大小有关吗

有些新妈妈在妊娠期总是因为自己的小胸而愁眉苦脸，她们担心自己乳房分泌的乳汁不能满足宝宝的胃口。

其实，乳房的大小和乳汁的多少并没有关系。乳房是由脂肪、乳腺体、乳管等组成的。脂肪的多少左右着乳房的大小，真正左右乳汁分泌量的因素是乳腺体。只要乳房中存有乳腺，就能够通过宝宝吮吸的刺激分泌大量的乳汁。

因此，想要给宝宝提供充足营养的母亲，不用担心自己的胸部小，有宝宝的吮吸，就等于有了充足的奶水。

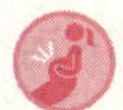

保证乳汁充足要注意

到妇产科医院几乎抬头就能看见“母乳喂养好”的字样。它究竟有多好，我们在这里不再赘述了，但是，想要保持充足的乳汁含量，需要新妈妈怎么办呢?

在授乳期，随着宝宝吮吸次数的增加，母亲也会分泌出越来越多的乳汁。在这一阶段，新妈妈要有充足的睡眠时间，保持一个积极乐观的心态，对自己的母乳喂养充满信心。掌握好正确的授乳方法。

要想让乳汁尽早分泌，就要提早宝宝吮吸的时间，产后30分钟就是最佳时间段。即使母亲尚未开奶，宝宝的两三下吮吸，就可以让乳房分泌出乳汁。

开奶后，不要控制喂奶量，如果宝宝饿了，就一定要喂，并且保证他一次吃个够。可以交替着吮吸两侧的乳房，避免单侧刺激，导致泌乳量不均。

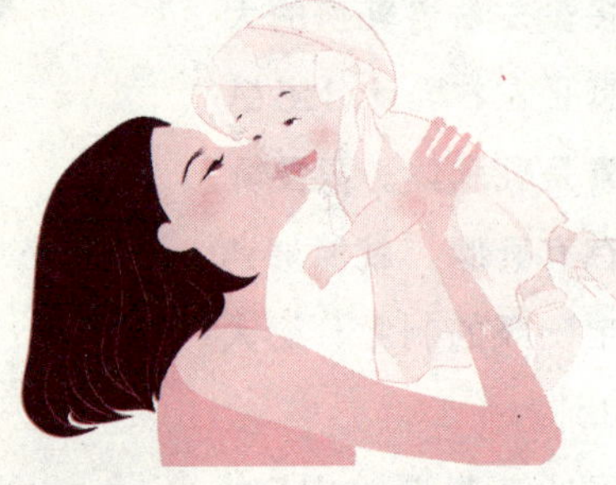

如果乳房中有剩余的乳汁，要尽快将其吸出来，以免阻碍乳腺继续分泌，造成泌乳量减少。严重时，还会导致乳房中出现肿块，乳房遭受感染，引发乳腺炎。到了那时候，连分泌乳汁都成问题，更不用说充足的乳汁含量了。所以母亲在授乳时一定要注意。

什么能促进乳汁分泌

可以促进乳汁分泌的因素分为内在因素和外在因素两种类型。内在因素是母亲的饮食和日常习惯，外在因素是婴儿的吮吸力量。

外在因素

宝宝吃奶时的吮吸动作会促使妈妈脑下垂体分泌激素，当激素作用于乳房时，就会开始分泌大量的乳汁。因此，宝宝的吮吸可以增加母乳的分泌量。

内在因素

在哺乳期，妈妈的饮食显得格外重要。如果体内摄取了足量的高营养食物，就会加速乳汁的分泌，增多分泌量。对于正处在哺乳期的妈妈来说，牛奶、鸡蛋、花生仁、鸡汤、猪蹄汤都是最佳的选择，它们可以起到催化乳汁分泌的作用。需要提醒的是，有些药物对泌乳会产生影响，比如抗甲状腺药物、山楂等。新妈妈最好不要服用，如果需要服用，最好是在医生的指导下服用。

对于妈妈来说，好的饮食还不够，如果自身能有良好的情绪，身体也会分泌大量的乳汁，而且那些乳汁还带有快乐的香味。产后女性极易患上产后抑郁症，低落的情绪会阻碍乳汁的分泌。新妈妈可以在闲暇时间和丈夫外出，两个人一起讨论快乐的话题，缓解心中的烦闷。总之，保持一个良好的心情，对妈妈和宝宝都有好处。

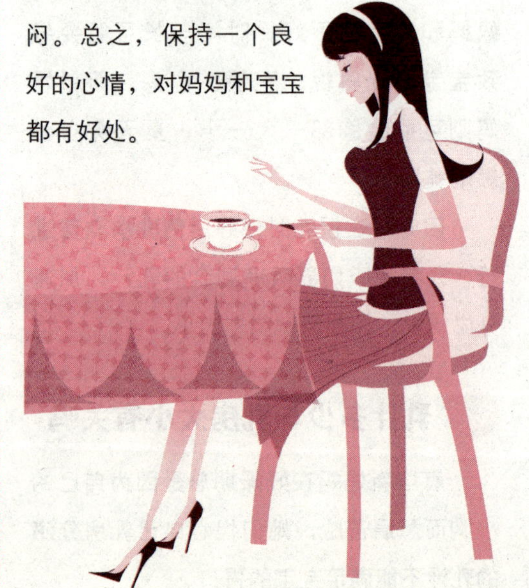

 你的乳汁够多吗

判断乳汁是否足够小宝宝食用可以用下面的方法：

● **新妈妈自己体会** 如果新妈妈总觉得自己乳房空空，总是干瘪瘪的，那就是奶水不足的信号。可以多吃一些有催奶作用的食物，帮助乳房分泌乳汁。

● **观察宝宝的排泄物** 如果宝宝一天之中大便只有一次或更少，小便没有超过 7 次，那就说明母乳供给不充足。宝宝体内没有乳汁可以消化。

● **宝贝吃奶的时间变长** 吮吸力度变大，用力吮吸却听不到吞咽的声音。吸取乳汁时总是莫名其妙地停下来，有时还会突然松口，放声大哭。这些都是宝宝在抗议，他还不会说话，只能用哭闹的方式来表达自己的不满。

● **宝宝的体重没有增长** 在初产期，宝宝会因为生理原因，体重会减轻。一般下降不会超过出生体重的 8%，且 7 ~ 10 天即可恢复。如果下降超过体重的 8%，就表明你的宝宝生长不是很健康，你的乳汁没能满足宝宝的需求量。

● **宝宝吃饱了会自主地松开乳头** 如果授乳过后一个小时又哭闹，说明他刚才没吃饱，母乳的供应量不足。

母亲们可以因此断定自己的奶水不足。看看自己的宝宝是否有如上情况，如果有，快促进乳汁分泌吧。

 怎样保持乳房弹性

新妈妈很担心自己在哺育后乳房变得松弛、下垂。怎样保持乳房的弹性呢？

● **保持愉快的心情** 一种积极向上的情绪，可以保持卵巢的正常排卵，进而调节孕激素的分泌，即使是已经增生的乳腺，也会慢慢恢复原样，恢复原有弹性也就是顺理成章的事情了。

● **科学、健康的饮食** 肥胖也是导致乳房松弛的一大原因，因此在饮食方面，就要注重控制蛋白的摄入量，多吃五谷、全麦类的食品，同时，要适量补充微量元素及维生素。闲暇时间多做扩胸运动可以起到良好的锻炼胸部肌肉的作用。

● **在不授乳时穿上内衣，不要嫌麻烦** 长时间的裸乳会导致乳房下垂。在哺育完成时，可以自己用手按摩乳房，顺、逆时针绕圈，这样不仅有助于乳汁的分泌，还能增强韧带的弹性。婴儿吮吸奶水时，不要让他用力牵拉乳头，那样容易引起乳头变形。

● **及时授乳** 当新妈妈感觉开始胀奶而宝宝不想吃时，就用其他方法把奶水吸出来。乳汁在乳房里长时间的积聚会导致皮肤过度拉伸，引起乳房松弛、下垂，降低乳房的弹性。

 忌用碱性用品清洗乳房

人体皮肤的酸碱度会随着性别、身体位置、人体情况的不同而不同，但都会控制在5.0～5.6之间，也就是说，人体的皮肤呈弱酸性。护肤品等清洗身体的物品最好也呈弱酸性，这样才与我们身体的酸碱度适宜。

新妈妈的个人卫生十分重要，尤其在哺乳期，乳房的清洁问题更是重中之重。有些人为了图方便，顺手拿起手边的肥皂进行清洗。殊不知，这样实际上是犯了大错误。肥皂属于强碱性物质，会除去皮肤表面的油脂，而且会破坏角质层细胞，损坏皮肤表面的保护系统。长时间使用过后，会导致乳房的皮肤干燥、脱皮，给皮肤表面保护层的修复带来困难。如果乳房保护层长时间修复不好，就会给细菌带来入侵的机会，增加新妈妈患乳腺炎的概率。

清洗乳房最好、最安全的洗剂就是温水，用热毛巾给乳房进行热敷是很好的方法。即使迫不得已要用洗剂清洁乳房，也最好在清洁过后用温水擦拭一遍。

 乳头皲裂怎么办

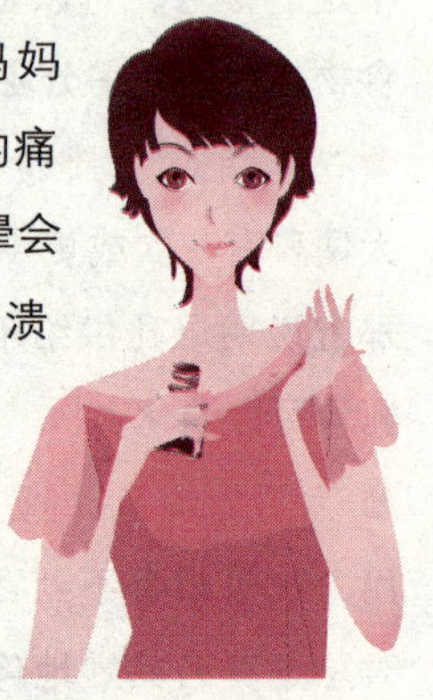

乳头皲裂的新妈妈在授乳时要承受巨大的痛苦。她们的乳头、乳晕会出现大小不等的裂口、溃疡，严重时还会出现糜烂。当裂口结疤后，还会阻碍宝宝的吮吸。

新妈妈乳头皲裂的原因

- 婴儿吮吸方式不正确，再加上喂奶时间过长，极易造成乳头出现裂口。
- 有些新妈妈乳头的皮肤过于娇嫩，经不起婴儿长时间的含咬，造成乳头皲裂。
- 新妈妈乳汁分泌过多，致使乳头总在奶水中浸泡，引起糜烂的发生等。

新妈妈缓解症状的方法

- 在授乳前，可以用热毛巾敷在乳头处，使之变软，以防止宝宝大力的吮吸给乳头带来伤害。在授乳时，要注意纠正婴儿不正确的吮吸方式。让其含住乳头和大部分的乳晕，这样可以有效防止皲裂的发生。

● 要想缓解乳头皲裂的发生，可以在授乳过后涂抹一些橄榄油。橄榄油中的成分可以帮助皮肤修护被损伤的部分，或是选择一些具有防止皱裂的润肤露，也可以加强乳头的湿润程度。

以上各法都能有效缓解症状，如果情况十分严重，新妈妈就要及时就医。

乳头扁平、凹陷怎么办

有些女性的乳头会出现扁平、凹陷的情况，不像正常女性的乳头突出于乳房。其实，这并不是罕见的病症，患者也不会感到疼痛，唯一不方便的就是，短小、扁平的乳头，使宝宝不能完全含住，给宝宝造成了一定的困难。如果新妈妈有这种症状，就需要做到以下几点来改善这种状况。

● 在妊娠时期就开始纠正乳头，以便在哺乳时宝宝方便吮吸。现在，市场上出售一种乳头矫正器，它能通过吸拔的方式，把乳头向外牵引。经过长时间的拉伸练习，乳头就会凸出于乳房，时间一般要经过一个月左右，如果情况严重，还需新妈妈多巩固 2 ~ 3 个月。

● 在授乳时，母亲可以适当保持前倾的姿势，并用手挤压乳晕，保证乳头凸出，及时送入婴儿口中，当确定婴儿含住了乳头再松手，这样可以缓解乳头不凸出的情况。

● 在日常生活中，新妈妈要穿稍大一点的内衣，保证内衣前端不会压迫乳头，以免情况的恶化，加重宝宝吮吸的困难。

● 如果上述办法疗效都不大，建议新妈妈到医院做整形手术。

哺乳期不宜服用的药物

有些新妈妈因为分娩过后身体恢复不利，常常要靠药物辅助治疗。而药物的成分又会通过血液循环进入到乳汁中，乳汁又会通过哺育进入婴儿的体内。虽然乳汁中药物的含量不会太多，但据研究，有些药物即使是少量的存在于乳汁中，对宝宝也是有危害的。因此，新妈妈要严格控制服用药物的剂量，以免给婴儿带去“麻烦”。

抗菌药

哺乳期的新妈妈极易患上产褥感染疾病，服用抗菌药是必不可少的，但抗菌药中有一些是要引起新妈妈高度注意的。

〖异烟肼〗它会致使内分泌失调，给女性乳汁的分泌造成影响。

〖甲硝唑〗可以治疗厌氧菌引起的感染疾病，但是在哺乳期的妇女要慎用。

〖氧氟沙星〗可以治疗产后女性患上的妇科感染及尿路感染疾病，但是含药乳汁如果被婴儿吸收，则有可能导致患上关节病，因此，新妈妈在哺乳期间要避免服用此药。

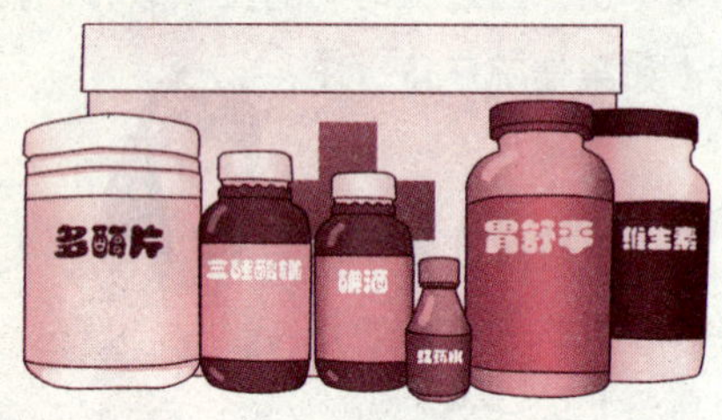

其他药物

此外，还有一些药物新妈妈在授乳期要避免服用。

〖阿托品〗是副作用很多的一种药物，新妈妈服用后，药物会循环进入乳汁，药量过大会给婴儿的脑部带去损伤，此药还有抑制乳汁分泌的作用。

〖四环素〗会阻碍婴儿牙齿和骨骼的发育，有可能导致婴儿骨质疏松。

〖氨茶碱〗用于呼吸道疾病的治疗，但它可随乳汁分泌出体外，引起婴儿出现不良反应。

〖氯霉素〗会使宝宝患上灰婴综合征，影响婴儿的造血功能，导致贫血。

〖抗甲状腺的药物〗会通过乳汁进入婴儿体内，致使婴儿智力发育迟缓，甲状腺功能低下。

〖中药〗中药中的麦芽、薄荷等药材有回奶的作用。

〖避孕药〗哺乳期妇女最好不要服用避孕药，它不但会抑制乳汁分泌，还会影响新生儿的发育。

需要暂停授乳的情况

● **新妈妈身患疾病** 母乳是婴儿最好的“粮食”，有些新妈妈即使是身患疾病，仍然不间断地给宝宝喂奶，其实这是一种非常不正确的做法。如果新妈妈病中用药，药物多少会循环到乳汁中，进而伤害到宝宝的健康。如果新妈妈不服用药物，有些顽强的致病细菌也会随着乳汁进入到婴儿体内。有些疾病对新妈妈自身已经是一种伤害，不宜再持续授乳。这三种都是要求新妈妈暂停授乳的情况，这样不仅对自己有好处，对婴儿也是一种潜在的保护。母亲在服用抗生素、四环素等对宝宝有影响的药物时，最好暂停母乳喂养。以免给宝宝带去不必要的麻烦。此外，患上消耗性疾病的新妈妈也要暂停授乳，慢性病的用药一般都会给宝宝带去不利影响，应该在停止用药后再开始授乳。新妈妈如果患上了病毒性感染疾病，如甲型肝炎、艾滋病等一定要暂停母乳喂养。传播性极强的细菌很有可能经过授乳传染给宝宝。为了保持乳汁的分泌量，新妈妈可以用吸奶器将分泌出来的乳汁吸出体外，但一定不要喂给宝宝喝。

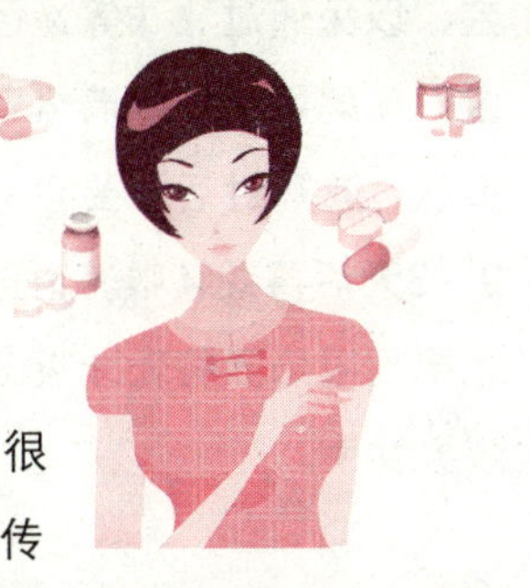

● **新妈妈乳头出现皲裂** 新妈妈如果乳头出现皲裂情形时要暂停授乳。乳头破裂对新妈妈来说本来就是一种煎熬，如果再强行进行授乳，只会让情况越来越恶化。有些新妈妈就是在乳头破裂时没有在意，导致细菌侵入引发乳腺炎，加重新妈妈的痛楚。

患急性乳腺炎妨碍授乳吗

患急性乳腺炎是因为新妈妈在授乳时，乳汁排出不畅，淤积在乳房中，降低了局部乳房组织的活力，给细菌繁殖创造了有利的条件，当细菌从乳头侵入后，乳腺炎就发生了。

众所周知，宝宝的吮吸可以促进妈妈乳汁的分泌，而乳汁积聚又是导致患急性乳腺炎的原因之一。所以，在患病期间不仅不能停止授乳，还要尽可能多地给宝宝进行母乳喂养。这样不仅可以缓解新妈妈的病症，还能给宝宝提供更加充足的奶水。

当新妈妈开始感觉胀奶，可以在授乳前热敷乳房，帮助乳汁循环流畅。授乳的时候要尽量满足宝宝的要求，不控制他的饮食量。授乳结束后，如果乳房中还有剩余的乳汁，要用吸奶器吸排干净，以免积聚的乳汁加重急性乳腺炎的症状。

当乳腺出现化脓症状时，可以用未患病的乳房进行授乳。但是如果乳房经过手术，仍不断化脓，并开始出现乳瘘时，就要暂停授乳，以免症状更加严重。

爱心小贴士

喂母乳不疼才是正确的姿势

妈妈的乳头疼不疼是检验喂奶姿势是否正确的标准。让宝宝正确地含住乳晕吸奶，可以保护母亲的乳头不被吸破，并能确保宝宝能有效地吸吮出奶水，所以当宝宝吸吮时，若母亲感到持续的刺痛感，请千万不要做无谓的忍耐，那只会让宝宝越吸越用力，甚至发脾气，而母亲的乳头则会被宝宝弄破，要持续地喂下去就变得更困难了。还有，无论采取何种姿势，都必须确认身体是在适度支撑下没有一处费力的，才是良好的姿势，否则当妈妈在喂奶时全神贯注于宝宝身上，等喂好后，才自觉浑身酸痛，就容易影响下一次喂奶的体力了。

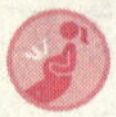 感冒影响授乳吗

感冒是一年四季都会发生的疾病，它的传染性极强，让人防不胜防。新妈妈由于在分娩时消耗了过多的体力和精力，身体的抵抗力大不如前，成了感冒的“常见客”。

轻微感冒

轻微感冒的症状包括咽喉疼痛、鼻塞、打喷嚏、流涕、四肢乏力、不思饮食等，当感冒严重时，就会伴有发烧等症状。新妈妈如果只是轻微的感冒，要选择一些副作用小的中成药服用，比如板蓝根冲剂、银翘片等。在日常生活中要多喝白开水，均衡膳食营养，抓紧一切时间休息，养好身体。当然，这段时间可以继续给婴儿授乳，如果怕传染给婴儿疾病，可以戴上口罩，玩耍时尽量拉开与他的距离，或是让家人代为照顾。

严重感冒

如果新妈妈的症状比较严重，开始出现发烧、咳嗽等症状，就一定要远离宝宝，以免通过飞沫等途径将细菌传染给宝宝。新妈妈可以吃清热解毒片缓解感冒的症状，吃药过后就要暂停母乳喂养，停药2～3天后再继续喂养为佳。停止喂养期间也要用吸奶器将乳汁吸出来，防止回奶的现象发生。

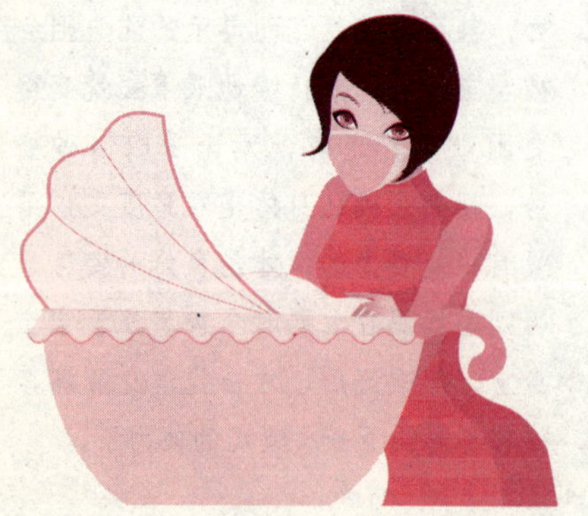

肝炎患者对婴儿的影响

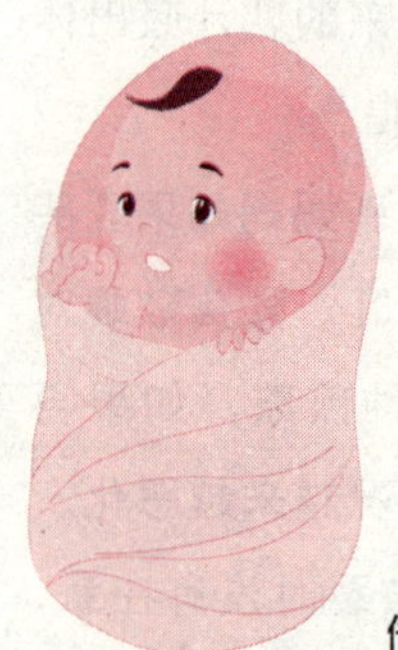

● **从母婴同室的角度来说** 甲肝、戊肝是不会通过母婴传播的，可以母婴同室；被丙肝、丁肝病毒感染的母亲，乳汁、唾液等体液中可能含有传染性，但没有实例证明，因此，也可以母婴同室；当婴儿注射乙肝疫苗后，身体中就会有抗体，能预防丁肝病毒，在这种情况下，可以进行母婴同室。

● **从母乳喂养的角度来说** 甲肝患者可以进行授乳，因为一旦患上甲肝后，成人的体内就会产生抗体，而且至今也没有在乳汁中发现过甲肝的病毒；乙肝会通过血液传播，只要新妈妈的乳头没有破损出血的情况，就可以进行授乳；丙肝新妈妈的乳汁中存在病毒的概率很小，可以进行授乳；戊肝病毒也不会经过母乳传播，可以进行哺乳。

新妈妈在授乳前要注意，接触婴儿前洗手可以大大降低传染给婴儿疾病的概率。

产后如何回奶

回奶就是退乳，因哺乳的时间不同可以将回奶分为两个种类。

自然回奶

当授乳时间长达10个月至1年时，属于正常断奶，使用自然的回奶方法；自然回奶可以逐渐减少喂奶次数，用辅料的添加来补充婴儿的膳食量，这样能使宝宝习惯自己摄取食物。此外，还能通过缩短喂奶时间帮助回奶，尽量减少宝宝吮吸乳头的次数，使乳腺逐渐减少泌乳量。新妈妈还要避免进食汤汁及下奶的食物。

人工回奶

因其他原因导致哺乳时间不足10个月，属于非正常断奶者，使用人工的回奶方法；人工回奶就是要用外在的力量阻止乳房分泌乳汁。新妈妈可以口服或注射雌激素类药物，它们能阻碍乳汁的分泌。新妈妈可以每日饮用一碗豆浆帮助回奶，或是口服溴隐亭，每日0.5克，分早晚服用，连用半个月，可有效减少乳汁的分泌量。

哺乳期真的不会怀孕吗

有些女性认为在哺乳期性交不会怀孕，这是真的吗？

女性在哺乳期会分泌很多泌乳素，而它又起到抑制雌激素分泌的作用。所以，女性在授乳期不排卵也没有月经。不授乳女性在产后一个月，卵巢就会恢复排卵功能，而月经就在恢复排卵半个月后开始出现。而授乳女性的排卵期最多延长至产后三个月。

因为月经比排卵来的迟，所以很多新妈妈都认为自己还没开始排卵，性交时不使用任何的避孕措施，导致在哺育期又怀孕了。因此断定，哺育期也有可能怀孕。新妈妈不要以身体是否恢复月经来判断是否有可能怀孕。

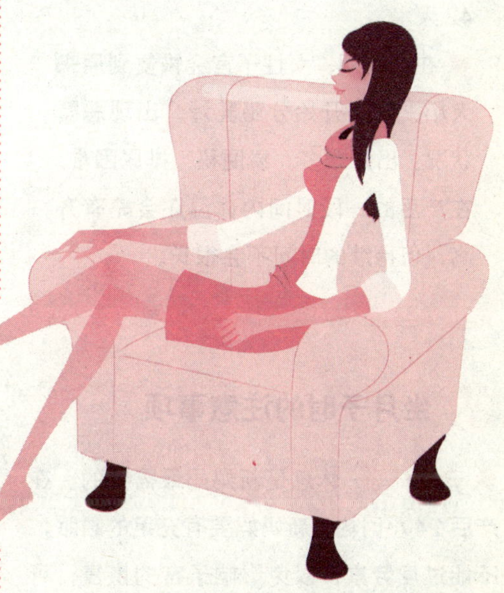

因此，提醒尚在哺育期但还没来月经的女性，你很可能已经开始排卵了，不要认为没来月经就不会怀孕。如果在这个时候不小心怀孕，会给尚未恢复完全的身体带去二次伤害。而且对小宝宝的健康也会产生影响。

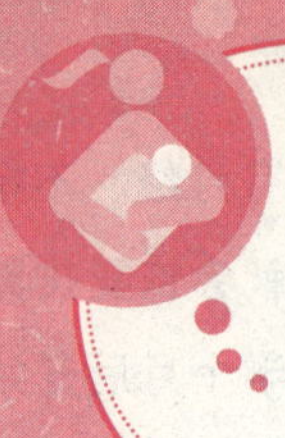

zuoyuezi de jijianshi >

坐月子的几件事

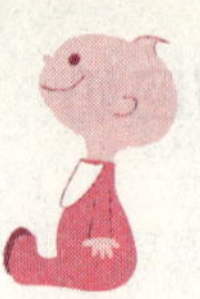

“月子”的持续时间和特点

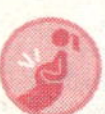

● “月子”就是产褥期的通俗叫法，科学的“坐月子”的时间大约要持续42天。

● 在产褥期，女性子宫会恢复到原来大小、乳房开始分泌乳汁、出现恶露状况、出汗增多、易便秘、排尿困难。在产后的一段时间内体温还会略有升高，但持续的时间不会很长。

坐月子时的注意事项

● 充分休息　休息是新妈妈最需要的。在产后24小时内，新妈妈要有充足的睡眠，不能过度劳累，以免影响子宫的恢复，可以卧床静养。如果恶露过月后仍不净或是出现异味，要及早就医。

● 调整饮食　饮食方面要以清淡为主，生冷辛辣食物都会刺激到新妈妈的肠胃，要多吃松软易消化的食品，可以采用少食多餐的方法，适当补充维生素和铁元素。

● 适当运动　新妈妈也要适当运动。在产后的第二天新妈妈就可以下床走动了，不要总在床上躺着，适当运动有助于身体状况的恢复。

● 清洁护理　注意清洁也很重要，新妈妈每天用温开水或是洗剂清洗阴部，保证干燥清爽。此外，还要坚持避免在伤口没愈合时过性生活。

坐月子也应下地活动

坐月子期间新妈妈确实需要得到良好的休息，但是总坐在床上不运动对身体也没有好处，一般新妈妈在分娩24小时后就可以下床走动了。适当的活动不仅不会伤身体，还会加快身体的恢复速度。

如果感觉自己体力还不能够独立走动，可以先在床上歇一下，让身体过渡一下，然后扶着身边的物体缓慢移动，到花园或是空气新鲜的地方呼吸新鲜空气，当身体感觉好些了的时候可以循序渐进地增加活动量，还能够适当做些产后运动。

随着产后活动量的增大，新妈妈的身体也会随之发生变化，精神日益饱满。食欲也会有所提高，这就加快胃肠蠕动，促进血液循环，有助于增加乳汁的分泌。

对于剖腹产的女性来说，适当的运动能够促进组织的代谢，防止血栓的形成，尤其适合患有心脏病的剖宫新妈妈，适量运动还可以防止肠黏连的发生，对其身体很有帮助。

新妈妈在产后的身形一般都会发生变化，适当的运动可以锻炼肌肉的收缩，使松弛的肉再度紧致起来，有效防止产后肥胖的发生，帮助新妈妈早日恢复完美的体态。

新妈妈分娩过后往往要消耗很多精力和体力，身体的抵抗能力也会随之降低。产后下地运动可以提高抗病能力，增强机体的适应能力。

产后活动还可以调节人体的紧张情绪，改善新妈妈消极的心理状态，提高其自信和价值观，使她可以生活在和谐的氛围中。

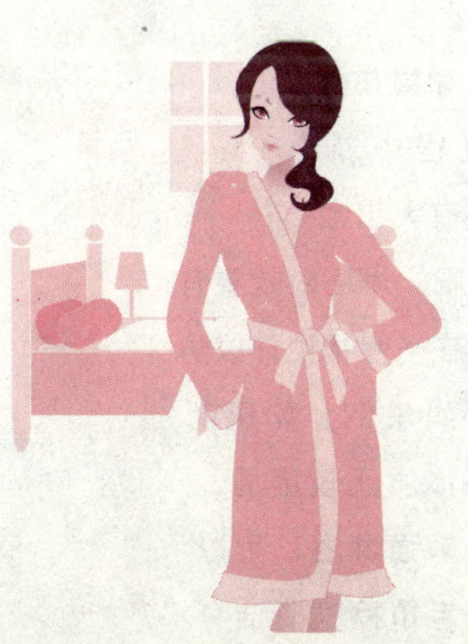

月子期应摒弃的错误观点

1. 新妈妈不可受风 其实，新妈妈只要衣着妥当，室内是可以通风的。密闭的环境空气污浊，容易滋生细菌，会增加新妈妈和小宝宝患呼吸道传染疾病的可能性。居室内最好要有充足的阳光，注意适量通风。

2. 产后不宜洗澡 这是一种毫无科学根据的说法，新妈妈在月子期间很容易出汗，阴部会出现恶露现象，这一系列情况都会导致细菌的生成，不洗澡对新妈妈反而不好。分娩过后的较短日子里，新妈妈可以用擦浴的办法清洗，但要注重保暖，不可盆浴。

3. 产后三天不下床 为了避免落下腰酸背疼的毛病，人们通常嘱咐新妈妈不要早下床。其实新妈妈在产后24小时就可以下床做一些轻微的日常活动了，多走动有助于恶露的排出，帮助子宫收缩，有利于恢复肌肉的力量。

4. 灰奶不能喝 灰奶就是新妈妈的初乳，不给宝宝喝初乳是错误的做法，母亲的初乳有很多的营养成分，还含有大量的免疫物质，可以保护小宝宝在出生的前几个月不受疾病的困扰。

爱心小贴士

月子里的口腔护理*

新妈妈在月子期间很容易患上口腔疾病。这是因为在分娩过后，新妈妈需要大量补充营养物质，一天之中进食的次数增加，口腔就会多次接触食物，食物的残渣容易遗留在口中的缘故。所以，月子中新妈妈更要注意口腔卫生。

早、晚要用温水刷牙，而且应做到餐后漱口。另外，还可用一些清洁、消毒效果较好的含漱剂。在漱口时、刷牙后含漱，每次15毫升左右，含1～2分钟，每日3～5次，含漱15～30分钟后再漱口或饮食，以充分发挥药液的清洁、消炎作用。

月子里穿戴要适量

传统的说法都要求坐月子时的新妈妈要穿得严实，恨不得里三层外三层裹得像个肉粽子。现代科学证明，这样做对新妈妈也有害处。

我们都知道，新妈妈在产后身体会发生一些变化，皮肤的排泄日益旺盛，身上总是潮乎乎的。冬天穿得过多会致使体内的热散发不出去，而且总在自己汗液的“浸泡”下，极易堵塞毛孔，给皮肤带来恶性循环。如果是夏天情况更严重，天气本来就热，新妈妈再从头到脚把自己裹起来，出汗过多还会出现中暑等危险的情况。如果身上出汗没有擦干，再被风吹着，就很容易患上感冒，那时就得不偿失了。

因此在衣着方面，新妈妈要根据自己的感受来添减衣服，保证身体舒适。

月子里如何洗澡

分娩过后，如果新妈妈身体恢复正常就可以在会阴伤口拆线后洗澡，时间大约在分娩过后一周。洗澡时最好以淋浴方式，不要采用盆浴，因为使用盆浴有增加阴部感染细菌的概率。洗浴时水温要掌握好，坚决不能用冷水洗，用温开水比较好，室内的温度也要因季节的变化而不断调试。洗浴的时间要控制在5～10分钟，不能时间过长。

如果在分娩过程中新妈妈有大出血等情况，淋浴时就要有家人在一旁帮忙，以防新妈妈晕倒。如果新妈妈体质比较虚弱，不要勉强淋浴，可以用热毛巾擦拭清洁身体。此外，洗浴过后要把身体擦干再出浴室，尤其是头发，要包裹好，以免着凉引发头痛。

需要注意的是，在洗浴之前新妈妈要吃一点东西，补充身体里的热量。不能太饿，也不能太饱时洗澡。

月子里如何待客

“恭喜恭喜，生了个大胖小子。”相信在产褥期的新妈妈们常常能听到这样的道贺声。美在心里，乐在嘴上的新妈妈们可犯了难，刚生下小宝宝，身体虚弱得很，需要静养，偏偏这时家中来了这么多亲戚，可怎么接待啊?

其实在这个时刻，那些端茶递水的工作交给丈夫做就可以了，新妈妈依旧可以待在床上，如果是老一辈来探望，半坐起来就可以了，只要说明一下，相信大家都能够谅解。同时，客人也会从你的表现看出来你的身体情况，也就不会逗留的太晚。送客时，你也不必起身，只要口头上表达一下你的谢意就足够了。

如果客人待的时间较长，还没有走的意思，你可以婉转地说明一下，你要休息，请客人到客厅落座。还有小宝宝，尽量不要让所有的亲朋都抱，宝宝的抵抗力很弱，而那些从外界来的客人身上或多或少都有细菌，容易使宝宝患病。还有，当客人要吸烟的时候可以善意地制止。

月子饮食要重质量

- 在饮食方面，首先提供充足的铁元素。因为分娩时大量血液的流失，新妈妈极有可能患上轻度贫血，而铁元素可以有效地促进造血细胞工作，为身体补血，动物的肝脏及肉类中铁的含量较丰富，在饮食中可以多吃一些。
- 在选择食物时要注重营养，又要易消化。要能提供充足的蛋白质、多样的维生素和丰富的无机盐。新妈妈可以食用新鲜的鱼类、动物血、豆类制品、乳类制品、新鲜的果蔬等。
- 由于新妈妈的身体尚未完全恢复，性凉的食物不要吃，比如鸭梨、西瓜、山楂、橘子等。
- 油腻、辛辣等带有刺激性的食物也不要食用，它们只会给肠胃带来过重的负担。
- 新妈妈进补的时间控制在两周为宜。身体状况不好，虚弱、恶寒、失血过多的人可以适当延长时间。但要切记，饮食要注重质量，多不一定好。

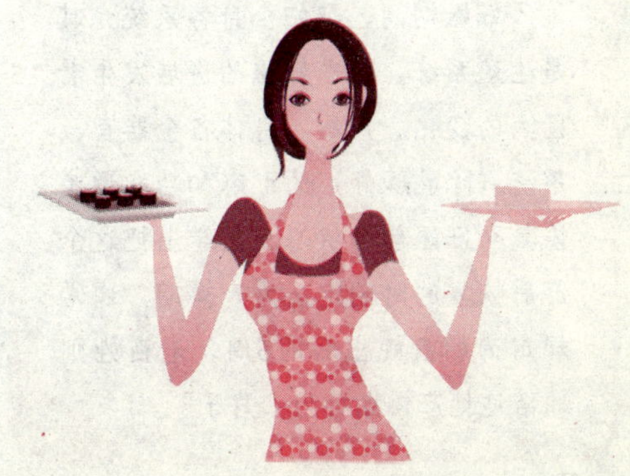

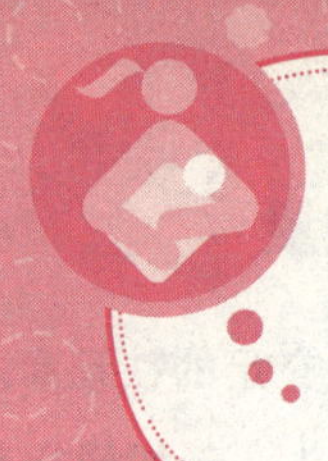

chanhou huli yu baojian >

产后护理与保健

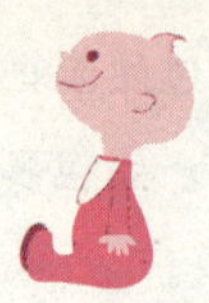

产后孕妇要接受观察

在小宝宝出生后的两个小时内，新妈妈不可以离开医院，要继续留在产房里等待医生观察身体状况是否健康。新妈妈子宫收缩情况、阴道出血量、血压、心率等都是医生的观察项目，医生还会检查胎盘是否完整，如果没有自动脱落或是脱落不完整，医生还会帮助胎盘的脱落。除此之外，医生还会指导新妈妈与小宝宝进行第一次亲密接触，告知一些注意事项。通常在分娩后30分钟新妈妈就可以喂奶了。

爱心小贴士

产后多长时间为产褥期*

妊娠期间，孕妇全身各系统尤其是生殖系统，随着妊娠的进展发生着巨大的变化。产后，身体各个器官、系统（除乳腺外）的形态和功能逐步恢复至妊娠前的状态。医学上把这个产后恢复的时期定义为产褥期，通常规定为胎盘娩出后的6周，老百姓则通俗地把产褥期称为“月子”。

产后先按摩再熟睡

新妈妈分娩过后，不能立即卧倒熟睡，应先闭目养神，按摩一下腹部，稍坐片刻，再上床睡觉。按摩时用力要轻，在上腹和小腹之间打圈轻揉，这样可以帮助排出恶露，减轻产后出血状况。新妈妈睡觉时可以用枕头或被褥垫在床头，采取仰面半卧竖膝的姿势，新妈妈睡觉时不可过熟，过一段时间就要轻声唤醒。

产后第一次大小便很重要

对于刚刚分娩过后的新妈妈来说，第一次大小便非常重要。

尿潴留是产后常见的病症之一，症状是新妈妈在产后8小时内仍不能自动排尿，这对于身体来说容易造成很大的伤害。尿潴留的生成是由于在分娩过程中，胎儿头部经产道挤压新妈妈尿道，使之发生角度改变，给产后第一次排尿造成困难，再加上生产过程中膀胱受压，会阴处伤口的疼痛，很容易造成新妈妈产后发生尿潴留。

新妈妈出现排尿困难时可以借用外力的帮助，让自己放松，顺利排尿。可以用手轻压膀胱，听流水的声音加以刺激，用带有温度的东西敷小腹，这些方法都可以在一定程度上帮助新妈妈产生尿意，促使其尽快排尿。

在产后的前两天里新妈妈不会有想大便的感觉，第一次排便通常会推迟到第三四天。新妈妈的大便很容易出现便秘的情况，产后敏感且酸痛的肌肉、侧切的阴道口、痔疮的生成都会增加大便的困难。

大便难解的时候，新妈妈可以在睡觉前喝些蜂蜜水，饮食方面多吃易消化的食物，而不能吃有可能导致上火的食物。苹果、香蕉都是润肠通便的水果，可以缓解便秘。如果情况很严重，可以在医生的指导下使用开塞露等药品缓解便秘。

出院时间看具体情况

- 孕妇生产时的情况不同，出院时间也会有所区别。
- 如果孕妇是顺产，且产后胎儿与母亲均身体健康，产后一天就可以出院了。
- 如果孕妇在分娩时给会阴造成了伤害，那就要等拆线后，伤口完全愈合时再出院，通常要经过5天左右的时间。
- 如果孕妇分娩时采用的是剖宫法，拆线后没有异常情况才可以出院，时间就会延长至6～8天。

产褥期要充分休息

新妈妈要想在月子期间修养好身体，就要合理地安排休息和活动的时间。劳逸结合才是最佳的方法。新妈妈在出院后的两周内都要以卧床为主，在子宫还没有恢复好时睡觉要采取侧卧，休息时间保持在10小时左右。产后一天就可以下床走动了，不要干重活。

剖腹产的女性要更加注意休息，在伤口没有愈合的时候最好不要下床走动。第二周时可以做一些日常的活动，如洗漱之类。第三周的时候才可以恢复正常的生活，大多数的新妈妈在产后8周时就可以恢复到往常的生活状态了。

产褥期防中暑

传统观念都认为新妈妈在产褥期最忌讳的就是受风，容易落下腰酸背痛的病根。其实，保持适量通风，不仅不会对新妈妈产生影响，反而还会有好处。

● 新妈妈分娩过后要修养一个月 如果这一个月是夏天，那就要谨防产褥中暑。新妈妈长时间处在高温高湿的环境中，体内的温度就会不断上升，如果没有及时散去，就容易出现周身无力、恶心呕吐、头痛头晕、不思饮食、胸闷气短等症状，继而体温还会持续升高。

如果此时再不采取措施，新妈妈就会出现长时间昏睡、神志不清，甚至抽搐等症状，严重时还会引发新妈妈死亡。所以，一旦新妈妈出现了中暑的症状，要及时开窗通风，用酒精擦拭额头，并服用藿香正气、十滴水等解暑药物。

● 新妈妈所在的居室应该适量的通风 常换取新鲜的空气，不仅帮助新妈妈散发体内热量，还有利于宝宝呼吸。室内的温度最好控制在18℃～25℃之间。如果天气闷热严重，可以短时间打开空调，调节室内的气温。

● 其他注意事项 新妈妈还可以多吃些利尿解暑的蔬果，比如西瓜、冬瓜、黄瓜等。在衣着方面，要选择宽松、吸汗、透气的衣物。

产后检查

月子期间是新妈妈身体器官恢复的重要时期，在产后一个半月，新妈妈就可以到医院做一次详细的检查。

● 检查血压，妊娠期的妈妈们血压有可能不在正常值范围内，但如果月子过了，血压还是不正常，就要请医生进行诊治。

● 产后出血的新妈妈们一定要做血常规检查，以防患有贫血。

● 检查阴部的恢复情况。生产时难免对会阴、产道、阴道壁造成不同程度的伤害，检查其是否已经得到恢复，如果没有，可以选择做手术。

新妈妈产后生殖系统的恢复

由于分娩时的撕扯，新妈妈的阴道壁和阴道口会发生变形，变得松弛扩张。但在月子期间，这些部位将会逐渐缩小，恢复弹性，只是不能恢复到原有程度。

在分娩过程中，盆底的肌肉会受到拉伸，严重时会导致肌肉纤维的断裂，情况不是特别严重的，产后一周左右就可以恢复肌肉的张力，如果自我恢复效果没有那么好，可以做一些健身操，辅助肌肉恢复弹性。子宫收缩会在产后6~8周完成，子宫内膜、子宫颈、子宫肌纤维都会复原。

新妈妈产后身体系统的变化

● **心血管系统** 产后三天注意心血管系统的变化。妊娠期间新妈妈的血容量和心输出量会大大增加，当分娩过后，子宫就会收缩，从而带动血液从子宫进入到人体，开始循环。这样就无疑加重了心脏的负担，很有可能诱发心力衰竭。所以要密切注意心血管系统的变化。

● **泌尿系统** 除了剖腹产外，新妈妈在分娩时膀胱都会受到压迫。这就导致新妈妈对尿意不敏感，再加上尿道周围组织的充血肿胀，很容易造成新妈妈排尿困难。所以新妈妈要在产后 6 小时及时排尿。

● **消化系统** 分娩是一个痛苦的过程，消耗了新妈妈许多的体力。产后新妈妈可以进食一些清淡易消化的食物，以填满饥饿的胃。新妈妈的胃肠蠕动一般都会减慢，为防治便秘，家人要准备些蔬果。

新妈妈产后心绪的波动

新妈妈在生产过后常常会心绪波动，出现忧郁症及神经衰弱等症状，表现多为心情低落，对事物提不起兴趣，不思饮食，失眠，常感到莫名的伤心，有无助绝望感，觉得家人朋友不够关心自己，并且自我评价值低。这种情况一般在产后第二周开始，会持续半年或更长时间。

加上白天黑夜的照顾宝宝，更是觉得疲劳、烦躁。对自己的身材失去信心，感受不到性生活的高潮。这些都是由于不平衡的内分泌所致，随着孕激素和雌激素的减少，体内儿茶酚胺的分泌也会有所减少，这就促使新妈妈的心绪波动不安。

生活在一起的家人，特别是新爸爸，要时刻体谅新妈妈的心境，少些怪罪多些安慰，帮助新妈妈一起照顾婴儿，帮她分担压力，使她多一些休息和恢复体力的时间。

新妈妈自己也要找到一个能让自己身心愉悦的方法。遇事要沉着冷静，多克制一下自己，学会自我调整。在心情烦躁时听一些旋律悠扬的音乐，让自己的心绪得到平复。还可以把思想和注意力集中到宝宝身上，从他的点滴成长中汲取快乐，与家人分享他的进步，也是一种融洽关系的方法。妻子还可以与丈夫多进行交流，告诉他你的想法和担忧，两个人一起解决。对于不想做的事情就不逼着自己去做，也给自己创造一个轻松的生活环境。

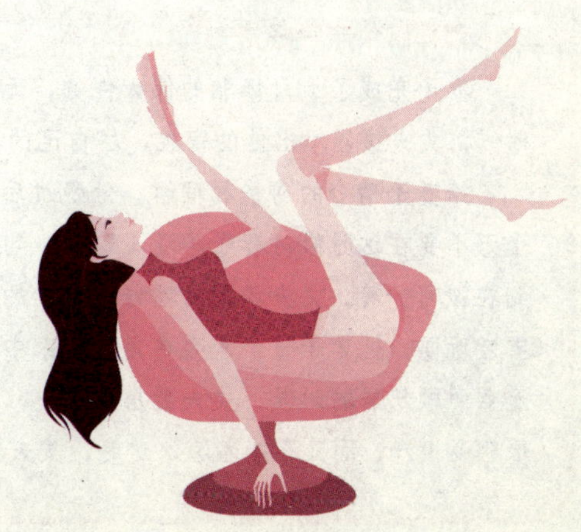

产后头晕是怎么回事

在生下小宝宝的头几天里，新妈妈通常会感到头晕。尤其是躺下再起来的时候，总会感觉血往头上冲，眼前发黑，不能立刻下地运动，要在床边歇一会儿才会好起来，有时弯腰起来也会有同样的情况出现。这是因为新妈妈在分娩的时候大量出血，造成气血不足，身体贫血较虚弱，再加上长时间的卧床休息，不能突然适应姿势的调换。尤其是产后大出血的女性更容易出现晕厥的情况。新妈妈在下地运动前最好先在床上调整一下状态，稍事休息过后再下地。身体特别虚弱的女性可以叫护士或是家人搀扶。

新妈妈产后汗多是病吗

新妈妈产后多汗的原因

有很多人认为新妈妈产后出汗量增多是一种病态的表现，其实这都是正常的反应。新妈妈在妊娠期间会自动在体内聚集大量水分，一旦分娩结束，新妈妈体内的新陈代谢和内分泌活动就会降低，体内积聚的水分就显得多余，身体就会自动将其排出体外，减轻机体负担，这时身体就会加快皮肤分泌速度，将多余的水分通过汗液的形式排出体外。医学上将这种情况称为褥汗，这种情况会在产后1周内自然好转。

新妈妈产后多汗的注意事项

在这一期间内，新妈妈的身体多是潮湿的，切忌直接吹风，那样很容易着凉，

爱心小贴士

怎样做个产后好丈夫*

妻子完成了十月怀胎的伟大任务，无论是身体上还是心理上都筋疲力尽了。在这个时候，丈夫该显示出他的存在，尽自己的力量让妻子度过难熬的产褥期。

给妻子精心的呵护和理解。分娩过后妻子的心理会有变化，这是正常的表现，丈夫千万不要在这时候对妻子不理不睬，一句关心的话或是一个理解的眼神都能让妻子感受到在被呵护着。丈夫还要处理好与妻子的“距离”，不能有了宝宝忘了媳妇，只顾着和宝宝玩耍，把妻子一个人丢在角落。家中多了个小家伙，环境是肯定要变乱的，在妻子无暇照顾起居的时候，丈夫要奋勇当先，协助妻子将家里归置得更整洁。月子中的女性很容易出汗，而又不能着凉，这时，丈夫就要帮忙把衣服洗干净，多体谅妻子的不易。

落下月子病，新妈妈要注意随时用干毛巾擦汗。穿戴也不要过多，房间温湿要控制得恰到好处，适当开窗通风，保持室内空气的流通。

新妈妈还要勤换被褥，通风或是晾晒，适时洗澡，勤换内衣裤，保持好个人卫生。

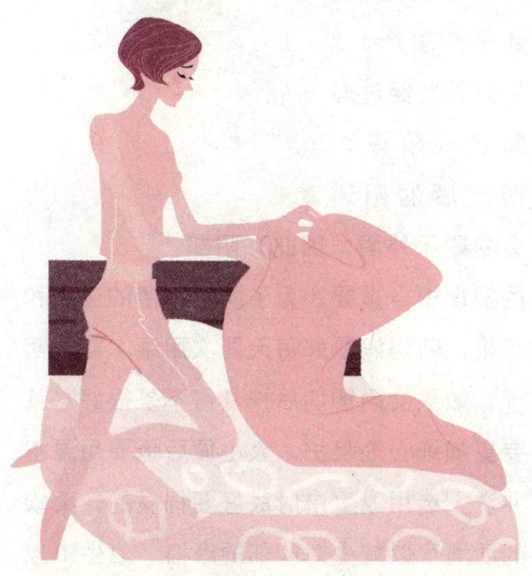

新妈妈怎么穿衣

新妈妈生产后由于身体极度虚弱，外邪极易乘虚而入导致患病，因此，产后怎么穿衣就显得十分重要。

有的女性在产后急于恢复身形，穿衣以紧为主，牛仔裤、束胸、束腰都往身上穿，其实这些衣着很不利于新妈妈的身体恢复。它们会有碍血液畅通，且压迫乳房，容易使新妈妈患上乳腺炎。新妈妈穿衣应遵循以下原则：

● **选择衣着宽大舒适的衣服，材料以棉织品为佳** 腹部可以穿高腰的内裤，既能防止腹壁松弛下垂，又有利于子宫的收缩复原。

● **衣着厚薄要适中** 尤其在春秋季节，冷暖交替的温度让人不易适应，气温变化时要注意增减衣物。天热时要注意防止长痱子或中暑，适时地减少衣物。当然一切都要以新妈妈的感觉为准，不凉不热为最佳。

● **衣服要常换常新** 尤其是内衣，最好每天一换，以防止细菌滋生发生感染。

● **内衣的选择要宽大合适** 新妈妈不要为方便喂奶就不穿内衣，那样会导致乳房下垂，影响胸部美观。内衣里面可以垫两层化妆棉，以免乳房分泌乳汁造成尴尬。

总之，新妈妈的衣着要以合体、舒适为主，美观在其次。

新妈妈如何选择内衣

新妈妈产后身体会自动恢复到原来的状态，身体的新陈代谢速度会加快，汗水和尿液的排出量会增多，恶露、阴道分泌物也会大增。因此，内衣的选择就显得格外重要了。

● **胸罩** 产后女性的乳房大多会出现肿胀和敏感等情况，选择适合的胸衣有助承托乳房，恢复胸形，保护乳头不受摩擦。

● **内裤** 在月子期间女性会有恶露的情况，在恶露还没有干净的时期可以选择使用纸内裤，它的优点就在于方便，省去清洗的麻烦。或是使用有防水设计的卫生裤或者妇婴两用卫生巾，能够防止恶露流出的血液弄脏外裤，或者新妈妈们可以依旧穿着孕妇内裤来度过这段时期。

● **塑身衣** 度过月子期，新妈妈可以选择一些塑身衣。但注意衣服的大小要根据身材来选择，塑性的程度要循序渐进，不要在一开始就穿太小的尺寸，以免导致血液循环不良，给刚刚才恢复的生殖系统带来伤害。

新妈妈要注重清洁

产后新妈妈的个人清洁问题很重要，保持好个人的清洁可以防止产褥期感染疾病发生，加快生殖器官的恢复。

最简单易行的方法就是淋浴

剖腹产的女性要在两周之后才可以淋浴，在这之前可以用湿布擦拭全身，其间要注意保暖。淋浴要用热水，它可以冲洗掉身上的汗水和疲劳，给新妈妈带来清爽的感觉。在清洗的时候不要用肥皂等碱性洗涤用品清洗阴部及乳头，那样会给阴道和小宝宝带去伤害。出浴后不要在有风的地方逗留，以免着风受凉。不要用吹风机吹头发，头发没干也不要睡觉。

最重要的就是阴部的护理

不管是顺产还是剖腹产，新妈妈都要经过恶露这一阶段，而产后的阴道就会暴露于外阴，因此，阴部的护理相当重要。为了防治细菌的滋生和感染，新妈妈最好每天两次用温水冲洗阴部，如果会阴侧切后恢复得不是很好，就要更加细心地呵护，大小便后也要用温水冲洗。选用卫生巾时最好要棉质的，柔软的质地可以减少对阴部的摩擦，卫生巾也要常换，时间久了容易滋生细菌。此外，内衣、内裤要经常换洗，保持皮肤和衣物干净无残留细菌。

爱心小贴士

产后不要用冷水*

即使是三伏天，这条老规矩也要严格遵守，不管是简单的洗一下手或者是刷牙，都要使用温水，避免日后发生关节疼痛，洗后要及时擦干。

产后休养居室要注意

新妈妈分娩过后，绝大部分时间都是在家中度过，居室内的环境好坏与新妈妈身体的恢复有直接关系，新妈妈在家休养时应注意以下几点：

- 需要一个明亮、阳光充足的房间。阳光是最好的消毒剂，直射 5 个小时就可以消除居室内的细菌。
- 居室内要保持清新的空气，家人要开窗通风，时间控制在 20 分钟即可，每天两次，但要避开上下班高峰，因为那时空气中的污染比较严重，流通的空气对新妈妈和小宝宝都没有益处。
- 居室要保持整洁，新妈妈在月子期间心情会比平时烦躁，乱糟糟的摆设更会引发她心理的不安。
- 室内可以添置一些绿、黄、粉、橘色等积极、柔软的颜色，平复其焦躁的情绪。
- 居室中的温湿度也要掌握好，夏季室内温度 23℃ ~ 28℃，湿度控制在 30% ~ 60%。冬季室内温度 18℃ ~ 25℃，湿度控制在 30% ~ 50%。
- 丈夫不要吸烟。二手烟对新妈妈和刚出世的小宝宝都有着严重的影响。
- 家中可以添加一些绿色植物，帮助吸收空气里的有害气体，净化空气，还可以赏心悦目，缓解眼睛疲劳。
- 在新妈妈坐月子的时期最好不要往家中招致很多亲朋好友。坐月子是新妈妈身体恢复的重要阶段，需要安静的休养，亲朋的探望多少都会给新妈妈带来影响，打扰小宝宝的睡眠，还会带来各地的细菌，增加母子被传染的概率。

新妈妈看电视要有节制

新妈妈在月子期间可以看电视，但也要有节制，要保证能有足够的休息时间，这样对身体的恢复才有好处。

● **新妈妈看电视时要注意距离和姿势** 在安放电视时，高度最好略低于眼睛直视的水平线，使新妈妈的头保持在最舒服的状态。距离不要太近，保持在电视机对角线 5 倍就可以了，太近对视力会有影响。在看电视的途中，新妈妈可以每隔 1 小时歇一下眼睛，看看窗外或是家中的绿色植物，减轻视疲劳。

● **新妈妈在授乳时不要看电视** 这会影响母亲与宝宝间的交流，而且在看电视时母亲的思维往往会被剧情左右，影响到乳汁的分泌。

● **新妈妈在选择节目时可以找一些情节轻松愉快，或是节奏舒缓的节目观看** 这样可以令紧张的情绪得到放松，有助于保持良好的心情，对泌乳和预防产后忧郁症都有很大的帮助。那些强烈带有刺激的片子最好不要选择，它们会对神经产生影响，有碍子宫恢复的速度。看电视的时候音量也要适宜，强烈的声音对新妈妈的精神也会产生一定的冲击。

 新妈妈休养应少仰卧

子宫在盆腔的中部，位于膀胱与直肠之间。结束了好几个小时的分娩过后，新妈妈的子宫由充盈变得塌瘪，保持子宫正常位置的肌肉和韧带也会变得松弛没有弹性，子宫的位置就会随着新妈妈产后修养姿势的改变而改变。所以新妈妈在月子期间要注意卧床的姿势，以免不正确的姿势给子宫带来异位的麻烦。

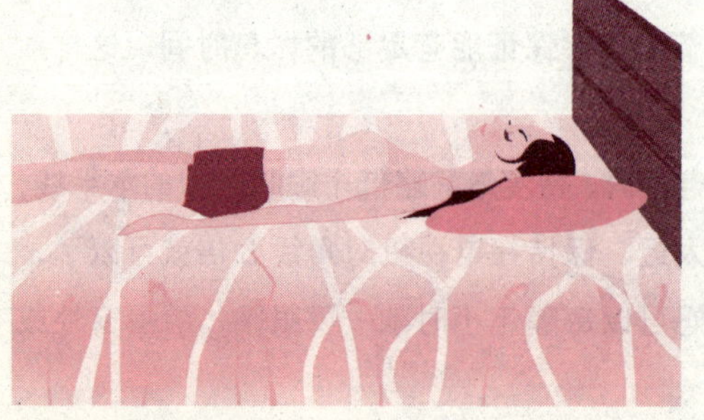

仰卧通常是新妈妈普遍采取的卧床姿势，放松身心，四肢可以不用一点力。姿势舒服是其次，长时间保持这一姿势对新妈妈子宫的恢复是很不利的。由于重力的原因，经常仰卧会使子宫向后方倾倒，造成子宫后位，容易造成新妈妈出现腰部酸痛、腰骶部坠胀等不适症状。

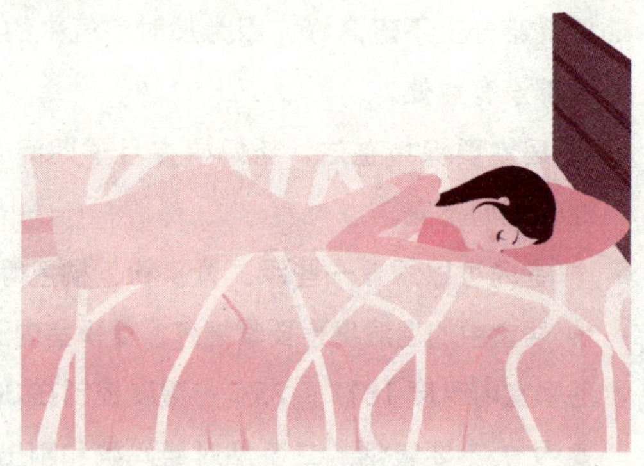

新妈妈在休息时，可以轮换交替进行侧卧、仰卧和俯卧多种姿势，以防止长期固定姿势左右了子宫的位置。俯卧时双肘可以支撑在床上以免对乳房造成挤压，由于肘部的力量有限，每天坚持30分钟即可，也可分时间段进行。侧卧就比较省力了，而且这种姿势对于恶露的排出也很有益。如果新妈妈的身体从产后第三天就没有什么大碍，可以尝试在床上做一些有利于腹部、四肢和盆底肌的运动，能对产后的康复起到很大帮助。

新妈妈在睡眠时最好采取向左侧卧，将双腿弯曲，这样可以减少对腰部的负荷。

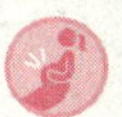

硬板床对新妈妈更好

与硬邦邦的木板床相比，弹力十足的床垫让我们睡得更香甜。但对于正在坐月子的新妈妈们来说情况就截然相反了。

新妈妈体内会分泌一种激素，它能够松弛生殖器官周围的韧带和肌肉，帮助新妈妈在分娩时顺利张开产道生下婴儿，这种激素一直到分娩后3～5个月才会终止分泌。由于这种激素产生的松弛作用，产后整个骨盆都趋于“松软”状态。当身体压到弹簧床上时，身体使出的下压力就会立即受到弹簧的反弹，左右活动都有阻隔力，新妈妈如果想快速地起来或翻身，就要用更大的力，力的集中点在手部和臀部，上肢是没什么影响，可靠近臀部的盆骨受不了那么大的压力，时间长了就容易造成骨盆损伤。

所以，产褥期间的女性最好避免睡席梦思那种弹性较好的软床，如果没有硬板床，也可以选择弹簧较硬的床垫子。

产后不宜烟酒

“吸烟有害健康”、“饮酒过量伤人”是大家熟知的两句话，绝大部分的人在怀孕时就戒烟戒酒，为的就是能生出一个健康漂亮的小宝宝。可当分娩结束后，新妈妈们就忍不住诱惑开始继续抽烟喝酒了。这样不仅使之前做的牺牲全都白费，甚至有可能造成更严重的后果。

分娩结束后，宝宝不在母亲体内了，但是新妈妈还要为宝宝授乳，所以为了自己和宝宝的身体健康，新妈妈必须戒烟戒酒。

烟草中含有1200多种有毒的物质，产褥期小宝宝肯定是不离妈妈身边的，宝宝的抵抗能力本来就弱，再加上吸二手烟，患上气喘、肺炎的概率就大大增加了。新妈妈在抽烟后喂奶，烟草中的有毒物质就会随着乳汁进入婴儿体内，导致宝宝智力发育迟缓，且使宝宝患严重疾病的概率大增。孕妇吸烟不但给宝宝造成很大的伤害，还会降低乳汁的分泌量。

饮酒适量对身体有一定好处，但是大量饮酒后酒中的酒精还会渗入乳汁，宝宝吮吸乳汁时就会吸收到，酒精容易导致婴儿反应迟钝，或出现嗜睡等症状，严重时还会造成酒精中毒。

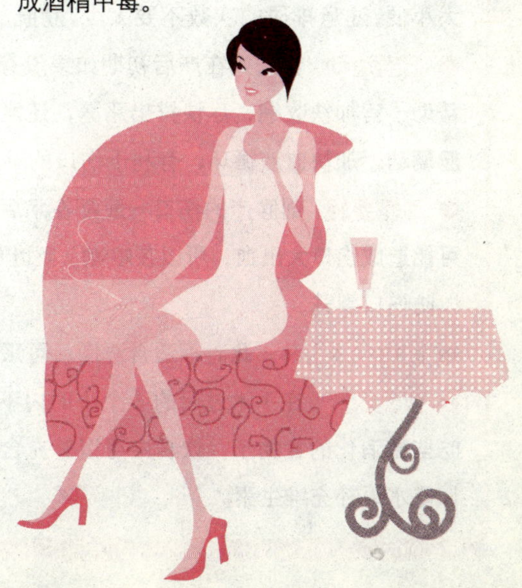

剖腹产后应注意

剖腹产就是剖开妈妈的腹壁及子宫，在医生的帮助下取出胎儿，在情况危机时可以解救母子两条性命。剖腹产要在腹部开一条30～45厘米长的切口，它对新妈妈的伤害可以说是很大的，当麻药的效力退去后，新妈妈就会感到腹部伤口的疼痛，如果忍受不了的话可以让大夫开些非处方类的止痛药。除了疼痛，肠黏连、尿潴留、出血、休克是产后比较常见的病症，剖腹产还会给新妈妈带来很多后续麻烦，例如宫外孕、子宫内膜异位等。既然剖腹产这么重要，新妈妈在手术过后应该怎么照顾自己，需要注意什么问题呢？

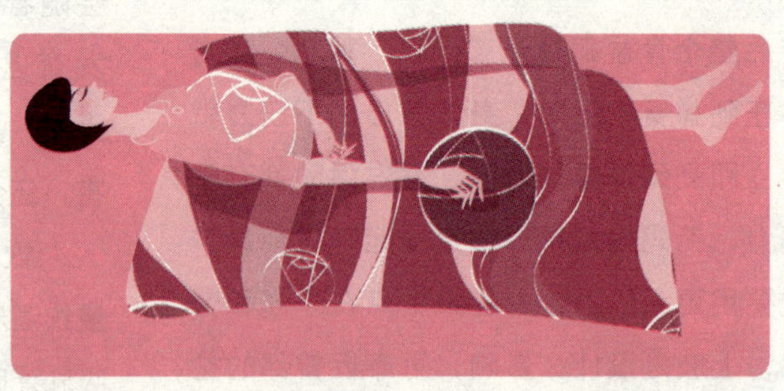

● **多休息** 剖腹产后第一天应该在床上静养。刚进行完手术的新妈妈先要去枕平卧 6 个小时，过后才可以用枕头，身体最好采取侧卧的姿势，使身体与床呈 20 ～ 30 度，这样可以减轻身体移动时对伤口的抻拉。

● **及时排尿** 产后第二天就可以拔出导尿管，如果身体没有什么不适症状就可下地大小便，注意排尿的次数不要太少，膀胱的膨胀会阻碍子宫的收缩，可能引起尿潴留。

● **适当运动** 新妈妈在产后初期如果没有严重的晕眩感，可以适当下床走走，它可以帮助子宫加快收缩，尽快排出恶露，还能防止肠黏连发生。适当的机体活动还能增加肠蠕动，加快血液循环，有利于伤口的早日愈合。

● **动作要轻** 剖腹产的伤口一般都在术后 7 天拆线，拆线后大幅度的动作和震动都有可能造成伤口大出血，所以在咳嗽、呕吐的时候要用手按住伤口两侧，尽量放轻动作，以防伤口裂开。

● **注意个人卫生** 此时不适合洗澡，可采用擦洗的方式清洁身体。

● **饮食规律** 在手术过后的 6 个小时内不应该进食任何东西，但 6 个小时过后就可以吃些易消化的食物了。饮食中可以补充含蛋白质高的食物，帮助伤口恢复健康，还可以吃水果补充维生素。

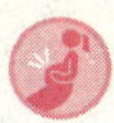

如何通过调理改善色斑

脸上的色斑是从妊娠2～5个月时开始长出来的，它一直要持续到身体内分泌恢复后才会消失，严重时色斑只会淡化，不能够消失。这是怀孕的正常现象，新妈妈们躲不开也避不掉，只能从日常的行为中加以调理，争取减少色斑对脸部的“骚扰”。

● **在日常的饮食中多食用含有丰富维生素C的水果** 维生素C有助于美白，能够起到淡斑的功效。柠檬中含有丰富的维生素C，可以切成片状泡水，必要时可以加入蜂蜜，每天早晚饮用，坚持一段时间相信可以帮助你解决烦恼。

● **保证良好的睡眠** 睡眠质量和睡眠时间都是需要注意的，对于女人来说，八个小时的黄金睡眠是极为珍贵的，睡眠不足不仅会导致黑眼圈的出现，还会导致脸色灰暗，进一步增强色斑的“势力”。尤其是在产褥期的女性，照顾宝宝很劳累，一定要抓住空闲时间多休息。

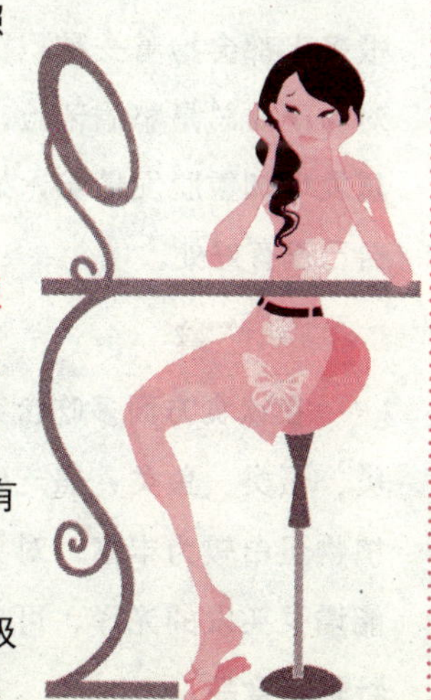

● **多排泄体内废物** 产道通常是积攒毒素的最佳地方，如果毒素没有被适时排出体外，身体就会再次吸收，导致身体对毒素的循环，从而加重肤色的暗淡程度。因此，新妈妈在饮食中要多喝水，加快体内的排毒速度。除此之外，还要养成定时大便的习惯。

● **保持积极的心态** 当一个人持着一颗消极、焦躁、烦闷的心的时候，相信她的脸色也不会好到哪里去，相反，保持着乐观向上、平和愉快的心态就可以调节体内的循环，使脸色看起来更加光亮红润。

爱心小贴士

产后月经的恢复时间*

新妈妈在产褥期一般都不行经，这是因为喂奶时婴儿吸吮乳头，这种行为能刺激脑垂体不断释放催乳素，而催乳素可以抑制卵巢排卵，从而导致暂时性的闭经。月经的恢复因不同的情况和不同的人而有所差异。

授乳的女性有一部分在产后3个月内恢复月经，最迟的要拖到产后一年甚至更长时间才回经。产后不哺乳的女性恢复月经的时间要比授乳新妈妈更早，绝大部分的人都在产后2个月内恢复，个别人会提早在产后的4～6周。

此外，第一次恢复月经的量都比平时要多，大约会多出1/3，这属于正常现象，不必惊慌，慢慢月经就会恢复正常。

关于妊娠斑、纹的消失问题

妊娠斑就是我们平常所说的黄褐斑、蝴蝶斑。由于身体激素的分泌量增多，它的颜色将越来越深，当激素的分泌量减少，它又会慢慢变浅。

防晒是拒绝妊娠斑的一大有力武器，经过日光的暴晒往往会导致色斑颜色加重，X线、紫外线就是罪魁祸首，因此，在外出或是辐射较强烈的地方，新妈妈要记得涂抹防晒霜，尽量减少它们对皮肤的伤害。

由于受妊娠期荷尔蒙的影响，新妈妈身上大多会长出妊娠纹。它的出现最初是因为腹部和大腿等地方开始膨胀，皮肤日益变得薄细，当皮肤的弹力纤维与胶原纤维因拉扯而遭受损伤或断裂时，皮肤上就会出现一些宽窄、长短不同的粉红、紫红色的花纹，一旦分娩结束，它们就会逐渐消失，留下白色有光泽的疤痕线纹。

因此，许多新妈妈在还没有出现妊娠纹时就开始了防护措施。

女性在怀孕时体重增长是正常现象，但是每个月的增长幅度不要超过4斤，增长过快也有可能导致妊娠纹的出现。

如何减少产后脱发

大多数新妈妈都经历过脱发的阶段，并曾经为此忧心忡忡，其实，头发的生长和脱落都与身体中雌激素的分泌量有关。当雌激素的分泌量增多，也就是在妊娠阶段的时候，头发的更新速度就会变慢，将要脱落的头发也会继续在岗位上驻守；当雌激素的分泌量减少，也就是分娩过后，头发的更新速度就会加快，而原来还驻守在岗位上的头发也会随着要脱落的头发一起掉落，因而导致新妈妈感觉产后脱发特别严重。这在医学上被称为“分娩后脱发”，据统计，35%～45%的产妇都会出现这种现象。产后脱发大约要持续三四个月的时间，这段时间新妈妈自己也要做一些努力，尽量把自己的秀发保养得好一些。

不要给自己压力

要认识到产后脱发是一种正常现象，很多人都会抱着一种积极乐观的心态去面对。不要总是愁眉苦脸，紧绷的心情只会越发地加重脱发情况，如此恶性循环，对自己没有好处。

均衡饮食

在饮食方面多吃含铁的食物，比如豆类、蛋类、鱼类；黑芝麻、玉米等食物的植物蛋白较为丰富，对头发有好处；补碘能增强头发的光泽，可多吃海带、紫菜、牡蛎等食品。

适合自己的洗发用品

现在市场上出售的洗发用品分很多类，要找到适合自己的那一款，油性发质就一定要用专门适合油性发质人群使用的洗发用品，清洗时可以用十指略加按摩，促进头皮血液循环，有利于头发的新陈代谢。洗完后，还可以使用护发素，在头部轻轻进行按摩。

多吃B族维生素和谷维素

B族维生素和谷维素对防止产后脱发很有益处，因此，含有B族维生素的牛奶、新鲜肉类、绿叶蔬菜和含有谷维素的谷物胚芽都是新妈妈缓解产后脱发的最好选择。

产后过早减肥危害大

女性在妊娠期间有均衡的营养，充足的睡眠，这一切都会使体重增加。就算分娩结束后，体重还是会比怀孕前重大概10斤，甚至有的人还会因为脂肪代谢失调出现生育性肥胖。妊娠期间，孕妇的子宫、乳房都会增大，身上的脂肪也会慢慢堆积。但是这种情况在分娩结束后就会逐渐好转，新妈妈大可不必担心，不要因为急于恢复体形而过早地减肥，那样只会给身体带来更大的负担。

节食是大部分人减肥的“妙方”，认为只要饿着就能赶走身上多余的脂肪，其实不然。过度的节食会导致头晕、便秘、闭经、厌食，这些弊处对新妈妈都有着严重的危害。新妈妈由于产后失血，本来就很容易头晕，节食更是增加了头晕出现的概率。月子是调理生殖系统的最佳阶段，月经和排卵都会相继恢复，节食反而会扰乱生殖系统恢复正常，因此，不应实施节食。厌食是最糟糕的状态，母乳是妈妈给宝宝最好的礼物，厌食必然会造成营养的缺乏，影响母乳的质量和分泌量，从而间接影响宝宝的健康。

另一种常用的减肥方法就是锻炼，锻炼是健康减肥法，但对于新妈妈来说要注意适量。大量的运动会消耗掉身体体能，使新妈妈更加疲惫。通常的体育运动会特别注重对四肢和腰腹的锻炼，运动过后，腹部的肌肉会日益紧绷，腹腔的压力会增大，给产后的恢复造成阻碍。最不可取的就是跑步减肥，当子宫还没有完全恢复时，松弛的状态经不起身体一上一下的震动，大力的震动极易造成子宫下垂，严重时还会促使子宫脱落。

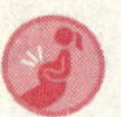

产后不宜束腰

由于妊娠，新妈妈的子宫会膨胀，因而引起腹壁出现松弛的现象。它的恢复通常需要6～8周的时间，在这一期间内对腰腹部进行捆绑，不仅不利于减少脂肪，还有可能给身体带来伤害。

- 产后对腰腹部的束缚会导致盆腔血流不畅，极易引起附件炎、盆腔炎、尿路感染等妇科疾病的发生。
- 对腰腹部的紧束会增加腹内的压力，很容易导致子宫变形或是移位，对生殖器官的恢复大为不利。
- 如果对腰腹部的束缚过紧，还会阻碍人体进行人腹式呼吸，情况严重就会导致新妈妈出现头晕、胸闷等慢性缺氧症状，新妈妈在产褥期本来就很容易头晕，这样一来更是加重了症状。
- 束腰会压迫胃肠道，对新妈妈的消化功能产生影响，久而久之新妈妈容易营养不良，对乳汁的分泌极为不利。

这些脂肪分布于胸部、腹部、臀部，为妊娠晚期、分娩及哺乳期提供能量，这些脂肪并不会因产褥期束腰而消失。

所以，新妈妈们要知道，刚生完宝宝身体有一点脂肪是正常现象，不要盲目修身，待身体恢复完全，哺乳期结束后再开始也不迟。

五法解决产后发胖

- **母乳喂养** 母亲的授乳可以增加乳汁的分泌量，加快母亲体内的新陈代谢和营养循环速度，帮助体内将多余的营养成分运送出去，从而起到减少皮下脂肪堆积的作用，进而减少新妈妈产后肥胖的概率。
- **均衡饮食** 不挑食偏食、暴饮暴食，产后饮食要养成合理搭配的习惯，最好遵从“十个网球原则”。它是说每人每天进食一个网球大小的肉，两个网球大小的主食，三个网球大小的水果（不同种类），四个网球大小的蔬菜。这样一来，身体所需的营养就全包含在内了。
- **充足睡眠** 据调查，每天睡眠不足五小时的新妈妈比睡足七小时的新妈妈更容易发胖，而且人在睡眠时体内会释放出一种化学物质，它能提示人们已吃饱，用来控制脂肪量。所以说保证充足的睡眠对解决产后发胖也是有好处的。
- **适量运动** 适量的活动对恢复体形是很有帮助的，当新妈妈的身体完全恢复了，可以做一些适度的活动，例如简单的家务活等，通过调节新陈代谢，消耗体内过多的脂肪和糖分。
- **愉快心情** 积极乐观的心情有助于调节新妈妈体内的分泌系统，加快新陈代谢速度，间接减少产后肥胖的可能。

 喂奶与否和减肥无关

有的新妈妈认为只要产后不喂奶就不会使体重增加得过快，进而可以帮助恢复体形。其实这是一种非常荒谬的说法，喂奶与否和减肥没有任何的必然联系。

在妊娠过程中体重有所增加是再正常不过的现象了，体内有存储的脂肪对于正在哺育的妈妈来说是件好事，乳汁中有热能，而这个热能就是由妈妈体内存储的脂肪提供的，纯母乳对小宝宝身体非常有益。而且宝宝在吮吸妈妈乳头的时候，妈妈身体会反射性地分泌催产素和催乳素，它们可以帮助母亲更快地恢复子宫等生殖系统的原来状态。所以说，新妈妈们不要用这种毫无根据的说法来进行减肥，它不仅会给你的宝宝带来影响，对你自身的恢复也会产生很大的阻碍。

爱心小贴士

具有通乳作用的药物

中药中具有通乳作用的药物有下面几种。冬葵子：下乳滑胎，可治产后乳汁稀少或排乳困难、乳房胀痛。王不留行、穿山甲：妇人服之，乳长流。治乳汁稀少或排乳不畅，可用王不留行煮猪蹄膀，配穿山甲、通草、黄耆等。通草：用于产妇乳汁少，为下乳常用药，常配合王不留行、穿山甲使用，如下乳方。

 断奶会引起身体发胖吗

有一些新妈妈认为断奶会致使身体加快发胖，还没分泌停止的乳汁如果不再哺育，就会储藏在体内，久而久之就会堆积成脂肪，这种说法是缺乏依据的，不具有可信性。对于婴儿来说，乳汁是降生在这个世界的第一份礼物，由于他们刚出生，还不能通过自己的能力制造免疫力，只能从妈妈的乳汁中获取对疾病的抵抗力。而乳汁中大部分成分是水，其余的才是营养成分，对母亲来讲没有任何的“威慑力”，根本不会造成肥胖。

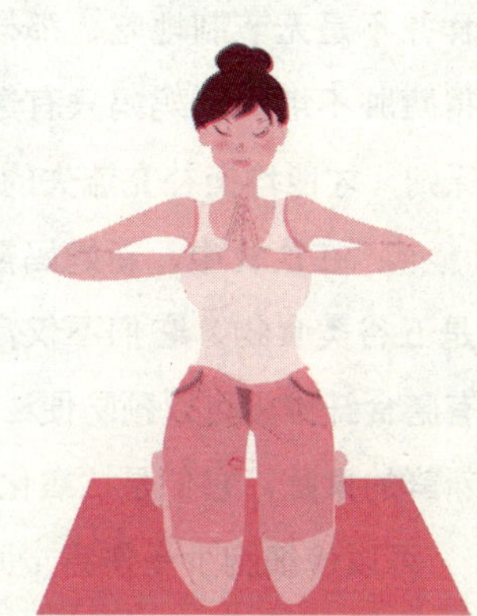

造成肥胖的原因是摄入量与消耗量不成正比，摄入过多的热量如果没有及时地被消耗，身体就会自动把它储藏起来，时间过久就会变成脂肪，导致新妈妈身体肥胖。因此，新妈妈在产后要注意饮食，避免食用高热量的食物及含糖量高的水果，在闲暇时间可以做一些轻度的运动，帮助身体消耗过多的热量。

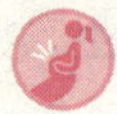 产后新妈妈饮食原则

产后的新妈妈们完成了人生中的一个大“工程”，身体因过度消耗而虚弱无力。所以，她们需要通过饮食来补充身体消耗的精力及体力。但对产后的新妈妈来说，饮食并不是无节制地吃，那样只会让身体变得臃肿不堪。新妈妈只有遵守产后饮食的原则，才能均衡补充流失的营养。

● 均衡膳食　在饮食中，新妈妈需要摄取最多的是五谷类食物，它们不仅富含营养素，还有膳食纤维，可以预防便秘的发生；其次是新鲜的果蔬，它们是抗氧化营养素，可以使细胞少受伤害；而奶类、鱼类、豆类、肉类都是适量食用即可，食用过多会导致身上肥肉横生，不利于产后恢复苗条身段；饮食中尽量少添加油、盐、糖等调味料，它们会增加肠胃的负担，给身体的恢复造成一定障碍。

● 多喝白开水　白开水是最有益于身心的“饮品”。多喝水可以加强排毒，体内废物的排出可以帮助妈妈快速恢复身体状况。而茶类、咖啡等饮品不但不能起到良好的排毒效果，久而久之还会加重肠胃的负担。

 哺育期不宜节食

当新妈妈们完成了分娩，令她们高兴的事情除了能看见自己的宝宝外，还有一件就是终于可以把自己身上的肥肉减下去了，而她们采取的办法通常是节食。节食减肥本身就是一种非常不健康的做法，对于新妈妈来说，就更是错上加错了。

首先，新妈妈在分娩结束后要进行母乳喂养，不应该减肥。新妈妈在妊娠期体重会有所增加，但增加的多是水分和脂肪。授乳时，这些水分和脂肪可以促进乳汁的形成，同时，还需要从新妈妈身体原

来的脂肪中动用一些营养，补助哺乳所需要的营养。为了保证哺乳需要，新妈妈还要多吃钙质丰富的食物，多吸收热量。如果新妈妈在这个时候减肥，将会影响到自己乳汁的分泌量，间接给小宝宝的健康带去隐患。

其次，节食减肥很不可取。新妈妈在产后正是身体虚弱的时候，节食只会让情况更加糟糕。新妈妈应该做的恰恰相反，她应该摄取足量的营养食物，只有这样才能使身体源源不断地提供乳汁。

总之，新妈妈想改变自己臃肿的身材，可以等哺乳期过了再进行。

产褥期饮食新法则

● **桂圆红枣适时吃** 这本是一句很有道理的话，但要用在合适的时候。新妈妈在分娩过程中肯定要流失大量的血液，而食品中的桂圆和红枣可以起到补血的作用。但新妈妈也要注意，食用补血食物一定要在恶露干净之后。能补血的食物都有活血的作用，如果在恶露未完时食用，反而会增加出血量。

● **不要过量摄入火腿** 腊质火腿中含有亚硝酸盐类物质，过量地摄入会导致癌症的发生。所以，新妈妈一定不要食用过量的火腿。

● **鸡肉油腻应少食** 产后新妈妈的身体一般都很虚弱，有些人就极力推荐炖老母鸡，说它能补虚。鸡肉确实能补充身体中流失过多的营养，可烹饪时的油腻不是新妈妈能够适应的。此时，新妈妈应该食用一些松软、少油腻、易消化的食物。

● **喝汤早下奶** 为了能给宝宝提供充足的乳汁，有些新妈妈在分娩结束后就立即喝汤，希望那样可以提早下奶的时间。为了早下奶，应该提早让婴儿吮吸妈妈的乳头，吮吸的动作能够促进乳汁的分泌。如果乳腺还没有开通，就开始喝下奶汤，只会使乳汁堵塞在乳腺管内，严重时还会使乳房出现肿块。

剖腹产新妈妈饮食法则

由于分娩的方式不同，剖腹产的新妈妈比顺产的新妈妈要消耗更多的精力和体力。剖宫对身体来说就是一大伤害，如若新妈妈恢复不利，还会造成肠黏连等疾病。因此，她们在营养方面的需求也比顺产的新妈妈要高。

在分娩过后，新妈妈首先要做的事情就是恢复身体，6小时内不要进食任何东西。6小时后可以适当食用一些清淡稀软易消化的食物。由于分娩时会在腹部开刀，所以肠道的蠕动情况会受到影响，只有促使肛门早日排气，机体才能更快恢复。排气汤、开塞露、杜密克都能帮助排气，新妈妈也可以冲食藕粉。新妈妈排气过后，说明术后恢复良好，可以开始正常饮食了。选择食物时要以高蛋白、高维生素、高纤维素、低脂肪为主，食物一定要好消化、有营养，油腻、辛辣的食物尽量不吃，那样会加重肠胃的负担。食盐可以正常摄入，但有高血压、心脏病的新妈妈要限制用盐量。

剖宫新妈妈的饮食一定要营养均衡，不要有忌口，只有全面地补充营养才能尽早地恢复身体。还可以采用少食多餐的制度，保证充足的营养摄入量。

对新妈妈有益的食物

● **芝麻** 芝麻虽然小，但它包含丰富的维生素E、优质的蛋白质、大量的脂肪，还有钙、铁等微量元素。这些营养可以补充新妈妈身体内流失的钙质，健壮骨骼，提高膳食质量。在选择时，最好选择黑芝麻，黑芝麻中营养含量更为丰富。

● **红糖** 红糖中含有非常丰富的常量元素和微量元素，其中的钙含量是白糖的7.8倍，还有很高的铁含量，能够补充新妈妈产后贫血的症状。此外，饮用红糖水还可以促进恶露的排出，加快新妈妈康复的速度，但是饮用时间不宜超过10天，过多摄入反而会造成恶露大量排出。所以新妈妈产后食用红糖一定要适量，最好控制在6～8天为佳。

● **汤类** 猪蹄汤、鲫鱼汤、鸡汤都是催奶的营养汤品，其中含有的蛋白质、矿物质可以促进母亲乳汁的分泌，给宝宝提供充足的奶水。此外还可以增强母亲的食欲。因为女性产后其体内汗液及尿液的排出量会增多，所以多喝汤品也是有益的。

● **鸡蛋** 鸡蛋是众所周知的营养圣品。它含有丰富的蛋白质、卵磷脂、卵黄素，其中的脂肪也很容易被消化吸收，很适合新妈妈食用。但要注意，每日的食用量不要超过3个，进食太多的鸡蛋会加重肠胃的负担，而且身体也不能够完全吸收过多的营养。白水煮蛋可以大量保存鸡蛋中的营养成分，煎荷包蛋则会破坏其中的营养成分。

● **小米** 小米中含有较多的维生素B_1和维生素B_2，可以帮助新妈妈恢复体力，增进食欲。小米中纤维素的含量也很高，可以刺激肠蠕动。新妈妈适宜食用稀软易消化的食物，小米粥就是个不错的选择，在熬煮时可以将大米、花生豆与小米混合同煮，营养会更加全面。

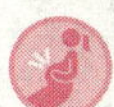

对新妈妈有益的蔬菜

新妈妈在恢复身体期间，饮食一定要合理，不能太过油腻，因为高营养、高脂肪、高热量的食物并不一定能很好地为新妈妈补充能量，适当的时候还应该进食一些新鲜蔬菜，只有这样，才能给新妈妈的身体提供全方位的营养。

● 莴笋　莴笋有利尿、清热活血、疏通乳腺的作用，最适合在产褥期食用。新妈妈食用它能够有效排出尿液，顺利度过月子期多汗多尿的阶段。莴笋的清热活血作用可以促进恶露的排出。此外还能加快分泌乳汁，给宝宝提供充足的母乳。

● 黄花菜　黄花菜味道鲜美，最适合做汤。它可以消肿止痛、补血解热，对于月子期间常出现的小腹坠痛、面色苍白有很好的疗效。此外，黄花菜中含有丰富的维生素 C 和纤维素，它能增强肠胃蠕动，防止新妈妈便秘。

● 黄豆芽　黄豆芽中含有丰富的蛋白质，蛋白质可以给组织细胞提供能量，帮助新妈妈修复身体上的伤口。黄豆芽中含有丰富的水分，有利尿作用。

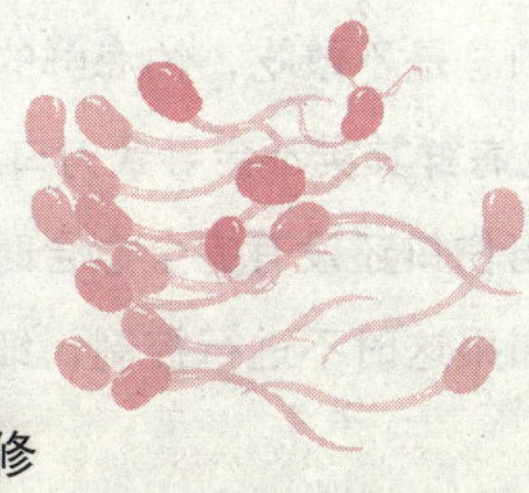

● 藕　鲜藕中含有大量的营养元素，包括维生素、微量元素、矿物质，是清除体内毒素的得力助手。它能行血化淤，清除体内积存的淤血，还能益胃健脾，促进肠胃蠕动，增进食欲。

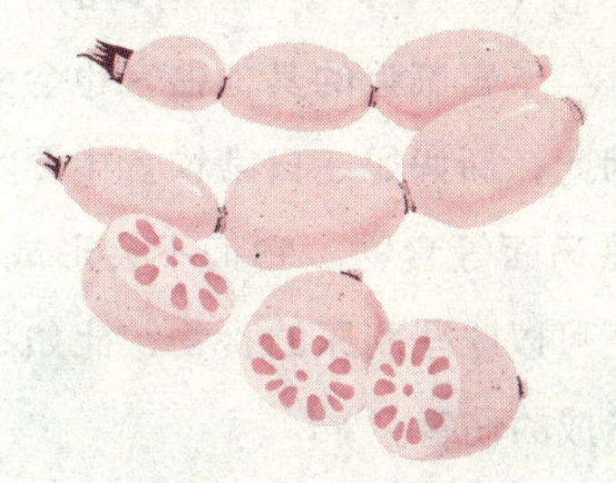

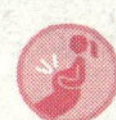

新妈妈消化不良的原因

随着宝宝的娩出，新妈妈体内的器官也开始恢复到原来的位置。掌管消化的胃部、大肠、小肠的位置都会发生改变，因而肠胃蠕动的速度就会有所减缓。再加上新妈妈在产后天天大鱼大肉，肠胃受不了那么油腻的食物，就会出现消化不良的反应，严重时还会出现恶心呕吐的症状。

新妈妈在休养阶段，大部分时间都在床上躺着，缺少运动就会导致肠胃的蠕动减慢。因此，新妈妈在身体允许的情况下，要适量的运动，加快肠胃的蠕动速度，防止消化不良。也可以多进食一些蔬菜、水果，增加体内纤维素的含量，加强胃部蠕动。或者进食山楂、酸奶等助消化的食物。

新妈妈应有针对性地进食

饮食是调理身体的一种方法，通过补充大量的营养物质，身体机能会有所增强。对于新妈妈来说，通过进食来补充因分娩流失的能量是再好不过的了。但食物有那么多种，到底哪一种好呢？据科学研究，有针对性地进食，可以更加确切地为身体补充所需要的能量，以便新妈妈更早地恢复健康。

● **分娩刚结束期** 新妈妈的子宫等生殖器官会慢慢变回原来的形状。随着器官的变形，与子宫临近的其他器官也会受到牵连，所以新妈妈通常会并发痔疮、尿潴留等疾病。因此，新妈妈在日常饮食中要吃些松软、稀化的食物，比如小米粥、鸡蛋羹、小馄饨、热汤面等食物。它们不会形成硬便，也就不会给肛门造成压力，能减轻病患的痛苦。还可以吃些利尿的食物，比如冬瓜、豆芽、莴笋，帮助新妈妈及时排尿，减少因憋尿而造成的伤害。

● **产褥期** 这时新妈妈应挑选蛋白质含量高的食物进食，蛋白质进入体内后，可以刺激母亲乳汁的分泌，增加泌乳量。这些食物有鱼类、瘦肉类、动物肝脏、鸡蛋等。除此之外，新鲜蔬菜的功能也不可小觑，它们能增强肠胃的蠕动，对于剖腹产的新妈妈更是有益无害。最后还要在饮食中适量添加豆类食物，它含有丰富的雌性激素，可以调节女性内分泌。

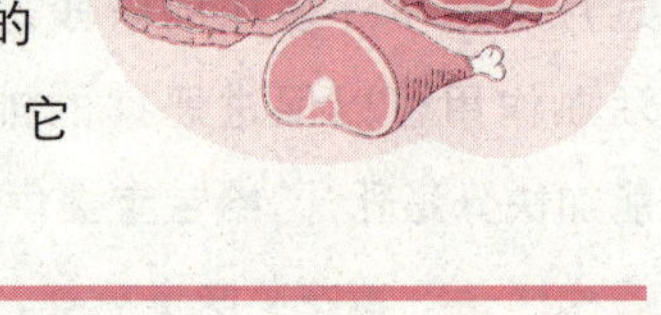

当新妈妈的身体已经恢复一些时，可以食用含有维生素及无机盐的食物，它们可以帮助新妈妈补充身体内缺失的血液和钙质。

刀口发炎的原因

新妈妈在分娩过后需要大量地补充营养物质，水果、蔬菜、肉类等一样都不能少。当然，海鲜也包含在内，但是剖腹产分娩的妈妈们总是不敢吃，怕海鲜的发性会阻碍伤口愈合，引起刀口发炎。这是认识上的一个误区，吃海鲜其实不会导致刀口发炎。

导致刀口发炎的罪魁祸首是细菌的侵入。当伤口还没有完全愈合时，细菌一旦进入到皮肤中，就会导致伤口出现红肿发热的现象，如果这时不进行控制，细菌就会开始繁殖，最终使得伤口化脓，严重阻碍伤口愈合。

另外，因产妇产前高蛋白高热量饮食，使得腹部脂肪堆积，腹部皮下脂肪层较厚。因脂肪层没有血管，所以切口难愈合，仍有渗出液，导致发炎。除此之外，阴道做过侧切手术的新妈妈们，也要注意保持好伤口的清洁。阴道的潮湿环境再加上不断排出的恶露，极易导致伤口感染细菌。

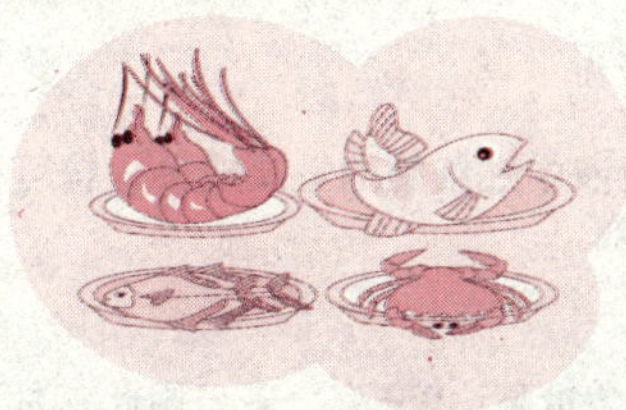

海鲜由于其本身存在的“发性”，会导致伤口难以愈合，但不会导致伤口发炎。如果新妈妈对海鲜过敏，建议在伤口愈合前不要进食海鲜类产品。如果不会过敏，且伤口已经开始愈合，则可以适当地吃海鲜。因为鱼、虾、蚝等产品可以促进乳汁分泌，对于尚在哺乳期的新妈妈来说是一种很好的催奶食物。

喝催乳汤的注意事项

绝大多数乳汁分泌量较少的女性都会在产后饮用催乳汤。为了能尽快地分泌乳汁，她们往往在产后第一天就开始饮用了，而且量特别大。在这里要提醒新妈妈们，喝催乳汤也是有讲究的，开始饮用的时间、饮用的剂量都需要注意，只有遵循一定的原则，才能健康、有效地分泌出更多的乳汁。

● **时间** 对于开始饮用催乳汤的时间，新妈妈要注意观察自己的情况。在宝宝刚刚分娩出来后，母亲会分泌初乳，它的营养价值是最高的，这时泌乳量还没有到达顶峰，可以让宝宝反复吮吸乳头，看乳汁的分泌量会不会有所增加，三天内如果没有变化，就要开始饮用催乳汤了。如果新妈妈通过婴儿的吮吸，泌乳量有所增加，可以暂时不饮用。

● **量** 新妈妈饮用催乳汤的量要视自己的情况而定。如果新妈妈营养良好，身体状况比较健康，初乳的分泌量较正常，可以视情况减少饮用量，时间方面也可以往后拖延。因为过多过早地饮用催乳汤会导致乳汁分泌量大增，宝宝吃不完，就会致使乳汁积聚在乳腺内，严重时会使乳房出现肿块。反之，则要求新妈妈早些饮用催乳汤，以免小宝宝的“饮食”出现问题。此外，催乳汤属于高热量食物，饮用过多会导致消化不良，所以要适可而止。

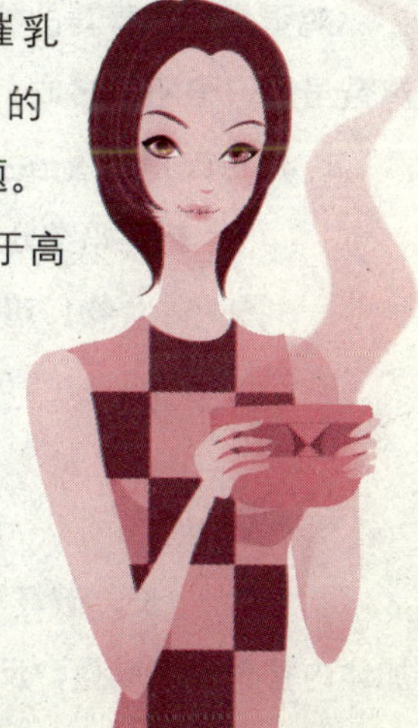

有利产后补血的食物

由于分娩及产后恶露都会导致出血，因此，产后女性或多或少会出现贫血的状况。补血就成了新妈妈饮食的一大目的。很多食物都有很好的补血功效。

桂圆	又称龙眼，含有丰富的铁元素和葡萄糖、蔗糖，新妈妈食用过后可以起到很好的补血功效
胡萝卜	胡萝卜中含有的胡萝卜素能够帮助血液生成，新妈妈可以用胡萝卜煮汤，代替水来饮用
南瓜	南瓜中含有钴元素和锌元素，钴元素是构成血液中红细胞的重要成分，锌可以影响成熟红细胞的功能，因此，南瓜是补血的好材料
甘蔗	甘蔗中含有大量的铁元素，每千克甘蔗中铁的含量高达9毫克之多，因此，甘蔗常被人们称作“补血果”
红枣	红枣富含多种维生素和氨基酸，其中的某些成分能增强骨髓的造血功能，增加红细胞的数量，有效改善新妈妈贫血的状况。

新妈妈忌过多食用鸡蛋和油炸食物

鸡蛋是补充营养的佳品，它含有丰富的蛋白质、脂肪、维生素及无机盐等营养物质。鸡蛋虽好，但不可多吃。据调查显示，每个人的肠胃每天最多能吸收3个鸡蛋的营养。即使每天用鸡蛋当主食，营养还是不能被全部吸收。

新妈妈在分娩结束后，肠胃的功能会有所减退，应该多食用流质或半流质的食物。鸡蛋干噎难咽，会加大胃部蠕动的幅度。食用鸡蛋时，建议将鸡蛋做成蛋花汤，或是蒸一碗鲜嫩的鸡蛋羹。

油炸食物虽好吃，但在用油烹制的过程中，食物中的有益营养成分会遭到不同程度的破坏，且随油温的升高和煎炸时间延长，破坏程度更加明显。食物油炸后含有大量油脂，过多食用不仅不会增加体内营养的摄取量，反而会增加肠胃的负担，因此不宜多吃。

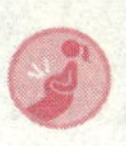

新妈妈忌食用辛辣、生冷、坚硬的食物

新妈妈在分娩结束后，要进行长达一个月的恢复阶段。在这一期间内，新妈妈的身体有可能出现诸如便秘、小腹坠痛、痔疮等症状。因此，新妈妈要时刻注意自己身体的变化，尽量避免这些情况的发生。不良的饮食习惯，会导致这些症状的发生或是加重这些症状的表现。

辛辣的食物多会引发内火，导致新妈妈出现上火、长口疮，还会导致便秘，排便时肛门有火辣之感。严重时会引发痔疮，如果新妈妈以前患过痔疮，则极有可能再度复发。生冷的食物到体内会带去寒气，有可能导致新妈妈出现淤血滞留，引起小腹坠痛等症状，严重时还会延后恶露的时间。坚硬的食物会给新妈妈的牙齿造成损害。分娩过后因为钙质的流失，牙齿很容易出现松动的情况，这时不要咀嚼坚硬的食物。

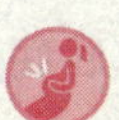

鸡蛋不宜做主食

鸡蛋中含有丰富的营养物质，包括钙、磷、铁等微量元素，蛋白质、脂肪、卵磷脂等可以补充身体流失的营养成分。由于鸡蛋的营养成分诸多，有些新妈妈就用鸡蛋作为主食，抛弃了原本的米饭、馒头。鸡蛋的营养虽然丰富，但身体的吸收量有限，吃再多的鸡蛋也不能让身体迅速恢复到未孕之前。而且鸡蛋毕竟仅是一种食物，它的营养种类有限，只有均衡搭配才能使身体快速地恢复。新妈妈应该多吃易消化、多种类、营养丰富的食品，过多地食用鸡蛋还会引起消化功能紊乱。

新妈妈过量饮茶的弊端

中国的茶文化源远流长，有些人十分爱喝茶，而且爱喝浓茶。对于新妈妈来说，过多地喝茶会造成很多不良的影响。

分娩及产后恶露会导致新妈妈体内流失过多的血液，因此，在产褥期要多进食可以补血的食物，但茶水却会起到相反的作用。茶叶中含有一种叫鞣酸的物质，它会与人体内的铁元素相结合，阻碍肠道对铁的吸收。而铁元素恰恰是制造血红蛋白的基本元素，过量喝茶有可能导致新妈妈出现贫血现象，或是加重贫血的程度。

茶叶中含有的咖啡因会致使新妈妈精神兴奋、入睡困难，从而缩短了新妈妈的休息时间，间接影响了照顾宝宝。

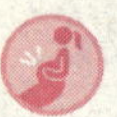

新妈妈喝黄酒要适量

黄酒是世界上很古老的一种酒，它属于中国的民族特产之一。黄酒中含有丰富的蛋白质，蛋白质是红细胞的载体，能够缓冲贫血。黄酒中还含有功能性低聚糖，它可以增强双歧杆菌的繁殖功能，能有效改善肠道内的微生态环境。因此，新妈妈适当地饮用黄酒可以祛风活血，利于加快乳汁的分泌，帮助恶露尽快排出体外。

但是过度饮用黄酒也会给身体带来负担。长时间饮用黄酒会引发上火，过多地饮用会增加恶露的排出量，并延长其排出的时间。产后喝黄酒一定要适量，时间控制在一周内最佳。

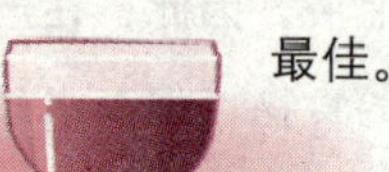

新妈妈不应急补人参

有些新妈妈在分娩结束后，为了尽快弥补自己身体中流失的营养，就找来人参进补，怎料到不仅不起作用，反而加重了产褥期的症状。这到底是怎么回事呢？

人参确实是滋补佳品，它确实能快速补充身体内所缺失的营养，但进补的时间也要掌握好。分娩结束后就用人参进补，反而会适得其反，起到相反的作用。

对于产后急需休息恢复的新妈妈来说，最好要慎用人参。

- 人参中含有的某些成分会导致新妈妈产生兴奋的感觉，精力旺盛之余还会烦躁、心神不宁，休息不好而影响宝宝。
- 人参具有强劲的补血功效，服用得过早过多，会导致血液循环加快，未愈合的伤口出现红肿，且伤口愈合不利。也会使恶露明显增多，且时间长，严重时还会出现大出血的状况。

所以，人参这种大补的药材最好在产后2～3周食用。此时手术留下的伤口已经愈合，恶露排出量也减少，可以放心食用人参。如果产后出现气虚现象，可以每天服用3～5克。如果只是为了滋补身体，只要注重日常的饮食均衡就足够了，没必要食用人参。

新妈妈食盐要适量

传统的观念认为，新妈妈在产褥期不应该吃盐，因为吃盐会导致宝宝患上尿布疹，这是一个极大的理解误区。宝宝患上尿布疹其实是由于宝宝的皮肤娇嫩，极易被细菌侵袭，再加上被尿布包裹的小屁屁总是潮湿的，容易细菌滋生而引起的。这与新妈妈是否吃盐没有任何关系。

如果人不吃盐或是少吃盐，体内钠元素的含量就会明显不足，出现头晕、恶心、四肢无力的症状。

新妈妈忌过量食用味精

味精的主要成分是谷氨酸钠，在100℃以上的高温中烹调时，谷氨酸钠就会转化为有致癌可能的焦谷氨酸钠。如果新妈妈还在哺乳期，至少三个月内要控制味精的摄入量。因为味精中的谷氨酸钠会与内体的锌结合，转化为不能被机体“接受”的谷氨酸，虽然它会与尿液共同排出体外，但也会间接导致体内锌元素的流失。谷氨酸钠会通过乳汁进入宝宝的体内，引起宝宝厌食、智力发育迟缓、出现异食癖等缺锌现象，严重时还会出现内脏疾病。

所以，为了自己和小宝宝的健康，新妈妈一定要控制好味精的摄入量，保持每日味精食用量不超过6克为最佳。

炖公鸡有助乳汁分泌

新妈妈在分娩结束后，血液中孕激素和雌激素的浓度会有所下降，进而分泌出泌乳素，它可以促使乳腺分泌出乳汁。如果在这个时候进食炖母鸡，母鸡中含有的雌激素就会提升新妈妈血液中的雌激素含量，最终导致泌乳素分泌量减少，造成乳汁供给不充足。与之相反，公鸡体内含有少量的雄激素，有助于降低新妈妈体内雌激素的作用。所以，食用炖公鸡可以促进乳汁的分泌。除此之外，食用炖公鸡还不会因脂肪摄入过多而导致宝宝腹泻。所以，新妈妈进补时，最好选用公鸡炖煮。

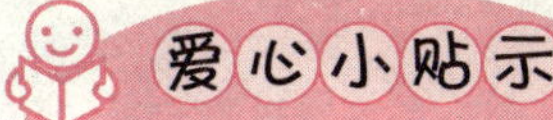

母乳的免疫效用*

母乳中含有的多种免疫细胞可以使宝宝体内产生抗体，其中，巨噬细胞可直接吞噬、杀伤病原微生物，同时它能分泌释放溶菌酶，这可以杀死致病微生物。母乳中含有的中性多核白细胞也能吞噬杀伤细菌。T淋巴细胞在病原微生物的刺激作用下，致敏、激活、释放一系列细胞因子，通过化学信息，活化、调动各种免疫细胞协同作战，将病原微生物杀伤消灭在局部，进而提高婴幼儿的抗感染力和机体抵抗力。

婴幼儿的体液免疫发育较晚较缓，免疫球蛋白的合成能力不及成人的50%，这时免疫蛋白的供给主要靠母乳来源。母乳还含有γ-干扰素、白细胞介素、溶菌酶、乳铁蛋白等各种免疫分子。这些细胞因子协同作用，产生机体的免疫应答和免疫效应，从而保持机体的免疫均势和顽强的抗病能力。

与人工喂养相比，母乳不仅仅能供给婴幼儿丰富的营养，更重要的是，它还向婴幼儿提供抵御外来病原微生物侵袭的能力。

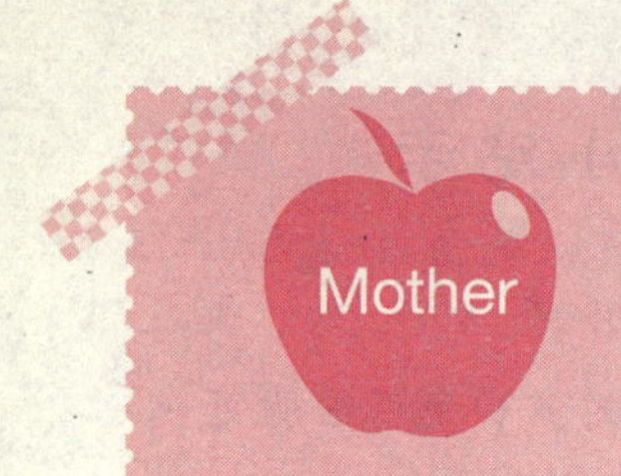

营·养·专·家·推·荐·的

新妈妈食谱

禽畜炖八珍

材料 鸡肉200克，猪五花肉100克，甘草、炒白术、当归、白芍、川芎各1克，茯苓、党参、熟地各5克。

调料 葱、姜、食盐、鸡精。

做法

1. 将鸡肉剁成小块，猪五花肉洗净、切块；八味药材冲净放入纱布包内，扎紧备用；葱、姜切丝。

2. 先在锅中加入适量水（如有底汤则不用加水），大火煮沸，待水沸腾后放入鸡肉、猪肉和八珍袋，共同炖煮。

3. 当肉变色时，撇去浮沫，加入葱、姜，改小火继续炖煮；当肉质熟烂，即可依个人口味放入食盐和鸡精即可。

营养点评

菜肴中的八珍和鸡肉、猪肉共同炖制，可以缓解新妈妈产后出现的面色苍白、四肢无力、头晕目眩等气血双虚症状。

莴笋炒扇贝

材料 莴笋、扇贝各200克，榛仁100克。

调料 食盐、鸡精、植物油。

做法

1. 将榛仁剥开，去掉外皮后，入油锅炸至金黄香脆；莴笋洗净去皮，切成片状装盘备用；扇贝肉切丁。

2. 将扇贝和莴笋过沸水焯一下，可将其处理到五成熟。

3. 锅热倒入少许植物油，放入扇贝和莴笋煸炒，依个人口味加入适量的食盐、鸡精调味，最后将炸好的榛仁放入即可。

营养点评

榛仁和扇贝都是含钙量极高的食品，榛仁除了含有丰富钙质外，蛋白质和不饱和脂肪酸也相当丰富，可帮助新妈妈尽快地恢复原有体质、强壮身体。

木耳鲫鱼汤

■材料 鲜鲫鱼500克，水发黑木耳、豆腐各200克。

■调料 料酒、葱、姜、食盐、鸡精、植物油。

做法

1. 先将木耳洗净，清理鲫鱼内脏、刮鳞，在鱼肚划开3～4个口子，撒上料酒去腥，豆腐切成薄片，葱、姜切丝备用。

2. 将锅烧热，加入适量的油，把鲫鱼放入锅中煎炸，两侧鱼身金黄时加入清水，大火煮沸，同时加入葱、姜、豆腐、木耳。

3. 沸腾后转中火继续炖煮，30分钟后汤色即为浓白色。时间越久，汤汁中所含的营养越多。继续炖煮1小时，最后加入适量食盐和鸡精调味即可。

营养点评

鲫鱼中含有丰富的蛋白质、脂肪、钙、铁等，对新妈妈的身体恢复很有帮助，还有良好的催乳作用。豆腐可益气养血，蛋白质含量也较高。木耳有温中补虚的作用，还可以帮助排尿，清理肠道内的垃圾。

人参炒鸡块

■材料 鸡肉250克，人参片5克，冬笋、胡萝卜各50克，鸡蛋1个（取蛋清）。

■调料 食盐、鸡精、植物油。

做法

1. 将鸡肉切成小块，冬笋、胡萝卜洗净切片。

2. 锅热后倒油，约五六分热时放入鸡块，翻炒至八成熟，盛出备用。

3. 再往锅中加油，烧热后放入鸡蛋清、人参片、冬笋片、胡萝卜片翻炒，快熟时放入事先炒好的鸡块，进行加热煸炒，加入适量食盐、鸡精调味即可。

当归红枣汤

■材料 当归、熟地各10克，红枣30克。

做法

1. 将三种材料用清水冲洗干净，放入锅中。在锅中加入适量清水，大火煮沸后，转温火煮约10分钟。

2. 饮用前将材料滤出，只饮汤汁。

营养点评

大枣是补血良药，当归有补血活血，调经止痛的功效，可以治疗新妈妈产后腰寒腹痛、面色萎黄。

海带豆腐汤

材料

豆腐300克，海带100克，小虾仁50克。

调料

葱花、淀粉、香油、食盐、鸡精、水淀粉。

做法

1. 将豆腐切成薄片；海带用水发好，切丝备用；小虾仁洗净盛盘备用；往淀粉里加水，和匀。
2. 向汤锅中加入适量水，煮沸后放入海带丝，约10分钟过后再加入豆腐片、小虾仁，再次沸腾后转小火慢炖。
3. 20分钟后用水淀粉勾芡，淋入香油，最后依个人口味加入适量食盐、鸡精调味即可。

营养点评

此道菜含有大量的碘、钙、硒等微量元素，可以防治高血压，缓解水肿，是孕妇补碘的理想食物，而且还有助于宝宝大脑的发育。豆腐的营养也十分丰富，两小块豆腐所含有的钙质，可以满足一个人一天的需求量。经常食用豆腐还可以补中益气、清洁肠胃。对于产后身体虚弱、不思饮食的新妈妈有很大的帮助。

排骨蘑菇汤

材料

排骨500克（最好是大排骨），鲜蘑菇100克，番茄50克。

调料

料酒、食盐、鸡精、酱油。

做法

1. 用刀背将排骨拍松，敲断骨髓后用料酒和食盐腌渍20分钟；蘑菇用清水冲洗干净，撕成小条。
2. 在锅中加入适量的水，煮沸后放入排骨，淤出肉质里面的血水，滤去浮沫，盛出。
3. 净锅后再加入水，沸腾后倒入排骨，加入酱油调味，小火煮30分钟。
4. 放入蘑菇、番茄再煮10分钟，最后依个人口味加入适量食盐、鸡精调味即可。

营养点评

排骨中含有丰富的蛋白质、脂肪、糖类及多种矿物质，能给新妈妈带去大量的热能，以助其恢复体力。蘑菇可以提高抵抗力，对于产后身体虚弱的女性来说，是保护身体不受细菌侵袭的良好选择。此道菜肴还有养血生精、开胃增食的功效，对于新妈妈造血机能及身体的恢复有很大的帮助。

桂圆银耳粥

■**材料** 桂圆25克，莲子20克，银耳30克，大米适量。

做法

1. 桂圆剥开取肉，用温水浸泡。莲子去心，洗净；银耳用温水泡开，将根部较硬部分去除，并撕成小块状。

2. 先将锅中倒入水，沸腾后加入大米，用中火将大米煮至七成熟，加入银耳、莲子、桂圆，搅拌均匀后，小火煮40分钟，当粥黏稠时即可。

营养点评

桂圆有补血之功效，可养血安神。银耳可强心补脑，适合脾胃虚弱的新妈妈食用。常饮用此粥可有效缓解新妈妈产后体质虚弱，而且对宝宝的智力发育也很有帮助。

蚕蛹肉皮冻

■**材料** 蚕蛹、熟猪肉皮各200克。

■**调料** 料酒、食盐、鸡精、酱油、葱段、姜丝。

做法

1. 先将蚕蛹用清水冲洗干净，放入沸水锅中焯熟，捞出沥干水分。清理蛹皮、内脏，加适量食盐、料酒腌渍，放入盘子内。

2. 将熟的猪皮放入沸水中加热，待猪皮软化后切成细丝，加入葱段、姜丝和适量清水，上笼蒸化取出，用食盐、味精调味，用纱布过滤胶汁慢慢倒入盛蚕蛹方盘内，凉实切块装盘即可。

营养点评

猪肉皮含较丰富的蛋白质、脂肪和动物胶质，与蚕蛹组成含有丰富蛋白质的菜肴，具有滋补强壮、通乳润肤的功效。

姜汁菠菜

■**材料** 嫩菠菜400克。

■**调料** 姜汁、盐、酱油、醋、花椒油、香油。

做法

1. 菠菜择洗干净，切成段，沥干水分。锅中加水烧沸，倒入菠菜，焯熟后捞出，冲凉，沥干水分，摆入盘中。

2. 在姜汁碗中加盐、酱油、醋、花椒油、香油拌匀，浇在菠菜上即可。

营养点评

此菜嫩爽，营养损失少，略带酸味；因菠菜可补血、生血，故产后宜食之。

红枣乌鸡汤

材料 乌鸡1只，红枣10颗，枸杞子15粒，莲子8颗。

调料 葱、姜、蒜、香叶、桂皮、大料、食盐、鸡精。

做法

1. 将乌鸡剖洗干净，剁成小块，放入沸水中滤去肉质中的血水，除去浮沫。葱洗净切成段，姜、蒜洗净切片备用。

2. 将鸡块放入水中炖煮，同时加入姜片、蒜片、葱段、桂皮、大料、香叶、搅拌均匀后盖上锅盖大火炖煮。

3. 鸡汤沸腾后，放入红枣、莲子、枸杞子，改中火再继续炖煮。

4. 两个半小时后，乌鸡已经软烂，营养也都溶到了汤汁里，然后依个人口味加入适量的食盐、鸡精调味即可。

营养点评

乌鸡自古以来就是女性的滋补佳品，它可以滋阴调经，有助于改善女性内分泌。而汤中加入的红枣、枸杞子、莲子都是对身体大有益处的食材。

丝瓜猪蹄汤

材料 猪蹄1只，嫩丝瓜150克，红枣、当归各10克。

调料 葱、姜、食盐、胡椒粉、植物油、清汤、鸡精。

做法

1. 先将猪蹄洗净，切成6～8个小块；丝瓜洗净去皮，掏出子，切成片状；当归洗净切片；红枣洗净，葱洗净切段，姜洗净切成条。

2. 先在锅内加入适量清水，沸腾后放入猪蹄，用中火煮约20分钟，将猪蹄捞出备用。

3. 净锅后待锅热倒入适量油，放入葱段、姜片煸香，再放入猪蹄、红枣、当归，加入适量清汤，大火煮沸。

4. 沸腾后加入丝瓜条，同时添加盐、鸡精、胡椒粉调味即可。

营养点评

丝瓜具有凉血解毒、通经络、行血脉、促泌乳的功效。猪蹄有通乳的功效，对于产后下乳不畅的女性来说是催乳佳品。而且猪蹄中含有大量的胶原蛋白，对于新妈妈分娩时的伤口有很好的愈合作用。

猪骨番茄粥

■材料　番茄300克，猪骨500克，大米200克。

■调料　食盐、鸡精。

做法

1. 先将猪骨头敲断，放入沸水中淤出血水，捞出备用。

2. 将番茄清洗干净，去皮切块。在锅内倒入适量清水，将番茄与猪骨一起放入，大火熬煮。水沸腾后转小火，约40分钟后把汤滗出备用。

3. 将大米淘干净，放入沙锅，把刚刚的番茄猪骨汤倒入，大火煮至沸腾，转小火慢煮。当大米开花、骨汤黏稠时关火。最后依个人口味加入适量食盐、鸡精调味即可。

营养点评

猪骨番茄粥具有散结除淤、清热止痛的作用。可以促进新妈妈恶露的排出，缓解小腹坠痛。此外，此菜肴还有通利行乳的功效，有利于新妈妈乳汁的分泌。

牛骨炖萝卜

■材料　新鲜牛骨1000克，胡萝卜300克，菜花、番茄各100克。

■调料　食盐、鸡精、植物油。

做法

1. 先将牛骨表面的血水冲洗干净，放入沸水中滤去浮沫。胡萝卜、菜花、番茄洗干净，切成小块放在旁边备用。

2. 锅热后倒油，将胡萝卜、菜花、番茄放入锅中翻炒，炒熟后将牛骨放入锅中，再倒入清水，以没过牛骨为准。

3. 用小火煮约90分钟，最后依个人口味加入适量食盐、鸡精调味即可。

红枣布丁

■材料　鲜牛奶250毫升，红枣100克。

■调料　白糖、蜂蜜、琼脂。

做法

1. 红枣洗净，煮烂，去皮、核，汤汁留用。

2. 琼脂用凉水泡软，放入锅内，加适量清水后，上火微煮成琼脂液稍凉备用。

3. 将白糖、蜂蜜、琼脂液放入红枣汁中小火煮沸，再加入鲜牛奶和枣肉，边煮边不停搅拌直至煮沸。

4. 倒入布丁模（可用上大下小的瓷茶杯代替）中，冷却后放入冰箱凝固即可。

营养点评

牛奶、红枣含有丰富的营养成分和微量元素，是产妇补血及促进乳汁分泌的必备之品。

花生通草粥

■**材料** 大米60克，花生仁25克，王不留行10克，通草8克，冰糖适量。

做法

1. 先将王不留行、通草用清水冲洗干净，用小火煎煮，然后滤去渣滓保留汁液；花生仁用温水浸泡。

2. 将药材的汁液与花生仁、大米一同入锅，加入适量清水用中火熬煮。

3. 当大米开花、花生仁熟烂后，向锅中加入冰糖熬煮10分钟即可。

营养点评

通草入肺胃经，有促进小便排泄、疏通乳腺、增多乳汁分泌的功效。王不留行有行血通经、催生下乳的作用，对于女性产后乳汁分泌不畅有很好的疗效。

木瓜花生煲

■**材料** 木瓜700克，花生仁250克，大枣10颗，冰糖适量。

做法

1. 先将木瓜表皮去掉，挖除木瓜子，切成小块。

2. 将木瓜块、花生仁、大枣放入煲内，加入适量水，大火煮沸。

3. 沸腾时放入冰糖，转小火开始煲汤，约2小时后即可。

营养点评

木瓜中含有大量的维生素C，常吃能美白肌肤，光滑养颜；而且木瓜的酵素中含有丰胸激素，可以有效地促进乳腺畅通，增加新妈妈的泌乳量。花生味甘性平，有活血通乳的作用。

花生炖鸡爪

■**材料** 鸡爪4只，花生仁100克。

■**调料** 食盐、酱油、料酒、葱段、姜片。

做法

1. 先将鸡爪处理干净，剪去爪尖；花生仁用温水浸泡。

2. 在锅内加入适量清水，放入鸡爪，加入适量的料酒、葱段、姜片，30分钟后，放入花生仁、食盐、酱油，再用小火煮1小时即可。

营养点评

鸡爪中含有丰富的胶原蛋白，能够疏通乳腺，加快乳汁的分泌。花生仁也具有下奶的功效。经常吃花生炖鸡爪可以帮助新妈妈解决产后少乳的问题。

枸杞鸡丁

■**材料** 鸡脯肉1块，枸杞子30克，鸡蛋1个（取蛋清），荸荠、牛奶各适量。

■**调料** 植物油、水淀粉、盐、葱末、姜末、蒜末。

做法

1. 枸杞子洗净放入碗中，上屉蒸30分钟；将荸荠去皮，洗净切成小方丁。
2. 鸡脯肉洗净，切成小方丁，放入鸡蛋清、水淀粉搅拌均匀备用。
3. 锅内倒油烧至五成热，放入浆好的鸡丁，快速翻炒几下，放入荸荠丁、蒸好的枸杞子再翻炒几下。
4. 将盐、葱末、姜末、蒜末、牛奶、水淀粉勾成芡汁，浇入锅内，翻炒几下即可出锅。

营养点评

枸杞子味甘，不仅含有大量的铁、磷、钙等物质，还含有大量糖、脂肪、蛋白质及多种氨基酸等，能滋肾润肺、补肝明目，与鸡肉同食，有益气、滋肾、补肝之功效，对于孕妇产后身体恢复很有好处。

双味鸡球

■**材料** 鸡腿肉、鸡脯肉各250克，鸡蛋1个（取蛋清），梨100克，番茄酱25克。

■**调料** 白糖、高汤、红葡萄酒、植物油、盐、料酒、面包渣、醋、葱段、姜片、鸡精、咖喱粉。

做法

1. 鸡脯肉洗净，切块，剁成蓉，做成丸子入锅煮熟，捞出。
2. 梨洗净，去核，切成滚刀块；鸡腿肉洗净，拍松，切菱形块，用盐、鸡精、料酒抓匀，腌渍入味，然后裹匀蛋液，滚上面包渣。
3. 锅内倒油烧热，将鸡腿肉入锅，炸至八成熟后捞出待用；再烧至八成热时，下入鸡腿肉，炸成金黄色，捞出沥油，盛入盘的一边，撒上少许盐和咖喱粉。
4. 锅内留余油，投入葱段、姜片炒出香味，放入红葡萄酒、白糖、盐、高汤、醋、番茄酱，烧沸后倒入煮熟的鸡肉丸、梨块，用小火煨至入味，然后捞出盛入盘的另一边，再将原汁大火熬稠，浇在上面，盘中间放梨块或其他时鲜绿叶菜，将两味隔开即可。

三鲜烩

■**材料** 鸡脯肉、胡萝卜丁各100克，鸡蛋1个（取蛋清），嫩豌豆25克，番茄丁50克。

■**调料** 肉汤、料酒、牛奶、鸡油、淀粉、盐。

做法

1. 将鸡脯肉洗净，剁成肉泥；将少许淀粉用牛奶调和成汁；把鸡蛋清和鸡肉泥放在一起拌匀。

2. 把肉汤入锅中煮沸，下豌豆、胡萝卜丁、番茄丁，待肉汤滚沸后离火，用筷子把鸡肉泥从碗边一点一点地拨进锅内，每个鸡肉泥要和豌豆大小一样，待拨完后将锅烧沸，最后把淀粉汁倒入锅中勾芡，放入盐、鸡油、料酒，煮沸，盛出即可。

营养点评

此菜品大补气血，养肝明目，健脾开胃，能够促进产后康复。对于平素肝血不足、视力较差者则更为适宜。

脆爽鲜藕片

■**材料** 莲藕片300克，胡萝卜片70克。

■**调料** 盐、白醋、香油。

做法

1. 将藕片、胡萝卜片放入热水中焯熟，捞起。

2. 将焯熟的藕片和胡萝卜片放入凉水中浸泡一下，取出，沥干水分。

3. 加入适量盐、白醋、香油，拌匀即可食用。

营养点评

此道菜品可行气消食积，利水气，适合希望瘦身的产妇食用。

银耳莲子红枣汤

■**材料** 银耳15克，莲子、红枣各45克。

■**调料** 冰糖。

做法

1. 将银耳泡发后，去除蒂，撕小朵备用。

2. 将莲子及红枣洗净后，连同处理过的银耳加水，用大火煮沸，再用小火煮约20分钟，加入冰糖调味即可。

营养点评

此道菜品能消暑去热，养心去烦。银耳润肺养元气；莲子去心火，养心气，解烦助眠。产后食用可改善产妇睡眠，充足的睡眠是产妇身体尽快复原的保证。

虾肉豆腐酿

材料 豆腐300克，鲜虾150克，鸡蛋1个。

调料 食盐、白糖、鸡精、生粉、葱、姜、植物油。

做法

1. 先将鲜虾去壳，挑下虾背上的沙线，将虾肉切碎；把鸡蛋磕开，只要蛋清，与生粉、食盐、白糖、鸡精调制搅拌均匀，置盘中备用。

2. 将豆腐切成1～2厘米厚的片状，经热油煎炸，呈金黄色后出锅，用刀把豆腐一侧剖开，挖出少许豆腐瓤，将刚刚制作好的虾肉填充进去，制成豆腐酿。

3. 将豆腐放入锅中蒸10分钟，最后根据自己的喜好在豆腐上勾芡淋汁即可食用。

乌鸡凤尾菇

材料

乌鸡1只，白凤尾菇100克。

调料

料酒、食盐、味精、葱段、姜片。

做法

1. 将乌鸡剖洗干净，切成块；把凤尾菇清洗干净，撕成小瓣备用。

2. 将乌鸡块放入沙锅，锅内添加适量清水，以没过乌鸡为佳。在锅中加入料酒、葱段、姜片，大火煮至沸腾。开锅后加入凤尾菇，转中火继续炖煮。

3. 乌鸡已经酥烂，汤色浓白时，依个人口味加入适量食盐、味精调味即可。

营养点评

乌鸡可补益肝肾、生精养血、疏通乳腺。对于产后乳汁分泌过少或无乳的新妈妈来说是很好的下奶菜肴。

黑芝麻猪蹄汤

材料 猪蹄1只，黑芝麻100克。

调料 盐。

做法

1. 黑芝麻用水洗净，起干锅炒香后研成粉末。

2. 猪蹄去毛洗净，切块，焯烫后备用。

3. 将约1000毫升水倒入煲中，水沸后将猪蹄放入，中火烧沸，小火续煮1小时，停火后，将芝麻末、适量盐倒入汤中即可。

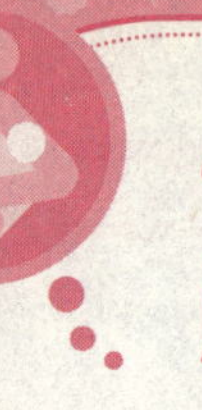

chanhou shenti huifu >

产后身体恢复

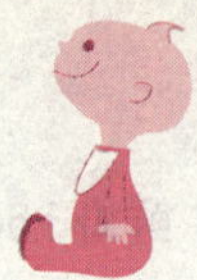

体育锻炼巧修身

新妈妈生完宝宝后体重都会有所增加，要想恢复体形，最健康的方法就是进行体育锻炼。但是鉴于新妈妈身体和恢复的情况，最好在产后1个月再开始健身，或是听从医生建议开始修复身材。

- **有氧运动和力量训练** 新妈妈的健身应以有氧运动和力量训练为主。游泳、舞蹈、快走等有氧运动，可以帮助新妈妈恢复体能，减少体内脂肪的储存量。力量训练则可以增强新妈妈全身肌肉的力量，使之紧绷，恢复苗条的身材。
- **胸部锻炼** 因为哺育的关系，新妈妈的胸部通常都会变得松弛下垂，这就要求新妈妈加强对胸大肌的锻炼。举哑铃是个好方法，如果没有也可以用矿泉水瓶代替。新妈妈立正站好，双臂垂直放在身体两侧并各握一瓶水，抬臂到胸前，停留 3 秒再还原，如此每日重复 10 ~ 12 次。
- **腰腹部锻炼** 对于新妈妈来讲，腰腹部的赘肉问题是最突出的。新妈妈仰卧，双手平伸放在大腿两侧，大腿用力绷直，慢慢地抬起，当与上身垂直时再慢慢放下，如此反复循环，每次做 10 个，速度越慢越好，以后可以根据身体情况逐渐增加次数。
- **腿部锻炼** 锻炼腿部肌肉比较简单，新妈妈只要将两腿分开与肩同宽，脚尖向前，慢慢地使身体往下降，这时上身一定要挺直，当感到身体不可能再往下降了，再缓慢地站起。

简单易行的锻炼方式

产后的妈妈们要忙着照顾宝宝，要不就是操劳自己的事业，一天下来筋疲力尽，根本没有时间去健身房锻炼身体，美体塑形的美好愿望就成了泡影，可每当看见镜子前面的自己时又是那么的沮丧，内心十分矛盾。其实，在生活中就有一些简单易行的锻炼方法，可以让新妈妈们在闲暇时间就能轻松、健康地瘦身。

- 在哄宝宝开心的时候可以选择吹气球，鲜艳的颜色能够吸引宝宝的注意，而新妈妈可以通过吹气球来锻炼自己腹部的力量。
- 到公司时可以摒弃电梯，选择爬楼梯。上楼时只用前脚掌接触台阶，那样可以有效地锻炼小腿肌肉。
- 在家也可以踮起脚尖走路，一来不会吵醒宝宝睡觉，二来还可以给自己的腿部一次锻炼的机会。
- 在等红绿灯、排队接水的时候可以刻意让自己的身体挺拔起来，随时随地进行修体塑形。

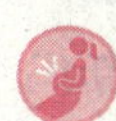

哺乳期锻炼的注意事项

在哺乳期的女性，锻炼时一定要预防骨折。因为在哺乳期，机体内雌激素的分泌减慢，而且体内的钙质有相当一部分都会供给乳汁，所以极易引起骨质疏松。

哺乳期女性锻炼时一定要循序渐进，切不可贪多求全，突然增加的运动量只会让身体吃不消。在选择场地的时候一定要选路面平整的地方，那样可以减少脚部受伤的概率。还有就是要选用一双合适的鞋子，以保证能够对脚下的不平情况进行缓冲。锻炼时衣着要宽松，鞋带要系得合适，过紧或过松都不好。

此外，对于那些可能给关节造成压力的跑步、跳远、举杠铃等锻炼方式，最好不要选择，那样有可能造成骨头损坏。

并非人人适合做产后体操

产后体操与产后营养同样重要，它不但可以使气血畅通，还能加强盆底支持组织的力量，腹壁肌肉也能变得更紧绷。做产后体操能够帮助新妈妈恢复和保持完美的体形。但是，产后体操并不是所有人都能做的。

温馨小提示

在产褥期出现下列情况的新妈妈不适宜选择产后体操锻炼身体，如血压升高，内脏有严重疾病，分娩时会阴撕裂严重，在产褥期由于保养得不好而诱发感染或者产后有其他并发症的新妈妈。对于这些新妈妈来说，恢复身体的最有效的方式就是在家中静养。

产后何时开始锻炼

● **自然分娩** 产后没有任何并发症，在征得医生或护士同意的情况下，在分娩第二天开始，新妈妈就可以下地做一些轻微的运动，它可以帮助新妈妈尽快地恢复身体健康。如果新妈妈产后的恢复情况不是很理想，就要在床上多坐些日子，等身体可以承受一定运动量时再开始下地活动。

● **剖腹产** 生产后新妈妈在拆线前只可以翻身或下地走路，拆线后一周才能开始活动。如果在生产时子宫受到的伤害比较大，最好要等到伤口完全愈合再去进行锻炼。产后一个月，如果身体没有并发症，新妈妈可以做一些简单的锻炼，例如仰卧起坐、抬腿运动等，它们可以帮助新妈妈锻炼腰腹部的肌肉，减去腹部和臀部的多余脂肪。

● **特别提醒** 不论新妈妈恢复得有多好，在分娩后6周内运动的时候，要尽量做一些步骤简单的动作，且动作要轻柔，在锻炼过程中如果感觉不舒服应立即停止，及时向医生咨询。

产后锻炼的注意事项

产后的锻炼可以促进新妈妈体内的微循环，增强新陈代谢能力，加快其身体的恢复时间。但是锻炼不可以随心所欲，特别是对于刚刚结束分娩的女性，有很多的要点需注意。

● **运动时间不宜过长** 新妈妈的身体如果还没完全恢复，身体会比较虚弱，长时间的运动只会给身体造成很大负担。

● **运动强度不宜过大** 新妈妈的锻炼强度最好是依据自身的情况而定，在运动刚刚开始的时候要掌握好力度和幅度，随着时间的推移再慢慢增加。

● **不同生产方式采用不运动方式** 对于剖腹产的女性来说，过早地进行运动对身体来说是一种“虐待”，伤口还未愈合就开始了大幅度的运动，有可能造成伤口的再度撕裂，给新妈妈带去的是更加痛苦。顺产的女性可以先从缓慢行走开始，当身体已经可以适应这种频率的运动后，再开始进行户外的散步，运动的上限是心跳没有加快的迹象。

● **劳逸结合，保证睡眠** 不管身体恢复的情况如何，在运动过后都要保证自己有充足的睡眠和休息时间。

关于产后按摩

产后按摩是帮助还不能下地走路的女性提前锻炼的一种方式，它不需要别人的帮忙，新妈妈自己就能够进行。

自我按摩乳房

- 最好在产后 48 小时内进行，它可以促进胸部的血液循环，加快乳汁的分泌速度，能够提供给宝宝充足的饮食量。
- 按摩方法如下：一手从乳房根部向上用力，将乳房托起，另一只手从乳房根部向乳头方向推，如此来回 20 次即可，用拇指、食指和中指轻轻地在乳头部捻转，时长约半分钟。用双手包住乳房轻轻振荡，再轻力顺时针揉动，当感觉血液流动加快时即止。

自我按摩腹部

- 按摩腹部可以刺激子宫肌收缩，促使子宫腔内恶露顺利排出，同时也可以紧致腹部肌肉。
- 按摩前在手心中滴些橄榄油，均匀地涂抹在小腹上，以肚脐为中心，开始顺时针轻力打圈，当皮肤的温度上升后就可以采用揉捏的动作进行按摩，每次按摩 5 ～ 10 分钟就可以。

产后四项保健运动

产后的保健操可以帮助新妈妈缓解产后的不适症状，加快恢复速度。这个保健操有四个步骤，每一个都是针对不同的部位，当然，如果新妈妈某一部位的情况比较“严重”，可以多次重复那一个动作。

- **针对腰腹** 新妈妈取仰卧位，双臂平放于双腿两侧，深吸气深吐气。在一吸一呼间，腹壁和内脏都会被牵引，从而达到运动的效果。
- **针对双腿** 新妈妈取仰卧位，双臂平放于双腿两侧，双腿一同高举，使之与身体成一定角度，之后再左右腿轮流高举。如此反复，大腿的肌肉就会得到很有效的锻炼。
- **针对臀部** 新妈妈取仰卧位，双腿弯曲，两脚平放在床上，双足和肩膀用力使臀部抬离床面，臀部的肌肉力量就会得到加强。
- **针对肛门** 产后护理不当会引发痔疮，多做缩肛运动不仅能防止这种情况的发生，还能锻炼盆底肌肉。做法是深吸一口气，用力将肛门上提，然后放松。

产后第一周的保健

分娩过后的第一周，新妈妈的身体还很虚弱，因此在保健时要注意运动幅度，不宜过大，以自己能够承受的基准为上限。

产后第一天

〖腹式呼吸〗这是最简单易行的保健方法，随时随地都可以做。新妈妈只需进行深呼吸即可，深度的呼吸可以带动腹部的运动，每天2～3组，每组15个。

〖锻炼盆底肌〗当新妈妈觉得自己身体状况允许的时候，可以适当做一些蹲起运动，它可以增强盆底肌的力量，不仅有助于排出体内的恶露，还能够帮助分娩后伤口的愈合。

〖蹬三轮运动〗这种运动最好是在新妈妈阴道伤口不是很疼的时候做。因为它要求新妈妈两腿分开在空中进行踩蹬，就像蹬三轮一样，这有利于新妈妈大腿肌肉的增强。

〖转动头部〗在床上时间久了头脑会一阵阵发昏，这时适当转动一下头部可以使头脑清醒。

〖倾斜骨盆〗新妈妈平躺在床上，两手放于双腿两侧，进行类似翻身的动作，但只需将腰抬起即可，左右交替进行，常做此动动可以使腰部变得纤细。

产后第二天

〖舒展双臂〗下肢不方便运动时，可以运动一下上肢，它能够解除双臂的酸痛麻木，增加血液流量。运动时可以采取双臂绕环和双臂伸直对拍的形式。运动的时长可由自己控制，感觉酸痛时就可以停止。

〖活动下肢〗分娩过后下肢是最疲劳的，再加上恶露的排出，很容易导致下肢麻木没有知觉，这就是双腿需要活动一下的信号。新妈妈可以在床上小范围地舒展一下双腿，双腿交替抬起放下，帮助下肢加快血液循环。如果感到下体不适就立即停止。

产后第三天

产后第三天新妈妈的身体已经开始有所恢复，可以适量做一些锻炼肛门和盆骨的动作，帮助会阴和阴道快速恢复。新妈妈平躺在床上，双腿弯曲微微收拢，两手置于腹部，向上提气，收缩肛门，呼气放松。如此反复，早晚各1次，每次20遍。

产后第四、五天

〖锻炼腹肌〗新妈妈平躺在床上，双腿弯曲微微收拢，双手成前平举姿势，起身向膝盖方向伸，动作幅度可因新妈妈身体的恢复情况而定，如果感觉身体没有大的问题，可以尝试仰卧起坐。在锻炼时速度越慢越有效果，它

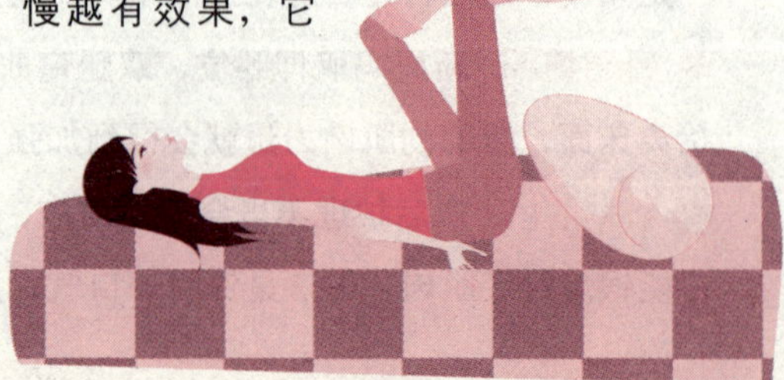

可以加强新妈妈腹部肌肉的力量，起到消除多余脂肪的作用。

〖保护子宫〗新妈妈趴在床上，用枕头垫在腹部，枕头一定要软硬适中。新妈妈的头偏向一边，保持自然呼吸即可。在分娩刚刚结束的时候，子宫还没有完全恢复原状，极有可能因为长时间的仰卧而移位，而适时趴着就能防止子宫后位，促使它回到正确的地方。

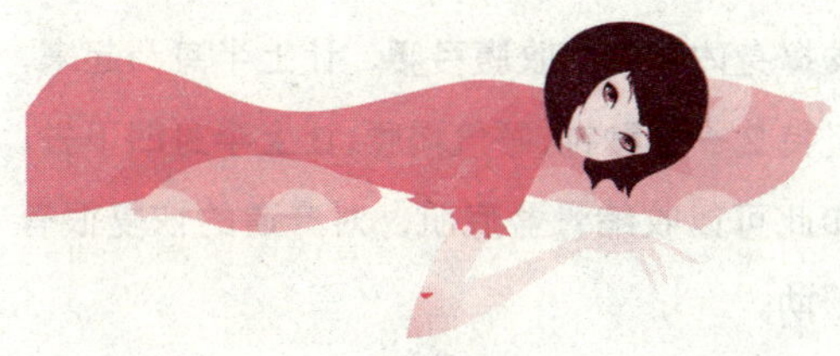

产后第六、七天

〖做拱桥〗这个拱桥不需要把整个身体都拱起来，只要保证能够使用到腰部的肌肉就可以了。新妈妈平躺在床上，双腿弯曲微微收拢，双手放于脑后，双肘交叉。用肘部和双腿的力量将臀部抬起，越高越好，停留一段时间，再慢慢放下。调整呼吸，再继续做，每天早晚各 1 次，每次 5 ~ 7 个即可。

〖运动下肢〗新妈妈可以坐在床边，用双脚夹住衣服或是枕头等柔软物体，尽力把腿往上抬，当腿与身体成一直角时再缓慢放下，必要时可以用双手扶床支持身体。这个动作可以加强腿部和腰部的肌肉紧实度，数量依据新妈妈的身体状况而定。

产后第二周至产褥期的保健

产后的第一周是身体最虚弱的时候，随着时间的推移，新妈妈的身体也开始了"复苏"。在第二周的锻炼中，运动的强度和难度也都要有所增加。

● **后仰运动** 新妈妈坐在床上，双腿盘起来，双手交叉放在腹部，这时身体向后仰，当感觉腹部的肌肉开始紧绷时，停止后仰，尽量保持这个姿势长一点时间，感觉肌肉酸痛时可立即用手向后支撑住身体。这个动作尤其锻炼腹肌，对产后新妈妈的"游泳圈"很有杀伤力。

● **向后踢腿** 新妈妈可以跪在床上，双手成直角支撑身体重量，嘴闭紧，用鼻孔缓慢呼吸，新妈妈要一直抬头。这时可以一只腿向后上方尽量踢，上身要保持平直，双腿交替进行。

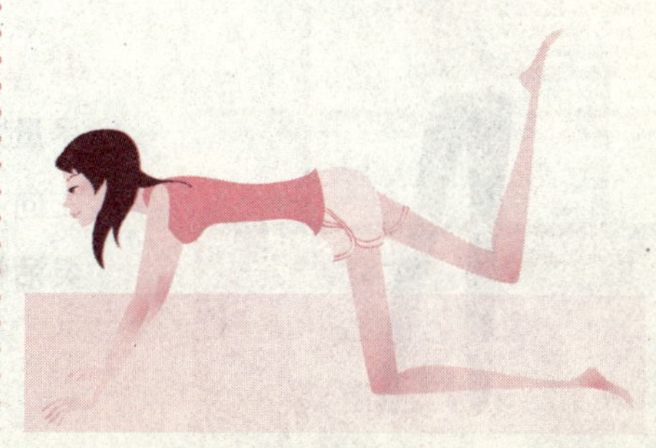

产褥期后的健美操

1. 向上抬臀 新妈妈平躺在床上，双腿外展分开，两脚脚心并拢，双手放于身体两侧，用双脚和双手的力量将臀部向上抬。这个动作可以锻炼腰背 部肌肉，骨盆底肌也会得到收缩，而子宫也会在锻炼中以更快速度愈合。

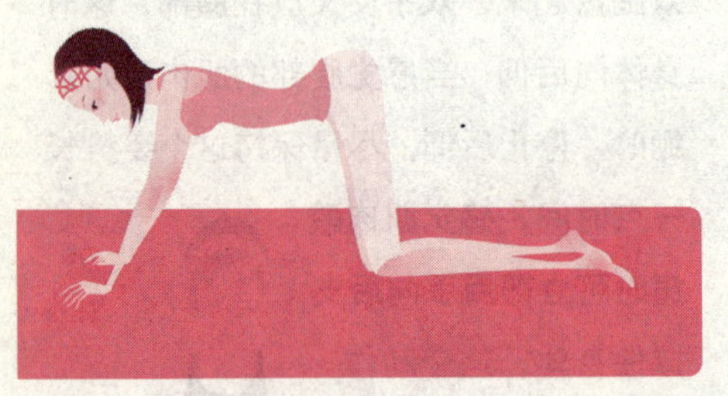

2. 挺胸塌腰 新妈妈跪在床上，双手成直角支撑身体，吸气收腹弓腰，让上半身凸起来，坚持2～3秒钟，呼气塌腰，让上半身凹下去，如此可以收缩骨盆底肌，对产道的恢复很有帮助。

3. 跪起运动 新妈妈在床上或是地板上都可以做，首先，跪坐在自己的后脚跟上，上身保持直立，注意绷紧臀部和腹部的肌肉，之后直立跪起。这样反复，可以增加臀部、腹部、大腿前部的肌肉紧实度。

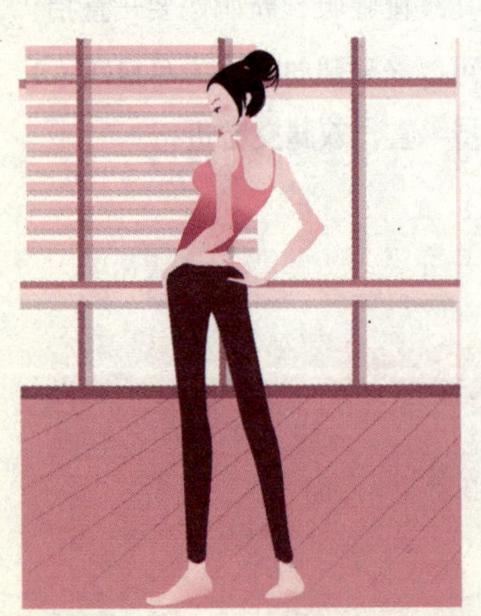

4. 扭转上身 新妈妈直立于地上，双腿分开与肩同宽，尽量大幅度地扭转上身，双臂也可随着画圆摆动，向左向右交替进行。这样可以增强新妈妈腰背部的肌肉灵活性。

5. 恢复腿形 这个动作要借助椅子、桌子等外在物体的帮助，新妈妈可以找一个宽敞的地方，扶住身旁的物体，将腿尽可能地向四面八方踢，这样可以增加下身髋关节的灵活程度，帮助重塑完美腿形。

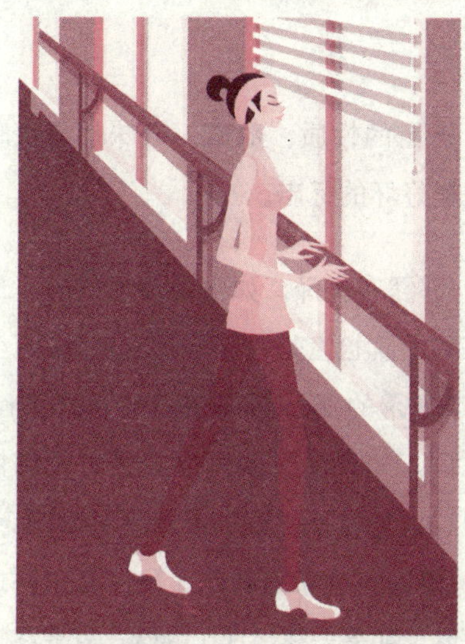

有助恢复曼妙曲线的运动

● **头颈运动** 头部前后、左右摇晃，然后进行顺、逆时针转动，脖子周围的肌肉能够得到全面的运动。新妈妈还可以用手交替着轻抚脖子，注意要抬头，一直到下巴为止，这样可以促进脖子的血液循环，防止双下巴的出现。

● **挺胸运动** 新妈妈平躺在床上，手成侧平举姿势摆在身体两侧，双手击掌，再慢慢恢复原状。如此重复可以使背部越发挺直，增加乳房弹性，防止松弛。每天早晚各1次，每次15～20遍。

● **腹部运动** 相信仰卧起坐谁都会，它可以帮助你减少腹部的赘肉，增加肌肉的紧实度。双手交叉抱住头部，双腿弯曲收拢，用腹部力量使上身直立，双肘碰到膝盖再躺下，反复锻炼就可以锻炼出坚实的腹肌。新妈妈则可以增加一下难度，在双肘碰到膝盖后，将上半身向腿旁扭转，这样有利于腹部侧面肌肉的锻炼。每天早晚各1次，每次15～20遍。

● **臀部运动** 新妈妈直立站在地上，双腿分开与肩同宽，重心移动到右脚，左腿自然弯曲脚尖踮地，胯骨上提，保持10秒不动，再将重心移至左腿上，动作不变坚持10秒。每天做2～3组，每组5遍。它可以帮助消除臀部脂肪，紧实臀部肌肉，塑造一个完美的身后曲线。

● **腿部运动** 锻炼腿部的方式有很多种。新妈妈可以躺在床上，双腿交替上踢，最好可以在空中停留一阵；新妈妈还可以俯卧在床上，绷直双腿，小腿用力向大腿弯曲，或是两腿交替弯曲；新妈妈可以在床上采取侧卧姿势，一手托住头部，另一只手放于体前，大腿向上方踢去，这样可以锻炼大腿侧部肌肉。这三种方式新妈妈可以每天交替进行。

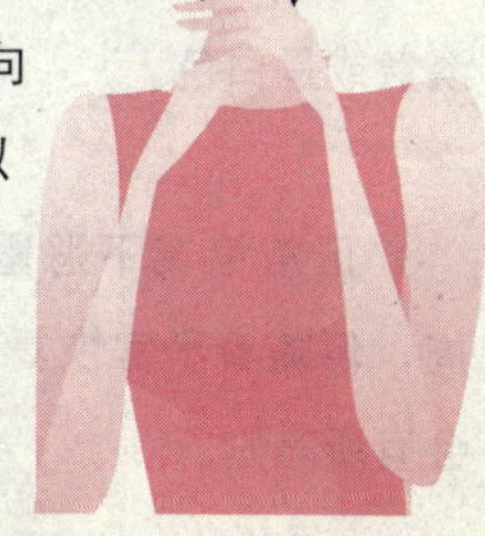

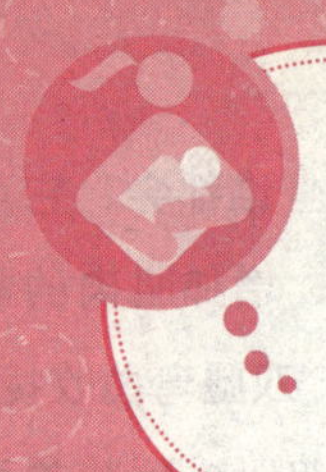

xinmama changjian bingzheng

新妈妈常见病症

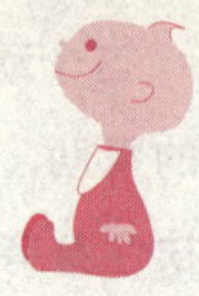

关于产后恶露

在妊娠期，胎宝宝一点点长大，包裹着胎宝宝的胎盘就附着在子宫内壁上，分娩过后，胎盘也随着婴儿滑出体外，但在子宫内会留下创面，恶露就是从这个创面排出的血液，当然，除了血液外，还有坏死脱落的蜕膜、子宫内膜、黏液和细菌。

随着创面的痊愈，恶露的排出量也会慢慢减少，而且它的颜色还会随着伤口的痊愈转淡。在正常情况下，恶露的变化分为三个阶段。

- 在产后3～7天内，恶露的排出量最多，而且呈鲜红色；
- 在产后的7～10天，恶露排出的多为宫颈黏液，较稠，颜色转变为粉红色；
- 在10天后，恶露的颜色就会变成淡黄或是白色。

正常情况下恶露的完结时间是4～6周，但随着子宫恢复的情况不同，时间也会有所差别。

恶露的性质、数量、气味都是反映子宫恢复好坏的标志。

- 恶露有光泽，如出现浑浊不清，最好到医院检查是否出现了宫腔感染。
- 恶露的量一般都在250～500ml之间，如果量过多可以向医生咨询情况，以免耽误子宫的最佳恢复时间。
- 恶露不会带有异味，只伴有少许血腥味，如果恶露出现了异味，就要尽快诊治一下，查看是否是子宫恢复不良。

处理恶露时的注意事项

在处理恶露前要先保持好手部的清洁，使用弱酸性的消毒纸巾，那样不会破坏私处的弱酸环境。在清理时要从阴道往肛门的方向擦拭，否则很容易把肛门的细菌带到阴道。卫生巾的使用时间最好控制在6小时内，长时间地闷在一个环境里很容易滋生细菌，对阴道的健康很不利。如果阴道侧切还没有恢复完全，在擦拭时要轻力，以免太过用力引起伤口裂开。

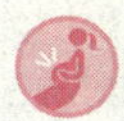

关于产后出血

产后出血

是指在胎儿娩出母体后24小时内，阴道排出的血液量超过500毫升的情况。产后出血包括三个时间段：胎儿娩出母体而胎盘没有滑出阶段；胎盘娩出至产后2小时阶段和产后2小时至24小时阶段。

产后出血通常聚集在前两个时间段里发生，因此，家人和护理人员要时刻注意新妈妈的出血情况。

产后出血的原因

造成产后出血的原因有很多，包括子宫收缩乏力、宫颈裂伤、胎盘滑出不顺、凝血功能障碍等。但临床上最多见的还是子宫收缩乏力，由于子宫松弛，大量的血液积聚于子宫中，而阴道只出少量的血，新妈妈就容易出现失血过多的情况。而加强宫缩是治疗宫缩乏力最有效的方法，新妈妈也可通过注射缩宫素，以药力的方式帮助子宫成功收缩。

产后出血的影响

产后出血是个不容忽视的问题。新妈妈产后一旦发生出血，会给新妈妈产后的恢复造成极大的困难，如果是产后大出血，极易引发休克，严重的可能导致结发性垂体前叶功能减退后遗症，因此，在产后要密切注意新妈妈阴道流血量及子宫的收缩情况。

晚期产后出血

产后出血的“高峰期”一般都在分娩过后的2小时之内，从产后2小时到24小时之间，血流量会逐渐减少。但是，如果产后24小时后阴道还是大量的出血，流量超过400毫升就属于晚期产后出血。

晚期产后出血的原因

- 新妈妈有凝血功能障碍，产后血液不易凝固，导致血流不断。
- 产后胎盘或是胎膜在体内存留，.由于未完全排出导致在产后开始出血。
- 胎盘在子宫附着部位修复不利，伤口不能及时恢复，致使在产后1～4周开始出现出血状况。
- 对于剖腹产的女性来说，子宫切口处恢复不利也会引发晚期产后出血。

晚期产后出血的症状

- 有些患者产后出血的时间会延后到产后的1～2周。症状多表现为患者出现低热，阴道突然间大量出血或是间断出血。
- 短期内大量出血，可导致新妈妈休克。
- 缓慢的出血，由于身体系统有可代偿性补充功能，脉搏、血压及身体状况不会发生很明显的变化，但是这种情况会极易被忽视而错失治疗的最佳机会，当新妈妈失血到一定程度时，同样会出现休克症状。

一旦新妈妈出现上述的症状，要提前告知大夫，以免造成严重的后果。

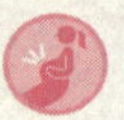

产后贫血

产后贫血是产后极易出现的一种病症，它是由于新妈妈在分娩过程中失血过多，或是新妈妈在妊娠期贫血调理不当导致的。新妈妈贫血不仅对自己的身体造成影响，小宝宝的健康也会间接受到危害。

● **轻度贫血** 轻度贫血者面色会略显苍白，而病情较重者，则会表现为脸色发黄、水肿，周身乏力，时而出现头晕、心悸、呼吸短促等症状。女性血色素的正常范围在 110 ～ 150 克 / 升之间，如果新妈妈的血色素在 90 ～ 110 克 / 升之间就属于轻度贫血。可以通过饮食的方法来调节。动物内脏、瘦肉、蛋奶等食物中含有大量的铁，可以帮助新妈妈增加体内流失的血液。

● **中度贫血** 如果血色素在 60 ～ 90 克 / 升则属于中度贫血，可以外加用药协助治疗，服用硫酸亚铁口服液增加治疗效果。

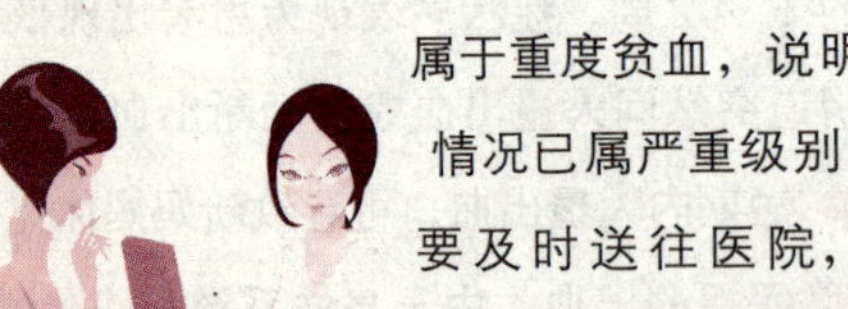

● **重度贫血** 如果血色素低于 60 克 / 升属于重度贫血，说明情况已属严重级别，要及时送往医院，必要时采取输血治疗，尽快恢复血色素。此外，在平时的饮食中也要多食用对补血有益的食物。

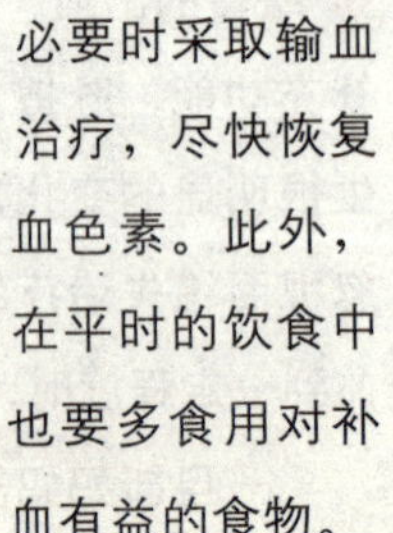

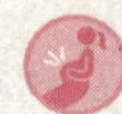

会阴伤口

新妈妈在生产过程中会阴难免会受伤，在产后的一段时间内，阴部会排出大量的恶露，如果护理不当，极易导致生殖道感染。

● 外阴的清洁很重要，新妈妈要勤换卫生巾及内衣裤，大小便后用具有消毒功效的湿纸巾擦拭阴部，以免排泄物的细菌进入伤口。坚持每天用0.1%的苯扎溴铵溶液清洗外阴，直至会阴伤口痊愈为止。

● 如果新妈妈会阴伤口处出现肿胀、硬结时，可以在恶露量减少时，用1∶5 000高锰酸钾溶液浸泡会阴，早晚各1次，每次10分钟，可以有效缓解会阴不适症状。

● 注意休息。产后休息时的姿势也是有讲究的，建议新妈妈向会阴伤口的相反面坐卧，这样，可以使恶露尽量不浸染伤口，还可以改善伤口的血液循环，加快伤口愈合的速度。不拆线者在1周内或拆线者在拆线后1周内避免下蹲姿势，防止伤口裂开。

● 合理调配饮食，饮食为血气生化之源，新妈妈应多食用富有营养、易消化、高蛋白、高能量和富含纤维素的食物，以增强营养和机体抵抗力，有利于伤口愈合。

产后会阴胀痛

有一部分女性在生产过后会出现会阴胀痛的情况，导致会阴胀痛主要有以下原因：

- 做会阴侧切手术后，伤口未痊愈时受到了感染。
- 由于胎儿分娩时间过长，娩出体外的部分对阴部长时间压迫，造成水肿。
- 医生在做伤口缝合时，血管结扎不彻底，形成会阴肿胀。
- 由于胎儿的体形较大，对会阴造成了伤害。

不论是什么原因，新妈妈都会感到痛苦，因此，要学会如何处理产后的会阴胀痛。

● **会阴脓肿** 对于伤口感染所致的会阴脓肿，治疗时要尽快拆开缝线，切开脓肿的地方，将里面的脓液释放掉，并用1：5 000的高锰酸钾溶液清洗会阴，感染严重时可注射抗生素治疗。

● **会阴水肿** 对于会阴水肿者，治疗时可用50%浓度的硫酸镁湿敷外阴，可以帮助消除水肿，新妈妈每天2次，每次15分钟。会阴肿胀严重者可以用痔疮膏涂抹于患处，再配以1：5 000的高锰酸钾溶液坐浴治疗。

● **会阴肿胀** 如果是由于血管结扎不彻底而造成的会阴肿胀，就要及时送往医院，切开水肿，取出血块，结扎出血点止血。

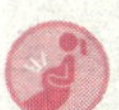

产后腹痛

在分娩过后的头几天里，新妈妈的下腹都会有不同程度的阵痛，随着时间的推移，疼痛就会慢慢好转。产后出现腹痛是很正常的现象，新妈妈不必担心，那是所有人都会出现的症状。

女性在分娩过后，子宫会自然地恢复到原来大小，宫缩是子宫复旧的表现，它能帮助新妈妈排出体内积血和胎膜，是好的情况体现，不必因此忧心忡忡。

宫缩开始于产后的1～2天，疼痛持续2～3天就会自然消失。疼痛是由于子宫收缩时体内血管流通不畅、组织缺氧、神经纤维受到压迫引起的。

当子宫收缩到原来大小时，血液流通顺畅，神经纤维受到的挤压消失，新妈妈就不会感到下腹阵痛了。这个过程是每个当妈妈的人都必须经历的，不属于个别问题。

由于经产新妈妈子宫内平滑肌的弹性受损，没有那么强的收缩力，子宫只能加强收缩的力度，因此，她们经受的疼痛要更剧烈一些，而且时间也会相对延长，这也是正常的生理现象。

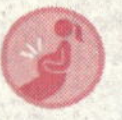

子宫复旧不全

女性在妊娠期间，随着体内小生命的生长，子宫也会被“撑”得很大。子宫的弹性很好，它的容积可以增大，重量会增加。当分娩结束后，子宫就会逐渐恢复至未孕的状态，这个过程被称为子宫复旧。

● **中医称子宫复旧不全为“产后胞衣不下”、“产后恶露不绝”** 前者是说分娩时胎盘剥离不全，滞留在新妈妈体内，此种情况极易致大出血，患者应慎重对待。恶露不绝是指分娩或流产后阴道不停排出血液。子宫复旧不全指的就是产后子宫收缩无力，导致胎盘滞留，或者产后恶露不绝的状况，亦称产后子宫复旧不良。

● **恶露是判断子宫复旧情况的一面镜子** 正常情况下，恶露有血腥味，颜色会随着时间的推移慢慢转淡，之后完全排干净。如果新妈妈在生产 4 周后阴道仍有血液流出，且成色浑浊浓稠，有刺激性异味，新妈妈经常感觉小腹坠痛，就要警觉是否是子宫复旧不全。

● **产后宫底下降情况也可以反映出子宫的恢复状态** 当胎盘从新妈妈体内滑出后，子宫的位置在小腹部，但由于盆底肌恢复力量，12 小时后子宫就会上升至肚脐高度，在之后的日子里，它还会慢慢缩小，产后一周子宫就能恢复到妊娠 12 周时的大小，产后 3 周回到骨盆腔内，产后 6 周就能够完全恢复到孕前状态了。

温馨小提示

除了通过检查恶露和宫底下降的情况来分析子宫的恢复状态之外，大家还可以查看子宫的“性状”。如果子宫复旧不全，它就会比健康的子宫软；如果子宫复旧完全，子宫就会恢复健康时候的硬度。

盆腔淤血综合征

盆腔淤血综合征是一种较难治愈的病症，它多发生于25～40岁的妇女身上，而且她们大多是经过两次妊娠或是有过流产史的女性。

盆腔淤血对女性的影响

● 患者多反映下腹时常疼痛，尤其在经前期长久站立和性交后，疼痛更严重，影响女性正常的生活。

● 患此病会导致性生活质量下降，性交时女性会感到疼痛，症状严重时难以忍受，而且次日腰痛等症状会更加明显。

● 患者还会出现经前乳房肿痛、痛经、月经周期改变等情况，其中痛经是最普遍的，患者多是从经前就开始出现盆腔坠痛的症状，在月经的第一天情况最严重，从第二天开始好转，但是这一系列的病痛却没有妨碍怀孕，即使是在发病期间，仍可以继续孕育下一代，只是病人常常会感到极度的疲劳。

盆腔淤血的诱因

对于盆腔淤血综合征的诱因，任何导致盆腔静脉流出不畅或受阻的因素，都可以导致盆腔静脉淤血的出现。

盆腔淤血对女性的防治

- 对于症状不严重的患者，不必担心，只要多加预防，劳逸结合就可以了。
- 对于症状严重的患者，也不要灰心，坚持每天膝胸卧位 20 分钟，再更改睡觉姿势，尽量采取侧俯卧位休息，盆腔疼痛的症状会明显得到减轻。
- 可用中医调养的方法，红花、川芎、当归等药材有活血祛淤功效。
- 如果情况比较严重，患者可以考虑进行手术治疗。

产褥感染

产褥感染是一种比较常见的“月子病”，它是由于新妈妈在分娩及产褥期生殖道受病原体感染而引起的炎症疾病。产褥感染的发病率为1%~7.2%，严重时可以导致新妈妈死亡，因此，新妈妈要知道患病的表现，防患于未然。

在临床上，产褥感染的主要症状是腹痛、发热、恶露异常。而患病前新妈妈大多感到疲倦、不思饮食、四肢无力、恶寒等。

感染并不严重的时候，症状通常表现为生产道伤口感染、发炎，分娩时造成的创伤部位出现红肿和热痛反应，症状只出现在局部，很少遍及全身。感染严重的时候致病菌就会深入体内，给一系列器官“制造麻烦”。如果细菌深入到子宫，新妈妈体温会升至38℃，时常感到下腹疼痛，恶露开始增多并出现异味，按压子宫时能感到疼痛。如果这时新妈妈还没有用药制止细菌的蔓延，子宫旁的器官则会产生脓肿，情况严重时还会引起新妈妈出现头痛、恶心呕吐、腹肌紧张等症状。

如果再不制止，任凭炎症继续蔓延，腹膜就是细菌攻击的下一个对象，新妈妈极易患上腹膜炎，这时除发热、呕吐、腹痛外，腹式呼吸还会减弱或消失，因此需要格外注意。

最严重的情况是病菌感染了血液，患者得上脓毒血症，这时肺、肾都会出现脓肿，最后导致败血症的形成。

因此，产褥感染不容忽视，在平时的调理中新妈妈要时刻注意，其预防工作应从妊娠期就开始。

- **饮食** 多加留意，多摄入一些有助于补血补铁的食物，此外还要均衡营养，加强身体的免疫力。
- **休养** 在待产期间注意劳逸结合，把身体调养到最佳状态。
- **卫生** 如果新妈妈患有妇科疾病，就更要注意自身的清洁，勤换内衣裤，洗浴时尽量采取淋浴。

温馨小提示

如果被告知生产时有可能胎膜早破或是产后出血的女性，要提前入院观察，防止发炎感染。对于生产时间过长的新妈妈，可以在分娩时进行阴道侧切手术，帮助新妈妈顺利生产。产后也要注意卫生，勤换卫生巾和内衣裤，随着身体的恢复逐渐加大运动幅度，有助于早日恢复身体。

产后发热

新妈妈在刚刚分娩的24小时后，由于生产时的疲劳，会发烧至38℃，但24小时过后，体温就会恢复原样，而且一直都应该是正常的。如果新妈妈出现发热，必须查清原因，以免耽误了最佳的治疗时机。导致产后发热的原因主要有以下几种：

泌尿系统感染

当潜藏在外阴的细菌经过尿道进入泌尿系统时，人体就会出现发热症状，有时也会发冷，同时还伴有尿频、尿急及腰痛等情况的出现。

上呼吸道感染

分娩过后，新妈妈的抵抗力都会下降，极易着凉感冒，感冒时发热是在所难免的，同时，还伴有咽喉痛、鼻塞、流涕、咳嗽等症状。

乳腺炎

在产后2～6周，没有哺乳经验的新妈妈极易患上乳腺炎，由于新妈妈没能及时将乳汁排出，很容易导致乳水淤积。患病时，新妈妈通常会感觉双乳胀痛，手触时引发疼痛，乳头有破裂情况出现，身体发热，高温不退，皮肤上还会有红点出现。

急性肾盂肾炎

新妈妈身体持续发热，轻力捶打肾脏时会隐隐作痛。

急性乳腺炎

急性乳腺炎是由于金黄色葡萄球菌或链球菌的入侵，致使细菌感染，而导致乳房发生急性炎症，并在短期内出现脓肿的一种病症。原因如下：

- 由于产后 2 ～ 6 周的哺乳妇女对授乳没有任何经验，因此此病多出现于她们身上。这是由于病菌多是从乳头的破裂处侵入，导致感染的发生。
- 乳汁的淤积也会诱发急性乳腺炎的发生，有些新妈妈没有让宝宝把乳汁吮吸干净，乳房内乳汁都淤积在乳腺小叶中，这导致乳腺组织的活力降低，为细菌的繁殖提供了有利环境。
- 除了这两种原因，还有一些我们日常生活中的小动作及微不足道的细节也会导致急性乳腺炎的发生。新妈妈的乳头如果发生破裂，双手不洁时不要触碰，以免细菌从淋巴管蔓延至结缔组织，引发炎症；在医院时，婴儿的鼻咽部也容易感染细菌，在母亲进行授乳的时候细菌就有可能从乳头的破裂处延伸至乳腺小叶中，引起感染。因此新妈妈在授乳前要对自己的乳头进行清洁，以免细菌潜藏，带来炎症伤害。

乳腺炎的症状及防治

不同时期不同症状

〖初患期〗在刚患上急性乳腺炎时，新妈妈体温会升高至38℃左右，乳房会有胀满感，且伴有疼痛，在给宝宝授乳时情况更甚，乳汁分泌不畅，偶感周身不适，不思饮食，心烦气躁，乳房还会出现由乳汁积郁而引起的肿块。在这一阶段，肿块经过治疗就能消散，新妈妈可以不用担心。

〖化脓期〗化脓期最明显的症状出自于乳房肿块的变化。在开始阶段，乳房的局部逐渐变硬，肿块开始增大，身体上会出现高热、便干、四肢无力、同侧淋巴结肿大等状况，4～5日后脓肿开始形成，常伴有乳房跳痛，按肿块会有波动感，有可能向皮肤表面溃破，如果是乳房深部的脓肿，按之波动不明显，要尽快切开，引出其内脓流。有时一个乳房内可存在数个脓腔，它们的深浅、大小都不一致。

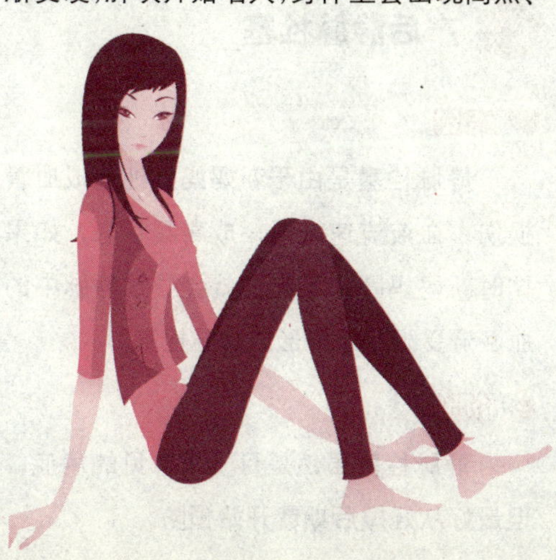

〖溃后期〗溃后期指的就是脓肿的溃破阶段。在皮肤浅层的脓肿，常常可穿破皮肤排出脓液，形成溃烂。或者是乳汁从自创口溢出，形成乳漏。在皮肤深层的脓肿，可穿向脂肪，形成乳房后位脓肿，情况严重时可引发脓毒败血症。

乳腺炎的防治

新妈妈出现乳腺炎的症状时，如果是在初期，可以尝试下列方法进行缓解：

- 患早期乳腺炎的患者要注意休息，可以不用断奶，但暂时不要用患侧乳房授乳，并及时清洁乳头乳晕。
- 用吸奶器帮助乳汁排出，以防乳汁积郁。必要时可以切开引流，但在这个时候要终止哺乳，以防细菌侵入。
- 可以用冰袋外敷，帮助减缓局部充血和水肿的状况。如果水肿明显，则可以用25%的硫酸镁溶液热敷。
- 治疗急性乳腺炎以广谱抗生素为主，但也可选用青霉素、红霉素、先锋等抗生素进行消炎治疗，症状十分严重时可采取静脉滴注法。

● 选用中药敷治。可以选用如意黄金散敷在乳房上的肿块处。

● 脓肿形成后，应及时切开引流，以免病症深入。

● 患者可以将仙人掌捣碎，外敷于局部硬结处，3 ～ 4 天即可缓解病症。如果病情较严重时一定要及时就医。

 乳房湿疹

乳房湿疹是一种出现于女性乳房的皮肤过敏性疾病。它就像皮肤湿疹一样，会出现丘疹、水泡，但不会导致乳头变形，也不会导致乳头糜烂，只要及时治疗就能够痊愈。此病多见于哺乳期的新妈妈，而且患病多为双侧，少量单侧患病。产生丘疹的位置多在于乳房下部，乳头及乳晕处也有，有时会累及乳头周围的皮肤。它分为三种类型，可以转化发作。

● 急性乳房湿疹　乳房皮肤处会出现小丘疹，颜色微红，有瘙痒感觉，抓挠后会破损并伴有液体流出，严重时会出现糜烂现象。

● 亚急性乳房湿疹　它是由急性乳房湿疹转化来的，乳房的大部分皮肤都会出现丘疹，糜烂面会结疤，夜间有明显的灼热和瘙痒感觉。

● 慢性乳房湿疹　它是由亚急性乳房湿疹转化而来的，在这一阶段，新妈妈就能明显地感到乳头表层的皮肤变厚，乳头出现皲裂现象，并伴有阵发性疼痛。

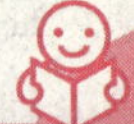

爱心小贴士

乳房湿疹的防治*

由于乳房湿疹是一种极易反复发作的疾病，一旦接触了过敏物质或是遇到其他诱因，都有可能发作。所以，在选择药物时一定要谨慎，激素类的药物不能使用，以免导致病情加重。可以吃一些抗过敏的药，如扑尔敏等。

在日常生活中，要尽量避免接触过敏因素，海鲜、辛辣的食物最好不要食用。乳房有时会感到奇痒无比，但一定要克制好自己的手，不要去挠，因为只会越抓越痒造成恶性循环，给乳房带来极大的损伤。也不要用热水去冲洗患处。除此之外，还要保持愉快的心情，过度紧张和变化无常的情绪都有可能引起乳房湿疹。

 产后静脉栓塞

病因

静脉栓塞是由于新妈妈分娩造成血管损伤，血液流速减慢，成高凝状态，如果这时新妈妈卧床不起，就会导致静脉中的血回流受阻，最终形成静脉栓塞。

预防

静脉栓塞虽然是月子里常见的病症，但最好从妊娠后期就开始预防。

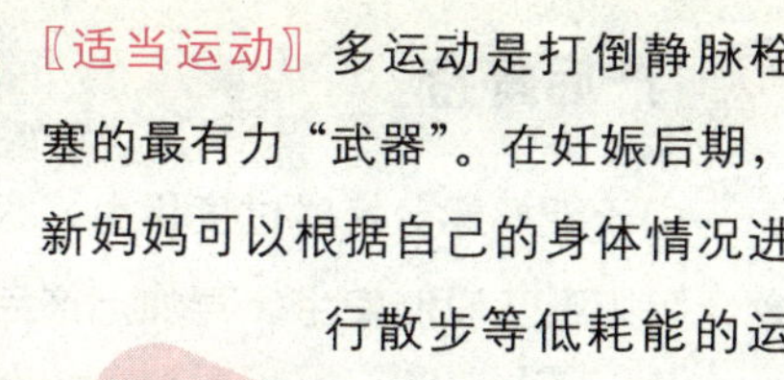

〖适当运动〗多运动是打倒静脉栓塞的最有力“武器”。在妊娠后期，新妈妈可以根据自己的身体情况进行散步等低耗能的运动，这样可以活动腿部肌肉，加速血液循环。产后第一周，可以适量做一些简单的家务，即使躺在床上，也可以做踢腿、翻身等动作，帮助静脉血管流通血液。如果患上了静脉栓塞，还会导致其他的并发症，一旦引起盆腔和肺部发生栓塞，医治起来就更难了。

〖注意衣着〗静脉栓塞多发生在下肢,因此，在穿衣方面一定要注意松紧适度，以免勒得过紧影响血液的回流。在床上躺着或是站立的时候都刻意活动下肢,增强血液循环。

〖特别提醒〗如果患处出现发热反应，要警惕是否是发炎，当患处呈青紫色且发凉、肿胀难忍时，可以抬高患肢，进行热敷，并及时就医，询问情况，以免耽误最佳的治疗时间。

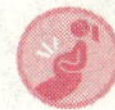

产后便秘的原因

产后便秘是极其常见的一种疾病，原因有以下几点：

- 女性在妊娠期间子宫会逐渐增大，进而压迫到周围的直肠及肛门。
- 分娩时，会阴和盆骨都会受到伤害，通过神经反射，大便时不敢用力，引发便秘。
- 分娩结束后，压力消失，子宫就处于松弛状态，外加肠壁平滑肌收缩力减弱，引起大便时无力，导致便秘。
- 产后长时间卧床休息，体内消耗不大，肠胃蠕动速度减慢，饮食方面多摄入高营养、高蛋白食物，少有纤维素，产便不多，时间过长造成排便困难。
- 产后新妈妈开始分泌乳汁，致使体内的营养物质和水分混合，从而减少了肠道内的水分，导致大便干燥。
- 有些新妈妈没有养成按时排便的习惯，导致肠内残渣长时间地滞留，但肠道内的水分已经被吸干了，最终导致排便困难。
- 除了这些，新妈妈不常食用蔬果也是导致便秘的原因之一。

产后便秘的防治

● 每天早晨空腹，用温水冲食蜂蜜，蜂蜜有润肠通便的作用，可以缓解大便干燥。

● 由于大便干燥多是由体内缺水引起的，因此最好保证一天内摄取3 000毫升的水分，保持体内各器官的湿润。

● 饮食要合理，注意荤素、粗细搭配。可采用食疗的方法缓解便秘。取核桃、芝麻、蜂蜜各50克，先将核桃、芝麻捣碎，煮熟后再加入蜂蜜冲食，早晚各服用一半，可以起到润肠通便、缓解大便干燥的作用。还可以适量泡服番泻叶，代茶饮用。便秘轻者拿取番泻叶1.5～3克，严重者拿取5～10克。

● 如果新妈妈便秘情况很严重，可在医生指导下服用泻药。大便时也不要过度用力，以免造成子宫脱落。

● 做一些缩肛运动，适当锻炼盆骨底部的肌肉，促进肛门血液循环，有助于排便时肛门用力。

● 自我按摩也可促进肠道的蠕动。用手掌围绕肚脐，进行打圈按摩，顺、逆时针各20圈，再沿着刚才的路线进行小圈按摩，顺、逆时针各20圈。

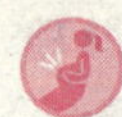

产后痔疮

由于新妈妈分娩时过度用力，极易导致会阴撕裂及脱肛发生，再加上产后出现的便秘，新妈妈很容易患上痔疮 。痔疮不是病，疼起来真要命，肛门处的疼痛往往难以忍受，导致新妈妈不愿排便，而这样做又会加重便秘情况，如此恶性循环，对新妈妈急需休养的身体很不利。

便秘是形成痔疮的又一因素，而导致便秘的原因是肠道内水分的缺失。因此，新妈妈要多摄入水分，以保持肠道的湿润通畅，防止便秘的形成，还要养成定时排便的习惯，不要刻意地忍住大便，排泄物在肠道内停留时间过长会形成宿便，对身体不利。

预防痔疮的形成，先要从饮食上下手。辛辣、油腻的食物是导致痔疮发作的“隐形杀手”，在产后便秘期间不要进食

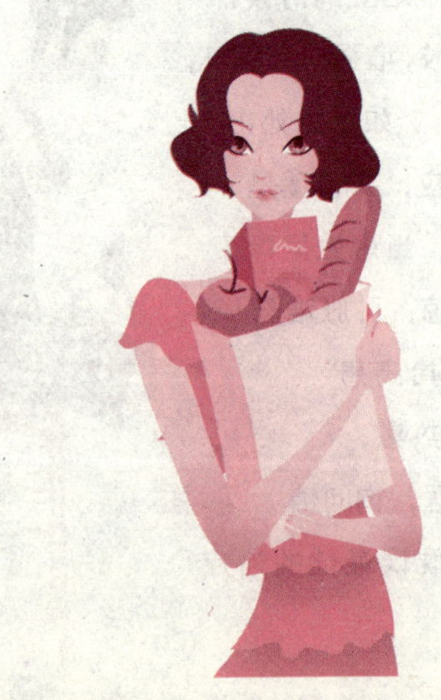

此类食物。应多食用富含粗纤维的食物，增加肠道的消化，有助大便的排出，减轻肛门压力。

大便后要清洗肛门，以防细菌感染，患上外痔，在清洗时可用手轻力地抚摸，增快血液循环。

产后排尿困难

大部分新妈妈在分娩过后会出现排尿困难的情况，即使有了很强烈的尿意，还是排不出来，抑或是排尿不畅，只有几滴，膀胱已经膨胀到很大了，可就是不能痛快地排尿。那么，这到底是什么原因引起的呢？

- 新妈妈在分娩过后，膀胱会向后移位，虽然移位不多，但会增加尿道和膀胱间的角度，给排尿造成阻力，引起排尿不畅。
- 分娩时胎儿出产的时间过长，会压迫膀胱，导致其收缩力减退，逼尿肌无力，排尿出现困难。
- 妊娠期间膀胱的容积过大，分娩后对内部增加的尿液感觉不明显，无法产生尿意。
- 新妈妈在生产时造成了会阴的撕裂，排尿时会刺激到伤口，神经反射阻止排尿，进而造成了排尿困难。
- 还有一种情况就是有些新妈妈不习惯在床上小便，心里有压力。其实，新妈妈要尽量每隔 5 小时就排尿一次，以防膀胱肿大严重，造成尿潴留。

产后排尿困难是种正常的现象，新妈妈不用太担心。解决排尿困难的方法有以下几种：

1. 诱导法 用热水袋敷于新妈妈的小腹，并用手掌轻压膀胱处，使其产生尿意，如不见效，可以用温水刺激新妈妈的外阴，让患者产生排尿的幻觉。或是让新妈妈听流水的声音，诱导其排尿。

2. 照射法 现在有一种红外线灯，用它在新妈妈膀胱处照射 15～20 分钟，就能使新妈妈顺利排尿。

3. 饮水法 能让新妈妈排尿的最直接方法就是饮水，新妈妈饮水 1 000 毫升，1 小时后进入尿意高峰期，此时是排尿的最佳阶段。

4. 按摩法 关元穴、气海穴位于膀胱附近，按压有利膀胱肌的收缩，再配以三阴交穴配伍按摩。

5. 导尿法 如若以上各法均不能奏效，而膀胱有胀满难抑，新妈妈可以进行插管导尿，可将导尿管滞留在体内 1～2 天，逐渐缩短开放时间，待膀胱恢复原有张力，即可拔出。

6. 放松心情法 不要给自己加重心理负担，平复一下情绪，可以尝试放松压力，集中注意力。

产后尿失禁

女性的骨盆底连接着子宫和膀胱，当子宫由于分娩发生改变时，膀胱也会受到牵连。因此，很多新妈妈在产褥期都会出现尿失禁的情况。伴随着咳嗽和喷嚏，尿也出来了，至于跑跳等冲击力较大的运动，也会导致尿液的渗出，严重时听到流水的声音，都会引发小便失禁。所以，新妈妈可以锻炼盆底肌，增加它对尿液的“截流”作用。

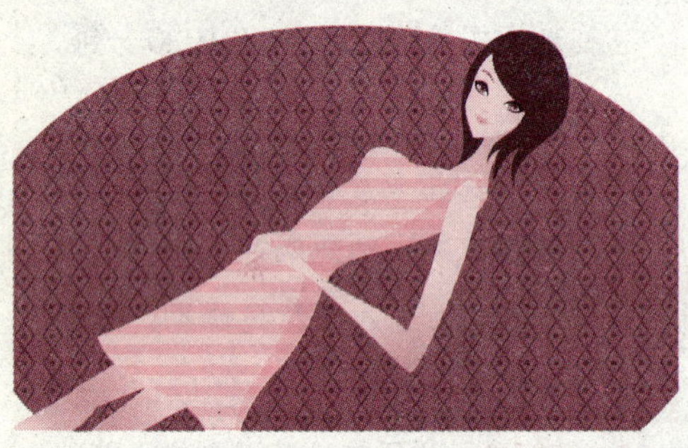

新妈妈只要随时收缩盆底肌肉，用力收缩时就像是在憋尿，松紧交替的锻炼对治疗尿失禁很有效。或是在排尿时，中途有意停住，暂缓3～5秒再继续。这样能有效锻炼尿道的括约肌，缓解尿失禁症状。

为了缓解产后尿失禁，新妈妈可以自己按摩小腹，取仰卧位，手掌叠放于小腹中部，围绕肚脐顺时针按摩，每天保持5分钟，早晚各1次，能够有效缓解尿失禁。

饮食方面还要多吃粗纤维、利尿的食物，养成定时排尿的习惯，帮助减少腹部的压力。

产后失眠

几乎所有新妈妈在生育过后都会出现失眠现象。由于自己当了母亲，角色就要开始转换，承担起一个妈妈要负的责任。晚上宝宝饿了，要起身喂奶；宝宝哭了，要查看是不是尿了；宝宝体温升高，要查看是不是病了。这一系列的事情，不管什么时候来，都要第一时间冲到宝宝身边。忙碌了一天，晚上也许还要起来照看宝宝，长此以往，新妈妈的生物钟就被打乱了，极易出现失眠的状况。同时，新妈妈分娩后自身的生理状况也会出现一些变化，心理上也会有不同程度的改变，从而引发失眠。失眠会导致新妈妈注意力不集中，记忆也会出现障碍，精神委靡不振。因此，新妈妈要注意调节自身的作息规律，改进失眠状况。

爱心小贴士

应对产后失眠的良方*

新妈妈要保持乐观的心态。不要给自己加重心理负担，忧愁总会使人烦闷。在入睡前可以洗个热水澡、喝杯牛奶或是用薰衣草精油涂抹于皮肤上，这样可以帮助入睡。卧室要尽量温馨、整洁，灯光不要太刺眼。白天尽量限制睡眠时间，进行适度的锻炼，增加身体的疲劳感，有助增强睡意。

 产后抑郁症的原因

产后抑郁症是一种精神疾病，患者多感觉心情抑郁，对任何事情都没有兴趣，因为是在产褥期发生，故而得名产后抑郁症。此病的发生时间因人而异，有的发病于产褥期，有的发病于产后三个月或是产后一年内的任何时间。

症状

患有产后抑郁症的新妈妈多会感到不安、伤心、焦躁、易怒、敏感、注意力不集中，时而流泪，觉得自己很委屈，甚至对亲人都常常板着脸。严重时还会出现不思饮食、心悸、出汗、头晕等症状，睡眠质量也大打折扣。

原因

〖内在原因〗新妈妈在分娩前，难免会联想到生产时的艰辛，分娩过后又会担心将来，时间长了就会给精神造成压力。另外，妊娠和分娩还会引起内分泌发生变化，身体不能及时适应。经研究表明，好胜、有责任感的新妈妈较易患上产后抑郁症。

〖内在原因〗如果新妈妈的家庭情况不是很富足，新妈妈就容易担心宝宝的未来，增加自己心理上的负担。家庭中出现了某些变故也会给新妈妈的生活加重压力。出院较早也会致使新妈妈对自己以及宝宝的健康程度出现疑问，加剧不安的情绪。家人鼓励和支持的缺乏也会使新妈妈出现产后抑郁症，她们多会感到委屈，孤立无援。家庭的环境对产褥期新妈妈的心情也有所影响。

 产后抑郁症的预防

产后抑郁症的危害很广泛，它不仅会给新妈妈带来情绪上的伤害，还会传播扩散到周围人的身上。因此，为了家庭的和谐，应从多方面注意预防产后抑郁症。

首先，家人的支持，特别是丈夫的体贴和关心可以让新妈妈感到家庭的幸福和温暖，暂时忘记烦心事。

其次，新妈妈的自我调节也很重要。

- **转移焦点** 当面临着不愉快的事件时，就暂时不要想它，做一些自己感兴趣的事，转移精力的焦点。
- **发出求助信号** 当你感觉自己需要帮助，或是感到孤立无援的时候，可以告诉周围的人。
- **适当放松** 让自己充分享受一个自由自在、没有束缚的时间。
- **角色调换** 当新妈妈想发火的时候，站在他人的立场上想一想。

在饮食方面，多食用五谷、蛋类、鱼类等富含B族维生素和氨基酸的食物，它们可以帮助摆脱抑郁症。也可以在医生的指导下服用一些抗抑郁的药物。

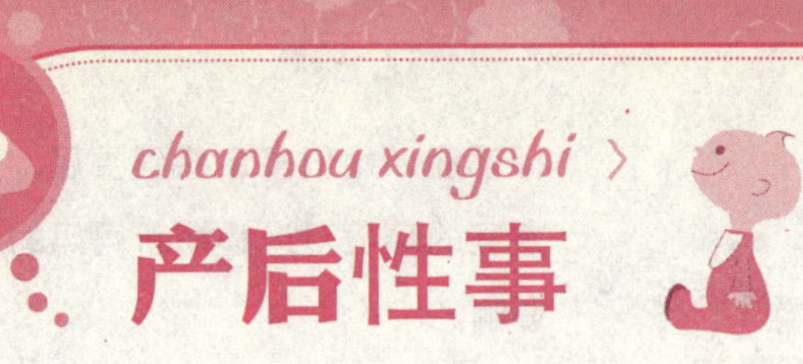

怎么找回产前的甜蜜时光

性生活是夫妻间感情的润滑剂，它的质量也左右着夫妻感情的亲密程度，但是在产后的一段时间里，女性的性趣普遍下降，并且享受不到从前的甜蜜时光了。产后性生活中女性往往抱怨整体质量比产前降低了，在甜蜜过程中常出现疼痛感、阴道润滑不足，阴茎进入感到疼痛或是甜蜜过后会有烧灼感。

- 女性产后性欲降低是因为授乳期间体内不排卵，降低了雌激素的产生数量，导致阴道分泌物减少，这种改变类似更年期的症状，因而引起性欲降低，夫妻间性交难以高潮，容易出现性交不适等情况。
- 其实，产后的夫妻不必担心甜蜜时光一去不复返，尽管分娩和手术对阴道、内分泌系统、身体内部机能产生一定影响，但绝大多数人的情况都会慢慢好转，随着时间的推移，损伤和紊乱的身体系统将会逐渐得到恢复。
- 对于丈夫来说，要能理解妻子的拒绝，谅解她的感受。在刚恢复性生活时，前戏一定要温柔，可以给妻子适当的抚摸，动作要轻盈，切不可粗暴对待，当妻子情况有好转时再回复如初。在性生活过程中，妻子如果出现腹部疼痛或是会阴伤口不适，就要立即停止甜蜜举动，并给妻子适当的理疗帮助。
- 此外，性生活时可适当使用无刺激性的润滑剂，以达到减轻疼痛的效果，帮助夫妻甜上加蜜。

产后何时恢复性生活

和谐的性生活能使夫妻间的关系更上一层楼，在产褥期的女性性欲一般都比较低，但随着时间的推移，性要求慢慢就会有所增加。那么，大部分产妇都是在什么时候恢复性生活的呢？

- 恢复性生活的时间与产妇自身的状况调整有关。产后身体恢复顺利的产妇，产后2个月就可以恢复性生活，这是因为女性生殖系统的恢复时间大约要6～8周。而剖腹产新妈妈的伤口愈合较慢，时间还应延长，最好在3个月之后。
- 在子宫未收缩完全之前，子宫内胎盘附着的地方没有恢复原样，子宫内口未完全闭合，这时如果开始性生活就会使病菌侵入，容易引起产褥感染，损伤阴道，严重时会引起产后大出血。特别要提醒一下，如果恶露未净，就表示子宫尚未完全恢复，要绝对禁止性生活。
- 因此，从妊娠7周后到产后的2个月之内，夫妇要尽量避免过性生活。可以阅读一些关于性知识的读物，了解不应有性生活的原因，俩人互相谅解、合作，待妻子身体完全恢复后再开始性生活。

产后避孕不可忽视

很多刚生完宝宝的新妈妈会面临性生活的一个大问题：既要防止意外怀孕，又不能因服药影响内分泌，还不能在仍旧脆弱的子宫上附加避孕器械。产后避孕，怎么做才妥当？

国际家庭计划研究所最近一项研究表明，如果女性产后进行完全哺乳，即持续用母乳喂养，直接让婴儿吮吸乳头，且月经尚未恢复，就可以不采取避孕措施。不过，目前中国女性很难做到上述严格要求，所以，产后3个月月经正常后，就应采用其他方法避孕。

安全套是最普遍的选择。顺产后满3个月、剖腹产后满半年的哺乳期妇女，也可放置避孕环，但要在医生帮助下，对避孕环的形状、型号加以选择，若出现不规则出血、白带增多、月经延迟、腹痛等症状，应尽早就医。

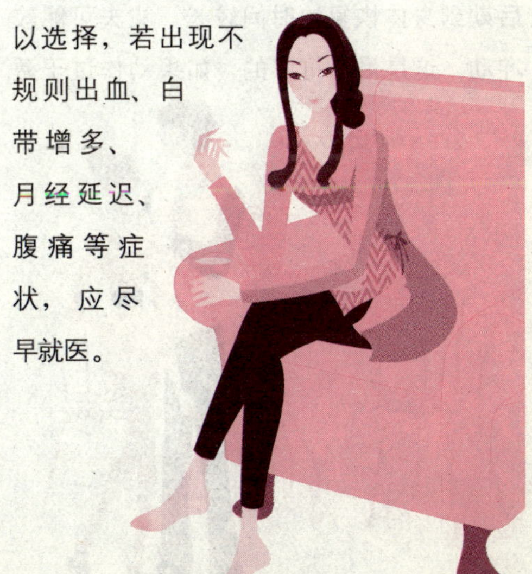

产后女性还可以选择避孕药，不过切记要选不含雌激素的纯孕激素类避孕药，只有这类药物才不会引起哺乳期妇女的不良胃肠道反应，不会造成乳汁质量和数量下降，从而影响婴儿的正常发育。皮下埋植缓释避孕药物、甲地孕酮等纯孕激素类口服避孕药都是不错的选择。

不想再生育的女性也可做绝育手术，但有严重的神经官能症、性疾病或生殖系统炎症的哺乳期妇女不适合这种方法。

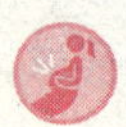

产后性生活注意事项

经过了产后的修养阶段，夫妻终于可以回味以往的甜蜜时光了。但是，在两个人再次享受甜蜜时光的时候，夫妻俩一定要注意一些生活细节。

- 产后首次夫妻生活时，由于从妻子怀孕后期到身体恢复的时间较长，丈夫可能较冲动，这是最不可取的，如果动作过于激烈会给妻子带来不适，也容易引起会阴组织损伤、出血或裂开。丈夫动作一定要轻柔，如果出现阴道出血状况，应立即就诊，不要自己止血了事，以免延误最佳治疗时机。

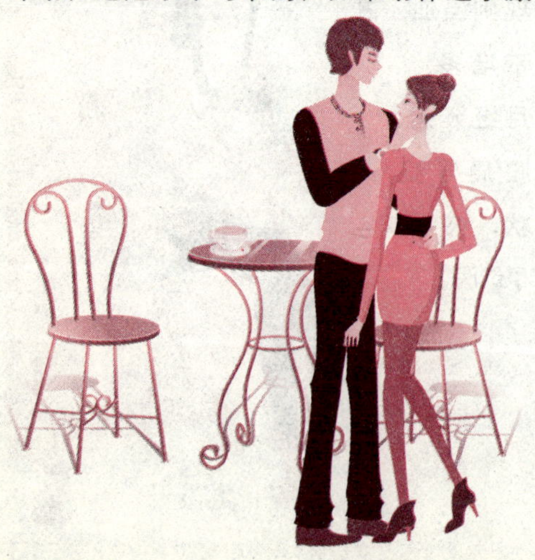

- 新妈妈生产时如果做了侧切手术，就一定要等伤口完全恢复了再开始性生活，以免用力时产生酸痛。
- 如果会阴伤口硬胀，可以用温热水冲洗，并加以按摩，这样可以加快伤口的愈合及伤疤的软化。
- 新妈妈们在身体恢复阶段就要开始锻炼盆腔和腹部肌肉，力求恢复产前的最佳状态。
- 在甜蜜时要准备一些水溶性润滑剂，以减免性交时的干涩感。夫妻甜蜜前可增加爱抚和亲吻动作，一番亲昵的耳语就可以唤起性欲，帮助降低性生活时可能出现的疼痛。
- 一部分新妈妈产后即使没有恢复月经，也开始了正常的排卵，因此同样有怀孕的可能，授乳期性生活也要避孕。哺乳期避孕不宜服用药物，药物中的物质会通过乳汁被小宝宝吸收，因此最好使用避孕套避孕。

如何增加丈夫的性趣

妻子身体恢复之后，性欲就会慢慢有所提高，但是丈夫在这个时候往往会“退却”了。这是为什么呢？怎么才能增加丈夫的性趣呢？

妻子通常把主要精力都放在了小宝宝身上，又是看管，又是喂养，一天下来身心俱疲。再加上月子阶段身体的不适，对于丈夫的要求就多以拒绝对待，丈夫在这个时候就会觉得自己被忽视了。对于这种情况，夫妻间最好是坐下来好好谈谈，共同解决问题，把两个人的心里话都说出来，一起商量解决的办法。

经历了千般苦难的妻子身材肯定会有所变化，丈夫看到妻子臃肿的身材、下垂的乳房多少会感到性趣减少。因此，当新妈妈身体基本恢复的时候就可以开始锻炼，以求恢复到产前的状态。除此之外，丈夫还应该充分地理解妻子，变形的身材、带有妊娠纹的肚子都是为了宝宝才有的，这是妻子的一种牺牲，不能因为这些就对妻子置之不理。

产后一年是婚姻出现问题的高峰期，在这一阶段，夫妻二人要和谐相处，有问题就要共同协商，只有双方的思想都统一了，生活才能更甜美。

怎样拯救阴道松弛

女性生产时阴道通常都会受到不同程度的拉扯，松弛的阴道使性生活的质量大打折扣。阴道的极度扩张导致性交时摩擦力减弱，对阴茎的“紧握”力下降，夫妻双方的性快感都会降低，严重时还会导致夫妻间感情转淡。

当然，不仅顺产者会出现阴道松弛的状况，即使是进行剖腹产手术的女性的阴道其紧握力也会出现松懈现象。女性阴道直径一般为2.5厘米，它是一种可以扩张的器官，当胎儿经过阴道分娩时，阴道就会扩张到约10厘米，因为受到婴儿身体的拉抻，阴道内肌肉和处女膜就会受到破坏，导致阴道弹性明显下降。那么，新妈妈该从哪些方面来拯救它呢？

- 阴道松弛就要使它周围的肌肉紧致起来，新妈妈可以在小便时有意憋住。在小便中途暂停几秒钟，之后再继续排尿，可以显著提高阴道周围肌肉的张力。经过一段时间的反复锻炼后，就可以提高阴道的紧缩力了。
- 在有便意的时候，有意屏住并紧缩肛门，如此反复提肛，可以很好地锻炼盆腔肌肉。
- 身体仰卧放松，食指轻轻插入阴道，身体用力收缩并夹紧阴道，持续3秒后放松，再持续5秒后放松，如此反复即可增强阴道肌肉的弹性。
- 还有一种方法很简单，随时随地都可以进行锻炼。双腿站开，紧绷臀部两侧的肌肉，使之向内靠拢，膝部外转，然后收缩肛门括约肌，简单的类似憋尿的动作。每天坚持10分钟就能有良好的效果。

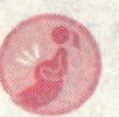

会阴侧切不会影响性生活

大部分新妈妈在分娩时下身都会被“开刀”，这是一种有益生产的做法，会阴侧切不会影响今后性生活的质量，新妈妈不必担心。

助产士对新妈妈进行会阴侧切实际上是一种保护行为，胎儿由产道娩出，产道的宽度不够大，自然会被撕裂，所以说，会阴侧切是一种协助生产的方式。会阴自然撕裂的伤口边缘很不整齐，痊愈的时间也会相对长一些，这不仅会降低新妈妈的康复速度，也会影响其日后的性生活，而且会阴撕裂情况严重者还会发生子宫脱落、大小便失禁等后遗症，对新妈妈伤害更大。

● **会阴侧切手术不会影响日后的性生活质量** 侧切术是在阴道外口开一个几厘米长的口子，用羊肠线及时地缝合，五六天就会痊愈。羊肠线很快被机体吸收，不会残留线结，性生活时不会有异物感，阴道中的黏膜皱襞弹性良好，可以适应阴茎的进出。

● **会阴侧切后阴道也不会变得松弛** 因为阴道内的弹力纤维可以随着外界情况不同而改变，被拉伸后能够自我恢复原状。分娩后，阴道内的弹力纤维一经收缩，也会恢复到产前的状态，阴道仍然能够保持良好的弹性。所以，新妈妈可以不用担心侧切对今后性生活的影响。

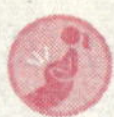

哺乳期仍要避孕

哺乳者和非哺乳者的排卵情况有所不同。非哺乳者恢复排卵的时间较早，且大部分人都是在月经恢复前就开始了，而哺乳的女性只有一少部分在恢复月经前开始排卵。调查显示，女性在哺乳期性交也有怀孕的可能。

调查显示，将近一半在哺乳期怀孕的女性都是在月经回潮前受孕的。如果在哺乳期再度怀孕，对新妈妈的身体和刚刚恢复的子宫会造成很大的伤害。新妈妈的身体虽然已经恢复，但还是很虚弱，经不起再一次的人流手术。如果是剖腹产的女性再孕，情况更加糟糕，子宫在分娩时就挨了一刀，再次挨刀会给新妈妈和医生都造成很大的困难。

综上所述，哺乳期的女性一定要注意避孕，不要因为一时的疏忽而酿下恶果。避孕的方法有很多，推荐使用避孕套。女用的阴道隔膜和置入子宫内的节育器应在新妈妈生殖系统完全恢复时再放置。口服避孕药是最不适宜哺乳期女性使用的避孕方法，因为药物会伴随乳汁被婴儿吸收，对婴儿身体产生不良影响。

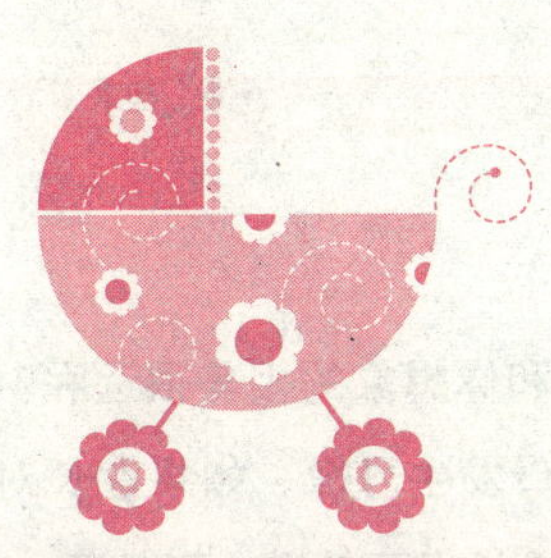

第6章

新生宝宝 生长发育与科学喂养

在全家人的期待中，宝宝终于降生了！当你沉浸在那个幸福时刻带来的无限快乐中时，喂养、护理等很多新问题也随之出现。本章就为你讲解宝宝出生28天后的保健知识，让你轻松地享受抚育宝宝带来的喜悦和成就感。

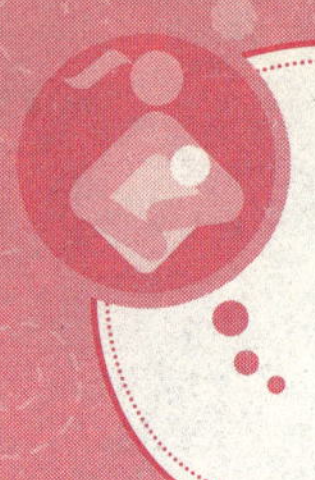

zhengchang xinshengbaobao de tezheng

正常新生宝宝的特征

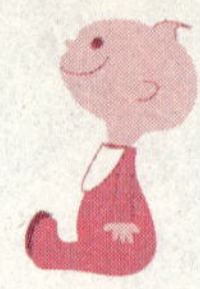

宝宝出生后是不是看起来和你想象的相差很远呢？尽管新生宝宝的这些特征完全属于正常现象，但仍然很容易使父母发生恐慌。如果家长对此有所了解，将有助于减轻你可能存在的焦虑，也能让你的宝宝成长得更健康、更快乐。

新生儿期

出生后4周内的婴儿叫新生儿，这个时期即新生儿期。刚刚降临世界的宝宝会遇到特别多的新情况、新问题，年轻的父母亲在享受新生命带来的喜悦与快乐的时候，还应掌握一些新生宝宝的保健知识。

通常，正常新生宝宝的体重在2 500～4 000克，身高在46～52厘米，头围约34厘米，胸围较头围小1～2厘米。父母们要特别注意新生宝宝的体重状况，因为新生宝宝的体重会直接影响到宝宝成年后的健康状态。低于2 500克的新生宝宝，患病率与死亡率均较高，行为及应答能力也比正常体重儿差。

总之，这个时期的小生命由于生理调节和适应能力还不是很成熟，在身体脱离母体的那一刻，容易发生一系列的生理和病理变化，家人一定要特别注意这个时候的护理。

“阿普加”评分

宝宝出生后，医生会用“阿普加”评分来衡量宝宝的健康状况。这一评分法主要用于对新生宝宝窒息程度的判断，窒息即缺氧，是一种非常紧急的状态，该方法有助于医生确定你的宝宝是否已经做好了迎接外部世界的准备，还能为小宝宝今后神经系统的发育提供一定的预测性。如果你的小宝宝出现窒息现象，需要立即进行抢救。

新生宝宝阿普加评分从皮肤颜色、心率（脉搏）、对刺激的反应（导管插鼻或拍打脚底）、肌肉张力和呼吸状况这五个方面进行评价，分别用0、1、2分来表示，五项总分最高为10分。

新生宝宝阿普加评分

对应评分 检测状况 评分内容	0分	1分	2分
皮肤颜色	青紫或苍白	身体红，四肢青紫	全身红
心率（次/分）	无	<100	>100
对刺激的反应	无	有些动作，如皱眉	哭，喷嚏
肌肉张力	松弛	四肢略屈曲	四肢能活动
呼吸状况	无	慢，不规则	正常，哭声响

通常，在新生宝宝出生后需立即（1分钟内）评估一次，5分钟再评估一次，必要时10分钟、1小时需再各做一次重复评估。如果1分钟内评分为8分或是8分以上则是正常的新生宝宝，约90%左右的新生宝宝为这种情况；如果1分钟内评分为4～7分为轻度窒息，0～3分为重度窒息。

新生宝宝阿普加评分标准

10分	属正常新生儿
7～9分	需要进行一般处理
4～7分	缺氧较严重，需要清理呼吸道、进行人工呼吸、吸氧、用药等措施才能恢复
4分以下	缺氧严重，需要紧急抢救，行喉镜在直视下气管内插管并给氧

第一次呼吸

新生宝宝出生后，由于体温受外界气温的影响，血液中的氧、二氧化碳、pH值都发生变化，容易刺激呼吸中枢，出现微弱而无效的呼吸。另外，分娩过程中颈动脉体敏感性突然增高，这些都能触发新生宝宝的第一次呼吸。

新生宝宝安静时，正常呼吸为每分钟40次左右。而新生宝宝心率波动较大，为每分钟120～160次。

需要注意的是，新生宝宝由于呼吸中枢尚未发育成熟，肋间肌较弱，呼吸运动主要依靠膈肌的上下升降，往往会呼吸忽快忽慢，表现出呼吸表浅，呼吸节律不齐，这种呼吸现象在初生头2周较快，每分钟约40次以上，个别的宝宝还会达到每分钟80次，尤其是在睡眠时，呼吸的浓度和节律出现不规则的周期性改变，甚至出现呼吸暂停，有的还会伴有心率减慢，紧接着呼吸次数增快，心率增快。不过这属于正常现象，父母亲不必焦虑。

健康的血液循环

胎儿通过胎盘从母体血液中获得营养和氧气，排出代谢产物和二氧化碳，而新生宝宝出生后，由于脐带被剪断，胎盘血供应中断，同时肺开始呼吸，故胎儿出生后的血液循环会发生一系列的改变。胎儿右心压力高于左心压力的特点和血液流向均会发生改变。而且卵圆孔和动脉导管从功能上的关闭逐渐发展到解剖学上的完全闭合，大概需要2～3个月的时间。在小生命出生后的最初几天，偶尔可以听到心脏杂音。心率较快，每分钟可达120～140次，还易受摄食、啼哭等因素的影响。新生宝宝的血流分布多集中在躯干和内脏，为此肝、脾常可触及，四肢容易发冷和出现青紫。

宝宝小便了

人体生命活动中，每天会产生多余的水、无机盐和尿素等废物，健康的生命活动会将这些废物通过泌尿系统，以尿液的形式排出体外。可以说，小便提供给我们许多信息，是身体健康最直观、最重要的警告标志，也是许多病变的“显示窗”。而肾脏是制造尿液的器官，每一个肾脏约有一百万个叫做“肾单位”的单位。新生宝宝出生时的肾单位数量与正常成人相同，但由于发育尚未成熟，尿色呈现出清亮、淡黄的特征。

一般来说，新生宝宝第一天的尿量

很少，约10～30毫升，出生后12小时应排第1次小便。而出生后36小时内排尿都属正常现象。新生宝宝出生后头几天，身体进水量少，每天排尿仅4～5次；随着哺乳水分摄入的增多，新生宝宝代谢的逐渐旺盛，尿量也会随之增加，每天可达10次以上，日总量在100～300毫升之间，满月前后可达250～450毫升。如果新生宝宝吃奶少或是体内水分丢失较多，或者进入体内的水分不足，还会出现少尿或者无尿的现象。这时应该让新生宝宝多吸吮母乳，或是多喂些糖水，尿量就会多起来。

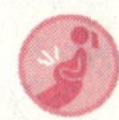

宝宝大便了

大多新生宝宝在出生后的12小时内会排泄出没有异味，颜色呈深、黑绿色或黑色的黏稠物，这是胎儿在母体子宫内吞入羊水中胎毛、胎脂、肠道分泌物而形成的粪便，称为胎便。新生宝宝经过4～5天胎便才会开始排出正常的婴儿粪便。父母亲要备好湿巾纸、尿布、护臀膏及操作手册等物品。如果新生宝宝超过24小时仍然没有胎便排出或4天后仍有胎便排出，需立即到医院进行检查，排除先天性肛门闭锁症或先天性巨结肠症的干扰。

开始喂奶后，新生宝宝的胎便会发生一些变化。对于母乳喂养的宝宝大便呈金黄色糊状，有酸味、无臭味、无奶瓣，大便次数较多些，每天排便在1～4次，有的新

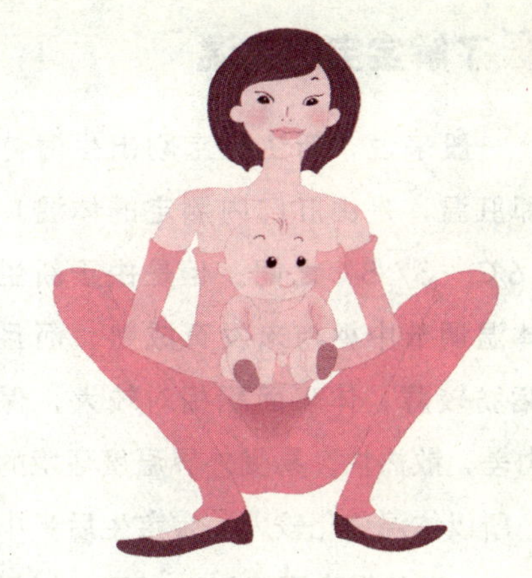

生宝宝几乎每次喂奶后都会有大便排出，而且很软，有时还会出现黏液或者排出绿色大便。若每日排便在7～8次，宝宝吃奶正常，体重也增加则属正常现象。人工喂养的宝宝大便呈淡黄色，粪便较干，稍有臭味，大便次数较少，每日排便在1～2次，有的宝宝甚至2～3天才排便1次。

对于那些大便呈淡绿色的情况，家长不必惊慌，其原因主要与这几个方面有关：

- 乳类中含有丰富的铁，未能完全吸收，从大便中排出，使其呈绿色。
- 某些乳类中优质脂肪容易消化，在消化过程中胆汁消耗较少，多余的则从大便排出，而呈现绿色。
- 肠道有炎症或肠蠕动过快，在肠道中的胆红素尚未转换就从大便中排出，而呈绿色。

了解宝宝的体温

一般来说，新生宝宝刚出生时体温（即肛温，是由肛门内测定的体温）在37.6℃～37.8℃之间。但是由于新生宝宝体温调节中枢尚未发育成熟，而且皮下脂肪较薄，体表面积相对较大，保温能力差，散热快，易受外界温度环境的影响，所以体温变化较大。宝宝生后半小时到一个小时体温会下降2℃～3℃，以后再逐步回升，在36℃～37℃之间波动。

● **注意新生宝宝所在环境温度的高低** 新生宝宝出生后的最初两天室温以33℃为宜，以后逐渐下降。

● **注意新生宝宝保暖** 注意衣被厚度要适当，以手脚保持温暖而又不出汗为宜。而早产儿最初的一段时间以34℃～35℃为宜，以后再逐渐降低，而且降低的速度比正常儿要慢些(具体情况向专业医生咨询)。此外，在新生宝宝刚娩出时也应该重视保暖，迅速将宝宝皮肤擦干并用温暖的毛巾包裹。将婴儿置于母体胸前，也有利于保持婴儿正常的体温；沐浴时由于热量损失增加，动作要快，并适当提高室温，当宝宝体温不稳定或体温较低时千万不可沐浴。在冬季还需注意保暖，室内温度要保持在18℃～22℃之间，如果室温过低还容易引起硬肿症。

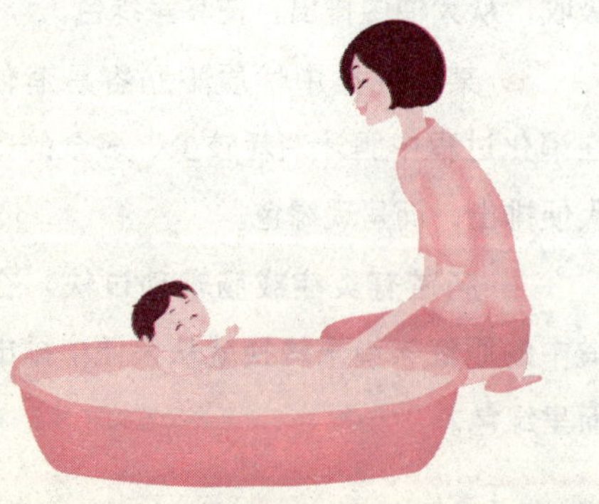

需要引起父母亲重视的是，当你在家给宝宝测量体温时，要注意些什么呢？

● 尽量让宝宝保持安静，不要在哭闹时测。

● 给宝宝测量体温时不应在刚吃完奶后，因为这个时段体温较高。

● 不要在刚给宝宝洗完澡后测量体温，因为刚洗完澡的宝宝体温较低。

小宝宝睡得香

宝宝每天除了啼哭、进食外，几乎大多数时间都处于睡眠状态。宝宝的睡眠习惯具有一定的遗传倾向，睡眠时间也要因人而异。不能单纯以睡眠时间的长短来判断生长是否正常，也不要在宝宝毫无睡意时强迫他睡觉。

新生宝宝每天有18～22小时是在睡眠中度过的。只是在饥饿、尿布浸湿、寒冷或受到外在干扰时才会醒来。只有宝宝睡眠有规律了，睡醒后才会精力足、情绪好、食欲佳，身体体重、身长、头围、胸围也会在不知不觉中健康发育。

那么，父母亲为了给宝宝营造一个良好的睡眠环境，需要注意哪些问题呢？

1. 新生宝宝睡眠时，室内一定要保持安静。

2. 最好让小宝宝独睡一张小床，这样既能减少交叉感染的机会，又有助于培养宝宝正常的生活规律和良好习惯。

3. 对于那些睡在妈妈身边的婴儿来说，也要尽量不要和妈妈同盖一张被子，以免不小心被妈妈挤压。

4. 宝宝的被褥不宜过厚、过重或是蒙在婴儿脸上。

5. 由于新生宝宝自己不能翻身，要是经常睡一个方向，容易引起头颅变形，睡成扁头或铲刀头，为此，每隔 4 小时左右要给新生宝宝调换一次卧位。

6. 给新生宝宝喂奶、喂水、换尿布时，最好在同一时间段进行，尽量不要在宝宝睡得正熟的时候做。

新生宝宝的皮肤

● **正常新生宝宝出生时** 皮肤柔嫩，呈玫瑰红色，表面角质层较薄，覆盖着一层灰白色的胎脂，这层物质由皮脂腺分泌的皮脂等组成，具有保护皮肤、防止感染等作用，皮层下毛细血管非常丰富。

● **新生宝宝出生后数小时** 胎脂开始逐渐被皮肤吸收，这个时候尽量不要人为地用水洗去或用纱布等东西将其擦去。但头皮、耳后、腋下及腹股沟等皱褶处的血迹和胎脂可以轻轻擦去。对于头顶部胎脂较厚的新生宝宝，可以搽一点植物油，等其干燥后便会自然脱落。

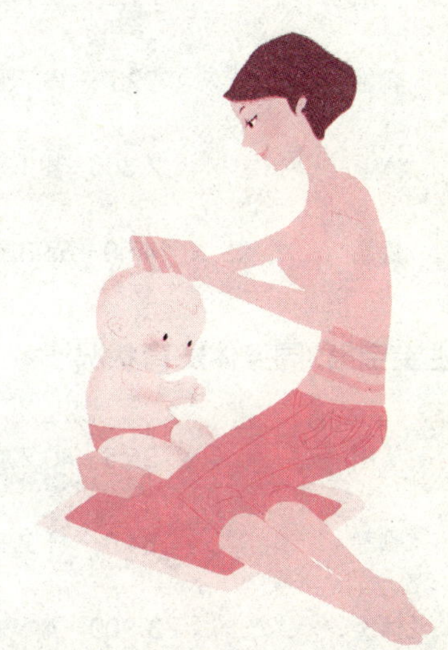

● **新生宝宝出生一周后** 胎毛开始脱落，当父母亲给宝宝洗澡时在水中可看到许多漂着的细绒毛。

● **出生后的 10 ~ 15 天内** 新生宝宝全身皮肤会变得干燥，出现鱼鳞状纹路，以后会渐渐脱皮。

由于新生宝宝皮肤很娇嫩，局部防御机能差，很容易受损伤，一旦受伤也是细菌入侵的门户，轻者会引起局部感染发炎，重者还可能扩散至全身，败血症就是其中之一。为此，在这段时期，父母一定要注意新生宝宝皮肤的清洁卫生，在头、颈、腋窝、会阴部及其皮肤褶皱处应勤洗并保持干燥，以免糜烂。

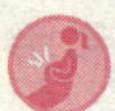

新生宝宝1～4周身体发育状况

新生宝宝第1周身体发育状况

头围	31.9～36.7厘米（男）	31.5～36.3厘米（女）
胸围	29.7～35.7厘米（男）	29.8～35.4厘米（女）
体重	2 500～4 100克（男）	2 400～4 000克（女）
身高	47.0～53.8厘米（男）	46.6～53.0厘米（女）

新生宝宝第2周身体发育状况

头围	35.5～40.7厘米（男）	35.0～39.8厘米（女）
胸围	34.0～41.2厘米（男）	33.5～40.3厘米（女）
体重	3 900～4 300克（男）	3 600～4 000克（女）
身高	52.3～61.5厘米（男）	51.7～60.5厘米（女）

新生宝宝第3周身体发育状况

头围	37.5～42.7厘米（男）	37.0～41.8厘米（女）
胸围	36.0～43.2厘米（男）	35.5～42.3厘米（女）
体重	4 200～4 600克（男）	3 900～4 300克（女）
身高	54.3～63.5厘米（男）	53.7～62.5厘米（女）

新生宝宝第4周身体发育状况

体重	4 900克左右（男）	4 600克左右（女）
身高	56.6 厘米（男）	55.6厘米（女）

新生宝宝的听觉

听力是人体的中枢神经系统和听觉器官联合活动而产生的一种反应能力，有人说宝宝出生时没有听觉，其实，这是一种错误的说法。因为宝宝天生就具有听觉，它在胎儿期已经形成。只不过宝宝刚出生时，耳鼓腔内充满了黏性液体，还没有清除干净，妨碍了声音的传导，所以听觉不是很灵敏，但是随着黏性液体逐渐被吸收，宝宝的听觉灵敏度也在逐渐提高，对强烈的声音刺激会产生震颤及眨眼反应。因此，在这个时期，父母要格外注意对宝宝听力的保护。

父母亲如果用持续、温和的声音在距离宝宝耳朵10～15厘米处进行刺激，他会转动眼球甚至转过头来。宝宝大约在3个月时，能分辨出不同方向的声音，并会向声源转头；3～4个月时，能倾听音乐，并且对音乐（如催眠曲）表现出愉快的表情；4个月时，能分辨出大人的声音，比如听到妈妈的说话声会异常高兴，并发出一些声音，这好像是和妈妈对话一样。

新生宝宝的视觉

新生宝宝出生后就具有一定的视觉能力，可以感受到光的存在，在光线适度的情况下能睁开眼睛。这一时期，如果对宝宝进行视觉刺激，能增强其日后的视觉能力。

正常新生宝宝的两个眼球虽然已经成形，但他的视力尚未发育完善，眼球只能进行无目的的运动。出生后的几个月视力会逐渐增强，直到七岁才能基本发育完全。一般估计，新生宝宝从出生到一星期之内的视力在0.01～0.02之间，2周后可以感受50厘米以内的物体，眼睛还能追随移动的物体而运动。快满月时，新生宝宝的视力在0.05～0.1之间。此外，新生宝宝的视力还有下面两个特点：

● **只在安静觉醒时才看东西** 新生宝宝只有在安静觉醒的状态下才有看东西的兴趣，然而这种状态持续的时间又是很短暂的，仅占一天时间的1%～10%左右。

● **喜欢看人脸** 新生宝宝喜欢看轮廓鲜明和色彩对比强烈的图形，人脸也是他喜欢的，当你和宝宝面对面对视时，你会发现宝宝的眼睛睁得大大的，明亮亮的，而且常常会停住吸吮或运动，全神贯注地凝视你。这时，如果你仍然面对宝宝的脸，将头慢慢转向一侧时，宝宝会追随你向水平或垂直方向慢慢移动眼和头。如果你戴着眼镜与宝宝说话，更能吸引他的注意，因为眼镜的折光，声音的刺激和嘴的活动更能刺激宝宝，增强他的感受，吸引他的注意力。

新生宝宝的触觉

新生宝宝从降生人间的那一天起，触觉敏感性就已得到相当的发展，而皮肤是首先感应到的部位。宝宝喜欢在妈妈怀里的那种温暖的接触，这种感觉让他仿佛回到了在妈妈子宫里被羊水和软组织包裹的那段温暖的日子。通过父母亲的拥抱与抚摸，宝宝可以获得充分的满足与舒适感，还有安全和被爱的感觉。

宝宝和成人的身体接触对身体发育及情绪发展都非常重要。尤其是新爸爸一定要多和宝宝进行适当的身体接触，这不仅是一种良好的感情交流的方式，更能促进宝宝的身体发育，促进其对环境的反应能力。

新生宝宝的触觉很发达。往往对冷与热的刺激特别敏感，比如对牛奶及洗澡水的冷热都有反应。婴儿一般都是通过嘴和手的触摸去感知外界刺激的，早期触摸感觉的发展与长大后手的灵巧程度有很大关联。但是父母往往不重视这方面的问题，有的父母怕婴儿小手抓脸而将衣袖做得很长，使婴儿手臂弯曲不能自如，小手无法触摸东西，影响触觉功能的发展。

此外，新生宝宝对不同的湿度、物体的质地和疼痛均有不同程度的触觉感受能力。新生宝宝都喜欢接触质地柔软的物体，而触觉灵敏的嘴唇和手更是宝宝喜爱触碰的部位。

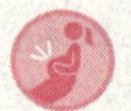

新生宝宝的嗅觉

嗅觉是由挥发性物质发出的气味，作用于嗅觉器官感受细胞而引起的。新生宝宝的嗅觉系统已经发育成熟，能分辨不同的气味，当他闻到自己喜欢的气味时，会出现心率加快、活动量改变的反应，并能转向气味发出的方向，比如，当闻到奶香气味，他会露出笑脸并将头转向奶瓶；而对刺激性较强的气味他会做出本能的排斥反应，例如闻到茴香、醋酸、胶液等怪味则立刻转头避开。

值得一提的是，灵敏的嗅觉还能帮助宝宝分辨和寻觅长期闻到的味道，尤其对来自母亲身上的气味就特别敏感。这也是宝宝在妈妈的怀中，为什么总能找到乳房的位置。一般来说，出生后6天的新生宝宝即能辨别母亲乳汁的气味。

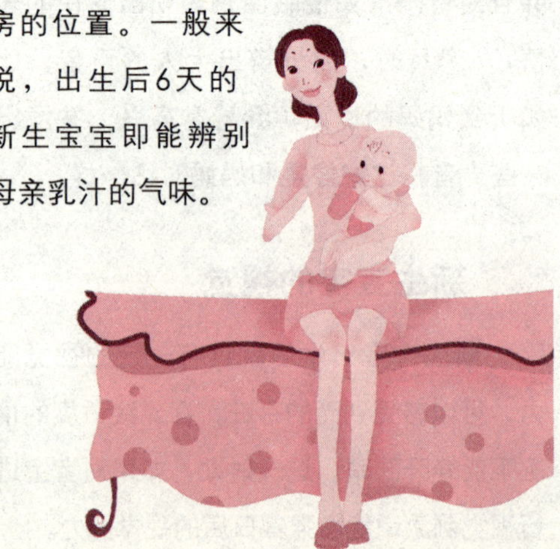

新生宝宝的知觉

知觉是外界刺激作用于感官时人脑对外界的整体的看法和理解

人们常常认为新生宝宝是无能的、被动的个体，不具备探索外部世界的潜在能力。而研究表明，出生2天的宝宝可以分辨出形状，他们看人脸的时间比看圆形或其他不规则形状的时间要长。对从出生到6个月的宝宝进行的研究更能说明这种视觉偏好，他们凝视人脸图片的时间几乎两倍于任何其他图片，也许你会认为宝宝天生对人感兴趣。其实宝宝并非对人脸感兴趣，而是对人脸的轮廓和曲度感兴趣。

知觉是观察力的萌芽，在知觉的基础上观察力也逐步发展

婴儿在3～4个月时即可出现形状知觉；4～5个月时出现手眼协调的动作；24个月时有整体知觉，能把外显的和部分被遮蔽的物体看成同一物体。1岁末开始有浅表的空间和时间知觉，到3～4岁能辨别上下、前后，昨天、今天和明天，早晨和晚上；5岁才能辨别以自身为中心的左右。研究还表明，知觉发育的早晚和小儿与外环境的接触密切相关。

为此，父母亲应多让宝宝做各种游戏加快知觉发展，尤其要创造条件让他们多摆弄各种物体。

新生宝宝的味觉

味觉是宝宝出生时最发达的感知觉，它在胎儿时期已经初步成熟，宝宝一出生味蕾已发育很好，具有比较完整的味觉，能够分辨出酸、甜、苦、辣等不同味道，且对味道的灵敏度较高。

当宝宝吸吮盐水后，他会有轻微的呼吸抑制现象；而当吸吮的是水或牛奶时，他会停止吸入；只有吸吮母乳时，他的吮吸动作才会丝毫不受影响。可见，宝宝敏锐的味觉还是自我防御能力的本能表现，是自我保护的初期意识，具有保护生命的重要价值。有趣的是，新生宝宝对酸、甜、苦、咸四种基本味觉也是有偏好的，也许你会发现宝宝从一出生就喜欢吮吸有甜味的食物，对其他味道的食物则会抗拒。一般来说，新生宝宝喜欢奶味、甜味，不喜欢苦涩、酸咸的味道。为此，年轻的父母喂养宝宝时一定要尊重宝宝的口感，根据宝宝的味觉偏好，有意识地训练和调整他的食欲，以促进各方面的生长发育。不过，宝宝的味觉只在婴儿和儿童期发达，随着渐渐发育成熟，机体的防御能力越来越强，味觉也就逐渐衰退。

教你听懂新生宝宝的语言

爱因斯坦曾说："一个人的智力发展和形成概念的方法，在很大程度上先取决于语言。"可见语言能力与智力发育是密切相关的。从宝宝呱呱坠地的第一声啼哭起，就发出了他人生的第一个响亮音符。通常，在宝宝生命的第一年里，语言发展大概要经历下面三个阶段：

第一阶段	0～3月	简单发音阶段
第二阶段	4～8月	连续发音阶段
第三阶段	9～12月	学话阶段

新生宝宝于简单发音阶段。宝宝在第一个月偶尔会吐露"ci、ou"等音符，这种"咿呀"语，并不是在模仿大人，这样做是为了听到自己的声音，而且不同的声音还暗示着他不同的情绪。这种"咿呀"语和真正的语言不同，不需要去教，父母要把宝宝当成"谈伴"，耐心地与他交谈，通过微笑和鼓励来增加宝宝"咿咿呀呀"的次数。

比如，一位妈妈对她1个月的宝宝说："宝贝白天乖吗？你好吗？好，你说？你觉得好吗？我很高兴，你呢？也很高兴。你现在想要什么？你的奶瓶？这是你想要的？好，它在这儿。"在这次对话中，妈妈假定她的宝宝是有说话能力的，妈妈每问完一个问题便停顿一下，给小宝宝回答的机会，然后又接着说。妈妈的这种对话方式向小宝宝表达了她的愿望，希望他们彼此间能够交谈。当宝宝终于开始说话时，父母还可以继续这种对话方式。值得注意的是，家人的语言一定要简短，谈话速度要慢，音调要高一些，做到抑扬顿挫，关键词要多重复几次，这样反反复复地对话宝宝才会有兴趣。

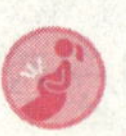

了解宝宝简单而重要的社会关系

宝宝的社会关系相对成人而言是非常简单的，他主要同照顾的人发生接触，而照顾者常是父母亲，而且与保姆、祖父母、外祖父母和其他婴儿等人群，彼此之间不用言语也能很好地协调起来。

母亲和婴儿之间，似乎多少有些神秘的色彩。当婴儿需要母亲的时候，母亲似乎总是恰好准备要去看她的小宝宝；而

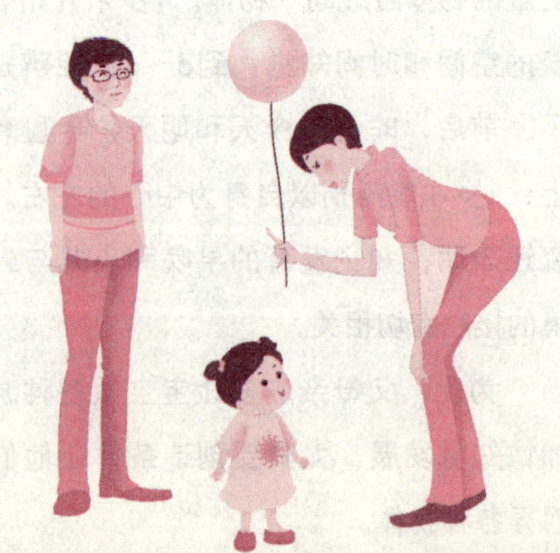

当母亲去看宝宝的时候，宝宝也似乎总是正在等待着她的到来。这种协调紧密的关系被称为母婴同步性。出生仅几个星期的婴儿在接触母亲时就会不自觉地睁开和合上眼睛。母亲和她的小宝宝之间这种类似“交谈”的关系，在许多方面相似于成人间的对话，只是婴儿不会用真正的语言交流而已。那么，这样交流又是如何进行的呢？当母亲凝视着她的小宝宝，平静地等待着他的谈话、动作时，小宝宝会天真地做出各种反应，母亲也许会通过模仿宝宝的姿势，或者对着宝宝微笑，或是说些什么事情来回答宝宝。母亲每做一次，中间都略有停顿，给宝宝一个轮流“交谈”的机会，好像小宝宝在这种交流中是一个很有能力的人。当这种交流持续时，小宝宝会明显地表现出紧张，他的动作和声音变得更频繁，也会显得突然和不稳定。而某些时候，宝宝也会放松和打断这种紧张，不再注视他的母亲，而是用一小会儿时间注视或触摸其他物体。在一个适当的时间间隔后，母亲和宝宝又会回到对彼此的注意上去，继续开始他们的“交谈”。

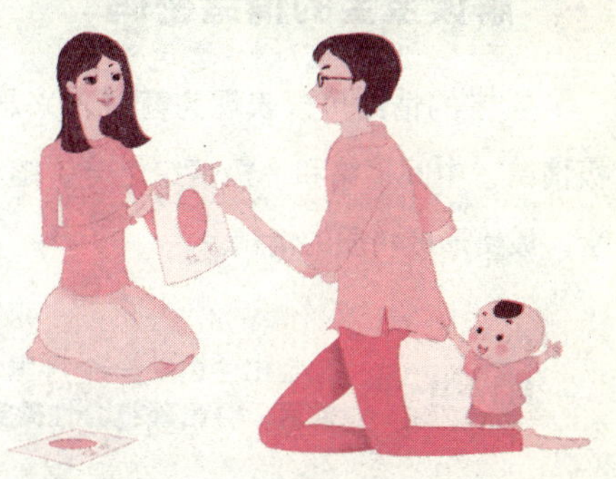

直到宝宝几个月时，这种母婴之间的协调活动依旧会保持着。但这时的交流有了新的内容和形式，小宝宝开始主动影响他的母亲，他友善地同母亲微笑、注视，还会不停地“咿咿呀呀”跟你谈话。这种母一婴同步性强化着母亲和宝宝的关系，在很大程度上还能影响着宝宝成年以后与家庭的关系。

温馨小提示

在影响新生宝宝社会关系方面，父亲对宝宝的影响和母亲有很大的差异。比如，父亲和母亲同宝宝玩同样的游戏，但他们的方式不同。与父亲的游戏往往倾向于出现激动的情形，比如，有些父亲喜欢忽然把宝宝高高举起，又忽然放在床上。而且父亲更倾向于竞争感，用更多的时间同宝宝玩，而不是“交谈”。总之，无论是母亲还是父亲，在培养、教育自己的子女中都有着同样的义务和能力。

解读宝宝的情绪密码

宝宝的情绪可以表现为喜悦、兴趣、愤怒、恐惧、焦虑、忧郁等，这些情绪表现有积极情绪、中间情绪和消极情绪之分。随着年龄的增大，这些情绪在每一个宝宝身上会不断组合，最终形成特质的情绪。

月龄	情绪表现
第1个月	宝宝出生的头一个月里，由于刚开始适应新环境，消极的情绪比较多，而满月前后，会出现社会性微笑，表现出愉快和满足
第2个月	宝宝积极的情绪逐渐增加，当吃饱又温暖的时候，还能看到活泼、微笑的表情。尤其是对妈妈或是亲近的人，常有一种特有的表情
第3～4个月	会出现愤怒、悲伤
第5～6个月	宝宝对艳丽颜色或发声的玩具特别感兴趣。同时，他们也会通过吮吸和回避的方式调节消极情绪
第7～12个月	出现依恋，同时会经常出现愤怒、恐惧和悲伤等消极情绪

为了培养宝宝良好的情绪状态，家长要经常跟宝宝交流，知道宝宝的感觉并懂得如何对待这些感觉，这对宝宝身心发展是非常重要的。

解析宝宝的依恋情结

依恋是婴儿和照顾者之间亲密、持久的情绪关系，表现为婴儿和照顾者之间的相互影响和渴望彼此接近，主要体现在母婴之间。依恋的形成和发展有四个阶段：依恋期、依恋建立期、依恋关系明确期和目的协调的伙伴关系。

● **依恋期** 即出生至2个月，这个时候的宝宝对所有的人都能做出反应，不能将他们区分开来，对特殊的人（如亲人）没有特殊的反应。为此，这个阶段又叫无区别的依恋阶段。

● **依恋建立期** 从2个月至7～12个月，宝宝进入依恋建立期。此时的宝宝对熟悉的人开始建立特殊的友好关系，能从身边的人群中分辨出谁是最亲近的人，而且特别愿意和他接近。这时宝宝也能够接受比较陌生的人的关照和注意，也能忍耐同父母的暂时分离，但是小家伙会带有一点伤感的情绪。

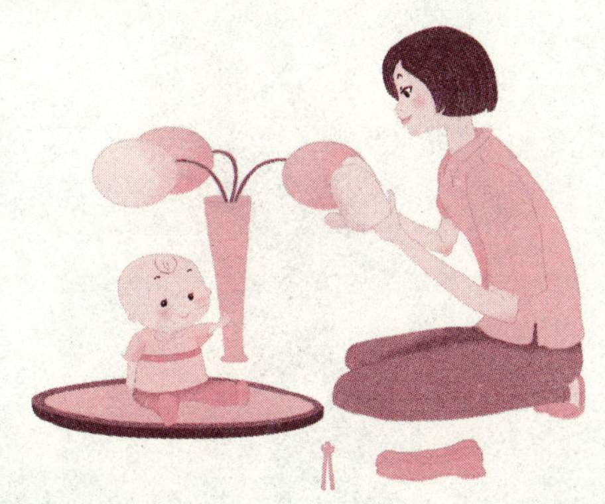

在宝宝的依恋情结中，对其影响最大的则是母亲。母亲能否敏锐而适当地对宝宝的行为做出反应，能否积极地同小宝宝接触，能否在宝宝啼哭的时候及时给予安慰，能否在拥抱小宝宝时更加小心体贴，能否正确认识宝宝的能力等，都会直接影响着这种母子依恋的形成。

新生宝宝的气质

气质是宝宝对待环境的独特方式，在一定程度上由其大脑中的神经类型而决定。每个宝宝都是独立的、世界上独一无二的个体，气质没有优劣之分，父母要懂得尊重宝宝的个性，针对自己宝宝的气质为他提供一个快乐健康的成长环境。

新生宝宝还谈不上有稳定的性格，但宝宝降生以后，会渐渐表现出一些行为上的差异。有的宝宝好动、活泼；有的安静；有的急躁；这些个别差异都是与生俱来的气质差异。下面是宝宝主要的三种气质类型：

● **容易护理的婴儿** 这类宝宝的行为比较有规律性，容易感到舒适，有安全感，容易适应，容易对新的刺激产生积极反应。

● **慢慢活跃起来的婴儿** 这类宝宝很少表现出强烈的情绪，无论是积极的还是消极的。他们总是可以缓慢地适应新环境，经过“害羞”和冷淡，就会活跃起来，适应得很好。

● **较难护理的婴儿** 这类宝宝吃、睡等活动都不规律，属于情绪型，对新事物有强烈的反应，安全感较差。

以上气质类型在婴儿期表现得最充分，随着宝宝的成长及各种因素的影响，气质特征会变得复杂起来。

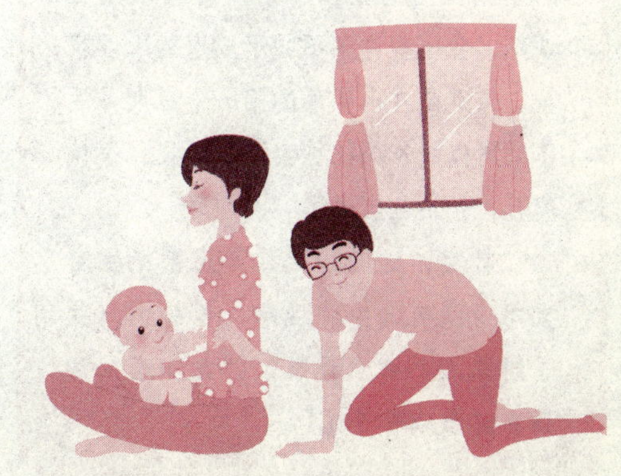

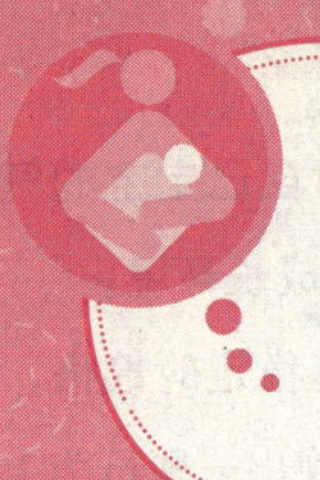

新生宝宝>

特殊生理状态与常见问题处理

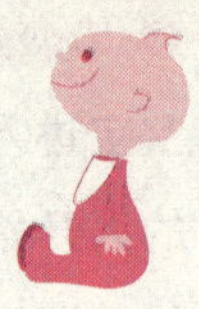

新生宝宝生理性体重下降

宝宝出生后3～5天内，多数妈妈会发现宝宝体重有所下降。遇到这种情况千万不要着急，因为新生宝宝出生后的几天体重下降属于正常的生理现象，这种现象被称为生理性体重下降。一般来说，这种体重下降不会超过新生宝宝出生体重的8%，最迟10天就会恢复甚至超过出生时的体重。

新生宝宝体重下降的原因主要是出生后会排出胎便和尿液，并且通过皮肤、肺

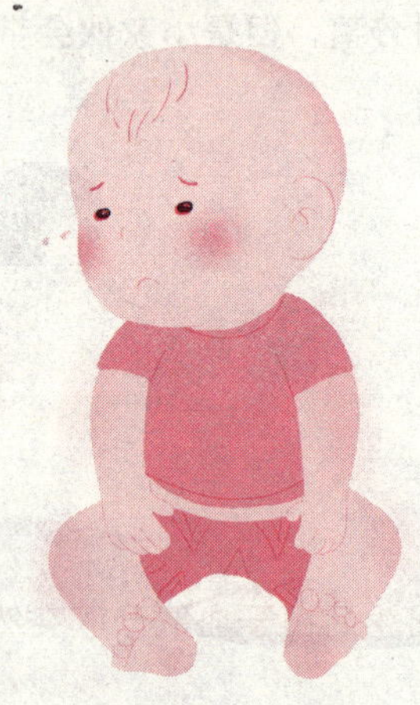

等途径丢失了许多水分，加之刚出生的宝宝食量很少，或因吸吮能力弱、妈妈的授乳量不足，摄入量没有消耗量大，因此造成了短时间暂时性的体重下降。随着宝宝吃奶量逐渐增多，机体对外界的适应性逐步调整，体重下降3～4天后新生宝宝的体重就会逐渐回升，7～10天后体重就会明显增加，大致每天以30克的速度增长，这时小宝宝体内的发育才算步入正常的轨道。

但如果10天后仍未恢复到出生时的体重，那就不是“生理性体重下降”了，家长应及时带宝宝去医院检查治疗。考虑是否存在哺乳量不足，牛奶冲调浓度不符合标准，或有无疾病等因素的干扰。

温馨小提示

刚出生的宝宝由于发育尚未完全成熟，会出现许多不同于成人的生理状况，特别是在出生后的第一个星期，而不明所以的爸妈往往会不知所措、手忙脚乱，生怕宝宝出了“大问题”。

其实，这些状况都是正常新生宝宝本来就有的生理现象，爸妈们只要了解原因，细心观察，就会知道宝宝正在健康成长着呢！

新生宝宝生理性黄疸

黄疸是新生宝宝一种常见的临床症状，最先出现在面、颈，然后遍及躯干及四肢，呈黄色，手心足底不黄。除黄疸外，新生宝宝全身健康状况良好，不伴有其他临床症状，大小便颜色正常。年长儿或成人出现黄疸都是病理现象，新生宝宝则分生理性和病理性两种。生理性黄疸属于正常生理现象，不需治疗。一般来说，足月儿在10～14天消退，早产儿会延迟至3～4周消退。新生宝宝生理性黄疸产生的原因主要有两方面：

由新生宝宝胆红素代谢的特点决定

胎儿出生后由于血氧分压突然升高，红细胞破坏很快，产生较多胆红素，而新生宝宝肝酶活力低，无法清除过多的胆4含量3.4～13.7μmol/L（0.2～0.8mg/dl），若超过25.7～34.2μmol/L（1.5～2.0mg/dl）即出现黄疸。

母乳中的化学物质和激素也是引起新生宝宝黄疸的原因之一

母乳喂养的新生宝宝多发生黄疸，但这种黄疸多为生理性黄疸，对新生宝宝没有危害，应鼓励母亲继续母乳喂养。

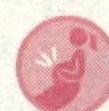

新生宝宝假月经

有的父母在给出生5～7天的女婴换尿布时会发现宝宝阴道出现一些血样的黏液，量不多，宝宝也没有其他不适反应，这种情况属于正常生理现象，1～3天后就会消失，无须什么治疗。

产生这种现象是由于母亲在妊娠后期将雌激素传给胎儿，这种内分泌激素能够刺激女婴生殖道黏膜增殖、充血。新生宝宝出生后，由于从母体获得雌激素的来源中断，体内雌激素浓度也随之急剧下降，3～5天后则会降至很低的程度，雌激素对生殖黏膜增殖、充血的支持作用也随之中断，于是，原来增殖充血的子宫内膜就随之脱落，导致女婴从阴道里排出少量血液和一些血性分泌物，出现了类似“月经”的表现，故称为“假月经”。

由于出血量很少，因此对于这种阴道出现的问题不需找医生治疗。对于血液和分泌物，可用消毒纱布或棉签轻轻拭去，而不能局部贴敷或敷药，否则会引起刺激和感染。但是，如果阴道出血量较多、持续时间较长，应考虑是否为新生宝宝出血性疾病，需及时请医生诊治。

生理性乳腺增大

新生宝宝不论男女出生3～5天后，都会出现乳腺肿胀的现象，能摸到有蚕豆大或山楂大小的硬结，轻轻挤压肿胀的乳房有的还能分泌出几滴至20毫升的乳汁，其乳汁成分与母乳的初乳相似。这种情况属正常现象，大多数在2～3周内消退，家长不必多虑。而早产婴则很少出现这种现象。新生宝宝乳房肿胀，是胎儿在母体内受到了卵巢孕酮的影响；新生宝宝泌乳则是因胎儿受母体垂体催乳素的影响而引起。需要提醒家长的是，面对肿胀的乳房千万不要挤压，一旦不慎则会把乳头挤破，带进细菌导致乳腺红肿、发炎，严重的还可能引起败血症。为此，家长千万别因错误的举动无意中害了宝宝。

“马牙”是怎么回事

新生宝宝出生后，在牙龈边缘或上腭，常会看到一些凸起的黄白色芝麻大小的小斑点，俗称“马牙”。

有些家长认为它是不祥之兆，要用针挑破，有的用布给擦掉。也有人认为不挑掉马牙会妨碍以后出牙，这些都是毫无科学根据的。事实上，“马牙”不是病态，是胚胎发育过程中一种上皮细胞堆集而成的角化上皮珠，属于正常现象，医学上称为“上皮细胞珠”，无须治疗，几周内便会自行消退。而用布擦拭或用针挑，极易发生口腔炎，甚至引起败血症。因为，新生宝宝的口腔黏膜十分柔嫩，血管丰富，唾液腺的功能发育尚未成熟，口腔黏膜较干燥易受损伤，细菌很容易从破损的黏膜侵入。如遇到个别长得比较大，并伴有发痒、发胀的现象，应及时去医院进行处理。

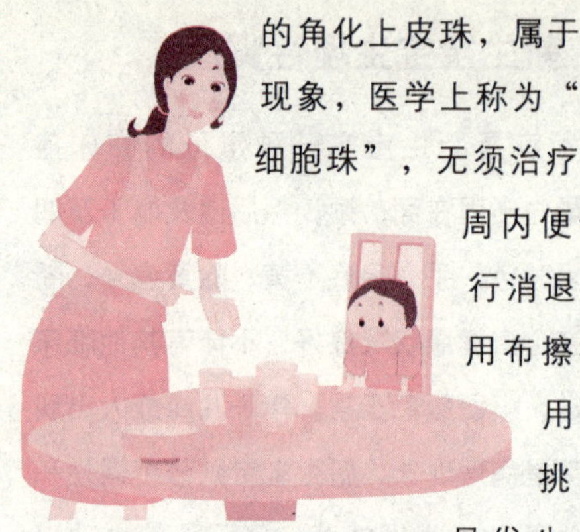

新生宝宝鹅口疮

正常新生宝宝的口腔黏膜红润透亮，平滑可爱。可有些新生宝宝的口腔黏膜会长出一些类似奶块的乳白色小点，像是一些积存在黏膜上的稀粥残渣，不容易擦掉，严重时连成一片状，布满于口腔两侧、舌面、上颚，俗称“雪口”，就是人们常说的“鹅口疮”。

鹅口疮是由白色念珠菌引起的口腔黏膜炎症，这种病菌多寄生在健康人的皮肤、肠道、阴道上，如果乳具消毒不严，乳母奶头不洁或是喂奶者手指污染最容易感染上，有的还会由出生时经产道而感染。鹅口疮多见于腹泻、使用广谱抗生素或肾上腺皮质激素的患儿。

不过，新生宝宝鹅口疮还是可以预防的，要注意以下几点：

1. 平时只要注意口腔护理，每次喂奶前，妈妈要洗手和擦净乳头，双手也要洗干净。

2. 喂奶后再喂几口温开水，及时冲去留在口腔内的奶汁，这样霉菌就不会生长了，但千万不能用布擦洗宝宝的口腔。

3. 新生宝宝用的奶具一定要煮沸消毒后才能使用。

4. 如果患鹅口疮后，家长用2%碳酸氢钠清洁口腔,再用1%龙胆紫（紫药水）涂抹患部，每天2～3次，轻者数天后便会自愈。或用制霉菌素，每次10万单位，加水1～2毫升，涂抹患处，每天3～4次。另外，还可口服制霉菌素，每次5～10万单位，每天3次。

新生宝宝脱水热

新生宝宝出生后2～4天时体温会骤然升高到39℃～40℃，这时的宝宝烦躁不安、易啼哭，但身体没有其他不良疾病的表现。如果家长给宝宝喂几次葡萄糖水或注射葡萄糖液后，体温会骤然下降，一切恢复正常，医生称这种现象为“脱水热”。

脱水热的原因

〖宝宝体内水分不足〗这是因为新生宝宝出生后，由于呼吸、皮肤蒸发、排出大小便会失去相当量的水分，而出生后3～4天内母乳分泌量较少，如果不注意补充水分会造成体内水分不足。

〖环境温度过高〗这种反应在干燥时节或是炎热季节更容易出现。此外，许多家长害怕新生宝宝着凉，人为地创造高温环境，给宝宝包裹过严，使宝宝体温升高，呼吸增快，增多皮肤蒸发的水分，如果这时补充液量不足，也会引起脱水热。

脱水热的预防

为预防脱水热的发生，在新生宝宝初生的几天内，如果母乳奶量不足，可以给宝宝喂葡萄糖或白开水，炎热时候要避免过度保暖，以防出汗过多。一旦发现脱水热，应每隔2小时喂一次水或立即给病儿口服5%的葡萄糖水，每次控制在10～15毫升。如果仍不退热或抽风不止，家长应立即将宝宝送往医院。

爱心小贴士

新生宝宝尿酸梗塞*

尿酸是人体嘌呤代谢产物，正常人体尿液中产物主要为尿素，而尿酸含量较少。有的新生宝宝出生后的2～5天，会出现排尿前啼哭，尿布上有砖红色斑点的现象，这主要因尿液中尿酸过多沉积而引起。这个时刻家长要注意给宝宝补充足够的水分，使尿液稀薄，这样尿液的颜色很快就会恢复正常，但要注意与血尿鉴别。

新生宝宝不明原因的青紫

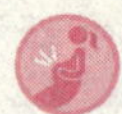

青紫的原因

青紫是新生宝宝期最常见症状之一，这也是一种严重的症状，家长必须给予足够的重视。青紫是血液内还原血红蛋白浓度增高而在皮肤和黏膜上的表现，容易出现在宝宝皮肤较薄、色素较少而毛细血管较丰富的部位，像口唇、指（趾）尖、鼻尖及耳垂等处。新生宝宝的这种反应既可能由肺部疾病换气不足引起，也是先天性心脏病的一个症状，并且还可见于中枢神经系统损伤及某些血液病。

治疗和预防方法

对于新生宝宝出生后不同的青紫反应，要依据具体情况进行对症治疗。比如，新生宝宝在啼哭时或是吸奶后出现青紫，要考虑是否有先天性心脏病的可能。出现异常反应，除了应立即送医院诊治外，父母如能提供一些有用的病史，对疾病的诊断也会大有裨益。

为了更好地预防这种病症的发生，父母亲需加强围生期（中国是指怀孕满28周至产后7整天的这段时期）的保健工作，这也是降低患儿死亡率和伤残率的关键。

新生宝宝尿布疹

新生宝宝皮肤细嫩，毛细血管丰富，局部和全身防御能力差，再加上出生后又离不开尿布，如果家长稍不留意，就会发生“尿布疹”。这时，小宝宝的臀部，在尿布包裹部位处会出现许多粟粒大小的红色丘疹，即“尿布疹”。严重的新生宝宝皮肤还会发生糜烂、溃疡，有组织液渗出，整个臀部呈现鲜红色，宝宝哭闹不安，有的皮疹还会向外延及大腿内侧或腹壁等处。尽管尿布疹是兜尿布而引起的，但不是所有兜尿布的小儿都会发生尿布疹，那么，有哪些原因会引起尿布疹呢？

尿布疹的原因

〖新生宝宝排尿后没有及时换尿布〗尤其是夜间不换尿布，往往容易发生尿布疹。因为尿液中含有尿酸盐，粪便中含有吲哚等多种刺激性物质，兜尿布后，这些物质会持续刺激皮肤。

〖错误使用纸尿裤〗如果你选择外层塑料，内层有棉布和吸水材料的纸尿裤，往往透

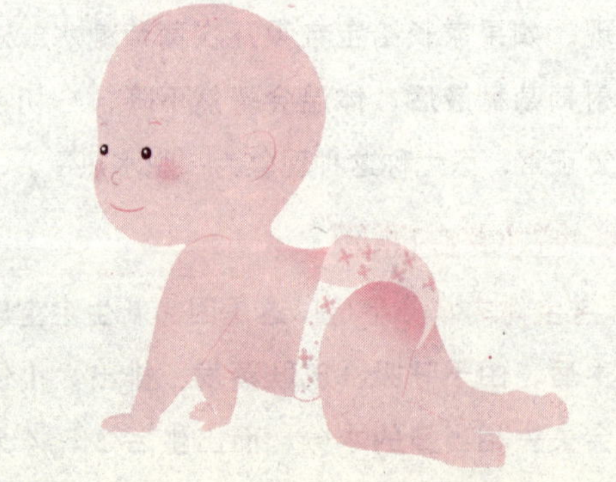

气性不是很好，如果长时间捂在宝宝屁股上，很容易起疹子。

〖臀部潮湿〗许多父母在对新生宝宝的臀部进行清洗后即用尿布给宝宝包裹上，这种做法是不正确的。因为宝宝臀部皮肤褶皱多，清洗臀部后水分不易擦干，马上包上尿布，会使局部不透气。如果再给潮湿的臀部拍上粉，看起来臀部皮肤变得更干燥了，但实际上粉吸水易变成块状，不仅局部仍然潮湿，而且粉对宝宝娇嫩的皮肤也会形成刺激。长此以往，容易引起宝宝尿布疹。

〖清洗不及时〗有些父母或保姆在宝宝便后用尿布将臀部的大便擦去，而没有及时清洗，当再兜着尿布时，在潮湿有刺激物的环境下对宝宝的小屁股是非常不利的。

尿布疹的预防

新生宝宝尿布疹重在预防，一旦发现臀部发红、糜烂时更要及时治疗。为预防病症的发生，家长护理小儿时动作要轻、要柔和，并要经常更换尿布，每次大便后用湿水清洗臀部，然后揩干，并涂上1%鞣酸软膏，保持臀部干燥。

毒性新生宝宝红斑

新生儿毒性红斑俗称新生儿皮疹，这种红斑很坚硬，外表呈浅黄色或白色丘疹或脓包状，通常，有30%～70%的新生宝宝生后24～48小时会出现全身性红斑，开始时为丘疹，第二天逐渐加重，成为红斑，第三天消失，有的直到第二周才消失，不需要治疗。

毒性新生儿红斑是皮肤毛囊周围出现的红斑，因为红斑较小，有时被称为虱胶性红斑。这种不良反应以红斑、丘疹及脓疱为特性，脓疱为无菌性，含有大量的嗜异红性白细胞。新生宝宝的胸部、背部、脸部及四肢是好发部位，但也可能分布在身体各处，除了手掌与脚底外。其原因主要与新生宝宝皮肤对一些接触物如肥皂、油类等过敏，或是新生宝宝皮肤受床单或衣物的刺激而产生反应。这种红疹在宝宝哭泣时较为明显，不会出现全身性症状，痊愈时不会留下色素沉着。

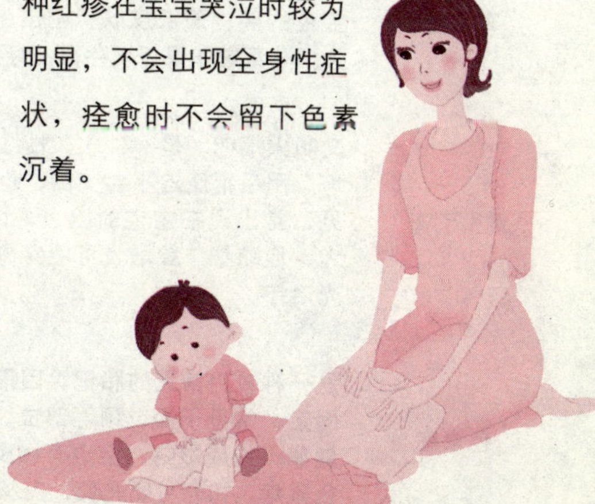

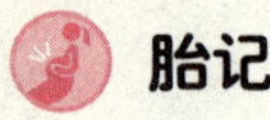

胎记

有些刚出生的宝宝身上会有特别的记号，俗称“胎记”，胎记是新生宝宝常见的斑疹之一，多发生在腰部、臀部、胸背部和四肢，呈青色或灰青色斑块，医学上称为“色素痣”，也叫“胎生青记”。胎记并非疾病，而是人体的一种残遗的体质特征，任何种族都有。它与人体的眼色、发色及肤色深浅程度相关。胎记一般由皮肤色素异常或皮肤血管异常引起，主要包括“斑”、“痣”和“血管瘤”三大类。新生宝宝常见胎记如下表：

蒙古斑	新生宝宝最常见的胎记，属先天性，黄种人尤为多见。宝宝的腰部、臀部及背部是多发部位，呈现出淡灰、青色或暗青色斑片，大多单片发生，呈圆形或椭圆形，境界不清。大多蒙古斑会随着宝宝的长大而自然消退，爸爸妈妈不必担心
咖啡牛奶斑	胎记颜色呈淡褐色，像咖啡再加上牛奶后所调出来的颜色。一般直径在0.5～5cm，呈椭圆形，斑与斑之间界线分明。这种胎记可出现在身体的任何部位（手掌及足底除外），大部分发生在五岁以前的婴幼儿身上，发生概率约为1%左右。咖啡牛奶斑若仅出现少数几个，一般无不良影响；若出现6个以上，且每个斑直径均大于1.5cm，则会显著增加并发神经纤维瘤病的概率，影响宝宝的智力发育
粉红色斑	这种胎记的斑点呈粉红色，用手压一下会变白，但立即会消退。肤色较浅的新生宝宝的眼睑和胸枕骨是多发部位，一般在1岁左右消失
草莓斑	又称血管痣，隆起于皮肤表面，呈鲜红或暗红色，摸上去软软的。常见于新生宝宝的头、面部皮肤，刚出生或者头两个月时开始出现，有的会在10岁前消失。草莓斑如果持续存在，有不断增大的倾向，须给予冷冻及同位素敷贴治疗
葡萄酒斑	又叫火焰痣，是一种永久性红斑，这种胎记带有葡萄酒的红紫色，摸上去很平坦。用手指压迫不会变白，也不会自然消失。宝宝出生时，这种斑就已经看得见，常出现在宝宝的脸上，而且是半边脸。葡萄酒斑虽然在婴幼儿期影响不大，但随着年龄增大可能会愈来愈难看，而且不会自己消退，建议尽早采用激光治疗
色素痣	是一种较为常见的胎记，因黑色素沉着所形成的皮肤良性痣，生长位置往往不固定，常见于面、颈等部位。色素痣生长缓慢，多是点状的小痣，呈良性，对健康不构成影响。但也有极少数会恶变为黑色素瘤，尤其是宝宝生殖器部位的色素痣，如有可疑恶变，应及早做手术切除

大部分胎记会随着宝宝的成长而渐渐消失，但也有相当部分的胎记终身不退，甚至随着年龄的增长而增大，从医学角度来看，这些胎记可能是令人担忧的疾病迹象，如宝宝往往伴有神经系统的疾病，如容易惊厥、智力障碍、运动障碍等。为此，年轻的爸爸妈妈一旦发现宝宝身上有胎记，首先要向医生请教，并要随着宝宝年龄的变化多加观察留意，及时配合医生进行早期治疗。

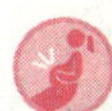

新生宝宝打嗝

打嗝是一种极为常见的现象，尤其多见于新生宝宝。新生宝宝由于神经系统发育尚未完善，控制膈肌运动的植物神经活动功能受到影响。

原因

一旦受到轻微刺激，如冷空气吸入、进食太快，就会发生膈肌突然收缩，发出“嗝嗝”声。例如：

- 小宝宝外感风寒、寒热之气而诱发打嗝。
- 小宝宝乳食不节制，或是吃了生冷奶水或服用寒凉药物会导致气滞不行，脾胃功能减弱而诱发打嗝。
- 妈妈在小宝宝吃得过快或惊哭后哺乳也会造成小宝宝哽噎而诱发打嗝。

防治方法

- 因寒凉所致的打嗝，可给他喝点热水，同时在胸腹部盖张棉暖衣被，冬季还可在衣被外放上一个热水袋保温，用不了多久即可不治而愈。
- 如果小宝宝打嗝时间较长或频繁发作，可在沸水中泡少量橘皮，等到水温适宜时给他饮用，也可止嗝。
- 如果小宝宝乳食停滞不化或不思乳食，打嗝时能闻到不消化的酸腐味，家长可用消食导滞的方法，如在胸腹部进行轻柔的按摩，来消食顺气，打嗝也会自然停止。

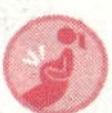

新生宝宝异常的呼吸反应

健康的新生宝宝一般呼吸为40～50次/分钟，呼吸稍有不匀，但不伴有皮肤青紫、心律减慢等情况。异常的呼吸反应在难产、早产儿中较多见，比如因有难产史而造成颅内出血或患肺炎的新生宝宝，容易出现呼吸异常，表现为持续的呼吸急促，鼻翼扇动，频繁地出现呼吸暂停，同时，父母亲应及时做好产前检查，发现胎位不正及异常情况时应即时给予处理，这对预防新生宝宝呼吸异常也是非常重要的。

新生宝宝异常的呼吸反应主要体现在呼吸窘迫和呼吸暂停两个方面：呼吸窘迫即呼吸很费力气，吸气时胸廓软组织及上腹部凹陷；呼吸暂停指患儿呼吸停顿20秒钟以上，伴有面色青灰，心跳减慢至每分钟30次以下。此外，呼吸急促也是一种异常的呼吸反应，当新生宝宝每分钟呼吸持续超过60～70次，则属呼吸急促。

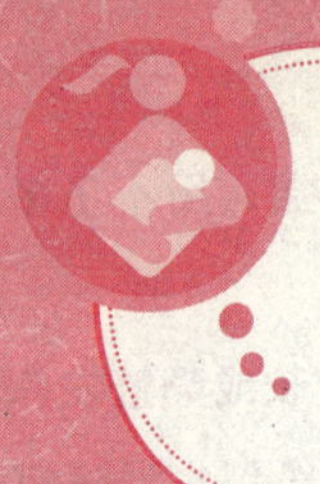

新生宝宝>

喂养与日常护理

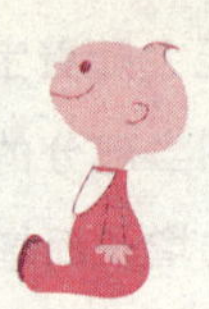

新生宝宝的营养素

对于新生宝宝来说，食物中的营养素可以维持身体的消耗与修复，还能提供新生宝宝生长、发育所需的各种物质。新生宝宝每日营养素的需求量与成人不同，年轻的爸爸妈妈们要根据宝宝身体的发育状况有选择地摄入，新生宝宝所需营养素的摄入情况大概如下：

蛋白质	每日每千克体重约摄取2～3克。母乳中的蛋白质最适合宝宝消化和吸收
脂肪	每日总需求量占总热量的45%～50%。脂肪的优质来源是母乳
糖	每日每千克体重约摄取12克。母乳中的糖为乳糖，最适合新生宝宝消化和吸收
矿物质、宏量元素及微量元素	钠——即氯化钠，可通过母乳喂养进行吸收，但妈妈喂奶期间饭食不宜吃得太咸，当然也并不是越淡越好，因为新生宝宝生长过程中同样需要一定量的盐 钾——新生宝宝可从母乳和牛乳中获取 钙——母乳中的钙有50%～70%被新生宝宝吸收 磷——新生宝宝对磷的吸收一般比较好，不易缺乏 镁——镁和钙相互影响，镁缺乏则会影响钙的平衡 铁——母乳中铁的含量不高，足月宝宝铁的储存量仅可满足4～6个月的使用。早产儿铁的储备量则更少，只能满足出生后8周所需，若不及时补充，易出现缺铁性贫血 锌——新生宝宝一般很少缺锌，无须额外补锌
维生素	健康的新生宝宝很少缺维生素，无须额外补充；对于妊娠期维生素摄入严重不足、胎盘功能低下或发生早产的情况，新生宝宝则容易缺乏维生素D、维生素C、维生素E和叶酸，这就需要根据新生宝宝维生素的缺乏情况及时给予补充
水	婴幼儿须每日定时饮水、喝汤以摄取大量的水分。正常婴儿每日水的需求量约在75～100毫升/千克之间，但婴儿易发生脱水，因此水的摄取量要足够
食物纤维	食物纤维对肠道排便有重要的调节作用，能够减轻便秘，还可减少肠道中各种有害物质的吸收

母乳是新生宝宝最理想的营养品

母乳喂养是自然赋予新妈妈的本能，坚持母乳喂养有众多其他喂养方式无法比拟的益处。

母乳对宝宝很重要

● 母乳富含婴儿生长发育所必需的各种营养成分，如蛋白质、糖类（糖类）、矿物质（无机盐类）及各种维生素。而且各种营养素的比例适当，容易被新生宝宝消化吸收。

● 母乳含有促进宝宝大脑发育的优质蛋白、必需脂肪酸和乳酸，其中，必需脂肪酸的颗粒较小，便于婴儿的消化吸收。另外，母乳中对脑组织发育起重要作用的牛磺酸的含量也较高，因此，母乳是婴儿大脑快速发育的营养物质。

● 母乳含有丰富的免疫活性细胞和多种免疫球蛋白，坚持母乳喂养的宝宝一般来说抗病能力强，不容易受到疾病的威胁。这是其他任何替代乳品都无法实现的。 母乳不仅温度适宜，而且污染少，对宝宝的肠胃不会形成刺激，非常适宜哺乳。

● 母乳含有促进消化的消化酶，有助于婴儿对营养物质的消化吸收。坚持母乳喂养的宝宝不易引起过敏反应，如湿疹。

● 母乳喂养不用奶瓶，可以保护宝宝牙齿的发育及促进面部发育，还能预防感染。

母乳喂养对母亲恢复有好处

● 母乳喂养不仅对宝宝极为重要，对母亲也极其重要。

● 母乳喂养使母亲从孕期状态向非孕期状态成功过渡，能够促进子宫收缩，减少产后出血。母亲体内的蛋白质、铁和其他所需营养素，通过母乳喂养得以储存，有利于产后康复，也利于延长生育间隔。

● 进行母乳喂养，新妈妈还可以在无须节食的情况下，去除多余的“婴儿脂肪”。

● 母乳喂养更能减少罹患乳腺癌和卵巢癌的可能性。而且哺乳时间越长患上风湿性关节炎的概率也会越小，还可以预防骨质疏松症。

● 母亲哺乳过程中，婴儿对乳房的吸吮刺激，可以促使母体催产素的分泌，预防产后出血，利于产后子宫的收缩和健康恢复，与婴儿的密切接触中内心也会得到安慰。

● 哺乳可以推迟排卵，达到天然避孕的目的。

● 母乳喂养还能增进家庭感情，稳定家庭关系。希望妈妈们能克服困难坚持母乳喂养，家庭成员也要大力支持、鼓励母乳喂养。

喂奶的正确姿势

母乳喂养主张越早越好，正常足月新生宝宝出生后30分钟内应进行母乳喂养。为了更好地哺乳，新妈妈必须掌握正确的哺乳姿势，以下四种哺乳姿势可以解除你的困惑。

足球抱法

哺乳前让宝宝躺在乳母身体的一侧，妈妈用前臂支撑他的背部，再让宝宝的头和颈部枕在手上。

这种姿势适合剖腹产妈妈，因其对伤口的压力很小，有助于伤口的愈合，妈妈也会感觉到很舒适。妈妈乳房胀满时，这种哺乳姿势还可以有效调整乳房形状。乳房较大的妈妈，也可用这种抱法，因为在哺乳过程中婴儿的胸部可以协助支持乳房的重量。

侧卧抱法

乳母侧卧在床上，让宝宝的头部枕在臂弯上，让宝宝与你面对面，然后调整好乳头和宝宝的位置，尽量让他的小嘴与你的乳头保持水平，用枕头支撑住后背即能开始哺乳。

这种姿势可以使乳母在哺乳中得到休息，适用于疲惫或身体虚弱的妈妈。痔疮疼痛、会阴切开或撕裂疼痛的妈妈也可以采用这种抱法，可以让哺乳变得更舒适。当然，侧卧抱法也比较适宜剖腹产的妈妈喂奶。

摇篮抱法

乳母用手臂的肘关节内侧轻轻支撑住宝宝的头部，让他的腹部紧贴你的身体，然后用另一只手支撑自己的乳房开始进行哺乳。

这种抱法妈妈可以容易地学会，宝宝吸吮也更便利，感觉非常舒适。

交叉摇篮抱法

交叉摇篮抱法同摇篮抱法的位置大致相同，是用对侧手臂支撑婴儿的颈背部。

这种姿势比用前臂支撑更容易调整宝宝头部的位置，可以更好地调整婴儿吸奶的舒适度。尤其适用于早产儿，对叼牢乳头有困难的宝宝也非常有效。

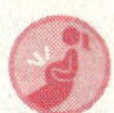

怎样提高母乳质量

早开奶很重要

婴儿越早吸吮乳头也就是早开奶，乳汁分泌就开始得越早，乳汁也比较充足。这是因为婴儿通过吸吮乳头的刺激，会产生一系列神经反射和内分泌活动，由脑下垂体释放催乳激素，促使乳房分泌乳汁。而且初乳营养最丰富，免疫物质含量很高。产后30分钟内喂乳最好。尽管这时准妈妈往往处于高度疲劳的状态，但在医务人员的帮助下即可哺乳。新妈妈不要因为最初几天乳汁不足，就放弃母乳喂养，因为母亲在分娩后2～7天正处于泌乳期，乳汁由少到多需要一个过程，在此阶段，只要坚持母乳喂养，母乳自然会渐渐地多起来。

增加哺乳次数

母乳喂养应当不定时地按需哺乳，新生宝宝期喂奶次数可以多些。频繁吸吮乳头，可以刺激母亲产生更多的乳汁，这对保证母乳喂养的成功十分重要。因此，在小宝宝满月前如果要吃就喂，母亲感到乳房胀时也应给婴儿喂奶。而且新生宝宝体重越轻，喂奶间隔的时间也应越短，等到乳汁稳定分泌后再进行定时喂奶。

摄取充足的能量

新生宝宝机体生长迅速，需要较多的糖、蛋白质和脂肪。作为新妈妈，要喂养好宝宝，首先要保证自己摄入足够的热量和优质蛋白质。给母乳补充营养，可使乳汁成分发生变化，质提高，量也增加。如果母体摄入的能量低于5 000千焦耳/日，则乳汁分泌量将会大大降低。在此基础上，新妈妈还要保证摄取全面丰富的营养物质。如维生素D有调节钙、磷代谢作用；锌是50多种酶的组成部分，缺乏则影响婴儿大脑神经系统的正常发育。

为此，新妈妈应当多吃营养丰富而且容易消化的食物，并多喝汤水，特别是豆浆，可促进乳汁分泌。对于维生素和微量元素制剂，新妈妈可在医生指导下服用。

保持稳定的情绪

乳母的情绪状态直接影响到乳汁的数量和质量，如果新妈妈过度紧张、忧虑、悲伤、愤怒或惊恐，都会影响催乳素的分泌，导致乳汁分泌量减少，子宫复旧不好，恶露不绝，婴儿也经常哭闹，母子的正常休息也会因此受到影响。

如果新妈妈的精神状态较好，很喜欢自己的宝宝，往往下奶较早，乳汁分泌也较多，子宫修复也好，宝宝也不经常哭闹。可见，哺乳期间，新妈妈务必保持乐观的心态和愉悦的情绪，这样才能保证乳汁的正常分泌。

如果新妈妈在喂养宝宝时常感到紧张，可以用下面的办法消除紧张的情绪：

〖放松身体〗新妈妈往往会感觉非常疲惫，尤其是在临睡时。这时，你要静静地躺在床上，为自己播放一曲舒缓的轻音乐，做一做脸部按摩或是面膜，让全身神经随着音乐的节奏而彻底放松。

〖学会倾诉〗哺育宝宝的过程永远是痛并快乐着等，新妈妈如果遇到挫折，可向一些有经验的前辈妈妈请教，也可以将心中的不快向知心人倾诉，这样可以大大缓解自己的紧张情绪。

〖适当运动〗可通过适量的运动来缓解紧张，如伸伸胳膊、舒缓一下双腿等，活动的同时自然可以渐渐消散紧张的情绪，但是由于新妈妈容易疲劳，不宜做剧烈运动。

〖丈夫应学会关怀〗要抽出更多的时间给妻子悉心的关怀，仔细观察母子身体的变化，为新妈妈准备科学合理的饮食，让新妈妈保证充足的睡眠，经常陪妻子聊天。妻子快乐、态度积极了，母乳分泌和宝宝的健康自然可以得到保证。

谨慎服药

许多药物都能通过乳汁进入婴儿体内，所以乳母用药当慎之又慎，最好按医嘱用药。安定、麦角安宁、美撒痛、异烟肼、可待因、氯霉素、红霉素、四环素、磺胺类、氯丙嗪、阿托品、阿司匹林、苯巴比妥等药物都应该避免。

避免疲劳

孕妇分娩时，精神、体力消耗极大，需要较长时间的恢复。而许多新妈妈产后得不到充分的休息，严重影响泌乳质量。为此，丈夫和家人要多为乳母分担宝宝的护理工作，让乳母有充分的睡眠和休息时间。但乳母也应注意做些适度活动，这样不仅有助于身体恢复，还能更好地促进泌乳。

尽量避免大量喝水

婴儿的食量有限。为防止乳汁过稀，乳母在哺乳期间要避免大量喝水，以免乳汁含水量过高。而且母乳中的营养成分和水分已经能够满足出生4～6个月宝宝生长发育所需的全部营养，不必再加糖水、菜水和其他代乳品。

奶水不足如何“催”

喂母乳的妈妈，最担心的就是奶水不足。但是在哺乳初期，新妈咪往往会出现乳汁不足的现象，宝宝也会因此不断地哭闹，很多妻子会因此出现不良的心理状况。乳汁不足的原因很多，父母亲应根据不同情况采取相应的措施，这样才能取得令人满意的效果。

导致因素	原因分析	相应对策
精神、心理原因	分娩时的过度紧张；家属对宝宝不满而感到委屈；宝宝早产、难产，过于忧虑宝宝的健康；其他社会心理刺激造成的精神负担等，这些因素都可引起乳汁不下	家人应让新妈妈解除精神负担，及早让婴儿吮吸乳头、刺激乳房，使乳房及时分泌乳汁
授乳方法不当	错误的喂奶方法引起缺乳	新妈妈应学会如何帮助宝宝正常吸奶
准妈妈身体原因	新妈妈身体素质较差，如乳房发育不良，身体患病，或是贫血、气血不足都可能引起缺奶	从饮食、运动、心理等各个方面提高身体素质

为了不让你的宝宝因为母乳不足而嗷嗷待哺，新妈妈可以试用一下下面的几种对策：

按摩法

用干净的毛巾蘸些温水，由乳头中心往乳晕方向成环形擦拭，两侧轮流热敷，每侧各15分钟，同时配合下面这些按摩方式。

〖环形按摩〗双手放在乳房的上、下方，以环形方向按摩整个乳房。

〖螺旋形按摩〗一只手托住乳房，另一只手食指和中指以螺旋状向乳头方向按摩。

〖指压式按摩〗双手张开放在乳房两侧，由乳房向乳头挤压。

乳头矫正法

将左手或右手的食指及拇指放在乳晕两旁，先往下压，再向两旁推开；或是以乳头为中心点，采取左右、上下对称的方式按摩，这种方法能使乳头较易突出。

口服中药

气血虚弱的妈妈，可采用补气养血的方法来增液通络，中药可服用通乳丹；肝气郁滞的妈妈，可采用疏肝解郁的方法来通络下乳，中药可用下乳涌泉散。

外敷法

用热水或葱汤熏洗乳房；取鲜蓖麻叶20克，清水400毫升，小火煎服150毫升，趁热用布浸湿后敷乳。

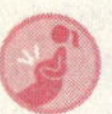

母乳喂养不要踏进这些误区

1. 喂奶时逗笑 宝宝吃奶时逗引，一旦发笑可使喉部的声门打开，使吸入的奶汁误入气管，轻者呛奶，重者诱发吸入性肺炎。

2. 生气时喂奶 妈妈生气时或刚生过气就喂奶，会让宝宝吸入带有毒素的奶汁而中毒，轻者生疮，重者生病。

3. 运动后喂奶 中等强度以上的运动会在体内产生乳酸，乳酸潴留于血液中易使乳汁变味。为此，乳母运动宜温和些，运动结束后先休息一会儿再喂奶。

4. 喂奶期减肥 喂奶期减肥容易导致乳汁质量下降，对宝宝健康不利。

5. 上班期间只能断奶 储存母乳可以使宝宝继续享用母乳，还可保持妈妈乳汁分泌，防止胀痛。挤奶时可用挤奶器或手挤，将奶放在经消毒的且有密封瓶盖的玻璃或塑料瓶内。

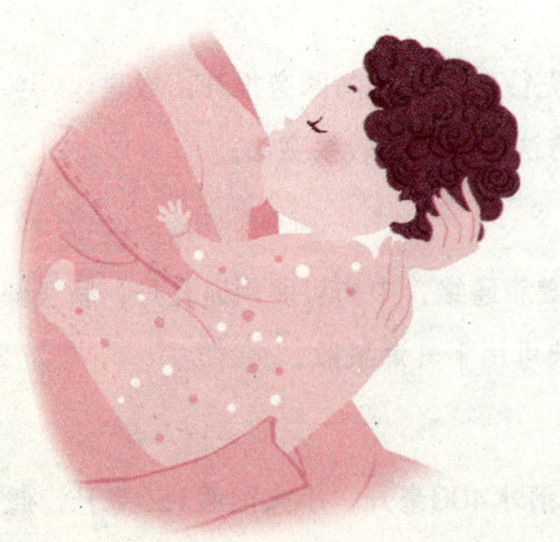

爱心小贴示

婴儿患有某些疾病，如半乳糖血症、苯丙酮尿症等，应禁止母乳喂养；患有单纯疱疹容易引起婴儿口腔创伤和其他病症，也应暂停哺乳。母亲患有严重的乳头皲裂、急性乳腺炎、乳房脓肿等，也不宜哺乳。

6. 每次只喂一边 只喂一边的做法会减少乳房所受的刺激，泌乳自然也就减少。为此，每次哺乳应尽量两边都喂。即使宝宝吃了一边乳房的奶水就饱了，妈妈也应排空另一边乳房。

7. 边看电视边哺乳 母亲在看电视时哺乳宝宝，会夺去母子之间难得的情感交流机会，而且电视发出的射线和声音会影响宝宝吃奶，还会影响宝宝听力的正常发育。

8. 感冒时继续哺乳 母亲这时哺乳容易将病毒通过呼吸道传染给宝宝，需待体温恢复正常后再喂养。乳母在停止哺乳期间，应及时把乳汁挤掉，以防乳汁结块及影响乳汁分泌。

9. 哺乳时浓妆艳抹 人类能够依靠特殊的气味和灵敏的嗅觉来辨认亲子关系。新生宝宝的感觉以嗅觉最为敏感，母亲的气味对宝宝影响很大，多数新生宝宝能够将头部准确地转向母亲气味的方向，对母亲的乳味尤其表现出特殊的好感和亲昵，并能唤起愉快的情绪和食欲，这对婴儿发育有利。乳母若涂脂抹粉，会使新生宝宝认不出自己，产生戒备心理，甚至出现不安、哭闹、难以入睡、拒绝吃奶等不良反应。

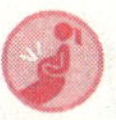

忌给新生宝宝包“蜡烛包”

在中国民间流传这样一个习俗：宝宝出生后，家人习惯于用棉布制成的包或小被子将婴儿包得严严实实的，为了防止宝宝乱蹬，还特意用带子把整个身子捆成一个结实的小包裹，俗称“蜡烛包”。家人认为“蜡烛包”既能防寒保暖，还能防止小孩遭到意外伤害。其实家长需要认识到的是，新生宝宝神经系统发育尚不成熟，以屈肌力量占优势，四肢屈曲属正常现象，不必人为地矫正。随着神经系统的进一步发育，有了自由活动的条件，3个月左右宝宝就会自然而然地伸直四肢。而“蜡烛包”对宝宝的生长发育是十分不利的。

- 新生宝宝的肌肉和神经感受器得不到应有的刺激，四肢活动被限制。比如手指不能触摸周围物体，不利于新生宝宝的触觉发展。久而久之还会影响到脑及全身的发育。
- 影响宝宝的正常呼吸。新生宝宝被束缚后，限制了膈膜和胸部的活动，使呼吸减弱，肺活量减少，肺部发育受到影响。尤其是宝宝哭泣时，胸廓和肺不能相应地扩张，不能提高肺活量，肺功能会受到影响。
- 易使新生宝宝的胃部受到挤压，胃肠蠕动受阻，限制新生宝宝的食欲，也容易引起溢奶；还不能让新生宝宝自由翻动，易将呕吐物吸入，引起肺炎。
- 影响新生宝宝皮肤散热，汗液及粪便的污染易引起皮肤感染，严重时还会造成髋关节脱位。
- 哺乳时较难和妈妈贴近及含接好乳头，造成喂哺困难。

为此，要废除传统的包裹方法，使新生宝宝保持自然体位。正确包裹宝宝的方法是：用包单从宝宝的腋下包住身体，将宝宝的上肢放在包单外面，让包在被子里面的下肢处于自然放松的弯曲状态，切不可包得太紧。

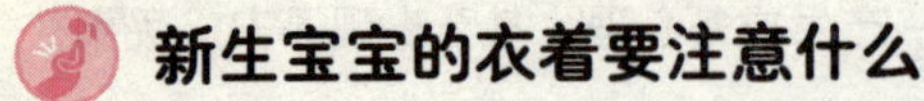

新生宝宝的衣着要注意什么

新生宝宝的皮肤娇嫩，毛细血管丰富，角化层薄，汗腺发育不良，排尿次数多，生长发育快，为此，新爸爸妈妈为他挑选衣物时以质地柔软、通透性能好、吸水性强的棉织品布料为好，而且新生宝宝的衣着要求保暖、方便换洗、不伤肌肤。具体挑选时不妨参考以下要点：

1. 面料 面料上最好选择纯棉制成的软棉布或薄绒布，这两种面料不仅质地柔软，还容易洗涤，保温性、吸湿性、通气性好。

2. 颜色 面料颜色以浅色为宜，而深色染料容易刺激皮肤。

3. 尺寸和样式 衣服尺寸与样式以穿脱方便、宽大舒适为宜。比如内衣最好不要衣领，因为衣领会磨破婴儿下巴及颈部的皮肤。而且新生宝宝颈部特别短，穿有领的衣服不舒服，最好是“和尚胸襟”的式样，一旁打结，不要用纽扣和别针，以免扎伤婴儿，系带也不可过紧，以免伤及腹下皮肤。新生宝宝不必穿裤子，因为经常尿湿，可以用尿布裤。外衣要宽松，不要过紧，以免影响血液循环。此外，新生宝宝衣着的接缝处及衣服的下摆应是毛边，缝口朝外翻穿。总之，新生宝宝的衣着式样要简单，衣袖宽大，易于穿脱，便于小儿活动。

4. 数量 新生宝宝内衣至少需要准备 3 件以上，便于洗换。夏季穿 1 件内衣即可，天冷时需加外衣。外衣要选用加厚棉毛衫或者棉绒衫。冬天可穿无领斜襟棉袄。而新生宝宝不宜穿毛线衫，因毛线衫有毛，容易刺激皮肤，让新生宝宝感到不舒服。

如何给新生宝宝洗浴

洗浴是新生宝宝护理的重要项目之一。洗浴可以使新生宝宝全身保持清洁，防止细菌从皮肤侵入机体发生感染，还可以改善宝宝体内的血液循环，促进新陈代谢，增加皮肤抵抗力，对新生宝宝的健康有利。同时，新生宝宝通过洗浴，还能及时发现婴幼儿皮肤病、红臀、脐炎、新生宝宝硬肿等不良病症。那么，如何给宝宝沐浴才算科学健康呢？

家长要做足准备工作

- 准备好适合小宝宝的洗浴用具，如浴巾、毛巾、纱布、棉棒、尿布、换洗的衣服、婴儿肥皂、浴液、爽身粉等。
- 还要选择最好的洗澡时间，最好在婴儿吃完奶2小时左右，以减少吐奶。
- 室温控制在24℃～26℃。水温最好在38℃～40℃之间。如果没有温度计，可将水滴在前臂或手背上，以感觉水温不冷不热为宜。
- 洗澡前妈妈用肥皂洗净双手，清洁浴盆。
- 妈妈的指甲不宜过长，取下手表、戒指、手镯等饰品。
- 选择舒适安全的环境，打开窗户通风，但避免阵风。

正式开始给宝宝洗浴

- 准备好宝宝的浴盆，先倒凉水再倒热水，直至水深达10厘米左右（也可以用温度计或是肘部测一下水温，感觉温暖舒适即可）。
- 把宝宝的衣服脱去，抱起宝宝，以一只手臂托住宝宝的头，手掌托住腋下，另一只手托着宝宝的双足，轻轻放入盆中，一定要先让宝宝的臀部先入水。
- 之后，先用小毛巾洗净宝宝的双眼，然后洗脸、鼻、耳、颈部，与此同时，妈妈用左手掌托着宝宝的头部，以拇指及中指轻压耳朵，避免洗澡水流入耳内。
- 洗头时，先将宝宝的头部打湿，涂上洗发精，再轻轻揉洗几下，然后洗净液体，擦干头部。清洗身子时，让宝宝后颈枕在你的手臂上，另一只手托住臀部，平着抱起，把宝宝慢慢放入浴盆打湿前身，手边抹浴液边搓洗，颈部、腋下、手掌、腹股沟及会阴处等部位都要认真清洗。洗浴时间以不超过2～3分钟为宜。

温馨小提示

新生宝宝出生后的第一天，体温下降很快，不可进行全身洗浴，否则容易引起体温继续下降。可用温水轻轻擦拭面部及臀部，而头皮、耳后、腋窝等皮褶处的血迹及胎脂，也可用温水轻轻擦去，但不宜用肥皂水洗去新生宝宝体表的胎脂。因为胎脂可补偿新生宝宝皮肤角质层过薄的不足，起到暂时性皮肤保护的作用，减少感染机会。新生宝宝出生后5～6天内，可继续用温水清洗面部、外阴、臀部等易受污染的部位。一周左右脐带脱落，胎脂基本消失时，可进行全身洗浴。不过早产儿要晚一些开始洗澡，最好在生后半月左右，吃奶正常，体温平稳后才可以洗澡。

洗浴完毕后

- 妈妈需一手紧托宝宝的腋下，一手紧托下身，双手小心紧抱宝宝离开浴盆。
- 用浴布包裹，将爽身粉轻轻抹在宝宝身上，尤其是颈下、两腋窝、两侧大腿内侧等有褶皱处，然后穿好衣服，换上新尿片。

护理医生教你观察新生宝宝的体温

体温是机体内在活动的客观反映。新生宝宝出生后体内会发生很大的变化，首先是环境温度明显下降，新生宝宝必须依靠自己的神经系统调节保持体温的恒定，这样才能维持全身代谢、各器官系统的功能。所以说，观察新生宝宝的体温变化对保证他的健康发育非常重要。

通常，给新生宝宝测量体温有腋下、口腔和肛门三个部位。其中，腋下是常取部位。测前先把温度计的水银柱甩到35℃以下，用棉花蘸少许酒精擦拭消毒后再使用。之后，将体温计尖端放在腋窝内，3～5分钟后取出。看温度计的刻度时，应横着拿温度计，缓慢转动几下，就能看清温度计所示刻度。体温计用完后，要用75%的酒精消毒后存放以备下次使用。一般来说，肛门所测温度最高，正常范围在36.3℃～37.5℃；口腔温度低于肛门温度0.5℃；腋下温度较肛温低1℃。以上部位所测温度，肛温较恒定可靠。而口腔温度易受外界温度影响，尤其是喝热水后不久测量，影响会更大。腋下温度会因夹得松或紧、摩擦、出汗等而发生变化，应该以夹紧、不摩擦、无汗为准。

如果家里没有体温计，可以通过触摸小儿额头或身体来确定是否发热或体温过低。如果不是很有把握，就不要通过这种测试来确定温度。对于早产儿、重病儿，不但不发热还会出现低体温。触摸小儿的小腿和腋窝时，如果发冷，常预示体温不升。有的小儿包裹不当，手脚也会发凉。一旦出现40℃以上的体温，即为超高热，应当及时采取降温措施。

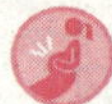

如何护理新生宝宝脐带

新生宝宝出生后脐带由医护人员给予消毒并结扎，家人要在24小时内密切观察有无出血状况。每天洗浴后要用75%的酒精消毒，并用无菌纱布包扎。

正常情况下，脐带结扎剪断后3～7天会干燥脱落，形成肚脐。有些宝宝可能略迟些，大人不要用手去剥它，大部分一周后便可自行脱落，脐带脱落前如果不注意清洁，被细菌污染，轻者使脐部发炎，重者引起败血症，甚至导致死亡。如果时间太长脐带依旧不脱落，或断脐处出现红肿、渗液、臭味等异常情况，应询问医护人员，及时采取相应的处理方法。同时，尿布不要包住断脐处，如发现被大小便污染，则要随时更换。

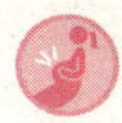

让宝宝安心使用“宝裤”

纸尿裤、自制布尿布的各自优势如下：

纸尿裤	1.吸水性较强，让宝宝的小屁屁干干爽爽的。可以自由活动，而且宝宝便后刺激小，哭闹次数自然会减少，母子睡眠质量都很高。 2.仅可使用一次性的纸尿裤，可以极大减少细菌传播的机会。 3.纸尿裤无须清洗，节省了洗尿布、换尿布的时间。
布尿布	1.经济实用，可重复使用。 2.尿布都是用棉布做的，宝宝使用安全、无刺激，还能避免尿布疹。 3.爸爸妈妈会定时给宝宝把尿、把屎，让宝宝养成良好的大小便习惯。

选购纸尿裤时注意事项：

纸尿裤的选购原则是吸收性好、质感柔软、轻薄透气，以干爽不回渗为宜。优质纸尿裤表层含有芦荟、凡士林等天然成分，可以滋润宝宝娇嫩的皮肤。且具有防漏设计，能防止宝宝排泄物的渗出。购买前依据宝宝体型、年龄段挑选。选购时需注意腿部防漏护围是否太紧让宝宝不舒服。最好先买小包装试用，试过效果后再决定最终购买的品牌及产品。

纸尿裤使用中需注意这些事项：

- 更换纸尿裤时，给宝宝皮肤进行适当的透气时间，等皮肤干爽再换上新的，以减少尿布疹的发生。通常，一个尿裤的使用时间不得超过 4 小时。
- 测试纸尿裤的松紧度。以双手食指刚好放入纸尿裤与宝宝腹部间，查看是否太紧或太松。
- 只要发现有大便在尿片上，应马上更换。
- 脐带尚未脱落的宝宝，选择肚脐处有缺口或有护脐孔的纸尿裤。
- 一旦发现尿布疹、外阴炎、肛周炎、肛瘘等异常反应，应立即停止使用。

自制尿布使用注意事项：

选择适合的材料，纯棉质地的旧床单、旧被里、旧秋衣最为理想；一定要及时更换；尿布要清洗干净，清洗时，最好不要用碱性太强的肥皂，更不要用洗衣粉以免刺激宝宝肌肤，引起过敏；可以在水盆中加点醋，洗净的尿布在晾晒前用沸水烫一烫，既干净又消毒。

需要提醒的是，无论你使用什么产品来解决宝宝的屁屁问题，便后一定用温水清洗干净（尽量别用湿纸巾），然后再换上新尿布。

给宝宝取个好名字

矛盾法

将表面上看起来对立的事物巧妙地糅合在名字中，常可以使名字别有一番风味，这就是矛盾法取名。很多用矛盾法取的名字都以“奇”、“新”制胜，收到了比较令人满意的效果。比如闻一多、茅（矛）盾、成方圆、张经纬等名字，都体现了矛盾的谐法之美。

假如我们选定“白”与“红”这组矛盾，就是“白红”或“红白”。如果主人姓张，那么与名相连就是张白红，但这个名字显然难登大雅之堂，原因是无论从发音和涵义，都缺乏美感，听起来很不悦耳，这就需要进一步的艺术润色。可以将“白”字改成“雪”（雪是白色的），“张雪红”，这个名字显然优美多了，语音也十分响亮动听。

虚实相间法

“虚”指虚词，“实”指实词，虚实相间法就是虚词和实词巧妙地配合使用，产生富有表现力的美好名字。如茅以升，让茅家的生活如旭日东升，日上日妍；卞之琳，卞家的一颗美玉，寄托着父母的希望。

起名时常用的虚词还有：尔、则、乎、也、哉、而、于、者、合等，如谢觉哉、林则徐、贺尔康、张漾兮、周而复、胡也频、张也、王者师、袁于令、林乎加等。虚词与实词的组合，弥补实词过“实”的不足，缓和了语气，使名字委婉动听，活泼清新，优美而富于变化。

由于虚词属于“文言”的范畴，搞不好会出现晦涩难懂的现象，因此，运用虚实相间法应尽量做到通俗易懂。

谐音法

谐音起名法就是利用谐音字来为宝宝起名字的一种方法。由于人名主要是用来称呼的，因此，叫出来的声音和谐音的词在语法上相同或相近，就会使人自然而然地联系起所谓词的意义形象。如武岳谐“五岳”；潘峰谐“攀峰”，取攀登高峰之意；文彦博，“彦博”谐“渊博”；江不凡，“江”谐“将”，意将来不凡；宗臣，“宗”谐“忠”，忠臣之意。

但用谐音法取名，一般一个名字中只用一个谐音字，不过由于组词的需要，偶尔也有用两个谐音字的，如邓戈明（革命），蔡佳禾（家和）等。不过这些名字已经具有了双重寓意，即本字语义和谐音字语义。

否定法

在名字中加进明确表示出对某种不良倾向进行否定的字或词，即为否定取名法。否定的形式有两种：一是积极否定；一是消极否定。前者是指主动的战胜、克服不良倾向，如王革非；后者是指抛弃、丢掉不良倾向，如辛弃疾。

否定法取名的基本规律是以被否定的反面事物为基础材料，选定表达否定方式的动词与之构成动宾词，再配以姓氏。

常用的表示反面事物与倾向的基本词有：非、私、己、病、疾、恶、魔、鬼、傻、尘、垢、害、邪、怪、污、浊、枯、朽、灾、瘴、秽、祸、患、难、疫等。常用的表示否定方式的动词有：革、镇、除、灭、剪、铲、拔、斩、砍、驱、赶、去、克、破、摧、刷、洗、拒、绝、歼、扫、擒、捉、降、涤等。

否定法取名的例子有很多，如镇恶，镇压邪恶势力；涤尘，涤荡尘世的污垢；拒非，拒绝错误的东西等。用否定法取名，名字态度鲜明，主观色彩浓厚，个性突出，极富正义感。

鼠宝宝如何取名

名字中宜有下列字或部首

- “八”或“宀”字，环境良好，名利双收，清雅荣贵。
- “米”、“豆”、“鱼”，福寿兴家。
- “艹”、“金”、“玉”，精明公正。
- “亻”、“木”、“月”，贵人明现，克己助人。
- “田”，快乐待人，一生清闲。

名字中不宜有下列字或部首

- “山”，孤独，六亲无缘，离祖成功。
- “刀”、“力”、“弓”，不利家庭，晚婚迟得子大吉。
- “土”，不利健康或忧心劳神。
- “忄”，多不顺或作风果断。
- 子午对冲，午为马，凡事有“午”或“马”的字形均应回避，以免犯了太冲；又子未相害，所以有“羊”的字形也不宜使用。

牛宝宝如何取名

名字中宜有下列字或部首

- “氵”字，清爽享福，意为上下敦睦。
- “豆”、“鱼”，福寿兴家。
- “亻”、“木”字，义利分明，操守廉正。
- “禾”、“叔”、“麦”、“米”、“豆”，粮食丰盛，吃穿不愁。

名字中不宜有下列字或部首

- “月”字，孤劳不顺。
- “火”字，不利健康或忌车怕水。
- “车”、“马”，劳苦一生。
- “石”字、“山”字，易孤独，不利家庭，晚婚迟得子大吉。
- “血”“糸”、“刀”、“力”、“几”，多不顺，忌车怕水。

虎宝宝如何取名

名字中宜有下列字或部首

- “山”，雄霸山林，智勇双全，福寿兴家。
- “玉”，英俊才人，多才巧智。
- “金”、“木”、“衣”、“氵”，温和贤淑，名利双收，环境良好。
- “月”、“犭”、“马”，义利分明，操守廉正，克己助人。
- “王”、“君”、“令”、“大”，掌大权，有威权。

名字中不宜有下列字或部首

- “日”、“火”，性刚果断，幼年不顺或忧心劳神。
- “田”字、“口”、“儿”，不利家庭，晚婚迟得子大吉。
- “糸”、“石”、“刀”、“力”、“弓”、“父”、“足”，多不顺，忌车怕水或不利健康。

兔宝宝如何取名

名字中宜有下列字或部首

- “月”，清秀多才，温和廉正，安富尊荣。
- “亻”、“禾”、“木”，贵人明现，精诚公正。
- “入”、“宀”，重义信，环境良好。
- “金”、“白”、“玉”、“豆”，勤俭励业，成功隆昌，富贵增荣。
- “犭”字，良善积德，子孙兴旺。

名字中不宜有下列字或部首

- “马”、“酉”，多不顺，不利健康。
- “石”、“力”、“刀”，不利家庭，晚婚迟得子大吉。
- “皮”、“氵”字大凶。
- “川”，忌车怕水，大凶。

龙宝宝如何取名

名字中宜有下列字或部首

- “氵”，大吉，有冲天之势，成功隆昌，富贵增荣，一生享福禄。
- “金”、“玉”、“白”、“赤”，精明公正，学识渊博，福寿兴家。
- “月”，温和贤淑，克己助人，良善积德，子孙鼎盛。
- “鱼”、“酉”、“亻”，勤俭建业，家声克振，贵人明现。

名字中不宜有下列字或部首

- “土”、“田”、“禾”、“衣”，多不顺，不利家庭，晚婚迟得子大吉。
- “忄”、“日”，性刚果断或忧心劳神。
- “石”、“艹”，清雅平凡，贵人明现，但易因情误事。
- “纟”、“犭”，奔波劳苦。
- “火”，无自立之地，忌车怕水，不利健康。

蛇宝宝如何取名

名字中宜有下列字或部首

- “艹”字，大吉，一生享福禄。
- “虫”、“鱼”，智勇双全，精诚温和。
- “木”、“禾”、“田”、“山”，重义信用，学识渊博，成功隆昌，名利永在。
- “金”、“玉”，多才巧智，克己助人，良善积德。
- “月”、“土”，操守廉正，一门鼎盛。

名字中不宜有下列字或部首

- “忄”，性刚或忧心劳神。
- “石”、“刀”、“血”、“弓”，不利家庭，晚婚迟得子大吉，忌车怕水。
- “火”、“亻”、“纟”，不利健康。

马宝宝如何取名

名字中宜有下列字或部首

- “艹”、“金”，学识渊博，安尊荣，享福终世。
- “玉”、“木”、“禾”，贵人明现，多才巧智，成功隆昌。
- “虫”、“豆”、“米”，福禄双收，名利永在。
- “亻”、“月”，英俊才人，智勇双全，清雅荣贵。
- “土”，义利分明，温和观淑，克己助人，重义信用。

名字中不宜有下列字或部首

- “田”、“火”、“氵”，忧心劳神或性刚。
- “车”、“石”、“力”、“酉”、“马”，不利家庭，婚迟得子大吉，或不利健康。因马有大眼睛，故宜有“目”；又寅午戌为三合、巳午未为三合，故宜有“寅”“戌”“巳”“未”字根。

羊宝宝如何取名

名字中宜有下列字或部首

- “金”、“白”、“玉”、“艹”，学识渊博，操守廉正，重义信用，富贵增荣。
- “月”、“田”、“豆”、“米”，勤俭建业，名利双收，安享清福。
- “马”、“禾”、“木”、“亻”、“鱼”，英俊才人，多才巧智，温和贤淑，克己助人。

名字中不宜有下列字或部首

- “忄”、“犭”、“糸”，忧心劳神或不利家庭。
- “车”、“氵”、“山”、“日”、“火”，不利家庭或健康，忌车怕水。

猴宝宝如何取名

名字中宜有下列字或部首

- “木”、“禾”，清贵享福，成功发达。
- “金”、“玉”、“豆”、“米”，英俊佳人，多才贤淑，福禄双收。
- “田”、“山”、“月”，操守廉正，名利双收，一门鼎盛。
- “氵”、“亻”，风流乐天，上下敦睦，智勇双全。

名字中不宜有下列字或部首

- “火”、“石”，性刚果断或不利家庭。
- “口”、“人”、“冖”，忌车怕水，不利家庭。
- “糸”、“刀”、“力”、“皮”、“犭”，多不顺，不利健康。

鸡宝宝如何取名

名字中宜有下列字或部首

- “米”、“豆”、“虫”，福寿兴家，富贵清吉。
- “木”、“禾”、“玉”、“田”，福禄双收，名利永在。
- “月”、“人”、“冖”、“宀”，宿安闲，多才巧智，环境良好。
- “山”、“艹”、“日”、“金”，智勇双全，清雅荣贵。

名字中不宜有下列字或部首

- “石”、“犭”、“刀”、“力”、“日”、“酉”、“血”、“弓”、“糸”、“车”、“马”等，幼年不顺或性刚果断，不利健康或忌车怕水。

狗宝宝如何取名

名字中宜有下列字或部首

- “鱼”、“豆”、“米”，食禄美满，闲享福，名利永在。
- “人”、“冖”、“马”、“宀”，安祥快乐，温和鼎盛。
- “金”、“玉”、“艹”、“田”、“木”、“禾”、“月”，精明公正，克己助人，智勇双全。
- “氵”，贵人明现，乐天。
- “亻”，操守廉正，义利分明。

名字中不宜有下列字或部首

- “火”，性刚果断。
- “石”、“山”、“日”，不利家庭，晚婚或迟得子大吉，或不利健康。
- “酉”、“车”、“刀”、“父”、“言”，多不顺，不利健康，忌车怕水。

猪宝宝如何取名

名字中宜有下列字或部首

- “豆”、“米”、“鱼”，福禄双收，名利永在，富贵清洁。
- “氵”、“金”、“玉”，智勇双全，精明公正，克己助人。
- “月”、“木”、“禾”，子孙兴旺，环境良好。
- “亻”、“山”、“土”、“艹”，英俊才人，重义信用。
- “田”，代表猪在田间有五谷杂粮可食，自由逍遥。

名字中不宜有下列字或部首

- “糸”、“石”、“刀”、“力”、“血”、“弓”、“儿”、“皮”、“父”等，不利健康或忌车怕水，不利家庭。

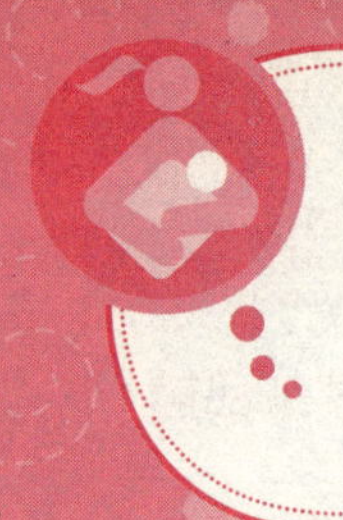

xinshengbaobao tige duanlian >

新生宝宝体格锻炼

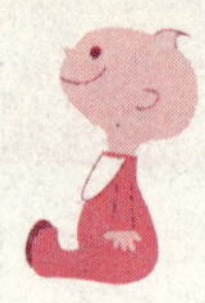

新生宝宝的体格特征

在宝宝的成长过程中，体格锻炼必不可少。体格锻炼不仅可以增强健康宝宝的体质，让他发育更良好，还具有帮助体弱的宝宝恢复被损伤的器官的功能。因此，父母只有在了解婴幼儿成长信息的基础上，才能更好地测评自己宝宝的健康状况，让宝宝拥有健康、强壮的身体。

身高

身高是衡量新生宝宝骨骼发育的重要指标。一般来说，新生宝宝的身高在49～51厘米之间，男婴比女婴要高。同时，新生宝宝身高的发育状况与人种、母亲年龄、母亲怀孕次数、孕期休养、孕期营养等因素都有密切的关系。为了全面反映发育情况，有时还测量上部量和下部量（上部量是指从头顶至耻骨联合上缘的距离，与脊柱增长有关；下部量是从耻骨联合上缘至足底的距离，与下肢长骨的发育有关），并通过两者的比例关系来了解宝宝发育情况。新生宝宝上部量与下部量的比例约为3∶2。

体重

体重是身体各组织、器官和体液的总重，一定程度上反映新生宝宝的营养状况、骨骼和肌肉等的发育情况。影响新生宝宝体重的因素很多，如种族、遗传、喂养方式、生活条件和疾病等。新生男婴的体重约为3 000～3 600克，女婴为2 900～3 500克。出生1周内会出现暂时性体重下降，大约减少原来体重的3%～9%，这属于生理性体重下降，常于出生后7～10天内恢复到出生时的体重。之后，体重增长很快，前半年每月平均增加600克，后半年每月增加500克，1周岁时增至3倍。

胸部

胸围反映胸廓、胸背肌肉、皮下脂肪及肺的发育程度，胸廓异常见于佝偻病、肺气肿和心脏病。新生宝宝的胸部，在外观上与成人有极大的差别。他的胸部是圆筒状的，前后、左右的宽度相等，肋骨呈水平状。男婴胸围平均是32.8厘米，女婴是32.6厘米。1岁以后，即12～18个月以后，胸围超过头胸。

头部

头围的大小反映脑和颅骨的发育程度。宝宝的头部在出生后不可能是完全圆形的，但大脑并未受到损害。有时宝宝头部的一侧或两侧会出现大的坚韧的肿块，持续不消，称为“头颅血肿”，因分娩时子宫肌肉收缩的自然压力而引起，不需治疗，几周内自行消退。宝宝的囟门分前囟门、后囟门两个部分，出生后，前、后囟门都是打开的，不久后囟门会自动地关闭，而前囟门要等到一年至一年半后才会关闭。婴儿的囟门不能受到重压，如一旦发现覆盖其上的头皮绷紧或出现隆起，或前囟门处出现不正常的萎陷，应立刻请医生诊查。

眼睛

宝宝刚出生，还没有学会同时用两只眼睛集中看东西，等宝宝长到1～2个月时，就会学会两眼集中看东西，斜视也会随之消失。如果新生宝宝在3个月后仍有斜视，应及时请教医生。此外，宝宝在4个月前是不流眼泪的，一般宝宝要在4或5个月时才会流眼泪。多数宝宝出生时眼睛会出现浮肿，这是分娩时的自然压力引起的，通常这种浮肿在数天内便可消退。婴儿分娩时几乎都会因血液或羊水进入眼睛而造成轻度感染，称为“湿热眼”， 这种疾病极为常见，只需用小棉签（棉花棒）在无菌水中蘸湿后细心清洁即可。

口部

宝宝出生后，在口部中央位置会出现唇疱，这是由婴儿的吸吮造成的，唇疱无害并会自行消失。宝宝的舌头或许完全附着在口腔底部。家长也不必为此担心，因为宝宝的舌头在第一年中主要是从舌尖生长的。

乳房

男婴和女婴出生时都会有乳房肿胀的现象，甚至分泌出微量的乳汁。这是由于婴儿体内尚存有母亲激素，几天后这种泌乳现象就会自行消失，家人千万不要把乳汁挤压出来。肿块也会在几天内消除而平陷下去。

生殖器

宝宝出生时生殖器显得比他们身体的其余部分都大，无论男婴还是女婴。男宝宝出生时睾丸已降入阴囊，早产儿则可能还在阴囊入口处，出生后若干天后才会降到阴囊内，

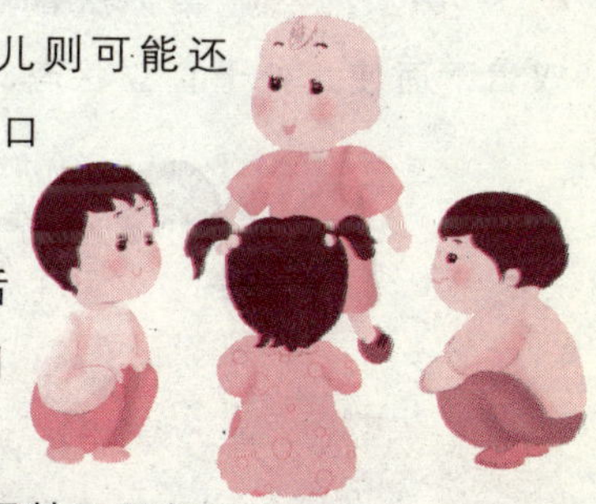

阴囊或外阴甚至呈红色发炎的现象。女宝宝可能会出现清澈透明的或白色的分泌物，甚至有少量的阴道出血。不过这些现象是完全正常的，数日后则可消失。

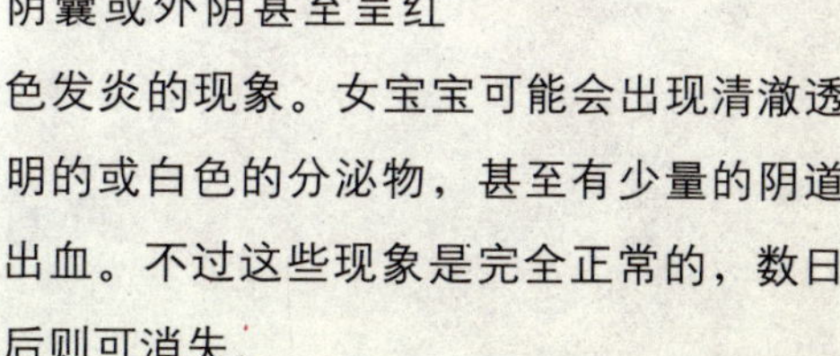

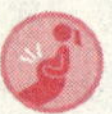

新生宝宝的反射活动

反射是人体本能的活动，所有健康新生宝宝都具有反射活动。这种反射会延续到婴儿3个月左右以随意运动取代它为止。新生宝宝的代表性反射活动有以下几种：

1. 觅食反射 当你用手指轻触宝宝的面颊时，他会把头转向你的手指并把口张开。这种动作是为了寻找乳房觅食。

2. 吸吮反射 新生宝宝出生时只要放点东西在他的口内或是按压紧靠齿龈后面的上颚部，他就会开始吸吮。这种活动极其强烈，甚至当吸吮刺激已经移开后还会继续很长时间。如果是母乳喂养婴儿，妈妈应在产后尽快把宝宝贴近你的乳房，这样他就会习惯吸食母乳。

3. 吞咽反射 所有婴儿出生后就可以立刻吞咽初乳或乳汁。

4. “步行”反射 当你扶着新生宝宝的双臂下面使之处于直立状态，并让双脚接触坚实表面时，他就会移动双腿做出走路或跨步的动作。如果你扶着新生宝宝直立并让他双腿的前部轻轻接触硬物边缘时，他会自动抬起一只脚做出向前的跨步运动。

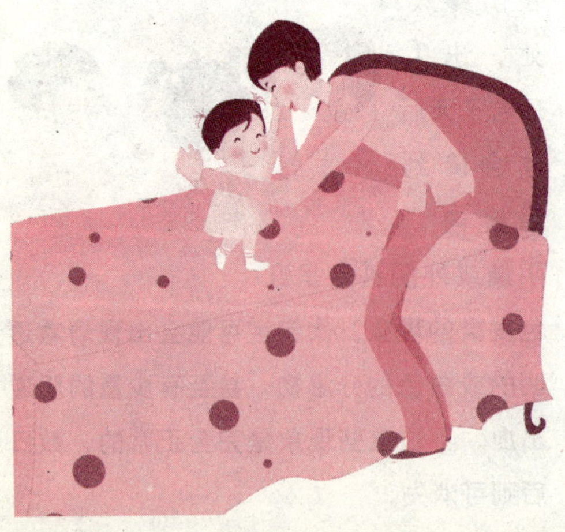

5. “爬行”反射 当新生宝宝摆出腹部朝下即俯卧的姿势时，他会表现出“爬行”反射。这时，他的双腿就像在子宫里一样仍然朝向他的躯体蜷曲。当轻轻拍着他的双腿时，他或许能够以不明确的爬行姿势慢慢挪动，其实只是在床上做轻微的向上移动。一旦他的双腿不再屈曲能躺平了，这种“反射”则会消失。

6. 抓握反射 家长取些东西按压在新生宝宝的手掌心时，他都会用手指握紧，而且小手指把抓握的东西攥得紧紧的，甚至仅靠紧握着你的手指，他就可以支持本身的体重。这种反射一般在3个月左右消失。

7. 拥抱反射 你可以让新生宝宝保持仰卧的姿势，一手托住他的小肩膀，一手把他的头抬高15度，再迅速将手从头下撤出，当头自然垂落时，宝宝四肢向外伸直，除拇指末节屈曲外，其余各指都会处于伸直且呈扇形张开的状态。脊柱与躯干也伸直，几秒钟后四肢又内收屈曲，新生宝宝的这一系列动作犹如拥抱。随后他的面部会出现紧张情绪，双臂放松时会发出哭声。这种反射在3～4个月左右消失。

怎样知道新生宝宝的体格发育是否正常

新生宝宝生长过程中体格发育状况，能够客观反映身体发育各个方面的变化。目前，从阿氏评分（Apgar）、体格发育检查、胎龄评估和健康检查四个方面对新生宝宝所做的体格检查被广泛地应用。

阿氏评分法

心跳	心跳数超过100次/每分钟为正常，2分；少于100次，1分；如果不能触摸到、不能听到心跳，0分
呼吸	出生后60秒钟无呼吸，0分；出生60秒钟内呼吸良好、哭声响亮，2分；呼吸慢、弱、不规律，1分
肌肉张力	四肢活动有力，2分；肌肉完全松弛，0分；四肢略微呈屈曲状，1分
对刺激的反应	在吸净咽部黏液后，弹新生宝宝的足底，或用导管插入鼻孔时，毫无反应，0分；反应好，哭闹声响、打喷嚏或咳嗽，2分；面部稍有活动，如皱额，1分
肤色	全身皮肤颜色红润，2分；全身青紫或苍白，0分；躯干红而四肢青紫，1分

医学研究认定：Apgar评分在8～10分为正常，大于7分无须处理，可自然好转；4～7分为轻度窒息；0～3分为重度窒息，需紧急抢救，否则会导致严重后遗症或死亡。

体格发育检查

包括身高、体重、头围三项的检查。

胎龄评估

胎儿的成熟也取决于胎龄，胎龄根据母亲月经史、妊娠史推算，或根据新生宝宝外观和神经系统检查等方面来评估。简易的胎龄评分法比一些烦琐的评分法更有优势。对新生宝宝据胎龄可分以下几类：

足月儿	胎龄满37周至未满42周的新生宝宝
早产儿	胎龄满28周至未满37周的新生宝宝
过期产儿	胎龄满42周以上的新生宝宝。因胎盘老化而导致的胎儿瘦小者，又称过熟儿

健康体检

- 头部体检：头 颅、眼、耳、鼻、口和颈部。
- 躯干体检：胸、腹、背及会阴。
- 四肢体检：手、腿和脚。
- 皮肤体检：对全身皮肤的体检。
- 神经反射及肌张力检查是新生宝宝神经系统健康状况及神经行为评分的一部分。

新生宝宝多进行体格锻炼

新生宝宝发育过程中要充分利用空气、日光和水等自然条件来进行体格锻炼，这种锻炼方式能促进宝宝的新陈代谢，增进体格发育，增强对疾病的抵抗力。其中，多接触阳光、呼吸新鲜空气对身体健康很有好处，这不仅能刺激骨髓造血功能，提高皮肤抗病能力，还可以预防小儿佝偻病。

● **多晒太阳** 妈妈要经常带着宝宝外出晒太阳，上午9～11点或下午3～6点是比较理想的时间段，每次最好不超过15分钟。夏天可暴露小宝宝的背部、臀部、胸腹部、四肢。但是日晒一定要避免阳光直晒头部，也要避免强光刺激眼睛。

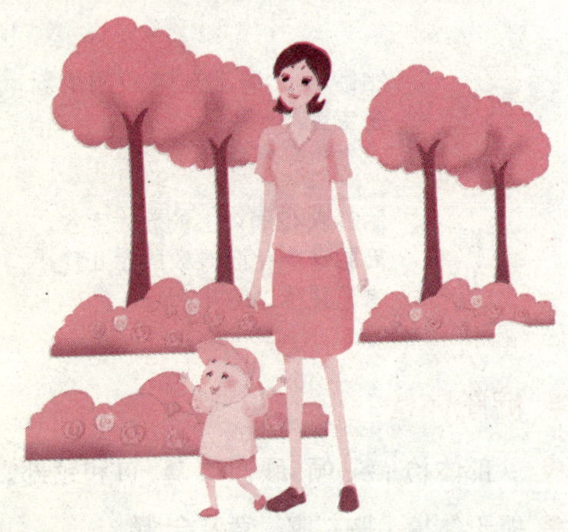

● **适当锻炼** 新生宝宝虽然弱小，但随着营养的增加，身体功能会不断增强。这个时候要在父母的帮助下进行适当的活动，如婴儿被动操。运动可以促进宝宝良好的食欲，帮助他发展肌肉的能力，让你的宝宝有一个强壮的体魄。帮婴儿做两手交叉屈伸运动、肘部屈伸运动、举腿运动等活动对宝宝的健康都非常有益。

需要提醒家长的是，体格锻炼应从小开始，循序渐进，由简单到复杂，由短时间到长时间，并根据小儿的生理特点、特殊体质来具体安排锻炼内容，锻炼时还需随时注意宝宝身体反应，随时调整内容。

新生宝宝也要健健身

新生宝宝健身简便易行的有效办法就是抱、逗、按、捏，经常给宝宝做这样的锻炼，对新生宝宝身心健康有良好的作用。

1. 抱 我们都知道，新生宝宝哭闹不止时，只要有大人坚实温暖的拥抱，他就会立刻变得乖乖的。抱是母子传递感情的最好方式，新生宝宝感触到妈妈或是其他照料人的拥抱时，精神会受到莫大的鼓励和慰藉。有的家长怕惯坏了宝宝而不愿给予抱的关怀，其实这对宝宝身心健康和生长发育是很不利的。因此，为了更好地培养宝宝的感情、思维，尤其是在他哭闹不休的时候，一定不要挫伤宝宝幼小心灵的积极性，要适当地多抱一抱你的小宝宝。

2. 逗 新生宝宝最感兴趣的娱乐形式莫过于逗乐。逗可以让小宝宝高兴得手舞足蹈，全身的活动量自然会得到增强。无数实际案例都证明，那些经常与家人逗弄、嬉戏的宝宝要比长期躺在床上很少被人过问的宝宝表现得更活泼可爱、聪明伶俐，长大后对周围事物的反应也会显得更加灵敏，会无形中促进新生宝宝以后的智力发育。

3. 按 近年来，给新生宝宝做“抚触”渐渐成为流行的一种育儿方法。尤其是妈妈对宝宝进行亲密的按摩接触时，宝宝更能感觉到母子之间温暖亲切的情感，这对宝宝健康发育成长、保证良好睡眠质量都大有裨益。

4. 捏 相比“按”来说，捏可以让宝宝全身和四肢肌肉变得更加坚实。医学研究也证明，当家人用温柔的双手对宝宝捏动时，会极大地促进宝宝胃液的分泌和小肠吸收功能的正常发挥，这种健身方式对脾胃虚弱、消化功能不良的宝宝会更加有效。一般，家长可用手指指腹捏揉新生宝宝，比按要稍加用力，可以从四肢开始，再从两肩到胸腹，各做10～20次即可。

使用以上几种健身方式需遵循一定的原则。除了“抱”以外，其他方式均不宜在进食或食后不久进行，以免引起小儿呕吐，若是吐出的食物被吸入气管还会引起呛咳，甚至导致窒息。操作时手法一定要轻柔，切不可用力过度，同时，健身时要保证室内一定的温度和湿度，不要让宝宝受凉，以防感冒。与宝宝逗玩时，表情要自然大方，不要做过多的挤眉、斜眼、歪嘴等怪异动作，以免给宝宝留下深刻印象，事后经常模仿形成不良的“病态习惯”，将来不好纠正。

新生宝宝如何学做操

在你的宝宝还不会说话走路时，家人可不要错过教宝宝学“体操”的大好时机，宝宝这时做做健身操，不仅能发育得更健康，而且妈妈轻柔的抚摸还能促进宝宝情感和智力的正常发育。

1. 上肢运动 把宝宝平放在床上，妈妈两手握着宝宝的小手，同时伸展他的上肢。

2. 下肢运动 妈妈的两手握着宝宝两只小腿，先将小腿向上弯，让他的膝关节弯曲起来，再拉着他的小脚往上提一提，保持伸直的状态。

3. 胸部运动 妈妈的右手放在宝宝腰部下方，将他的腰部托起来，再把手向上将宝宝轻轻抬一下，让他的胸部跟着动一下。

4. 腰部运动 把宝宝左腿抬起来，放在右腿上，让宝宝扭一扭，这样腰部就会跟着运动起来。之后，把右腿放在左腿上，做同样的运动。

5. 颈部运动 让宝宝趴下，这样头就会抬起来。这种锻炼可以活动他的颈部。

6. 臀部运动 让宝宝趴下，妈妈用手抬起他的小脚丫，这样宝宝的小屁股就会随着一动一动的。

需要注意的是，这套操一般在宝宝出生后10天左右才开始做，抚摸时需要手有一定的力度。做操时室内温度最好控制在21℃～22℃之间，不要有大幅度的动作，一定要轻柔。

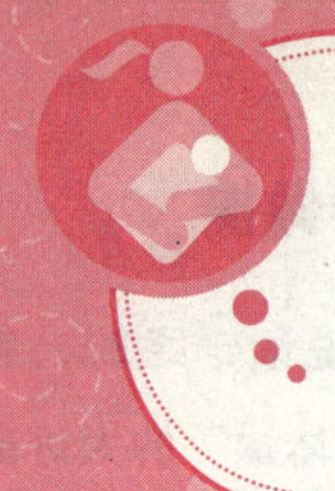

xinshengbaobao qinzi anmoshu

新生宝宝亲子按摩术

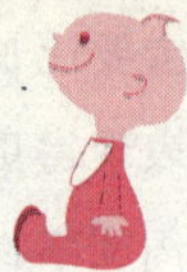

宝宝从生下来就需要妈妈对他身体的抚触，妈妈对宝宝轻柔的爱抚，不仅仅是皮肤间的接触，更传递着爱和关怀，它会带给新妈妈和宝宝无限欢愉。

健康宝宝从亲子按摩开始

新生宝宝皮肤娇嫩柔软，非常脆弱，容易发生干燥、发炎、瘙痒等情况，更需要特殊的呵护。给宝宝进行抚触有许多的好处：

- 抚触可以刺激宝宝的淋巴系统，增强抗病能力。
- 改善宝宝消化系统的功能，增进营养物质的吸收和激素的分泌，达到增加体重、缓解气胀、结实肌肉的目的。
- 促进宝宝神经系统的发育，有益于脑部发育及行为发展，减少婴儿的焦虑。在抚触中长大的婴儿长大后更机灵，具备独立自主的性格。
- 加深宝宝的睡眠深度，延长睡眠时间，改善宝宝睡眠质量。
- 轻柔的肌肤接触有助于安抚宝宝的消极情绪，减少哭闹还能促进宝宝的情感发展，增进亲子之间的情感交流。
- 经过抚触的宝宝长大后情商都比较高，有强烈的自我意识感，更能应付情绪上的打击。
- 与宝宝进行密切的肌肤接触，能增强宝宝的发育成长，给他更多的安全感。

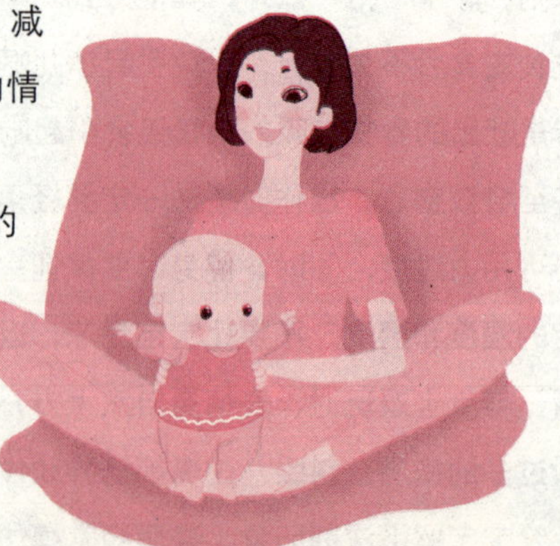

给新生宝宝按摩前的准备

适当的亲子按摩是爸爸妈妈和宝宝交流的一种重要方式，但是在按摩前需要做好准备工作。

- 保持室内温度在25℃左右，并要注意湿度的恒定。
- 居室应安静、清洁，按摩时可以播放一些轻柔的音乐来营造愉悦的氛围。
- 宝宝沐浴后或给宝宝穿衣服的过程中是最方便做抚触的时候。
- 准备好毛巾、尿布、需替换的衣服、婴儿按摩油(润肤油)及润肤乳液等按摩物品。
- 给宝宝做按摩，最好遵循一定的顺序：先头部，后胸部、腹部，再按摩手部和腿部，最后是背部。
- 按摩前，妈妈应倒一些婴儿润肤油在掌心，以温暖双手，可以稍微多倒一些，以免在未按摩完就出现油不够的情况。然后，将按摩油搓热至体温，轻轻在宝宝肌肤上滑动一下，以免冰冷的油使宝宝感觉不舒服。

如何给宝宝挑选按摩油

给宝宝选择恰当的按摩油不仅能减少按摩时的摩擦力，让宝宝和妈妈都感觉舒适，而且按摩油中的脂肪酸还具备修护肌肤的功用。目前，市面上针对婴幼儿的按摩油的种类很多，家长在购买时要遵循三大原则——植物性、冷压性、无香味。

1. 植物性 这种按摩油更利于吸收，其中杏仁油、杏桃油的吸收速度最快，而矿物油容易阻塞肌肤毛细孔，不适合宝宝稚嫩的肌肤。

2. 冷压性 这种按摩油较能保留油脂中的养分，去除因高温萃取而变质的危险，对宝宝的肌肤有利。

3. 无香味 父母亲的气味是建立亲子关系的重要因素，为避免外来味道的介入，选择无香味的按摩油较合适。

给新生宝宝按摩的几个“不要”

- 不要在宝宝吃得不饱或过饱的时候按摩，否则抚摸时容易让宝宝腹部不舒服。
- 给新生宝宝按摩每次15分钟即可，稍大点的宝宝，需20分钟左右，最多不超过30分钟。每天一般3次。
- 宝宝出现疲倦、不配合时应立即停止。一旦宝宝开始哭闹，就是他觉得累了，这时候妈妈不该勉强宝宝继续做动作，让宝宝休息睡眠后再做抚触。

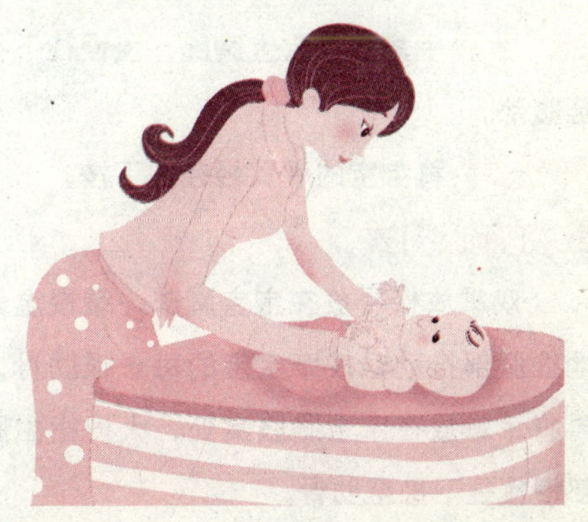

- 宝宝 4 ~ 7 个月时开始学会爬行，这时，他的活动越来越多，不再需要过多的抚触。
- 不要强迫宝宝保持固定姿势，可以打乱抚触的顺序，也可以挑选几个部位对宝宝进行抚触。
- 开始时按摩力度不要太大太重，要轻轻抚触，之后根据宝宝的感受随时调整；如果发现宝宝的皮肤微微发红，表示力度正好。
- 不要在宝宝关节部位施加压力，因为这里是宝宝最容易感到疼的地方。
- 室内照明不要过于刺眼，要保持光线的温和。
- 防止噪声，避免影响婴儿的注意力。

给新生宝宝按摩的四种方式

碰触放松式

新生宝宝如从未有过按摩的经验，家人不妨先从抚触开始，让宝宝逐渐熟悉这种感觉。

〖第一步〗拿双手触碰宝宝的脸和耳朵，看着宝宝的眼睛和他聊聊天。

〖第二步〗手掌放在宝宝胸部，慢慢往下推至腹部。

〖第三步〗将宝宝的手臂轻轻往下按。

打开心门式

双掌放松平放在宝宝胸部，缓慢温柔地往腹部推动，按摩宝宝的每一根肋骨。再将手掌放在宝宝胳肢窝处，大拇指由胸部慢慢往下推至肋骨。

印度挤奶式

〖手〗一只手握住宝宝手腕，另一只手四指并拢，与拇指分开呈 C 形握住宝宝手臂，由臂膀缓缓转至手腕，左右两手轮流按摩数次。

〖脚〗一只手握住宝宝脚踝，另一只手呈 C 形握住宝宝大腿，由大腿处缓缓转至脚踝，让宝宝感觉到整条腿都被照顾，左右两腿交替按摩数次。

背部掌擦式

让宝宝俯卧在家人腿上，一只手握提宝宝双脚，另一只手以掌擦的手法由颈部按摩到脚踝处，反复数次。

细心呵护你的宝宝

1. 头部按摩 用双手轻轻按摩宝宝头顶部，并用拇指在宝宝头顶轻轻画圈做圆周运动，但要避开囟门。接着按摩脸的侧面，再用指腹从中心向外按摩宝宝前额，之后从额部中央向两侧推进，移向眉毛和双耳。这种按摩手法可以舒缓脸部因吸吮、啼哭及长牙而造成的紧绷。对平息脾气暴躁的宝宝也很管用。

2. 胸部按摩 家人将双手放在宝宝两侧肋骨的边缘，右手向上滑向宝宝右肩，复原；左手以同样方法做一次。经常这样按摩可以顺畅宝宝的呼吸循环，但按摩时不宜太用力，最好将五指稍稍翘起，用掌心来按摩。

3. 腹部按摩 家人按顺时针方向按摩宝宝的腹部，但是在宝宝脐痂未脱落前不要按摩该区域；家人也可以用指尖在宝宝腹部从自己的左方朝右慢慢移动，此时，你会感觉到气泡在指下移动。腹部按摩的动作可以加强宝宝的排泄功能，有助排气舒解便秘。

4. 手部按摩 先让宝宝的双手下垂，用一只手捏住他的胳膊，再轻轻挤捏从上臂到手腕的部分，然后用手指按摩手腕；之后双手夹住宝宝的小手臂，上下搓滚，并轻捏宝宝的手腕和小手；在确保宝宝手部不受伤害的前提下，用拇指从手掌心按摩至手指。手部按摩可以增强宝宝的灵活反应及运动协调能力。

5. 腿部按摩 大人先用双手按摩宝宝的大腿、膝部、小腿，再轻轻挤捏大腿至踝部；然后按摩脚踝及足部；之后双手夹住小腿，上下搓滚，并轻拈宝宝的脚踝和脚掌；最后在确保脚踝不受伤害的前提下，用拇指从脚侧后跟按摩至脚趾。腿部按摩可以增强宝宝的灵活反应及运动协调能力。

6. 背部按摩 家人将双手平放在宝宝的背部，由颈部向下进行按摩，然后用指尖轻轻按摩脊柱两边的肌肉，再次从颈部向底部呈“月牙形”迂回运动，给宝宝按摩背部可以舒缓背部肌肉，但按摩动作要轻柔，速度也不要太快。

适合0～3个月宝宝的按摩操

步骤一	宝宝仰卧，双臂放在体侧，妈妈用手指从肩到手按摩他的胳膊，反复做4～6次
步骤二	宝宝仰卧，双臂放在体侧，妈妈用手掌心以顺时针方向按摩他的腹部，反复6～8次，然后用双手掌面从他腹部中心向两肋腰间抚摩6～8次
步骤三	宝宝仰卧，妈妈用一只手轻轻握住宝宝的脚，另一只手从内向外、从上向下轻轻按摩他的腿部，再换另一只脚；最后，轻揉宝宝的眼部
步骤四	宝宝俯卧，妈妈用手顺着宝宝脊椎骨从头部往臀部按摩，再从下往上按摩。需要注意的是，宝宝俯卧时间不宜过长，注意他的嘴、鼻不要被堵住
步骤五	宝宝仰卧，妈妈用两手食指托住他的脚踝部，用两拇指按摩他的脚背、脚踝周围

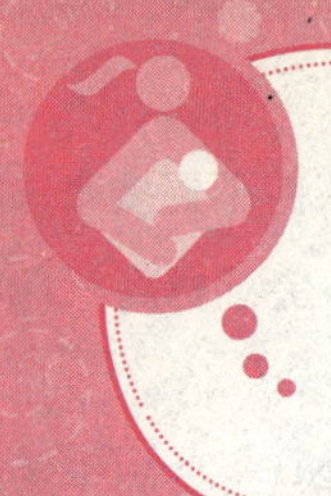

xinshengbaobao zhineng jiaoyu

新生宝宝智能教育

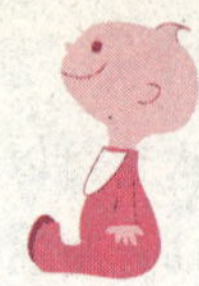

新生宝宝的智能状况

宝宝从出生的那一刻起，除了睡和吃，一直在快速地搜集着身边所能搜集的所有信息，当他认认真真地听、看、触摸，甚至是思考的时候，初为人父人母的你们，是否做好了足够的准备，对宝宝进行早期的智能教育呢?

在对宝宝进行智能教育之前，先让我们了解一下这个年龄段的宝宝的智能发育状况。

先天性无条件反射

宝宝从出生那刻开始就具有许多特殊反射，如觅食反射、吸吮反射、拥抱反射、抓握反射等反射都属于特殊反射。这些反射是宝宝大脑皮层未发育成熟的一种暂时性表现，数月后等宝宝脑神经发育较成熟后，这些反射自然会消失。这些反射也是判定新生宝宝是否成熟的标志之一，被称为先天性的无条件反射。

条件反射能力

先天性无条件反射对应的是条件反射能力。宝宝出生后10～15天便开始形成，这是生活实践中多次重复训练的结果。比如妈妈每次把宝宝抱在怀里时，他的嘴就会做出吸吮的动作；这并非因奶头接触他的嘴而引起，仅仅是由于贴胸的姿势与喂奶动作的多次结合，让宝宝自然而然地形成了这一习惯。当宝宝第一次条件反射形成后，通过他的视、听、触等器官会相继形成其他各种条件反射。

感觉能力

新生宝宝各种感觉能力的逐渐发育也是这个年龄段宝宝智能状况的一大体现。

〖视觉〗新生宝宝出生时，眼球呈无目的运动，但遇到强光或风吹等刺激时，会做出防预性闭目的灵敏反应；一周后，他对红光和发亮物品敏感；两周后，眼球能够追

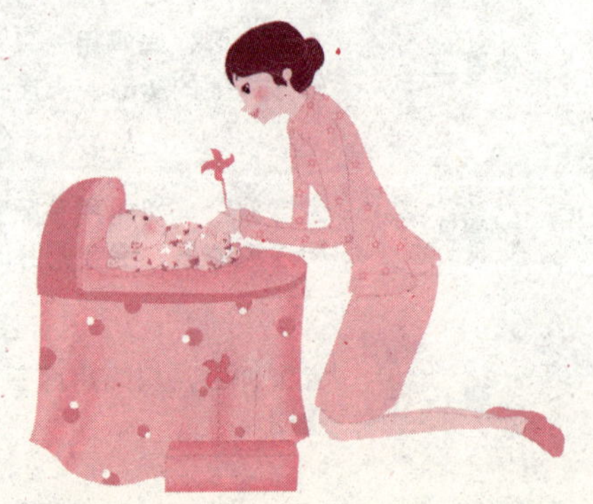

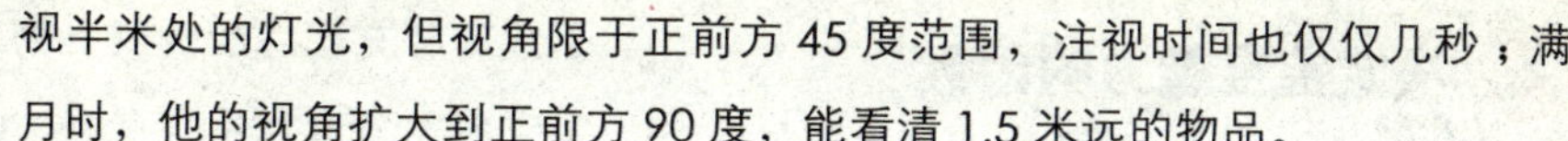

视半米处的灯光，但视角限于正前方 45 度范围，注视时间也仅仅几秒；满月时，他的视角扩大到正前方 90 度，能看清 1.5 米远的物品。

〖听觉〗新生宝宝出生时已有听觉，但中耳内残留部分羊水使其听觉灵敏度不高，但会对强大声音有瞬间震颤的反应；出生后两周能集中听力，把头或眼睛转向声音的方向。

〖触觉〗在唇、面颊、眼睑、手掌、足心等处的触觉尤为明显。对冷的反应敏感，在较低温度中容易战栗、啼哭，而痛觉在出生前几天较为迟钝，一周后敏感性增强。

〖味觉〗出生后不久便能分辨苦、酸、咸、甜、辣的味道，喜爱甜食，对苦、酸、咸、辣的味道会皱眉拒食，甚至发生呕吐。

〖嗅觉〗出生后不久就能分辨不同气味，闻到刺激性强的气味会立即紧闭双目，转动头部，全身躁动不安。如氨水、醋酸等。

新生宝宝智能开发有讲究

- 新生宝宝的降生是一件奇妙又愉快的事情，但是有的宝宝出生后，家长忙于工作或因其他客观因素所限，没有对宝宝进行适时的早期教育，这对宝宝的智能发展会造成很大的影响。而那些有针对性的早期教育，会让宝宝的智力发展正常甚至更优秀。
- 人类大脑的发育有一定的规律和过程，3 个月的宝宝视觉细胞已发育到相当水平，能随着物体的移动而移动。七八个月的宝宝大脑记忆细胞发育到一定程度，开始有记忆功能。家长若是无视这些发育特征，没有给予针对性的强化开发，势必会减弱或消退这些功能，这将严重影响宝宝日后的智力发展水平。但是，宝宝潜在的能力又遵循着一种递减规律。假如你的宝宝从出生时就具有 100 分的潜在能力，在出生时就进行教育，就可能成为具有 100 分能力的人；5 岁时开始教育，会成为有 80 分能力的人；若是等宝宝 10 岁了才开始教育，只能成为有 60 分能力的人。恐怕没有一个家长不理解其中的道理，为了让你的宝宝更加聪明伶俐、活泼可爱，就要从现在开始进行有针对性的教育，而教育越晚，宝宝生来具有的潜在能力就越难以发挥。

 决定宝宝智力的因素

新生宝宝的降生是一件奇妙又愉快的事情，但是有的宝宝出生后，家长忙于工作，或因其他客观因素所限，没有对宝宝进行适时的早期教育，这对宝宝的智能发展会造成很大的影响。而那些有针对性的早期教育，会让宝宝的智力发展正常甚至更优秀。

要想有个聪明的宝宝，除了妈妈应该从妊娠期就要做好防范措施外，父母还必须了解在育儿阶段哪些因素会直接或间接地影响宝宝的智力。影响宝宝智力的因素可归纳为以下几个：

1. 遗传 一般来说，父母智商高，宝宝的智商不会低。父母同是本地人，宝宝平均智商为 102 分；而隔省结婚的父母所生的宝宝智商达 109 分。

2. 母乳 母乳所含的活性物质能促进儿童智力发育，特别是对智力发育有重要影响的牛磺酸的含量比普通牛奶高 10 倍多。调查资料显示，吃母乳长大的宝宝比吃代乳品长大的宝宝智商要高出 3～10分左右。

3. 营养障碍 包括各种原因的摄入不足或吸收不良，尤其是在宝宝大脑发育阶段若是没有补充相应的健脑食物，则会影响到宝宝智力发育水平。此外，吃肉过多或贪吃的宝宝智力水平也会减低。

4. 肥胖 肥胖儿过多的脂肪会进入脑内，妨碍神经细胞的发育和神经纤维增生。体重超过正常儿 20% 的宝宝，其视力、听力、接受知识的能力往往会处于较低的水平。

5. 心理社会因素 弃婴、缺乏母爱、不适当的教导方法均会影响宝宝的智力水平。

6. 运动不足 运动能促进血液循环和新陈代谢，增强大脑的血液供应，促进大脑神经细胞的开发和思维能力的发展，而缺乏运动的宝宝智力发育则会受到一定的限制。

7. 睡眠欠佳 优质的睡眠有益于宝宝的身体发育，对智力发展也有良好的促进作用。

8. 各种代谢障碍 包括内分泌障碍等都会导致低能，这种情况多数与先天性遗传病有关。

9. 药物 某些药物会影响宝宝的智力，如长期服用抗癫痫药物易使宝宝智商偏低。停药若干年后，智商会有所提高。

10. 各种疾患 如头脑疾病，包括脑肿瘤、多发性硬化症、遗传性共济失调、各种神经变性疾病所致精神发育不良；染色体异常会导致精神缺陷；各种婴儿期精神疾患，包括婴儿孤独症、心理严重缺陷，这些都会影响宝宝正常智力的发育；其他原因如先天性脑畸形等。此外，未成熟儿由于躯体发育不全，也会影响脑功能和智力发育。

视觉能力的训练

新生宝宝一出生就有视觉能力，父母可以在宝宝睡醒睁开眼时，试着让宝宝看你的脸或是用色彩鲜艳的玩具来训练他的注视能力。父母和宝宝的对视也是一种传递爱意的最佳方式，也能刺激宝宝大脑的发育。这里介绍的几种训练方法可以帮助宝宝发展视觉功能。

看玩具

在宝宝房间悬挂一些可以随意晃动的彩色气球，也可以是能发出悦耳声音的彩色旋转玩具。悬挂的玩具品种要多样化以引起宝宝的注意，还应经常更换位置，悬挂高度为30厘米左右。当你的宝宝哭闹不休时，看到这些玩具后会安静下来，也可以在室内墙上挂一些彩画或色彩鲜艳的玩具，当宝宝睡醒后，大人把他竖起来抱着，让宝宝看看墙上的画及玩具，并告诉他这些画和玩具的名称。当他看到这些玩具，听到妈妈的声音，就会很高兴。而且竖起来抱宝宝还能锻炼他的头颈部肌肉，为以后抬头提前做好准备。

看图画

宝宝睡醒时，喜欢睁开眼睛东看西看，家长应该为宝宝备好几幅挂图，而模拟母亲脸的黑白挂图是宝宝最喜欢的，一些带有条纹、波纹、棋盘的图形也是宝宝喜欢看的。挂图可以摆在床栏杆右侧，与宝宝眼睛的距离在20厘米内，最好每隔3～4天更换一幅图。当宝宝看到一个陌生图片时，常常会紧皱眉头，并长时间注视，一般小宝宝对新奇的东西注视时间比较长，而对熟悉的图画注视的时间则较短。另一方面，通过定期更换不同的图片或者不同图形的卡片，在一定程度上也培养了新生宝宝的记忆能力。需要提醒的是，宝宝直到满月后才可换上色彩鲜艳的彩图。

看光亮

为了增强新生宝宝的视觉能力，还可以让他注视灯光。准备好红布和手电筒，用红布蒙住手电筒的上端，然后开亮。把手电筒放在距宝宝视线30厘米远的地方，之后顺着水平方向和前后方向慢慢移动几次，这种视觉训练可以吸引宝宝对灯光的注意力。最好每隔一天做一次，每次不超过2分钟，但是切不可让蒙上红布的手电筒直射宝宝的眼睛。

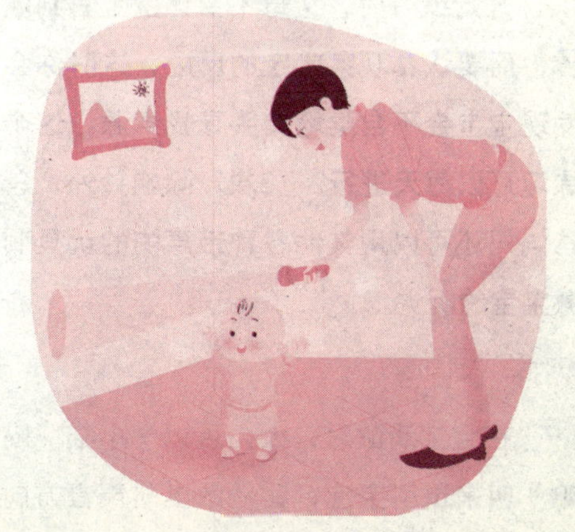

听觉能力的训练

新生宝宝出生后除了要给予丰富的视觉刺激外，还应接受丰富的听觉刺激。对小儿进行视觉和听觉的训练，有助于感觉之间的“接通”，促进感知觉的发展，而且听觉的发育会直接影响到语言能力的发展。

摇响铃

当宝宝清醒时，在宝宝头部两侧摇响铃，节奏要时快时慢，音量时大时小，轻轻摇动发出声响的同时，在宝宝耳边喃喃地说着：“铃！铃！铃儿响叮当！”

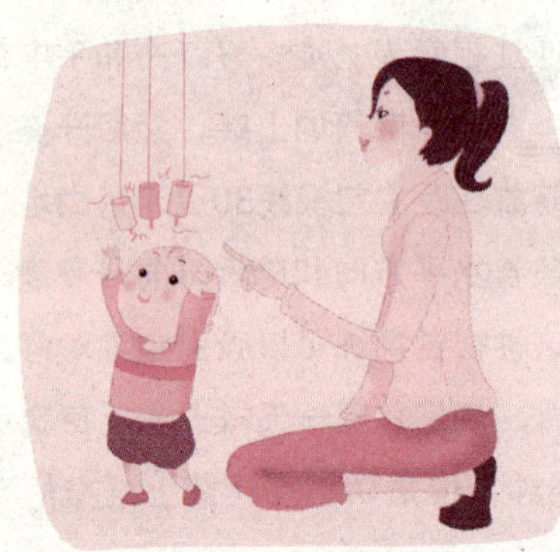

开始练习时，父母不要让宝宝看到响铃，而要认真观察宝宝的反应，这时你会发现宝宝会不自觉地转头寻找声源。这个练习可以每天进行2～3次。除响铃外，爸爸妈妈还可以用其他各种带声响的玩具刺激宝宝的听觉。

学“喵呜”

在宝宝清醒时，大人可以学小猫“喵呜”叫来逗引宝宝，让他做出向声音方向的转头反应。拍拍手、学小狗“汪汪”叫也可以激发宝宝的听觉能力。听觉训练时家人的声音要柔和、动听，不要延续很长时间，否则宝宝会失去兴趣，停止反应。此外，给予声音刺激时还要避免其他声音的干扰。

除了以上训练宝宝听觉的方法外，父母还可以和宝宝说话，逗宝宝发音，以促进宝宝听觉的发展。尤其是妈妈的亲切话语更能使宝宝感受到温馨的感情交流。新爸爸可以在宝宝睡醒后，在其耳边制造轻柔的声音，训练他的听觉定向能力。不过，宝宝听觉器官还很脆弱，新爸爸一定要避免尖锐或过强的声音，以免损伤宝宝的听觉器官。此外，给宝宝营造一个有声的环境也有益于听觉能力的发展，如走路声、闹钟声、流水声等正常活动产生的各种声音。

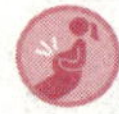

感觉能力的训练

新生宝宝感觉能力的训练主要从触觉、味觉和嗅觉几个方面进行。

触觉能力的训练

新生宝宝出生后爸爸妈妈应该多与宝宝接触，这样不但能增进亲子感情，更能为宝宝未来的健康发育打下坚实的基础。这里为你介绍几种训练方法作为参考：

〖让宝宝主动找奶水〗喂奶时可将奶头在宝宝口边晃动，让他主动寻找奶水，因为新生宝宝的嘴唇是触觉最敏感的部位，坚持练习可以训练宝宝主动探求事物的能力。

〖抚摸宝宝的头和四肢〗宝宝睡醒或洗澡时，要用手掌抚摸他的皮肤，尤其是头发、四肢、脚、腹部、背部、足背、手背等处。

〖和宝宝勾拉手指〗让宝宝的手握住你的食指，再用你的手指勾拉他的手掌，这个动作可以训练宝宝手掌的抓握能力和触觉能力。

〖让宝宝活动手掌〗按摩宝宝的四指、手掌和手背，用力勾拉四指，让宝宝的手掌充分活动。

〖让宝宝触摸玩具〗在宝宝床头，距他胸前20厘米处，悬吊不同的物品，如布娃娃、铃铛、气球等，引导宝宝用手去触摸。刚开始捉住宝宝的手腕，帮助他去触摸，以后让宝宝自己去摸玩。

味觉能力的训练

刚出生没多久的宝宝可以对各种不同的气味做出不同的反应，适合给予恰当的训练，有效激发宝宝的味觉和嗅觉能力。

在味觉能力的训练方面，可以适当让宝宝喝一点各种水果榨成的汁，一来可以刺激味觉的发展，二来可以补充生长发育所需的维生素，为宝宝以后学会吃各种辅食做好味觉适应的准备。

嗅觉能力的训练

在嗅觉能力的训练方面可以通过以下三种方式进行：

〖闻花的气味〗带宝宝到空气清新的户外，让他闻闻各种花的气味。

〖闻生活用品〗将宝宝的生活用品，如香皂、爽身粉、香水等拿给宝宝闻一闻。这种训练可以促进宝宝的嗅觉能力。

〖闻酸味和臭味〗让宝宝闻一闻香醋，以感受酸味；闻一闻腐乳制品，以感受臭味。这时你会发现宝宝会做出皱眉、打喷嚏、摆头的动作，甚至还出现恶心或是呕吐的反应。但是当你换作甜味时，他立刻会做出舔嘴的动作，而且脸上还洋溢着幸福愉悦的表情。

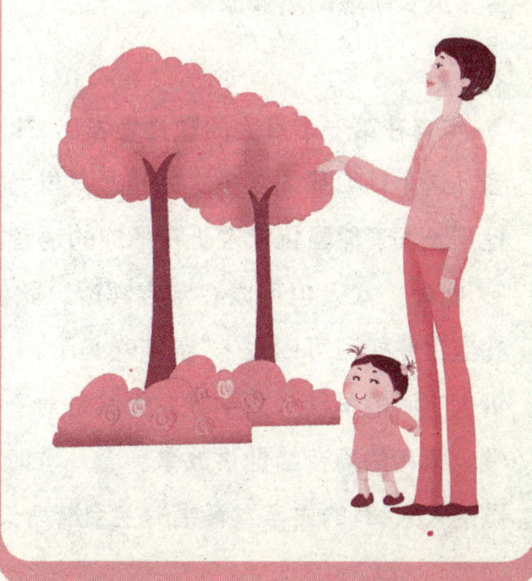

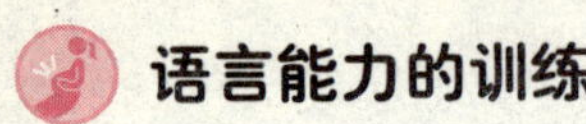

语言能力的训练

语言是人类思维的工具，思维能力又是智力的核心，对宝宝进行的早期语言训练是开启智慧大门的钥匙。父母要有意识地在不同场合、不同时间对宝宝进行语言训练。频繁的刺激还能促进宝宝听觉和发音器官的发育和健全。

无声的语言

● 在宝宝醒着、情绪好的时候，父母可以面对面地和宝宝相视，让他感觉到你的存在和发出的气息，这时，你会发现小家伙会紧紧地盯着你的脸部，尤其是眼睛，当你和宝宝的目光碰在一起的时候，这种无声但是饱含温情和爱意的做法会让你的宝宝做出多种面部表情，他会时而张嘴、时而伸伸舌头、时而冲着你笑。

回声引导发声

● 与微笑一样，宝宝的啼哭也是一种语言信号，父母可不要错估这个锻炼宝宝语言能力的好机会。这时你可以模仿宝宝的哭声，他也会学着你的样子，试着再发出几声，几次回声对答之后，宝宝就会喜欢上这种游戏，渐渐地你也会发现宝宝学会了叫而不是哭。在接下来的练习中，父母可以把口张得再大些，并用“啊”这样的感叹词来代替哭声，以诱导宝宝的对答，坚持这样的训练自然可以锻炼培养宝宝的语言能力。如果宝宝出现“啊”或“噢”这样的元音，你一定要给予足够的鼓励和夸奖，并记录下宝宝成长阶段的点滴故事。

拉长发音

● 宝宝在第一个月会间歇性地发出“ki”、“wi”等声音，这时，妈妈可以学着他的发音，这个练习要重复多次并拉长其发音。这个练习可以促进宝宝语音的形成，有意识地延长发音能强化宝宝正在形成的语音，提高宝宝的语音能力。

● 此外，家人也可以在宝宝睡醒、吃奶、玩耍、做游戏、被爱抚时多和他说话。如在宝宝吃奶时可以说：“宝宝吃奶了”；玩耍时说：“我们开始做游戏了”；听音乐时告诉宝宝听的是什么曲子等。尤其是对于那些爱哭闹的宝宝来说，当他听到父母带着缓慢、柔和的声音给他讲故事、念儿歌时，不久之后就会停止哭泣，睁大眼睛看着念儿歌的大人。有的语言发育早的宝宝渐渐长大之后，还能咿咿呀呀开心地跟着大人发音呢。

交际能力的训练

刚刚出生的宝宝虽然还不会说话，但是父母亲要认识到婴儿生来就有从别人那里寻求回应的需求，他们对外界的变化会做出相应的动作，发出各种信息，等待你们的回应，这种最初的与父母亲的双向交流是一切社会交际的基础。

为此，家长要十分重视培养宝宝的交际能力，对他们生来即有的社交本能给予特别的关注和回应，帮助他们走上社交之路。

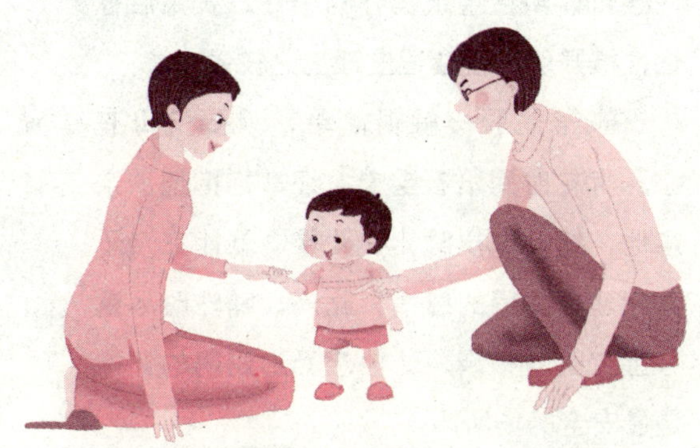

熟悉环境

新生宝宝出生后，对周围的所有事物都非常好奇，这个时候父母亲要每天抱着宝宝在房间里转几圈，让他看看房间内陈列的各种物品，并向他描述这些物品是什么颜色、形状的，是用来做什么的，并向他描述一下屋外的景物，让他熟悉周围环境，增强社交能力。

随声舞动

刚刚出生的婴儿对色彩鲜艳或能发声的玩具特别感兴趣，借助这些小玩具还能促进对宝宝社交能力的培养。父母亲可以在床前悬挂这些玩具，这时，你会发现当宝宝注视着摇晃、发声的玩具时，会不停地手舞足蹈。这是小家伙对外界变化所做的相应的反应，不过玩具不要只挂在床铺的一侧，应拴在床的四周，以免影响宝宝的视力。

“对话”练习

新生宝宝出生不久，他的微笑就开始带有交际色彩，或者说他会以笑来回答他人，有的宝宝在早些时候就会对着父母微笑。此时，父母亲可以用亲切的微笑、温和的目光来鼓励宝宝做出反应，这对培养宝宝的交际能力也会大有好处。

总之，家庭是新生宝宝的第一个社交群体，家庭成员之间的支持、关怀会让宝宝感到温暖，在这样的家庭氛围中自然可以更好地培养宝宝的交际能力。

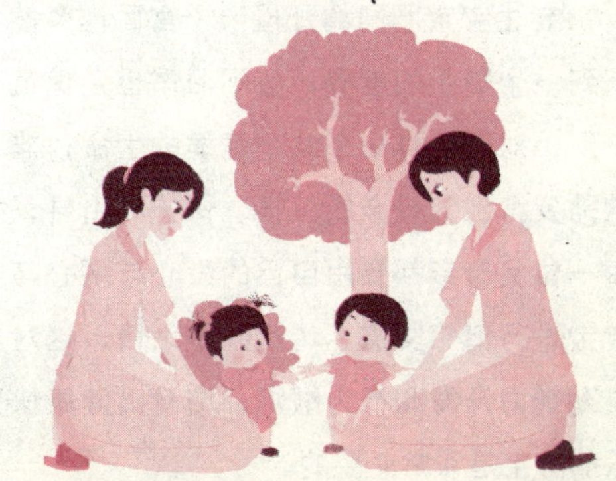

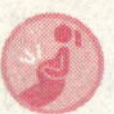

开发新生宝宝大脑的潜力

宝宝出生后头三年是大脑发育最快、可塑性最强，也是智能开发的关键期。出生后就进行良好的教育对促进大脑发育有不可估量的作用。人的大脑分左右两个半球，两者的功能优势及其发展时间存在一定的差异。左大脑重在语言优势，右大脑重在感觉优势，大脑功能的发展主要集中在右脑，而右脑的发育又能决定左脑功能的发展。为此，早期教育更要重视右脑半球的发育，下面介绍几种简单的办法。

- 对着左耳说话，声音不要太大。每日2～3次，每次不超过5分钟。
- 多听一听轻音乐。
- 按紧左鼻，用右鼻呼吸。
- 进行早期感官教育，包括视觉、听觉、嗅觉、触觉等方面的训练。

情感能力的训练

新生宝宝刚刚离开母亲子宫后，突然来到一个陌生的世界，会不习惯也会惊慌不适，对于这样一个幼小脆弱的生命，非常需要得到父母亲的关怀、保护和引导，每一位父母亲都要用自己的爱心与耐心与宝宝进行情感交流，传递亲子之情，这对早期智力开发和行为锻炼，培育出健康快乐的宝宝是非常必要的。

与宝宝肌肤相亲

婴幼儿成长过程中，父母亲的爱抚能够促使他们快速成长，当父母和宝宝“肌肤相亲”时，可以对宝宝产生良好的刺激，大脑的兴奋与抑制也会变得协调，更能促进宝宝大脑的发育和智力的提高。

亲子之间的肌肤接触还可以消除宝宝对陌生世界的恐惧感，建立起宝宝的安全感。长此以往，宝宝与父母的感情就会日益深厚。

父母经常和宝宝“肌肤相亲”，很容易建立起宝宝对他人的信任感，而这种信任感可以塑造宝宝良好的个性。长大后往往性格开朗，社会适应性也比较强。

亲子肌肤接触很简单，只要父母有心，肯花时间陪着宝宝，经常抱抱他、亲亲他，给他做抚触、婴儿操，就能在亲子之间建立稳固的感情。此外，哺乳时尽量与宝宝肌肤相亲，让他感受到妈妈的怀抱是最安全的场所。

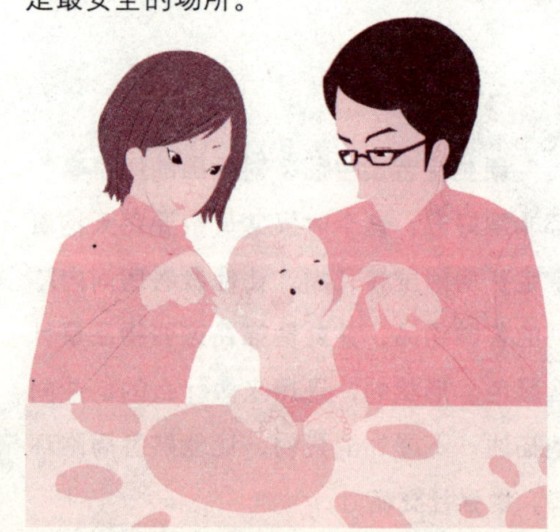

母子之间的悄悄话

在照料宝宝的过程中，喂奶、换尿布、擦脸、洗澡……每一个动作都是培养宝宝情感能力的好机会。当父母亲给宝宝“工作”时，可以边做边说这样的话，“宝宝吃奶了”、“宝宝乖”、“我们现在开始洗澡哦”等，虽然宝宝还不会说话，但他能感知妈妈的一切，不仅传递了母亲的声音，还增进了亲子交流。所以，家人要尽量给宝宝营造一个丰富的充满亲情的环境，利用各种机会给宝宝以丰富多彩的情感生活。

在与宝宝的情感交流中，千万不要忽视爸爸的作用。爸爸坚实有力的臂膀是宝宝安全的港湾，谈话的幽默风趣更令宝宝开心愉悦，甚至用带有胡渣的脸轻轻地亲亲宝宝，也能让他感受到不一样的皮肤触觉。相信每一位父亲只有通过接触照顾宝宝，才会真正感受到宝宝和自己的亲密程度，而感情共鸣也会渗透在父子之间。

手指益智法

手是人类认识物体的重要器官，也是触觉的主要器官。大脑有许多细胞专门处理手指、手心、手背、腕关节的感觉和运动信息。手指动作越复杂、精巧、娴熟，越能在大脑皮层建立更多的神经联系，使大脑变得更聪明。通过训练宝宝手的技能，更能增强大脑活力，这对开发新生宝宝大脑智能十分重要。可采用如下方法：

- **锻炼手部皮肤的感觉** 经常给宝宝手部皮肤以有力的刺激，比如把手交替伸进冷、热水中（温度要适宜）；让宝宝多接触一些不同性质的物品，如玩沙子、玩石子、玩豆豆等。这样，可以锻炼宝宝手的神经反射，促进大脑发育。
- **增强手指的柔韧性** 让宝宝经常伸屈手指、闭上眼睛扣衣服扣子、练习写字，这些做法都会提高宝宝大脑的活动效率。

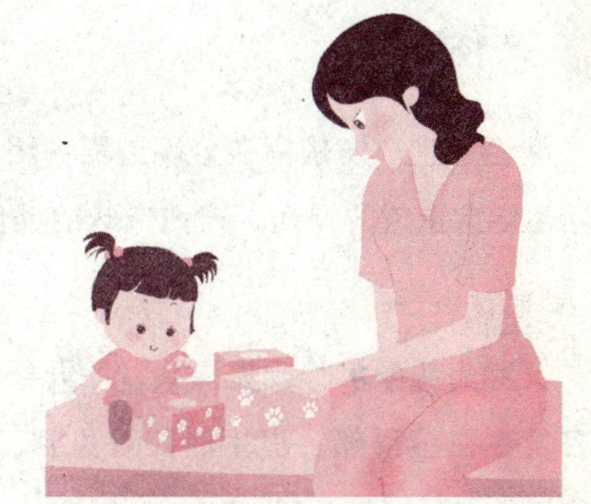

- **锻炼手指的灵活性** 让宝宝的手指做一些比较精细的活动，如拍球、投篮、打算盘、做手指操等；活动时家长要告诉宝宝边做边思考，以增强大脑和手指间的信息传递，提高健脑效果。
- **培养宝宝的动手习惯** 为宝宝选择玩具时，要从培养宝宝的动手能力出发，像积木、橡皮泥或能拆能拼的玩具更有利于动手能力的培养。
- **交替使用左、右手** 左手受右脑支配，右手受左脑支配；交替锻炼左、右手，可以更好地开发大脑智力。

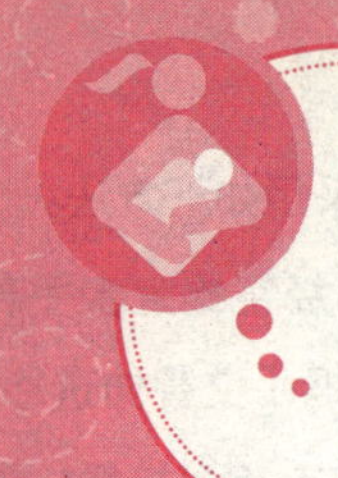

xinshengbaobao chanjian jibing

新生宝宝常见疾病

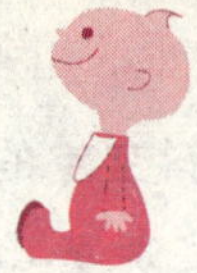

一个婴儿的诞生，意味着一个新生命的开始。而新生宝宝却那么娇嫩，宝宝的健康牵动着每一位父母的心。为此，年轻的爸爸妈妈应该多了解一些新生宝宝常见疾病的护理常识，在你惊慌不已的时候才不会手忙脚乱，让健康、聪明伴着宝宝长大！

产伤

新生宝宝产伤是指在分娩过程中因使用钳产、吸引产等牵拉头部，或助产时用力过猛对新生宝宝造成的损伤。产伤造成的损伤程度不一，数天后便会好转的有下面几类：

产瘤

又称为头颅水肿或先锋头，胎儿经过产道时，由于挤压而使头部某个部分形成肿胀，大多发生在头顶部，出生时即可见到。数天后便会自行消失，无须特殊治疗，更不用穿刺，以免引起继发感染。

头颅血肿

类似产瘤，是存在于头骨与骨膜间的血块，范围只限于一块骨头，不超越骨缝，生后数小时至数天逐渐增大。头颅血肿没有多大害处，数月后血肿自行消失，不宜穿刺抽出血液，以免发生感染。

颅内出血

新生宝宝颅内出血是一种常见的脑损伤，由产伤和缺氧引起，常见症状为过度兴奋、淡漠、嗜睡、昏迷、斜视、眼球上转困难、惊厥、呼吸增快或缓慢、瞳孔对光反应不良等，其他还出现黄疸和贫血。大多新生宝宝是出生后才会出现症状，也可能出生后数天症状明显，但是治疗后恢复效果较差。为此，要注意预防工作，包括及时发现高危妊娠，预防早产，减少难产所致产伤和窒息。

缺氧缺血性脑病

婴幼儿缺氧缺血性脑病（英文缩写为HIE）是婴幼儿致残或死亡的重要原因，是产前、分娩过程中或产后新生宝宝窒息缺氧而导致的脑损伤。宫内缺氧的原因很多，有妊高征、过期妊娠等引起的胎盘功能不全，还包括脐带缠绕、受压等脐血流不畅或阻断及各种难产等因素。可见，HIE的原因主要是胎儿宫内缺氧和难产，尤多见于没有产前检查或不规范的产检者。缺氧缺血性脑病儿需在医院住院治疗，一般经正规治疗后，轻、中度患儿会恢复良好，重度者如能存活，会留下后遗症。

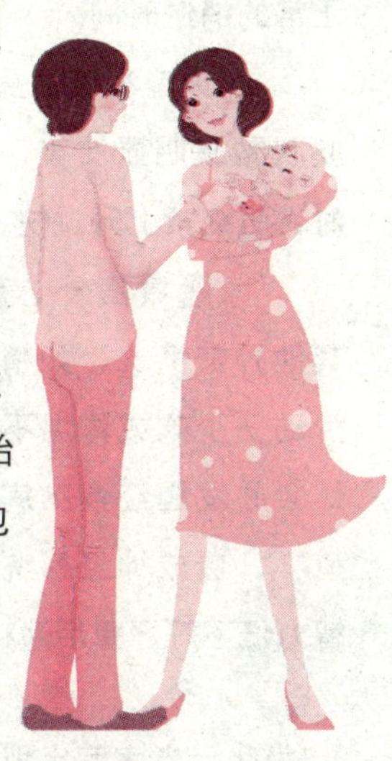

先天性感染（TORCH）

先天性感染（TORCH）是一组病原微生物的英文名称缩写，包括弓形虫（T）、风疹病毒（R）、巨细胞（C）和单纯疱疹病毒（H）。孕妇妊娠期发生感染，如呼吸道感染、风疹和生殖道感染，会将病毒通过胎盘或产道传播给胎儿，引起早产、流产、死胎或畸胎等，损害新生宝宝身体系统、器官，造成不同程度的智力障碍。此外，孕妇被柯萨奇病毒、梅毒、肝炎等病毒感染，也会通过胎盘引起新生宝宝先天感染，表现出早产、畸形、智力低下、黄疸、贫血、先天异常等症状。中国每年约有26 000个TORCH患儿出生，平均每小时就有3人，因此，预防本病需引起普遍关注。

- 避免孕期感染，对生殖道有感染者，要进行剖腹产。
- 注射风疹疫苗、新生宝宝注射乙肝疫苗。
- 孕早期不宜饲养猫、狗等宠物。

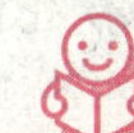

爱心小贴士

出血性疾病*

新生宝宝出生后数天，凝血功能还未成熟，又缺乏维生素K，较易发生出血性疾病，尤其是未成熟儿。出血多在脐部和消化道，也会出现在鼻部或肾脏，严重的会发生颅内出血，但出血量一般不多，呕吐咖啡色样物，粪便呈暗红色，严重的会出现颅内出血。本病大都发生在出生后2～3天，很少在出生7～10天后发生。新生宝宝出血症可用维生素K肌内注射或是静脉滴入，每天1次，连续3～4天，严重患儿需输血。给产前孕妇注射维生素K或是对有产伤史、消化道畸形者肌注维生素K也有一定的预防作用。

新生宝宝溶血

新生宝宝溶血病是指母、婴血型不合而使胎儿的红细胞受到损害，大量血红蛋白释放入血中，称为溶血。血型不合主要多见ABO血型及Rh血型两大类。ABO溶血病多为轻症，Rh溶血病一般较重。

轻者除出现黄疸外，无其他明显异常。大约77%的Rh溶血患儿出生24小时内出现黄疸并迅速加重；而ABO 溶血病仅为2.7%，其中以第2～3天出现者较多；患者的贫血程度不一，严重者会出现心力衰竭；病情轻的患者肝脾无明显增大，而Rh溶血患儿有明显的肝脾增大。本病死亡率高，且很容易留下后遗症。

新生宝宝一旦发现不良反应需住院接受治疗，光照、换血及药物疗法都比较有效。若处理及时、得当，一般不会留下后遗症，不久后即可痊愈。

新生宝宝病理性黄疸

病理性黄疸

发生在新生宝宝的特定时期，由疾病所引起，使胆红素的代谢出现异常，生理性黄疸加重。病理性黄疸分为感染性和非感染性，前者由细菌和其他病原体感染所致，如病毒、梅毒螺旋体、弓形虫等；非感染性黄疸有溶血性黄疸、胆道闭锁和遗传性疾病等。病理性黄疸的特征包括：

1. 黄疸出现时间过早，于生后24小时内出现。

2. 消退时间过晚，持续时间超过正常的消退时间。

3. 黄疸程度过重，波及全身，且皮肤黏膜明显发黄；检查血清胆红素时，胆红素上升过快。

4. 除黄疸外，新生宝宝会伴有其他异常情况，如精神疲惫、少哭、少动、少吃或体温不稳定等。严重时还会并发胆红素脑病，通常称“核黄疸”，造成神经系统损害，导致宝宝智力低下等严重后遗症，甚至死亡。

为此，当宝宝出现黄疸时，一旦出现上述特征的任何一项，都应引起父母的高度重视，只有做到早发现早治疗才能保证宝宝的健康。

母乳性黄疸

近年来，还出现了一种新生宝宝黄疸称母乳性黄疸，它的发生率呈增高趋势，发病较晚，在宝宝生后的5～6天出现，持续时间可达4～12周。但婴儿一般情况良好，无引起黄疸的其他病因可发现。但值得注意的是，要诊断母乳性黄疸必须首先排除病理性黄疸。母乳性黄疸轻度患儿无须处理，重者要暂停哺乳2～3天，等黄疸减轻后即可恢复母乳喂养，决不可因母乳性黄疸而长期停止母乳喂养。

脐炎

胎儿断脐后，脐带残端逐渐干枯变细成为黑色，脐带脱落前伤口很容易感染，消毒处理不严格，护理不当也容易造成细菌污染，引起脐部发炎。

症状

- 脐带根部发红，或脱落后伤口不愈合，脐窝湿润、流水，这是脐炎的最早表现。
- 脐带周围皮肤发生红肿，脐窝有浆液脓性分泌物，有臭味，脐周皮肤红肿加重，有的会形成局部脓肿，导致败血症。
- 病情危重时还会引起腹膜炎，出现全身中毒症状，宝宝发热，变得烦躁不安。

防治

新妈妈要防治宝宝脐炎发生，让宝宝成长得更健康，可以从以下几个方面来做：

〖注意清洁〗保持脐部的局部干燥、干净，脐带刚刚断落的几天，用碘酒局部消毒。

〖勤换尿布〗避免尿液污染。

〖局部换药〗用3%双氧水冲洗局部2～3次，之后用碘酊消毒、酒精脱碘，或用龙胆紫涂抹，每日2～3次。

〖抗生素治疗〗健康宝宝首选青霉素、加氨苄青霉素。形成脓肿的宝宝，要及时请医生做切开引流换药处理。形成慢性肉芽肿的宝宝要用10%硝酸银或是硝酸银棒局部烧灼，若是肉芽较大不易烧灼时，应进行手术切除。

新生宝宝硬肿症

新生宝宝硬肿症是新生宝宝期由于多种原因引起皮肤和皮下脂肪变硬，且伴有水肿、低体温及多器官功能低下的一种严重疾病。本病常由寒冷、饥饿、感染、窒息而引起，尤其是早产未成熟儿的发病率较高。

症状

宝宝得了这种病，多表现为少吃、少哭、少动、体重增长少、体温增高少。而皮肤也会发生改变的，起初皮肤发凉、发硬，不易捏起；之后皮肤肿胀，压时有凹坑儿，常见于小腿、大腿外侧皮肤，严重时脸蛋儿皮肤还会发硬。危重的宝宝还会从鼻子和嘴里冒血沫，出现呼吸微弱，需立即送医院抢救。可见，早期发现硬肿症，及时治疗十分重要。

防治

复温是治疗本病的首要措施。保持室内温度在24℃～26℃；轻者用棉被包裹身体，外面放热水袋，让体温逐渐升高，切勿体温上升过快，可用体温计每小时测肛温1次。一般6～12小时可恢复正常体温，并要坚持监测患儿的呼吸、心率和脉搏等情况。

- 加强产前检查，防治妊娠高血压综合征，预防早产、出产低体重儿和产伤等。
- 鼓励母乳喂儿，以保证足够的热量供给。
- 冬季做好准妈妈的防寒保暖工作。
- 宝宝出生后立即擦干羊水，注意保暖，并用温热毛毯包裹好。
- 预防早产、感染、窒息等情况的发生。

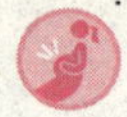

新生宝宝败血症

败血症的原因 新生宝宝败血症是各种致病菌侵入新生宝宝血液循环，其在血液中生长繁殖产生的毒素使患儿出现严重的全身感染中毒症状，感染后由于症状隐匿，再加上缺乏快速特异的诊断方法，给早期诊断造成困难。

败血症的症状 患儿症状变化无常，主要表现为精神不好、体温异常、食欲减退、呕吐，并出现呼吸暂停、急促、青紫、呻吟等呼吸改变及病理性黄疸，重症患儿还容易并发化脓性脑膜炎、肺炎、腹膜炎等症。

败血症的治疗 治疗本病需及时正确地应用抗菌药物，纠正机体内环境的失衡，并注意防治并发症。与此同时，还需采取有效措施预防本病的发生。

(1) 做好产前保健，及时治疗孕妇感染。

(2) 提倡母乳喂养以增强宝宝的免疫力，但是若患上较重的感染性疾病需禁止哺乳，把乳汁挤出消毒后再喂给宝宝，母子也最好隔离。

(3) 患儿的卧具、尿布应尽可能保持干净，避免感染。

(4) 保护宝宝的口腔黏膜，切不可挑马牙或是用布擦洗口腔。

(5) 用双氧水擦洗脐部，并保持脐部干燥。若发现脐部、皮肤等部位有感染，需及时处理。

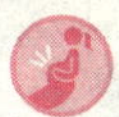

新生宝宝窒息

新生宝宝窒息是新生宝宝出生后最常见的紧急情况，胎儿娩出后一分钟，仅有心跳而无呼吸反应，或处于一种未建立规律呼吸的缺氧状态。引起该病的原因主要包括下面几个方面：

1. 母体因素 母亲患有糖尿病、心肾疾病、严重的贫血或急性传染病等全身性疾病；母亲患有妊娠高血压综合征、胎盘早剥、胎盘功能不足等产科疾病。

2. 分娩因素 包括脐带过长或过短、脐带脱垂、脐带绕颈或打结；分娩过程中用药的影响，如麻醉药、镇痛药、催产药等；分娩手术异常引起的新生宝宝窒息。

3. 胎儿因素 包括胎儿体重过重或过轻，多胎、早产或过期，胎儿发育畸形，胎儿出现严重溶血或失血、宫内感染等疾病。

一旦新生宝宝出现异常反应，需积极抢救和正确处理，以降低新生宝宝死亡率及预防远期后遗症。对于轻度窒息的患儿以保暖、清理呼吸道、吸氧为主；重度窒息的患儿要及时给予对症的综合治疗。

此外，还要具备一些这方面的预防常识。包括定期做产前检查，随时发现母亲、胎儿的异常情况，如妊高征、糖尿病、妊娠合并心脏病等，尤其是孕晚期更要认真了解胎儿发育情况，胎盘部位及功能、羊水量等，以便在产前进行积极的治疗或处理。

分娩前6小时不要使用对呼吸有抑制作用的药物，如吗啡等。分娩时要听从医生的指导，切不可因分娩的疼痛而拒绝医生的正确指导，影响顺利分娩和宝宝的健康。

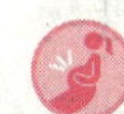

新生宝宝化脑

新生宝宝化脑是严重的急性感染性疾病，多由败血症继发所致，早期诊断和正确治疗是降低新生宝宝化脑病死率的关键。早期症状与败血症相似，常见特征为反应差、拒乳少吃、体温不升等，后续还会出现呕吐、嗜睡、惊厥等。其中，新生宝宝惊厥不太典型，多表现为呼吸暂停、面色发紫，有时口角、小手、小脚会出现抖动，但是家长不仔细观察，极易疏忽。本病病情危重，并发症多，一旦发现异常需及时到医院治疗。本病的预防与护理与新生宝宝败血症相同，预后恢复情况视治疗早晚、症状轻重及并发症的不同而不同。

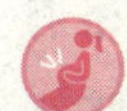

新生宝宝肺透明膜病

新生宝宝肺透明膜病是指出生不久出现的进行性呼吸困难、明显三凹征、青紫和呼吸衰竭，又称新生宝宝特发性呼吸窘迫综合征，早产儿、围产期窒息儿、糖尿病母亲的患儿、产程未开始的剖腹产是主要患病人群。诱发本病的因素与窒息、缺氧、酸中毒、低温、母亲糖尿病、甲状腺功能低有关。患儿大多出生后情况尚好，6～12小时内逐渐出现呼吸增快，每分钟呼吸次数超过60次，鼻翼扇动，严重者呼吸次数减少，呼吸不规则，继而呼吸暂停。

本病早期治疗效果较好，可采用纠正缺氧、酸中毒、电解质紊乱及表面活性物质等疗法。一般存活72小时以上的患儿，如果没有严重并发症，病情会自然好转，如果并发脑室出血，预后恢复较差。

新生宝宝破伤风

新生宝宝破伤风是由破伤风杆菌引起的一种急性感染疾病，严重威胁新生宝宝健康，是造成新生宝宝死亡的最主要原因之一。本病多在出生后4～7天发病，民间有“锁口风”、“脐带风”、“七日风”、“四六风”之称，常表现为不能吸乳、烦躁不安、啼哭不止、呕吐、发热、颈部强直、头后仰等，再进一步发展则出现张口困难，若刺激或移动体位会引起全身抽搐。

发病原因主要是接生时用未经严格消毒的剪刀剪断脐带，或出生后不注意脐部的清洁消毒。如果已经发生消毒不严格的情形，需要在24小时内剪掉残留脐带的远端，重新结扎，并听从专业医生的安排给予相应的医疗处理。

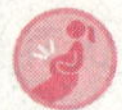

新生宝宝佝偻病

佝偻病是新生宝宝常见的营养不良性疾病，轻症小儿会面色苍白、烦躁不安、易醒、夜啼、汗多，头部可见枕秃，囟门迟闭、方颅等。重者除有上述症状外，还会出现鸡胸、下肢呈“O”型或“X”型腿、脊柱弯曲等特征。

本病主要因维生素D摄入减少和日光照射不足所致，使小儿体内钙磷代谢失常，骨骼系统生长发育障碍，继而影响神经、肌肉、造血、免疫等组织器官的功能，降低机体抵抗力。本病发病缓慢，易被忽略，若发展到后遗症期，恢复较难，容易导致民间俗称的“鸡胸”、“龟背”。

预防佝偻病首先要预防先天性佝偻病。母亲要多食含钙丰富的食物，多晒太阳；小儿出生后也要多到户外晒太阳；提倡母乳喂养，因为母乳中钙、磷比例适宜，并及时增服浓缩鱼肝油。而人工喂养时更要注意及早增服鱼肝油。

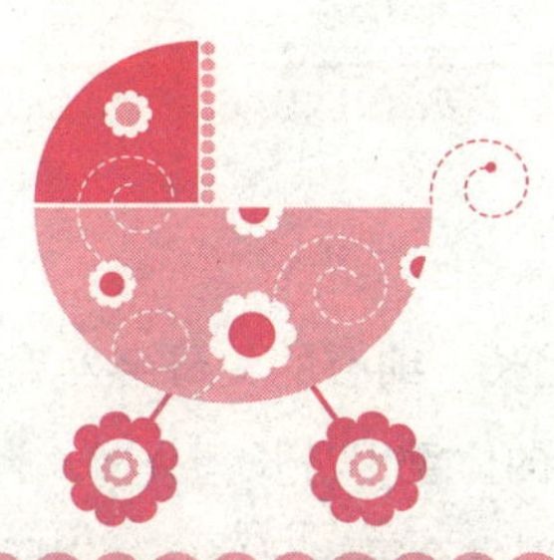

第7章 关注宝宝的每一天

婴儿期的宝宝生长发育很快，但大脑皮质功能尚未完善，各个脏器都未发育成熟，抵抗力较低，容易生病。因此，父母在照顾这个时期的宝宝时不仅要预防疾病感染，还要注意给宝宝增加相应的营养，以增加宝宝的免疫能力。

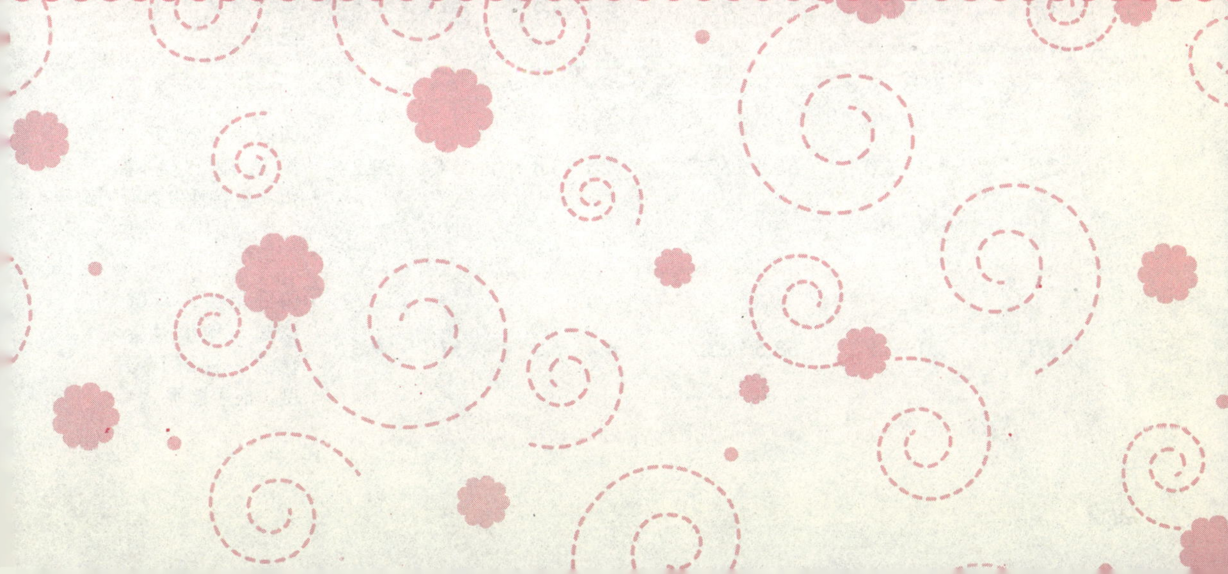

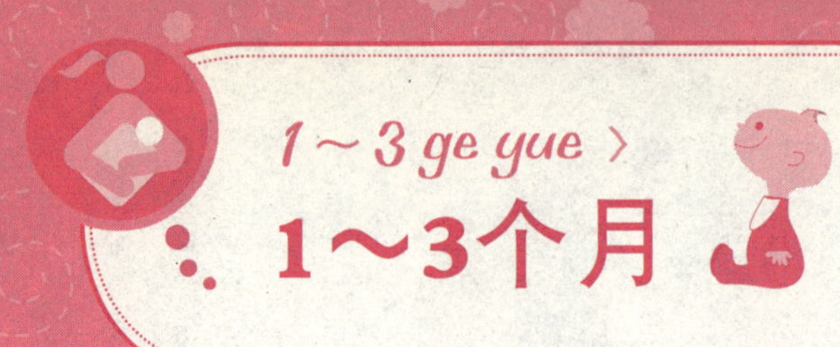

1~3个月

满月后的宝宝开始快速生长，细心的父母会发现，宝宝几乎每天都在进步，都会带给你一些新的惊喜。不仅宝宝的体重、身长、头围、胸围等在飞速变化，宝宝的视觉、听觉、运动功能、语言功能、脑部发育等也已经悄悄地开始生长发育了。

婴幼儿体格心智发育

下面是世界卫生组织0~3个月婴幼儿体格心智发育表：

年龄	体重(男)千克	身高(男)厘米	体重(女)千克	身高(女)厘米	心智
初生	2.9~3.8	48.2~52.8	2.7~3.6	47.7~52.0	俯卧抬头，对声音有反应
1月	3.6~5.0	52.1~57.0	3.4~4.5	51.2~55.8	俯卧抬头45度，能注意父母的面部
2月	4.0~6.0	55.5~60.7	4.0~5.4	54.4~59.2	俯卧抬头90度，笑出声、尖叫声、应答性发声
3月	5.0~6.9	58.5~63.7	4.7~6.2	57.1~59.5	俯卧抬头，两臂撑起，抱坐时头稳定，视野180度，能手握手

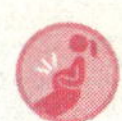 婴儿的发育状况

视觉和听觉

〖1个月的宝宝〗这个时期宝宝已经有视觉集中的表现，能够注视大人的脸和鲜艳明亮的物体，如红色物体。头眼开始协调，头可跟随移动的物体在水平方向转动，并有初步的颜色分辨能力。但视觉距离很近，仅为25厘米左右。听觉有了一定的发展，对听到的声音能做出反应，对突如其来的响声会表现出惊恐或者啼哭。

〖2个月的宝宝〗视觉集中现象越来越明显和频繁，特别喜欢集中看活动的物体和大人的脸，并能跟随追踪物体。正常宝宝1个半月到2个半月会有眨眼反射，将手掌慢慢逼近他眼前，他就会眨眼，未成熟婴儿则要晚到三四个月才会出现这种反射。有些斜视的宝宝，在满2个月时一般都能自行矫正，且双眼能够一起转动，这表明宝宝的大脑和神经系统发育正常、顺利。听觉渐渐加强，能辨别声音的方向，能安静地听较轻快柔和的音乐，并表现出愉快的情绪，喜欢大人和他说话，会对噪声表示不快。

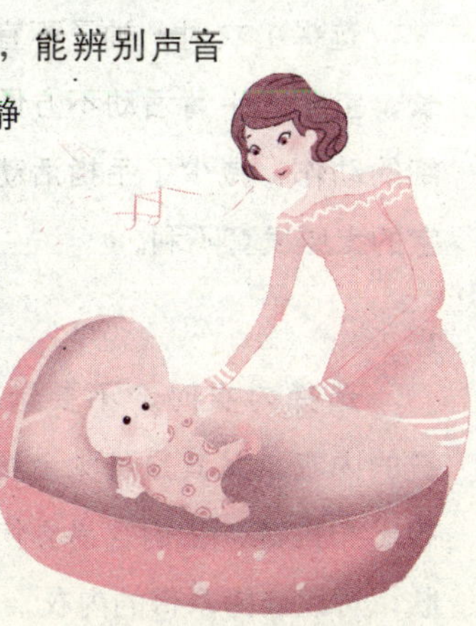

〖3个月的宝宝〗3个月的宝宝视觉功能比较完善，头眼协调较好，视线能跟随鲜明的物体移动，逐渐能够集中看距离较远的带有声音的、色彩鲜艳的、活动的物体，视觉距离逐步达到4～7米。听觉有了明显的发展，听到悦耳的声音时会微笑，头可转向声源。可以分辨妈妈的声音，如正在哭闹时听到妈妈的声音，可停止哭闹，显出专心的神态。

运动功能

〖1个月的宝宝〗此时的宝宝仍然是无规律的全身活动，头稍能转动，小胳膊、小腿总是喜欢呈屈曲状态，两只小手握拳。

〖2个月的宝宝〗当父母竖着抱时，头稍能挺直，但还不太稳定，且头能跟着视线做一定程度的转动，双手的活动很频繁、有力，经常将手伸到头部抓挠眼睛、耳朵等，还会将手伸进口中吸吮。情绪高涨时手臂和腿部会做较大幅度的摆动。

〖3个月的宝宝〗头能挺直，能更灵活地随视线转动。俯卧时能抬头45度甚至90度，手能抓起身旁的小玩具，喜欢玩自己的手，会主动伸出小手去拍打玩具，喂奶时能用手扶奶瓶。蹬腿动作比较有力，经常把腿脚举高放下。看到奶瓶或妈妈准备喂奶时宝宝会表现出异常兴奋的神情，会在妈妈的胸前用鼻子拱来拱去地寻找乳头。

语言发育

〖婴儿期〗此时是语言发育的准备阶段和开始阶段。

〖1个月的宝宝〗此时是宝宝反射性发声阶段，主要根据生理上的需要做出相应的哭喊反射。宝宝1个月后出现条件反射性发声，这种条件反射的发音可用不同的声音表示不同的意思。

〖2～3个月的宝宝〗开始“咿呀”做语，以发声为快乐，可以发“啊”、“咿”、“唔”等音。如高兴的时候，或是早晨刚起床的时候，嘴里会咿咿呀呀地叫喊。

早期社会行为

〖1个月的宝宝〗对大人的声音和触摸可产生反应，包括看、听，表现安静和愉快等。

〖2个月的宝宝〗有愉快或不高兴的面部表情。2～3个月时，宝宝以笑、啼哭、伸手等到行为以及眼神和发声表示情绪变化。

〖3个月的宝宝〗当感到愉快时可有意识地微笑，并可以发声大笑。有意识地微笑是婴儿社会行为的表现，称为“社会化”微笑，它是婴儿智能发育的重要标志，这一阶段是人生“社会化”的开始。

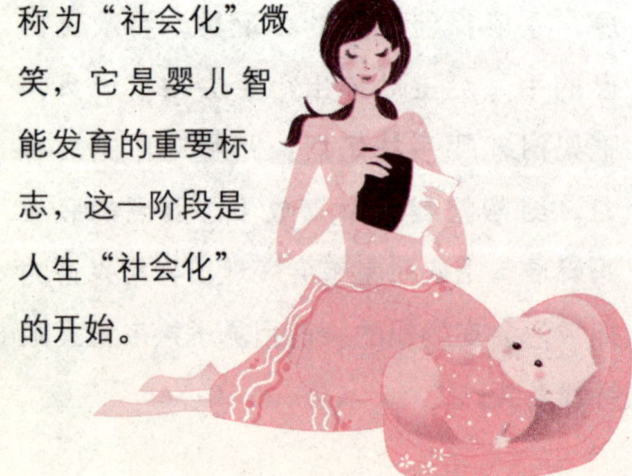

适合宝宝的衣物

颜色+材质

宝宝的皮肤娇嫩，衣服要选用浅色系的、柔软、宽松、吸汗、透气的纯棉布料衣物或棉质绒布制成的衣服。

大小

选择衣物的时候，还要注意宝宝的衣服宜大不宜小。过小的衣服，会使婴幼儿不舒服，影响宝宝的生长发育。有松紧带的衣服不适宜婴幼儿穿，因为松紧带会压迫胸部和腰部，导致宝宝胸廓变形。

式样

衣服要方便脱换，式样简单，这样不会因为穿脱衣服费时间而使宝宝着凉。

上衣

选择上衣时，袖子不宜过长，袖子太长，宝宝的手臂活动不方便，不能做些精细的动作，减少了手指活动的机会，对宝宝的大脑发育不利。

内衣

选择内衣时，不要选择有扣子或拉链的内衣，尤其是避免金属或塑料质地的扣子和拉链，它们容易弄伤宝宝娇嫩的皮肤，可以选择系带的内衣。

夏季服装

随着季节的变化应适当给宝宝增添衣物，夏季服装以方领口、圆领、小尖领为好。最好在前面开襟，纽扣不宜多。选择宽腰式的衣裙，以便起到宽松、凉爽的作用。

冬季服装

冬季要给宝宝选择保暖、轻柔的衣物，棉衣不宜过厚，以免影响四肢的血液循环和活动，襁褓不宜过紧，要让宝宝自由活动，以利于髋关节的发育。

宝宝的鼻涕、食物、大小便易弄脏衣服，有的时候还流口水，到处活动、到处乱摸，容易把衣服弄脏，所以选择衣服时，衣物要便于洗涤和暴晒也是需要妈妈考虑的。

宝宝爱干净

洗手、洗脸

宝宝探索世界的主要工具就是手，因而宝宝的手最容易受到细菌的污染，所以妈妈要经常给宝宝洗手、洗脸。但是宝宝的皮肤柔嫩，皮下血管丰富，一旦损伤很容易引发感染，所以给宝宝洗手、洗脸时力度要适中，动作要轻、快，不要把水弄到宝宝的眼、耳、口、鼻中，水的温度不要太烫，应以和宝宝的体温相近为宜，为了避免细菌交叉感染，还要为宝宝准备专用的脸盆和毛巾。

给宝宝洗脸时，最好是把宝宝抱在怀里，以免将水弄得到处都是。3个月前的宝宝洗脸不用香皂，以免刺激皮肤；洗手时可以适当用些婴儿皂来杀菌。顺序是先给宝宝洗脸，然后洗手，洗完后用毛巾轻轻沾去宝宝脸上、手上的水分，不要用力擦洗。

爱心小贴士

给宝宝一个舒适的生活环境*

宝宝居住的房间应该阳光充足，因为阳光中的紫外线是维生素D的重要来源，可以帮助钙的吸收，从而满足宝宝快速生长发育的需要，但不要让阳光直接照在宝宝的脸上。白天最好采用自然光，晚上灯光光线要柔和，容易让宝宝分清昼夜。宝宝居住的房间应该保持一定的光照度，如果光线过于昏暗，宝宝容易睡得黑白颠倒，还会影响宝宝视觉的发育，更不利于妈妈对宝宝的面色、皮肤、呼吸等进行细致观察。宝宝居住的房间通风要良好，室温要恒定，冬季室温要达到18℃～20℃，湿度要达到55%～60%。

洗头

- 经常给宝宝洗头，不仅可以清洁头部，预防生疮长痱子，同时也有利于宝宝的头发生长。如果宝宝的头皮上有黄痂，也不要惊慌，这主要是皮脂溢出所致，千万不可硬擦，只需先用熬过的菜子油轻轻涂擦使之软化，再用清水洗去就可以了，如果黄痂较厚，多洗几次就可以了。
- 宝宝洗头的次数不宜过少，也不宜过多，爸爸妈妈可以根据季节的要求每隔 2 ~ 3 天洗 1 次头。夏天宝宝出汗多的时候，可以每天洗 1 ~ 2 次澡，并同时洗头。
- 给宝宝洗头时，可用一只手托住宝宝的头部，并让宝宝的背部靠在妈妈的前臂上，同时要用手的拇指及中指捂住宝宝的耳朵，以免洗头水流进去。同时，妈妈用另一只手拿小毛巾蘸水轻轻洗。洗头时一般不用肥皂，洗完后用专用毛巾轻轻擦干头上的水就可以了。如果不慎将水流进宝宝的耳朵，可用干净的棉签吸出耳朵里的水。

洗澡

勤给宝宝洗澡可以避免细菌侵入，还可促进宝宝全身的血液循环，有利于新陈代谢，增强体质，提高宝宝对环境的适应能力。

但是，宝宝的皮肤很娇嫩，切不可使劲地擦，一定要轻轻地抹。小宝宝在进入浴盆前，小屁股的周围、两腿间的褶皱处、大小便排便通道口，都要用温湿的棉花球蘸些润肤露轻拭轻抹，用一处换一个。

给宝宝洗澡时，还要做好相应的准备工作，如妈妈要先洗干净自己的手及肘部，要给宝宝准备好洗浴用的物品以及洗浴后的衣物或浴巾等。每次洗澡的时间宜在两次喂乳之间，避免在宝宝过度饥饿或刚刚喂奶后洗澡，以免宝宝哭闹或发生溢奶；对于睡眠不太好的宝宝可在晚上睡觉前洗，这可以提高宝宝的睡眠质量；宝宝洗澡时，室温宜为26℃～28℃，若为新生儿，则室温宜为27℃～29℃；灯光不要太亮，光线要柔和；水温宜为39℃～41℃，最好用水温表测温度，也可用大人肘部皮肤测试，以不烫为好；水的深度，要盖过宝宝大部分身体。

给宝宝洗澡时要讲究一定的顺序，先脱去衣服，裹上浴巾。妈妈用左臂和身体轻轻夹住宝宝，左手托住宝宝的头部，并用左拇指、中指从耳后向前压住耳郭，以盖住双耳孔，防止洗澡水流入耳内。先洗脸、头，然后去掉浴巾，妈妈左手掌握住宝宝左手手臂，让宝宝的头枕在妈妈的左臂上；用清水打湿宝宝的上身，右手用小毛巾蘸上少许沐浴露，清洗宝宝的颈部、前胸、腋下、腹部、手臂上下、手掌。注意皮肤皱褶处的清洗，然后用清水将泡沫冲洗干净。然后，用洗臀部的小毛巾蘸少许浴液清洗宝宝的腹股沟、会阴部。换右手托住宝宝的左手臂，让宝宝趴在右手臂上，洗背部、臀部、下肢、足部。再用清水将宝宝的全身再冲洗一遍，将宝宝抱出浴盆，用大浴巾将全身擦干，将宝宝放在铺有干净床单的床上，盖上小被子，稍后换上干净的衣服。整个洗澡时间为5～10分钟，不宜过长，以免水温降低使宝宝着凉。

剪指（趾）甲

宝宝的指甲太长，对其健康很不利。这是因为，宝宝的手很容易乱动，指甲太长了，不仅很容易抓伤自己，而且指甲里的脏东西会让有吃手习惯的宝宝把细菌带入肚子里。另外，宝宝的指甲太长，穿衣服时也容易刮到而劈裂。因此，妈妈要经常给宝宝剪指甲。

妈妈可以选择婴儿专用的指甲刀，或者选择那种钝头的、前端呈圆弧形的小剪刀。如果妈妈怕宝宝乱动不敢修剪，可以等宝宝睡着了再行动，让宝宝平躺，妈妈靠在床边，抓稳宝宝的小手，将要剪的指头和其余手指分开，然后沿着指甲的弧度剪。剪完之，要及时给宝宝清洗双手，以便将藏在指甲里的脏东西洗干净。一般来说，宝宝的指甲一周要修剪两次左右，并随时查看，避免劈裂、肉刺等状况的出现。

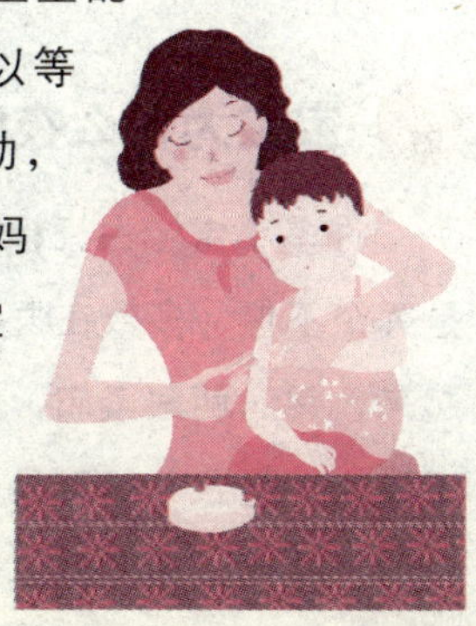

给宝宝剪指甲的时候，动作要轻快，最好一次成型，反复地修剪会让宝宝的指甲边有棱角，不圆滑；剪完之后，妈妈用手在宝宝的指甲上轻轻摸一圈，如果不够圆滑，可以用指甲刀上的小锉刀轻轻打磨一下。

经常给宝宝理发

● 宝宝的颅骨比较软，头皮比较柔嫩，极易擦破头皮发生感染。因此，给宝宝理发最好在3个月后开始。给宝宝理发的工具最好先用酒精消毒，千万不要用剃头刀为宝宝剃头。

● 妈妈可以在家给宝宝理发，现在婴幼儿用品店里都有宝宝专用的婴儿理发器，使用简便安全。也可以选择消毒设施完善的正规理发厅；如果宝宝在理发过程中哭闹，不要强行给他理发，以免伤及宝宝；理发过程中，如果宝宝的眼睛进水，妈妈应用自备的干净手帕或湿纸巾给宝宝擦，也不要用理发厅的毛巾擦；宝宝理发回家后，妈妈应再用适合宝宝的洗发剂或香皂，将宝宝的头发彻底洗干净。

 宝宝流口水的原因

3个月内的宝宝一般是不会流口水的，因为3个月内的宝宝唾液腺不发达，分泌的唾液较少。到3～4个月时，随着中枢神经系统和唾液腺分泌功能逐渐发育完善，唾液分泌量增多，但宝宝吞咽功能尚不完善，因此常流口水，形成生理性流涎。6~7个月时，正在萌出的牙齿常常刺激口腔内的神经，造成唾液的大量分泌，又会出现流口水现象。宝宝逐渐长大之后，唾液分泌的调节功能和吞咽功能渐趋完善，流口水的现象就会消失。因此，宝宝流口水是一种正常的生理现象。

但如果宝宝患了口腔炎、舌头溃疡等疾病，也会导致唾液的分泌急剧增加，常表现为口水突然增多，而且是黄色或粉红色的臭味口水。这时应立即去医院就医，以免延误病情。

纠正宝宝昼夜颠倒的坏习惯

有的宝宝昼夜颠倒，白天呼呼大睡，晚上精神的不得了，这可苦坏了宝宝的妈妈，这种昼夜颠倒的坏习惯要及早纠正，否则形成顽固的习惯就很难改正了。

在白天的时候，妈妈可以给宝宝安排一些活动，少让宝宝睡觉，可以和宝宝玩一些家庭游戏，做做婴儿操，抱着去户外散散步，这样到了晚上，宝宝就没有精力再哭闹了。

在宝宝入睡前，给宝宝一定的精神安抚，让宝宝安静地入睡。宝宝睡着后，父母的动作要轻，尽量不要吵醒宝宝。

宝宝睡觉时，应看看室内温度是否过高，或包裹是否太多、太紧，宝宝很可能因为太热而睡不安稳。这时宝宝的鼻尖上可能有汗珠，身上也会潮乎乎的，这时应降低室温，减少或松开包被，解除过热感。如果宝宝的小脚发凉，则表示宝宝可能是由于保温不足而睡不安稳，可加厚盖被或用热水袋在包被外面保温。

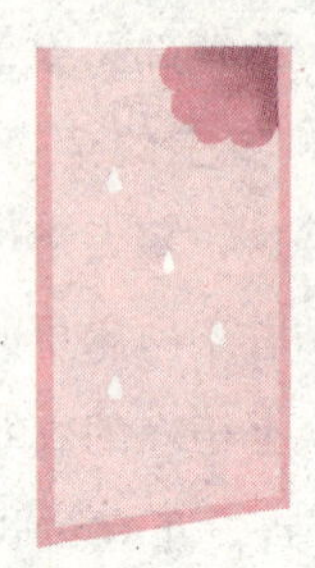

尿布湿了，或没有吃饱等也会影响睡眠。如果尿布湿了，应及时更换，并用温水洗净臀部。如果宝宝饥饿，就让宝宝吃饱后并轻拍其背部，让他嗝出随吃奶而进入胃内的空气，这样孩子一般都会满足而睡的。

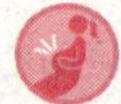 宝宝为什么夜啼

许多小宝宝白天精神很好，晚上却总是哭个不停，多数在睡着2～3小时后就哭起来，哭时两眼紧闭，泪流满面，面色多无改变，而且一哭就是半个小时甚至一个小时。其实，婴儿偶尔在夜里啼哭是不足

为奇的，但如果宝宝夜里反复啼哭且有加重的趋势，而且已经严重妨碍睡眠，则应该视为“异常夜啼”，应多加注意。

经常出现夜啼不仅会使孩子睡眠不足影响其生长发育，也十分影响父母的休息。宝宝一般不会无缘无故地哭，如果他哭个不停，一定是有原因的。宝宝做噩梦、饥饿、口渴、冷热、憋尿等因素都会导致夜啼；有的宝宝在患有某些疾病的情况下，也会夜啼；有些缺钙的宝宝，也会有夜啼的现象。

宝宝哭闹的时候，一般先把宝宝叫醒，有的宝宝清醒后就不哭了。如果宝宝天天夜啼，也要注意观察宝宝是否患病，或者是否有肠炎等急性病症出现。如果一切正常，就不必太过担心。

保护宝宝的眼睛

每个父母都希望自己的宝宝有一双明亮的眼睛看世界，那么，照顾宝宝的时候妈妈就要注意保护宝宝的眼睛。

● **注意眼部清洁，防止疾患感染** 宝宝应有专用的毛巾和脸盆，每次洗脸时，妈妈可先给宝宝擦洗眼睛，如果眼屎过多，应用棉签或干净的湿毛巾轻轻擦掉。宝宝的毛巾洗后要放在太阳下晒干。如果手头没有毛巾可用干净的纸巾给宝宝轻擦，但尽量不要随意用他人的毛巾或手帕擦拭宝宝的眼睛。有时，宝宝的小手常会不自觉地揉眼睛，妈妈除了尽量不要让宝宝用手揉外，还要注意保持宝宝小手的清洁。

● **防止强烈阳光或灯光直射宝宝眼睛** 宝宝居住的室内，灯光不宜过亮，到室外晒太阳时，要用遮阳帽遮住眼睛，不要让阳光直射眼睛。在有电焊或气焊的地方，妈妈一定要带宝宝离开，以免刺伤眼睛，引起眩目。

● **防止锐利物刺伤眼睛及异物入眼** 宝宝的玩具边缘要光滑，要没有尖锐棱角，小棍类或带长把的玩具不要给宝宝玩耍。

● **成人患急性结膜炎时，要避免接触宝宝** 眼病流行期间，尽量少带宝宝去公共场所，以免感染。如果家人患上眼病，应尽量减少与宝宝亲密接触，并及早为宝宝预防。如果宝宝已经患上眼病，要及时就医。

● **防止异物进入眼睛内** 宝宝在洗完澡用爽身粉时，注意不要进入眼内；刮风的时候要防止小虫子等进入眼内。一旦有异物进入眼内，要用干净棉签蘸水擦洗眼部，或者去医院就医。

● **宝宝看电视要适当** 一般来说，3个月以下的宝宝不适宜看电视，因为电视的辐射对宝宝的视力会有影响，此外，电视的辐射还会使宝宝出现乏力、食欲不振、白细胞减少、发育缓慢等现象；宝宝稍大些后，可以适当地看电视，但要注意时间的限制。

● **多给宝宝看颜色鲜艳的玩具** 经常调换颜色，多带宝宝看大自然的风光，有助于提高宝宝的视力。

保护宝宝的听力

听力是宝宝和人交流、探索世界的必用工具，宝宝的听力在胎儿期就已经形成了，出生后会继续发展。婴幼儿时期是耳朵的“多事之秋”，诸多因素都可影响婴幼儿的听力，所以宝宝听力需要父母细心保护。

- 宝宝出生后做好听力筛查。同时，从宝宝出生后的第 1 个月开始，妈妈就可以给宝宝玩一些能发出柔和声响的玩具。柔和、缓慢、优美的声音不仅会让宝宝产生安全感，还能让宝宝感到轻松和愉悦。
- 照顾宝宝的时候妈妈也可以多跟宝宝说话，让宝宝感受语言的节奏和语调；当宝宝哭的时候，妈妈要给予言语的安慰；当宝宝清醒时，则可以放些优美的音乐促进他的听觉发展；还要常带宝宝到自然环境中去，动物的叫声、轻柔的风声等都可以促进听觉的发育。
- 与日常活动有关的各种声音，都没有必要回避宝宝，如走路声、开门声、流水声、炒菜声、说话声、物体碰撞声等，只有这样，才能给宝宝营造一个真实的、有声的世界。当然，巨大的噪声会污染宝宝的耳朵，应注意躲避。
- 促进宝宝听力发展的同时，也要注意预防各种疾病。防止外耳及中耳的污染，不要给宝宝掏耳朵。感冒等一些疾病引起的鼻咽部分泌物增多，或当宝宝吐奶或呛奶时，细菌便很容易进入到中耳，日常要注意预防。给宝宝哺乳时应把宝宝抱起来，并取半卧位。如果是用奶瓶喂奶，奶瓶不要举得太高，奶嘴孔也不要太大。此外，在给宝宝洗澡时，也要尽量不要让水进入耳内；同时应避免宝宝在躺着时眼泪流进耳道，以免感染。
- 积极防治传染病。麻疹、流脑、乙脑等都可能损伤宝宝的听力，造成听力障碍。因此，要按时接种疫苗，积极防治各种传染病。如果发生上呼吸道感染或急性传染病，应特别注意保持宝宝口腔、鼻腔和咽部的清洁，以防细菌蔓延感染到中耳。宝宝患急、慢性中耳炎时，更要及时、彻底治疗，以免留下后患。
- 警惕药物致聋。链霉素、青霉素、庆大霉素、卡那霉素、利尿剂、抗疟药等药物对内耳有毒副作用，因此，尽量不给宝宝使用这些药物。

保护宝宝的嗓音

宝宝的第一声啼哭，既是生命的开始，也是宝宝健康的一个标志。随着宝宝的成长，3个月内的宝宝就会发出咿咿呀呀的声音，这是宝宝能够用语言与外界交流的最初的标志。然而婴幼儿时期，发声器官正处在生长发育阶段，对外界抵抗力较弱，对各种运动负荷的受耐力较差，容易疲劳。因此，要注意对宝宝发声器官的保护，以免导致声带疾病。

婴儿时期，宝宝的发声器官已具备基本结构，但咽部狭小，而且比较垂直，软骨柔软细弱，声带短、薄，因此在发声过程中要保护嗓音，使之适应发声器官的特点，为有良好的发声奠定基础。

温馨小提示

哭是婴儿的一种运动，也是一种需要的表达方式，所以不能不让婴儿哭。长时间的啼哭或喊叫会导致宝宝声带的边缘变粗、变厚，致使嗓音沙哑。同时，也要注意预防呼吸系统疾病，如感冒、咽炎、喉炎等也会影响婴儿的嗓音，为此，日常应多给宝宝饮白开水，并适量喂点稀释的果汁、蔬菜汁。在传染病流行的季节，不要到公共场所，以防感染。

让宝宝睡得更好

充足的睡眠对宝宝的生长发育起着至关重要的作用，良好的睡眠会消除宝宝的疲劳，让大脑得到休息，促进宝宝的成长。睡眠不足的宝宝会哭闹不止、烦躁不安、食欲不佳、体重下降。因此，妈妈要排除一切外在原因，让宝宝睡得更好。

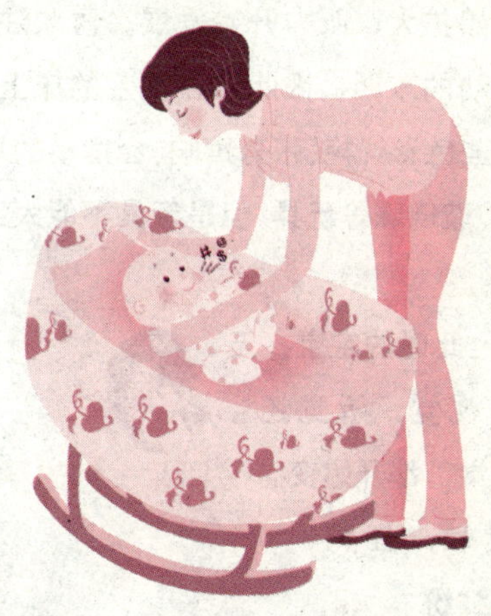

妈妈要为宝宝创造一个良好的睡眠环境，如灯光要柔和，室内要保持安静，温度要适宜，衣服要适当，被子不要盖太厚等；要让宝宝养成良好的睡眠习惯，按时睡觉，不要让宝宝因玩耍破坏睡眠规律；睡前不要过分逗弄宝宝，以免过于兴奋而难以入睡；睡前先给宝宝把尿，这样可以减少憋尿对睡眠的影响；要培养宝宝自己独睡，不要由妈妈拍着、哼着小调入睡；纠正宝宝含着奶头入睡的习惯；宝宝的床上不要有长毛玩具，以免压到宝宝的嘴，影响呼吸。

给宝宝选择玩具

合理地给宝宝挑选玩具，不仅有助于宝宝身心发育，促进宝宝智能的发展，还能影响宝宝动作的协调性。但给宝宝买玩具既要选择适合宝宝的月龄，也要注意所选玩具的安全性。

● **适合1个月宝宝的玩具** 此时的宝宝视野开始扩大，听力开始发展。喜欢注视一些会动的东西，因此可在宝宝的床上方悬挂一些色彩鲜艳、带有声响、会摆动的风车、气球、玻璃珠等玩具，但是玩具不能太细小。

● **适合3个月左右宝宝的玩具** 此时的宝宝，无论是视觉、听觉还是触觉，都开始变得灵敏，任何色彩缤纷和会动会响的物件都能引起宝宝的兴趣，所以一些大颗的珠子或摇动时会发声的音乐盒、拨浪鼓等玩具都很适合宝宝。

● **适合6～10个月宝宝的玩具** 这时宝宝的活动力相当强，多数都已经会翻身、爬，甚至扶物站立，所以能够满足宝宝运动能力的玩具最合适。比如，一些大件的、周边圆滑的玩具，可以选择胶球，甚至是家里的胶碗。此外，这时的宝宝喜欢堆砌东西，所以大件的积木也是不错的选择。还有填充布偶、大型的软球、可以骑在上面摇动的木制玩具、能发出声音的鼓类等都适合此时的宝宝玩耍。

● **适合10个月～1岁宝宝的玩具** 此时的宝宝开始学习走路，所以可以拉着走的车子等玩具会受到宝宝的喜爱。你也可以用软纸盒拴上一条绳子，让宝宝牵着拖拉，花费低又可以给宝宝新鲜感。此外，这时的宝宝手的灵活性大大增加，一些可以用手扭曲的玩具也应准备。此外，也可以给宝宝准备一些儿童专用的画册，既可以增强宝宝的认知能力，也可以满足宝宝的好奇心。

宝宝的玩具也要常消毒

宝宝每天要用手来拿玩具，且都有啃咬玩具的习惯。所以定期对玩具进行清洗和消毒是必不可少的。根据宝宝玩具的材料不同，要选用的消毒方法也不同：

● **皮毛、棉布制作的玩具** 适合放在日光下暴晒，一般晒几小时即可。

● **木制玩具** 可用煮沸的肥皂水烫洗。

● **铁皮制作的玩具** 可先用肥皂水擦洗，再放在日光下暴晒。

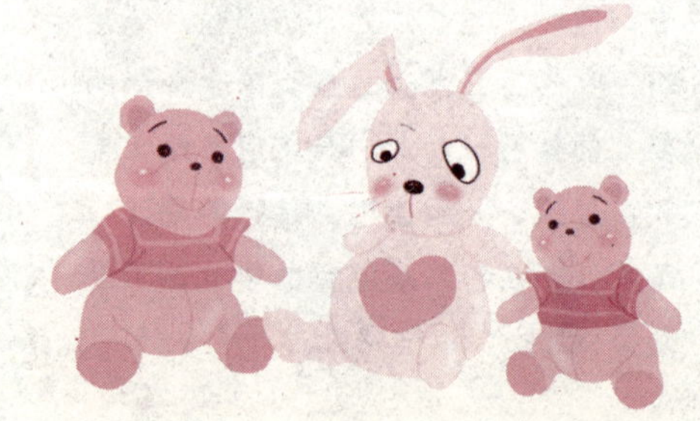

● **塑料和橡胶玩具** 可用84等消毒液浸泡洗涤，然后用水冲洗、晒干。

● **毛绒玩具** 可使用婴幼儿专用洗衣液清洗，充分漂清后在阳光下通风处悬挂晾干。

● **固齿玩具** 可使用奶瓶刷、奶瓶清洁液、奶瓶消毒锅、餐具消毒柜等进行清洗。另外要提醒的是，在购买这类玩具时，父母应先弄清这些玩具可以用什么方式消毒，不能用什么方式消毒，以免造成玩具损坏或材料变质。

● **电动玩具** 可使用洁净的湿布、无菌纱布和75%医用酒精来清洁，用75%医用酒精来清洁玩具时，要等酒精完全挥发后再给宝宝玩。

● **户外玩具** 可使用净布或毛巾、肥皂、水、75%医用酒精来清洁，然后冲洗干净就行了。

注意调节宝宝的体温

由于新生儿的汗腺发育不全，其排汗、散热的功能较差，肾脏对水和盐的调节功能也较差，如环境温度过高、过分保暖或水分摄入过少，体温就会急速上升，达到40℃左右会引起抽风，进而导致突然死亡。因此，新宝宝出生后，要注意调节体温，以维持新生儿体温的稳定。

由于宝宝的体温调节中枢发育不够完善，对周围环境温度适应能力较差，体温可随环境温度的变化有所波动。

正常范围

婴儿的体温在36℃～37℃之间均属正常波动范围。调节宝宝的体温，不仅要保持周围环境空气温度的基本稳定，室温最好能够控制在16℃～22℃，还要注意观察宝宝皮肤的温度。

体温较低

如皮肤很凉，表明保暖不够，可用妈妈的体温温暖宝宝，也可多加一些衣服。

体温较高

如果宝宝皮肤温度较高、发红，应减少衣服，使其慢慢散热；如体温高达39℃以上，可在额头、腋下、腹股沟处放冷毛巾，四肢可用温水浸过的毛巾擦拭帮助退热。如仍不能恢复正常，应送医院诊治。

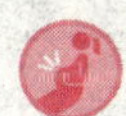

给宝宝测体温要注意什么

给新生宝宝测量体温可用腋下表、颈下表、肛表，但最好不要用口腔表。给新生宝宝测试体温要注意以下几点：

● 给新生宝宝测试体温有腋下、口腔、肛门3处部位，其中以肛门最方便，最常用。

● 一般情况下，新生健康宝宝的体温值春秋冬三季平均每天为上午36.6℃，下午为 36.7℃；夏季上午 36.9℃ ~ 36.95℃，下午为 37℃。另外，三种测体温方法数值略有差异，依次相差 0.5℃，即腋下 36℃ ~ 37℃，口腔 36.5℃ ~ 37.5℃，肛门内为 37℃ ~ 38℃。

- 新生宝宝腋下有汗时，应先用毛巾将汗液擦干后再进行测试，以保证测试温度的准确。
- 新生宝宝刚喝完热水或活动后不要马上测试体温，应该休息片刻后待恢复到自然体温时再测。
- 给新生宝宝测试体温的时间以 5 ~ 10 分钟为宜。
- 给新生宝宝测试体温前要用乙醇对体温表进行消毒处理，以防止传染病的发生，同时不要忘记把体温表甩到 35℃以下。

母乳是宝宝的最佳食品

母乳是宝宝的最佳食品，母乳喂养的宝宝要比人工喂养的宝宝健康。

食用母乳可以使宝宝获得必需的营养；母乳中的抗体可以增强宝宝抗病的能力，让宝宝不易感染疾病；母乳还有利于宝宝消化吸收；而且母乳不用花钱去购买，相比较来说更物美价廉；母乳的温度适宜，可以让宝宝及时食用。同时，宝宝食用母乳，不仅可以加快妈妈子宫的复原，还可以让母子共同获取精神上的满足。

在宝宝满月前，提倡按需哺乳，即宝宝想吃就喂，这样可以促进乳汁分泌。满月后，随着宝宝吸奶量的增多，可以定时哺乳。一般情况下，2个月以内的宝宝每隔3 ~ 4小时喂奶一次，一昼夜吃6 ~ 8次；3 ~ 4个月的宝宝每日喂6次左右，随着宝宝的成长，喂奶的次数逐渐减少。

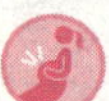

不要让宝宝含着奶头睡觉

宝宝鼻腔狭窄，睡觉时常常口鼻同时呼吸，含乳头睡觉会有碍口腔的呼吸；宝宝睡着的时候也会有吸吮现象出现，含着乳头睡觉，就很容易在睡着时吸入乳汁，导致乳汁进入气管，发生肺炎或窒息，严重的窒息可导致死亡；若妈妈睡着了，乳房易把宝宝口鼻同时堵住，也会造成婴儿窒息；经常让宝宝含着乳头睡觉，容易使母亲的乳头开裂，并且容易养成宝宝离开乳头就睡不着觉的坏习惯。因此，不要让宝宝含着乳头睡觉。

混合喂养宝宝

母乳喂养的宝宝，可能会由于母乳不足而使宝宝体重增长不理想，因此选用配方奶或其他代替食品加以补充，这样喂养的宝宝，我们称为混合喂养的宝宝。

混合喂养的宝宝比人工喂养的宝宝体重足，但能够用母乳喂养的，我们还是提倡用母乳喂养。现在有些上班族母亲也习惯于对宝宝进行混合喂养或人工喂养，母乳充足的情况下，最好能够力争母乳喂养4个月后再改为混合喂养或人工喂养。如果母乳实在不充足，不得不采取混合喂养，那么就要做到：

1. 一次只喂一种奶，吃母乳就吃母乳，吃配方奶粉就吃奶粉；如果两种奶混合吃，会不利于宝宝消化，也容易使宝宝对乳头产生错觉，可能引发厌食奶粉，拒吃奶瓶。

2. 1个月内的宝宝添加代乳品时，尽量选择母乳化奶粉，如果喂鲜牛奶的话，应根据浓度加适量水稀释，以大便正常、无奶瓣为准。

3. 夜间最好是母乳喂养，夜间妈妈休息，乳汁分泌量相对增多，宝宝的需要量又相对减少，母乳可能会满足宝宝的需要；而且夜间妈妈比较累，尤其是后半夜，起床给宝宝冲奶粉很麻烦。但如果母乳量确实太少，宝宝吃不饱，就会缩短吃奶时间，影响母子休息，这时就要以奶粉为主了。

人工喂养宝宝

人工喂养是由于母亲减肥等原因造成的主观上不愿进行母乳喂养，或是疾病等原因限制了母乳喂养，而采取完全用其他代乳品喂养宝宝的方法。人工喂养比母乳喂养和混合喂养要复杂，需要妈妈更加细心、认真。一般来说人工喂养首选的是牛奶、羊奶和奶粉。目前，有多种不同的配方奶，分别适用于不同月龄的宝宝。

牛奶

人工喂养首选牛奶，但牛奶酪蛋白含量较高，不好消化，且脂肪酸和乳糖含量较低。另外，在储运过程中污染机会较大，所以牛奶必须调配后才能给宝宝吃。一般我们要给牛奶稀释，就是在牛奶中加水或米汤，降低酪蛋白浓度；然后加热，改变酪蛋白性质，凝块变小，容易消化，煮沸还能起消毒作用；最后加糖，以提高牛奶中糖类含量，提高供给热量。

羊奶

羊奶与牛奶营养价值相似，但酪蛋白含量较低，较牛奶容易消化。羊奶缺少叶酸，容易发生大细胞性贫血，所以单纯用羊奶喂养的宝宝，每天必须服用叶酸10毫克。

配方奶

使用配方奶喂养的宝宝，可以直接根据说明进行操作，但配方奶的存储位置、保质期都要注意。

人工喂养的量和次数

喂奶量

牛奶用量可按每日每千克体重110～120毫升计算，也可以任其吸吮，以满足食欲为度。喂奶量没有严格限制，完全根据宝宝实际情况安排。每周体重增长150～200克，即属正常。一般情况下，1～2个月的婴儿，每次可喂150～180毫升，2～3个月的婴儿，每次180～200毫升。

调制方式

新鲜牛奶可加适量的水，一般新生儿可按2份牛奶加1份水的比例来调制，另加糖5%，喂奶前先把牛奶煮沸5分钟。

喂奶频率

新生儿一般每天要喂七八次奶，每次间隔3～3.5小时；1～2个月的婴儿，每日应喂6～7次，每次喂奶之间的间隔，白天以3～4小时为宜，夜晚可间隔6小时左右；3个月的婴儿，每日可喂奶5次，间隔3.5～4小时，夜间可停喂1次，两次奶中间可喂1次水。

培养宝宝良好习惯

宝宝逐渐地长大了，应该及时地培养宝宝的良好习惯。但有的宝宝会有少吃多餐的习惯，每次只吃50毫升左右，过了个把小时又闹着要吃。这时，可在闹着要吃的时候喂些凉开水，尽量使吃奶的间隔时间拉长到3～4小时。

及时给食具消毒

给食具消毒时注意以下事项

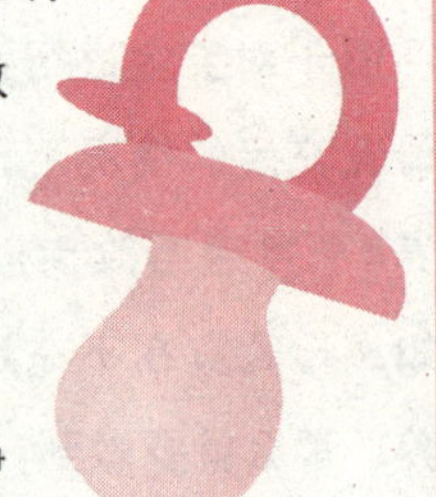

◎ 宝宝的奶瓶、奶头、水瓶、盛奶容器、做果汁的小碗、小勺等食具，要做到每日消毒。

◎ 配制乳品前洗净双手。

◎ 最好按宝宝吃奶次数准备奶瓶，如每日吃 5 次奶，即准备 5 个奶瓶。

◎ 罐装奶粉打开后最好放入冰箱保存，避免变质。

◎ 袋装的代乳品，吃时应该用热水或微波炉加温。

消毒方法

将奶瓶洗干净，放入有凉水的锅内，水面要没过奶瓶，加热煮沸5～10分钟，用夹子夹出，盖好备用。橡皮奶头可在沸水中煮3分钟。每次用完后，立即取下清洗干净，待下次用沸水浇烫即可。

人工喂奶需注意

根据宝宝的月龄和食量大小，按比例配制好需要的奶。奶嘴孔的大小以瓶内盛奶倒置可连续滴出为宜，奶的温度要适中；父母千万不要在给宝宝喂奶前，吸吮奶嘴来试奶的温度，以奶汁滴在手臂内侧不烫为宜；宝宝平卧时千万不要喂奶、喂水，以免奶、水呛入气管。正确做法是：

1. 把宝宝抱起，让宝宝斜卧在妈妈怀里，同时使整个奶嘴充满奶液，这样宝宝就不会吞入空气而引起溢乳了。
2. 每次喂完奶要将宝宝竖抱起，轻轻拍其背部，使宝宝打嗝以便将吃奶时咽下的空气排出，稍后将婴儿放下并使其略右侧卧，以防止溢奶呛入气管。
3. 给 3 个月前的宝宝喂奶，要在宝宝清醒且比较兴奋的时间进行，以防止宝宝吃奶的时候睡着。
4. 妈妈在喂奶时要注意观察宝宝的动静，如发现宝宝吮吸无力，节奏缓慢，可以适当地给宝宝一些刺激。如可以改变一下抱姿，用手轻轻揪搓耳朵，或有意将奶头从宝宝嘴中抽出等，以此唤起婴儿的兴奋继续吃奶。也可让宝宝安然入睡，不必打扰。
5. 给宝宝喂奶的时候，要让宝宝保持愉快的心情进食，可以面带微笑、亲切地看着宝宝，也可以边喂边和宝宝说话，给宝宝唱歌，但以不影响宝宝进食为度。

给宝宝添加辅食

一般来说，母乳可以满足3个月以内宝宝的营养需要。但母乳也不是万能的，母乳中所含的维生素C、维生素D、B族维生素和含铁量满足不了宝宝的生长发育需要。所以我们要给宝宝及时添加营养，防止宝宝营养不良。

如果妈妈偏食，不经常吃含维生素较多的食物，那么母乳中含有的维生素就满足不了宝宝生长发育的需要，就需要给宝宝补充维生素；人工喂养以牛奶喂养为主的宝宝，更需要及时补充维生素，因为牛奶中本身含有的维生素只达到母乳的1/4。因此，人工喂养的宝宝出生后1～2个月就要开始补充维生素。而补充维生素最好的食物就是果汁和菜汁。

一般1个月的婴儿每次可喂10～15毫升，2个月的婴儿每次25～35毫升，3个月的婴儿每次50～60毫升，每日1～2次。水果汁大多是酸性的，最好在喂奶后1小时再喂，或在两次喂奶之间，有利于奶汁及维生素的吸收。这时我们可以给宝宝适当地补充鱼肝油、果汁、菜汁等食品。

● **补充食用鱼肝油** 小儿的骨骼处于生长发育阶段，每天需要一定量的维生素D，食用鱼肝油可以补充维生素D。一般在宝宝出生后的2周开始添加鱼肝油及钙片，早产儿要在出生后1～2周开始添加。可以每天服用1～2滴的鱼肝油，也可以早晚各一滴。人工喂养的宝宝配方奶中含有维生素D的，可以减半服用。给宝宝服用鱼肝油时，要从少量开始，看宝宝有无腹泻情况。

● **补充果汁** 选用不同季节的新鲜、成熟、多汁的水果，如橘子、西瓜、梨等水果。将水果冲洗干净，去皮，把果肉切成小块状放入干净的碗中，用勺子背挤压出果汁，再用消毒干净的纱布过滤出果汁。也可以直接用果汁机来制作果汁，既方便又卫生，适于家庭使用。制作好果汁后，果汁中加少量温开水即可食用，不需加热，否则会破坏果汁中的维生素。

● **补充菜汁** 对于能直接压榨出汁的蔬菜，也可以给宝宝制作菜汁喝。比如西红柿，制作时选用新鲜成熟的西红柿，洗净后沸水烫洗去皮，去子，放入少许白糖，用勺子背将西红柿压碎，压出汁，滤出西红柿汁即可食用。对于不能直接压榨出汁的蔬菜，可选用新鲜、深色菜的外部叶子，洗净、切碎，放入干净碗中，再放入盛一定量沸水的锅内蒸沸，取出后将菜汁滤出，制作好的菜汁中可加少许盐即可喂给宝宝。

爱心小贴士

为宝宝补充水分*

宝宝的月龄越小，体内含水量就越多，而且婴儿期的宝宝新陈代谢旺盛，对水的需求量也较多，日常食用的母乳和牛奶中虽然有大量的水分，但远远不能满足宝宝生长发育的需要，因此，吃母乳或牛奶的宝宝都应该适当地补充水分。一般情况下，宝宝每日每千克体重需要120～150毫升水分，扣除每日宝宝吃奶的量，不足的部分应该在每日的相隔两顿奶之间补充。补充的可以是白开水，还可以是蔬菜汁、水果汁等，夏天可以根据宝宝的需要适当增加补充的次数。

适当的户外活动

新鲜的空气中含氧量高，可以促进新陈代谢；适当的冷、热刺激，使宝宝增强对外界环境冷热变化的适应能力和对疾病的抵抗能力。因此，当宝宝满月后就应让他多接触大自然，充分利用自然因素锻炼身体素质。

宝宝刚开始接触大自然时，要选择无风、气候较好的季节且室内外温差相对较小的日子外出活动，可以每天1次，每次在户外待几分钟，以后逐渐增加到每次十几分钟。3～4个月时，每天到户外1～2次，每次待0.5～1小时。6～7个月后，每天2次，每次活动1小时左右。

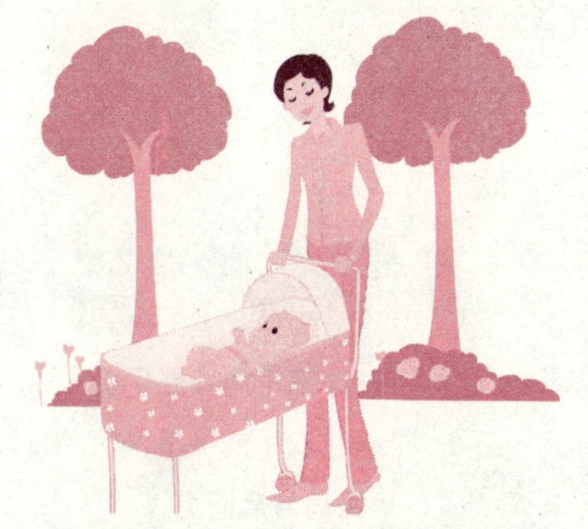

要根据季节的不同、外界气温的变化、宝宝的承受能力等灵活掌握在户外活动的时间。夏季应延长早、晚在户外活动的时间，中午最好不要在户外活动。冬季可适当缩短午睡时间，利用阳光充足、室外温度较高的时候在户外玩耍。

多晒日光浴

宝宝多晒日光浴可以促进血液循环，阳光中紫外线照射皮肤，可促使皮肤合成维生素，有利于钙质吸收，可以预防和治疗佝偻病，从而使宝宝的骨骼、牙齿、肌肉发育得更强健。

- **0~1 个月** 新生儿期可在室内打开窗户让阳光照射在宝宝身上，但不要照射头部。
- **1~2 个月** 宝宝首先应该熟悉室外空气浴。从每次户外 5 分钟开始，渐渐地延长时间。当户外温度达到 20℃左右时，可以先晒晒宝宝的手脚，每天 1 ～ 2 次，每次 5 ～ 10 分钟；4 ～ 5 天后可将裤腿卷起来晒到膝盖；再过 4 ～ 5 天后可晒到大腿。按这种顺序，每过 4 ～ 5 天可多裸露一点，渐次为腹部→胸部→全身。
- **3~6 个月** 宝宝每次晒日光浴的时间也是从 2 分钟开始，经过一个月的过渡期延长至 20 分钟左右。

带宝宝进行日光浴的同时，还要注意以下几件事：

- 不能让宝宝着凉，可以先在室内打开窗户，然后逐步地过渡到室外。
- 阳光不可直射宝宝的头部，可戴遮阳帽来保护头和眼不被太阳光直射。
- 夏季不可暴晒，冬季可选阳光充足的中午在室内或向阳避风处进行。
- 日光浴后要及时擦汗、洗澡、换内衣；同时要及时地补充水分。
- 宝宝生病时或湿疹严重时不做日光浴；尘埃和烟雾较多环境中不晒日光浴；宝宝空腹时不宜日光浴，一般在早餐或午餐后1 小时后进行为好。
- 如发现宝宝出汗多、精神委靡、皮肤发红、心跳加快，应立即停止阳光浴。

常给宝宝做被动操

一般来说，婴儿被动操适合于2～6个月的宝宝，可以每日做1～2次，要由父母给宝宝做四肢的伸曲活动。婴儿被动操可促进宝宝协调运动的发育，能够改善宝宝的血液循环，使宝宝精神活泼，妈妈给宝宝做操，也能够促进亲子之间的交流。

预备姿势

婴儿仰卧，母亲双手握住婴儿的双手，把拇指放在婴儿手掌内，让婴儿握拳。

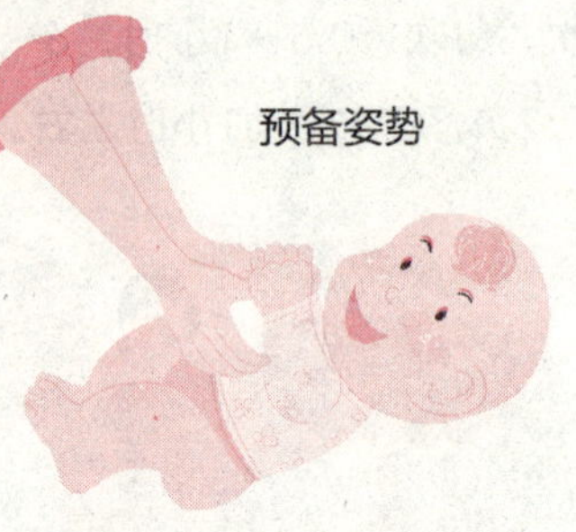

预备姿势

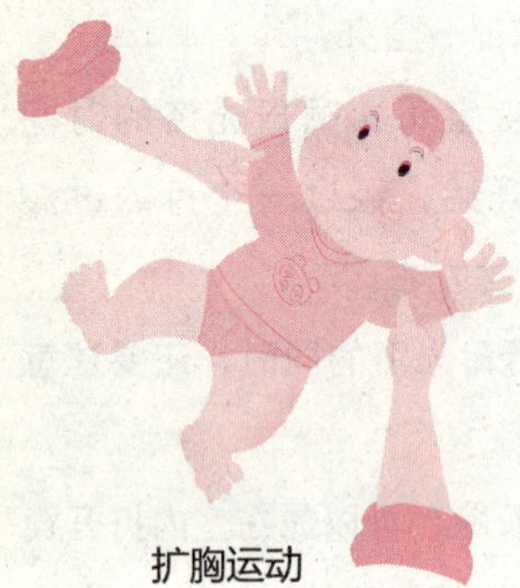

扩胸运动

第一节扩胸运动

(1) 两臂胸前交叉。

(2) 两臂左右分开。

(3) 两臂再次前交叉。

(4) 还原。

第二节屈肘运动

(1) 向上弯曲左臂肘关节。

(2) 还原。

(3) 向上弯曲右臂肘关节。

(4) 还原。

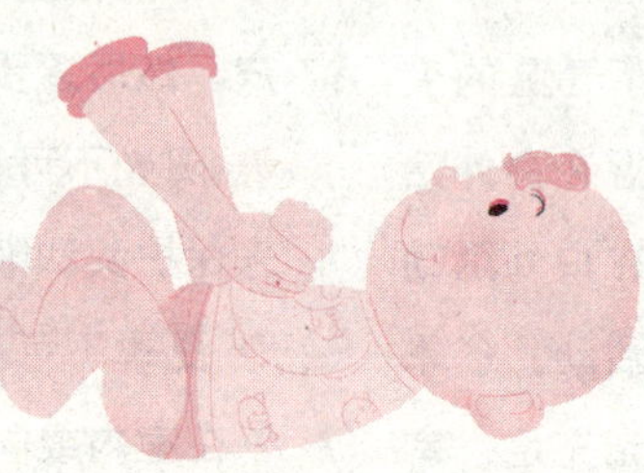

屈肘运动

第三节肩关节运动

(1) 握住婴儿左手由内向外做圆形的旋转肩关节动作。

(2) 握住婴儿右手做与左手相同的动作。

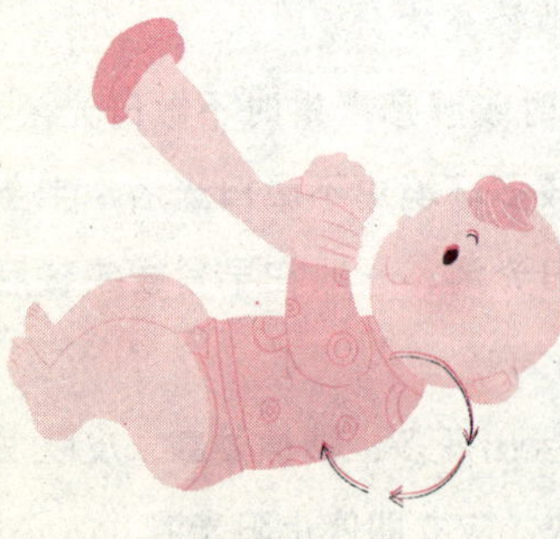

关节运动

第四节上肢运动

(1) 双手向外展平。

(2) 双手前平举，掌心相对，距离与肩同宽。

(3) 双手胸前交叉。

(4) 双手向上举过头，掌心向上，动作轻柔。

(5) 还原。

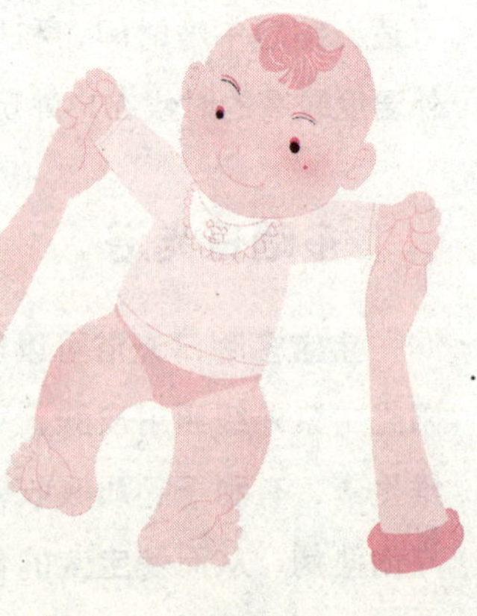

上肢运动

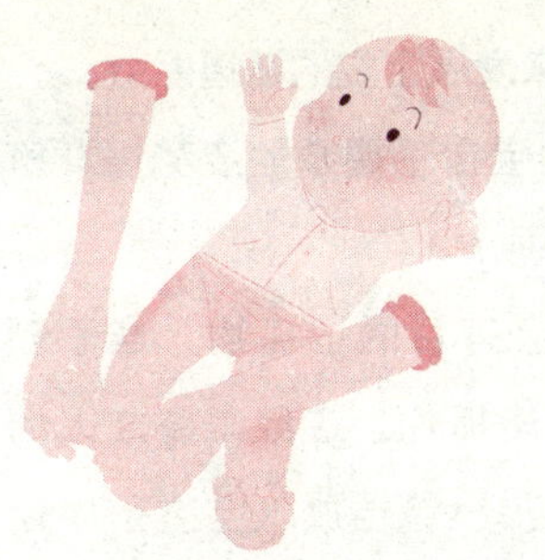
屈趾、踝关节

第五节伸屈趾、踝关节

(1) 屈伸左侧 5 个趾跖关节，反复 4 次。

(2) 屈伸左侧踝关节，反复4次。

(3) 做右侧动作。

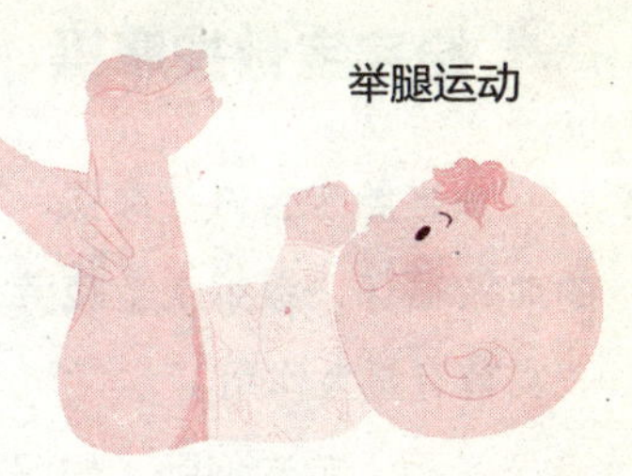
举腿运动

第六节下肢伸屈运动

双手握住婴儿两下腿，交替伸展膝关节，做踏车样动作。

(1) 左腿屈缩到腹部。

(2) 伸直。

(3) 右腿同左。

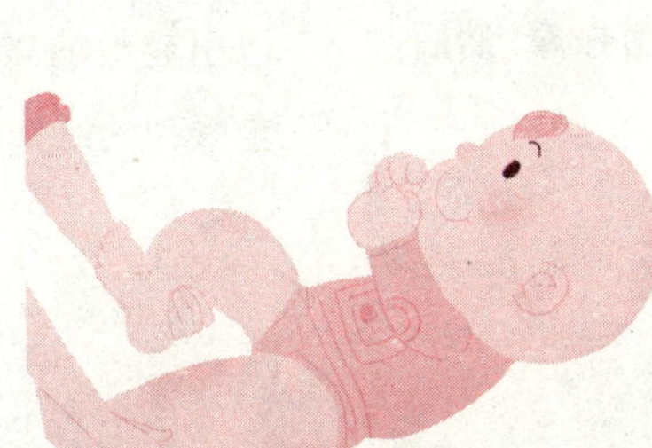
下肢伸屈运动

第七节举腿运动

两腿伸直平放，大人两手掌心向下，握住婴儿两膝关节。

(1) 将两肢伸直上举 90 度。

(2) 还原。

(3) 重复 2 次。

第八节翻身运动

婴儿仰卧，大人一手扶婴儿胸部，一手垫于婴儿背部。

(1) 帮助从仰卧转体为侧卧。

(2) 或从仰卧到俯卧再转为仰卧。

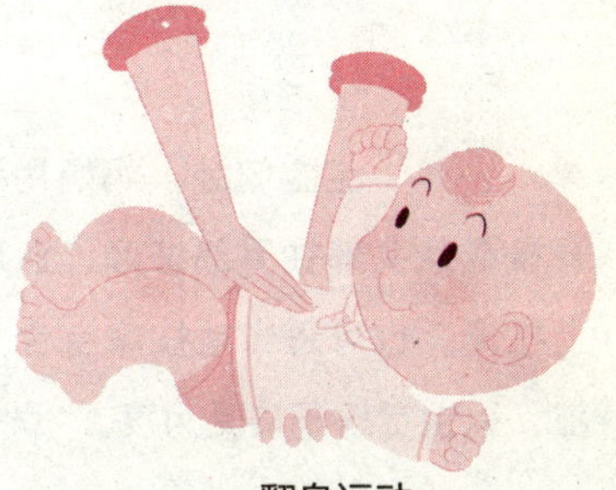
翻身运动

帮助宝宝练习俯卧

宝宝出生后几天就可以俯卧，但1个月内的宝宝俯卧还不能自己抬起头，到2个月时能稍稍抬起头和前胸部，3个月时头能抬得很稳。俯卧抬头练习不仅锻炼了宝宝颈部、背部的肌肉力量，增加了肺活量，对呼吸、血液循环也有好处；还能让宝宝较早地面对世界，接受更多的外部刺激，进一步促进大脑的发育。宝宝半个月后，就可以练习俯卧抬头。把宝宝俯卧放在稍有硬度的床上，两臂曲肘在胸前支撑身体。妈妈在宝宝面前用温柔的声音和他谈话，摇晃着鲜艳的、带响声的玩具逗引他抬头。竖抱抬头，喂奶后竖抱宝宝使头部靠在家长的肩上，轻轻地拍几下背部，使宝宝打个嗝，以防止溢乳。不要扶宝宝的头部，让头部自然立直片刻，每天4～5次，以促进颈部肌力的发育。

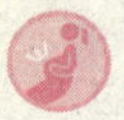

给宝宝做按摩操

适当给宝宝做按摩操，可以促进宝宝的血液循环，缓解宝宝疲劳，对宝宝的生长发育有重大作用。

● 第一节　宝宝仰卧，妈妈用左手轻轻握住宝宝的脚，用右手从内向外、从上往下轻轻按摩宝宝的腿，两只脚交替按摩。然后，轻轻地揉腿上的肌肉。

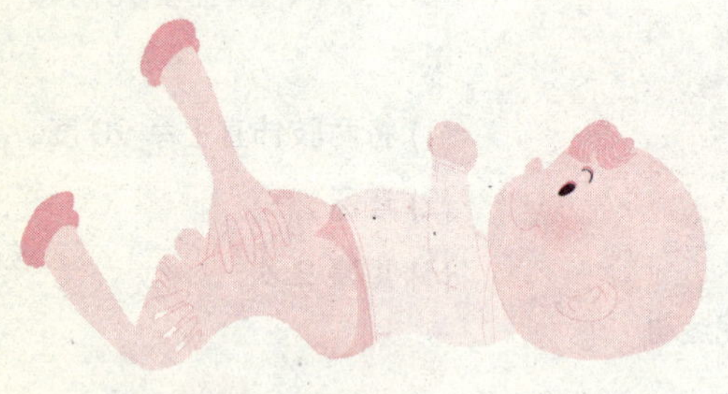

● 第二节　宝宝俯卧，妈妈用手顺着宝宝脊椎骨从头部往臀部按摩，然后再从下往上按摩。也可适当地按摩宝宝的手臂和腹部，以宝宝乐于接受为度。

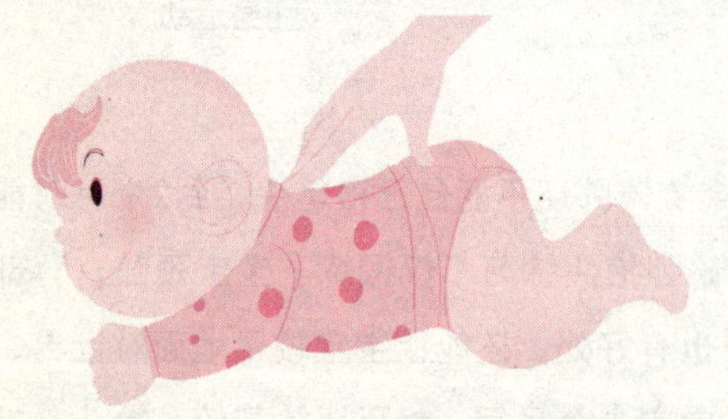

陪宝宝练习抓握

手的动作是小肌肉群的活动，小肌肉群的活动可以促进宝宝智力的发展。因此，妈妈要利用玩具来发展宝宝的抓握能力。

2~3个月的宝宝手握拳的姿势逐渐松开，握持反射减弱。

3个月还不会有目的地抓物，当手触到玩具时，偶尔能抓住。应经常将成人的手指或者拨浪鼓、小铃铛放入宝宝手中让他抓握，帮助他晃动玩具，使其发出声音以引起他的兴趣和注意力，这样可发展宝宝最初的感知、认识事物的能力。

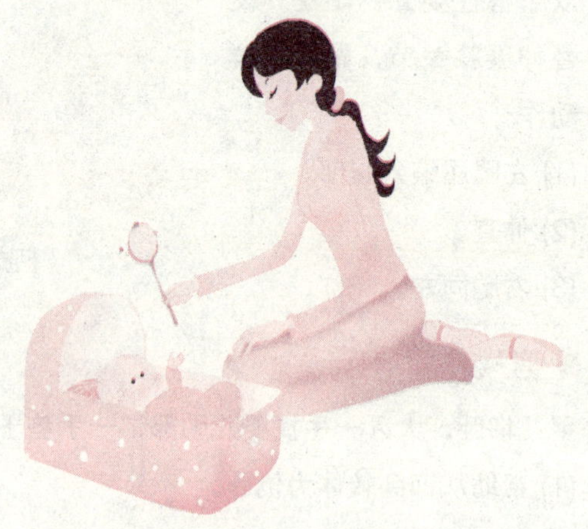

让宝宝直立蹬脚

将宝宝抱起，放在妈妈腿上或手掌上扶他站起，让小腿自然绷直，然后让他上下自然地蹬脚蹬腿，同时妈妈可用亲切、柔和的声音与他说话，可说“宝宝跳跳，宝宝长长”。开始每天可练习4~5次，以后逐渐增加次数。这样可以练习宝宝腿脚的肌肉，有利于宝宝更早的爬行和站立。练习时，妈妈要不断逗引着宝宝，鼓励宝宝，给宝宝信心，也可以将宝宝放在床上练习。

给宝宝视觉刺激

宝宝一出生就有视觉功能，刚出生的宝宝喜欢追视光亮及妈妈慈祥的面孔，还有色彩艳丽、对比明显的玩具、图案。在宝宝1个多月的时候，妈妈可在宝宝的摇篮上悬挂可移动的鲜红色或鲜黄色的气球或纸花等，让宝宝醒来就能注视它们。妈妈可以隔一段时间摇动一下纸花和气球，以刺激起宝宝的注意和兴趣，这是视觉刺激的好方式。只是注意悬挂的物体不要长时间地固定在一个地方，以防宝宝的眼睛发生对视或斜视。妈妈也可将宝宝竖抱起，在房间布置鲜艳的、大的图片及脸谱，边让宝宝看边与其说话，以训练宝宝的视觉感知能力。在哺乳时，妈妈要注视宝宝的双眼，使宝宝能尽早地认识妈妈。

练习宝宝的听力

听觉是学习语言、运用语言的基础，听觉的发展对语言的发展有重要意义。要在日常生活中发展和训练婴儿的听觉。在宝宝吃饱睡足后，妈妈要常和宝宝对话，亲切地呼唤其名或放首轻柔流畅的音乐，这样可以刺激宝宝的听觉，还可以给宝宝的大脑印上最初的语言印记，使宝宝喜欢听、喜欢说，有利于日后宝宝早日说话。

另外，还可以用摇哗啦棒、响圈等能发出响声的玩具训练宝宝的听觉。可把玩具慢慢地移开去，往各个方向移开去，让宝宝寻找声源。由近及远逐渐移动，用各种发声体从各方向来训练宝宝的听力。

多与宝宝说话

宝宝出生后2个月是语言发展的自发发音阶段，是宝宝学习说话的准备阶段。说话是一种情感交流的重要手段，对宝宝说话也是和他进行情感交流。从宝宝出生后，妈妈就应多和宝宝说话，不管妈妈在做什么，都可以和宝宝讲述。讲述的时候，要用亲切的表情，愉快、柔和的声音面对着宝宝说话，诱发他良好的情绪，引逗他自发地发声。如2～3个月的宝宝，大人可用“哦”、“啊”之声来与其应答，并且要表现得愉快，说话者的语音、声调、态度都能使宝宝产生安全感，利于宝宝情感健康。

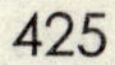

培养良好的睡眠习惯

培养宝宝良好的生活习惯之一就是要培养宝宝良好的睡眠习惯。

● **1~2 个月** 宝宝尚未建立起昼夜生活的规律，胃的容量小，必须在夜间哺乳 1 ~ 2 次。从 3 个月起可逐渐停止夜间哺乳，延长宝宝夜间睡眠的时间。

● **2~10 个月** 2 ~ 10 个月的宝宝白天睡 3 次觉，每次 2 小时，夜间睡 16 小时。

● **10~18 个月** 10 ~ 18 个月的婴儿白天睡 2 次觉，每次 2 小时，夜间睡 14 小时。

● **18~36 个月** 18 ~ 36 个月的婴幼儿白天睡 1 次觉，时间为 2 小时，夜间睡 13 小时，3 岁以上幼儿夜间睡 11 ~ 12 小时即可。

温馨小提示

①培养正确舒适的睡眠姿势，侧卧是保持肌肉松弛的最佳姿势。尤其是右侧卧可防止婴儿溢奶，宝宝的心脏也不会受压。

②睡眠环境要静，空气要新，宝宝睡觉时呼吸深，新鲜空气能深入肺内组织，可以使宝宝充分换气，提高他的呼吸效率，有利于脑部的发育。

③培养宝宝独立入睡，睡眠时不拍、不摇、不依恋母亲、不含乳头睡觉等好习惯。

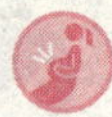

培养良好的饮食习惯

从宝宝2～3个月起，就开始对宝宝进行定时喂奶，且喂奶前30分钟左右不要给宝宝吃其他的食物；喂奶前妈妈可以先用语言、表情和动作逗引宝宝，以形成时间性条件反射，这样可以保持宝宝的食欲。但如果宝宝没有进食的兴趣妈妈也不要勉强，也不可将进食的时间限制得太死，容易导致妈妈精神紧张。

训练把尿

在婴儿时期，妈妈可以从宝宝2个月开始训练把尿，但如果宝宝不想尿则不要强迫他。宝宝越小，排尿间隔越短，可在睡前、睡醒后、外出前、回来后、哺乳前、哺乳后15～20分钟把尿。两腿稍外展抱宝宝，让宝宝的上半身尽量靠在大人身上，不要悬空，悬空会让宝宝不舒服，不愿意尿尿。把尿的同时妈妈可发出“嘘嘘”声，使宝宝对排尿形成条件反射。妈妈在给宝宝把尿时要有耐心，因为一般宝宝都会有所反抗，不要把了一下就不把了，否则宝宝会把尿尿在床上。若在解开尿布时给宝宝排尿，宜做“嘘嘘”声，使宝宝与尿意及排尿联系起来。经过一段时间训练，宝宝会慢慢适应。

 如何为新生婴儿清洗尿布

棉质尿布在准备使用前，无论新旧，都需要经过清洗。使用过的尿布在清洗之前要尽可能除去上面的粪便，清洗时可以用中性洗涤剂，但最好使用洗涤婴儿用品的专用皂液。可以在使用5～6次后对尿布进行一次消毒处理。

如果新生婴儿患有腹泻等消化道疾病或疱疹等皮肤病时，则对每次换下的尿布都应进行消毒。在对尿布进行消毒处理时，需准备一个消毒专用的塑料桶，将尿布放入桶内，倒入适量清水和专用的消毒液，至少要在消毒液中浸泡6小时以上。

每次清洗尿布时一定要漂洗干净，不要残留洗涤剂或消毒剂，否则不仅会降低尿布的吸水性，还会伤害新生婴儿娇嫩的皮肤。冲洗干净后的尿布需要在通风处晾干晒透，最好经过太阳暴晒。

 如何为新生婴儿垫尿布

为新生婴儿垫尿布时，大多数情况下宝宝都在哭闹，此时妈妈一定要沉着冷静，不要毛手毛脚，动作要轻柔、快捷。首先，妈妈要洗手，把尿布的右下角对左上角折叠成三角形，三角形底边在上，左手将宝宝的双脚轻轻提起，右手将尿布平塞入宝宝臀下，三角尿布的底边放在其腰间；再把尿布下角经双腿间折叠到宝宝腹部，然后轻按着这一角，再将一侧的尿布角折起，盖在腹部中间的尿布角上，然后把另一侧的尿布角也以同样方式折起。最后将尿布固定，很自然形成一个“三角形”内裤，然后将衣服拉平、包好。注意，固定尿布时不可使用别针，可事先在尿布角上缀上布条以供固定使用。同时，新生婴儿期尿布不应盖住脐部，以避免脐部受到感染。

 如何防止宝宝睡偏头

- 1～2个月大时，有的宝宝在睡觉时已经不像新生婴儿那样可以“任人摆布”了，而喜欢侧着身专朝一个方向睡，这样就容易睡偏头。
- 宝宝的这种睡觉习惯可能与他在胎中的姿势有关。由于他已经习惯了在胎中朝着一个方向睡的姿势，因此出生后也就习惯于朝着一个方向睡。
- 为了防止宝宝睡偏头，妈妈要尽可能地哄着他，使他也能够适应朝着相反的方向睡，也可以使相反一侧的光线亮一些，或者放一些小玩具，这样时间长了宝宝就会习惯于朝着任何一个方向睡觉了，也就不用担心他睡偏了头。

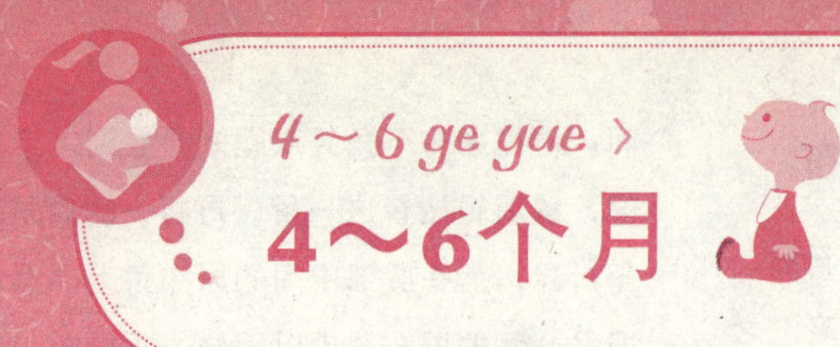

4～6个月

宝宝的发育状况

这个时期的宝宝已经长大很多了，爸爸妈妈的心里一定很有成就感。但爸爸妈妈们还是不能松懈，因为这个时候该给宝宝添加辅食了。添加辅食的同时，父母也不要忘记给宝宝称体重，宝宝这个时期体重会每月增加450～500克，身长平均每月增长2.5厘米，头围增长也很快。有的宝宝5～6个月的时候已经开始出牙了。宝宝醒着的时候多了，开始不断地探索世界，对新鲜事物很好奇，也很愿意与人交往。

嗅觉和味觉

4～6个月时宝宝能够比较稳定地区别酸、甜、苦等不同的味道；对食物的任何改变都会非常敏锐地做出反应，比如吃惯母乳的宝宝，往往拒绝吃奶粉等。

视觉

宝宝4个月时，其视焦距调节能力与成人相仿，能对远处和近处的物体进行调节。宝宝开始对颜色产生兴趣，特别是对红色的物品更加偏爱。手眼动作进一步协调，能按视线方向有目标地够取物体。

5个月时，宝宝甚至可以感觉到颜色的深浅、物体的大小和形状，能注视远距离的物体，如飞机、行人、车辆等，能主动关注周围环境中的事物。

6个月时，宝宝的目光能跟随在水平和垂直方向移动的物体转动约90度，并会通过改变体位协调视觉，对场景的辨别更加深入。同时，宝宝的视觉条件反射开始形成，如看见奶瓶会伸手，能注意镜子中的自己等。

听觉

到了4个月以后，宝宝能集中注意倾听音乐，并对音乐表示出愉快的情绪，对噪声等表示不快。听到声音可较快地转动头，听见妈妈的声音就高兴起来，并能发出一些声音，听见有人叫他的名字时已能表示出答应。

5个月时，宝宝能对不同的声调做出

不同的反应，如听到严厉的声音则害怕、哭闹，听到亲切的声调就高兴、微笑。听觉与视觉发育进一步联系起来，如妈妈藏起来叫他，他会立刻用眼睛寻找妈妈。

运动能力

刚出生的宝宝两手总是握拳，4个月后，宝宝则喜欢在胸前玩弄或观看自己的双手。宝宝开始尝试翻身，有些宝宝甚至可以翻过来，但有些宝宝可能要晚一些。另外，宝宝还能够坐在大人膝上玩，能伸直腰。

5～6个月时宝宝动手更多，看见东西就想伸手去抓。随着视觉和运动功能的发展，宝宝除了用眼睛观察事物外，还可以准确地抓东西。

5个月时在靠垫坐着的时候，能直腰，头也不再摇摆，并能从仰卧位转到侧卧位。到6个月时，双手向前撑住能独坐片刻。

4～5个月时，宝宝能两手抓触悬挂的玩具，能主动取物，但仍不够准确协调，不能用手指捏东西。

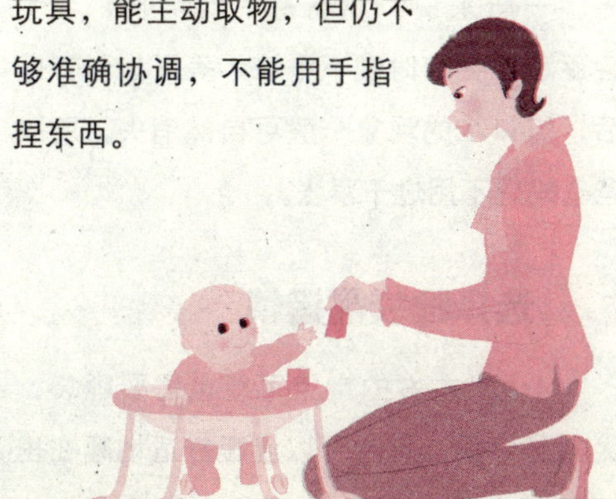

6个月时开始用几个手指握物，开始喜欢捏软的或能发出声音的玩具，喜欢敲打、摇动玩具，会把纸撕开，会用手拉去盖在脸上的布。

语言能力

4～6个月的宝宝往往会发出各种声音，当有人与其讲话，或其心情愉快时，会不停地、大声地发出简单辅音和元音；能明确地对周围人的声音做出反应；听到声音会转头；眼睛能寻找说话的人；偶然会发出轻轻的笑声。有些宝宝还能发出“爸爸”、“打打”等重复的连续的声音。

5个月时，能发出咿咿呀呀的声音，会主动与人与玩具说话。

6个月时，当宝宝感觉不愉快而哭闹时会发出“妈”的全音；能听懂“再见”、“爸爸”、“妈妈”等，能用声音表示拒绝，如高兴时尖叫等。

认知能力

4个月的宝宝对物体开始有整体的知觉，能把部分被遮蔽的物体视为同一物体，能分辨自己位置的高低，开始重复那些能引起物体变化的行为，使行为带有目的性。

5个月时开始出现怕生的表现，开始注意镜子中自己的脸或手，且会轻拍镜子中自己的影子。

6个月时能主动与人交往，宝宝接触人时，会用伸手拉人或发音等方式与人交往。

社会交往

4个月的宝宝见到熟人，能自发地微笑，主动地与他人交往。

5个月时当宝宝看到奶瓶、饼干、水等食物时，会表现出高兴或要吃的样子。除对话外，喜欢在母亲膝上跳跃。能辨别陌生人和熟人，见到陌生人表现出严肃的表情，并开始向大人索取玩具。

6个月时会和大人一起玩游戏。给宝宝手中放一块饼干，他会自己放在嘴里吃。当妈妈给他洗脸或擦鼻涕时，如果宝宝不愿意，会将妈妈的手推开。宝宝惧怕生人抱或与生人眼神接触，这是与母亲建立相依恋感情的表现。

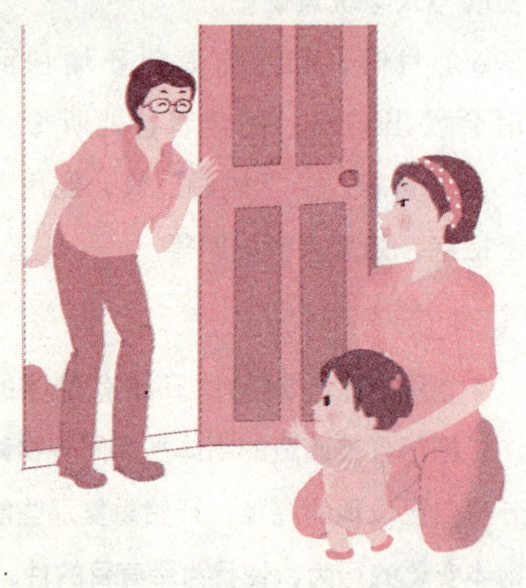

宝宝衣着有变化

到了4～6个月，宝宝的活动量比前三个月大多了，而且此阶段宝宝的生长发育也比较迅速，因此，衣服要尽量宽大些，以免妨碍宝宝的呼吸和运动。宝宝活动后，往往出汗较多，所以，内衣要继续选择柔软透气的纯棉材料，且需经常换洗。

在夏季，宝宝可以只穿背心或者短衣短裤；而春季和秋季则应穿棉布材质的单衣单裤；冬季寒冷，宝宝需要穿棉衣，但是里面一定要有衬衣或秋衣，以便换洗。另外，在冬季为了防止宝宝脚心受凉，应穿连脚裤，或者穿上毛线袜。

老是流口水

4～6个月时宝宝的唾液分泌开始增多，而且有些宝宝已经开始出牙，所以口水很多。但是因为此时小宝宝的吞咽能力还十分有限，口腔较浅，不能将分泌的唾液及时咽下去，剩下的唾液就常常从嘴角流出来。这时，需要给宝宝戴上纯棉的围嘴，并勤换洗，随时擦拭口水。如果宝宝的口水特别多，还可以在口周围擦些油脂，以免宝宝的皮肤被擦破。

一般来说，随着月龄的增长，宝宝会逐渐学会随时咽下唾液，等牙齿长齐以后，流口水的现象一般可自然消失，所以爸爸妈妈不用过于紧张。

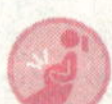

选择睡袋需谨慎

4个月左右的宝宝可能也需要睡袋，尤其是冬季，宝宝可以温暖舒适地睡在里面而不会发生踢开被子受冻的情况。所以，不少家长都选用儿童睡袋。不过专家指出，选用睡袋也要讲究年龄和方法。

● 大小 睡袋一定要宽松，长度和宽度都要足够，不要妨碍宝宝的肢体发育。

● 材质 睡袋的材质最好选用棉质材料，这样透气性比较好。

● 缝线 在购买时，家长还要注意睡袋的缝线，如有问题就可能缠绕宝宝的手指脚趾。

此外，宝宝睡在睡袋里面更要注意安全，千万不要让宝宝的头蒙在睡袋里。当宝宝进入幼儿阶段以后，就可盖被子了，这远比睡睡袋更能够满足宝宝成长的需求。

防止宝宝异物入口

从四五个月开始，宝宝就能抓握玩具及物体了，在宝宝的手能够触及的地方，如有什么东西，他就会抓起来，甚至放到嘴里。所以，在宝宝经常接触和活动的地方，不要摆放烟灰缸、火柴、发夹、花生米、瓜子、豆粒以及药片等。给宝宝的玩具也要稍微大一些，比如球的直径不应小于4厘米，有些小玩具也可以用绳子穿在一起，如小铃铛、小木珠等，但要注意绳子一定要结实，同时要看护好，不要让绳子缠住宝宝的手脚、脖子等。

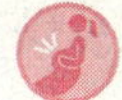

宝宝的清洁问题

让小宝宝的身体保持清洁对于宝宝的皮肤呼吸以及身体健康十分必要，但是并不是主张每天为宝宝洗澡，因为宝宝的皮肤很娇嫩，如果每天洗澡，可能会使宝宝的皮肤变得干燥发痒，甚至容易引起一些皮肤疾病。宝宝的日常清洁可有以下几个方面：

1. 洗脸洗手 早晨用温水给宝宝先洗脸，再洗手，并用柔软的毛巾擦干，注意不要用力。宝宝的皮肤十分娇嫩，所以不必擦香脂，以免刺激皮肤。如果是在冬季，可以适量擦点凡士林软膏。

2. 清洗眼睛分泌物 有些宝宝的眼睛内会有分泌物，可以用药棉浸润后从眼内眦向外轻轻擦洗，但不要来回擦，一块棉花只能擦一只眼睛。

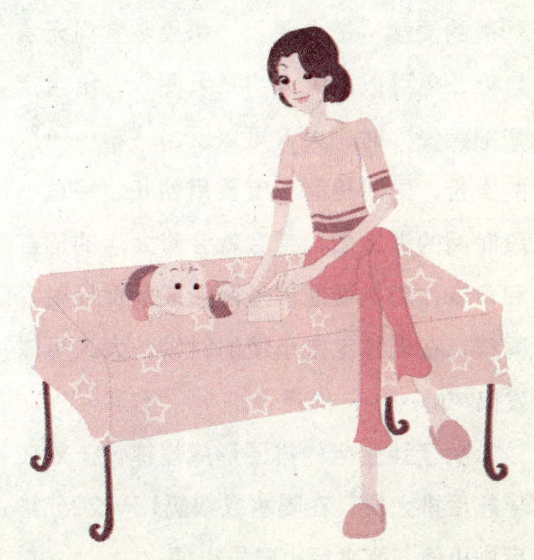

3. 清洗鼻腔 宝宝的鼻腔如有鼻痂，可以用药棉蘸一点熟植物油使鼻痂软化，然后让其随着宝宝的呼吸自行排除。不要随便用手指抠宝宝的鼻腔，以免大人手上的细菌导致宝宝感染。

4. 清洗口腔 虽然宝宝还没有长牙，但是如果能在每次哺乳或进食后喂少量温开水清洁口腔，可以让宝宝的口腔减少很多细菌。不过不能用纱布擦抹口腔以免损伤口腔黏膜。

除了以上这些，还要每天给宝宝洗脚，经常给宝宝洗头，修剪指（趾）甲等。

训练大小便

在具体训练时，可以给宝宝选择一个舒适的便盆“把大便”，如果宝宝尚无法坐稳，也可以由大人“把大便”。给宝宝“把大便”时，大人可以发出“嗯……”的声音，同时提醒宝宝要用劲儿。经过一段时间的训练后，宝宝就会对大人的语言和声音作为排便的信号而形成条件反射。同样，在训练宝宝小便的时候，大人可以发出“嘘……”的声音。

为了让宝宝的排便形成规律，一般在早起后排大便，在喝水或喂奶15～20分钟后排小便，醒来后也要排小便。

纠正宝宝吮手指

虽然吮手指可以让宝宝得到满足，可以让宝宝感到舒适和安全，但却是一种不良的习惯，应及时纠正。

- 首先，宝宝常用手接触各种物品，细菌很容易随着吮手指的动作而进入口中，引起肠胃炎或者寄生虫病。
- 另外，宝宝吮手指还会影响牙齿的排列而导致牙齿畸形、口唇变形等。
- 如果宝宝吮吸特别厉害，甚至会使手指产生溃疡变形等。

为此，爸爸妈妈可以借鉴以下方法，及早帮助宝宝戒除吮手指的毛病：

- 注意给宝宝一些他可以用双手抓握的玩具，使其双手摆弄玩具而淡化其吮手指的想法。
- 多与宝宝做一些需要用手的游戏，如拍手歌、手指歌、滚球歌等。
- 如果宝宝不想玩，也可以给宝宝一些食品，如饼干、水果（去皮）等。

宝宝要出牙

人的一生要长两次牙，一次是乳牙，一次是恒牙。婴儿时期所出的牙称为乳牙，早的在生后4～5个月即萌生，晚的可到9～10个月才出。一般1岁时出6～8颗牙，2岁时出18～20颗牙，出牙的总数约为月龄减4～6颗。乳牙共20颗。

宝宝出牙时常表现为咬奶头、汤匙或手指，这是由于出牙时引起牙龈不适所致；口水增多，即使平时不流口水的宝宝一到出牙的时候也流口水；由于牙齿萌出较慢，牙龈常有轻度疼痛，所以宝宝可能会有哭闹的表现，个别宝宝还可能有低热、腹泻等。不过，只要牙齿一露出，齿龈冒白尖时，上述症状多数都会自行消失。为了让宝宝的牙齿健康漂亮，爸爸妈妈要学会护理宝宝的乳牙：

- 注意营养，饮食中要注意钙质的摄入，以利于牙齿的生长，使牙齿健康。
- 控制甜食的摄入，切忌让宝宝含着奶头或糖块等入睡。
- 吃饭、喂奶以及睡前要让宝宝饮些温开水，以便清洁口腔，预防龋齿。
- 纠正宝宝吮手指、啃玩具、咬嘴唇或坚硬物体的不良习惯，以免导致牙齿排列不整齐。

轻轻摇晃宝宝有好处

医学研究发现，有规律地轻轻摇动宝宝是有好处的，可使宝宝内耳前庭接受刺激，产生平衡感觉，从而加快学步的进程，还可促进宝宝动作的发展。

但是，凡事都有度。一些年轻的父母，在宝宝哭闹或不安时，习惯使劲地摇晃摇篮。还有一些父母为了让宝宝大笑，将其一次次抛向空中然后接住，或是抓住宝宝的肩膀或胸部，上下左右剧烈摇晃取乐。这样不但无益反而有害，甚至十分危险。

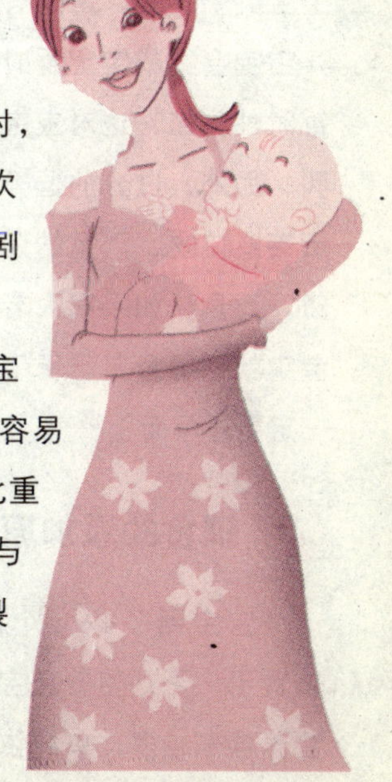

宝宝摇晃综合征就是由于过分摇晃造成的，主要是由于宝宝头颅比例较大，颈部控制力较弱，脑组织及脑血管脆弱娇嫩，容易引起损伤。当把宝宝向上抛或宝宝自由下落时，由于外面的颅骨比重大，而里面的脑组织比重小，两者可产生速度差，使坚硬的颅骨与脆弱娇嫩的脑组织发生碰撞，轻者导致脑震荡，重者可引起脑挫裂伤，甚至导致脑水肿、颅内高压、昏迷甚至死亡。

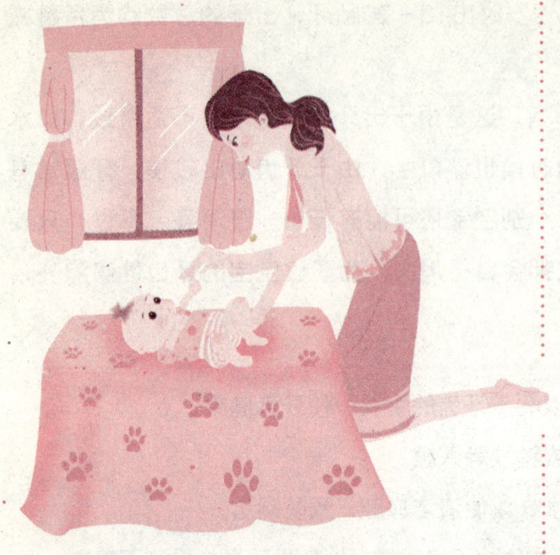

不要过分逗弄婴儿

小宝宝的笑似乎具有神奇的魔力，总能让大人心花怒放。因此，许多大人都忍不住想尽办法让宝宝大笑，有时甚至逗得宝宝笑个不停。但是有资料显示，过分逗弄宝宝会造成宝宝暂时缺氧，并引起大脑暂时性贫血，这对宝宝的大脑发育十分不利。另外，过分的逗弄宝宝还可造成宝宝痴笑或口吃，严重的还可造成下颌关节脱臼。而且，如果家人老是逗弄宝宝，日后宝宝就不愿意自己玩了，所以，逗弄宝宝一定要适可而止。

辅食的添加原则

宝宝到了4～6个月，就一定要添加辅食了，否则随着宝宝的逐渐长大所需的营养越来越多，单纯依靠母乳已经不能够满足宝宝的成长需要了。但添加辅食一定要遵循下面的原则：

- 婴儿的消化功能须良好，当夏季炎热或是宝宝生病时应暂缓辅食的添加，以免发生消化不良。
- 要循序渐进，从一种到多种，从少量到多量，从稀到稠，从淡到浓，逐步适应，不能操之过急。
- 在喂奶前喂辅食，这样宝宝更易接受，否则等宝宝吃饱了奶就不会想吃辅食了。
- 添加辅食过程中要注意培养宝宝良好的饮食习惯，进食时要专心，不要边吃边玩。
- 宝宝的个体差异大，须灵活掌握增添辅食的品种、数量及开始月龄。每个宝宝都有自己的习惯和适应能力，家长不可一味强求，而是应根据宝宝的具体情况进行，以免造成宝宝消化不良或引起其他不适。

蛋黄的添加方法

小宝宝过了3个月以后，生长发育迅速，仅靠母乳和牛奶中的铁质以及婴儿从母体带来的铁质已经不能满足其成长发育的需要了，如果此时不及时添加铁质，极易造成婴儿贫血。蛋黄是富含铁质的食物之一，从4个月起，宝宝可以逐步添加蛋黄。具体方法是：每日开始喂1/4个煮熟的蛋黄，压碎后分两次混合在牛奶、米粉或者菜汤中喂食。一段时间之后，观察宝宝有无不适反应，如果情况良好，可以逐渐增加到1/2个～1个，等到6个月时，基本上可以吃蒸鸡蛋羹了。为了防止有些宝宝对蛋白过敏，可以先用蛋黄蒸成蛋羹，然后逐渐增加蛋白。

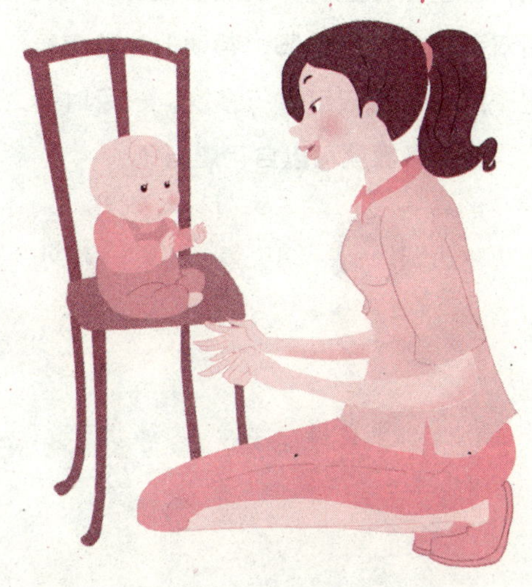

淀粉类食物的添加方法

宝宝到了4个月时，其消化道中的淀粉酶分泌明显增多，因此，及时添加一些淀粉类食物不仅可以有效补充能量，提高膳食中蛋白质的利用率，还可以培养宝宝的咀嚼习惯。

淀粉类食物主要是谷类食品，谷类食品中含有丰富的B族维生素、铁、钙、蛋白质等，利于婴儿的生长发育，淀粉类食物主要有奶糕、烂粥、面条、饼干等。4～5个月的婴儿可以每天喂一些奶糕或几勺烂粥，再加一两片饼干，另外，还可以加些菜泥、肉汤等。

● **奶糕** 奶糕的调配方法是，取适量奶糕粉，用温开水或牛奶调成糊状，然后再给婴儿喂食。6个月左右的婴儿也可直接用小勺喂食，然后再喂一些牛奶。

● **粥** 烂粥的制作方法是，将米淘洗干净，煮成烂粥，收汤至糊状，也可加入菜汤调味，之后可逐渐加入少许菜泥、鱼泥等。但煮粥时，切忌加碱，以免破坏营养素。

● **面条** 面条的制作方法是，选用薄而细的面条，用水煮烂，然后加入少许菜泥或者蛋黄煮至熟烂即可。到宝宝6个月时，也可逐渐加入少许鱼松、肝泥、蛋羹等，还可以加入少量蔬果味的酱油调味。

● **鱼泥** 鱼泥的制作方法是，将鱼蒸熟，去皮去骨，将鱼肉搅烂即可。

● **肝泥** 肝泥的制作方法是，将生猪肝用刀背横刮，刮下的血浆样的东西即为肝泥，可加入粥内煮熟。

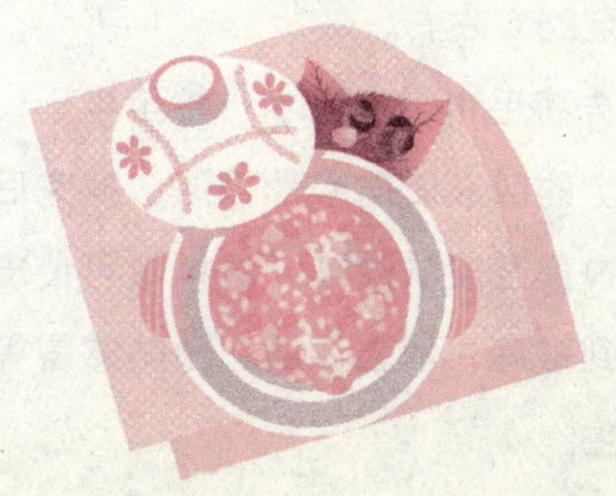

 蔬菜与水果的添加方法

为了给宝宝提供足够的维生素和各种微量元素，应适时给宝宝添加蔬菜和水果。在给宝宝吃水果的时候，可用小勺一点一点刮，刮下果泥来喂宝宝，其他如柑橘、葡萄以及蔬菜等无法刮泥的可以用榨汁机炸成汁，过滤掉粗渣后让宝宝饮用。另外，还可以适量添加植物油类，如做粥或菜泥的时候加入少量即可。

擦浴

所谓擦浴，是指用最温和的水对宝宝进行锻炼，此方法适合于体弱儿及6个月以上的婴儿。

在为宝宝做擦浴锻炼之前，最好先对宝宝进行2～4周的干擦准备阶段：一般可从5个月开始用柔软的干毛巾轻轻摩擦宝宝全身，到发红为止，手法须轻柔，以防止擦伤宝宝娇嫩的皮肤。到了6个月就可以为宝宝进行擦浴了。

擦浴时，室温需保持在18℃～20℃，水温先从34℃～35℃ 开始，以后逐渐降低水温至26℃左右。

先将毛巾浸入温水，拧至半干，然后在宝宝的四肢做向心形擦浴，擦完后再用干毛巾擦至皮肤微红。这样做可使皮肤黏膜得到锻炼，增强体质，预防感冒等疾病的发生。

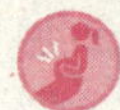 直立和爬行练习

爬行是一种全身协调动作，是一种很好的肌肉锻炼方法，不仅对中枢神经有良好的刺激，还能扩大宝宝的接触面和认识范围，有利于宝宝智能的发育。进入6个月开始，宝宝多数已经能够自如地翻身俯卧了，当宝宝俯卧时，大人可将宝宝最喜欢的玩具摆放在前面，吸引他向前爬行抓取，当宝宝撑起身体跃跃欲试时，大人可用双手顶住宝宝的脚，帮助他向前爬行。这个练习，每天可进行多次。一段时间之后，宝宝多数就可以自己爬行了。

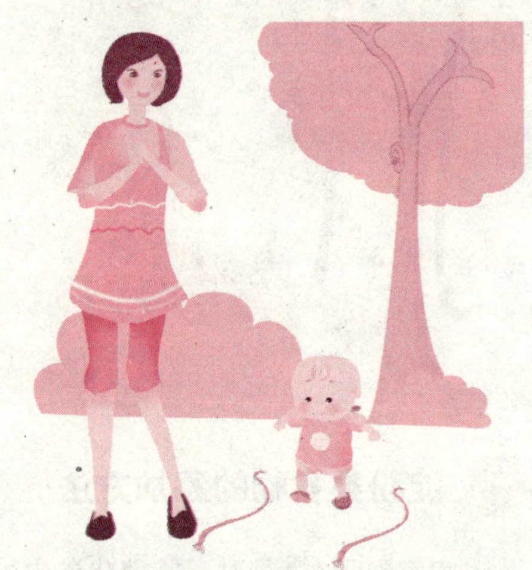

6个月左右时，大人可用手抱住宝宝腋下，然后在大人的帮助下，让宝宝在膝头或者床上练习站立。每次大约1分钟，每天可练习1～2次。这是学习站立的准备，可以使宝宝通过这种练习获得站立的体验。

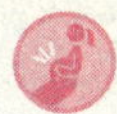

宝宝如何玩

4～6个月时，宝宝有很长时间是醒着的，当宝宝醒着时，也不会像以前一样静静地躺着不动，而是四处寻找他感兴趣的东西，或玩自己的手，或翻身等。此时，大人应抓住这一时机与宝宝多做游戏，多交谈，同时拿玩具给他看、听、玩，有意识地让宝宝进行模仿。以下小游戏可供爸爸妈妈与宝宝一起进行。

捉迷藏

〖游戏目的〗捉迷藏可以从4个月开始，主要是锻炼宝宝协调他人语言和动作的能力。

〖游戏方法〗妈妈让宝宝躺着或靠被子坐着，然后用声音或是宝宝感兴趣的玩具等让宝宝注意到自己的脸，接着妈妈用手帕或手蒙住自己的脸，并逗引宝宝说："妈妈在哪儿？"随后露出笑脸，同时说"喵……喵……妈妈在这儿。"重复几次后，可以引导宝宝自己用手拉去妈妈的手或脸上的手帕。熟悉之后，妈妈可以逐渐将手帕蒙在宝宝脸上，开始妈妈拉下手帕，然后叫他自己拉下手帕，互相捉迷藏。

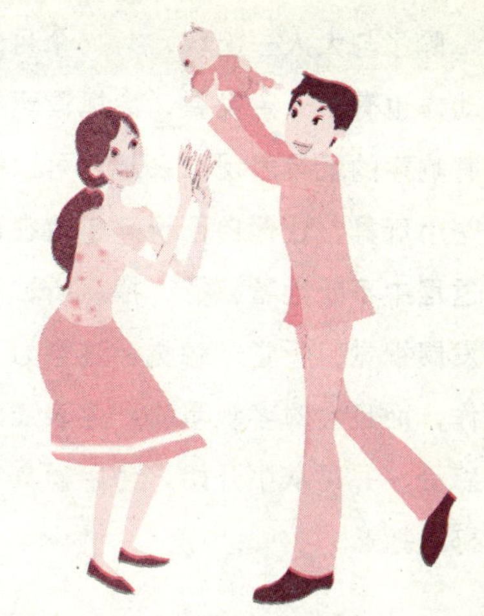

逗逗飞

〖游戏目的〗逗逗飞可以从4个月开始，主要是锻炼宝宝的手眼协调能力和言语动作协调能力。

〖游戏方法〗宝宝背向靠卧在妈妈怀里，妈妈两手抓住宝宝的双手，教他把两食指尖对接再分开，同时说"逗逗……飞，逗逗……飞"，慢慢地，当宝宝一听到"逗逗飞"时，自己就会将两个手指对接。

拉大锯

〖游戏目的〗拉大锯也可以从4个月开始，主要锻炼宝宝对声音韵律与动作的协调能力。

〖游戏方法〗宝宝靠被子坐，或由爸爸把他抱在怀里，妈妈双手握着宝宝的手腕，边说歌谣边轻轻地左右手交叉来回拉婴儿双臂，歌谣说完，动作停止。歌谣内容：

拉大锯，扯大锯，姥姥门前唱大戏，爸爸去，妈妈去，小宝宝也要去。

除了与大人一起玩，4~6个月的宝宝的动作也有了一定发展，会抓握玩具，并对有响声的玩具表现出兴趣，可以给宝宝一些小玩具，让他自己玩。宝宝在自己玩的过程中不断地看、摇、摸、听，不仅可以发展视觉、听觉、触觉、注意力及手的动作，而且会对客观事物产生表浅的认识和感受，并可从小开始，为培养其独立活动打下基础。

宝宝语言训练

1. 在日常生活中多与宝宝说话，将说话与教宝宝认识环境结合起来。

2. 教宝宝认识物品，反复教宝宝认识他熟悉并喜爱的各种日常生活用品，比如，穿衣服时认识衣服，戴帽子时认识帽子，开灯时教他认识灯，坐小车时认识小车等。

3. 多带宝宝到户外开阔视野，认识大自然，如汽车、房子、大树、小草、鲜花、小动物等。

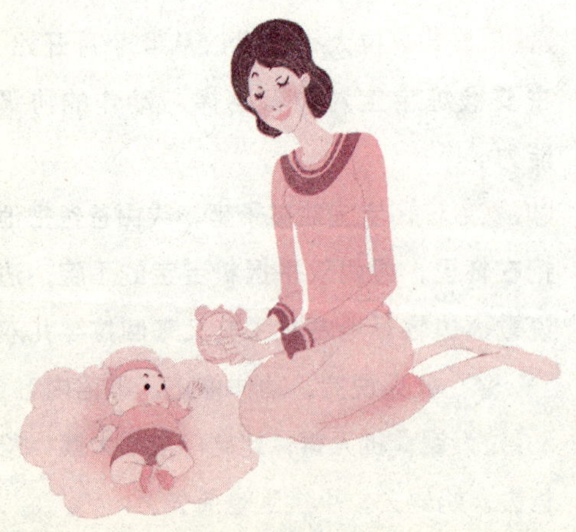

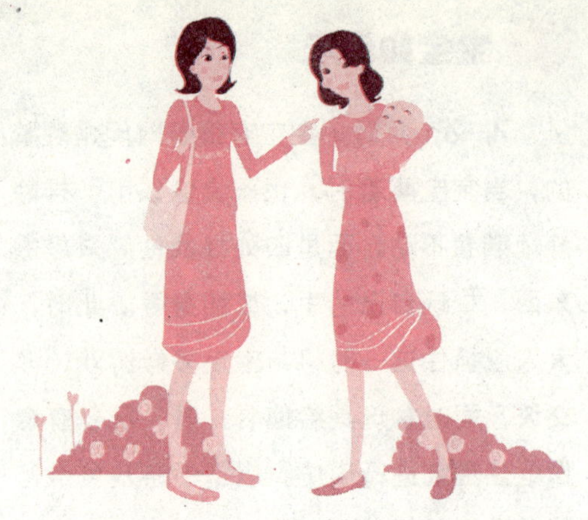

4. 利用宝宝喜爱的玩具和活动来训练其语言，如大人扮作小狗“汪汪”叫，或者将玩具藏起来让他找。玩的同时还要多和宝宝说玩具的名称及活动的名称。

5. 多叫宝宝的名字，使他逐渐确认自己的名字，并教他认识家庭成员，如妈妈、爸爸、奶奶、爷爷等。

爱心小贴士

教宝宝独自玩的方法*

要提供适合婴儿特点的玩具，如花铃铛、手铃、能捏响的小动物等。

大人要以愉快亲切的表情拿一个玩具给宝宝看，摇摇铃给他听，同时给宝宝讲玩具的名称。反复几次后让宝宝自己握住玩具，先由大人手把手教他玩，并以赞赏鼓励的语气强化他的动作。也可以把玩具挂在小床上方，宝宝伸手能触到的高度，让宝宝自己看、碰触。一段时间之后，宝宝就会自己玩了。

宝宝为什么会夜哭

宝宝的啼哭可分为生理性啼哭和病理性啼哭两种。如果是宝宝生病了，就要及时就医。生理性啼哭包括饥饿、口渴、尿布潮湿、寒冷、炎热、噪声等。冬季时，宝宝白天活动比较少，夜里时间比较长，也是造成夜哭的一个因素。另外，此时的宝宝大都开始添加辅食，辅食添加不当时，也会使宝宝夜哭。

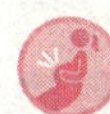

如何减少宝宝夜哭

主要的护理措施有：白天不要让孩子的睡眠次数过多、时间过长，孩子醒时要多带他到外面玩耍，多晒太阳；晚上要避免强烈刺激，以免宝宝过度兴奋而不能入睡或产生夜惊；宝宝的穿着、铺盖要适度，卧室环境要保持安静；添加辅食要科学，晚上不要添加较硬的辅食，不要加喂过多的水。

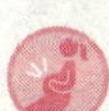

引起宝宝夜哭的病理性因素

● **感冒** 感冒时会引起鼻腔阻塞，夜间睡觉时宝宝感到呼吸困难而开始啼哭。

● **佝偻病** 一般在宝宝出生 3 个月左右开始发病，该病早期的表现有烦躁不安、睡眠不稳、易受惊吓、经常夜哭等。

● **肠痉挛** 由于喂哺过量或淀粉类食物摄入过多，会导致肠胀气、肠痉挛和肠蠕动亢进，这时婴儿会在夜间睡眠中突然啼哭，并伴有翻滚、双腿蜷缩、面色苍白等症状，如果用手按摩腹部，啼哭会暂时停止，排便、排气后疼痛会缓解，啼哭随即停止。

● **蛲虫病** 蛲虫寄生在婴儿肠内，夜间入睡后，常常爬出肛门产卵，引起宝宝不适。因此婴儿常在夜间入睡后 1 ～ 2 小时开始哭闹不安，并且会用手抓搔肛门。如果宝宝夜哭时声音尖利，并伴有发热、呕吐、大汗淋漓、拒乳等症状时，大都是由于生病引起的，需要到医院检查治疗。

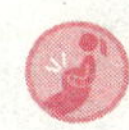

为什么要加倍保护宝宝的乳牙

乳牙虽然是临时牙齿，但对宝宝的生长发育影响很大。从第1颗乳牙萌出时到第2颗恒牙长出前的这段时期，称为乳牙期，一般包括出生后4个月至6岁的儿童期。乳牙期龋齿的发病率较高，危害比较大，不及时治疗会引起疼痛、不良的饮食习惯、语言发展障碍、咬合不正，还会影响到以后恒牙的生长。乳牙萌出后不久就可以患龋齿，症状轻微时宝宝不会诉说，因此容易被家长忽视。一旦宝宝疼痛难忍，发展成牙髓病或根尖病，影响进食、睡眠时才引起家长的注意，已错过了保护和治疗的最佳时期。因此，对于宝宝的乳牙，父母应在乳牙萌出时就给予加倍的呵护。

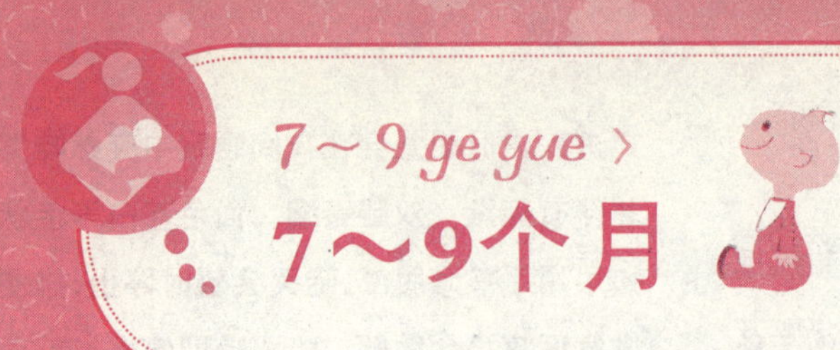

7～9个月

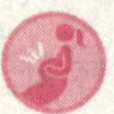

婴儿的发育状况

7～9个月的宝宝又学会了不少本领，会爬、会坐、会翻身，还会主动找大人玩，对周围的食物显示出无限的兴趣。这时候的宝宝基本上都开始长牙了，因此辅食的添加应多样化，为断奶做好准备。另外，随着月龄的增加，从妈妈那里得来的免疫力逐渐减少，患病的机会比以前多了，所以更应细心呵护。

感觉

7～9个月的宝宝能将感知的物体与动作、语言建立联系，通过其视觉、听觉及感官帮助进一步理解语言。如妈妈拿一个桃子，对宝宝说“桃子”，然后让宝宝摸摸、闻闻、尝尝，几次之后，妈妈再说“桃子”时，宝宝就知道是什么意思了。

视觉

这一时期的宝宝能较长时间看3～3.5米内的人物活动，对周围环境中新鲜及鲜艳明亮的活动事物引起注意，拿到东西后会翻来覆去地看、摸、摇，表现出积极的感知倾向。

听觉

能区分肯定句与问句的语气，开始用手、头或声音对简单词作一些适应性动作。如听到“再见”就摆手，听到“谢谢”就点头等，能听懂几个字，如自己的名字及家庭成员的称呼。

运动能力

7个月时，拉他的手能从仰卧位坐起，能独坐，能用全部手掌玩小球，也可用拇指或其他指一起玩小球，会将玩具换手去拿另一个。8～9个月时，当大人扶立时宝宝的背、髋、腿能伸直，能抓住栏杆从座位站起，也能从坐位主动地躺下，而不是被动地倒下。能用拇指、食指拿东西，能主动放下或扔掉手中的物体。手眼能协调并联合行动，看到喜欢的东西就伸手去拿，能将小物体放在大盒子里去，再倒出来。会使劲拍打桌子，对拍击发出的响声感到新奇，能伸开手指，放开手里的东西，或者扔掉，即使帮他捡起他又扔掉。能同时玩两个物体，如用小棒敲击铃铛等。

语言能力

能听懂成人的话，如问他“妈妈在哪里？”他会用眼睛看妈妈或用手指妈妈，偶尔可发出“妈妈”、“爸爸”、“大大”等简单音节，能模仿咳嗽声、舌头“喀喀”声或咂舌声。害羞更加明显，看见陌生人就哭，而且对熟悉的人发出声音的多少和高兴情况与陌生人也有明显区别。8个月时对声音有相应的反应，如听到“不”或“不动”时能暂时停止动作。9个月时，听到熟悉的声音能跟着哼唱。

认知能力

能找出在他眼前刚被隐藏的或部分被遮盖的玩具。为了达到目的会采取间接的方法，如绕过椅子去取椅子后面的玩具。能了解物体的性质而加以应用，如用毛巾擦脸。

社会交往能力

7个月的宝宝对镜子中的自己有拍打、亲吻和微笑的举动，会移动身体拿玩具。8个月时喜欢让大人抱，当大人伸开双手招呼他时，他会发出微笑，并伸手表示要抱。懂得大人的面部表情，大人夸奖时会微笑，训斥时会表现出委屈。9个月时，可以自己拿奶瓶吃奶，会与大人一起做游戏，如与他躲猫猫时，他会高兴，而且主动参与游戏，在大人上次露面的地方等待着大人再次露面。

宝宝的出牙顺序

由于小宝宝发育状况各异，所以出牙的时间也有很大差异。正常情况下：

在宝宝出生后的4～10个月之间乳牙开始萌出，一般会在6～8个月左右萌出第一颗乳牙。出牙的顺序为：

6～8个月	下齿槽长出两颗中间的门牙，接着长出上齿槽两颗门牙
8～12个月	上齿槽长出外面两颗门牙，然后下齿槽的两颗外侧门牙长出
12～16个月	在上下齿槽先后出现第一乳磨牙
16～20个月	在上下齿槽先后长出犬牙
20～30个月	长出下齿槽的两颗第二乳磨牙，上齿槽的两颗第二乳磨牙，至此宝宝的20颗乳牙长齐了

宝宝出牙时常会有一些不适反应，以下是一些常见的长牙期的不适以及应对措施。

1. 流口水 随着第一颗牙齿的萌出，牙龈神经受到刺激，从而引起唾液腺分泌增加，再加上宝宝的吞咽功能还不完善，分泌的口水自然只能流淌而出。

家长要用柔软的布及时帮宝宝擦净口水，以免唾液中的消化酶等对皮肤产生刺激，且动作要轻。流口水的地方如有发红现象，可以抹一点药膏，减轻口水对皮肤的刺激性，但如果皮肤已经溃烂，要带宝宝去医院看医生。

2. 牙龈痒 牙齿萌出时对牙龈神经造成刺激，宝宝的牙龈会有发痒、疼痛等感觉，于是有些宝宝喜欢把东西放进嘴里咬。家长可以每天用纱布蘸点凉水擦拭宝宝的牙龈，还可买一些牙胶或磨牙棒让宝宝咬，既可缓解不适，又能训练宝宝的咀嚼能力。

3. 发烧、拉肚子 少数宝宝会出现发烧和拉肚子等异常现象，这不是每个宝宝都会出现的，而且症状也不会自己消失，必要时应带宝宝去医院检查一下。

让宝宝快乐爬行

● **爬行可以帮助宝宝动作协调发展** 宝宝爬行时，全身各部位需协调运作，包括抬起头，挺起胸、腹，四肢也必须足以支撑身体的重量，这样可以让宝宝的小肌肉因逐步锻炼而更加发达。

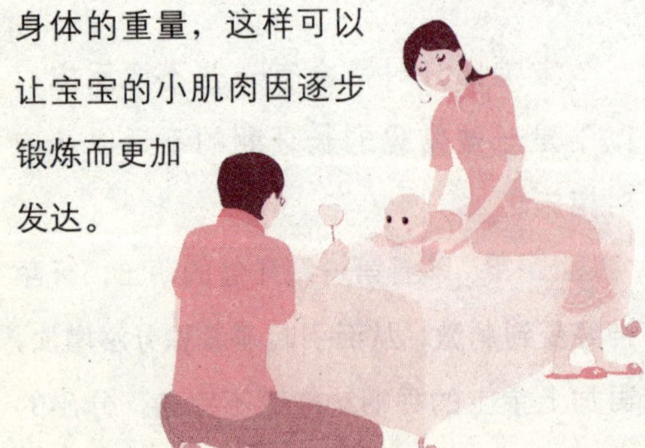

● **爬行有助于探索和智力开发** 爬行标志着宝宝的活动范围扩大了，这时的宝宝可以主动去接近各式各样的人和物。除了可以激发宝宝的好奇心、扩大视野外，还可使宝宝通过视觉、听觉等感官刺激大脑的发展，并运用思考来解决问题。

● **爬行让宝宝成长更好** 活动范围的扩大，自然也增加了宝宝的活动量，提高宝宝的新陈代谢效率，进而帮助生长发育。

从入睡状态看婴儿的健康

正常情况下，宝宝的睡眠状态应为安静入睡，呼吸平稳，头部略潮，时有微汗，面目舒展，时而有微笑的表情。

如果宝宝在睡眠中出现以下异常，爸爸妈妈要引起高度重视：

● 睡眠不安，时而哭闹乱动，不能沉睡。

● 全身发烫且干涩，呼吸急促，脉搏比正常情况下要快。

● 睡后不安，头部大汗，有痛苦的表情，抓耳挠腮，四肢不时抖动，有时还有惊叫。

以上都是宝宝身体不适的表现，家长应仔细观察，早期发现病症并及时就医。但是，有些时候如果宝宝白天过度兴奋或暴饮暴食也可导致睡眠异常。另外，有些宝宝憋尿了也会来回翻动身体，或者哭闹。

 小手不要到处捅

7～9个月的婴儿开始对周围的环境产生强烈的好奇心，且随着手指动作的灵活开始到处捅，除了自己的鼻子、耳朵、嘴和肚脐眼外，还喜欢捅别人的鼻子、耳朵、嘴和肚脐眼。

除此之外，周围环境里的一切可以捅的地方他都会试图去捅，如钥匙孔、门缝、墙上的小洞、电源插座等，特别是电源插座具有极大的危险性。所以，为了保护好小宝宝不发生意外，宝宝应该有专人看护，家里的电源插座最好安装在宝宝接触不到的地方，或者购买有插座安全保护盖的插座。另外，电扇也是危险物品，虽然宝宝自己够不到，但当大人抱着时，高度正好可以让宝宝把手指塞进去，所以一定要注意远离电扇。

 洗澡防意外

7～9个月时，多数宝宝都可以很好地独坐了，这时，在给宝宝洗澡时，有的家长因需要拿东西等，常让宝宝单独坐在浴盆中，结果导致意外发生，轻者碰伤皮肤，重者发生呛水甚至溺死于浴盆中。

在给宝宝洗澡时可先将浴盆中的水温调节好，切不可在洗澡过程中添加热水，因为此时的宝宝可能会前后摇晃或者做一些动作很容易发生烫伤。非要添加时，可先将宝宝抱出来后，再加热水。为防止宝宝在浴盆中滑倒，可在盆底放一块大毛巾。在洗澡过程中，大人要始终抓住宝宝，以便在宝宝滑倒时能及时扶住他。

洗澡后，将宝宝抱出水面时，最好用一条大毛巾将宝宝裹紧，这样做既保暖，又可以防止身体太滑而失手跌伤宝宝。

爱心小贴士

冬季宝宝保暖应从脚做起*

在冬季外出时，除了注意宝宝的衣服保暖外，还要注意脚部的保暖，而且脚部的保暖工作尤其需要重视。人的双脚离心脏最远，血液供应少，如果受凉，就会发生微血管痉挛，从而进一步使血液循环量减少。另外，宝宝脚的表面脂肪很少，保温能力差。如果大人让宝宝的双脚站在地面上，会散发大量的体温，使脚的温度降低，从而加剧微血管痉挛，供血受阻又促使双脚的温度降低。这样，不仅容易导致冻疮，而且会影响到内脏的功能。研究还发现，一旦脚部受凉后还可以反射性地引起上呼吸道黏膜微血管收缩、纤毛运动减慢，身体抵抗力减弱，于是潜伏在鼻咽部位的病原微生物就会乘机大量繁殖，使宝宝易患伤风感冒，发生气管炎等疾病。

适合宝宝的玩具

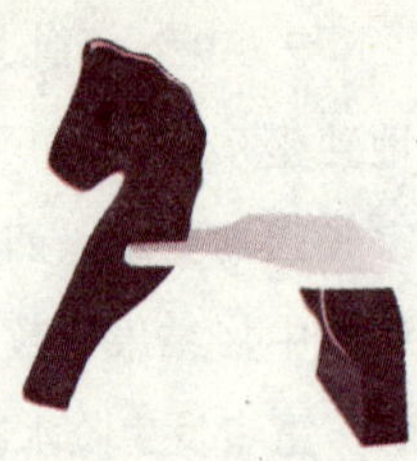

此时的宝宝多数已经会坐、会爬了，习惯在床上或地上爬来爬去，所以应该为宝宝准备一些可以吸引其爬行的玩具。另外，宝宝的好奇心也在这段时间表现得很突出，对各种音响都很有兴趣，还喜欢模仿大人做一些动作，如翻书等。这个阶段适合宝宝的玩具有：

- 可以拖拉的玩具，如小型汽车等。
- 能够发出声响的玩具，如电话、小木琴、小鼓、金属锅等。
- 挤压时可以发出声响的橡皮玩具以及不易撕烂的布书等。

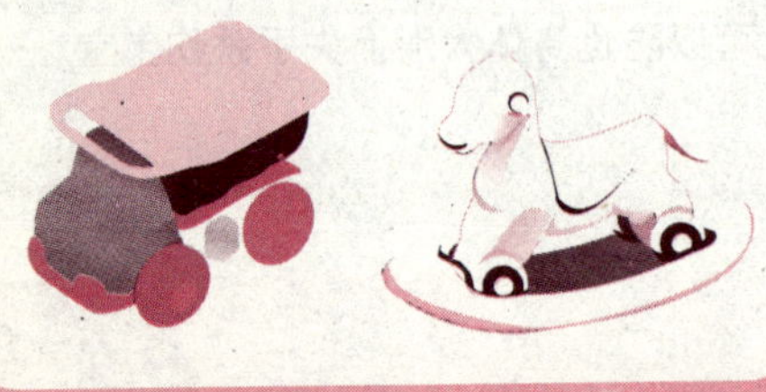

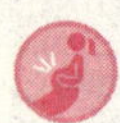

从断奶过渡期到断奶过渡后期

4～6个月

此时为婴儿断奶过渡期，此时单纯的母乳喂养已经不能满足宝宝生长发育的需要，应增加辅助食品，以保证婴儿的健康，实现逐步断奶。

5～6个月

宝宝在5～6个月时，开始分泌足够的淀粉酶，因此，可添加一些淀粉类辅食、动物性食物、果蔬类以及植物油，使其逐渐适应各种食物，为顺利断奶创造条件。

7～9个月

母亲的乳汁一般会明显减少，在这个时期内，应逐渐减少哺乳的次数，并增加辅食的数量和种类，以免引起宝宝的不适应。

断奶的具体月龄并无准确规定，通常在1岁左右，但是必须有一个过渡的时期。

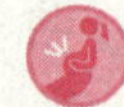

辅食的添加

7～9个月时，宝宝在很多方面都有了进步，所以辅食的添加也要适合宝宝的成长需要。

1. 适合宝宝出牙的食物 此时的宝宝多数已经出牙了，所以应及时添加饼干、面包干等固体食物以促进牙齿的生长并培养咀嚼吞咽的能力。最初可以在每天傍晚哺乳后补充淀粉类食物，之后逐渐减少哺乳时间而增加辅食，直到该时间段内完全可以用辅食代替母乳，然后午间依照此法给第二次辅食，逐渐过渡到三餐谷类和2～3次哺乳。对于人工喂养的宝宝还应保证每天500～700毫升的奶量。

2. 满足宝宝对营养的需求 在粥和烂面的基础上，可以添加碎菜、肝类、全蛋、禽肉、豆腐等食品。除此，还应继续给宝宝喂食水果和鱼肝油。

3. 注意饮食习惯的培养 9个月开始，可以让宝宝练习用杯子喝水，起初可以给宝宝使用学饮杯，然后逐渐过渡到杯子，让宝宝自己用手扶着杯子，大人可以帮助宝宝拿着杯子，教他用杯子喝水，这可以培养宝宝手与口的协调性，促进智力发育。

宝宝营养不良的表现

营养不良是指由于营养供应不足或者不当以及精神、心理因素而导致宝宝厌食、食物吸收利用障碍等引起的慢性疾病。主要表现与可能原因如下：

1. 情绪变化 缺乏蛋白质和铁可能会导致宝宝郁郁寡欢、反应迟钝、表现麻木等；缺乏B族维生素可导致宝宝忧心忡忡、惊恐不安、失眠健忘；而缺乏维生素A、B族维生素、维生素C和钙可导致宝宝固执任性，胆小怕事。

2. 行为反常 缺乏维生素C可使宝宝不爱交往，行为孤僻，动作笨拙；而缺乏钙质可使宝宝出现夜间磨牙、手脚抽动、易惊醒等状况。

3. 过度肥胖 部分肥胖宝宝是因为摄入食物过多而引发的肥胖，也有部分宝宝是由于挑食、偏食等不良饮食习惯造成某些营养，如维生素B_6、维生素B_{12}、烟酸以及锌、铁等元素摄入不足所致。

4. 面部“虫斑” 实际上是一种皮肤病，叫“单纯糠疹”，病因是缺乏维生素。

此外，早期营养不良症状还有恶心、呕吐、厌食、便秘、腹泻、睡眠减少、口唇干裂、口腔炎、皮炎、手脚抽搐、舞蹈样动作、肌无力等多种表现，爸爸妈妈应多加注意，及早发现。

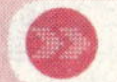

爱心小贴士

宝宝食欲不振怎么办

宝宝偶尔的食欲不振不是病兆，家长不必过于强求宝宝吃饭，只要给予充足的水分，宝宝的健康不会有大碍的。但是如果宝宝连续2～3天食量都在减少甚至绝食，并出现便秘、手心发热、口唇发干、呼吸变粗、精神不振、哭闹等状况时，则应引起注意。对于没有发热的宝宝，可以给宝宝一些助消化的中药和双歧杆菌等菌群调节剂，也可多喂开水。待宝宝积食消除、消化通畅后便会恢复正常的食欲。如无好转或有发烧现象，则应及时就医咨询。

 不宜给宝宝吃的食物

7～9个月的宝宝对食物似乎有着特别的喜好，当他看到大人吃东西时，会表现出极为迫切的需要，这时，父母就要冷静下来，分清是否适合宝宝食用再喂给宝宝。

坚果类食品

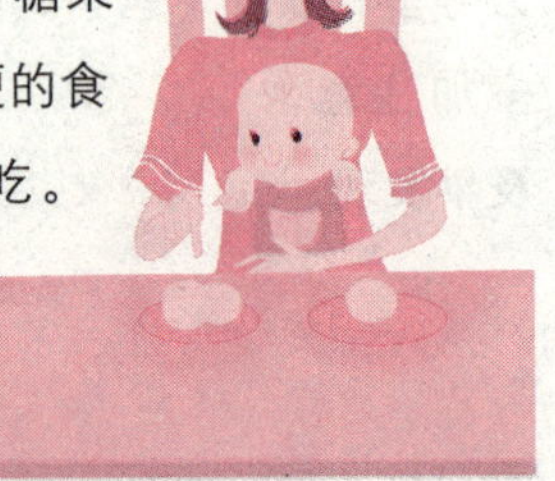

瓜子、花生、糖果等小而滑、坚而硬的食品不适合给宝宝吃。因为宝宝虽然已经长牙，但其咀嚼功能尚未发育完善，而且宝宝不能像成人一样咽食物时咽软骨如盖子一样牢牢地将气管盖住，所以粒状光滑的食物很容易引起宝宝呛咳而发生危险。

糯米类食品

像年糕、粽子等糯米食品比较黏且不易消化，也不宜让宝宝食用。

刺激性食品，如浓茶、咖啡、辣椒等对宝宝神经系统以及消化系统的正常发育不利，不应喂食。

甜而油腻的食物

此类食物营养价值不高，又影响宝宝的正常进食，最好也要少吃。

总之，这个阶段的宝宝的食物应该以营养丰富、容易消化、口味清淡为主。

 宝宝腹泻的饮食调理

婴儿腹泻是小儿常见病之一，几乎所有的宝宝都经历过。宝宝腹泻时，在饮食上需要做出一定的调整，原则上是首先减轻肠胃负担，腹泻不严重者可以不必禁食和补液。如果腹泻严重，可禁食6～8小时，并给予静脉输液以纠正脱水以及电解质紊乱。脱水纠正后，要继续口服补液，并给予易消化的食物，由少到多，有稀到稠。

- 母乳喂养的宝宝，需缩短每次吃奶的时间。
- 混合喂养的宝宝，可停止牛奶和其他代乳品，改为单纯母乳。
- 人工喂养的宝宝，则应减少牛奶量，适当增加水或米汤。
- 如果已经开始辅食添加了，此时应减少辅食量或暂时停止辅食。

经过治疗后，宝宝的腹泻会有所好转，但不要急于添加辅食，应等到宝宝的大便次数每日2～3次，水分减少，身体基本恢复正常时再逐渐添加辅食，以免引起腹泻反复。一般情况下，需要1～2周的时间，宝宝才能完全恢复原来的饮食。

辅食添加与牙齿健康

这个阶段，大多数宝宝都开始长牙了，因此是家长最该注意宝宝辅食添加的时期。

正确的辅食添加可以为宝宝牙齿萌发提供必要的营养，同时还可锻炼宝宝的咀嚼能力，促进口腔内血液循环，进而加快牙齿的发育。

需要注意的是，辅食添加要符合宝宝牙齿生长规律，逐步让宝宝学会吞咽、咀嚼。

4～6个月

此时宝宝的辅食应以泥糊状食物为主，目的是锻炼宝宝吞咽、舌头前后移动的能力。食物性状应从稀糊状逐渐过渡到稠糊状，例如米糊、蛋黄糊、土豆泥糊等。

7～9个月

此时可以为宝宝添加一些比较软的食物，目的是锻炼他的舌头上下活动，能用舌头和上颚碾碎食物的能力。比如菜末面片汤、烂面条、苹果泥、鲜虾麦片粥等。

10～12个月

此时可以为宝宝选择一些能用牙床磨碎的食物，目的是让他练习舌头左右活动，用牙床咀嚼食物的能力。比如可以给宝宝一些馒头片、面包片、奶酪、豆腐、小馄饨、水果沙拉、苹果片等。

1岁以后的宝宝可以吃的食物有很多了，家长可以根据营养需求给宝宝合理搭配膳食。

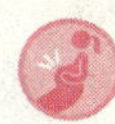

一套简单的婴儿操

本套婴儿操适用于7～12个月的婴儿，目的是锻炼宝宝四肢肌肉关节的上下运动，锻炼腹肌、腰肌以及脊柱的桥形运动、拾物运动，为站立和行走做准备的立起、扶腋步行、双脚跳跃等动作。本操共八节，具体做法如下：

第一节：起坐运动

- 宝宝仰卧，两臂放在躯体的两侧，妈妈握住宝宝手腕，拇指放在宝宝手心，让宝宝握拳。
- 将宝宝的双臂拉向胸前，两手与肩同宽。
- 妈妈握住婴儿的手腕，慢慢拉引宝宝向上、向前，但不要过于用力。让宝宝自己使劲坐起来。
- 还原成仰卧姿势。

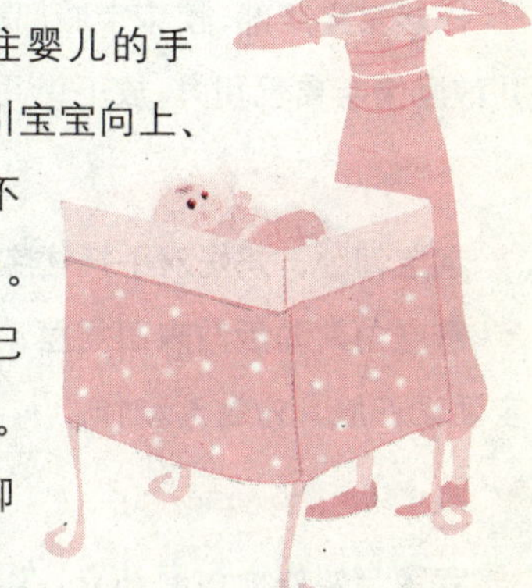

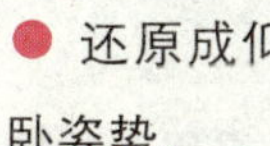

第二节：起立运动

- 宝宝俯卧，双手支撑在胸前，妈妈双手握住宝宝肘部。
- 握住宝宝肘部，让宝宝慢慢从俯卧位变成双膝跪地。
- 扶宝宝站起。
- 双膝再跪地，还原至俯卧姿势。

第三节：提腿运动

- 宝宝俯卧，两肘支撑身体，两手向前平放。
- 妈妈握住宝宝的两小腿，轻轻向上抬起宝宝双腿，但胸部不得离开床面，还原。

第四节：弯腰运动

- 宝宝背向妈妈站在前面，妈妈一手扶住宝宝双膝，一手扶住宝宝腹部，在宝宝前方放一玩具。
- 让宝宝弯腰前倾，鼓励宝宝拾取玩具。
- 拾取玩具后成直立状态，复原。

第五节：托腰运动

- 宝宝仰卧，妈妈一只手托住宝宝腰部，一只手按住宝宝踝部。
- 托起宝宝腰部，使宝宝腹部挺起成桥形，并鼓励宝宝自己用力。放下小儿腰部，复原。

第六节：游泳运动

- 宝宝仰卧，妈妈双手托住宝宝胸腹部。
- 悬空向前向后做来回摇摆动作，鼓励宝宝活动四肢，做游泳动作。

第七节：跳跃动作

- 宝宝与妈妈面对面站立，妈妈用双手扶住宝宝腋下。
- 妈妈稍用力将宝宝托起离开床面，让宝宝足尖着地，轻轻在床上做跳跃动作。

第八节：扶走运动

- 宝宝站立，妈妈站在宝宝背后或前面，扶宝宝腋下或前臂。
- 扶着宝宝，让他向前迈步走。

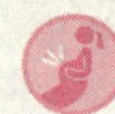

语言训练

从现在起，宝宝开始咿呀学语，这标志着他的发音进入了一个新的阶段，也意味着宝宝开始学习说话了。这时，爸爸妈妈需要注意以下几方面：

- **让宝宝模仿** 多数宝宝都对模仿动物的声音和汽车、火车的声音很感兴趣，所以要先教宝宝模仿这些声音，如小猫“喵喵”、汽车“嘀滴”等。还可以配上相应的动作和手势，如打鼓、吹喇叭等，以激起宝宝模仿的兴趣。当宝宝发错音时，要及时纠正，不要批评，也不要重复他的错误发音，要进行反复多次的强化，直到发音正确为止。
- **训练宝宝的听力** 爸爸妈妈应从这一阶段宝宝的心理特征出发，在生活中积极寻找培养听力的载体，如：喝水前先听妈妈说“用小手摸一摸水杯，不烫了再喝”；睡前给宝宝听优美音乐再入睡；玩积木时先听妈妈说“先取出一个或都取出后再玩”；看图画时可以一边讲故事，一边让宝宝指

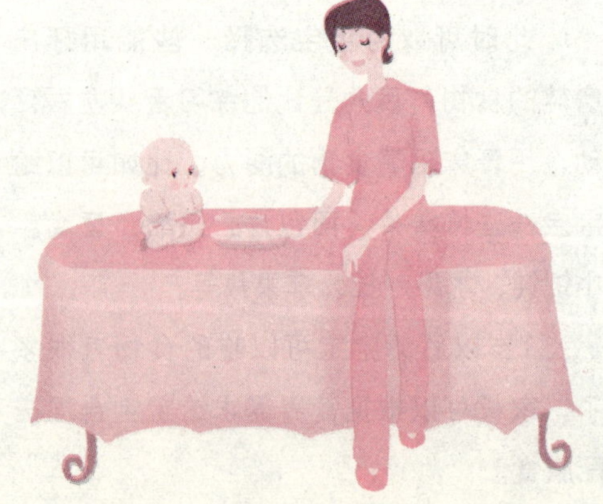

出图片上的实物，这样耳听、眼看、手动，同步接受听觉信息，效果也更好。或者可以录制一盘常听到的声音的磁带，像自来水的流水声、房间里的脚步声、常见动物的叫声等，经常放给宝宝听，培养宝宝的倾听习惯。

● 有意识地对宝宝进行口腔练习　如让宝宝嚼较硬的食物，用嘴吹蜡烛和羽毛等，还可以让宝宝看着爸爸妈妈的口形模仿发音等。

让宝宝自己入睡

充足的睡眠可以保证宝宝的生长发育，所以，爸爸妈妈要尽量给宝宝创造安静舒适的睡眠环境，以保证宝宝能够安心地入睡。一般情况下，7～9个月的婴儿每天的睡眠时间应为14～15小时，白天睡2～3次，夜间睡10小时左右。但有时宝宝可能不肯睡觉，这时爸爸妈妈不要为了让宝宝入睡而养成抱着或拍着来回走、啃手指、吸奶头等不良习惯。爸爸妈妈要记住，睡眠是宝宝的生理需要，当他的身体能量消耗到一定程度时就会自然入睡。如果感觉宝宝暂时没有睡意，可以让他在床上躺着，但不要逗他，也不要抱他、拍他，以便培养他自己入睡的好习惯。

错误行为要管束

到了7～9个月后，大多数宝宝都可以感受到大人的态度，并对语言有了初步的理解，当你对他说“不”时，他会暂时停止动作。因此，对于宝宝的一些不良行为，大人应该及时制止。比如：

1. 当宝宝把东西往口中塞、咬时，应及时制止，让宝宝养成良好的卫生习惯，减少疾病的发生。

2. 一定要让宝宝远离危险的物品，并禁止宝宝抓拿，可以有意识地让宝宝用手试摸发烫的杯子后立即移开，以后当宝宝再看见冒气的杯子或者碗时就会自动躲开，从而减少了危险的发生。

3. 如果宝宝偶尔打了人，大人立即笑了还让他打，就会给他埋下打人的祸根。因为大人的笑对宝宝来说无异于一种鼓励，在这样的鼓励下，宝宝就会形成打人的习惯。所以，当宝宝打人时，大人一定要严肃地禁止。

当宝宝的错误行为得不到强化时，以后就会逐渐消失，宝宝就可以养成很多好习惯。

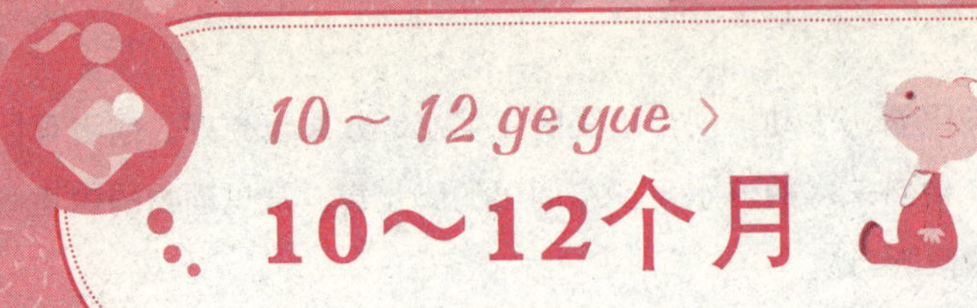

10～12个月

宝宝的生长发育状况

此时的宝宝较前一阶段已经有了很大进步，也显得更加活泼、淘气了。

1. 运动能力 10个月的婴儿已经能够扶着栏杆等站起来，并开始沿着栏杆迈步。到了11个月时，宝宝能够独自站立一会儿，如果大人牵着他的手，也能够走路。12个月的时候，宝宝已经满周岁了，基本上可以独立行走了，但有时还走不稳，稍有障碍，甚至没有障碍时也常常摔跤。

2. 骨骼发育 这一阶段宝宝骨骼的发育很快，前囟门已经闭合得非常小，有的宝宝甚至已经完全闭合。由于在3个月时，宝宝的抬头动作形成了脊椎颈段的前凸，6～7个月坐立时，形成了胸椎的后凸，而10～12个月站立以及行走时，又形成了腰椎的前凸，所以，到了此时，宝宝的脊柱已经变成了微微弯曲的"S"形，运动比以前更为稳定了。另外，到12个月时，宝宝的牙齿大概已经萌出6～8颗了。

3. 语言能力 接近1岁时，多数宝宝都已经能够听懂词句的意思，对大人的语言指示也能做出反应，如当听到大人说"把饼干给妈妈吃"时，他会拿着饼干往妈妈口中送。一些语言发育较早的宝宝甚至在10个月时就开始讲话，但有的宝宝可能到1岁才开始说话。

4. 智力发育 从11个月起婴儿能够听名称指物或图5～6种；对一些图画中的画面开始产生兴趣；11～12个月的婴儿能够听懂简单的话，并执行简单的命令，如"把帽子拿起来"等。对于成人的肯定和否定也能够理解，并能做出相应的反应。

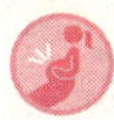

婴儿的心理功能

进入10个月以后，宝宝的心理会有不小的变化，比如：

1. 有了一定的记忆能力 10个月的婴儿对于大人的语言有了初步的理解能力。到1岁时能够认识自己的衣帽，指出自己身上的器官。对于经常见面的人和熟悉的事物，如果间隔几天不见，再见时仍然能够很快指认，这说明婴儿有了记忆。

2. 有了个性的雏形 10个月的婴儿开始显出个体特征的某些倾向性。比如，当你拿走他手中的玩具时他会表现得很不快。对于大人的逗引，不同的宝宝常有不同的反应，有的会热情地微笑，有的则绷着脸不理睬，这就是个性的雏形。所以，此时大人应注意培养宝宝良好的个性。

多到户外玩

这个月份的宝宝已经有了相当的抵抗力，大人不要老是怕宝宝生病感冒等而减少户外运动，相反应多带婴儿到户外玩耍。在户外，宝宝可以呼吸到新鲜空气，晒太阳，对于增强体质，预防佝偻病十分有益。而且到了11个月后，多带宝宝去户外玩耍，让他接触更多感兴趣的事物，还可以激发宝宝走路的欲望，对学习走路也很有帮助。另外，此时的宝宝有了一定的感性认识，在户外的玩耍中，大人可以边指实物边教宝宝认知和说话，如见到小狗说“汪汪”，见到汽车说“嘀嘀”等，这样宝宝会很快记牢，促进宝宝的语言发育。

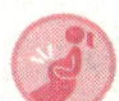

怎样胖才健康

随着生活水平的逐步提高以及人们对婴幼儿健康的高度重视，越来越多的家长无意间把自己的宝宝喂成了小胖子，这样其实是不利于宝宝发育的。如果婴儿的体重每天增长大于20克，就必须要想办法控制体重的过快增长。

首先是要控制婴儿的饮食，可以先减少牛奶的摄入量，如果体重仍增长过多，应限制糖、肉、鱼的摄入量，使婴儿体重控制在每天增长10～15克左右。

婴儿吃饭时，还要让他学会细嚼慢咽，多做户外运动，不要过多睡觉。

3岁以内婴儿可用考普指数来简易测量体重是否超标：考普指数=体重（克）/身高（厘米）2×10，如果达22以上则表示宝宝太胖；20～22时为稍胖；18～20为优良；15～18为正常；13～15为瘦；10～13为营养失调；10以下则表示营养重度失调。家长可以根据此数值对婴儿的肥胖度有一个大致的了解，以便及时采取相应的措施。

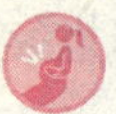

宝宝打鼾需警惕

宝宝入睡后偶尔有轻微的鼾声，可能是由于躺的姿势等原因造成的，一般并非病态。但是，如果宝宝每日入睡后的鼾声都很大，则应引起家长的注意，并及时到医院进行检查，看是否患有增殖体肥大。增殖体是位于鼻咽部的淋巴组织，当其发生病理性增大时，就会引起宝宝打鼾、张口呼吸等，如果严重影响呼吸，则应考虑切除。另外，先天性悬雍垂过长也是引起宝宝打鼾的一个原因。当婴儿卧位时，过长的悬雍垂可倒向咽喉部，阻碍咽喉部空气的流通，从而导致打鼾，或者激烈的咳嗽。悬雍垂过长也可通过手术切除进行治疗。

训练宝宝大胆走路

10个月时是宝宝学习走路的关键时期，但是有些宝宝生性比较胆怯，开始不敢独自开步走，这时，父母可采用以下这几个方法帮助宝宝学走路：

- 与宝宝面对面，让宝宝的双脚分别站在你的双脚背上，握住他的双手，然后你左右交替一步一步向后退，带动宝宝左右交替向前迈步。
- 让宝宝站在床沿或长沙发的一头，你在旁用玩具逗引他走向你去拿玩具。
- 牵着宝宝的双手或单手走路。
- 父母对面蹲下，距离为伸手能相触，让宝宝在这段距离内独立行走。
- 让宝宝靠墙站立，你在距他不远处用玩具逗引他走过来。

需要提醒的是，有些家长因为心疼宝宝，怕宝宝摔痛、摔伤，给宝宝使用“学步车”来代替教宝宝走路，这样做并不是很合适。这种做法省去或缩短了宝宝锻炼的过程，由于婴儿缺少了四肢的主动运动，达不到刺激大脑神经细胞发育的目的，也会使得宝宝的各方面能力反而受到明显的影响和阻碍。

其实，学走路的时候摔倒是很正常的事情，只要周围没有坚硬尖锐的危险物品，即使摔倒也不会有大碍。当摔倒时，父母应鼓励他自己爬起来，鼓励他“再来一次”，并对每一次的独走成功立即给予表扬。这样，在一次次摔倒、爬起、起步走的过程中，宝宝便学会了如何保持平衡，如何行走自如，同时也可以大大提高他的自信。

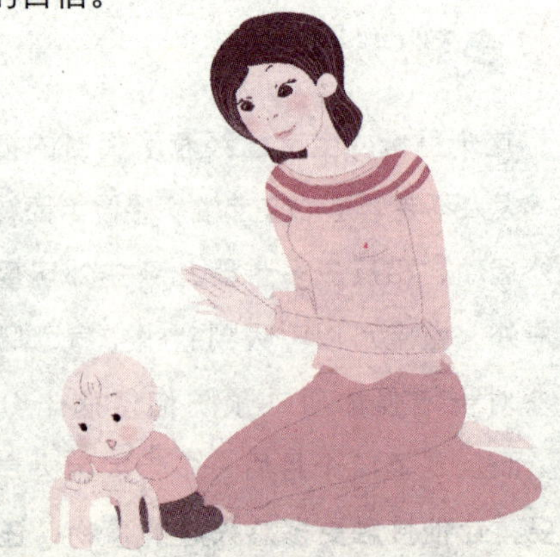

爱心小贴士

宝宝不宜走得过早*

由于小宝宝的足部骨骼发育尚未完全成熟，因此还无力支撑身体的全部重量，如果宝宝过早独自站立或行走，可能会造成宝宝双足呈外撇或内对的不正确姿势，也就是通常所说的“外八字”或“内八字”。这样不仅对宝宝的健康有很大影响，也会影响日后的美观。所以，不宜让宝宝走得过早，并且在早期教宝宝学走路时，可用学步车或由大人牵着手辅助学站、学走，且每次的时间不宜过长。如果宝宝已经形成了“八字脚”，可通过做双脚内侧或双脚外侧的动作练习进行矫正。

为宝宝买双合适的鞋

宝宝的脚与成人有很大区别，大量的脂肪包裹着正在迅速发育的骨骼，足弓不明显，五趾散开呈扇形，此时正是脚容易受到伤害的阶段。因为幼儿的脚骨大部分还没有钙化的软骨，即使宝宝穿了不合适的鞋，也没有痛苦的感觉，再加上宝宝此时表达能力较弱，甚至脚骨变形了父母也觉察不到。同时，10～12个月是宝宝学习走路的时期，所以为宝宝选购一双合适的鞋很重要。

舒适性

根据宝宝的脚形、大小、胖瘦，要求鞋既要有空间让脚生长，又不能使孔隙太大以免不合脚，给走路带来不便。鞋底应稍柔软且防滑，以橡胶底或布底为佳，鞋面以布或软皮制为好。

轻便性

质地要轻便、柔软，既保暖，又透气；鞋底要有弹性，以增强脚弓弹性；鞋腰要结实不宜变形，避免宝宝穿上后将脚滑出来；鞋跟要平，以免引起肌肉和韧带损伤，并利于维持宝宝的正常脚弓；鞋面和鞋帮要有一定弹性、易起皱，这样宝宝走路时，脚能自然地弯曲。

安全性

应考虑到这时期的宝宝在学走路时还不知道看脚下，稍不注意他的小脚就会踩到或踢到什么东西。因此，鞋底和鞋帮应有保护小脚的一定厚度，以免小脚丫受粗糙地面或其他尖锐物品等的伤害。

最后，给宝宝买鞋最好让宝宝试穿，真正做到心中有数。每隔一段时间，还要检查一下宝宝的脚和鞋是否合适。一般来讲，婴幼儿平均每2～3个月就要换一双大一点的鞋。

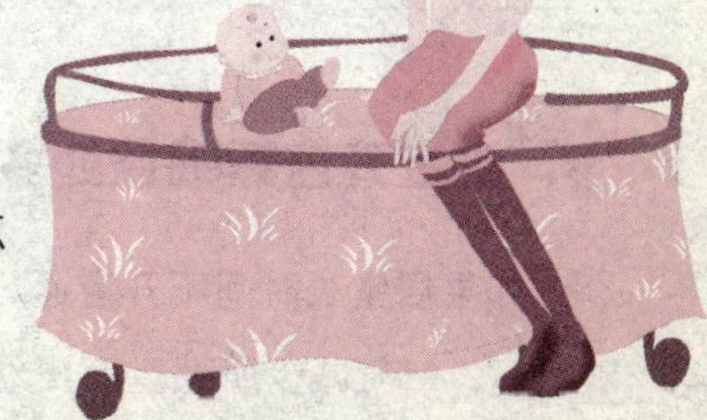

1岁还不开口说话不必惊慌

宝宝到了1岁还不开口说话，大人首先要注意一下宝宝的听力，如果听力没有问题，且能听懂、理解成人的简单指令，则可放宽心，然后检查一下平时教宝宝的态度和方式、家中的语言环境等。因为宝宝开口学说话，不仅需要正常的听力、发音器官和健全的大脑，还需要有良好的环境刺激。因此，父母可以从以下这几个途径着手提高宝宝的说话能力。

1. 让宝宝多听 妈妈可以在各种场所与宝宝谈话，让宝宝多听，训练他的听觉灵敏度以及对语言的理解力。如给宝宝穿衣服时，妈妈可以一边穿，一边对宝宝说“宝宝举举手，妈妈给宝宝穿衣服”；电话铃响起的时候，指着电话说“电话”，门口小狗叫，可以说“汪汪狗”等。在闲暇时也可以给宝宝放一些儿歌，让宝宝多听，一段时间的积累后，宝宝的语言会有很大进步，甚至模仿着开口了。

2. 鼓励宝宝多说 只要宝宝能开口发声，不管能不能听懂，都应该给予积极回应，给他鼓励：“宝宝说得真好，再讲给妈妈听听。”当宝宝指着小狗叫“汪汪”时，妈妈可以接下去说，“哦，那是小狗，是吗？小狗汪汪叫。宝宝真棒。”通过这样一问一答的方式，将话题继续下去，提高宝宝讲话的兴趣。

3. 给宝宝创造说话的机会，积极引导宝宝开口讲话 平时多与宝宝一起做游戏，带他广泛地认识各种事物，如带他去公园游玩时，开始先教他，“宝宝看，小鸟、红花、绿树”，再去的时候，可以问他：“宝宝，小鸟在哪儿？红花呢？绿树呢？”之后可以逐渐问他：“宝宝，这是什么？”如果宝宝能答对，妈妈立即给予鼓励和表扬。如果答不出来，妈妈可以自己说一遍，然后鼓励宝宝模仿。

对于说话迟的宝宝，妈妈一定要记住，语言的发展需要有家庭语言环境的良好刺激，并且需要一定时间的积累，妈妈要多为宝宝创造说话的机会。

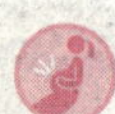

宝宝开窗睡眠益处多

如果居室长时间不开窗通风，当你走进去时就会闻到一股怪味，这是由于室内二氧化碳增多、氧气减少所致。而婴幼儿的新陈代谢和各种活动都需要充足的氧气，年龄越小，新陈代谢越旺盛，对氧气的需要量也就越大。所以，在这种污浊的空气中生活和睡眠对宝宝的生长发育极为不利，因此，宝宝睡觉时最好开着窗户：

1. 开窗睡眠不仅可以交换室内外的空气，提高室内空气的含氧量，调节空气温度，还可以增强机体对外界环境的适应能力和抗病能力。

2. 在氧气充足的环境中睡眠，入睡快，睡得沉，也有利于脑神经得到充分的休息。

但是给宝宝开着窗户睡觉要注意以下3点：

1. 开窗睡眠不要让风直接吹到宝宝身上，如果床正对着窗户，应拉上窗帘以改变风向。

2. 由于冬季寒冷，室内外温差过大，也不宜开窗，以免宝宝着凉感冒。

3. 开窗睡眠的原则是不要使室内的温度过低，应始终维持在18℃～22℃为宜。

开始断奶

宝宝长到10个月左右，妈妈该考虑给他断奶了。在气候宜人的季节，宝宝身体健康的情况下，可以逐步实施。

● **可以渐渐减少母乳喂养的次数** 如由一天4次渐渐减到3次、2次、1次，直至完全不吃母乳。同时，一日三餐试着喂些稀软饭、馒头、面条等主食加各类菜肴来替代喂母乳，这样做还可以促进他味觉的发育，训练他的口腔运动，且可获得更多的能量和营养。

● **应增加一定量的奶粉或牛乳** 要知道断奶指的是断母乳，而不是乳制品。乳制品不仅营养丰富，而且容易消化吸收，还是小儿优质蛋白质的主要来源，因此，在断母乳同时要保证婴儿至少一天有500毫升左右的牛奶摄入。这样逐步用饭、面、牛乳来代替母乳，直至完全断去母乳。

断奶是一个复杂的过程，对宝宝来讲，无论是生理还是心理都需要逐渐适应，切忌用粗暴简单的方法来解决。由于断奶的缘故，有些宝宝可能会变得越来越依恋母亲，此时，妈妈要给宝宝多些爱护，让他感到虽然吃不到母乳了，但妈妈还是时时在他身边，关心他爱护他。否则，如果妈妈对宝宝表现出的依恋不加理睬，甚至厌烦，就容易导致宝宝患上母子分离焦虑。

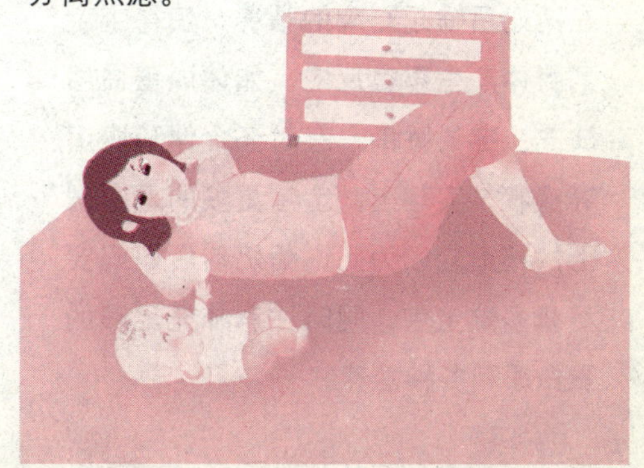

断奶小建议

- 如果宝宝一直跟妈妈同睡，那么，在决定断奶的时候应让宝宝睡自己的小床，或者跟家里的其他人一起睡。
- 只在宝宝主动要求吃奶时才喂奶，而不要主动提供。
- 适当改变生活常规，如妈妈下班后可以先带宝宝到外面玩一会儿，并且避免与宝宝在经常喂奶的地方玩耍。
- 在宝宝想要吃奶之前给他一些喜欢吃的食物或是能引起其兴趣的玩具等，并适时给宝宝辅食，减轻饥饿感，也就减少了宝宝吃奶的欲望。
- 爸爸的作用不容忽视。断奶前，要有意识地减少妈妈与宝宝相处的时间，增加爸爸照顾宝宝的时间。
- 不要养成宝宝的坏习惯。断奶前后，妈妈因为心理上的愧疚，容易纵容宝宝。因此，爸爸需要理智对待这一情况，主动出面协调。
- 预防断奶综合征。断奶综合征是指在断奶后缺乏正确的喂养，使得宝宝的身体产生不良反应，如体内蛋白质缺乏、容易哭闹，有时还会伴随腹泻等症状。实际上，宝宝更多的是心理上的不适应，为此，断奶前后妈妈要尽量多陪宝宝，同时注意补充足够的蛋白质和各种营养。

婴儿不宜吃的食物

随着月龄的增加，婴儿的咀嚼能力和消化能力都有了很大进步，可以吃的食物也多了。于是，不少家长觉得宝宝吃什么都可以了。其实，此时期宝宝的消化功能和咀嚼能力还是十分有限的，因此，为宝宝提供的食物仍应以易消化、有营养、安全为主要原则。

不宜给宝宝吃的食物主要有下面五类：

- **刺激性食物** 如辣椒、姜、山芋芽、咖喱粉以及含香辣料较多的食物。
- **浓茶、饮料、咖啡** 浓茶和咖啡中所含的茶碱和咖啡因等物质会使神经兴奋，影响宝宝的神经系统的正常发育；而饮料中多数含糖和糖类较多，其营养价值十分有限，经常饮用可造成婴儿食欲不振和营养不良。
- **口味过咸的食物** 因宝宝的肾脏功能尚未十分完善，而过多的盐分可损害肾脏功能，对宝宝的身体健康不利。

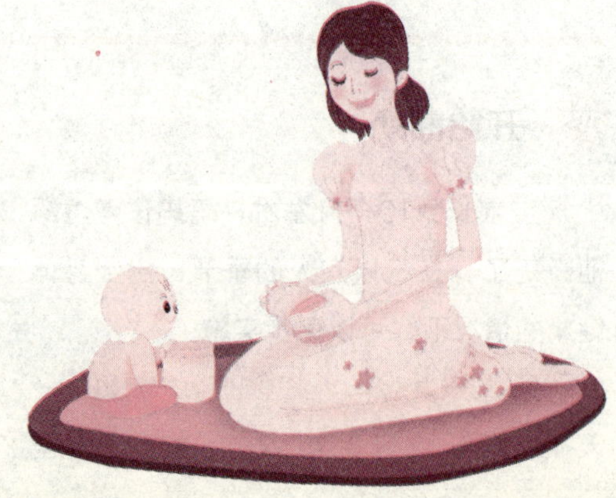

- **不易消化的食物** 如糯米制品、油炸食品、肥肉、炒豆子、花生仁、瓜子等，均不宜给宝宝喂食。
- **冷饮和冰棒** 一是冷饮和冰棒中含有过多的糖分，可使肠内发酵产生胀气，不仅降低宝宝的食欲还利于细菌生长繁殖，易导致婴儿腹泻；二是冷饮和冰棒与体内温差较大，可引起胃肠功能紊乱，降低食欲，影响宝宝的生长发育。

偏食的“五宗罪”

在我们日常的饮食中，只要不挑食偏食，绝大多数营养素都能够均衡地摄取。但是有些宝宝从小就爱吃或者特别喜欢吃某种口味的食物，这时，爸爸妈妈就要注意千万不要让婴儿养成挑食、偏食的习惯，否则极容易导致某种营养素缺乏，对身体发育不利。总结起来，挑食、偏食有以下几种坏处：

- **导致婴儿胃肠功能紊乱** 偏食的婴儿往往是爱吃的吃得多，不爱吃的吃得过少，这样一饥一饱，很容易造成胃肠功能紊乱，影响消化和吸收。如果不及时纠正，可能造成生长发育迟缓。
- **导致婴儿食欲减退** 导致营养不良及营养性贫血，使得抗病能力降低，容易生病。
- **导致维生素缺乏性疾病** 偏食还可引起各种维生素缺乏性疾病，如不吃全脂乳品、豆类、蛋黄、肝脏、胡萝卜、番茄等，可因缺乏维生素 A 而导致夜盲症，甚至引起眼角膜混浊、软化、溃疡等。
- **导致坏血病** 偏爱肉食的婴儿可因体内缺乏维生素 C 而致坏血病，轻者牙龈出血，重者可引起骨膜下、关节腔内以及肌肉内出血，严重的还可引起骨折。
- **导致缺钙** 不吃鱼、虾等富含维生素 D 的食物，可致维生素 D 缺乏，导致缺钙。

总之，对于宝宝爱吃的食物家长也不要总是给，而是应该加以限制。对于宝宝不喜欢吃的东西，可以先少给一点，以后再逐渐增加，但不要完全不给。

爱心小贴士

养成好的进食习惯*

随着辅食的添加和断奶的进行，宝宝开始逐渐以食物为主，这时，一定要养成宝宝良好的进食习惯。为此，父母应注意，在婴儿进餐时要有固定的座位，吃东西时不要打闹说笑，吃饭前不要给宝宝吃零食，以免影响食欲，使宝宝产生厌食情绪。同时，要训练宝宝自己吃东西。10～12个月大的宝宝还不能自己用勺子吃饭，但在喂他时可以给他一把勺子，让他自己试着舀，大人可以扶着他的手将食物送到嘴里。有时也可以给他一块饼干或面包片等，让他自己拿着吃。总之，要逐渐培养婴儿自己吃饭的习惯。

如何科学地为宝宝烹调食物

由于未满1岁的宝宝咀嚼能力还十分有限，消化功能也相对较弱，所以烹调小儿的菜肴要求也很高。既要保存食物中的营养，易于消化吸收，又要讲究色、香、味、形俱全，增进小儿的食欲。

● **原料** 宜选新鲜、易煮烂、易咀嚼的食物，如新鲜绿叶菜、豆制品、带鱼、鲳鱼、鲇鱼、鸡脯肉、猪腿肉等。

● **加工方法** 要先洗后切。蔬菜先浸泡30～60分钟再清洗；鱼、肉、虾应清洗干净，减少腥味；切菜时应切得小一点、细一点，既适合宝宝口形的大小，又能让他拿在手上吃。水产品、肉类要将骨、刺去除干净。

● **烹调方法** 采用炒、煮、蒸、焖、煨等，尽量不用或少用煎、炸、烤等方法。调味时讲究清淡、少刺激，低盐、少糖、不用味精，特别不要以成人的口味来对待婴儿的口味。

● **搭配方式** 讲究各种菜肴的搭配，注意色、香、味、形，刺激宝宝的食欲。食物的品种应经常变换，以引起宝宝的兴趣。

● **顺应四季** 要考虑季节特点，如春季多吃些含钙丰富、蛋白质丰富的食物，如牛奶、虾米、肉骨头炖黄豆汤等，促进婴幼儿骨骼生长；夏季应多吃一些清爽食品，如各类瓜果、冬瓜、苦瓜、番茄、百合等；秋季可多吃些滋阴润燥的食物，如荸荠、藕、芋艿、山药等；冬季多吃富含热能、高蛋白的食品，如羊肉、鸭肉、红薯、红枣、核桃仁、萝卜等。

总之，宝宝的膳食不仅要保证摄入足够的营养，还让他感到进食是个愉快、享受的过程。

爱心小贴士

可以给宝宝喝酸奶吗*

酸奶中含有多达20余种的营养素，一杯150毫升的酸奶可以提供婴幼儿30%的能量和钙质以及10%左右的蛋白质。而且酸奶和人奶相似，容易消化，特别适合于消化系统不成熟的婴幼儿。另据研究显示，酸奶还能促进大脑发育。这是因为酸奶中含有半乳糖，半乳糖是构成脑、神经系统中脑苷脂类的成分。而两岁之前是脑发育的关键时期，此时保证充足的能量和半乳糖供应，对促进婴幼儿生长发育有良好的作用。因此，对于将近1周岁的宝宝来说是可以适当饮用酸奶的。但给宝宝吃酸奶也要有所禁忌，一是不能吃得太多（一般不超过100毫升），二是不能太凉（比如刚从冰箱中拿出来的），否则也可能会引起宝宝的不适。

宝宝适合的游戏

踢球

〖游戏目的〗锻炼宝宝的平衡能力，训练眼和脚的协调能力，锻炼下肢的骨骼和肌肉。

〖游戏内容〗

(1) 在宝宝的床边挂几个彩球，距离地面不超过宝宝的脚踝高度。

(2) 妈妈扶宝宝站立在小球前，用手扶着宝宝的脚去踢球，并反复几次。

(3)当宝宝自己踢球时,妈妈要不断地鼓励。

〖游戏指导〗为了保证宝宝在抬脚踢球时不易摔倒，可让他靠在沙发上或靠在床上。

小飞机驾驶员

〖游戏目的〗训练宝宝拇指和食指捏物的能力，练习手臂高举、活动的能力。

〖游戏内容〗

(1) 爸爸、妈妈用纸叠一个小飞机，让宝宝看到叠的整个过程,引起宝宝对小飞机的兴趣。

(2) 叠好小飞机，爸爸、妈妈示范性地向空中抛（慢慢地用食指或拇指去捏，并将这个过程清晰地示范给宝宝）。

(3) 爸爸、妈妈手把手地教宝宝，直到他能够自己抛。

〖游戏指导〗拿着宝宝的手示范时，应轻柔，以免伤到宝宝的胳膊。飞的时候，可以说“飞了，飞了”，使宝宝学会“飞”这个词。

宝宝是谁

〖游戏目的〗帮助宝宝认识自己的身体器官，发展宝宝的记忆、观察等综合思维能力，促进宝宝感知能力的发展。

〖游戏内容〗

(1) 拿一本有图像的书，教宝宝认识身体各部位及器官。

(2) 然后拿一面镜子放在宝宝的面前。

(3) 妈妈抱着宝宝,捏捏自己的鼻子说“这是妈妈的鼻子”，再捏捏宝宝的鼻子说“这是宝宝的鼻子”。

(4) 重复几次之后问宝宝“妈妈的鼻子在哪儿？”

〖游戏指导〗爸爸、妈妈在教给宝宝各器官时应配合一定的动作，以便宝宝记忆。如说眉毛时，用食指沿眉毛画一下；说眼睛时，把眼睛调皮地眨一下；说鼻子时，可皱一皱鼻子；说嘴巴时，可把嘴巴撅起来；说耳朵时，就轻轻地揪一下。

抓宝贝

〖游戏目的〗训练手抓东西和捏东西的能力。

〖游戏内容〗

(1) 找一个面上开口的盒子，口的大小应比宝宝张开的手大。里面放上黄豆。

(2) 旁边放一个小碗。先示范从盒子中捏一小粒出来，然后放进碗里；让宝宝也把手伸进小洞去捏黄豆，也放在旁边的小碗里。

〖游戏指导〗8个月时，宝宝可以将大拇指和食指对捏，但仍需进一步训练巩固。这种训练不仅可促进宝宝手指肌肉的运动，而且要求视觉带动手指产生连续动作，对宝宝大脑发育也极其有益。但父母应特别注意，避免宝宝将黄豆、米粒等吞食下去。

个性的培养

10个月的婴儿开始显出个体特征的某些倾向性，并且对大人话语里的态度已经有了初步的认识。因此，对于宝宝行为一定要区别对待。在这一时段，如果爸爸妈妈总是毫无原则地妥协，宝宝就会慢慢地变得骄横任性。

对于宝宝做得好的事情，大人要加以强化，如点头微笑，拍手称好。

对于宝宝不好的行为，要明确表示出不满，并严厉制止。如果宝宝对此哭闹，也不能妥协纵容。

还要注意让宝宝拒绝一些具有危险性的动作，如他想把手指捅进电源插座或乱动煤气开关时，要进行反复说明，告诉他这些是不能乱动的，慢慢宝宝就会形成习惯。

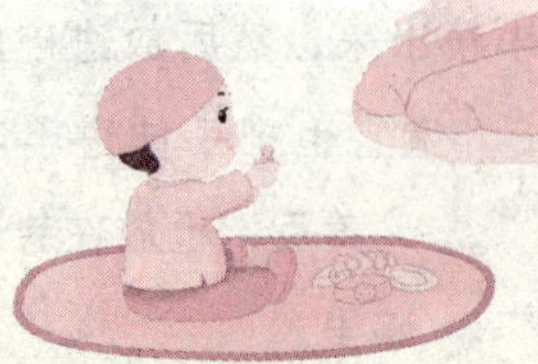

此时的宝宝还十分爱模仿，所以大人可以多给宝宝做榜样，让宝宝形成良好的个性。

语言训练

将近1岁的宝宝的语言理解能力正在形成，已经开始听懂成人话中的意思，并能以行为将大人的话表现出来。这个阶段是对婴儿的语言产生起决定性作用的时期，所以此阶段的语言训练非常关键。其方法是：

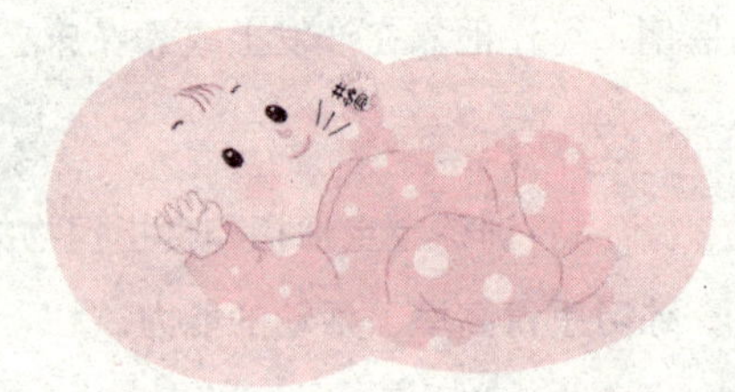

- **与宝宝多交流** 在生活中要多用简单明了的语言与宝宝交流。如“宝宝，穿衣”、“出去玩”、“看，妈妈笑了”。
- **多和宝宝一起读低幼读物** 读物的内容最好是关于动物、玩具或宝宝喜欢的事物，大人应尽量以一两个简单的单词说明每页的内容，如用手指着图片说“这是小狗，小狗”、“小狗，汪汪”、“汽车，嘀嘀”等。
- **对宝宝进行身体语言训练** 多用生活中的情境教宝宝用动作、表情等身体语言表达大人说话的意思，如“再见”、“谢谢”、“欢迎”、“睡觉”、“想要”、“不要”等。

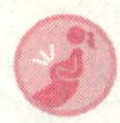

如何对宝宝进行早期教育

早期教育不是文化知识的积累，也不是培养“天才”，而是创造条件使婴儿的潜能得到最大限度的发挥。

- **结合日常生活进行教育** 日常生活的照料是接触、教育宝宝的最好机会。在照料宝宝生活时，大人可以亲切地和他讲话交流，使他认识到有关事物的名称，并逐步引导宝宝学会自己料理生活。
- **利用各种机会和宝宝讲话，促进语音和智力发展** 让宝宝听轻快悦耳的乐曲和歌声，给宝宝唱童谣并让他跟着学，尽管宝宝不能完全理解，也不能完全记住，但这是培养其节奏感、训练其正确发音、增强记忆的好办法。
- **听故事和讲故事** 这是宝宝最感兴趣的活动之一，能促进其对语言的理解和表达。但讲故事时，要富有感情，有时还可以故意提高音调，引起宝宝注意，但发音要清楚，吐字要准确，速度要慢。另外，等宝宝有一定的语言能力时，还可鼓励宝宝叙述自己的见闻，以培养他的表达能力。
- **让宝宝接触不同的人和物** 宝宝对周围环境的好奇是他学习的动力。宝宝通过对周围事物的观察，发展注意力、记忆力和认识能力。父母应该利用这些机会，让宝宝接触不同的人和事物，虽然宝宝现在可能说不出来，但是在这个过程中他可以积累很多词汇。

不宜再穿开裆裤

传统习惯中，父母总是让宝宝穿着开裆裤，以便宝宝大小便时方便。但是宝宝穿开裆裤，既不卫生又不雅观，还有害身体健康，容易引起一些疾病的发生。

- 10～12个月的小孩已经能够四处爬，并且可以站立甚至行走了，很容易在地上坐，这时，外露的臀部或会阴部接触地面，病菌、寄生虫很容易感染到人体，引起疾病的发生。
- 女宝宝，还容易引起尿道炎、阴道炎。
- 对于一些容易过敏的宝宝，一旦接触过敏性或刺激性的东西，还会引起皮肤炎症等。
- 裸露的部位容易被开水烫伤或被锐器扎伤，带来不必要的伤害。
- 如果在寒冷的冬季，宝宝穿开裆裤不但会感染细菌，还会使宝宝腹部着凉受冻而导致感冒、腹泻和肠胃炎等疾病。
- 宝宝穿开裆裤的时间过长还会养成大小便无规律和随地大小便的不卫生习惯。

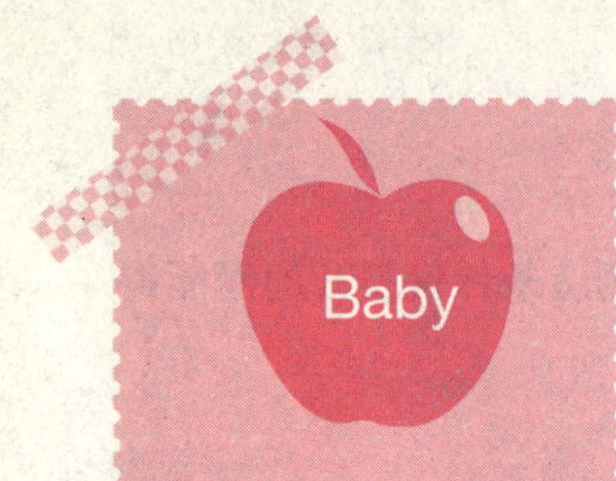

营·养·专·家·推·荐·的

宝宝断奶食谱

番茄猪肝泥

■**材料** 番茄100克、鲜猪肝20克。

■**调料** 盐、白糖、香油。

做法

1. 鲜猪肝去筋膜，洗净，切块；番茄洗净，捣成泥。
2. 将两样材料拌好，上笼蒸熟，再捣成泥，加入适量盐、白糖、香油拌匀即可。

营养点评

猪肝内富含铁质，番茄中富含大量的维生素C，可促进铁的吸收，非常适合宝宝补铁。

鱼泥豆腐

■**材料** 三文鱼50克、豆腐80克。

■**调料** 盐、葱、香油、淀粉。

做法

1. 三文鱼洗净，剁成鱼泥，拌入少许淀粉；葱洗净，切末。
2. 豆腐切成小块，铺上拌好的鱼泥，放入蒸锅，用大火蒸熟，出锅后加葱末、盐、香油调味即可。

营养点评

鱼肉中富含维生素D，豆腐中富含钙质，二者同食可使宝宝对钙的吸收率提高约20倍。

豆腐蛋花泥

■**材料** 豆腐100克、鸡蛋50克。

■**调料** 盐、香油、葱末。

做法

1. 豆腐和鸡蛋分别煮熟，研成泥。
2. 豆腐泥、鸡蛋泥中加入适量盐、葱末、香油拌匀即可。

营养点评

刚刚断奶的宝宝对钙的需求量仍然很大，因此，应适量增加富含钙质辅食的喂养量。鸡蛋、豆腐富含钙质，且容易消化，是宝宝补钙的最佳选择。

营养小馒头

■ **材料** 面粉50克、牛奶100毫升。

■ **调料** 发粉。

做法

1. 将面粉、发粉、牛奶和在一起揉匀。
2. 将面团切成5份，揉成小馒头，将小馒头放入上汽的笼屉蒸15分钟即可。

营养点评

牛奶中含钙质、磷量高，胆固醇量相对较少，对宝宝的骨骼成长、修补龋齿以及加强胃功能十分有益。

南瓜奶粥

■ **材料** 南瓜、米饭各20克。

■ **调料** 牛奶、白糖。

做法

1. 将南瓜洗净，去皮、瓤，切成小块。
2. 将米饭、南瓜块、牛奶一起煮至黏稠，最后加糖即可。

营养点评

南瓜营养丰富，含有人体所需的多糖、氨基酸、活性蛋白、类胡萝卜素及钙、钾、钠等微量元素，有保护胃黏膜、促进消化的作用，是一种对宝宝有益的健康食品。

肉末碎菜粥

■ **材料** 大米20克、瘦猪肉50克、青菜30克。

■ **调料** 植物油、酱油、葱、姜。

做法

1. 将猪肉洗净去筋，剁成细末；青菜洗净切碎；葱、姜洗净切末。
2. 锅内加入植物油。油热后下入肉末不断煸炒，加葱、姜末烧香，再加入少许酱油炒至全熟即成肉末。
3. 大米洗净，加适量水熬粥备用。
4. 将炒好的肉末及碎菜加入熬好的米粥内煮沸，待稍凉后即可喂食。

营养点评

本粥中既有糖类，也有蛋白质和维生素，对于断奶期的宝宝绝对是一款营养美食。小儿吃肉末菜粥，不仅容易消化，还可预防便秘，非常适合小儿食用。

备注

↘ 此粥黏稠香甜，营养全面。此粥中的青菜还可以换成其他时令蔬菜。

牛肉碎菜细面汤

材料

细面条50克，牛肉、胡萝卜、四季豆各20克。

调料

橙汁、高汤。

做法

1. 将细面条放入沸水中煮熟，捞出，切成易入口的小段备用。
2. 牛肉洗净，切碎；胡萝卜、四季豆分别洗净，去皮，切碎备用。
3. 将所有的材料与高汤一同放入锅里煮沸，然后加入细面条段再煮一下，最后加入橙汁即可。

营养点评

牛肉中含有蛋白质、脂肪、维生素等多种营养物质，可为宝宝提供丰富的营养。

三鲜蛋羹

材料 鸡蛋、虾仁各50克，猪肉、蘑菇各30克。

调料 葱末、姜末、盐、植物油。

做法

1. 虾仁、肉、蘑菇分别洗净，剁成末，加葱姜末拌匀。
2. 锅内放油烧热，下入拌好的材料翻炒至熟。
3. 鸡蛋搅成糊，加水、盐，蒸熟；再放入虾泥、肉泥、切碎的蘑菇，搅拌后，再蒸5～8分钟即可。

营养点评

刚刚断奶的宝宝一定要注意优质蛋白的补充，另外，还要添加一些营养成分较高的食物。

鸡蛋炒番茄

材料 番茄100克，鸡蛋50克。

调料 盐、白糖、味精、葱末、醋、植物油。

做法

1. 番茄洗净，切块备用。
2. 锅内放油烧热，磕散鸡蛋，把蛋液倒入锅内，煎至八成熟，盛出备用。
3. 把番茄倒入锅内，炒一下，加适量的醋、白糖烧熟，再把炒好的蛋倒入锅内，炒动数下后加盐、味精、葱花即可。

营养点评

番茄含有丰富的维生素C和胡萝卜素以及钙、磷、铁等营养成分，具有生津止渴、健胃消食等功效，尤其适宜食欲不佳的宝宝食用。

荸荠珍珠小丸子

■ **材料** 荸荠20克、猪瘦肉50克。

■ **调料** 葱、姜、盐、香油。

做法

1. 将肉洗净切成末；荸荠去皮制成珍珠小丸子；葱、姜洗净切末。

2. 将肉末、葱末、姜末、盐调成肉馅，制成小肉圆。

3. 水煮沸后下小肉圆、荸荠珍珠煮沸后再煮5分钟，最后加一点盐和香油调味即可。

营养点评

荸荠中含的磷是根茎类蔬菜中较高的，它能促进人体生长发育和维持生理功能，对宝宝牙齿骨骼的发育有很大的好处。

小肉松卷

■ **材料** 面粉50克、肉松20克。

■ **调料** 牛奶、发粉。

做法

1. 将面粉、发粉、牛奶揉匀成面团。

2. 将面团分成50份，压扁，卷上肉松，做成花卷形式，放入蒸锅，大火将水煮沸后转为中火蒸15～20分钟至熟即可。

营养点评

肉松中含有丰富的蛋白质、脂肪以及钙、铁等多种有益人体的矿物质和微量元素，既可防治宝宝贫血，又可增强宝宝的免疫力。牛奶中含有丰富蛋白质、维生素及钙、钾、镁等物质，可防止皮肤干燥及暗沉，使皮肤白皙，有光泽；也可补充丰富的钙质。

鸡丝面片

■ **材料** 鸡肉50克，面片、油菜心各30克。

■ **调料** 姜、盐。

做法

1. 姜洗净切片；鸡肉洗净切片；油菜心洗净切碎。

2. 鸡肉加入姜片，用水煮至熟烂，捞出后用手撕为细丝，放回鸡汤锅内。

3. 将面片下入鸡汤继续煮，然后放入切碎的油菜心，加入少许盐调味即可。

营养点评

鸡肉含有丰富的蛋白质、氨基酸钙以及磷、铁、钙、镁等成分，可防治宝宝贫血、营养不良，并能有效增强宝宝体质，促进宝宝的发育。

酱汁面条

■**材料** 细面条20克。

■**调料** 葱、植物油、盐、酱油。

做法

1. 葱洗净切末；将植物油烧热，放入葱末炒香，加入少许酱油后立即加水煮沸。

2. 然后下入细面条煮软，最后再加少许盐调味即可。

营养点评

面粉富含蛋白质、糖类、维生素和钙、铁、磷、钾、镁等矿物质，具有养心益肾、健脾厚肠、除热止渴的功效。

鲜肉馄饨

■**材料** 鲜肉100克、馄饨皮20张。

■**调料** 盐、葱、肉汤、紫菜。

做法

1. 将肉洗净切末，葱洗净切末备用。将肉末、盐、葱末拌成肉馅。

2. 把肉馅包在馄饨皮内，用肉汤煮馄饨，最后撒上紫菜即可。

备注

↘ 由于此时宝宝已经长出了不少乳齿，咀嚼能力有所提高，所以，还可以适量添加一些蔬菜、瓜果、烂饭等食物。

鸡蛋饼

■**材料** 鸡蛋、番茄各30克，面粉100克。

■**调料** 盐、植物油。

做法

1. 番茄洗净切碎；鸡蛋打散，加入适量的水、面粉，搅匀。

2. 鸡蛋糊中加入少许盐、番茄泥，搅拌均匀成糊。

3. 锅中加入少许油，抹匀后倒入一小勺搅好的糊，两面煎熟即可。

营养点评

鸡蛋中的蛋白质是天然食物中最优良的蛋白质之一，它富含人体所需要的氨基酸，而蛋黄除富含卵磷脂外，还含有丰富的钙、磷、铁以及多种维生素，非常适合宝宝的身体发育。

备注

↘ 如果宝宝有发热症状，则不宜食用鸡蛋，因为鸡蛋的蛋白容易引起机体热量增加，对发烧的患儿不利。

甜发糕

■**材料** 鸡蛋1个，面粉、玉米粉各50克。

■**调料** 白糖、牛奶、发粉各少许，蜡纸1张。

做法

1. 将鸡蛋打散，边打边加白糖；将面粉、发粉、玉米粉、牛奶一起加入搅拌均匀。

2. 在蒸笼中铺一张蜡纸，将原料倒在蜡纸上，上汽后大火蒸30分钟，取出略冷后切块即可。

备注

↘ 甜发糕既可以作为宝宝的正餐，也可以作为宝宝的小甜点，因为此时的宝宝活动量增加，又没有了母乳，常需要在两餐之间吃点东西，以补充能量。

山药粥

■**材料** 山药30克、对虾1只、粳米50克。

■**调料** 盐、味精。

做法

1. 将粳米洗净；山药去皮，洗净，切成小块；对虾择好洗净，切成两半备用。

2. 锅内加入粳米和适量水后大火煮沸，加入山药块，转小火煮成粥。

3. 待粥将熟时，放入对虾段，加入少许盐和味精调味即可。

营养点评

山药与对虾熬粥，含有丰富的蛋白质、脂肪和多种维生素，以及钙、磷、铁等有益人体的矿物质和微量元素，可为宝宝提供较为全面的营养。

香甜翡翠汤

■**材料** 香菇、鸡肉、豆腐各20克，西蓝花10克，鸡蛋1个。

■**调料** 高汤、盐。

做法

1. 香菇洗净切细丝；鸡肉洗净切粒；豆腐冲洗后，用勺背压成豆腐泥；西蓝花洗净，用热水烫熟后切碎；鸡蛋打散备用。

2. 锅中放入高汤和适量水，大火煮沸后，下入香菇丝和鸡肉粒，待再次煮沸后，依次下入豆腐泥、西蓝花和蛋液，焖煮3分钟，加盐调味即可。

营养点评

香菇中蛋白质、脂肪、麦角固醇、维生素D等含量较高，宝宝适量摄入可提高自身免疫力，减少感冒等症状的发生。

果仁黑芝麻糊

材料 核桃、花生、腰果、芝麻、麦片各30克。

调料 白糖。

做法

1. 核桃取仁，花生去皮后炒熟研碎；腰果研碎；芝麻炒熟备用。
2. 将麦片冲入适量沸水，再在火上稍煮，加入核桃、花生、腰果续煮5分钟，加入芝麻、白糖搅匀即可。

营养点评

芝麻含有丰富的蛋白质、维生素与微量元素，有补心、益气、填髓的功能，宝宝食用适量芝麻可促进生长发育。

小米粥

材料 小米30克。

做法

1. 将小米用水淘洗干净。
2. 锅置火上，把洗净的小米和适量清水放入锅内，用大火煮沸，再转小火煮25分钟，将粥熬至黏稠即可。

营养点评

宝宝5个月左右添加烂粥，添加辅食可与喂奶时间合并在一起，这时添加辅食的量是较少的，应该以奶为主。

牛奶粥

材料 香蕉100克。

调料 奶粉。

做法

1. 香蕉去皮后，用勺子背面压成糊状。
2. 把香蕉糊放入锅内，加入奶粉和适量温水混合均匀。
3. 锅置火上，倒入香蕉牛奶糊，边煮边搅拌，5分钟后停火即可。

营养点评

香蕉粥含有多种微量元素和维生素，其中维生素A含量丰富，能促进宝宝成长，增强宝宝对疾病的抵抗力，促进食欲、助消化。

牛奶粥

材料 鲜牛奶250毫升、大米60克。

调料 白糖。

做法

1. 将大米淘洗干净，放入锅中加水煮成半熟，去米汤。
2. 加入鲜牛奶，小火煮至粥熟烂，加入白糖搅拌，充分溶解即可。

营养点评

牛奶营养丰富，易于消化吸收。做成的粥能全面补充宝宝体力。

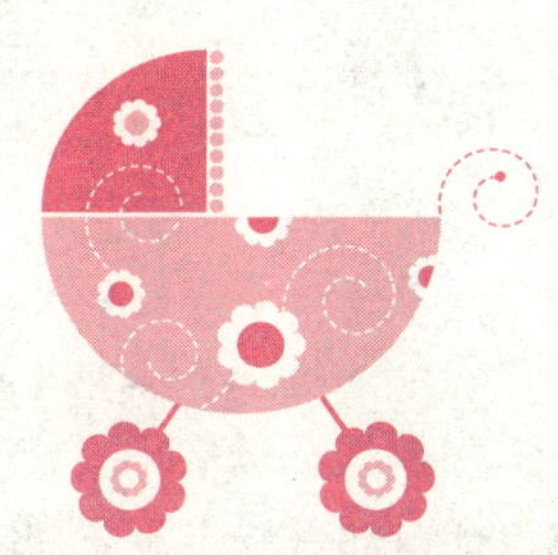

第8章

1～3岁幼儿 聪明宝宝成长必读

宝宝过了一周岁，可以自己到处跑了，翻箱倒柜，淘气又可爱。这段时间宝宝常常在自立与依赖之间摇摆不定，所以爸爸妈妈可以允许宝宝在某些方面依赖，使其幼小的心灵得到安慰，同时又要鼓励宝宝大胆做事，使其变得坚强勇敢。

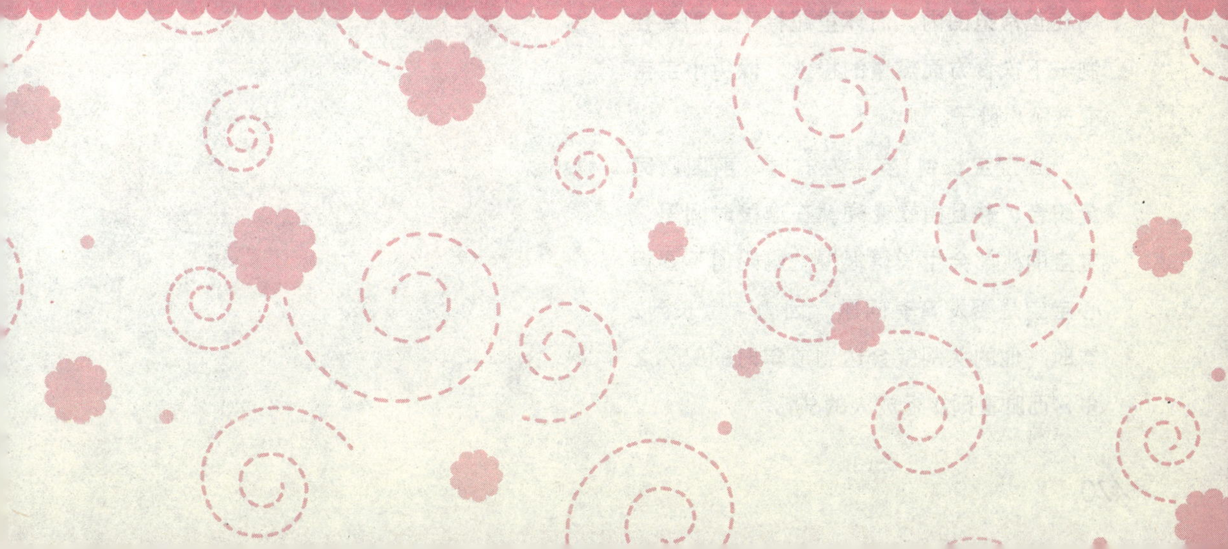

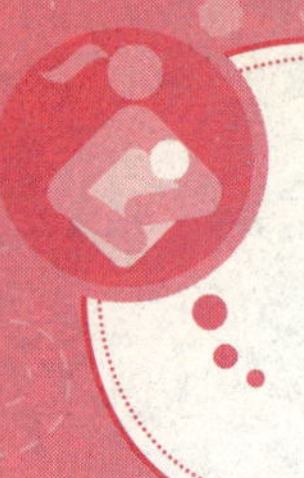

1～2岁

幼儿生长发育特征

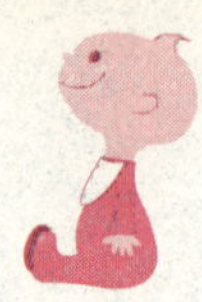

身体发育标准

当宝宝长到1岁多时，身高、体重都会有所变化。有些变化不及以前明显，妈妈们也不必担心，这都是正常现象。1～2岁的幼儿生长发育很稳定。几乎每隔3个月，体重就会增加700克，身体长高2.5厘米。

性别	身高（cm）	体重（kg）
男宝宝	79.4～87.6	10.9～12.6
女宝宝	77.8～86.5	10.2～11.9

如果你的宝宝体重超出了范围，则要根据他的身高来测算他是否肥胖，如果身高在正常范围内，而体重超标了，则要控制一下饮食方面热量的摄入，以免小宝宝变成了小胖子。

当宝宝长到1岁半左右时，前囟门完全闭合，并且由软变硬。在这段时间里，宝宝的头部会生长得很慢。妈妈们不要担心宝宝是否发育有问题，因为宝宝长到2岁时，他的头围就会达到成年时的85%之多，而脑重则接近成人的60%。

身体系统的变化

当宝宝处在1～2岁这一阶段时，能长出16～20颗牙齿。骨骼开始变得强硬，不像小时候那么软。家长可以带宝宝多晒晒太阳，补充维生素D，促进钙质的吸收，强健骨骼。

经过了一年多的辅食喂养，宝宝的身体已经能够合成必要的营养元素，进而巩固身体的抵抗力。虽然小宝宝已经有了一定的免疫力，但还是属于弱势群体。家长要尽量减少带宝宝到公共场合的次数，以免被传染患病。

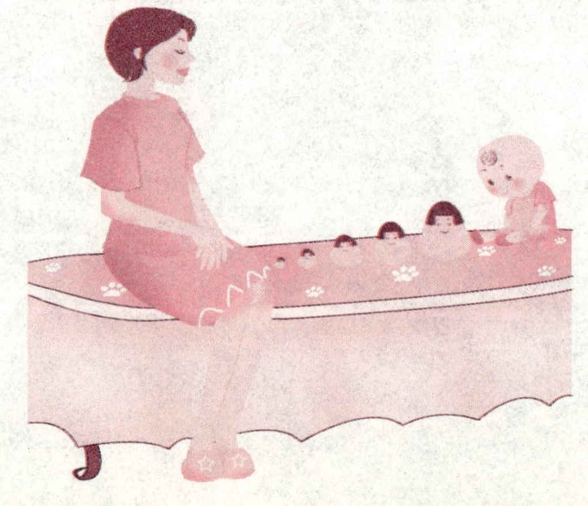

这一阶段的宝宝正处在食物转型期，极易因为不适应食物而引发腹泻、消化不良等病症。家长在给宝宝喂食新食物时，先要少量，看宝宝是否会有不适症状出现，如果没有，则可以增加食量，继续喂食。

宝宝皮肤娇嫩，很容易皮肤皴裂、患上湿疹。因此，家长要注重平时对宝宝皮肤的保护，可涂抹防止皴裂的护肤油。夏天洗澡后在易出汗的部位擦拭爽身粉，防止宝宝长痱子、湿疹等。也可以用婴儿专用的润肤露，增强宝宝皮肤的屏障作用。

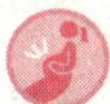

小手更灵活了

随着宝宝一点点地长大，它的身体协调性越来越好。与此同时，他的小手也变得日益灵活，可以做一些精细的动作了。

宝宝从原来的手部活动较僵硬到现在可以给自己吃饼干，从五指分工不协调到可以用手指捏起糖块，从只懂得将书抱起到可以给书翻页。这一系列的进步都表明他的五根手指可以相互配合了。看着他可以独自抱着奶瓶喝奶，就忽然感觉他像个大宝宝了。

当宝宝一个人玩的时候，通过观察，妈妈会发现宝宝的无数个第一次。第一次拉开拉链、第一次剥开糖纸、第一次用积木搭建属于自己的城堡。这些都表明宝宝的动手能力在一步步提升。

这一阶段的宝宝对画笔产生了兴趣。用自己还没长开的小手握住铅笔，在纸上胡乱地画出线条。他们会显得无比高兴。从这时开始，他们就用他们的手开始触摸这个让他们产生巨大好奇心的世界，接触周围任何他们感兴趣的事物。

爱心小贴士

宝宝语言功能开始强大*

到了这一阶段，宝宝的语言能力就会突飞猛进的进步。他不仅能够理解你的大部分话语的意思，而且还能用自己掌握的词语与你交流。

在这一年中，他从只会说一两个字的句子到可以说四五个字的句子。别看只有几个字的增多，对于家长来说可是省了不少心，家长不用再费神地猜测他说“水”到底是他想喝水还是他把水弄洒了。四五个字的句子已经可以比较完整地表达他的意思了。他还学会使用代词，明白我指的是谁，我们指的是谁。

这段时间宝宝的词汇量会迅猛增长，并且明白你说话的意思。当你说要出去散步，他就能理解要出门了，并自己走到门口等着。一岁多的宝宝说话时会不断重复自己熟悉的字句，并且能听懂简单的语句，因此，家长要抓紧这段时间的教育，平时多跟宝宝说话，频繁的交流会使宝宝的语言能力快速上升。

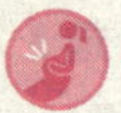

频繁表达不满

这个时期的宝宝身体已经有了一定的定力，并且在思想上也能知道自己想做什么。因此，他就开始了自己的“神秘旅行”。他看到自己好奇的东西就会想要去触碰，如果在中途遇到了困难就会撒娇、耍赖、闹脾气。

● 宝宝在这一阶段普遍都会表现得特别烦躁。

1. 因为他们的能力所限，不能完成自己想要做的事，一旦受阻，心中就会积压着愤怒。

2. 宝宝此时用言语表达，只能靠叫嚷发泄，用哭闹来表达自己的不满。

3. 宝宝1岁多时就有了自己的意识，父母如果强加阻挠也会加重他们的不满情绪。因此，这个时期的宝宝特别爱闹脾气。

● 宝宝发脾气时，家长要分析其原因，不能不管不问，任凭宝宝在一旁哭闹。

1. 如果宝宝哭闹是因为自己能力所限，没有达到目标，家长可以给予适当帮助，或是创造一定的条件，让宝宝能够满足自己的愿望。

2. 如果宝宝发脾气很不合理，父母也不能一味地迁就他，不然宝宝会养成乱发脾气的坏习惯。

3. 当然不能用强硬的办法让宝宝屈服于你，要合情合理地给宝宝关怀和呵护。

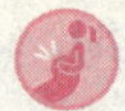

迈出了人生的第一步

1岁后的宝宝大多已经可以自如爬动了，宝宝们早已不耐烦地想要用双脚来接触大地了，迈出人生的第一步。

当宝宝扶着旁边物体站立，身体总是向前够时，说明宝宝有想走路的冲动了。

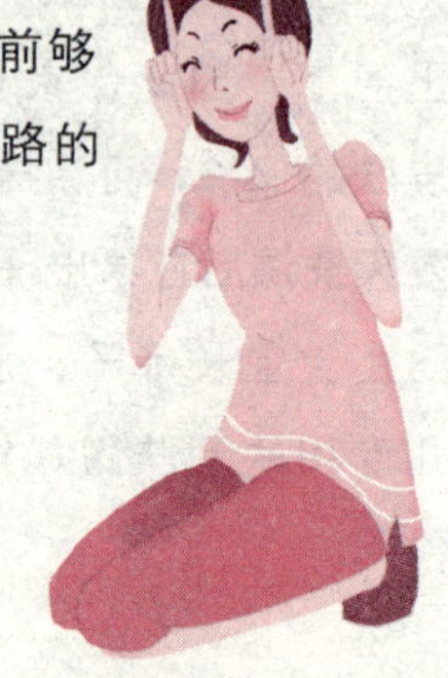

这时，家长可以站在宝宝后面，用双手攥住他的胳膊，引导他向前走，其间宝宝身体向两侧倾斜时，要保持宝宝的身体直立。时间久了就慢慢过渡到领着一只手走，要保证宝宝可以自己迈出下一步。当一切都很顺利时，家长可以尝试放手，让宝宝走出属于自己的第一步。

当宝宝自己会走路后，大约半年的时间他就可以走得很稳，而且走路的姿势也会好看很多，甚至在你的帮助下可以上下楼梯。

到2岁的时候，他就可以很自如地走到自己想去的地方，甚至可以一路小跑着过去。一些动作协调的宝宝还可以向上跳起，这时的宝宝也能够不用你的搀扶而自己上下楼。

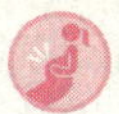 掌握简单的概念

1～2岁时宝宝的大脑已经开始快速运转，对于一些简单的概念他们也能够理解，只是理解得不全面而已。家长在这时千万不要扼杀宝宝的想象力，让宝宝多接触一些对于他们来说，新鲜且新奇的事物，这样有助于宝宝大脑的开发。

1. 丰富的想象力 他们会把所有圆的东西都说成是太阳，把烧饼上的芝麻说成是星星。而且这一时段的宝宝往往更想弄明白事情的原委，当他不明白汽车为什么会跑时，就会想把小汽车打开，看看到底是什么让它可以走得那么快。

2. 简单的感性认识 1岁多的宝宝对数字、颜色、物体的记忆都会加深很多。他们可以辨别颜色的不同，分辨出不同的形状。所以，这是家长进行早期教育的最好时间段，平时多让宝宝接触一些常识，可以多次地重复，让宝宝在不知不觉中记住知识。

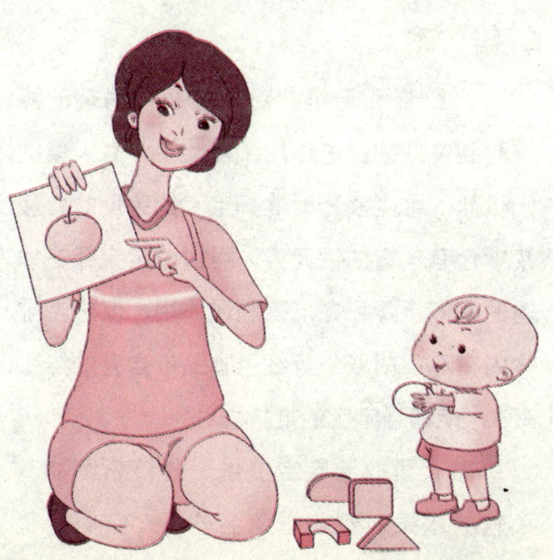

3. 初步的抽象概念 除此之外，他们还可以理解一些抽象的概念，比如什么是明天，什么是快，什么是远。这些都表示宝宝的脑子在飞快地识记着他周围的事物，他的大脑与他的身体一样在茁壮成长。

 开始关注外界

当宝宝可以自己走路时，妈妈们会发现宝宝开始关注外界的事物了。他们圆溜溜的大眼睛，不停摆弄的小手，一刻不停歇的小脚丫都在受身体指控，接触着一切让他们感到新奇的事物。

- 这时的宝宝会想要更多的关怀，喜欢爸妈的亲近，喜欢在妈妈的怀里撒娇，不喜欢被责备，不喜欢没人理。
- 当宝宝1岁以后，开始喜欢和同龄的小宝宝一起玩。总是相互注视着对方，脸上做出表情，做出没人能看懂的手势，说出简短的话语。当宝宝长大一点，他就会朝着这个宝宝走过去，尽可能地接触他人。
- 他们对外界的事物可以做出一定的反应。当有人故意逗他，他很不满的时候，就会用哭声求助，告诉自己的家人。
- 这时的宝宝还会效仿父母，对于父母日常做的动作他们会效仿得很像。因此，家人在这方面也要做个好榜样，注意约束自己的行为，以免给小宝宝带去坏的影响。

婴儿营养要全面

此时，宝宝正在适应新的饮食规律，如果小宝宝不能适应新的食物，断奶后的辅食喂养还有可能造成营养不良，因此，家长要注意提供给小宝宝的营养一定要均衡。但是，大量的补充营养也不利于宝宝成长，宝宝的胃部很小，消化能力还不强，不能一下吃进太多的东西。所以，家长最好采用少食多餐的原则，这样可以保证宝宝摄入更多的不同的营养元素。油炸、辛辣、生冷、坚硬的食物都尽量不给宝宝进食。

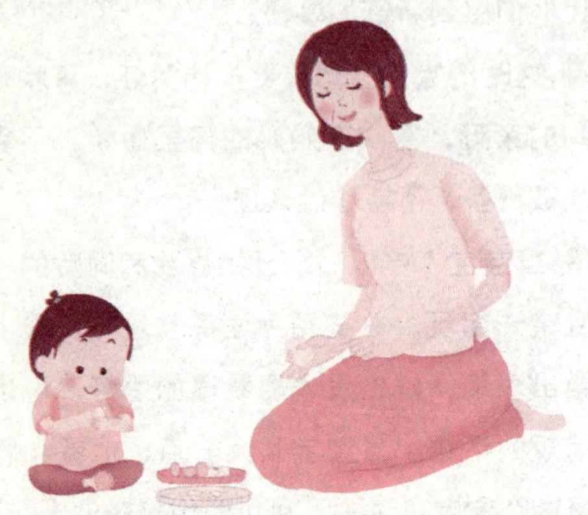

此时小宝宝的乳牙已经长出几颗了，可以吃一些松软的面包、稀烂的汤粥。家长一定要多给宝宝做五谷类的食物，尽量少吃精米白面。像鸡蛋羹、煮烂的虾饺、蔬菜泥、动物肝泥等食物中含有丰富的蛋白质、脂肪及维生素。水果越新鲜越好，如果太硬，可以用勺子刮成泥状喂给小宝宝吃。

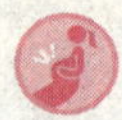

什么食物最适合宝宝

蛋白质

蛋白质在人体中的含量仅次于水，它可以帮助宝宝较快地生长发育。婴幼儿需要的蛋白质比成人要多，所以家长在日常的饮食中要多给宝宝补充些蛋白质。对于幼儿来说，以动物蛋白为首选，因为我们平常食用的米、面中缺乏赖氨酸，所以用动物蛋白混合供给对宝宝更健康。此外，在宝宝的饮食中可以添加鱼、肉、豆腐等，但一定要经过稀软处理，细腻的食物更有利于宝宝消化。

蛋类对于宝宝来说是极富营养的食品，它不仅能提供优质的蛋白质，还有大量的脂溶性维生素及微量元素。家长可以用蛋黄做成泥，作为辅食喂养。此外，鸡蛋羹、蛋花汤等食物也是蛋类食品的好选择，它们易于宝宝消化。

维生素

纤维素和无机盐对宝宝肠胃的蠕动能够起到良好的促进作用，蔬菜中含有大量的无机盐，维生素还能提高宝宝的免疫力。菠菜中含有丰富的铁元素，可以给宝宝补充体内的血液含量；冬瓜有利尿作用，促进宝宝体内循环；胡萝卜等红色食品中含有的维生素A，能增强宝宝的抵抗力。

家长可以给宝宝提供一些口感细腻、柔软的水果，例如香蕉、芒果。它们的营养价值很高，具有丰富的维生素，能够提供给宝宝充足的营养。除此之外，柚子也是不错的选择，尤其是秋冬两季，天气干燥，易上火，柚子可以健胃消食，止咳化痰、清热去火。夏天可以吃葡萄，它含有大量的葡萄酸、果糖、胡萝卜素及钙、铁等微量元素。家长在给宝宝喂食水果时，一定要清洗干净，最好把果皮清除掉，以免给宝宝咀嚼造成困难。

做出宝宝喜欢的菜肴

● **颜色一定要鲜艳** 颜色鲜艳指的是菜品搭配方面，不同的菜品搭配出多样的颜色，使菜肴看上去更有诱惑力，从而增加宝宝对食物的兴趣，提高其饮食欲。在烹饪的过程中，尽量少放酱油，以免破坏蔬菜原本的颜色。

● **香味一定要浓郁** 扑鼻而来的香味往往会直接把宝宝叫到餐桌旁。家长在烹饪过程中可以适量放一些调料，增加菜肴的香味。但是一定要少放盐，因为宝宝尚不能适应过咸的食物，清淡是他们的最爱。油炸的食物也尽量避免做给宝宝吃，以免引起他们消化不良、腹泻等症状。

● **营养要均衡吸收** 维生素、蛋白质、微量元素、脂肪等都是宝宝体内不可缺少的营养。家长在烹饪时最好有目的地选取材料，并时常换着花样做，以保证宝宝体内营养的均衡程度。

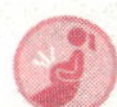

宝宝摄糖应适量

相信所有的宝宝都爱吃糖，甜滋滋的味道是宝宝的最爱。但是在给宝宝提供甜食的时候，一定要注意适量。过量地摄入甜食，会造成龋齿，还会引起宝宝发胖、发育迟缓等病症。

宝宝才1岁多，身体的器官虽然在逐渐发育，但仍不完善。糖分进入到体内后，会转化成热量，过量的糖分摄入会加重肝脏的负担。而且未经代谢的糖分还会在肠道内发酵，携带着未被身体吸收的蛋白质等营养元素一同排出体外。长此以往，宝宝就会出现面色苍白、肌肉松弛等现象。严重时还会引发营养不良。因此，家长最好不要让宝宝在吃饱后再用甜食，睡前也不要吃甜食。进食甜品过后要漱口，防止牙齿被蛀。

但是家长也不要不让宝宝吃糖，当宝宝饥饿时，吃一块糖可以迅速地补充能量，减少饥饿感。或是在洗澡之前让宝宝适当吃一点，洗澡会消耗大量的热量，吃一些甜食可以缓解洗澡之后的疲劳乏力。

开始培养宝宝的饮食习惯

宝宝已经1岁多，对某些事物有了自己的反应，这时就可以开始培养宝宝正确的饮食习惯了。家长是宝宝的第一任老师，宝宝每天都和你接触，会不知不觉地把你身上的习惯通通学走，因此，家长要注意自己的言行，不要给宝宝做了坏榜样。

- 家长吃饭时不要在宝宝面前议论某些食物不好吃，以免给宝宝心理蒙上阴影，从此拒绝食用此种食物，养成挑食、偏食的坏习惯。
- 家长在吃饭时不要看电视或是边聊天边吃饭，宝宝吃饭时注意力本来就不集中，如果进餐过程中再分神，极易将食物呛入气管中。
- 家长要尽量避免在进餐期间批评宝宝，他从语气中能够明白这是在责备自己，心情不好自然会影响食欲。
- 家长还要教会宝宝饭前洗手。开始的时候可以带领宝宝去做，慢慢他就会形成习惯，一到吃饭的时间，自己就会跑去洗手台，示意要洗手。
- 在用餐期间，家长要教会宝宝自己用餐具进食。虽然用筷子会困难些，但勺子还是可以自己会用的。此外，还要让宝宝学会自己举着奶瓶喝奶，尽早独立进餐，减轻父母的负担。
- 宝宝的饮食餐数比较多，两餐之间可以适量添加甜点，但一定不要在饭前吃零食，尤其是甜食，那样会影响宝宝的食欲。
- 宝宝进餐的时间不宜过长，控制在30分钟内为佳。
- 不要因为宝宝不爱吃，就迁就他的意思另做一道他爱吃的菜，长此以往会养成撒娇不吃饭的坏习惯。

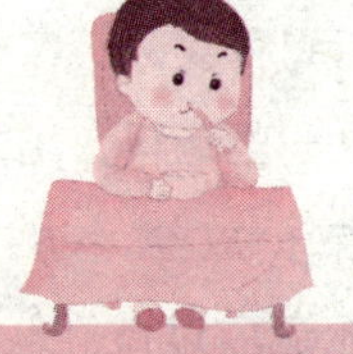

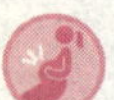

过快过多吃冷饮的伤害

夏季暑热，冰凉的东西自然是宝宝的“小冰箱”，再加上冷饮的味道一般都酸甜可口，所以宝宝在夏天特别喜欢吃冷饮。天气酷热难耐，吃些冷饮也无可厚非，但切记一定不要吃得过快过多，那样对宝宝的肠胃和头部都会产生伤害。

如果进食冰凉的东西过快，头部就会产生刺痛感。这是由于冰凉的食物快速进入体内后，刺激血管而引发血管阻塞所致。家长在给宝宝吃冷饮时，一定要小口地喂，不要把冷饮送到口腔后部。

宝宝一定要少吃冷饮。一旦大量凉的东西进入宝宝体内，就会致使宝宝的胃黏膜血管收缩，胃液分泌减少，阻碍其肠胃对食物的消化。冷饮的进食量最好控制在150毫升左右，而且进食的时间不宜在饭前或饭后。饭前吃冷饮会影响食欲，饭后吃冷饮会降低消化系统的免疫功能，引起胃肠疾病。

 合理安排宝宝的生活

宝宝生活要逐渐养成规律，只有有了一个日渐完善的生活制度后，宝宝的身体才会茁壮成长。完善的生活制度就要求宝宝能有充足的睡眠时间、适量的玩耍时间以及按时的作息时间。

● 宝宝要有充足的睡眠时间。如果宝宝因为某些原因睡眠时间缩短了，那就要在下一次睡眠时补上来，因为宝宝开始学会走路后，接触新奇的东西较多，体能消耗大，

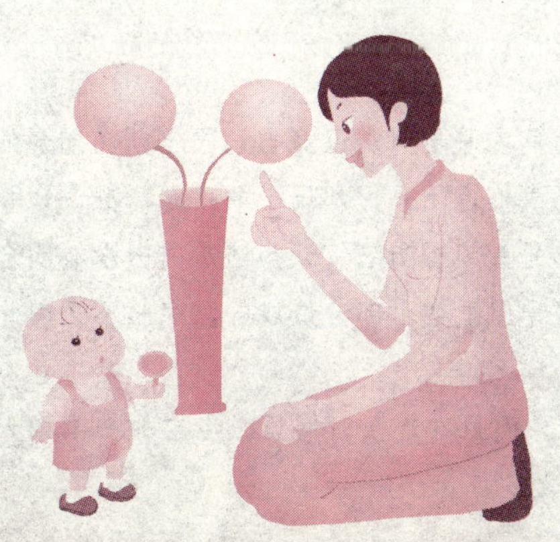

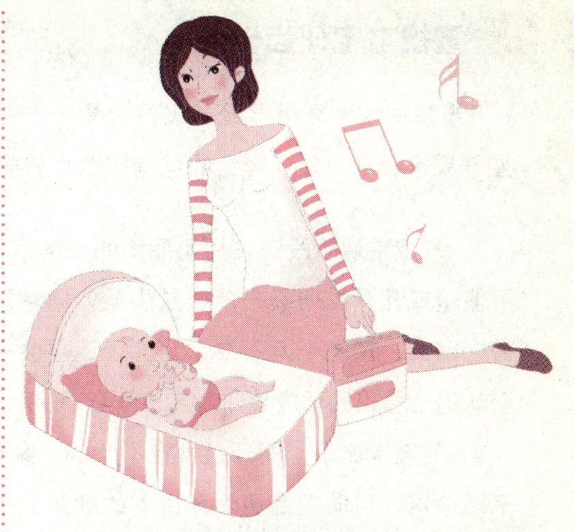

他只能通过睡觉来补充消耗的体力。家长最好计算好宝宝的睡眠时间，以便调控宝宝的睡眠时间。

● 玩耍是宝宝认识这个世界的方式，他会通过各种自己的方式来了解他认为新鲜的东西。这个过程，就是他学习的过程，因此，家长千万不要忽略宝宝的玩乐时间。一岁多的宝宝已经有记忆力了，如果想要让宝宝轻而易举地学会第二种语言，现在就是绝佳的机会，因为宝宝对任何知识都没有厌倦感，只要是他不会的，就会跟着模仿。同时，家长也要注重与宝宝的亲子互动，频繁的交流可以促进你们的关系，增加亲密感。

● 按时睡眠、按时进餐、按时玩耍。只要能按照一定的规律，宝宝的生活就是合理的，不要让宝宝的生物钟变来变去，当身体适应不了变化时，就会导致内分泌紊乱，给宝宝的健康减分。

重视宝宝牙齿健康

1岁多的宝宝牙齿已经长出好几颗了，咀嚼能力也在逐步提高。除了宝宝身体的健康问题需要家长操心外，牙齿的健康问题也要妈妈勤注意。

- 宝宝现阶段还在用奶瓶喝奶、喝水，如果宝宝吮吸橡皮乳头的方式不正确极有可能造成乳牙排列不齐，或是生长方向倾斜。不仅不美观，还会给宝宝上下牙的咬合带去困难。家长千万不要认为乳牙迟早会换掉，没有必要为之操心，其实这就是危险潜伏的暗号。家长应该带宝宝去医院询问，及时了解情况。

- 宝宝还小，刷牙是肯定不会的。家长可以用小棉签蘸上盐水，在宝宝的牙齿上来回涂抹，帮助宝宝清除牙齿上的细菌。最好每晚都如此“刷牙”，防止细菌夜间在口腔内繁殖。

- 要防止牙齿患病，就要杜绝甜食的诱惑。最好是让宝宝知道甜食吃多了会蛀牙，只有自己有意识，才能真正减少甜食的摄入量。如果宝宝非要吃糖，要做到吃完甜食后漱口，最好用温水，对口腔的刺激作用小。

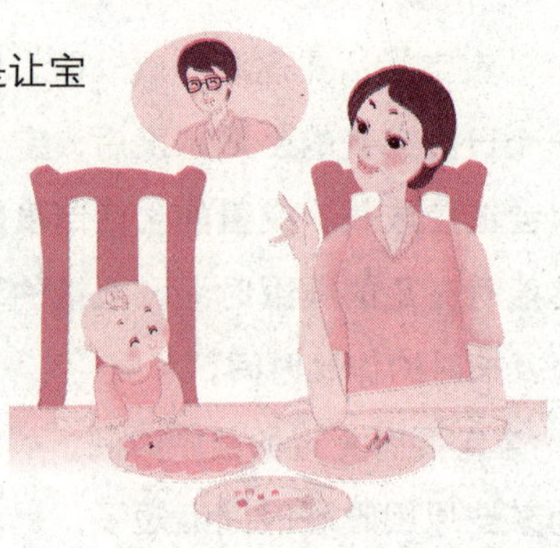

- 父母在平时与宝宝玩耍时，要多注意观察他的牙齿，做到能够时刻洞悉宝宝牙齿的情况。如有龋齿等情况出现，应及早到医院处理。

爱心小贴士

前囟门、头围的发育情况

前囟的闭合时间在1岁到1岁半之间，这段时间家长要时刻注意自己宝宝前囟闭合的状况，以便及时发现、解决问题。前囟提前闭合或推迟闭合，都属于非正常情况，家长要引起重视。在观察时，有些家长发现自己宝宝的头部有凹陷，认为这是前囟没有闭合的表现。其实，这是一种正常的现象，凹陷是颅骨周围突出部分造成的，家长不必因此担心。

宝宝2岁时的头围应该在46～50.8厘米之间。而且在这段时间里，宝宝的头围增大很慢，因为他的头围已经能够达到成年人的85%之多。

 学会了走路

宝宝1岁的时候就开始学着要自己走路了，他们要用自己的能力来探索这个世界。在刚学走路的时候，家长一定要给予最全面的保护。

宝宝在还不会走的时候，会爬着向自己感兴趣的地方“进军”。

1. 家长一定要保证宝宝可以到达的地方没有任何危险物品，比如刀子、剪子等比较锋利的东西。

2. 宝宝还有可能对小巧玲珑的东西很感兴趣，家长也要把那些东西收拾好，因为宝宝在这一阶段很喜欢往自己的嘴里放小巧的物品。

这时候的宝宝走起路来总是歪歪扭扭，这是因为宝宝的骨骼尚未发育完全，肌肉的力量也不是很结实，再加上宝宝头围比胸围大，走路时就总喜欢往前倾，而且动作比较僵硬，这些都是父母要注意的方面。

1. 当宝宝走路还不是很稳的时候，家长一定要攥紧宝宝的双臂，让他自己学会迈出下一步。

2. 当他慢慢进入正轨，再放松对他的保护，可以先放一只手，再让其自由地走动。

3. 如果家长因做饭或是别的原因没有时间照看宝宝，可以借助学步车的力量，防止宝宝胡乱“探索”而伤害到自己。

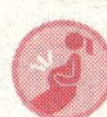 让宝宝安静入睡

宝宝的睡眠时间会随着年龄的增长而逐渐变短。因此，想让宝宝像以前那样安静地进入睡眠状态就不那么容易了。再加上他开始接触外界新鲜的东西，所以精神就更加难以平复，入睡前的那段时间，总是最令妈妈挠头的。

◎ 妈妈可以在宝宝入睡前给他洗个热水澡，或是烫烫他的小脚丫，血液循环顺畅更容易进入梦乡。

◎ 洗澡过后给宝宝穿上干净整洁的睡衣，最好是纯棉质地，柔软的质感会令小宝宝很舒服。

◎ 在天气好的时候，要勤给宝宝晒被子，带有阳光味道的被子也会使宝宝拥有一个高质量的睡眠。

◎ 妈妈还可以在宝宝的床旁边放一个薰衣草的香包，薰衣草含有促进睡眠、缓解疲劳、安神静气的功效，使宝宝安然入睡。

◎ 宝宝睡床周围的光线不要太刺眼，越柔和越有利于宝宝的睡眠。

◎ 睡前也不要听节奏过于强烈的音乐，那样只会让宝宝的精神更亢奋。

总之，在睡觉之前，一定要安抚好宝宝的情绪，先让他安静下来，再哄他睡觉会更容易一些。

教他学说话

1～2岁的宝宝正处在幼儿期，他们的生活视角逐渐扩大，能掌握的语言也就慢慢增多了。因此，家长要想让自己的宝宝尽早掌握多一点的词语，就要抓住这难得的一段时间，多与宝宝交流。

在幼儿早期阶段，宝宝能掌握的语言还较少，通常只能说出2～3个字，但这2～3个字可能包括极其丰富的意思。家长只能通过宝宝的表情、动作以及当时的情景来猜测宝宝的意思。宝宝在这个阶段虽然能说的不多，但其理解的却远远比能说出来的多。当妈妈说“宝宝，咱们去散步好吗？”宝宝就会指着门外。说明他已经明白这句话的意思，只是不会表达。因此，家长应该教导他们学会更多的东西，使他们能将词与具体的事物或情景联系起来。

随着时间的流逝，家长会发现，宝宝的语言有了一个量与质的飞跃。他会模仿大人的发音，不断重复大人的话语，这都表明他想说话了，想说更多的话来表达自己的意思。因此，家长要抓住这段时机来促进他的语言发育。家长要不断鼓励他去说话，不厌其烦地教会宝宝如何发音。在刚开始的时候，句子要简短，发音要清晰，必要时配合上动作，或者让宝宝亲自接触，这样可以增加宝宝的印象。

爱心小贴士

多到户外走走*

宝宝学会了走路，除了家中是他的探索乐园外，户外更能引起他的兴趣。家长最好在这个时候多带宝宝到户外进行运动，既能增加宝宝的认识，又能在运动中增强宝宝的体质，进而提高抵抗力，预防疾病。

晒太阳可以增加身体对维生素D的吸收，有助于钙质的补充，强壮宝宝的骨骼。到户外还可以接触到同龄的宝宝，增加宝宝与人沟通的能力，同时，家长也可以教会宝宝认识许多新鲜的事物，例如看见一辆汽车开过去，家长就可以告诉宝宝，“那是汽车。”经过多次的重复后，宝宝的记忆中就会有印象那个会跑的东西叫汽车。

总之，宝宝的生活不应该只局限在室内，室外的大千世界才是宝宝的真正乐园，家长不要怕宝宝受伤而禁止其外出。

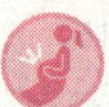

大小便习惯早养成

宝宝从一岁半开始，就可以培养他自己大小便了。一岁半到两岁之间，是培养宝宝大小便的最佳时期。家长要抓紧这段时间，让宝宝早日养成自己大小便的好习惯。

家长可以自己先起带头作用，让宝宝看见自己大小便，这样他的记忆中就会有印象。

家长可以让宝宝自己熟悉便盆，还可以让宝宝坐在便盆上，发出“嗯，嗯”的声音，告诉宝宝这是做什么用的。

家长一定熟悉自己宝宝大便的时间，当时间快到的时候，家长可以把宝宝放在便盆上，示意他开始排便。如果宝宝不愿意也不要勉强，度过了适应期，情况就会好多了。在此期间，家长还要不厌其烦地不断重复，强化宝宝的记忆。

对于小便，家长最好事先掌握宝宝分泌尿液的过程时间。当宝宝的膀胱开始充盈时，就要给宝宝把尿，可以吹哨刺激宝宝排尿，使他形成条件反射，不自己随意排尿。夜间减少宝宝的排尿次数，可以入睡前让宝宝尿一次，把膀胱中积存的尿液排干净，以减少夜间起床排尿的次数。

在训练宝宝养成良好的大小便习惯时，需要注意以下几点：

1. 当宝宝反应激烈时，就不要再继续了，以免效果适得其反。

2. 训练宝宝小便的时间，最好安排在他一觉醒来或饮水后，这样成功率较大，而且宝宝的印象也会比较深刻。

3. 大便最好安排在清晨，因为肠胃蠕动了一晚，会把之前一天体内的废物排出。如果效果不明显，家长可以先给宝宝喝一杯温白开水，促进宝宝排便。

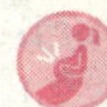

抓住第一次，养成良好习惯

对于新鲜的事物，第一次的记忆往往是最深刻的。宝宝也是这样，虽然他不一定能记住所有的事，但在他的大脑中会有关于这件事的印象，而这第一印象对宝宝以后习惯的养成会产生深远的影响。

当宝宝一岁半时，父母就要开始培养宝宝好的习惯了。这个时候是他吸取外来事物最快的时候。在日常生活中，父母的榜样力量很重要。

- 与长辈在一起，要先给长辈吃东西，再轮到自己。
- 见到熟人时要打招呼，分开时要说再见。
- 教会宝宝握手你好、挥手告别很重要。
- 外出归来后要洗手，家长开始时可以握着宝宝的小手清洗，不久之后他就会自己主动走到洗手台旁伸手了。
- 当发现宝宝有随便乱放东西的习惯时，就要马上制止，并教会他东西要放在他自己的位置。
- 当宝宝提出无理的要求时，不要迁就他，要坚定予以否定。当第一次成功了以后，他就明白只要自己耍赖、撒娇就能达到目的，长此以往，宝宝的小脾气就会增长起来了。

总之，家长要想让宝宝养成好的习惯，就一定要将他往正确的道路上引导，并不断地重复，帮助其深化记忆。不要当宝宝已经把坏习惯养成时再加以制止，那个时候想要让宝宝改掉就比较困难了。当宝宝刚接触到新事物时，就教他用正确的方法去处理，那样你的宝宝就是最受欢迎的宝宝了。

如何吸引注意力、培养记忆力

吸引宝宝注意力

宝宝的眼睛现在已经不局限在自己的身上游走了，他开始对一些颜色鲜艳，可以自己转动的东西感兴趣。他的注意力可以相对集中，对自己感兴趣的事情“聚精会神”。家长可以买些色彩鲜艳的小皮球，让宝宝看见它可以反弹回自己的手里，一旦引起了宝宝的好奇心，他就会想主动地接触这个球，从另一方面还能锻炼宝宝走路。在宝宝闹情绪的时候，可以给他最喜爱的玩具，转移他的注意力，他也就忘记啼哭了。

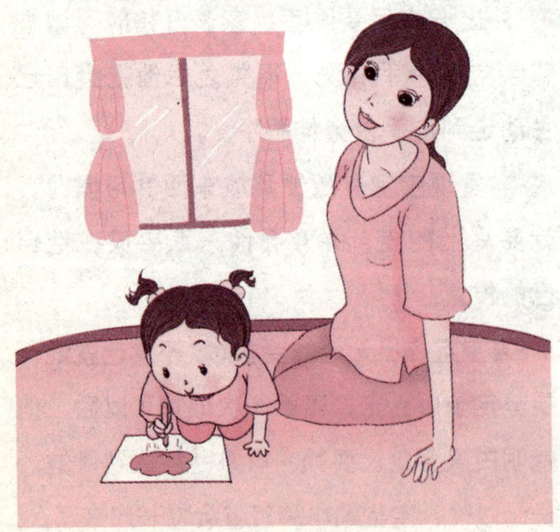

培养宝宝的记忆力

培养记忆力时，家长会很辛苦。只有不断地重复、不停地刺激宝宝的视觉，他才会对面前的东西富有印象。家长也可以用联想记忆法唤起宝宝的印象，比如学汽车喇叭“嘀嘀”的声音，宝宝也许就会想起小汽车了。总之，宝宝的记忆力虽然不强，但只要有就会记在脑子里，家长可以通过不断的提醒来增强宝宝的记忆力。

多听音乐的好处

音乐是人类的好伙伴，它能调节人的情绪，是一种不用言语表达内心想法的方式。对于宝宝来说，音乐的吸引力及魅力大极了。

- **平复宝宝的情绪** 当宝宝哭闹时，播放一段旋律悠扬的曲子，宝宝的情绪就会逐渐平复。这就是音乐的力量。
- **帮你暂时照顾宝宝** 音乐可以在你暂时离开的时候帮你照顾宝宝，因为宝宝如果听到自己喜欢或是喜庆的音乐时，往往会表现得很兴奋，嘴里叽里呱啦不知道在念什么，四肢还会不停摆动摇晃，仿佛在跟着节奏“跳舞”。
- **帮助宝宝养成良好的作息时间** 家长还可以利用音乐的力量来规定宝宝的作息时

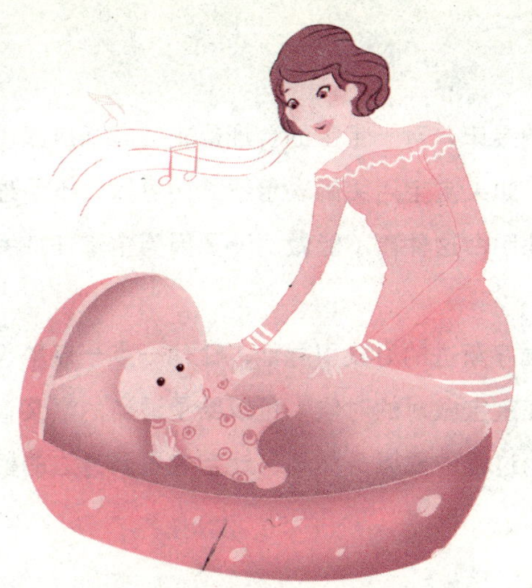

间。比如：每天晚上放一段旋律优美的乐曲，时间一长，宝宝听到了乐曲就知道要准备睡觉了。但在听音乐时，一定要持续一段时间，让宝宝的脑子能对这段音乐产生记忆。

但要注意宝宝听音乐的时间和音量都要控制好。声音太大会给宝宝带去刺激，时间太长宝宝的耳膜会被伤害，因此，每次听音乐的时间控制在30分钟左右就可以了。多听音乐会使宝宝的听觉记忆力和听觉分辨力得到强化，而且对宝宝性格的培养也都有好处。

宝宝为什么不合群

宝宝成长到这一阶段，正是求知欲最旺盛的时候。他们都非常急切地想接触同龄的小朋友。他们之间会相互观察，看看别人跟自己有什么不同，当他发现别人有个很好的玩具时，他就会示意自己的家人，他有比我好的玩具，或是相互做动作、想去摸摸对方。这都是很正常的现象。但是有的宝宝却不喜欢跟同龄人一起玩耍，把他带到小朋友中间，他会显得局促不安。这是为什么呢？

其实，宝宝的性格都是不同的，这点大家都要认可，也许宝宝就是不喜欢跟大家玩。可如果宝宝害怕跟别人玩，就要从多方面考虑一下问题的原因了：

- 家庭中是否有不利宝宝情绪的因素，比如家庭气氛是否不好，影响了宝宝的情绪。
- 宝宝的依恋情节太严重，不肯离开大人的怀抱，对外面的世界不习惯。
- 有些家庭对宝宝太娇惯，宝宝总是以自我为中心，容不下别人，导致不合群。

一旦自己的宝宝出现了不合群的情况，家长一定要找到问题的根源，以免宝宝的性格出现偏差，给宝宝的将来造成不良影响。

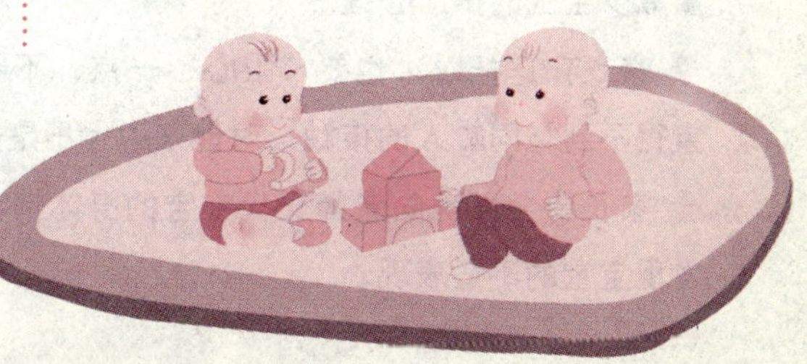

宝宝任性怎么办

父母的宠爱、亲人的骄纵是养成宝宝任性的温床。对于宝宝的合理要求，家长应该满足，对于比较过分的要求一定要坚持说“不”，如果宝宝用哭闹表示不满，可以先不予理会，等他自己慢慢平复情绪，之后再想办法让他明白这件事不能做。不要因为宝宝任性哭闹就迁就宝宝。

对于宝宝原本不愿做的事，爱长可以采取循序渐进的方式引导他，让他一点一点地改变，家长还要有充足的耐心，不要打骂宝宝，在宝宝做对的时候，可以给予适当的嘉奖，让他明白这样做才是好宝宝。家长在教育宝宝的过程中要以身作则，让宝宝看到身边的榜样，这样有利于宝宝快速地纠正坏习惯。

宝宝入托前的准备

有很多小宝宝在被送到幼儿园时都会表现得十分不安，他们害怕陌生的环境、陌生的人群，宝宝在这个年龄段适应能力非常弱，当他感觉不安的时候就会想找最亲的人，而这时亲人们又都不在身边，他们就会用哭闹来表达内心的恐惧。想要缓解这一状况，就要求家长事先要做好十全的准备。

- 在日常生活中，家长要多带宝宝去外面接触陌生人。比如带宝宝到公园，让他和小朋友一起玩耍，尽早和同龄人接触。也可以带他多走走亲戚，减轻对其他成人的恐惧感。
- 在将要把宝宝送进托儿所的前两周，家长可以带宝宝到幼儿园里看一下，了解那里的环境，看看幼儿园里的玩具和画册，最好找到宝宝感兴趣的一两样东西。还可以让宝宝与那里的哥哥姐姐一起玩，增加他对幼儿园的好感。在这个时候，家长还可以和老师进行交流，让老师了解一下宝宝的性格和习惯，减少老师熟悉、了解宝宝的时间。
- 家长在送托前，一定要给宝宝坚定的信心。告诉他一些幼儿园里的好玩的事，尽量减少宝宝的排斥心理。
- 家长在送托时，也要“狠心”一点，不要因为宝宝的眼泪就心软，长此以往，宝宝得不到与同龄人的接触，对他来说也不是一件好事。
- 家长要全面地向老师交代宝宝的身体情况，以便于老师对宝宝的照顾，能及时地发现宝宝的不适表现。

偏食、挑食的害处

1岁多的宝宝往往已经对食物有了自己的喜好，他们会随着自己的好恶而选择食物，再加上家长的骄纵，偏食、挑食的坏习惯就养成了。

偏食挑食不仅会造成营养素的摄入不均衡，而且还会给胃肠带去损伤。

对只爱吃荤不爱吃素的宝宝来说，体内摄入的维生素和纤维素过少，极易出现便秘等情况。

只爱吃素不爱吃荤的宝宝，他们体内摄入的蛋白质和脂肪的量又不够，很容易影响到发育，极易造成消瘦矮小，身体免疫力差。

在饮食方面，家长应该多准备五谷食物，粳米细面应尽量减少。因为五谷食物中含有大量的维生素、矿物质和粗纤维，它们可以加快胃肠的蠕动，给胃肠道带去动力，提高儿童的消化功能。而粳米细面就恰恰相反了，长期服用有可能会导致宝宝消化功能减弱。

同时，家长在日常的饮食中，要给宝宝提供全面的营养。即使自己不喜欢吃，也要买点给宝宝吃。不要因为自己的好恶而影响到宝宝的饮食健康。此外，还要培养宝宝不偏食、挑食的好习惯，对于宝宝的不合理饮食要求要学会拒绝，不能一味地迁就宝宝。

宝宝不要怕

有些宝宝在见到生人的时候往往表现得很恐惧，他们不敢接触陌生人、陌生的事物，甚至对于邻居的哄逗都感到不安。其实，宝宝在最初害怕见到生人，只是对于外界的不信任，他们对于不熟悉的环境只是存在着一种戒备心理，当他们感到安全了，就会放心大胆地去接触新鲜的事物了。父母面对害羞的宝宝，要予以正确的引导和细心的呵护，循序渐进地解除宝宝内心的恐惧，让他们变得大胆起来。

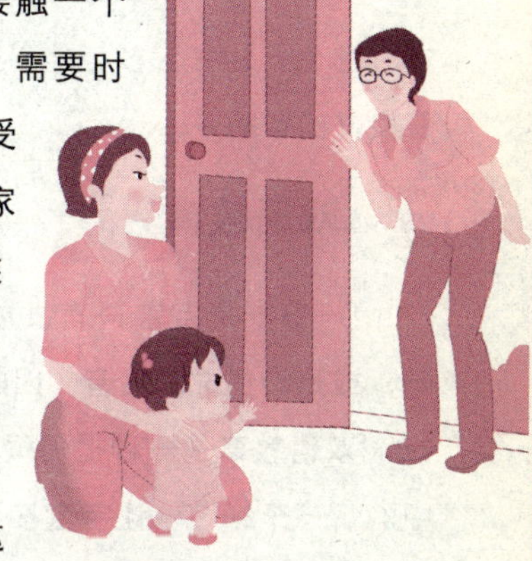

宝宝在接触一个新的环境时，需要时间来慢慢接受它的存在。家长在这个时候千万不要强迫宝宝去做他不敢做的事，家长在这一方面要给予足够的时间和耐心，否则，很容易使他们加剧对陌生的人和环境的恐惧。家长可以在日常生活中找机会，让宝宝多与外界接触。比如，先让宝宝在远处看别的小朋友玩，当他对游戏有兴趣了，自然会要求到那里去。宝宝在玩的过程中，家长可以在旁边陪伴，这会让他们感觉安全。

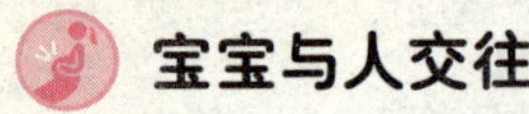

宝宝与人交往

宝宝长到1岁多，正是精力充沛想要熟悉外界的时期。他们学会了走路，开始模仿周围人的动作，而且还会咿咿呀呀地表达自己的情绪。如果在这一阶段加强宝宝与外人的交流，相信对他自身与人交往的能力是一个很好的锻炼，而且也会对宝宝的语言发育有好处。

1. 要克服宝宝的害羞心理 家长要多带宝宝与他人接触，减少宝宝对外人的恐惧感。

2. 教宝宝养成良好的习惯 想要做一个人见人爱的小宝宝，就不能凡事都以自我为中心，不能任性，要懂得谦让，允许别的小朋友玩自己的玩具，也可以把自己的糖果分给其他的伙伴。

3. 家长可以适时地给予宝宝一些鼓励 让宝宝对自己有信心。如果宝宝表现得很好，家长就应该给些表扬，让宝宝明白这是应该做的。

总之，让宝宝多与外界交流可以锻炼他的交往能力，这对于宝宝身心的健康发展都有着良好的帮助。

双语教育

0～3岁是宝宝语言发展的迅猛时期，他们会随时记住你重复的语句，或是模仿你的发音。因此，这一时期就是宝宝学习语言的最佳时期。

双语教育是一种提倡很久的教育方式，它能把语言环境渗透到生活中的每一个细节，让宝宝在不知不觉中学会两种不同的语言。英语是世界通用的语言，它可以解决不同种族之间的交流障碍，因此，可以让宝宝在这个时候就接触英语。由于宝宝的大脑里没有固有的汉语模式，他们识记英语会比成年人更容易，而且语感也会特别的好。在教授过程中，家长一定要保证发音的正确性，以免给宝宝带去错误的原始记忆。

此外，双语教育应该融入到日常的生活中，本着循序渐进的原则进行，不能强迫宝宝做他们不愿意做的事，更不能突然对宝宝进行灌输式的教育。那样只会让宝宝对英语产生抵触情绪，搞不好还会给以后的学习生活带去阴影。只有一点一滴地接触，才能真正培养出宝宝对其他语言的兴趣。

 教会宝宝使用勺子

吃饭是每天都要做的事情，太复杂的用具宝宝暂时还学不会，但是用勺子吃饭是宝宝在这个年龄段应该学会的事情，这也有利于培养宝宝的独立性。

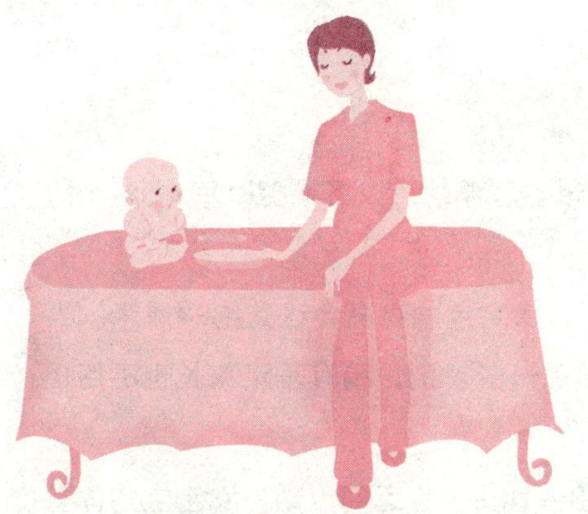

家长在教宝宝使用勺子的时候，一定不可心急，要循序渐进地、耐心地教导。当宝宝十分急切地想要吃某些东西的时候，就是家长教宝宝用勺子的最佳时机。当宝宝十分着急地想把某些东西送入自己口中时，就会很关注别人是如何做到的，因此，家长要利用好这种机会。家长可以先给宝宝一个同样的勺，然后让他看着自己是如何把勺子放到嘴里的。重复两三次后，向宝宝的勺里放上他想吃的东西，扶着他的手，慢慢把食物放到口中。如此反复，相信用不了多长时间，你的宝宝就会自己使用勺子了。

使用勺子并不难，家长要不断重复动作教宝宝。同时，也可以结合相应的游戏来教宝宝使用勺子，比如让宝宝用勺子舀小盆里的豆子，因为他在开始的时候或许没有意识到勺子是吃饭用的，也许只是把他当成玩具。家长要让宝宝耳濡目染，逐渐明白勺子的作用，这样才能帮助宝宝尽早学会自己用勺子吃饭。

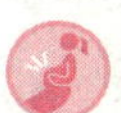 培养孩子的独立性

宝宝“长大了”，他不想让别人干扰他想做的事情，当他正在做的事情被别人打断了，他就会表现得很不高兴。比如当宝宝试图拿起电池尝尝味道的时候，你阻止他，他就会皱起小眉头，嘴里叽里呱啦的发出不满的声音。这就是宝宝的潜在独立性。虽然这个时期的宝宝还不知道自己做的事情是对是错，但他有自己的主张，父母要给予正确的引导与帮助，不能一味地阻止或迁就，否则宝宝会养成怯懦、任性的性格。同时，父母可以利用宝宝这时的自主心理，培养他的独立性。让宝宝学会如何帮助别人以及做好自己的事。比如给家人拿鞋、自己洗手洗脸、自己穿衣服等。这些看似简单的动作可以锻炼宝宝的独立性，让宝宝自己完成一件事，他会觉得很高兴，是一种自我的体现。

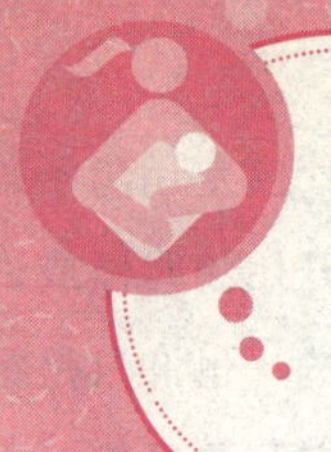

2～3岁

幼儿生长发育特征

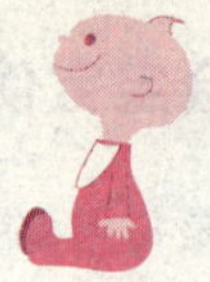

身体发育标准

● **身高** 宝宝在2岁时，身高一般会在85厘米左右浮动，以后就会以每年5厘米的幅度增长。

到3岁时，男宝宝的身高会达到约94.9厘米 ，女宝宝的身高会达到约94厘米。当然，这都是平均的身高，与个别宝宝的情况会出现一些差别，稍有差距家长也不用担心，毕竟人和人的生长规律不太一致。

● **体重** 2～3岁间，男宝宝的体重会在13.3～14.6千克之间浮动，女宝宝的体重会在12.8～14.1千克之间浮动。如果你的宝宝不在这个范围内，家长也不用焦虑，因为体重的问题往往和身高是有关联的。单纯的偏轻或偏重不能说明任何问题，家长要考虑周全，结合宝宝的体形来分析宝宝的体重。如果相差太多，就要家长采取相应措施予以调整。

● **头围** 男宝宝的头围在这一年中会由48.2厘米增长到49.1厘米。女宝宝头围的大小则在47.2～48.1厘米之间。

● **胸围** 男宝宝的胸围在这一年中会由49.4厘米增长到50.9厘米。女宝宝胸围的大小则在48.2～49.8厘米之间。

● **乳牙** 当宝宝2～2岁半时，他的20颗乳牙就会全部长出来。最迟也不会晚于3岁。如果你的宝宝发育不太良好，要尽早到医院检查。

● **免疫力** 免疫力较前两年有了较大的提高，但是对某些致病性细菌还是不能完全抵抗，抗病能力依然不强。

● **皮肤** 皮肤的屏障作用有所提升，但是仍然易发生皮肤损伤。

身体系统的变化

当宝宝长到2岁半时，他的身体基本上已经很灵活了，可以双脚向前跳，在家长的帮助下可以上下楼梯。小手灵活到可以学习一些简单的折纸，可以自己扣扣子；还可以画出线条、圆圈或方形。能掌握200～300个单词，可以用简单的语句说明一件事情，还可以涉及曾经的事，并且变得喜欢说话，喜欢听别人讲故事。

3岁的宝宝可以唱出一支完整的儿歌，能说出自己及父母的姓名，知道见到熟人要问好，能够很礼貌地与他人问好、道别。能认识几种基本颜色，能够说出简单的几种形状，能有一点时间概念，可以想起物体存在的位置。可以按照大人的要求做事情，知道哪些是不该做的事情。

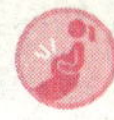

小心骨骼变形

为了宝宝的身体健康成长，驼背、脊柱弯曲等骨骼畸形的情况家长要从现在就抓起。不要以为坐姿不正确导致的骨骼弯曲是学龄宝宝家长才要担心的问题，其实，2～3岁宝宝的骨骼也是极易变形弯曲的。

2～3岁宝宝的骨骼尚未发育完全，它们质地较软，可塑性强，还没有定型的骨骼很容易因为长时间的压迫而畸形。家长一定要教导宝宝保持良好的坐姿，无论是在吃饭还是在看电视时，要尽量保持上半身平直，否则脊柱变形就会给宝宝带去许多伤痛。另外，不正确的坐姿还会损伤到宝宝的肌肉，这个阶段宝宝的肌肉力量仍然很弱，对于长时间的重力不能完全承受，常因此引发肌肉损伤等病症。

爱心小贴士

宝宝开始变得多话*

当小宝宝长到3岁的时候，他就能掌握200～300个单词了，想要叙述一件事已经不成问题，于是当你下班一进家门，就会听见你的宝宝对你滔滔不绝地讲述他今天的所见所闻，并且乐此不疲。

日积月累，宝宝的叙述能力越来越好。他可以很明白地告诉你今天发生的事情。如果家长给予鼓励，他也会高兴，并且越说越多，慢慢变成一个“小话痨”。

对于多话的宝宝，家长一定不要全盘否定，只是用旁敲侧击的方法引开宝宝的注意力就可以了。家长可以启发他其余的爱好，将他的精神都集中到其他的领域去，减少他们说话的欲望。或者家长可以直接告诉他们哪些才是一句话的重点，让他们有目的地去和别人交流，不说没有意义、重复的话。什么时候该大声说话，什么时候要轻声说话。只要宝宝能有正确的指导，相信他会是个招人喜爱的小朋友。

保护好宝宝的眼睛

近视一直都是困扰学生的一大问题，其实对于两三岁的小宝宝来说，也是要好好保护眼睛的重要时期。

当宝宝长到2岁的时候，他的视力在0.4左右，可以看清事物的远近高低，而且视线可以捕捉到快速移动的东西。

当宝宝3岁时，视力就提升到0.6左右，且视觉比较敏锐，开始对外界的东西感兴趣，喜欢观察事物的变化。会随着眼睛看到的东西而移动身体，试图接触他认为新鲜的东西。这时宝宝的立体视觉已经接近建立完成。

因此，在这个时候一定要注意宝宝的用眼卫生，告诉宝宝不要用沾有灰尘的手揉眼睛。看电视时要保持一定的距离。如果室内光线较暗，就不要看图画书了。总之，家长要嘱咐宝宝一切注意用眼的常识，在视觉发育的关键时期一定要把眼睛保护好。

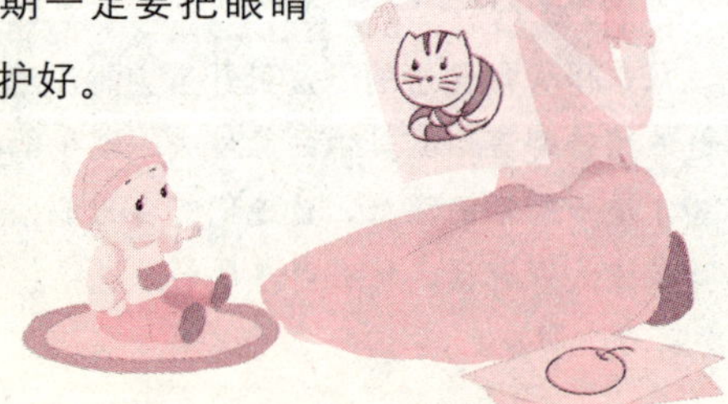

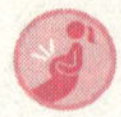

爱上了模仿

这个时期宝宝的大脑开始快速发育，对一切不明白的问题都感到好奇，最喜欢问为什么。而且他们还开始学着模仿，试图用这种方式来增加自己的“经验”。因此，家长一定要把握好这一阶段，给宝宝提供好的生活环境，尽量不要让他接触到阴暗的事物，宝宝在这个时候模仿能力非常强，容易染上不良的习惯。

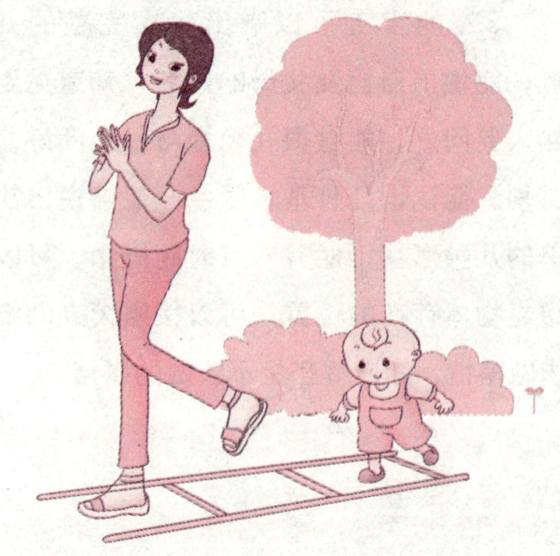

● **家长做好榜样** 宝宝天天围绕在父母、亲人身边，长辈就是他们的第一任老师。他的小眼睛会紧盯着你的一举一动，然后“照单全收”。倘若你有什么不好的习惯，你的小宝宝也会有同样的不良习惯。因此，家长一定要做好榜样，尽量节制自己的不良行为，让你的小宝宝从小就能养成良好的生活习惯。

● **让宝宝多接触健康积极的“模仿对象”** 当宝宝喜欢到室外和同龄的小朋友玩耍，

他的朋友就成了他的模仿对象。当宝宝喜欢上了看电视，电视中的人物就成了他的模仿对象。当宝宝到了幼儿园，老师也会变成他的模仿对象。总之，宝宝会注意他生活的方方面面，哪怕是你的一个发音、一个动作、一个眼神，当他对一件事物感兴趣的时候，他就会模仿。想要宝宝能有一个健康积极的生活习惯，就要让宝宝多接触有同样健康积极生活习惯的人。

宝宝需要的营养

当宝宝长到2～3岁的时候，家长就可以将宝宝的饮食制度定为一日三餐，让他慢慢熟悉成人的饮食方式。当然，可以在下午和晚上给宝宝适当地添加点心，这样可以巩固宝宝的营养，也能避免宝宝饥饿。

● **富含高蛋白质的食物** 小宝宝的身体还没有发育完全，目前正处在“蓬勃生长”的阶段，因此，家长一定要提供质高量足的营养物质。其中，蛋白质位居首位，成人每千克体重需要的蛋白质含量是1.2克，而3岁前的宝宝却需要3.5克之多，差不多是成人的3倍。这是因为幼儿需要优质的蛋白质来促进生长发育，增强身体抵抗外界病菌侵袭的能力，所以，家长可以在晚间给宝宝补充一些牛奶、豆浆等食物。

● **五谷杂粮** 小宝宝的乳牙在两岁半的时候会全部长出，因此，家长可以给他们吃些成人吃的食物，比如馒头、花卷、面条等。如果较硬就蒸软些再吃，此时是锻炼宝宝咀嚼能力的好时候。家长要给宝宝提供五谷类的食物，粗纤维有助于肠胃的蠕动，有助于宝宝消化。

● **富含多种微量元素的蔬菜** 蔬菜是宝宝营养的主要来源之一，它含有非常丰富的维生素、矿物质和纤维素，对宝宝的身体特别有益。挑选蔬菜时,尽量挑有“颜色”的蔬菜，比如胡萝卜、番茄等。这些红色食物中含有丰富的胡萝卜素，可有效促进身体及细胞健康发育，帮助骨骼及牙齿健康成长，还能提高人体免疫力。此外，还可以挑选含铁量丰富的蔬菜，比如芹菜、菠菜等，它们可以帮助宝宝体内生成更多的血液。

● **富含多种微量元素的水果** 水果也是主要的营养来源之一，丰富的维生素可以帮助宝宝强健身体。维生素族群在人体内的含量虽说不多，但它们都有各自不能取代的作用。大量的水果中都含有维生素C，它有解毒的作用，可以分解进入体内重金属，减少它们对身体的伤害。很多水果也含有胡萝卜素，多吃橘子、橙子、柚子等柑橘类水果可以保护呼吸系统，减少呼吸道疾病的发生。

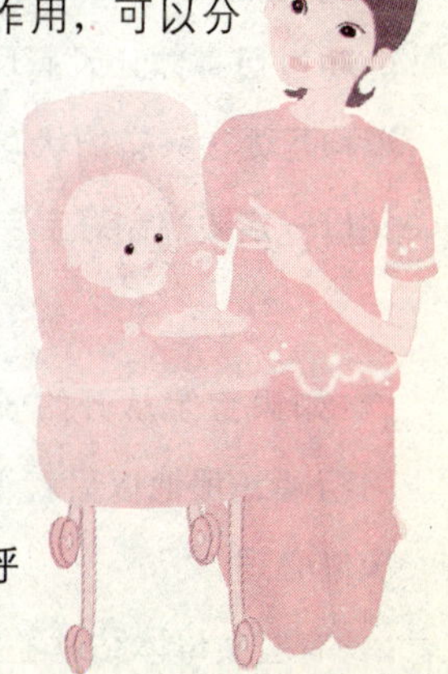

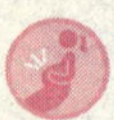 宝宝为什么不思饮食

饮食不规律会致使宝宝食欲减退

1. 如果两餐之间提供了大量的点心，宝宝自然吃不下去，长此以往宝宝就会形成依赖心理，即使不吃饭也会有点心，不会饿着自己。家长应该适当地调整一下饮食的制度，多让宝宝吃正餐。

2. 还有一种情况就是家长的溺爱，总是给宝宝准备很多的零食，香香脆脆的零食更能抓住小宝宝的心，他们自然就对正餐减少了欲望。

不常运动或过度运动也会致使宝宝食欲减退

1. 如果宝宝每天都是吃过饭就看电视，食物就会堆积在肠胃里，活动量不够，胃肠道的蠕动速度就会减慢，食物得不到充分消化，如果不饿，即使面对着美味佳肴也不会有想吃的欲望。

2. 活动量过大也会使宝宝不想吃饭。因为，运动过后身体还没有回复到原来的状态，精神正处在兴奋的状态，无心吃饭。所以，父母一定要控制好宝宝的活动量。

从宝宝心理中去查找原因

1. 如果宝宝从开始长牙的时候就没有练习咀嚼，那他以后就很有可能对食物产生厌倦心理。

2. 有些父母体贴过了头，认为宝宝刚长牙，还不能咀嚼食物，因此，总是准备稀软的饭菜。当碰到稍硬点的食物，家长就喂食汤汁。久而久之，胃里的胃酸被冲淡，食欲自然上不去。

3. 建议家长可以慢慢锻炼宝宝的咀嚼能力，比如蒸一些小包子，有馅料的食物可以起到锻炼宝宝咀嚼食物的作用。

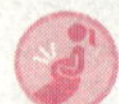 宝宝不思饮食怎么办

宝宝见到美食胃口大开，是身体健康的一种标志，但如果宝宝看见美食没有食欲，则有可能是生病的前兆，家长要带宝宝到医院检查一下，如果确定不是病症的干扰，那就要采取适当的措施，改正宝宝不爱吃饭的坏毛病。

- **家长一定要控制好零食的提供量** 不要因为宝宝一哭，就满足他的要求，久而久之就会养成他用哭去达到目的的习惯。
- **家长要让宝宝养成良好的饮食习惯** 不可以迁就宝宝的饮食习惯。不能宝宝要什么就给什么，那样会促使宝宝养成挑食、偏食的习惯，容易使宝宝对他喜欢的食物产生依赖性。
- **宝宝饮食间隔时间** 家长还要控制好宝宝的饮食间隔时间不要太短，以防宝宝消化不良。同时，饮食中要尽量少提供油腻、坚硬、生冷的食物，以免宝宝消化不良，对食物产生厌倦。
- **家长在准备食物时要经常变换种类** 给

宝宝不同的惊喜。进餐时可以适当地夸奖宝宝，营造一个健康、愉快的用餐环境。

 吃零食的技巧

● **选对时间吃零食** 零食可以缓解用餐前的饥饿感，因此，吃零食的时间最好选择在用餐前1个小时，如果用餐前食用零食，就会使宝宝在吃饭时没有“肚量”容纳正餐的食物。因此，中午11点前后，下午4～5点之间是宝宝吃零食的最佳时间段。

● **选择健康营养的零食** 零食不一定都是蛋糕、巧克力、蛋黄派等食物，如果选择好了，零食也可以吃得很健康。上午的零食可以选择水果和坚果类的食物。水果要切成小块，适宜宝宝咀嚼，坚果因为多是颗粒状，又比较坚硬，建议家长用榨汁机将其打碎，可以撒在酸奶里，让宝宝一同吃下，注意坚果一定要打碎，不然容易呛到宝宝的气管里，发生危险。下午的时候宝宝一般都比较容易饿，家长可以提供一些糖果、巧克力等高热量的食物，补充宝宝的体能，但量一定要控制好，以免进食过多影响宝宝食欲。

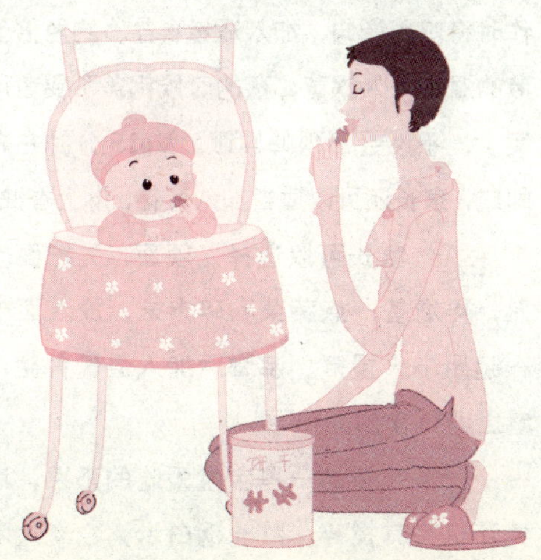

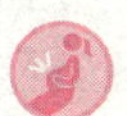 培养宝宝良好的饮食习惯

吃饭前

1. 饭前让宝宝去洗手，告诉宝宝手上的细菌很多，如果不洗手会把脏东西吃进去。

2. 家长还可以握着他的小手玩肥皂泡，让他对洗手有深刻的印象。久而久之他就会自己走到洗手池边要求洗手了。

吃饭时

1. 吃饭时最好关掉电视或是调小电视的音量，以免吸引宝宝的注意，打断宝宝吃饭。

2. 吃饭时也不要看漫画书、玩玩具，那样只会分散宝宝进食的注意力，容易导致消化不良。

3. 吃饭时不要一次给宝宝盛过多的饭，应该针对宝宝的食量添取，经常剩饭会让宝宝形成印象，以后也会经常剩饭。

4. 吃饭的时间最好控制在30分钟内，不要过快也不要过慢。太快会突然加重胃部的负担，过慢会影响食欲，阻碍宝宝的进食效果。对于宝宝的饮食量也要加以控制，不要暴饮暴食，也不要饥一顿饱一顿，肠胃负担不起不规律的饮食习惯。

宝宝患上异食癖

什么是异食癖

异食癖是宝宝饮食方面的一种疾病，表现为经常吃一些不能正常消化的食物，比如泥土、头发、碎纸屑、煤渣、线绳等，长期食用这些东西会给宝宝造成肠胃损伤，严重时还会出现铅中毒现象。

异食癖的症状

当宝宝患上异食癖后，还会表现出不思饮食、偏食等症状。异食癖的发生时间多在宝宝婴幼儿时期和童年时期，当宝宝已经学会自己吃东西时，家长就要注意自己的宝宝是否有奇怪的饮食癖好。

宝宝患上异食癖的原因

经研究发现，体内锌含量较少的儿童患上异食癖的概率比体内锌含量正常的儿童要高。锌是人体体内所必需的一种微量元素，锌有干扰病毒复制的作用，缺锌会造成人免疫能力降低，使身体中某些器官的功能出现紊乱。宝宝不知道什么能吃，什么不能吃。看到较小的东西就往嘴里放，认为都是可以吃的，久而久之就养成了习惯。

宝宝患上异食癖怎么办

如果发现宝宝患上了异食癖，父母要带宝宝尽快到医院检查，进行治疗。在家里的时候不能对宝宝有任何的歧视与厌恶。可以劝导宝宝改掉吃异常食物的行为，通过调理，慢慢地回到正常状态来。

宝宝辅食怎么做

2岁到2岁半的宝宝，20颗乳牙基本上都生长出来了，所以他们的辅食也要有所改变，要适当多加些稍硬的食物，从现在开始锻炼宝宝的咀嚼能力。父母可以在家中为宝宝做一些自制辅食来锻炼宝宝。

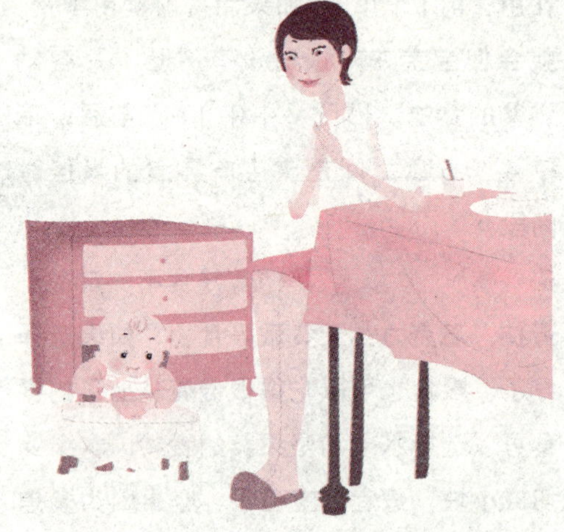

● **鸡蛋羹** 软滑又有营养的鸡蛋羹是辅食的最佳选择之一，鸡蛋中含有丰富的营养，可以帮助宝宝强壮身体，提供充足的能量。制作时将鸡蛋调匀，加入适量食盐、约两倍蛋液的温水，入锅蒸，蒸的时候锅盖不要盖严实了，不然会出现蜂窝眼。约 15 分钟左右即成，家长还可以适当加入葱花，淋上香油。

● **面条** 家长可以选择龙须面，先把面煮熟，再准备一点蔬菜和碎肉末，放入面中一起用小火慢煮。沸腾后加入适量食盐，盛出即可食用。

● **坚果粥** 挑选一些宝宝爱吃的坚果，用榨汁机将其搅碎。熬一锅白米粥，当大米开花后，把坚果碎粒放入，用小火炖煮，约 15 分钟后即可食用。

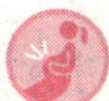

宝宝不宜常托腮

托腮是人们思考时的标准动作，宝宝很有可能从家人或是电视上学会了这个看似很有深度的动作，于是自己就开始模仿，久而久之就形成了习惯。

托腮看似一个极其平常的动作，但对于正在发育的宝宝有着极大的威胁：

1. 因为用双手托住腮部，腮部就会承受一部分压力，时间长了就会妨碍牙齿的正常生长。

2. 托腮时的姿势还会影响到坐姿。宝宝在托腮时，身体一般都是向前俯探的，因此，长期托腮还会导致脊椎弯曲。

家长发现宝宝有托腮的举动时一定要适时阻止，以免因为一个小动作给宝宝的牙齿和颈椎带去伤害。

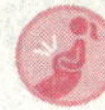

宝宝不宜睡在大人中间

小宝宝一般都黏着妈妈，即使是在睡觉的时候也一定要妈妈在旁边，可是妈妈白天都工作了一天，不能总在宝宝身边哄着他。于是，有的家长就想到了一个“好办法”，让宝宝睡在家长中间。

宝宝睡在家长中间，确实可以增加宝宝的安全感。即使宝宝半夜醒来，也能看见妈妈安睡在自己身边。如果宝宝因为不舒服哭闹，妈妈也可以在第一时间给予安慰。这些都是宝宝睡在大人中间的好处。但是大家忽略了一点。宝宝的年龄尚小，他的呼吸道还没有完全发育好。父母的呼吸量比宝宝肯定要多许多，呼出的二氧化碳量也多，宝宝和父母躺在同一张床上，父母呼出的二氧化碳肯定会被宝宝吸收，这就会使宝宝处在一个供氧不足的环境里，影响宝宝的睡眠质量。而且，宝宝被夹在中间，家长翻身时很容易不小心压到宝宝。

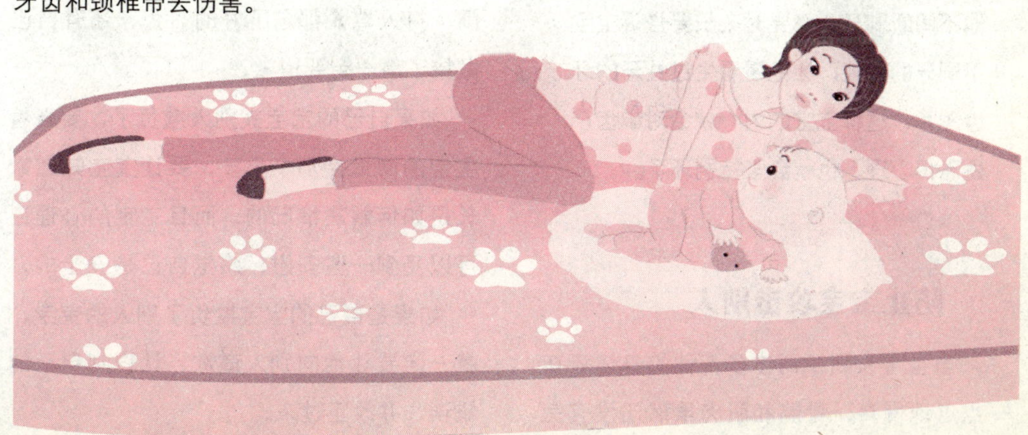

宝宝该要学会刷牙

● **家长有意识让宝宝模仿自己** 当宝宝的20颗乳牙都要长出来的时候，家长就要有意识地让宝宝看着自己刷牙，让他对刷牙产生好奇。家长在刷牙时的神情最好是愉快而欣喜的，这样宝宝就会很向往刷牙。当宝宝有了想刷牙的欲望时，你可以给他准备一套漂亮的刷牙用具，再买一支有水果香味的儿童牙膏，以增加宝宝对刷牙的兴趣。

● **手把手教宝宝刷牙** 在宝宝刚开始学习如何刷牙时，家长可以手把手地教他。告诉他刷牙要竖向，里外都要“照顾”到，刷完牙齿还可以用牙刷轻轻地刷一下舌头，让舌苔也保持干净。

● **时时督促宝宝刷牙** 如果宝宝对刷牙的兴趣只维持了一段时间，家长可以用换刷牙用具来引起宝宝的新奇，促使他不间断刷牙。必要时家长要告诉宝宝不刷牙的害处，让他看看生过蛀牙的牙齿图片，这样宝宝的内心就会对龋齿产生恐惧心理，也就会坚持刷牙了。

防止宝宝攻击别人

当宝宝长到了两岁多，他的身体还在一点点地发育，骨骼和肌肉虽然还没有完全发育好，但是已经可以使出一点力量。这时，他也学会了咬、抓、打、推等攻击人的方式，一旦在生活中有了让他不满意的地方，他就会用自己的方式去攻击别人。家长在这个时期一定要管教好自己的宝宝，不让他随便地攻击其他小朋友，以免给自己和别人带来损伤。

营造出适当的家庭气氛

如果家长本身就是个“暴君”，那宝宝耳濡目染，肯定也会用暴力解决问题。

减少宝宝接触暴力镜头的机会

还有电视中的暴力镜头也会让宝宝学会用推打等方式发泄心中的不满。因此，家长在看到电视中有动作镜头时，要尽快换台，以免宝宝模仿剧中的人物。

注意平时的教育

在平时的教育问题上，家长要告诉宝宝如何做一个讲文明、懂礼貌的好宝宝。让他知道和同龄的小朋友玩耍时，不要打闹，打人骂人都是不好的行为，还有自己做错了事一定要道歉。

● 如果自己的宝宝被别人欺负了，要当着宝宝的面批评那个小孩，要让宝宝知道家长是如何解决情况的，而且宝宝的心理还可以受到一些安慰，感觉自己是安全的。

● 如果是自己的宝宝欺负了别人的宝宝，就一定要让他向别人道歉，认识到自己的错误，并改正过来。

家长千万不可双重标准对待，当自己的宝宝受了欺负就没完没了地大吵大闹，甚至与别人拳脚相加，这些情况宝宝看在眼里，也会记在心里。以后遇到同样的事情，他也会照着家长的做法去处理，这样不仅没有防止宝宝攻击别人，反而是在告诉他解决问题时要使用暴力。

不要过度溺爱宝宝

家长在平常管教宝宝时，不要过度溺爱自己的宝宝。如果宝宝养成了任性的坏毛病，就容易在与人接触时显得特别霸道，也就更容易因为不满意攻击其他的小朋友。

如何防止宝宝摔伤

宝宝会走会跑了，摔跤的可能性也就增加了。因此，家长一定要注意家中的摆设，防止宝宝在玩耍的过程中受伤。

窗户和阳台是需要家长注意的地方。有些宝宝很聪明，他们会利用凳子或椅子到窗户上玩耍，如不小心就会从阳台跌落。因此，家长不要在阳台、窗户附近放置可以攀爬的物件，窗户上也要装栏杆，窗户打开的程度也不能让宝宝出去。家长也不要在窗户上贴颜色鲜艳的贴纸，以免宝宝好奇凑上前去，风铃之类会发出声响的东西也不要挂在窗户旁。

家长在照顾宝宝时要时刻能保护他的安全。有些宝宝很淘气，喜欢在家具上爬来爬去，当他站到了写字台上，就会觉得自己很了不起，但他不知道这样是不安全的，因此，家长一定要保护好他的人身安全。在平时也要告诉他，高处十分危险，不要攀爬桌子、凳子、写字台、床等家具。

除了高处，地面也是宝宝常常摔倒的地方。家长一定要保证家中地面的整洁，不要随地乱放宝宝玩完的玩具，散乱的摆放很有可能绊倒宝宝，平时也要教育宝宝在玩完玩具后自己放回原位。此外，地面上如果有水要马上擦干，以免宝宝滑倒。在浴缸内装上防滑贴，浴室内最好铺上防滑地毯。

家长在带宝宝外出时，也要时刻跟随在他左右。现在公园中有很多健身设施，当宝宝要上去锻炼时，家长可以先给他示范，让他学会怎么做，然后在他的身边保护，以防不测发生。当宝宝要求玩难度较高的健身项目时，家长要拒绝，并告诉他这个不适合他玩，可以等他长大一点再玩。

总之，家长一定要时刻保护着宝宝的安全，减少致使宝宝摔伤的可能，全方位保护宝宝的安全。

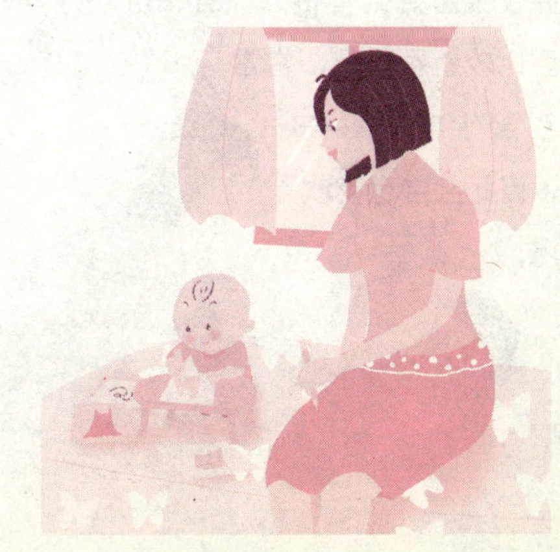

如何选择牙刷

● **传统牙刷质地柔软** 首先，宝宝的口腔黏膜很薄，经不起坚硬牙刷的“冲击”，所以在选择时要挑选质地柔软的牙刷。牙刷头上的毛一定要细软，硬毛牙刷在使用时会伤害到宝宝的牙龈及口腔内壁。

● **小巧易握** 牙刷一定要小巧。宝宝的口腔尚未发育完全，成人用的牙刷对于宝宝来说太大。牙刷在嘴里没有办法灵活转动，会给清理牙齿带去困难。在给宝宝选择牙刷时，最好挑选一个大小适合他抓握的，刷柄的弧线和尺寸如果不适合宝宝就会给他刷牙造成困难。

● **电动牙刷方便好用** 现在市场上售卖的电动牙刷也可以很好地帮助宝宝刷牙，它的转动速度比较均匀，可以很好地清理牙齿和牙龈。而且使用起来非常简单，只要让宝宝把牙刷毛放在要清理的部位上就可以了。品质稍好的电动牙刷几乎没有噪声，不会使宝宝感到害怕。而且，电动牙刷的造型比较新颖独特，常常能引起宝宝的好奇心，因此宝宝也喜欢使用。

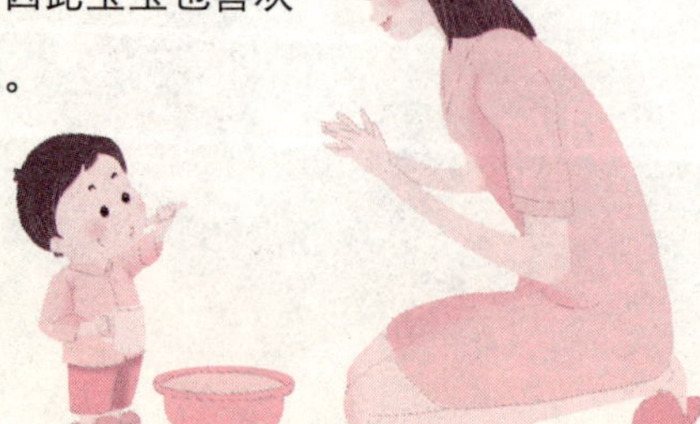

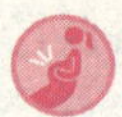

教会宝宝使用筷子

这一阶段的宝宝大多都会使用勺子吃饭了，这给家长减少了很多麻烦。但是随着宝宝的成长，家长该要教会宝宝使用筷子，让他和常人一样可以自己夹取自己喜欢的食物。在教导过程中，家长一定要有足够的耐心。

在教导初期，家长可以在饭桌上议论筷子的使用方法，让宝宝对筷子产生好奇。当宝宝对使用筷子产生欲望时，家长可以先从游戏开始。比如给小宝宝两个毛线球，先让他看家长是怎么夹的，再让他自己模仿。当宝宝成功夹取了毛线球，家长可以给予适当的鼓励。久而久之，宝宝就会习惯使用筷子，这时再让宝宝练习如何夹取轻巧的食物，相信宝宝会很快学会的。

教宝宝使用筷子，不仅能够培养他良好的饮食习惯，还可以锻炼他的大脑。因为使用筷子属于一种精细动作，要手指、大脑、眼睛相互配合才行，而频繁地使用筷子则可以有效地锻炼宝宝的大脑和协调能力。

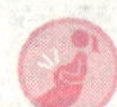

宝宝为什么会口吃

口吃是一种语言障碍，宝宝在说话的时候变得磕磕绊绊，往往第一个字发音都特别困难，一句话说不完，中途又开始不断重复。引起小儿口吃的原因大多与宝宝的心理状况和精神因素相关：

- 当宝宝所处的环境让他感到不安或是惶恐，他就会开始口吃。
- 此外，许多精神不稳定的因素都会导致口吃，比如父母激烈的争吵、遭受严厉的惩罚、受到过度的惊吓，或是家庭氛围突然改变等。
- 如果宝宝语言神经末梢出现障碍就会损伤宝宝的语言神经功能，引起口吃。
- 当宝宝患上猩红热、百日咳、麻疹等疾病后，家长也要密切注意宝宝的语言功能是否有损伤，因为这些疾病有可能导致口吃的发生。
- 导致宝宝患上口吃的原因还有一种就是模仿。如果宝宝周围有口吃的人，他就很有可能因为好奇而跟着学，一旦这个坏习惯形成了，就不容易改掉了。如果其他的小朋友再取笑他，他的口吃状况就有可能更加严重。

如何让宝宝改掉口吃

◎ 想要让宝宝改掉口吃的习惯，就要先消除他内心的恐惧。告诉他口吃是一种常见的疾病，没有什么大不了的。

◎ 父母要告诉宝宝周围的人，不要嘲笑自己的宝宝，以减少宝宝内心的惶恐。

◎ 在日常生活中多关心宝宝，当宝宝说话有了进步时，要给予肯定的鼓励。

◎ 家长还可以同宝宝一起，两个人共同练习如何说一句完整的话。让患儿跟着学，在练习过程中，家长要鼓励宝宝，让他不要害怕，慢慢说出想说的话。

◎ 有些宝宝在自己家里不会口吃，但一旦与陌生人讲话时就会口吃。针对这种情况，家长可以让宝宝先跟熟悉的人聊天，然后让他跟周围的邻居说话，家长可以在宝宝说话前缓慢地说一遍，让宝宝重复，逐渐增强宝宝的信心。

◎ 家长也可以用游戏的方式锻炼宝宝。比如教宝宝唱歌，先让他熟悉歌曲的节拍，当宝宝已经知道歌曲的旋律时，再让他唱出来，这样可以帮助他流利地说出词句。在锻炼时，可以鼓励宝宝大声唱，不要畏首畏尾不好意思，当宝宝对自己充满了信心时，他的口吃就会不治自愈，说出一口流利的话语。

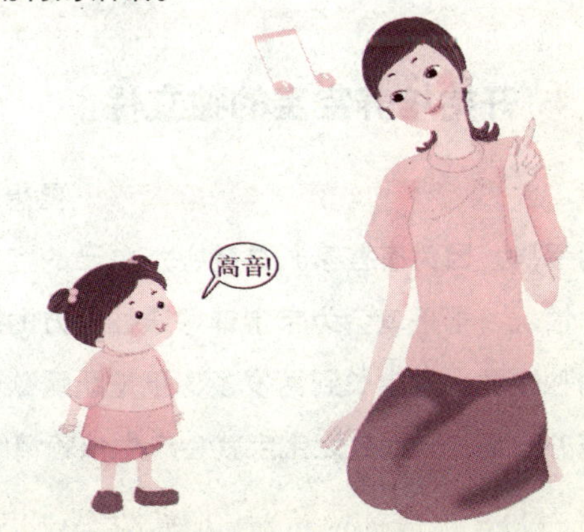

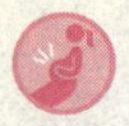

切忌家庭成员做法不一

有些家长在对待宝宝犯错如何处理的问题上，态度往往不一致。这是家庭中教育宝宝的一大禁忌，因为宝宝会因为来自不同方向的指导，而被弄得“晕头转向”，不知道自己到底错在了哪里，不知道到底应该如何改正。因此，家长一定要在教育宝宝的问题上，统一思路，共同进退。

- 当宝宝犯了错误，家长一定不要一个唱白脸，一个唱红脸。那样对宝宝和父母双方都没有好处。
- 比如宝宝在墙上画了很多线条，妈妈努力了半天也清除不掉，就会批评宝宝。这时，如果爸爸在一旁替宝宝说话，反驳妈妈是扼杀了宝宝的创造力，那就会使宝宝不明是非，无所适从。
- 大多数的情况是宝宝会与支持自己的一方站在同一战壕里，共同抵制对方，这无疑就拉大了父母间的关系。而宝宝的问题仍旧没有得到解决，他还是不知道该怎么做，反而觉得自己理直气壮。这种情况在家庭教育中太常见了，有时年长一辈还会更加的庇护小辈，使他们感觉自己有了避风港可以为所欲为，时间久了就会养成任性的坏习惯。一旦父母管教他们，他就会找长辈诉苦。
- 家庭成员做法不一，会使宝宝不辨是非，不明就里。如果父母再当着宝宝的面相互指责对方，宝宝心中家长的威信就会降低，以致将来的说服教育不起作用。
- 家长如果在教育宝宝的问题上出现了分歧，可以事后共同商量，统一口径后再教育宝宝。同心协力让自己的宝宝成长为懂事、知是非的好宝宝。

开始培养宝宝的独立性

- **家长要适当“约束”自己的行为** 要想培养宝宝的独立性，家长一定要先“绑住”自己的手脚。因为有些家长总是心疼自己的宝宝受到伤害，害怕自己的宝宝应付不了这样那样的情况，于是就会为宝宝铺好通往前方的路，确保宝宝不受到伤害。其实这是在泯灭宝宝的独立性。宝宝长到两岁多，正是跃跃欲试想要自己动手了解世界的时候，如果家长总是包办一切，久而久之宝宝就会产生依赖情绪，对任何事情都不愿亲自尝试了。
- **家长要给宝宝创造独立处理问题的空间** 比如让他自己整理自己的小床，让他自己选择跟哪个小朋友玩。在他处理事情的过程中，如果碰到了困难，家长可以在一旁协助，帮他完成他不能完成的任务，留下些简单易做的事情让他自由发挥。当宝宝漂亮地完成了任务，家长可以给些鼓励和奖励，告诉宝宝这样做才招人喜欢，鼓励对于宝宝来说是一种肯定，他受到表扬后，会做得更加完美。

● **尊重宝宝，倾听他们的意见** 在家庭进行问题讨论时，可以征询宝宝的意见。如果可取，就照他说的做，这样可以锻炼宝宝自主解决问题的能力。

● **开阔宝宝的生活空间** 让他们从不同的领域学到新的东西，家长不要对宝宝不放心，只有在新的环境中，才会有“突发事件”，宝宝才会自己解决，摆脱对父母的依赖，从而提高宝宝的独立性。

开始培养宝宝的品质

俗话说得好，“三岁看大，七岁看老”。一个人小时候养成的品性，会伴随他一生，直到终老，所以家长一定要把握好宝宝的宝贵年龄段，让他在最初的时候就养成良好的品质。

1. 诚实 诚实是一种很可贵的品质，如果自己做错了事情，要有勇气承担是自己做的。

家长在教育宝宝时，要让他知道，做错了事并不可怕，可怕的是欺骗，用说谎话来蒙骗别人的眼睛是非常不对的行为。家长要让宝宝知道，只要勇敢地承认错误，他是不会被责怪的。宝宝明白后，内心就会有安全感，做了错事也会告诉家长原由。

2. 有始有终 在这一阶段的宝宝做事总是没有常性，玩着皮球可能半截就去画画了，最后搞得家里一团糟。家长告诉宝宝做事要有始有终，做事不可以做到一半就不做了，而且也不可以玩完玩具不收拾。

家长在教导时，一定要有耐心。不可以用严厉的方式恐吓宝宝，那样会增加宝宝内心的恐惧，从而产生阴影。此外，家长还要以身作则，用自己的行动证明做事要有始有终。

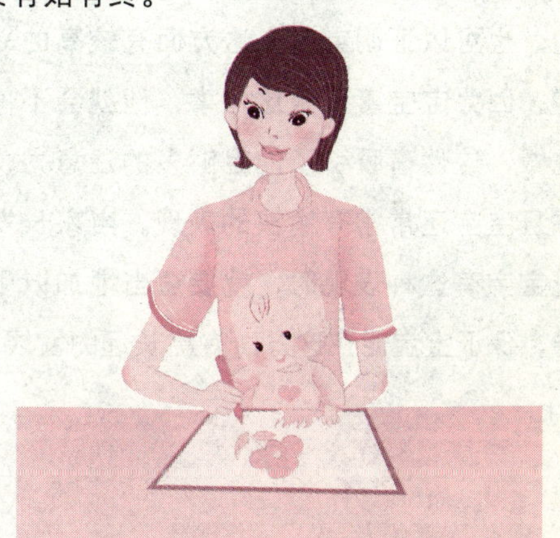

3. 谦让 谦让会使小朋友之间的关系更加融洽，相处起来也更容易。因此，谦让是家长一定要教给小朋友的品质。在日常生活中，家长也要以身作则，与长辈在一起时，东西要先让长辈挑选，小宝宝看在眼里，也就会照着做。

如何寻找宝宝的兴趣方向

谁都希望自己的宝宝能有一技之长，如果自己的宝宝在某些方面有过人之处，那将会给宝宝的整体素质加很多分。家长在平时的生活中可以细心地观察宝宝的行为。

- 如果宝宝对一件事特别感兴趣，总是吵嚷着要做，这就说明他对那件事有很浓厚的兴趣。一般人对待自己喜欢的事情，都会主动地去做。如果宝宝不喜欢，就算家长时刻在旁边看着也无济于事，起不到任何作用。
- 如果宝宝做一件事能够持续较长的时间，也可以证明宝宝在这方面有较高的兴趣。因为宝宝喜欢做这件事，他就会不停地做，这件事吸引了他足够多的注意力，并且宝宝还常常有愉快的表现。当家长发现宝宝有这种表现时，就要适当地加以引导，保证宝宝能在这方面有更长远的发展。

温馨小提示

如果你的宝宝还没有相应的表现，也不用着急，让他多接触一些事物，相信兴趣爱好迟早都会表现出来的。家长切不可操之过急，自主的施压给宝宝，也不要让宝宝接触过于复杂的知识，以免给宝宝心理造成负担，磨灭了他的兴趣。

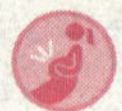

宝宝需要什么样的玩具

玩具是宝宝的最爱，当父母不在身边时，就是这些玩具陪伴他们度过美好的时光。家长在挑选玩具时，要注重玩具的智力开发性和玩具的安全性。

注重玩具的智力开发性

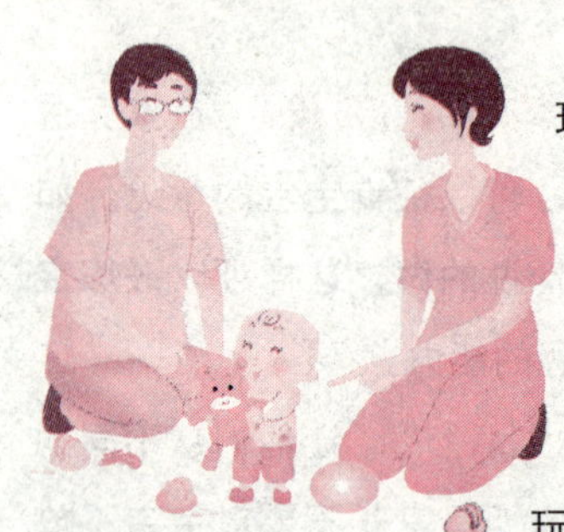

宝宝喜欢玩是天性，但是不能玩完之后什么都没有得到。家长在选择玩具时，最好挑选拼图、模型插片、会活动的娃娃等可以让宝宝动脑筋的玩具。这些玩具可以开发宝宝的大脑，通过不同的拼凑，他们会得到不同的结果。比如模型插片，宝宝可以任意发挥自己的想象，插出任何一种东西，只要宝宝自己想的到，他的作品就是独一无二的。

注重玩具的安全性

现在好多玩具都被厂家召回，就是因为生产出来的玩具不合格，会给宝宝的安全带来隐患。

家长在挑选玩具时一定要注意边缘部分，如果有棱有角，或是有锋利的部分，宝宝就很容易在玩耍时受到伤害，划伤或是刺痛都会使宝宝对玩具产生戒备心理。

如果玩具有小零件，也不要购买，以免宝宝错误吞食，造成气管堵塞，酿成大祸。

在挑选玩具时，家长可以先闻闻玩具的味道，如果带有刺鼻的味道就不要购买，尤其是塑料玩具一定要注意气味，以免宝宝呼吸道过敏。

玩具上如果有较重的油漆或化学物质，家长也尽量避免购买，含有重金属物质的玩具会侵害宝宝的身体。

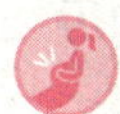

如何让宝宝更漂亮

爱美之心人皆有之，不仅只有成年人爱美，小朋友也有了自己的审美能力。他们也希望自己出门时可以打扮得漂漂亮亮的。他们喜欢听到别人的夸奖，当有人夸他好看时，他也会相应地做出很满意的表示。

我想每一个家长都希望自己的宝宝很漂亮，那么，如何才能让自己的宝宝得到别人的夸奖呢？

● **让宝宝保持整洁** 家长要常给宝宝洗澡、修剪指甲、梳理头发。每天都要给他洗脸，干燥季节给他抹上防止干裂的润肤霜。小手脏了要及时清洗，脏乎乎的小手可没人愿意拉。

● **给宝宝穿得体舒适的衣服** 要给宝宝一个适合他年龄的装扮。衣物以合身为宜，过小会妨碍宝宝的发育，过大会显得很邋遢，家长要把握好度。

引导宝宝观察事物

观察是一种按照一定目的、时间而维持比较长久的知觉活动。宝宝快到3岁时，对周围的事物逐渐产生兴趣，但是他们的注意力往往不能长时间集中，因此就需要家长在一旁引导，从小培养宝宝的观察力。

● **给宝宝适当的引导** 宝宝的观察往往没有系统性，只是对什么感兴趣就观察什么，因此，家长要在一旁指导他。比如天上飘雪花了，家长可以问他雪花是什么颜色的，是从什么地方飘下来的，还可以让他自己摸摸雪花，问问他的感觉。让他对周围的事物产生浓厚的兴趣，提高宝宝的观察能力。

● **调动宝宝的感觉器官** 家长可以让宝宝用手指、眼睛、嘴巴、鼻子、耳朵去体会事物，那样会加深宝宝的印象，有助于加强记忆。

● **让宝宝注意周围事物的变化** 这样可以养成他爱观察、爱思考的好习惯，会帮助他更好地认识世界，对他未来的生活有很多的好处。

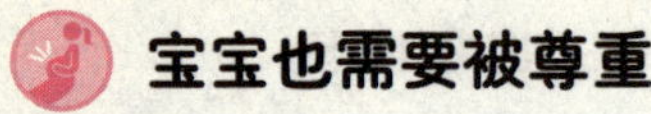

宝宝也需要被尊重

尊重就是不在第三者或其本人面前做伤害其体面的行为。虽然宝宝的年龄尚小，但他们同样拥有着强烈的自尊心，家长在教育宝宝的时候，千万不能伤害到他的自尊心，否则就会给他幼小的心灵蒙上阴影。

1. 父母在决定问题时，最好征求宝宝的意见，尤其是给宝宝作决定时，一定要征求宝宝的意愿。父母在生活中要注意，宝宝和父母的地位是平等的。遇事和宝宝商量是对他的一种赏识和尊重。宝宝会感觉自己是家中的一员，也会尽力想办法。用商量的口吻和宝宝讲话比命令要可行得多。

2. 宝宝的自尊心很强，他不喜欢在别人面前被批评。家长一定不要在邻居面前数落自己宝宝的短处，这样会伤害宝宝的自尊心。有的宝宝还会产生逆反心理，变本加厉地做出破坏举动，以表达自己的不满。

3. 如果家长错怪了宝宝，一定要诚恳地道歉，不要只一味地让犯错的宝宝遭受惩罚，必要时家长也要以同样的形式惩罚自己，让宝宝感觉没有被针对，人人都是平等的。这样宝宝的心理就不会有不公平的感觉。

4. 家长教育宝宝时态度要平和，不能靠打骂解决问题。

如何培养宝宝的语言表达能力

当宝宝处在儿童期时，家长要抓住这个发展口语的最佳阶段，通过全方位的培养，让宝宝逐步形成良好的语言习惯。一个口齿灵活、表达能力较准确的宝宝可以更容易地理解知识，这为他将来的学习生涯奠定了良好的基础。

● **多和宝宝进行语言交流** 两岁多的宝宝已经可以比较完整地说出一句话了，也能表达自己的意愿。因此，家长要加强宝宝的词汇量，让他可以表述更多、更细的内容。家长要多与宝宝交流，问他新鲜的问题，让他尽量清楚地说明自己的情况。如果涉及了宝宝不会说的词汇，家长可以清晰地重复给宝宝听，并向他解释这个词的意思，久而久之宝宝的词汇量就会逐渐增加了。

● **通过游戏、讲故事来提高宝宝的语言能力** 当妈妈给宝宝讲完了一个故事，可以要求宝宝给自己也讲一个，这样可以使宝宝的复述能力得到锻炼。家长在讲的时候，一定要口齿清晰，在描绘故事情节时要尽量生动，这样不仅可以引发宝宝的想象，还可以增强宝宝的表达能力。

● **让宝宝多看画册、图片** 鲜艳的颜色、立体生动的实物图像会加深宝宝的印象。父母可以引导宝宝看图说话，比如看到茄子时，家长可以先告诉他这是茄子，之后再问他茄子的特征，当宝宝在给你描述的时候，他的表达能力也就得到了锻炼。

教会宝宝自己动脑

如果从小开始开发宝宝的思维，相信宝宝肯定会特别聪明。想使宝宝思维变得更灵活就要让宝宝自己想办法解决问题。

宝宝周围的一切对他来说都是新鲜的，他会睁大眼睛去观察这个世界，或是用小手去触摸新奇的东西。父母在这个时候千万不要告诉宝宝“答案”，要让他自己去探索，自己开动脑筋去解决途中遇到的问题。比如宝宝够不到远处的玩具，可他又特别想要，就会向爸爸妈妈投去渴望的目光，这时，父母千万不要直接把玩具拿给宝宝，可以给他一个长点的棍子，看他会不会自己想办法把玩具够到自己跟前来。

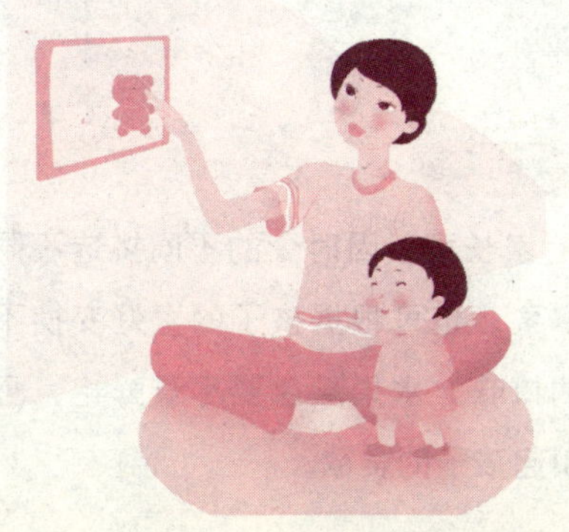

经过长时间类似的锻炼后，宝宝的思维就会比常人灵活许多，并且不会依赖周围人的帮助，他会自己想办法解决问题。这对于宝宝今后的智力发育有良好的启蒙作用。

爱心小贴士

提高宝宝的自我意识

宝宝也有自我意识。虽然他的年龄很小，但他也会明白自己是谁。当宝宝还没学会爬的时候，他最先接触的人就是自己，他会对自己的身体很感兴趣，有时还会抱着自己的小脚丫玩个不停。但随着宝宝的长大，家长要有意识地提升宝宝的自我意识。

首先，让宝宝勇敢做出自己的选择。如果宝宝敢于做出自己的选择，那就说明他知道自己想要的是什么，能有自我的意识，不用去看别的小朋友怎么做。家长在宝宝做出选择前，可以给予适当的鼓励。

其次，家长要尽量让宝宝意识到自己是独立的个体，可以让宝宝多照镜子。“看看镜子里的那个人是谁？他就是宝宝。”通过照镜子，小宝宝能够认识到自己的身体，产生自我意识。在日常生活中，父母最好尽量用姓名称呼自己的宝宝，让他们意识到自己的地位。

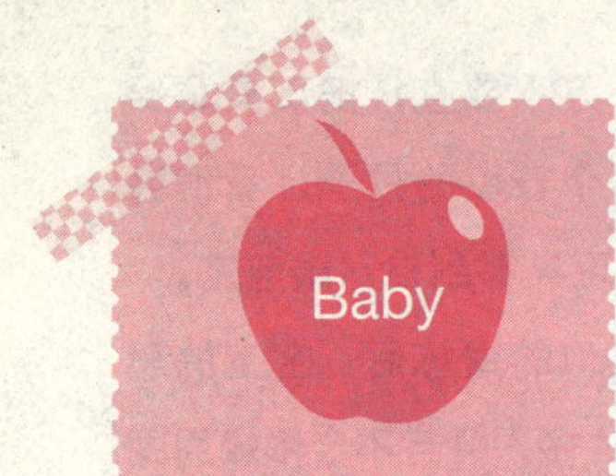

营·养·专·家·推·荐·的

宝宝成长食谱

芹菜炒肉末

材料 猪肉馅100克，芹菜200克。

调料 植物油、食盐、酱油、料酒、鸡精、葱、姜。

做法

1. 将芹菜洗净，切成小碎块；葱、姜洗净，葱切成葱花，姜切成细末。
2. 锅置火上，加入植物油，油热后放入葱花、姜末煸炒出香味。
3. 放入猪肉馅，加入料酒，快速翻炒，猪肉馅变色后立即加入芹菜块，翻炒均匀后放入适量酱油、食盐、鸡精调味即可。

营养点评

芹菜中含有大量的铁，对血液制造有好处，而且芹菜中含有大量的粗纤维，可以促进孩子的肠胃蠕动，增强食欲。猪肉又可以提供蛋白质，两样一起烹炒，是绝妙的搭配。

水果沙拉

材料 苹果50克，香蕉100克，香梨80克。

调料 香甜味的沙拉酱、酸奶。

做法

1. 苹果、香梨清洗干净，去皮、核。切成适合孩子咀嚼的块状；香蕉剥皮切成小圆柱体。
2. 将各种水果拌匀，加入沙拉酱、酸奶即可。

营养点评

丰富多样的水果可以为孩子提供大量的维生素，保证其体内的维生素含量。

备注

家长可以因时令的不同挑选不同的水果，也可根据孩子的喜好变换不同的口味。水果颜色要尽量鲜艳，可以引起孩子的食欲。

南瓜栗子粥

材料 南瓜100克，熟栗仁50克，大米200克。

调料 盐。

做法

1. 南瓜洗净，去皮，切块，上锅蒸熟。
2. 将大米用清水洗净，上锅煮熟，当大米开花后放入南瓜块和栗子，搅拌均匀后继续煮15分钟转小火，加入适量食盐即可。

营养点评

南瓜中含有大量的微量元素，栗子中含有蛋白质、脂肪、糖类及维生素C，可以给孩子的身体补充营养。

海米冬瓜汤

材料 冬瓜200克，海米15克。

调料 盐、鸡精、香油、葱花。

做法

1. 海米洗净，放入温水中浸泡；冬瓜去皮、瓤，切成薄片。
2. 锅置火上，放入清水，沸腾后加入冬瓜、海米，煮10～15分钟转小火，加入葱花、香油，最后放入盐、鸡精调味即可。

营养点评

汤鲜味美，味道清淡。海米含有丰富的蛋白质、脂肪、糖类、维生素及矿物质，给宝宝的生长提供大量的营养物质。

清炒五蔬

材料 胡萝卜、木耳、土豆、青椒、平菇各30克。

调料 盐、鸡精、植物油、葱花、姜末。

做法

1. 胡萝卜、土豆洗净，去皮，切块。
2. 青椒洗净，去除根蒂，切成细丝；木耳用温水泡发，去除根部坚硬部分，撕成小朵。
3. 平菇洗净，去除伞柄，将伞盖部分撕成1～2厘米的小条。
4. 将锅置于火上，加入植物油，油热后放入葱花、姜末爆香。先将胡萝卜、土豆倒入锅中翻炒，再加入木耳、青椒、平菇，翻炒5分钟。
5. 转小火添入适量盐、鸡精调味即可。

营养点评

五种蔬菜能够给宝宝提供全面的营养，帮助他健康快乐成长。

玉米炒肉丝

■**材料** 嫩玉米300克，猪瘦肉100克。

■**调料** 植物油、食盐、酱油、淀粉、料酒、鸡精、葱、姜。

做法

1. 玉米清洗干净，用手将玉米粒搓下来，盛盘备用；猪瘦肉洗净，切成2～3厘米的丝状，并用少量的酱油、淀粉、料酒与肉丝拌匀，腌渍10分钟。葱、姜洗净，葱切成葱花，姜切成细末。

2. 锅置火上，加入植物油，油热后放入葱花、姜末爆香。过后放入肉丝，快速翻炒，变色后把玉米粒倒入，翻炒至玉米粒变熟，添入食盐、鸡精调味即可。

营养点评

玉米胚中含有的谷氨酸，能促进脑细胞代谢，可以强健宝宝脑部发育，对智力开发有好处。

三鲜鸡蛋羹

■**材料** 鸡蛋1个，虾仁、蘑菇、猪肉馅各20克。

■**调料** 食盐、鸡精、香油、植物油。

做法

1. 鸡蛋打破调匀，在蛋液中加入鸡精、食盐、约两颗鸡蛋量的温水，再次调匀，放在一旁备用。

2. 虾仁在温水里泡一下，清洗干净，切成小块；蘑菇清洗干净，切成丁；将虾仁、蘑菇与猪肉馅混在一起，搅拌均匀。

3. 将锅放在火上，倒油烧热后，将搅拌好的三鲜馅料倒入，快速翻炒至熟。

4. 在火上放好蒸锅，把三鲜馅料倒入鸡蛋液中，搅拌均匀，放入锅中蒸熟。

营养点评

宝宝经常吃鸡蛋，对记忆力发展有好处。

蜜制胡萝卜汁

■**材料** 新鲜胡萝卜1根，少量蜂蜜。

做法

1. 将胡萝卜用清水洗净，切成小块，放入榨汁机中榨出胡萝卜汁。

2. 滤出汁水，加入少量的蜂蜜调味即可。

营养点评

胡萝卜属于红色食物，其含有丰富的维生素A和维生素C，有利于提高智商，可以为脑力活动提供充足的能量。

清炖鲫鱼汤

材料

鲫鱼1条，蒜1瓣。

调料

植物油、食盐、鸡精、葱、姜。

做法

1. 将鲫鱼清理干净，在鱼肚子上划开几刀；将大蒜拍碎；葱、姜洗净，葱切成葱花，姜切成片状。
2. 锅置火上，放入植物油，油七八分热的时候把鲫鱼放入锅中煎炸，当两面呈金黄色时，向锅中加入两碗清水，再把大蒜、姜片放入锅内，中火炖煮20分钟。
3. 当汤汁变成了白色，改小火慢炖30分钟，再加入食盐、鸡精调味，最后放入葱花即可。

营养点评

鱼类含有大量的优质蛋白质和钙，对宝宝大脑的发育有很好的帮助作用。尤其是淡水鱼，它所含有的不饱和脂肪酸可以促进大脑细胞活力。

备注

家长可以按时令的不同挑选不同的水果，也可根据孩子的喜好变换不同的口味。水果颜色要尽量鲜艳，可以引起孩子的食欲。

五谷粥

材料 大米200克，麦芽、红豆、花生仁、黄豆各20克。

做法

1. 所有材料淘洗干净。
2. 将水烧沸，放入大米煮粥，当米粒变大，加入其余四样材料，中火煮至沸腾，转小火直至煮熟即可。

营养点评

粥中包含的五种谷类食物，包含了丰富的胆碱，而胆碱对人的脑部发育有很大的帮助作用，非常适合年龄小的宝宝食用。

橘皮粥

材料 陈皮10克，大米50克。

做法

1. 先将陈皮入药锅小火煎煮，煮好后滤去渣子，将陈皮汁盛出备用。
2. 将大米熬成粥，当大米开花后加入陈皮汁即可。如果小宝宝不爱喝，还可以适量加一些冰糖调味。

营养点评

橘皮粥对小儿厌食、呕吐有很好的缓解作用。

蘑菇奶油烩青菜

■**材料** 油菜100克，蘑菇50克，奶油、芹菜各20克。

■**调料** 酸奶、盐、胡椒粉、香油。

做法

1. 芹菜洗净切丝，焯水；油菜洗净后用沸水煮熟，切成小块，与芹菜丝拌匀。

2. 将蘑菇洗净，并与奶油熬成汤。再将蘑菇奶油汤与酸奶、香油、盐、胡椒粉混匀成调料。

3. 把芹菜、油菜和调料混匀，放入锅内用小火炖10～15分钟即可食用。

营养点评

油菜含有丰富的维生素、膳食纤维、胡萝卜素以及钙、铁等多种对人体有益的营养成分，具有促进血液循环、明目、增强宝宝免疫力等作用。

玉米青菜

■**材料** 玉米罐头1个、青菜200克、火腿50克。

■**调料** 盐、香油、味精。

做法

1. 将玉米粒用水焯开，捞出，沥干水分；火腿切丁；青菜洗净，切段，用沸水焯一下。

2. 将玉米粒、青菜、火腿丁放在一个大碗内，加盐、味精、香油拌匀即可。

营养点评

玉米营养丰富，不仅含有各种维生素、矿物质与微量元素、蛋白质，还有有益于人体的膳食纤维、不饱和脂肪酸和卵磷脂等，可促进宝宝的消化吸收，是一种不可多得的营养食物。

煮苹果

■**材料** 苹果1个。

做法

1. 将苹果用清水洗净，去皮、核，放入温水中煮3～5分钟。

2. 凉凉后切成宝宝容易咀嚼的大小，让宝宝早晚食用，每次半个苹果。

营养点评

苹果中含有果胶和鞣酸，宝宝食用后能够有效缓解腹泻。此外，苹果中还富含有锌元素，对宝宝大脑发育十分有益。

软煎鸡肝

■材料 鲜鸡肝100克、鸡蛋1个。

■调料 面粉、盐、味精、植物油。

做法

1. 将鸡肝洗净，摘去胆囊，切成圆片，撒上盐、味精、面粉，蘸满蛋清液。

2. 锅置火上，放油烧热，下入鸡肝片，煎至两面呈金黄色即可。

营养点评

鸡肝含有丰富的蛋白质、脂肪、糖类、维生素A、维生素B_1、维生素B_2、维生素C、烟酸，以及钙、磷、铁等成分，有补肝益肾等功效。鸡肝与蛋清等合用，营养丰富，有补充维生素A、铁质等的作用。

鸡蓉西蓝花

■材料 鸡肉200克、西蓝花100克。

■调料 盐、葱、植物油、料酒、味精。

做法

1. 鸡肉洗净剁成末，用盐、味精、料酒腌一下；西蓝花洗净切小块，下沸水焯水，捞出，沥干备用；葱切末。

2. 锅内放油烧热，下鸡肉，滑散，待变色，下西蓝花、葱末、盐、味精翻炒匀即可。

营养点评

西蓝花富含人体所需的各种营养元素，如蛋白质、糖、脂肪、矿物质、维生素和胡萝卜素等，有利于增强宝宝的自身免疫力。

奶油焖虾仁

■材料 鲜虾仁200克，奶油50克、鸡蛋1个。

■调料 植物油、料酒、盐、胡椒粉。

做法

1. 虾挑去沙线，洗净后，用纸吸去水分；鸡蛋取蛋黄，打散。

2. 锅内放油烧热，加入虾，大火快炒，加入料酒、盐，待虾变色后立即取出。

3. 将奶油倒入锅中，小火煮约5分钟左右。

4. 将打散的蛋黄倒入奶油中，快速搅拌，煮沸前加入虾，稍煮即可。

营养点评

此菜含有丰富的脂肪、蛋白质、维生素等营养物质，有利于促进宝宝智力发育，可促进宝宝的生长发育。

扁豆枣肉糕

材料 白扁豆、薏米、山药、芡实、莲子、白糖各100克，红枣肉200克，糯米粉700克。

做法

1. 将除糯米粉、白糖之外的所有材料焙干，研成粉末。
2. 粉末与糯米粉、白糖加水和匀，蒸糕或做饼食。

营养点评

白扁豆健脾化湿，和中消食；芡实、莲子补脾止泻；糯米健脾利湿；山药补肺肾，补脾止泻。

蛋羹

材料 鸡蛋2个。

调料 盐、香油。

做法

1. 鸡蛋磕入碗中，加入温开水、盐搅匀待用。
2. 锅内加水，放在大火上烧沸，把鸡蛋碗放在笼上，上锅蒸至呈凝固状（似豆腐脑状）即熟，出锅后滴入香油即可。

营养点评

鸡蛋黄中的卵磷脂、甘油三酯、胆固醇和卵黄素对神经系统和身体发育有良好作用，可提高记忆力，起到益智健脑的作用。

鲤鱼豆豉汤

材料 鲤鱼100克、豆豉30克。

调料 姜片、陈皮、盐。

做法

1. 将鲤鱼洗净，去鳞、去内脏，备用。
2. 将鲤鱼、豆豉、姜片、陈皮一起放入沙锅内，加入适量水，煮成汤后加盐调味即可。

营养点评

鲤鱼不仅蛋白质含量高，而且质量也佳，人体消化吸收率可达96%，并能供给人体必需的氨基酸、矿物质、维生素A和维生素D；豆豉中含有多种营养素，可以改善胃肠道菌群，常吃豆豉可帮助消化，预防疾病。

备注

↘鲤鱼背上有两条白筋，这两条白筋是产生特殊腥味的东西。洗鱼时，必须将白筋挑出抽掉。经这样处理的鲤鱼，烧好后味道鲜美，没有腥味。在鱼腮下面的鱼皮上划一刀，再在鱼尾巴前划一刀，白筋会暴露出来，抽掉白筋即可。

鲤鱼海带粥

■**材料** 鲤鱼肉100克，海带、豆腐、胡萝卜、小米、大米各50克。

■**调料** 葱花、盐。

做法

1. 鲤鱼肉去刺、皮，洗净，用沸水焯后剁成蓉；海带泡发洗净，上锅蒸10分钟，取出切成碎丁；豆腐洗净，用沸水焯后，捣碎；胡萝卜去皮，洗净，切碎。

2. 小米、大米淘洗干净，入锅，加入适量水，放入鲤鱼肉蓉、海带、豆腐、胡萝卜、葱花搅匀，煮熟后，放入少许盐即可。

营养点评

这道菜可以增加多不饱和脂肪酸、碘、钙、膳食纤维等营养素，有助于宝宝大脑发育，增强记忆力。

虾球大米粥

■**材料** 鲜虾150克，大米、糯米各50克。

■**调料** 盐、白糖、淀粉、葱粒。

做法

1. 鲜虾去壳，除去沙线，加适量白糖和盐腌20分钟左右，沥干水，再加淀粉拌匀。

2. 大米和糯米洗净，放入水锅中，大火煮沸后用小火继续煮。

3. 粥煮熟时，将虾仁入锅，沸后加入适量盐、葱粒即可。

营养点评

鲜虾中的氨基酸比例合适，适于宝宝的身体吸收，能补充大脑中的多不饱和脂肪酸，提高宝宝记忆力。

八宝粥

■**材料** 糯米150克，红小豆、绿豆各75克，红枣、莲子、核桃仁、花生仁、栗子各50克。

做法

1. 红小豆、绿豆洗净，分别放入锅中，加清水，没过豆面4厘米，上火煮1小时，至豆皮绽开，豆汤快熬干时即可。

2. 莲子泡好，去莲心，洗净；剥去栗子内外两层皮，洗净；剥去核桃仁外皮，掰成小块；花生仁放入沸水盆中浸泡10分钟，去衣；红枣洗净，去核；糯米洗净。

3. 锅内倒入清水，大火烧沸，放入糯米、红小豆、绿豆、莲子、栗子、核桃仁块、花生仁、红枣，再煮沸，然后用小火熬30分钟左右，熬至米烂汁稠即可。

芝麻拌芋头

材料 小芋头2个、熟芝麻1大勺。

调料 生抽、海味汁。

做法

1. 将芋头洗净，分别对切成两半，封上胶膜，放入碗中，移入微波炉加热至熟软，取出去皮，捣成泥状。

2. 芝麻放入碗中，加入芋头泥拌匀，淋入生抽、海味汁拌匀即可。

营养点评

对于1～1.5岁幼儿，不会嚼碎芝麻外皮，而芝麻外皮幼儿的肠道不能消化，会被整粒排出，所以，此菜以芝麻酱为宜。

牛腩胡萝卜烧土豆

材料 牛腩500克、土豆3个、胡萝卜1根。

调料 酱油、料酒、大料、陈皮、盐、糖、味精、水淀粉、植物油。

做法

1. 将牛腩切小块，焯烫以去除血水；胡萝卜洗净，去皮，切小块；土豆洗净，去皮，切小块，用热油炸过捞出。

2. 将牛腩块与大料、陈皮放入锅内，加水烧沸，淋料酒后改用小火煮半小时，再放入胡萝卜块和土豆块同煮，加入酱油、盐、味精、糖和适量的清水煮熟。

3. 拣去大料和陈皮，用少许水淀粉勾芡即可。

鸡蛋炒南瓜

材料 南瓜300克、鸡脯肉150克、豌豆30克、鸡蛋1个（取蛋清）。

调料 植物油、盐、鸡高汤、料酒、干淀粉、香油、水淀粉。

做法

1. 南瓜洗净，去皮、瓤，切小块；鸡脯肉洗净，切丁，用鸡蛋清、少许盐、干淀粉、料酒拌匀，腌20分钟；豌豆洗净，放沸水锅中焯烫，捞出沥干。

2. 炒锅倒油烧热，下入南瓜块翻炒至五成熟，放入鸡丁、鸡高汤炒至鸡肉变白，再加入豌豆、盐，炒至熟，用水淀粉勾芡，淋上香油即可。

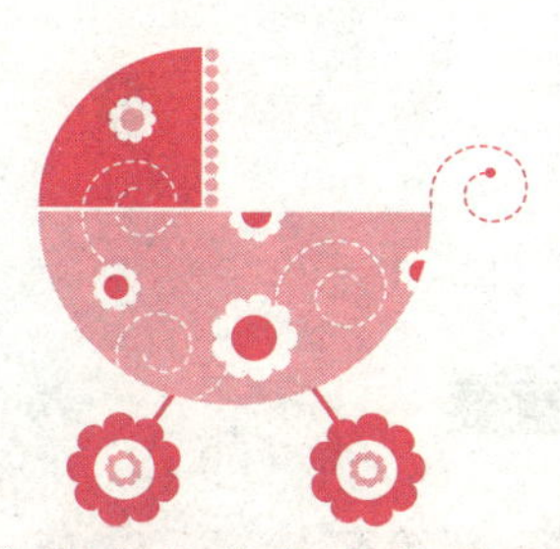

第9章 婴幼儿 教你正确养护宝宝

给宝宝最精心的照顾，让宝宝全面健康的发展是每一位父母亲的愿望。面对身心成长十分微妙的小家伙，父母们绝对不可掉以轻心。本章从日常生活的点点滴滴中呈现了养护宝宝的方法，只要你用心去做完全可以成为育儿专家。

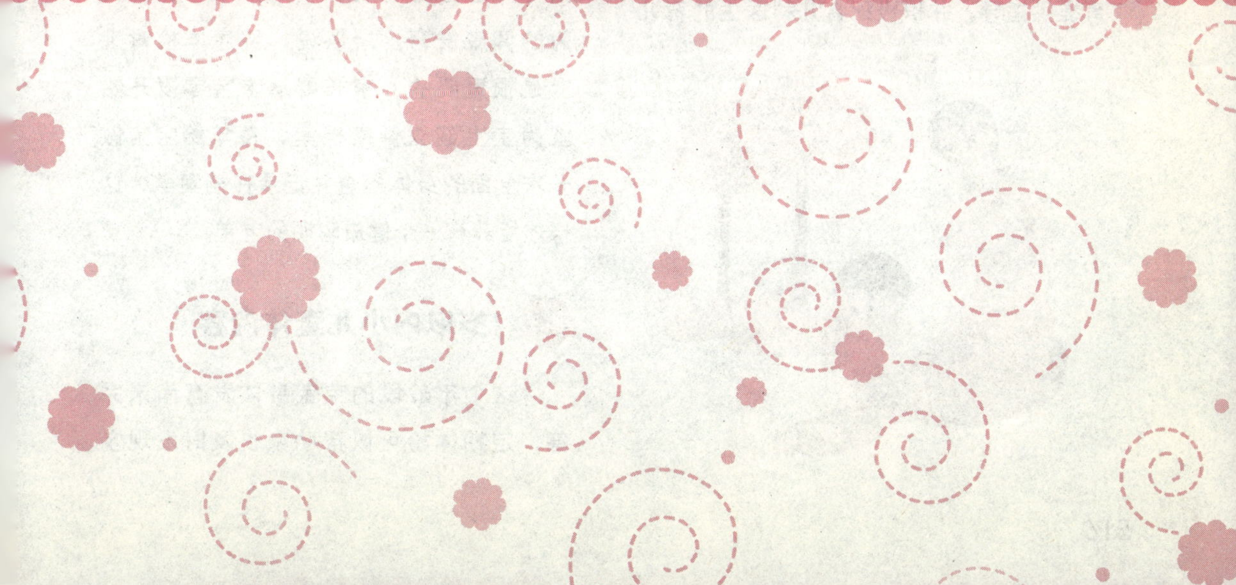

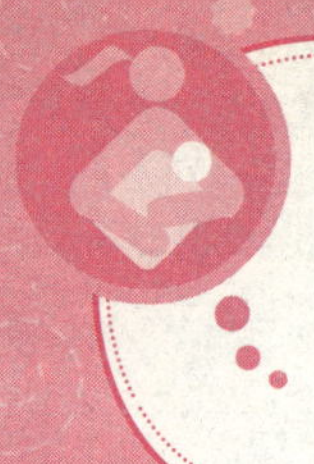

jiankang tijian yu yufang jiezhong

健康体检与预防接种

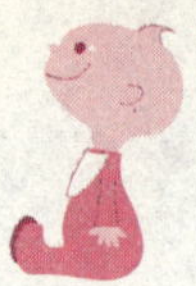

健康体检对宝宝很重要

宝宝的诞生就像天使降临一样给家人带来了无限的幸福和欢乐。现在多数父母都把宝宝视为掌上明珠，希望宝宝能够健康成长。但是也有部分家长会认为自己的宝宝能吃能睡、活泼可爱就是身体健康。

其实，调查数据显示，约有六成的宝宝患有营养不良、肥胖、贫血、心理卫生等身心疾病，而诊治率却不足10%。通过对小儿的健康状况、生长发育情况进行连续监测，可以准确掌握婴儿的成长与发育情况，及早发现病症，对宝宝的营养和教育提供指导，并积极配合儿科医生的育儿指导，这些都有利于小儿体格与社会行为的健康发育。所以说，健康体检对宝宝是很重要的，家长要从宝宝零岁开始就为宝宝建立健康档案，每年给宝宝做一次全面的身体检查并记录在档案里，这样才能养育一个健康聪明的宝宝。

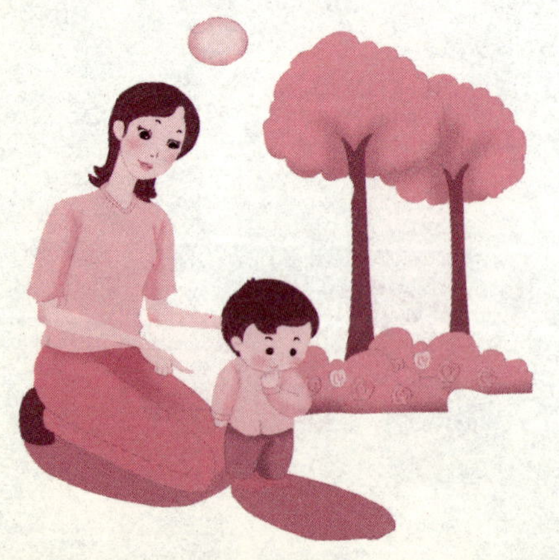

爱心小贴士

定期健康查体的具体日期*

宝宝出生后42天左右要到医院做产后检查，了解这段时间喂养及身体发育状况。3个月时，到就近医院的儿保科建立系统管理档案，进行4：2：1查体，即1岁内查体一次，每隔3个月检查一次身体，一般为满3个月、6个月、9个月、12个月；3岁之内每年查体2次，即每隔半年查1次；3岁以后，每年查1次。

1岁以内小儿查体内容

这个年龄段的宝宝身体发育尚未完善，定期体检可以帮助家长及时发现宝宝成长过程中出现的这样或那样的问题。主要是对小儿生长发育指标进行监测，体检内容包括身长、体重、头围、胸围四项指标，还要对小儿视觉、心理、智力发育进行筛查和咨询，做到早发现、早治疗、早干预。除了要监测宝宝的生长发育情况外，还要对小儿“四病”（即佝偻病、营养性贫血、腹泻、肺炎）进行防治宣教，家长要遵照医护人员的建议，做到合理科学地护理和喂养宝宝，一旦发现小儿患了某种疾病，要及时治疗。

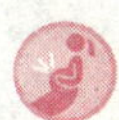

1～3岁小儿查体内容

1～3岁的宝宝生长发育的速度比婴儿时期有所减慢，但是仍然非常迅速，对各种营养素的需求都还很高。加上正处于断奶后时期，原来的辅食变为主食，喂养不当极易引起小儿腹泻，影响生长发育。

健康体检时除了要继续监测身高、体重、头围、胸围等几项指标外，还要注意合理喂养及智力筛查，家人要细心观察宝宝细小动作或是大动作的发育状况是否良好。

这个年龄段的宝宝生活上逐渐有自我独立性，但是随着活动范围的加大往往会发生意外事故，为此，家长要听从医护人员的指导，避免宝宝发生意外事故，如避免烧烫伤、吞食异物、避免中暑、意外溺水等。

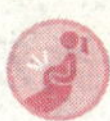

3～6岁小儿查体内容

3～6岁的幼儿身高、体重的增长速度相对缓慢，但是已经基本掌握了走、跑、跳、爬、攀登等动作，躯干和四肢的肌群发育也很好，而且抵抗疾病的能力渐渐增强。同时，这个年龄段的宝宝语言能力有了飞跃的发展，可以用语言表达自己的需要，但是随着活动范围的扩大和好奇心及求知欲的增强，往往比3岁以内的宝宝更容易发生意外事故，为此，家长一定要加强这方面的护理工作。进行健康体检时，医护人员还会告诉家长如何培养宝宝独立生活的能力，从哪些方面及早发现宝宝视力、听力、体格及精神发育上的障碍。此外，家长也要积极配合医护人员做好异常行为纠正的工作。

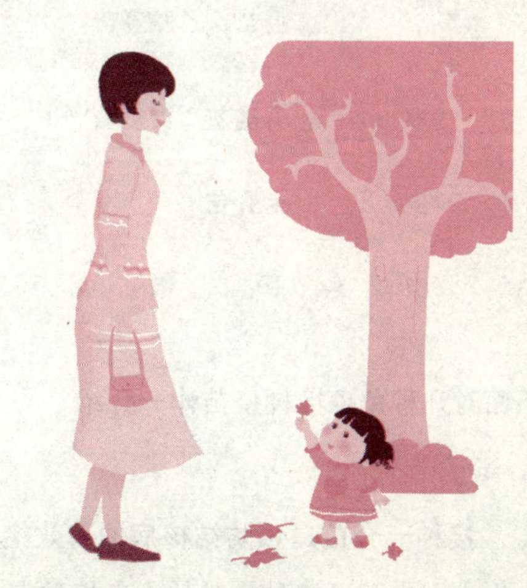

 小儿预防接种的时间、种类及方法

目前我们国家已经有宝宝免疫程序的明确规定，所有符合条件的儿童都必须完成以下的免疫接种：卡介苗、乙型肝炎疫苗、脊髓灰质炎疫苗、百白破三联疫苗、麻疹减毒活疫苗，以预防结核病、乙型肝炎、脊髓灰质炎、百日咳、白喉、破伤风、麻疹七种严重危害宝宝健康的疾病。具体接种时间、疫苗种类及方法如下表：

时间	种类	方法
初生	卡介苗	皮下划痕法
2个月	脊髓灰质炎疫苗（Ⅰ）	口服糖丸
3个月	脊髓灰质炎疫苗（Ⅰ、Ⅱ）	口服糖丸
4个月	百白破疫苗（第一针）	注射
5个月	百白破疫苗（第二针）	注射
8个月	麻疹疫苗	注射
9～10个月	百白破疫苗（第三针）	注射
1岁	小儿麻痹疫苗（Ⅰ、Ⅱ、Ⅲ）；百白破疫苗、麻疹疫苗；乙脑疫苗	口服糖丸、注射
2岁	脊髓灰质炎疫苗（Ⅰ、Ⅱ、Ⅲ）、乙型肝炎疫苗	口服糖丸、注射
4岁	卡介苗	皮下划痕法
6岁	百、白、破	注射

下面对几种免疫接种疫苗作一介绍。

卡介苗

接种卡介苗是预防结核病的有效措施，能使结核病的发病率减少80%～90%。新生儿出生一周内即可接种，其他人在接种卡介苗之前，一般应先做结核菌素试验，凡是没有受

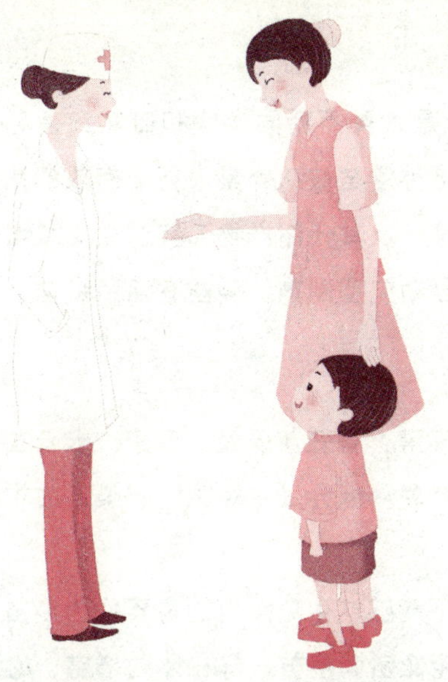

到结核菌感染的人都可以接种卡介苗。卡介苗的接种方法有口服、皮上划痕、皮内注射三种，接种2～3周后，注射局部会出现红肿硬结，然后逐渐形成脓泡或小的浅表溃疡，一般2个月左右便可结痂而愈。尽管接种卡介苗是安全的，但对早产、难产的新生儿、婴儿腹泻者、发热体温在37.5℃以上者，全身湿疹或有全身皮肤病者以及各种急性传染病者，为了慎重起见，均应暂缓接种。

脊髓灰质炎疫苗

脊髓灰质炎疫苗能预防小儿麻痹。

该疫苗一般在宝宝满2个月时开始口服糖丸，每月一次，每次一粒，务必接种三次。服用后一般无不良反应，仅见少数轻微胃肠道症状。需要注意的是，宝宝腹泻要避免接种，如果出现高烧、免疫能力受损、患胃肠病的情况也要暂停。口服疫苗前后30分钟不可吃任何东西；此种疫苗只能口服，不能注射。

百白破疫苗

它是百日咳、白喉、破伤风三种混合疫苗的简称，百日咳是急性呼吸道细菌感染，容易侵犯5岁以下儿童，影响呼吸和进食。白喉是白喉杆菌引起的呼吸道感染，会引起心肌炎或神经炎，死亡率高达10%。破伤风患者牙关紧闭、肌肉收缩、僵直。这三种传染病，严重威胁着宝宝们的健康成长，为此，一定要按时给宝宝进行“百、白、破”预防针的注射。

第一次接种是出生后3个月，以后间隔1个月再接种第二次，连续3次，间隔1年再注射1次。接种后宝宝在注射部分会有红肿疼痛，两天内出现发烧、食欲减退等不适症状；但出现持续高烧、抽筋等情况，要立即到医院就诊。如果宝宝患有感冒等疾病，要延缓接种，第一次与第二次间隔2个月，第二次与第三次间隔6个月。只接种1次，几乎毫无效果，如果接种2次，可以基本达到免疫效果，最好接种3次。

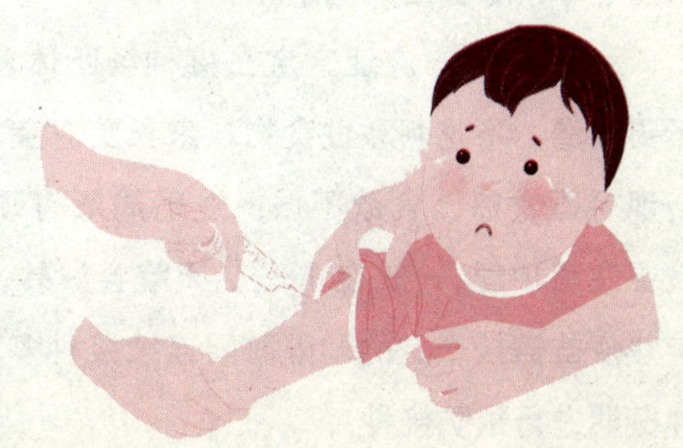

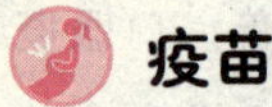

疫苗的种类

从某种意义上来说，人类繁衍生息的历史就是人类不断同疾病和自然灾害斗争的历史，控制传染性疾病最主要的手段就是预防，而接种疫苗被认为是最行之有效的措施。疫苗是将病原微生物（如细菌、立克次氏体、病毒等）及其代谢产物，经过人工减毒、灭活或利用基因工程等方法制成的用于预防传染病的自动免疫制剂。疫苗有活菌疫苗、死菌疫苗、类毒素三种，其特点如下：

- **活菌疫苗** 减毒活疫苗作为疫苗用，如小儿麻痹、脊髓灰质炎、麻疹、卡介苗等。接种活疫苗免疫力长久持续，用进行数次追加免疫。但会发生轻微的感染，血中与细胞双方的抵抗性会提高。
- **死菌疫苗** 这种疫苗可以杀死病原体，只留下能够产生免疫力的毒素作为疫苗，如百日咳、乙型脑炎、流行感冒等。这种疫苗不能像活菌疫苗一样在体内增殖，必须经常追加接种，以强化免疫。
- **类毒素** 这种疫苗可以取出病原体的毒素，削弱毒性而进行无毒化处理，如白喉、破伤风疫苗。与死菌苗相同，不具有持续力，必须经常追加接种。

接种疫苗前后要注意什么

1. 接种疫苗前 大人应向医生说明宝宝的健康状况，有急性传染病（包括处于恢复期）、慢性疾病（如心、肝、肾疾病）、活动性肺结核、中枢神经系统疾病或有过敏史的宝宝都不宜进行疫苗接种。这些宝宝需在疾病愈痊两周后，经医生检查认为没有接种“禁忌症”方可接种。打防疫针前应给宝宝洗一次澡、换件干净衣服，并带好预防接种手册和有关疾病挂号本，尽量由妈妈陪伴。

2. 接种疫苗后 应让宝宝在接种场所休息 15 ~ 30 分钟，回家后要禁止剧烈活动，暂时不要洗澡，不吃刺激性食物。家长要对宝宝细心照料，注意观察，多喂些开水。如果宝宝出现轻微发热、食欲不振、注射局部有硬结等情况，大人不必紧张，也无须特殊处理，只要注意护理，一般在 1 ~ 2 天就会好转。如果反应加重，应立即请医生加以诊治。另外，有些疫苗需按一定的间隔时间连续接种多次才有效，为此一定要按照规定的免疫程序、接种日期进行预防接种。

重视预防接种后的异常反应

多数生物制品的接种反应轻微，时间也较短暂（一般在1～2天内就会消失），无须做任何处理即可恢复正常。而某些情况下，反应可能加重。预防接种后常见异常反应包括晕厥（俗称晕针）、过敏性休克、过敏性皮疹、接种活疫苗后的全身性感染、血管神经性水肿等。

晕厥

〖症状〗注射后会表现出先紧张、面色苍白、出虚汗，继而失去知觉、小便失禁等。这是由于被接种者精神过度紧张和恐惧，引起短时间失去知觉和行动能力。宝宝在空腹、过度疲劳及空气污浊、天气闷热时，最容易发生这种反应。

〖处理方法〗一旦发现出现晕针，大人应马上让宝宝平卧，保持安静，并喂些热水或糖水，片刻之后就会缓解。要是数分钟后还不见好转，要立即请医生进行诊治。

过敏性休克

〖症状〗有的宝宝注射后会出现皮肤瘙痒、烦躁不安、面色潮红或苍白、呼吸困难、大小便失禁甚至神志不清等异常反应，这种情况多在注射疫苗后数分钟，迟至数十分钟发生。

〖处理方法〗如果宝宝出现这种反应，大人要立即让宝宝平卧，将头部放低，等待医护人员的到来，严重时可就地进行皮下或静脉注射肾上腺素，并注意密切观察病情，及时治疗抢救。一般建议家长给宝宝注射疫苗后，要在现场观察30分钟左右，发现没有异常再离开。

变态反应

〖症状〗如过敏性皮疹、血管神经性水肿。过敏性皮疹较为常见，以荨麻疹居多，一般在接种后数小时到数天发生，接种活疫苗在1～2周内发生，严重者要给予抗过敏药。

〖处理方法〗个别宝宝在接种后1～2周内会出现血管神经性水肿，注射部位红肿范围加大，皮肤发亮，严重者水肿还会扩大到整个上臂及手腕。除了服用抗过敏药物外，还可用湿毛巾进行局部热敷。

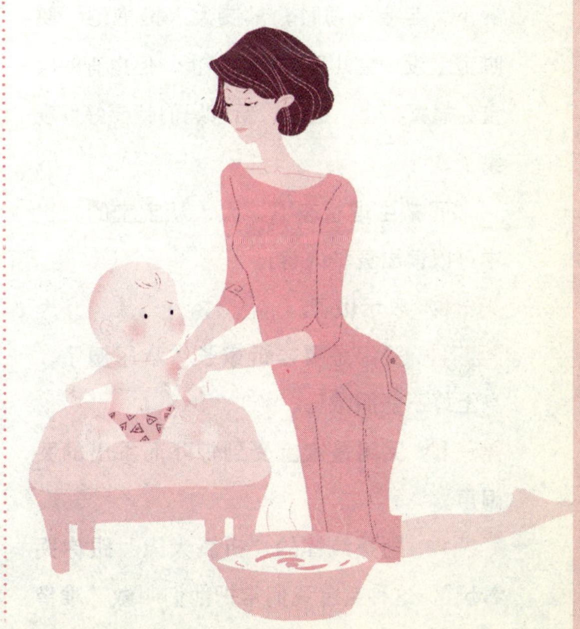

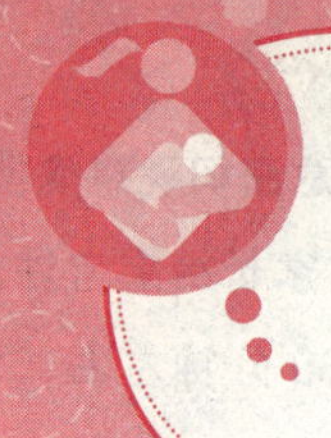

changjian wenti yu yingdui jiqiao >

常见问题与应对技巧

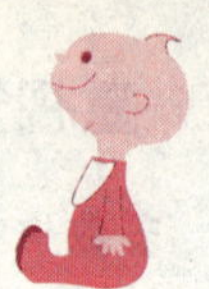

每一个宝宝都是爸爸妈妈的“心头肉”，但由于缺乏经验，新爸妈们往往在很多问题上束手无策，甚至为让宝宝那么小就要“受苦”而懊恼不已。针对新爸妈可能遇到的困惑，我们在此为你一一解答。

哭闹

眼泪是人类独有的情绪语言，对于刚刚出生不久的宝宝来说，哭更是他表达情绪的唯一方式，面对哭闹不止的宝宝，新爸妈们总是感到困扰不已。其实，正常情况下，宝宝哭闹时，只要大人抱抱他、哄哄宝宝没一会儿工夫就会停止，但也有的宝宝会痛哭不止，这时，新爸妈们就要好好观察了。

正常生理状态下，大人从宝宝的哭声中可以读出五种内容：

第一种 表示饿了。

第二种 哭闹是要告诉家长“我尿湿了，身上好不舒服哦”。

第三种 哭闹是宝宝受到惊吓而发出的哭闹声。

第四种 则是纯粹的“折腾大人、跟你哭着玩”，这种宝宝我们常把他们叫做“难带儿”，这些宝宝天生难伺候、喜欢哭。

第五种 有部分宝宝确实是因为身体患有什么疾病才哭闹的，比如湿疹、先天性心脏病、佝偻病和其他一些代谢性疾病等。

当大人读懂宝宝哭声后，就要立即找出回应对策。因为不同的哭声需要不同的回应。但是大人也不要在宝宝一哭闹时就立即哄抱，经常这样容易让宝宝日后形成任性、脆弱、偏激的性格。

那么，大人如何对宝宝的哭闹“对症下药”呢?

- **宝宝饿了** 宝宝哭声常常是由弱变强，再由强变弱，而且哭声响亮、节奏欢快，有的还会伴有撅嘴歪头、向周围探索的动作，可是一旦碰到奶头、奶嘴后哭声就会停止，这种哭声是宝宝因饥饿而哭。这时妈妈要马上抱起宝宝，第一时间用语言安慰宝宝，并给宝宝喂奶。
- **宝宝尿湿了** 哭声不响，节奏比急需喝奶时发出的哭嚎缓慢，但常伴有躯体转动不安，哭过几声后如果没有人应答会慢慢停止哭闹，这是宝宝尿湿了的哭闹。这时，大人不要指责宝宝的哭闹行为，否则会让宝宝委屈，反而要予以表扬，并立即给宝宝换上尿片。

● **宝宝病了** 宝宝痛哭不休，而且脸色也不是很好，好像有呕吐的欲望，或是发现宝宝的粪便掺着血液和黏液，这种情形下的哭闹说明宝宝可能是肠套叠，要及时带宝宝去医院就诊。

有的宝宝一到晚上就哭个没完，夜啼的原因有许多，如太热、太冷、口渴、皮肤痒等。遇到宝宝夜晚啼哭，大人要把宝宝抱起来微微摇动身体，这样，宝宝就会很快安静下来。而平常很少夜哭的宝宝，要是半夜突然大哭起来，则可能有特殊原因，要仔细检查一下，查看宝宝是否出现身体异常。

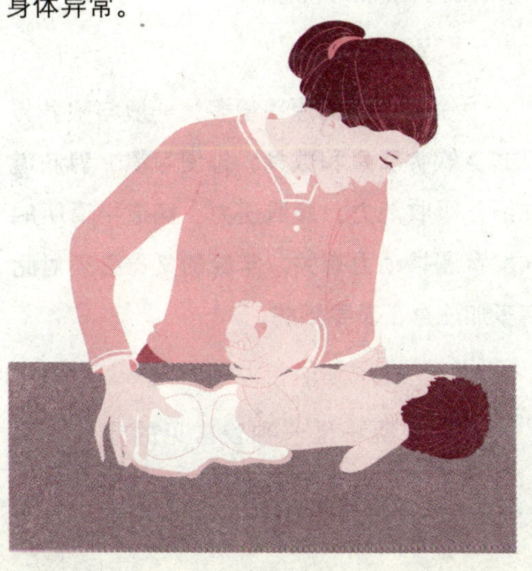

有的宝宝发热、摸到耳朵就哭、摇头或吐奶，突然痛哭后会停止呼吸几秒钟，起初脸色红润，之后又渐变成紫色，当宝宝精疲力竭时，更是剧哭晕厥。这种发作只是一下子，常见于情绪不稳定的婴儿。可能是患了中耳炎，应立刻到医院检查。

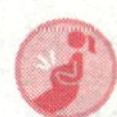

多汗

一般来说，引起宝宝多汗的原因主要有两方面：生理性多汗和病理性多汗。

生理性多汗

如气候炎热时，宝宝玩耍后或是晚上被子盖得太厚等原因引起宝宝多汗。这是正常的现象，医学上称为生理性多汗。

病理性多汗

宝宝常会表现为安静时或晚上一入睡后就出很多汗，而且还会弄湿枕头、衣服，这就是医学上所说的“病理性出汗”。这种现象多由某些疾病引起，如婴幼儿活动性佝偻病、小儿活动性结核病、小儿低血糖、吃退热药过量等。对于此种情况，父母要及时带宝宝去医院就医。

如果是生理性多汗，新爸妈们可以对宝宝进行一些必要的护理。

注意宝宝的衣着及盖被。如果宝宝在冬天保暖过度，晚上又盖好几床棉被，容易大量出汗。

当弄湿的衣服及盖被没有及时换掉时，宝宝用自己身体温度捂干湿衣服，反而容易受凉而引起感冒发烧及咳嗽，出汗严重的宝宝还会引起脱水。

宝宝出汗除了失去水分外，同时也失去一定量的钠、氯、钾等电解质。父母要及时给宝宝喂淡盐水，以维持体内电解质平衡，避免脱水而导致虚脱。

及时擦干宝宝的身体、更换内衣、内裤，因为宝宝皮肤娇嫩，过多的汗液积聚在皮肤褶皱处如颈部、腋窝、腹股沟等处，容易导致皮肤溃烂并引发皮肤感染。

宝宝多汗时大人应仔细观察有无其他并发症，并及时去医院就诊。

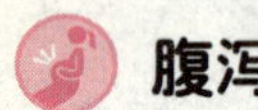

腹泻

几乎每个宝宝都不止一次地拉过肚子，尤其是年龄较小的。看着宝宝上吐下泻时，妈妈们的心里都很着急，盼着宝宝快快地好起来。于是，一股脑儿地给宝宝服用各种药物。其实，只要宝宝身体健康，精神劲儿足，也没有食欲不振的现象，即便每天排便在4～5次，甚至是8～9次，也属于正常现象，家人不必过于担心。

然而，如果发现宝宝的粪便发出恶臭味，且掺杂着许多血丝、脓或黏稠液体，并有发热或是呕吐症状时，要速到医院就诊，在医生的指导下用药，千万不可自行用药。

为了不影响宝宝的生长发育，大人要随着宝宝的生长发育了解拉肚子的情况。比如，宝宝刚开始添加辅食时，也会出现腹泻的反应，这时家长就不能再添加以前未添加过的辅食，也不能自行增加食物的量，过上2～3天，宝宝的腹泻就会自然痊愈，如果情况没有好转，要去医院检查。给宝宝喂奶时要咨询医护人员是否要对牛奶进行稀释或是脱脂处理，通常医生会告诉你喂牛奶的时间要间隔4小时以上，以尽量减少宝宝的肠胃负担。

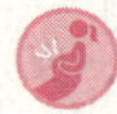

便秘

主要症状

排便困难的宝宝排便时会因肛门疼痛而哭闹不止，多日未排便的宝宝，由于粪便中毒素的影响，还会出现精神不振、食欲不好、腹胀等现象。

便秘原因

引起便秘的原因很多，一般与喂养方式、饮食质量和数量、排便习惯、胃肠道消化吸收能力、腹肌压力、肠道平滑肌的发育和推动力有关。年轻的父母必须对此多加注意，及早预防。

一般护理和治疗

宝宝便秘是一种较常见的症状，父母亲千万不要手忙脚乱，只要细心喂养，讲究科学护理，宝宝就会康复得很顺利。

多数宝宝的便秘属功能性便秘，与饮食不当、排便不规律、先天性生理及解剖缺陷或是精神因素有关，经过饮食、生活作息等的调理可以痊愈。

〖开塞露通便法〗开塞露是用甘油或是山梨醇制成的，装在塑料囊内，使用时将开塞露的尖端封口剪开（管口处如有毛刺一定要修光滑，以免刺伤肛门）；然后挤出少许药液滑润管口，并让宝宝侧卧，将开塞露管口插入他的肛门，轻轻挤压塑料囊使药液射入肛门，再拔出开塞露空壳，同时在宝宝肛门处夹一块干净纸巾。

护理时要嘱咐宝宝尽量等到不能忍受时再排便，以充分发挥药液刺激肠道蠕动、软化大便的作用，达到最佳效果。

〖按摩法〗手掌向下，平放在宝宝脐部，按顺时针方向轻轻推揉，以加快宝宝肠道蠕动进而促进排便，并且有助于消化。

〖肥皂条通便法〗大人把双手洗净，将肥皂削成圆锥形，先用少许水将肥皂润湿，再缓缓插入宝宝肛门。尽量让肥皂条在肛门内多停留一段时间，以达到充分刺激畅道蠕动的作用。

〖科学喂养，正确添加辅食〗婴儿在接受新食品时，容易出现便秘，家长在给宝宝添加辅食时一定要遵循由一种到多种、由少到多的原则。以婴儿营养米粉为例：对3～4个月的宝宝来说，刚开始时喂1～2汤匙，2周后再增加至4～5匙。同时，还要注意多饮水、多食富含纤维素的蔬菜汁或是蔬菜泥，比如南瓜汁、菠菜汁、胡萝卜汁等。

〖训练宝宝定时排便〗一般从3个月开始，家长就要有意识地训练婴儿养成按时排便的习惯，使其逐渐形成条件反射，定时产生便意。

爱心小贴士

血便*

宝宝偶尔会排出血便，家长不必太担心。如果粪便太硬常会磨破肛门，引起出血。便后可用软纸或布擦干净，也可以用温水洗净或是在肛门处涂擦些呋锌膏。肛门肿大时，则应到医院及时就诊。如果粪便掺杂着黏液和血液，但是宝宝情绪佳、也有食欲，可能是过敏性血便，不必担心。如果宝宝粪便中有少量血丝，并且宝宝出现面黄等贫血现象，家长要注意观察是否是寄生虫感染或是肠息肉等，并立刻带宝宝去医院进行诊治。对于因肠套叠或痢疾而排出血便时，宝宝大便中会掺杂血液、黏液，甚至是脓液，还伴有哭闹、发热、呕吐等现象，这时要请医生帮助，并记得带上宝宝的粪便。

不会吸乳头

刚刚出生的宝宝第一次和妈妈接触时，就有张嘴寻找乳头的欲望，这是任何人生来就有的反射反应。而有的宝宝对妈妈的乳头会没有反应，尤其是刚出生不久的新生儿。这可能与妈妈乳头太大、太小或是内陷有关。在这种情况下，哺乳就成为妈妈的头等难事，不过不必过分担心，下面介绍几种措施。

- 给宝宝喂奶前选择一种舒适的姿势，最好是坐位。

喂奶前妈妈先用热毛巾把乳房敷一下，3~5分钟后再按摩一下乳房（以促进排乳反射）；然后挤出部分乳汁让乳晕变软，经常这样刺激乳头，会让她变得更挺，待宝宝吸吮时就会把乳头及大部分乳晕含在嘴里，在他的小嘴里自然会形成长乳头，哺乳也成为一件轻松的事情了。

- 当宝宝饥饿的时候，妈妈要先让他吸吮平坦的乳头，此时他的吸吮力很强，自然能够顺利地吸吮到乳头。

哺乳结束后，妈妈要养成戴乳头罩的习惯，以免乳头下陷。

偏食及挑食

喂养宝宝的过程中，随着宝宝年龄的增长，对某些食物或是调味品会产生特殊的喜好，挑食、偏食对正处于生长发育期的宝宝的身心发育都危害极大。因为每一种食物都含有不同的营养素，而且不同的营养素有特有的生理功能，如果各种食物都吃点，能平衡膳食，更有利于宝宝健康成长。

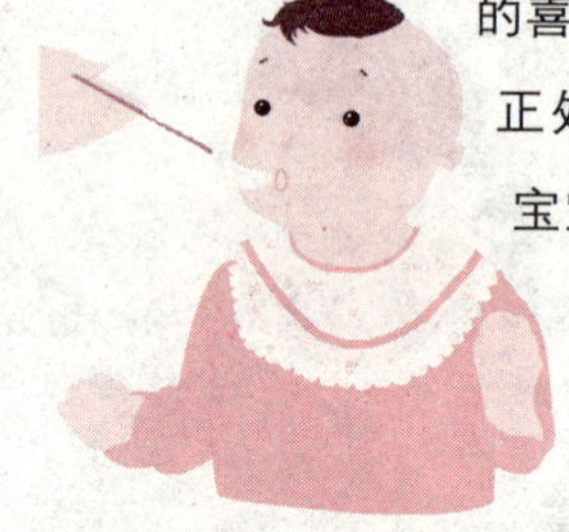

纠正宝宝挑食、偏食的习惯，家长切勿操之过急，一定要循循善诱、有决心和耐心。

1. 宝宝厌恶蔬菜怎么办 这类食物尽管含有营养价值较高的纤维，但是宝宝的味觉对此多不敏感，大多会产生厌恶情绪，尤其是胡萝卜类蔬菜。

这时，不妨把蔬菜切细，加入蛋、豆腐，做成肉丸，让宝宝感觉不出蔬菜的味道，而且也可把搅碎的胡萝卜泥和苹果汁混在一起，或者把蔬菜和肉食放在一起煮烂，烹制时加适量的咖喱来提味，这样，宝宝就会渐渐地喜欢上这种口味了。

2. 宝宝厌恶鱼怎么办 鱼类食物或是其他海产品大多有难闻的腥味，尤其是鱼肉的鱼刺也容易让宝宝产生抵触情绪。

家长不妨在鱼肉中加些番茄酱或是咖喱来变换口味，这样还能消除腥味。如果你给宝宝蒸鱼的话，还可以略微加点沙拉，鱼肉的味道就会大不一样。

3. 宝宝厌恶肉怎么办 有的宝宝不喜欢肉因为其肉质坚硬、难以咀嚼或是油脂较多。家长调理时可用咖喱、番茄酱来改变味道，炸或红烧炖熟的方法也不错。

有的宝宝不喜欢肉质太细的口感，可以把宝宝喜欢的食品，如土豆块、南瓜泥、豆腐块、蒸蛋等食物与肉类食物混在一起，这样，宝宝就会在不知不觉中进食。为宝宝制作牛肉、猪肉、鸡肉等时，不妨把肉绞碎或切细，再进行烹调。还可以用蛋或豆制品来代替，大部分的宝宝都喜欢吃蛋，可以做成蒸蛋、荷包蛋等。

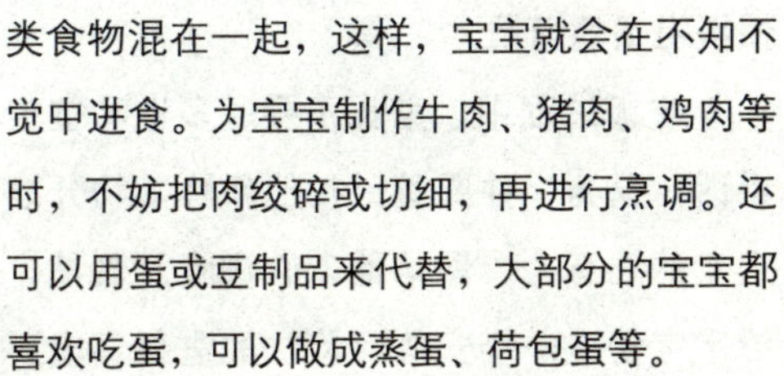

4. 宝宝厌恶奶怎么办 有的宝宝生来就不喜欢喝牛奶，因为牛奶的味道让他们觉得很难受。烹调时只要在牛奶中添加鱼或鸡肉、土豆、胡萝卜、葱等蔬菜，然后一起煮熟就可以了。或者在牛奶中添少许的糖或加入打碎的草莓、切细的香蕉等。

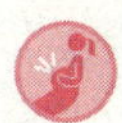

不会咀嚼

有些家长喜欢给宝宝喂泥状或打碎的食物，造成宝宝到了三四岁，不但不会自己动手吃饭，甚至连咀嚼都不会。其实，宝宝在关键时期缺乏锻炼，很容易影响咀嚼和吞咽固体食物的能力。

一般来说，正常宝宝在4～12个月时正是循序渐进接受各类食物的最好时机。特别是宝宝9个月以后，更要培养他吃一些粗糙的小块食物，1岁以后，要培养他吃一些段状的食物以及一些软软的干饭，这样才能很好地锻炼宝宝的咀嚼能力和吞咽能力。

反之，如果家长总是给宝宝吃细软的食品，咀嚼肌得不到锻炼，等他们有了自主意识后，就会拒绝吃那些需要费力才能嚼得烂的食物，而咽部则得不到锻炼，有的宝宝就会表现为嘴里含着东西不咽，有的宝宝则是一吃粗糙的东西就恶心想吐。

温馨小提示

在宝宝1岁以后，家长一定要有意识地给宝宝创造咀嚼环境，如给宝宝一些薄馒头片、面包片、水果片，让他们自己咬着吃。当然，每个宝宝情况不同，咀嚼吞咽能力不强也可能与自身特点有关，或是宝宝不愿意吃某些食物，也可能因为宝宝食欲不振或胃肠道不适。建议家长要根据宝宝的特点，让他们由软到硬、循序渐进地锻炼咀嚼能力，这对面部发育、生理发育都很有帮助。

边吃边玩

随着宝宝的长大，人也变得越来越淘气，就连规规矩矩吃饭也成了一件难事。每次吃饭都要妈妈在后面追着喊着，有时弄得全家人都围着他转。其实这样的做法，虽然能哄宝宝把饭吃下，但是总会带来很大的隐患。

● **影响心理发育** 随着宝宝年龄的增长，专注能力的培养要逐步加强，日常各种活动就是再好不过的锻炼机会，如专心看图书、玩玩具、听故事、学绘画等，当然，培养宝宝专心吃饭也是其一。

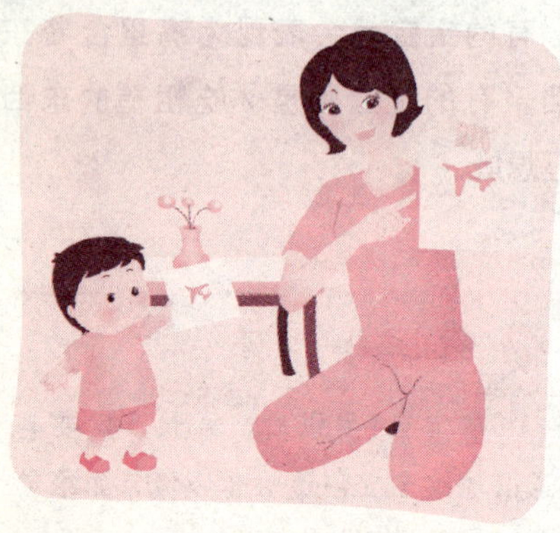

● **造成消化系统和神经系统的混乱，甚至引发某些病变** 因为人在吃饭时，整个消化系统都处在活动状态，大量血液会流到胃肠，这个部位会边机械蠕动边分泌消化液来消化食物。如果宝宝吃饭时玩玩具、走走跑跑、看电视、做游戏等都会刺激神经使神经兴奋，而大脑神经的视觉、听觉、触觉的活动也需要血液的供给，这样就会造成消化系统供血不足，长此以往会引起胃肠道疾病，大脑也会因血液供应不足而产生疲劳。

● **不利于养成良好的行为习惯，影响宝宝发育的社会进程** 在家庭中养成良好的进餐习惯，有助于以后进入托儿所、幼儿园适应集体生活，否则会影响宝宝的身体健康，还会使他在适应社会化的集体生活中遇到困难。

所以，家人一定要让宝宝养成在固定的时间、地点进食的规律，不让他玩，更不要让他做游戏、看电视或边走边吃，要培养宝宝动眼看食物、动手学吃饭、动嘴慢慢咀嚼的习惯。

吃饭过程中，家长不要过多地和宝宝讲话、逗弄，并要避免其他新鲜事物分散宝宝的注意力，影响他专心进食。当然，给宝宝营造一个安静、愉快的进餐环境对宝宝专心吃饭也是很有必要的。

总之，这个年龄段的宝宝的进食过程是一个复杂的行为，家长对待这个问题时不能怕麻烦、草率从事，也不能因为宝宝太小，就听之任之。要知道不良习惯养成后，纠正起来比培养好习惯要困难得多。

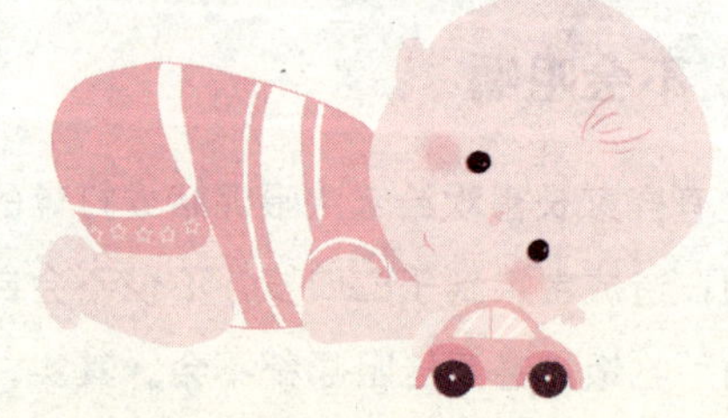

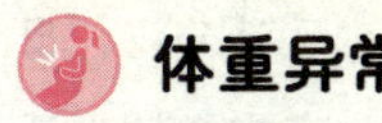

体重异常

体重是反映宝宝生长发育最重要、最灵敏的指标，它可以反映出宝宝的营养状况，尤其是近期营养状况。虽然出生时胖嘟嘟的宝宝比瘦瘦的宝宝更让父母放心，但医生们认为，并没有所谓的理想的出生体重，因为每个人的情况都不同。一般来说，足月出生的宝宝，体重大概在2500～4000克之间，只要你的宝宝体重在这个范围内，都可以说比较合适。可是婴幼儿食欲旺盛，很容易发胖，这也就是为什么现今肥胖婴儿越来越让人担心，尤其是那些家庭有肥胖病患者时更是如此。

关于肥胖度的判断标准方面，可以采用考普指数来判断，下表即3岁以下宝宝的肥胖程度（考普指数＝体重（克）/[身高（厘米）]^2×10）。

考普指数	20以上	18～20	15～18	13～15	13以下
肥胖程度	太胖	胖	正常	瘦	太瘦

那么，对于肥胖宝宝，父母亲该做些什么来保证他的健康生长发育呢？

- **要保证合理饮食、控制食量** 学龄前儿童主食量一般要控制在每天 100 ～ 150 克之间，同时添加些蔬菜、水果以消除饥饿感，并要减少糖、脂肪的摄取量。一定要减少肉类（每天控制在 50 克以下）、油炸类食物的过量摄取。与此同时，父母还要给宝宝补给生长发育所需的营养物质，如蛋白质、无机盐等。
- **要多做运动，积极参加集体活动** 让宝宝多做运动、多锻炼，不仅能增强宝宝的体质，还能让宝宝接触更多的人。以免发生自卑心理。
- **给宝宝适当按摩** 有条件的话，还可以做些适合宝宝的按摩。

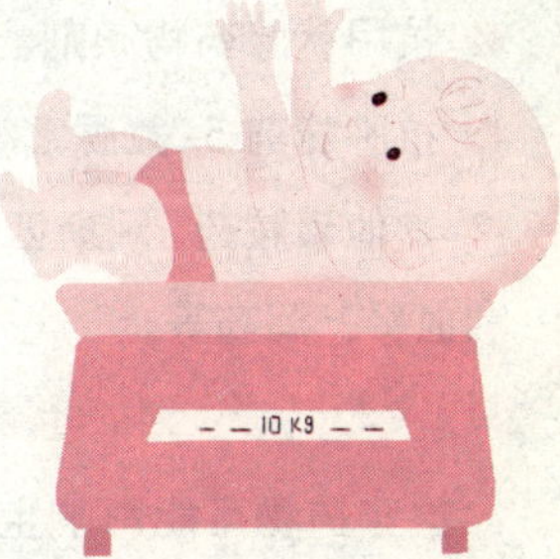

不过也有的宝宝考普指数在13以下，对于这种情况家长要查明原因，区别对待。

- 如果是喂养不当，要调整饮食结构，加强营养。
- 如果是体质性消瘦，家长不要勉强让宝宝增胖，避免强行喂食，否则会造成食欲不佳。
- 如果是病症引起的消瘦，要及时带宝宝去医院做检查并对症治疗。

感冒药、烟、酒与母乳

哺乳期妈妈最关心的事情就是：如果自己生病了，该如何用药。不少母亲担心自己吃药后对宝宝有不良影响，往往生病了也不敢用药。其实，哺乳期乳母吃药对宝宝是否有影响取决于药性及其在乳汁中的浓度。一般说来，乳母服药后，经胃肠道吸收到血液循环，其中约有1%～2%的药物会转运到乳汁，其量仅占用药量的0.025%～1.5%，这一剂量一般不会对婴儿产生不良作用。

有些药物能通过乳汁影响新生儿，主要有以下几类：

- 抗生素红霉素、氯霉素、四环素、卡那霉素等。
- 镇静药、镇痛药鲁米那、安定、氯丙嗪、吗啡、可待因、美沙酮等。
- 抗甲状腺药物碘剂、地巴唑等。
- 抗肿瘤药 5- 氟脲嘧啶等。
- 其他磺胺药、阿斯匹林、水杨酸钠、利血平、泻药等。

这些药物可能影响宝宝的肝功能、骨髓造血功能、呼吸功能、肾功能、听力等重要的脏器功能，影响宝宝的生长发育。

为此，乳母要在医生指导下科学地用药，以保证宝宝的安全和健康。

为了宝宝的健康，哺乳期妈妈也不能饮酒和吸烟。吸烟会减少乳汁分泌；母亲吸烟还会污染室内环境，宝宝常期生活在被污染的空气中，免不了要吸入有毒气体，不利于身体健康发育。喝酒后酒精在母体中循环，有一部分到达乳汁中，会影响宝宝的呼吸、睡眠。

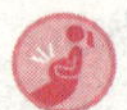

头上长痂皮

症状

有的宝宝，尤其是刚刚几个月的小婴儿，头皮上会长出一些类似鱼鳞的脏兮兮的痂皮，婴儿头顶上的头皮痂又叫乳痂。

原因

◎ 如果父母头屑多或患有脂溢性皮炎，子女易患乳痂。

◎ 母亲怀孕后期体内雄激素过多也会促使婴儿生成乳痂。

◎ 乳母饮食营养、婴儿喂养状况等因素都会影响乳痂的多少。

影响

◎ 乳痂较硬，紧贴囟门，会限制囟门伸缩的缓冲功能。

◎ 乳痂覆盖在囟门上，掩盖了囟门，这样医生就不能及时发现脱水（囟门凹陷）、颅内压增高（囟门饱满膨出）等症状，影响诊治。

◎ 乳痂内藏污垢，还会影响头部外伤处理，容易引起感染。

治疗

〖植物油泡洗法〗可选用菜油、橄榄油、杏仁油，将蒸熟放凉的植物油涂抹在患处，待痂皮变软后，用梳子轻轻梳几下就会自然脱落；然后用婴儿洗发液和温水洗净头部油污，擦拭干净就可以了（一次不行可多洗几次）。

〖洗发乳清洗法〗先给宝宝选用温和的婴儿洗发乳，将洗发乳倒在妈妈手心里，轻轻蘸湿宝宝长乳痂的头皮；用手掌或指腹轻轻揉搓；2 小时后，用温水洗去。这种方法要每天坚持 1 次，直至乳痂清除为止。

护理

〖坚持洗头〗宝宝出生后，妈妈要坚持给宝宝洗头，易生乳痂的头顶部更要重点清洗。妈妈在洗头时动作要轻柔，不要用指甲硬抠，更不要用梳子刮，以免损伤头皮引起感染。

〖调整母婴饮食〗B 族维生素有减轻乳痂生成和促进细胞再生的作用。6 个月以内的宝宝，妈妈可将液态复合 B 族维生素加入果汁中，这是供给宝宝 B 族维生素的最好办法。哺乳妈妈也要多吃富含 B 族维生素的食物，如动物肝脏、坚果、肾脏、蛋黄、豆类、鱼类等。

〖修剪头发〗宝宝头发过长很容易堆积乳痂，不便清除，最好给宝宝剪短发，这样护理起来也方便。

眼屎多

眼屎是眼睛分泌物，一般人都不以为意。但是如果宝宝眼屎过多，就不能掉以轻心了，因为这会影响到宝宝眼睛及视力发育。眼屎多主要有以下几方面原因：

1. 眼睫毛的刺激 正常宝宝 2 ~ 3 个月大时，早上醒来眼睛上可能会有些白色的眼屎。1 岁左右，睫毛会自然向外生长，眼屎渐渐减少。大人平时可用温毛巾擦干净，或是用消毒棉签蘸凉开水从内眼角向外眼角轻轻擦拭。

2. 宝宝体内有积热 即俗话常说的“上火”。宝宝常伴有怕热、易出汗、大便干燥、舌苔厚等症状。平时要多喂水，必要时服一些清热泻火、消食导滞的中药，情况异常者要立即到医院就诊。

3. 细菌感染 如果宝宝突然有很多眼屎，且呈黄色，还伴有眼充血、发红等症，可能是细菌侵入到泪囊，并在里面繁殖、化脓，脓性物无法排泄而堆积在眼角所致。若不及时治疗会影响小儿视力发育。这时不要擅自用滴眼药，要及时到医院就诊。宝宝卫生用具不能与别人混用，以防引起交叉感染。

4. 婴儿鼻泪管发育不全 婴儿鼻泪管较短，开口部的瓣膜发育不全，使眼泪无法顺利排出，导致眼屎累积。大人可每天用手在宝宝鼻梁处稍加按摩，以便畅通鼻泪管。

打喷嚏、流涕、鼻塞

有些小宝宝动不动就打喷嚏、流涕、鼻塞。遇到这种情况父母不必手忙脚乱，因为宝宝呼吸系统尚未发育完全，鼻腔非常狭窄，而且鼻黏膜血管丰富敏感，再加上宝宝自身免疫力较差，再过几个月后这种现象就会自然消失。

如果宝宝只是有点打喷嚏、流鼻涕，感冒程度也不明显，又没有发烧，大人可以用热敷的方法来照顾宝宝，把浸泡过的热毛巾拧干后敷到宝宝的鼻子到口唇的部位，等鼻黏膜充分湿润后，宝宝就会觉得很舒服了。或是用小棉花棒蘸点温开水帮他把鼻腔内的分泌物排出，清洁鼻腔。当然也可以为宝宝准备些温开水或是热牛奶，宝宝喝过之后鼻子也会很通畅。

在寒冷季节，宝宝的鼻黏膜对冷空气比较敏感，再加上宝宝鼻道狭窄，口腔及咽喉部位的分泌物增多，在打过喷嚏、接触到冷空气或哭过后，常常就会有流鼻涕的现象，继而出现鼻塞，有的还会夹着杂音。除了上面的护理办法外，宝宝睡觉时，妈妈还可以让他采取右侧睡，这样呼吸会较为顺畅均匀，只要小宝宝的食欲和精神都很正常，没有其他异常反应，大人就不必太惊慌。不过有的宝宝鼻塞严重时会出现呼吸困难、张嘴呼吸，甚至是拒乳、烦躁等反应，遇到这种情况大人除了给宝宝做热敷护理外，还可以滴1滴0.5%呋麻液。因宝宝过敏性体质而引起的过敏性鼻炎，往往会有打喷嚏、流涕、鼻塞的现象，对此情形大人也不要太顾虑，等宝宝稍大些时，体质得到加强时就会自然痊愈了。

爱心小贴士

耳朵渗液*

耳朵同身体其他部位一样具有举足轻重的地位，但耳朵也容易患上一些疾病。如果不及时正确地治疗和用药，美妙的声音就会在你耳边永远消失。耳孔入口处是皮肤，里面是黏膜，这个地方常有分泌物，较多时称其为湿耳，可以用棉花棒擦拭，往往会看到黄色的黏液状物，经常患湿疹的宝宝这一现象更为明显。此时可以用湿疹膏涂擦在外耳道，待湿疹痊愈后，渗液自然随之减少。如果发现宝宝耳朵流出脓性分泌物，并伴有发热、烦躁、耳朵疼痛等反应时，要立即去医院诊治。平时给宝宝洗耳时注意不要让水流进耳孔，并且保持耳孔清洁，不要乱挖耳孔。

咳嗽

婴幼儿身体娇嫩，身体各个系统还未发育完全，极易发生咳嗽。其实咳嗽是一种正常的条件反射，家长不要一听宝宝咳嗽就去医院打吊针或是买镇咳药，因为宝宝未必发生细菌感染，而且长期或不当使用镇咳药还会影响小儿发育尚不完全的呼吸系统。但是，及时做好某些方面的护理工作对避免或是缓解症状还是大有裨益的。

饮食应尽量清淡

宝宝咳嗽时胃肠功能比较薄弱，吃得油腻、过咸会加重胃肠负担，患儿还要忌食冷、酸、辣的食物，这些食物会刺激咽喉部，使咳嗽加重。一定要注意补充水分，充足的水分可以帮助稀释痰液，使痰易于咳出。

注意季节变化

寒冷季节注意保暖防寒，炎热季节不要长时间在空调房待着，出汗要及时擦掉。

不同症状不同处理

1. 如果宝宝只是偶尔咳嗽几声，不需要做特殊处理。
2. 如果咳嗽频繁并出现其他症状，如气促、发烧，需及早去医院就诊。
3. 如果宝宝因异味空气而引起咳嗽，房间里不要有人吸烟，也不要有其他异味气体，如厨房油烟等，以免加重咳嗽。

医生特别提醒

1. 为了避免宝宝晚上睡觉时咳嗽，可以让他侧卧，将头部或上身用毛巾、枕头垫得稍高一些，这样也可使宝宝感到舒服些，缓解呼吸困难。
2. 用热水袋敷一敷宝宝的背部也能减轻咳嗽症状。

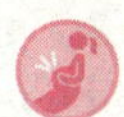

喉鸣

好多宝宝在吃奶或是睡觉时会出现喘鸣，听起来像是在打呼噜。这属于先天性喉鸣，婴幼儿喉部组织软弱松弛、吸气时组织塌陷、喉腔变小则容易引起喉鸣。

这种现象多由低钙所致，常见于出生后不久或是出生几个月后的宝宝。随着年龄的增长，宝宝喉头间隙会逐渐增大，喉软骨也会发育好，绝大多数宝宝在2岁左右时，这种反应就会逐渐消失。一般不会对宝宝智力发育造成影响。大人平时要精心照顾好宝宝，注意预防受凉及受惊，让宝宝多晒太阳，多做户外活动，避免感染气管炎、喉炎和肺炎。

如果宝宝突然发作的喘鸣伴有频繁痉咳，可能是呼吸道被瓜子、花生、纽扣等东西塞住了，这时要立刻去医院。此外，高热、咳嗽、喘或伴有犬吠样咳嗽，并且声音嘶哑时，大多数情况是宝宝患有肺炎或急性喉炎，这时要立刻去医院就诊。

发热

小宝宝由于年龄的关系，身体抵抗力和免疫力不能和成年人相比，所以多数宝宝都容易发烧，很多大人一看到宝宝发烧就忙乱了手脚，不过宝宝发烧时切不要乱吃药，高烧的话一定要去医院请儿科医生治疗。下面一些温馨提示能让大家更好地护理发烧的宝宝。

● 先给宝宝测量一下体温，如果体温在39℃以下，不必吃退烧药，盲目使用退烧药，不但不利于控制疾病，还可能会影响病情的诊断。体温超过39℃，需要服用退烧药；如果超过39.9℃，应在医生的指导下服用退烧药，必要时，每隔4～6小时服一次。

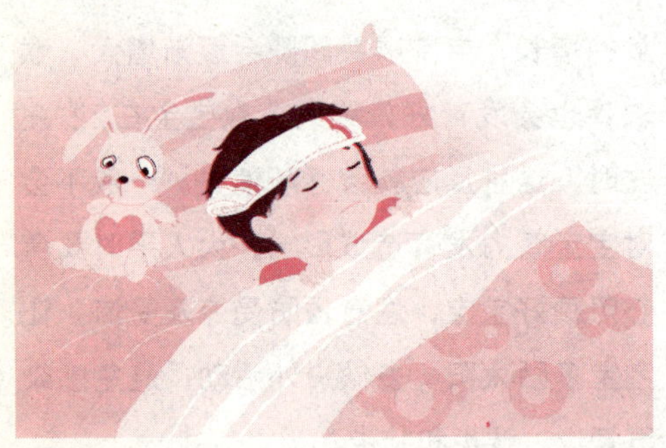

● 对于发热的宝宝，物理降温不但有效，而且更加安全。对于体温在38.5℃以下的宝宝可以用温水或是25%～35%的酒精擦拭腋窝、腹股沟、脖子等处，但要避开胸腹部，以免诱发腹痛或是腹泻。也可以用冷敷或是口服退热药来降温。

● 发热期间，大人要精心调理宝宝的饮食，准备一些清淡、易消化的流质、半流质食物，如粥、蛋羹、面片等。不要让宝宝吃高糖、高脂肪的食物，以免引起消化不良和腹泻。如果宝宝食欲差，千万不要强迫他进食。妈妈还要鼓励宝宝多喝水和果汁，但不要勉强他。

● 尽量给宝宝少穿一些衣服，而不要把宝宝裹得严严的，这样会让他的体温进一步升高。如果宝宝觉得冷或打寒战，可以给他加盖一个毯子。

● 宝宝发热期间，大人要密切注意宝宝的精神、饮食和大小便情况等，一旦发现异常，应立即就医。

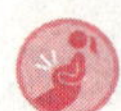

呕吐

呕吐是婴幼儿较常见的一种现象，可能是生理现象，也可能是病理现象，甚至还有可能是一些严重病症的早期表现，为此，准爸妈要仔细辨别宝宝呕吐的原因，并采取相应措施。

● **发热引起的呕吐** 宝宝突然呕吐时，要先摸摸他的头，看有没有发烧。如果发烧了，要及时带宝宝去医院，而且不要扔掉呕吐物，把呕吐物也一并带到医院进行诊断。

● **积食引起的呕吐** 宝宝呕吐后精神好而且是饭后呕吐的，往往是因为宝宝吃得过饱积食的缘故。大人不用过多担心，仔细观察宝宝的情况就可以了。

● 外伤引起的呕吐　宝宝的头部受到意外打击或碰撞也会引发呕吐，大人要仔细检查宝宝头部是否有伤痕，同时还要询问宝宝最近几天有没有摔跟头。如果发生上述情况，一定要立即送宝宝去医院做进一步检查，避免延误治疗。

● 腹部疾病引起的呕吐　如果宝宝呕吐且肚子痛，大人要考虑宝宝是不是肠梗阻，如果宝宝患有疝气，要考虑是不是肠套叠，并尽快就医。

● 咳嗽引起的呕吐　宝宝咳嗽很厉害，吃下去的东西也会吐出来，多半是因为痰咳不出来，剧烈咳嗽后发生的呕吐。

温馨小提示

宝宝呕吐厉害时，呕吐物可能从鼻腔喷出，大人要立即清除鼻腔异物，保持呼吸道的畅通。如果宝宝呕吐时正在直立或卧床，可以先让宝宝身体向前倾或维持侧卧姿势，以便呕吐物流出，以免造成窒息或吸入性肺炎。

宝宝呕吐之后，口腔会有难闻的味道，大人可以用湿纱布蘸开水清洁口腔，较大的宝宝，可以用温开水漱口，以保持口腔清洁。呕吐后要暂时禁食4～6小时，等宝宝没有明显恶心、呕吐、腹胀反应时，可准备些清淡食物，但两天内应避免进食奶制品或油腻食物。

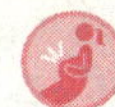

惊厥

惊厥是骨骼肌异常不自主的抽搐，是小儿时期常见的急症，年龄越小发生率越高，婴幼儿尤其多见。

高热惊厥发作突然、症状剧烈，宝宝会出现全身或局部肌群抽搐，丧失意识，头向后仰或歪向一侧，双眼上吊或不自主地眨动，脸色、口唇苍白或青紫，牙关紧咬，口吐白沫，四肢僵硬并有节律地抽动，有的还会出现大小便失禁。

这时大人应该立刻让宝宝仰卧平躺，松开衣领，轻轻扶住身体，以免造成关节损伤或摔伤。同时，让他的头偏向一侧，及时清理掉嘴、鼻内的分泌物，以免宝宝吸入而引起窒息。

如果在短时间内（通常1～3 分钟）惊厥还没有缓解，要及时到医院诊治。而用力摇晃宝宝、强行控制肢体抽动、捂汗退热等方法都是不正确的。

要想预防这种惊厥反应，大人要做到在宝宝发高烧后及时有效地降温。物理降温方法是用20℃左右的凉水湿敷宝宝的颈部、腋下和大腿根处，也可以用冷、热水交替湿敷。如果效果不明显，要用退热药退烧。

腹痛

“肚子痛”是宝宝的常见病症，开始时感觉胃疼或肚脐周围疼，数小时后转为右下腹部疼痛。用手按按他的右下腹疼痛会加剧，有的宝宝还伴有恶心及呕吐等症状，然后出现发烧，体温可升高达39℃左右。腹痛一般不太剧烈，但宝宝常会蜷曲着右腿卧床或弯着腰走路，如果宝宝还不能用语言来表达疼痛的话，他的哭闹与平时也不一样，会蜷缩着身体，并且出冷汗。一旦哭闹超过3小时以上，家长要怀疑是否有患阑尾炎的可能。

引起腹痛的原因较多，家长带宝宝就诊前要注意观察宝宝的症状，千万不要随意给他使用止痛药，否则会影响医生对病情的观察，延误诊断和治疗。

- 婴幼儿期最常见的腹痛为肠痉挛，宝宝会出现阵发性、无规律性疼痛，肚脐周围更是明显，用手摸一摸宝宝的腹部会很柔软，没有明显的压痛感或是肌萎征，这时分散宝宝的注意力就能很好地缓解疼痛，也可以用热敷的方法来缓解。

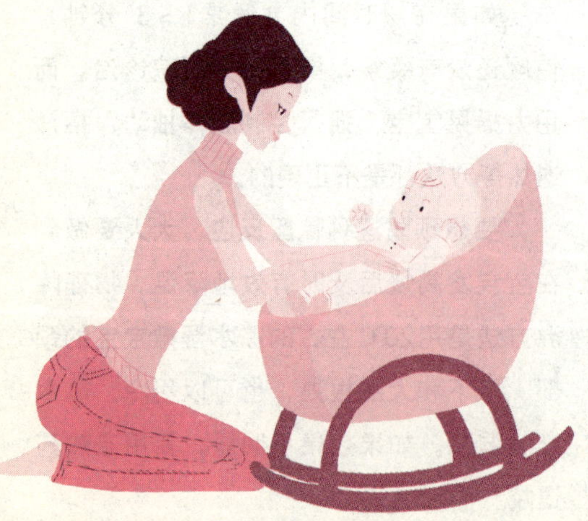

- 如果宝宝不愿意让你按他的腹部，且表现出下肢屈曲，可能是炎症或是器质性病变所致，这时要立即送往医院。
- 如果宝宝下腹坠痛，并有发热、脓血便，多因菌痢引起，也要立即去医院做进一步的检查。
- 如果宝宝大便干燥、发硬，左下腹会有疼痛，家人要督促宝宝定时大便，多喝水，多吃新鲜的蔬果。

不良习惯

几乎所有宝宝在生长发育过程中都会做出一些不雅的举动，吮拇指、咬东西、异食癖……家长总希望能把它们“扳”过来。但引导和教育宝宝摆脱坏习惯需要选取适当的时机和适合的方法，因为宝宝的不良习惯大多是一种无意识的行为。

咬东西

在宝宝长牙时期非常喜欢咬东西，这种情况可能和长牙不适、微量元素缺乏、无聊及习惯性动作有关，家长要根据不同情况具体对待。

- 大人可以给他吃点磨牙的东西，以及有一定硬度的食物。
- 从心理和生活上多关心宝宝，最好不要用强制方法，因为小家伙不理解为什么不能咬东西，你越阻止他就觉得越好玩。而是要多和宝宝玩游戏，以转移他的注意力。

吮吸手指

宝宝未满周岁前，吮吸手指可以说是正常现象，而周岁以后如果宝宝还喜欢吮吸奶头、拇指或其他物品，对口腔、牙齿、发音就会有害处，而且这种习惯还会影响宝宝的社会交往。大人应多抽出时间陪宝宝做游戏，必要时给宝宝戴上小手套。

异食癖

有的宝宝喜欢吃一些不能吃的东西，如泥巴、沙石、盐粒、毛线头等，而且不吃就不舒服。这多半与宝宝缺锌、缺铁有关，还可能与营养性贫血、肠道寄生虫有关。异食癖的宝宝大人首先要找出原因，再配合医生积极治疗，并教育宝宝养成良好的卫生习惯。

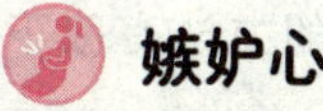

嫉妒心

有的宝宝感到自己不如别人就哭泣吵闹，大发脾气；有的宝宝看到爸爸妈妈抱着别的小朋友就会变得厌烦、发怒；当别的宝宝拥有比自己更多更好的玩具时，他就会去抢别人的玩具。这些嫉妒情绪都是宝宝的一种正常情绪反应，但是如果宝宝嫉妒心过强，不仅会影响他的愉快成长，还会影响身心健康。为此，如果家长发现宝宝的嫉妒情绪过多过强时不要听之任之、放任不管，而应对宝宝进行正确的引导。

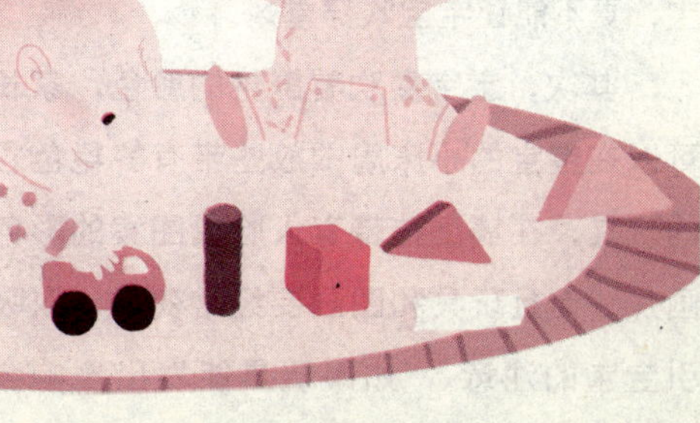

值得注意的是，嫉妒心强的宝宝往往自尊心和虚荣心也强。家长可以适当利用宝宝的自尊心和虚荣心，激励他的竞争意识，告诉宝宝只有通过自己的积极努力才能超过别人。家长还要帮助宝宝找出自身的不足，帮助他努力克服。比如：有的宝宝看到别的小朋友画画比自己好而产生嫉妒心，家长可以帮助他提高绘画能力。这样宝宝就会有足够的自信，嫉妒心就会相对减弱。

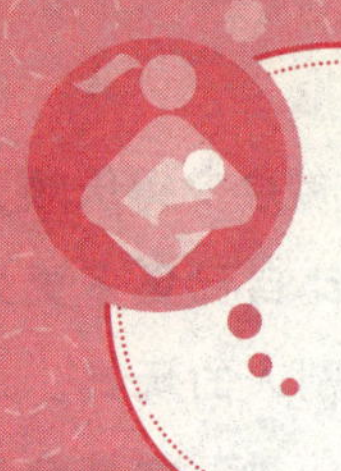

jiating changyong huli fangfa >

家庭常用护理方法

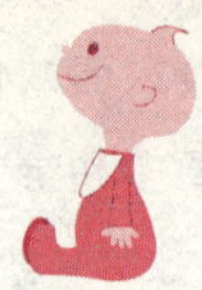

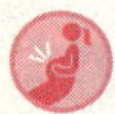 营造舒适的家庭环境

宝宝身体器官发育尚不完善，适应外界环境的能力很差，但宝宝对外界任何事物都感兴趣。那么，作为家长应如何根据这些特征布置好适合小家伙的家庭环境呢？

首先，宝宝的居室应该采光充足、通风良好、空气新鲜、温度适宜。尤其要选择向阳的房子，因为没有充足阳光的房屋，宝宝得不到阳光的照射，身体中的钙吸收就会受到影响，必将影响宝宝的骨骼发育。而且没有阳光，室内阴暗潮湿，还会增加产后病，如关节疾患等。另外，宝宝经常拉屎尿，如果在阴暗湿冷的房屋中换尿布，将会增加婴儿患感冒等疾患的可能。但是开窗换气时不要让风直接吹到宝宝，更不能让宝宝吹穿堂风。

其次，宝宝喜欢看鲜艳的颜色，家长可以在宝宝的小床周围放些带有鲜艳色彩的玩具，在墙上挂带有人脸或图案的彩色画片。而且玩具和图画要经常变换，以吸引宝宝的注意。 如果玩具能发出声响会更好，这样不仅能从视觉上给宝宝良好的刺激，玩具所发出的声音还能刺激宝宝的听觉，增强宝宝对外界的兴趣。为了促进宝宝听觉的发展，家长还要为宝宝创造一个时而安静、时而又有悦耳音乐的环境。但要避免噪声、避免过多的客人到宝宝房间，以免感染外来疾病。

此外，宝宝的居室要经常清扫，床上用品也要经常洗换，以免被有害病菌感染。

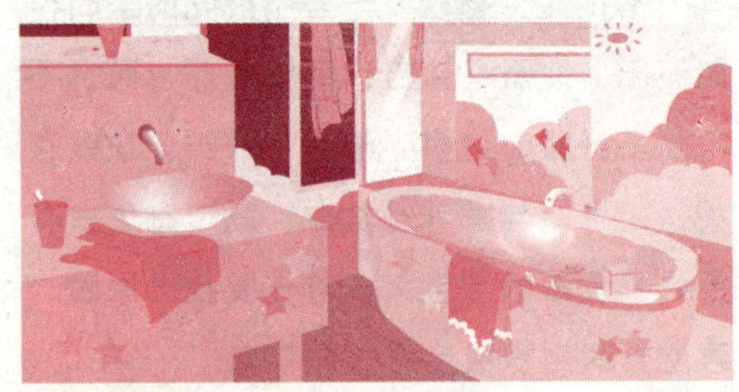

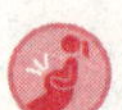 怎样测量宝宝体温

给宝宝测量体温常用的方法有腋下表、肛表和口表三种。其中，腋下表是最常应用的测量体温方法，适合于小儿使用。口表虽然方便准确，但不适合小儿使用。肛表准确性高，测得结果比较接近体内温度，但应用和消毒比较麻烦。

腋下表测量体温时有以下注意事项。

用右手拇指、食指握捏着体温表的末端（无水银球的那端），手腕快速用力地向下甩动，使水银下降入球部，直到体温计汞柱甩到35℃以下（甩表时要避免碰撞其他物品，以免体温表被碰碎）。

测温时，解开或撩起宝宝的衣服，让他坐在家长的腿上或躺在床上，把水银头部放在腋窝中并夹紧（如果腋下有汗，应先将汗擦干）。

按住宝宝的胳膊使体温计贴着他的身体，保持这种姿势约5分钟。

取出体温计，手持尾端呈水平位，使表上的刻度与眼平行，背光轻轻转动，直到清楚地看到体温表度数（汞柱所至的刻度即为腋下表所测得的实际温度）。

通常，腋测法正常体温为36℃～37.4℃，超出37.4℃或是更高，说明宝宝是发烧了（38℃以下为低热，38℃～39℃是中等热，39℃以上是高热）。对于发热的宝宝应每隔2～4小时测量一次体温，吃退热药或物理降温后30分钟还需测量一次体温，以观察婴儿热度变化。

需要注意的是，测定体温后，建议用75%的医用酒精、凉开水或是肥皂水消毒体温表，但不能用热开水冲洗，以免损坏体温表。

怎样测量宝宝脉搏

通常，检查脉搏的常用部位为桡动脉（即手腕外侧），其他部位还有颞浅动脉（耳前）、颈动脉（喉结外侧）以及足背动脉等，有时也可以触摸宝宝心尖部位的搏动。但无论测量哪个部位都要在宝宝安静的状态下进行。

桡动脉测量：测量时家长将右手食指和中指并紧，轻压在表浅动脉上，压力大小以能清楚地感到脉搏跳动为准。测量脉搏以1分钟为计算单位，家长可以边按边数脉搏次数。通常数半分钟即可，然后将结果乘以2，即为1分钟的脉搏次数。

下表是不同年龄段宝宝脉搏跳动情况（数字并非绝对，需结合具体情况分析）。

年龄	脉搏跳动情况
新生儿	约140次/分
1～12个月	约120次/分
1～2岁	约110次/分
3～4岁	约105次/分
5～6岁	约95次/分
7～8岁	约85次/分
9～15岁	约75次/分

测量脉搏次数时还应注意脉搏跳动是否有规律，即强弱程度如何，是否快慢不一、强弱不等、跳动无力等。多数家长有过这样的体验，宝宝高烧时脉搏跳动快且有力，病情严重时脉搏跳动微弱，有时摸不清。对于脉搏跳动的异常是否说明宝宝有病，需要咨询专业医生，以免贻误病情。

在家自行测量宝宝脉搏时，还需要做好以下准备：

● 测脉搏前应让宝宝保持安静，活动后要休息 15 分钟后再测，身体处于一种舒适、放松的姿势，最好在其熟睡时测量。

● 测量脉搏时，要数清楚每分钟脉搏跳动多少次，脉搏跳动得是否整齐规律且强弱均匀。

● 测量时不要用拇指诊脉，因为拇指上也有能感觉到的动脉跳动，容易和宝宝脉跳相混，造成假象。

怎样测量与观察宝宝呼吸

呼吸是人体与外界气体交换的过程，呼吸可以排出二氧化碳，吸进新鲜氧气，保证机体气体交换过程的正常进行。不同年龄的婴幼儿，呼吸频率也不相同，通常年龄越小，呼吸越快。某些特殊情况也会使呼吸加快，如体力活动、情绪紧张；而睡眠时呼吸稍慢。发热也会使呼吸增快，体温每升高1℃，呼吸约增加4次/分。

测量婴幼儿呼吸应在安静状态下进行，而哭闹、咳嗽都会影响计数。一般可以通过观察腹壁或胸壁起伏的情况来测量宝宝的呼吸，测查时将手放在小儿的胸腹部或观察其胸部运动，一起一伏为一次呼吸，以1分钟为计算单位，即数一数1分钟内的呼吸次数。测量时还要注意观察呼吸节律是否规律，呼吸深度是否一致。胸廓两侧的呼吸活动度是否对称，呼吸时有无异常气味。

下表是不同年龄段宝宝呼吸状况，所列数字并非绝对，需结合具体情况分析。

年龄	呼吸频率
新生儿	40～44次/分
1～12个月	30次左右/分
1～3岁	24次左右/分
4～7岁	22次左右/分
8～14岁	20次左右/分

一旦发现婴幼儿出现呼吸异常时，往往表示病情严重，应立即将其送往医院诊治。常见呼吸异常如下：

- 呼吸增快，常见于发烧、肺炎、哮喘、心力衰竭等情况。
- 呼吸减慢，常见于安眠药中毒。
- 呼吸困难，患儿出现呼吸费力、烦躁不安、口唇发青，常见于哮喘、肺气肿、心力衰竭等情况。
- 潮式呼吸，即呼吸逐渐加深加快，达到最高峰后，呼吸又变深、变浅、变慢，继而出现呼吸暂停数秒至半分钟，然后又周而复始。常见于颅脑疾病、严重心脏病、尿毒症等情况。
- 点头呼吸，即患儿的头部随呼吸而一抬一低，常见于濒死时。
- 酸中毒大呼吸，即呼吸深而慢，常见于尿毒症、糖尿病昏迷等情况。

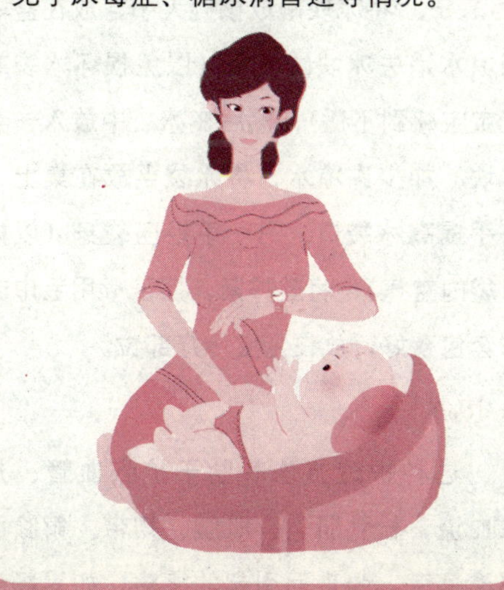

怎样测量宝宝血压

血压是反映人体健康状况的一个重要指标，血压一旦发生变化往往预示着某些疾病的发生。少年儿童的血压水平受发育因素影响很大，对于不同年龄阶段的儿童，测量血压的方法和选择的袖带是不同的，而过窄或过短的袖带会使测得的血压值高于实际值。

一般来说，袖带气囊的最佳长度以能包绕被测宝宝上臂周长的80%～100%为宜，气囊的最佳宽度为上臂周长的40%。测量血压还要在安静时进行，而宝宝在哭闹或运动后以及精神过于紧张时所测的血压值往往会偏高。那么，具体测量方法又是怎样的呢？

测量时以右上臂血压为准，让宝宝保持坐直姿势（婴幼儿可以仰卧），医生的听诊器放在袖带下缘下方肘动脉搏动处。同时，让宝宝的上臂与心脏保持同一水平。

不同年龄宝宝的血压值有一定的规律，可以按照以下公式来判断。

- 1岁以内宝宝收缩压＝月龄×2＋68（毫米汞柱）。
- 1岁以上宝宝收缩压＝年龄×2＋80（毫米汞柱）。

通常当心脏收缩时，动脉血压所达到的最高数值即为收缩压（又叫高压），健康成人一般为90～140毫米汞柱。

当心脏舒张时，动脉血压下降到最低数值即为舒张压（又叫低压），健康成人正常值为50～90毫米汞柱。收缩压和舒张压平均为115/70毫米汞柱。

幼儿的血压一般为86～98/58～63毫米汞柱。如果你的宝宝5岁，那么他的收缩压即是5（岁）×2+80（毫米汞柱），结果为90（毫米汞柱）。而舒张血压为收缩压数值的2/3，所以5岁宝宝正常血压大概是90/60毫米汞柱。

对于这个年龄段宝宝的血压状况应结合年龄、性别等多种因素综合判定：

1. 通常，婴幼儿期高血压常无任何典型临床表现，只表现为烦躁、抽筋。随着年龄的增大，会表现出易激怒、哭闹不止、多动、抽搐、难管教、呕吐、呼吸窘迫、头痛难忍等症状，而这些现象往往被误诊为头痛、消化道疾病、多动症、癫痫等。

2. 宝宝血压过低则反映有严重疾病存在，如感染、外伤、失血等引起的休克，同时还伴有皮肤苍白、四肢冰冷、尿少、无尿等症状，严重时还会有生命危险，需要积极进行抢救。

怎样给宝宝做冷热湿敷

冷、热敷法是利用冷或热的温度刺激，作用于局部或全身皮肤和黏膜，以引起皮肤和内脏器官的扩张或收缩，从而改变机体各系统的体液循环和新陈代谢，达到护理保健的目的。

冷敷法

这种护理方法可以使局部或全身小动脉收缩，减轻局部充血、出血，降低细菌活力，抑制炎症，有止痛、止血、消炎和退热的效果。冷敷还有全身降温和镇静的作用。

〖湿冷敷法〗将毛巾折成数层，放在冰水或冷水中浸湿，拧干后敷在患部。每隔 3 ～ 5 分钟更换一次，连续 15 ～ 20 分钟。如果用来降温，除了头部冷敷外，还可在腋、肘、膝窝和腹股沟等大血管处用冷毛巾湿敷。

〖冰袋法〗将冰块砸成核桃大小，放在盆中用凉水消去冰块的棱角（以免损坏冰袋或让宝宝感到不适），然后在冰袋中放入一半冰块、加少许凉水，将冰袋平放在桌上，一手提高冰袋口，另一手轻压袋身（以排出袋内空气），将盖拧紧，擦干；用毛巾或布套包裹好，放在宝宝冷疗部位。

热敷法

这种护理方法有助于扩张血管、加快血流，松弛肌肉、肌腱、韧带。解除因肌肉痉挛、强直而引起的疼痛，如胃肠痉挛、腰肌劳损等。还可解除因肠胀气引起的疼痛以及尿潴留。常用热敷方法如下：

〖热水袋热敷法〗将冷、热水依次倒入热水袋内，灌入量为热水袋容量的 1/2 ~ 2/3，排出袋内空气，拧紧塞子，擦干后倒提热水袋检查是否漏水，最后用毛巾包好，放在宝宝需要的部位。对婴幼儿热敷时，水温控制在 50℃之内，热敷时间 20 ~ 30 分钟，期间要随时观察宝宝局部皮肤的变化，发现潮红时，要停止使用，以免烫伤。

〖湿热敷法〗将塑料布和毛巾垫在湿热敷部位下面，在需要热敷的皮肤局部涂上适量的凡士林（范围要大于热敷面积）；然后盖上一层纱布；将浸在热水里的毛巾拧干后敷在患处，然后在上面盖上干毛巾保温。湿热敷的温度以宝宝能耐受、不感觉烫为宜，约 3 ~ 5 分钟更换一次，连续热敷 15 ~ 20 分钟。热敷完毕，揭去纱布，擦去凡士林，穿好衣服。热敷时应加强观察，以防烫伤；对伤口做热敷时，应注意无菌操作，敷后伤口要做好换药护理。

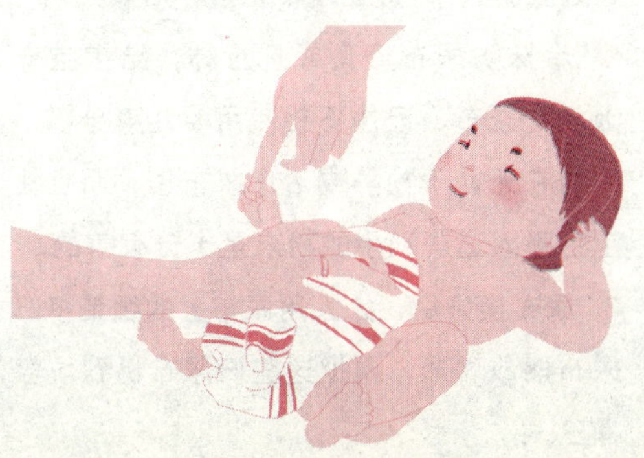

 怎样进行酒精擦浴

酒精擦浴是一种简易、安全、有效的降温方法，常用于高热的病儿。因为酒精易于挥发，酒精在皮肤上迅速蒸发时，能够吸收和带走机体大量的热，而且酒精具有刺激皮肤血管扩张的作用，散热能力较强，所以说，酒精擦浴有较好的散热降温的作用。

使用酒精擦浴时要注意酒精的浓度，一般以25%～35%浓度为宜，即加入2/3的水，1/3的酒精。酒精温度以 32℃ ~ 35℃为宜，不要太凉。如果没有酒精也可以用白酒代替。

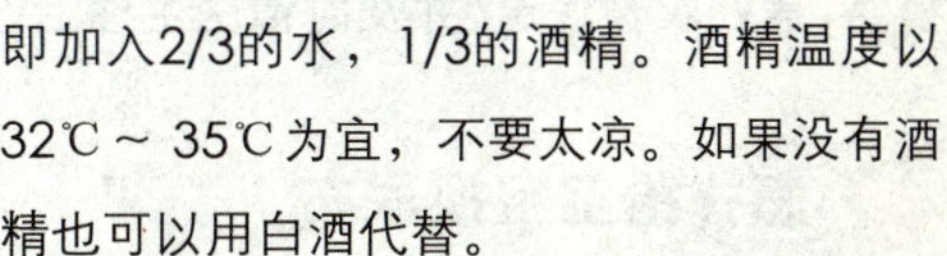

1. 擦浴前先放一个冰袋或是湿毛巾冷敷在头部，既可协助降温，又可防止擦浴时因体表血管收缩，导致血液集中到头部引起头部充血，然后用备好的纱布浸蘸酒精有规律地进行擦浴。

2. 通常先从患儿颈部开始，自上而下地沿上臂外侧擦至手背，再经腋窝沿上臂内侧擦至手心；擦好上肢后，从颈部向下擦拭后背，擦浴时大人用另一只手轻轻按摩拍打宝宝的后背，以促进血液循环。最后从髂部开始擦拭下肢，方法与擦拭上肢相同。

3. 通常每个部位擦拭3分钟左右，而腋下、肘部、腹股沟及膝后等有大血管处应多擦些时间，以提高散热效果。

4. 酒精擦浴过程中应注意保暖，要避免过多的暴露病儿，以免受凉，擦拭过的部位及时盖好衣被。

5. 宝宝皮肤娇嫩，擦浴时动作要轻，不可过度用力，以免损伤皮肤。

6. 宝宝前胸、腹部、后颈等部位对冷的刺激比较敏感，容易引起反射性心率减慢和腹泻等不良反应，不宜做酒精擦浴。

7. 擦浴过程中如发现宝宝有寒战、面色苍白、脉搏细弱等异常情况，应停止擦浴，盖好衣被保温，并及时请医生诊治。

怎样给宝宝换尿布

宝宝出生的最初几个月，生活仿佛就是无休止的换尿布，但是随着宝宝渐渐长大，排泄大便和小便的间隔时间也会变长，需要换尿布的次数也会减少。到2岁半的时候，他也许会意识到要自己解决"问题"了，此时大人就应该训练他的大小便了。

在训练宝宝大小便之前，大人为他换尿布的"操作"都是一样的。每当发现尿布脏了或是湿了，就应该给宝宝换尿布。宝宝早晨醒来时、晚上临睡前、每次洗澡后，大人大概都得替他换尿布。另外，你还会发现，每次给宝宝喂过奶后，也得替他换尿布，这是因为胃肠反射引起哺乳后的粪便排泄。那么，如何给宝宝换尿布呢?

- 给宝宝换尿布前，大人要先把东西准备好。再在宝宝下身铺一块大的换尿布垫，防止换尿布时宝宝突然撒尿或拉屎，把床单弄脏，并一手将宝宝屁股轻轻托起，一手撤出尿湿的尿布。
- 把宝宝轻轻倒置，将旧尿布解开（但是先别把它拿出来，因为如果马上拿出来，婴儿会因为受凉而乱动）。
- 抬起他的膝盖，轻轻把他的臀部抬高，如果只是尿湿了，只用湿纸巾或温热的湿布轻轻地擦一下就可以换上新的尿布。如果你的宝宝大解了，用湿纸巾或温热的湿布擦拭他的臀部并用手轻拍（让皮肤快一点干）。
- 将新的尿布垫在宝宝的臀下，并把把尿布前片折到婴儿肚子上（尿布的长度不要超过肚脐），再折上尿布兜粘好粘扣。
- 涂抹防尿布疹膏或凡士林，给宝宝穿上新的尿布。记住不要使用婴儿爽身粉，因为它无助于预防或治疗尿布疹，而且让宝宝吸入这些细小的粉末是十分有害的。
- 尿布换好后，大人用尿布上的绷带将旧尿布捆成球形，再把这些旧尿布扔到垃圾桶里。

当你给宝宝“穿戴完毕”后，一定要检查调整腰部的粘扣是否合身，松紧以妈妈的两个手指能放进去为宜。还要检查大腿根部尿布是否露出，松紧是否合适，太松容易造成尿液侧漏。

给宝宝换尿布一定要在柔软、温暖、防水的地方，当宝宝逐渐长大后，在你给他换尿布的时候他的身体会不停地翻滚和扭动，在地板上或是低矮的床上换尿布会更安全一些，你也可以在换尿布的地方放置一些玩具来分散他的注意力。

在给男宝宝和女宝宝换尿布和擦屁股时有些事情需要注意：

1. 女宝宝在出生后几天的时间里，生殖器官如果有少量的出血或分泌物都属正常现象，大人不必惊慌，这是你的女儿正在进行出生后的体内激素调整。
2. 给男宝宝换尿布时建议你用一片尿布或一块布盖在他的阴茎上，以免小家伙出其不意地给你来一场“淋浴”。
3. 男孩小阴茎的后面，阴囊的褶皱和大腿根部不好擦。
4. 女孩要从前向后擦，即由会阴向肛门处擦，以免粪便细菌侵入尿道引起感染。女孩还要注意擦净大腿根部；擦外阴时要轻轻把大阴唇分开，手指包上湿毛巾轻轻擦里边的污物。

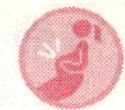

怎样给宝宝的眼、耳、鼻用药

给宝宝用药是许多新爸爸、新妈妈都头痛的事，而给宝宝的眼、耳、鼻这些特殊部位用药更需要一些技术。

眼内用药

宝宝眼部出现炎症、过敏、外伤及青少年的散瞳验光都离不开点用眼药水或眼膏。

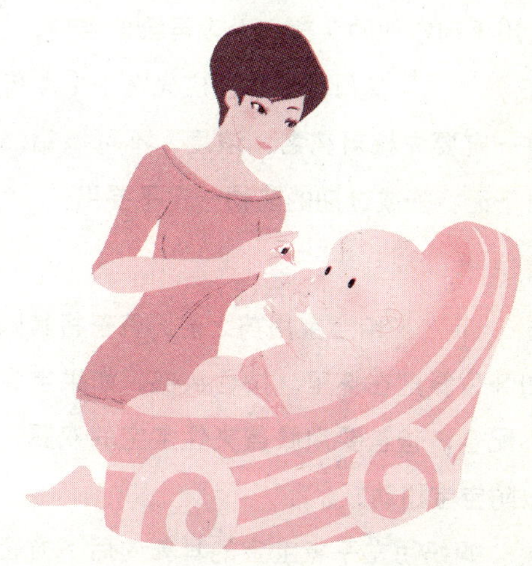

〖用药方法〗滴眼药水时，让宝宝取仰卧位或坐位，头略向后仰，眼睛向上看。大人用左手拇指或棉签轻轻扒开他的下睑，露出下结膜囊，右手拿眼药瓶或滴管将眼药水滴入结膜囊内，将上睑稍提起再轻合上，使整个结膜囊内充盈眼药水，之后再让宝宝闭眼 2 分钟。如果眼部附有分泌物或眼膏，应先用消毒棉签拭去，再滴眼药水。涂眼膏时，在露出下结膜囊后，大人手拿眼膏将一个米粒大小的药物直接挤入结膜囊内。并让宝宝闭目2分钟左右，再用棉签或棉球擦净睑缘及睫毛上的油膏。

有的宝宝因为年龄小不合作，这时需要有助手的配合，大人与助手对坐，让宝宝仰卧在助手双膝上，两腿分别挟在助手两腋下，头部固定在大人的膝间，助手扶住宝宝两臂及身体，姿势固定后，即可滴药。也可以让宝宝仰卧在床上或桌上，让一个人固定他的手臂、上身和腿部，另一人用手固定他的头部，大人再给他点药。

〖注意事项〗父母在操作前应先洗手；点药前一定要先核对药名、浓度、不可搞错，对于无标签或过期的药物一定不要用。

耳内用药

〖用药方法〗给宝宝用药之前，爸爸将其以侧卧位斜抱在怀里，按住头部，如果宝宝不配合，爸爸要用膝盖夹住宝宝的双腿，以防宝宝扭动。

妈妈用左手将宝宝的耳郭向后下方轻轻牵引，以便拉直外耳道、利于药液顺利流入，拉直耳道也便于妈妈查看耳道内有无异常分泌物。然后，妈妈用右手将药液对准耳道后壁缓缓滴入，每次滴1～2滴即可。

滴完后用手指轻轻按压宝宝的耳郭，这时，不要急着让宝宝马上直立起来，应该让他保持原位3～5分钟，等药液慢慢渗入内耳道再站立。

〖注意事项〗给宝宝耳内用药时，要尽量使药液温度与体温相近，如果过凉要加下温，以免滴入后出现恶心、呕吐等不良反应，而且不能把滴管或是药瓶碰到宝宝的外耳道壁，以免感染。

鼻内用药

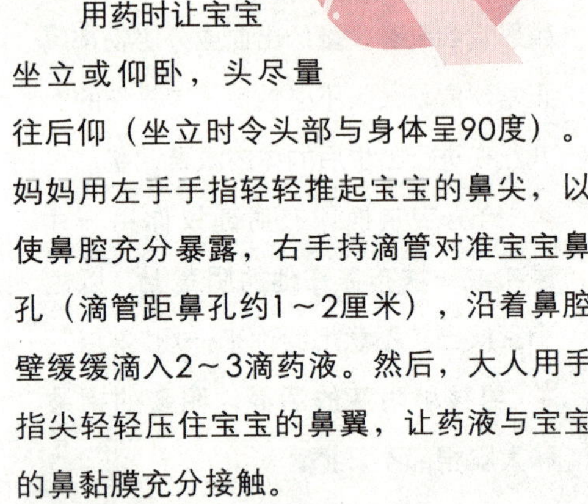

〖用药方法〗给宝宝鼻内用药前应清除鼻腔内的分泌物，动作要轻柔，以免损伤宝宝幼嫩的鼻腔黏膜。

用药时让宝宝坐立或仰卧，头尽量往后仰（坐立时令头部与身体呈90度）。妈妈用左手手指轻轻推起宝宝的鼻尖，以使鼻腔充分暴露，右手持滴管对准宝宝鼻孔（滴管距鼻孔约1～2厘米），沿着鼻腔壁缓缓滴入2～3滴药液。然后，大人用手指尖轻轻压住宝宝的鼻翼，让药液与宝宝的鼻黏膜充分接触。

滴药后不要让宝宝立即抬头或站立，最好让他静坐或静卧2分钟左右，特别是患鼻窦炎的宝宝更应多待一会儿，以使药液充分流入和接触鼻腔。

〖注意事项〗为了使药水不流到宝宝的喉咙里，宝宝坐立滴药时，大人应让他的身体靠在椅背，头往后仰，鼻孔朝上；而仰卧位时，可把枕头垫在宝宝的肩背下，以使头部往后仰，鼻孔向上。对于不合作的宝宝，可以趁他熟睡后再滴药。

此外，有的滴鼻药有苦味，一旦流入喉咙壁，会让宝宝不舒服，可以在滴药后用清水漱漱口，清除咽部残留药液。

怎样给宝宝做口腔护理

做口腔护理前，家长要先准备好消毒小棉签、淡盐水或温开水以及需要搽抹口腔的药物，并洗净自己的双手。

开始口腔护理时，让宝宝侧卧，并用小手巾围在他的颌下（防止沾湿衣服）；然后用小棉签蘸上淡盐水，先擦拭口腔内的两颊部、齿龈外面，再擦齿龈内面及舌头。对那些不愿意合作的宝宝，家长可用左手拇指、食指捏住他的两颊，使其张口，必要时用勺柄或筷子绑上纱布后插入口腔，然后擦洗。需要注意的是，用棉签擦洗一个部位后要更换另一根棉签后再擦拭其他部位。而且棉签不要蘸过多的液体，以免宝宝将液体吸入呼吸道而造成窒息。

口腔护理擦洗后，用小毛巾把宝宝的嘴及面部擦干净。如果宝宝口唇干燥可以涂些植物油，有口腔溃疡的宝宝更要清洗彻底，但一定要根据医嘱涂搽药物。

要注意的是，口腔护理使用的物品一定要清洁卫生，必须经过消毒才能使用。大人护理时，动作要轻柔，棉签也要夹紧，以免不慎掉入气管造成窒息。

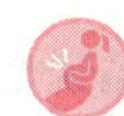

家庭怎样消毒

1. 空气消毒 就是采用最简便易行的开窗通风换气的方法，每次开窗10～30分钟，让空气流通，把病菌排出室外。

2. 日光暴晒 在一切光照中，日光对人体健康最为有益。利用日光暴晒消毒也是一种简单的自然消毒方法。经常打开门窗，让阳光射进来；把衣物、被褥铺开放到阳光下暴晒，都能达到杀菌、消毒的目的。

3. 熏蒸消毒 先将门窗紧闭，以每立方米10毫升的食醋加同等量的水，倒入锅内，放在火上加热、熏蒸。30分钟后再开窗通风。采用食醋熏蒸的方法不仅有杀菌的作用，还可以加湿空气。

4. 微波消毒 打开微波炉，放入被消毒物品，定时2分钟左右后取出，就可起到消毒灭菌的作用。

5. 煮沸消毒 在煮沸消毒容器内或类似器皿（如锅、盆等）中加入适量清水，再放入被消毒物品，然后加热，一般煮沸30分钟。

6. 药剂消毒法 通过浸泡、清洗、喷洒等方式杀灭病原体微生物。这种方法杀菌彻底、速度快、使用方便。

怎样看药品说明书

在打开药品包装后，你是否只是粗略地看了一下服药量就给孩子吃药了？家长们要记住，这是非常不正确的行为。因为药品说明书上还标有很多其他有用的事项，如果没有仔细阅读，就有可能导致孩子出现不良反应。

仔细阅读药品说明书，是安全服药前的必经程序。药品说明书上会概括出药品的名称、主治功能、用法与用量、不良反应、禁忌症、储藏条件、有效期、主要成分、药品性状、批准文号等内容。这些都是家长要留心查阅的，要知道，看药品说明书也是有学问的。

- 药品的主要成分有单一成分和复合成分之别。有些药品由一种成分构成，是单一成分。还有一些是复合成分（复方）。在成药中复方产品非常多，而医生所开的处方药中，单方占多数。
- 首先来看药品的主治功能，家长一定要针对孩子所患的疾病来看药品是否是对症下药以防取药师马虎出现取药问题，其次是要看药品的批准文号。有“准”字代表国家批准正式生产，有“试”字代表国家批准试生产。如果买到的药品批准文号有问题，就不要服用了，以免服用假药给身体埋下隐患。第三来看药品的用法用量，严格遵照药品标志服药，能够保证患儿尽早恢复健康，多用少用都会阻碍患儿的康复。家长更不可擅自更改用量，一切都要按医嘱或说明上的规定去做。第四要看药物的保质期，有些药物即使在保质期内，其形状改变后，也不能服用，家长要留心查看。
- 接下来就是关于用药的注意事项是药三分毒，任何的药物都有可能产生不良反应。副作用是指服药过程中可能出现的不适反应，而毒性反应是指服药因过量或过久服用会造成的强烈不适症状。家长在给孩子服药时，不必因为惧怕不良反应而停止服药，不良反应只是有可能发生，因人而异，如果患儿在服药时出现不适症状，可以询问医生停药。
- 药品说明书上的禁忌症一定要仔细阅读，并严格按照说明去做，它能直接关系到患儿的人身安全有禁用标志的就不要服用，有慎用标志的要谨慎服用，如有不良反应马上停用。药品的保存方法也有讲究。标有阴凉处储藏则说明存放环境温度应在 20℃以下；冷藏保存需要将药物存放在 2℃～8℃的环境中。服药后，瓶盖盖严，不能置放于空气中。
- 药品有效期并不是绝对的如果药品在有效期内外观性状发生了明显变质，也同样是不能使用了。

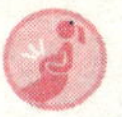识别真假药的N种方法

家长在给孩子购买药物时，一定要到正规的药房或指定药品售卖处进行购买。假药不仅不能治愈患儿的疾病，还会加重疾病症状，甚至导致孩子患上其他的疾病。在买完药物后，家长也要仔细查看药物的真假，以免误服。辨别真假药品有很多种方法，下面就来介绍一些简单易用的小窍门。

1. 防伪标志 有些药品生产厂家为了方便用户辨别真假，会在药品包装上设置特殊的防伪标志，只要购买者稍加留心就能辨别真假。假药的包装上一般做不出防伪标志，即便有，也是粗制滥造，一眼就能看出区别。

2. 包装外观 正规厂家出厂的药品包装精细，不管是从包装、标签还是从字迹、套色都整齐清晰、颜色鲜明。如果是假药，他们很难模仿到位，外包装上字迹浅淡、颜色不准、过渡生硬、色块错位。

3. 看生产厂家 根据国家药监局规定，规范药品说明书必须注明生产企业名称、地址、邮政编码、电话号码、传真号码、网址等，便于患者联系以辨真假。而假药对该类项目的标注内容往往不全。

4. 药品质量 如果是假药，就算外包装制作的再精良，药品的质量也会让它露馅。家长可以将药品拿出，仔细观察它的外观和断面，如果是假药，就会出现不同形状。如果患儿需要用中药的浸膏片，家长可以取其断面，在上面哈气，出现水珠亮点就是真药，反之就是假药。

5. 气味不正 药品在服用前家长最好先闻一下，如果有特殊的怪异气味应停止服用。当药物散发出怪味或没有应该有的味道时，要注意是否买到了假药。

6. 时间不准 时间不准是指生产日期、使用年限的标志不准确。有些假药在外包装上不会明确注明这两项时间，有的只注明一样，家长在购药时一定要仔细查看。

7. 说明详细 合法生产药品的说明书会详细地列出有关药品及服药的注意事项。如果没有详尽的说明，则有可能是假药。有些假药在说明书上会夸夸其谈，声称可以包治百病，甚至治疗癌症都不在话下，这种药品家长一定不要让孩子服用。

8. 批准文号 查看标志药品外包装上都会有批准文号，含有“药”字样就说明是国家批准生产的，如果是其他字样则不要购买。

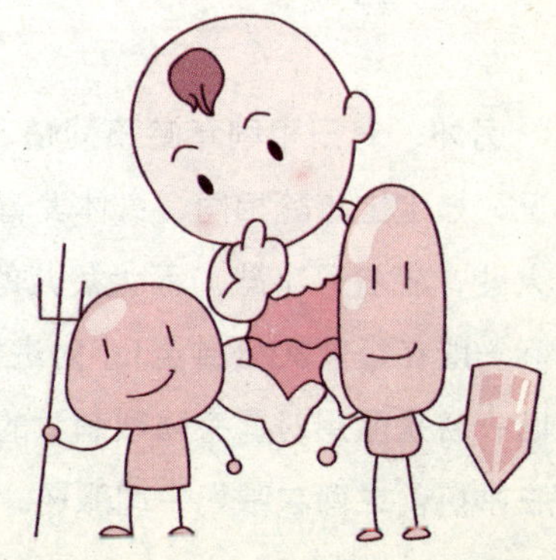

婴幼儿家庭用药常识

宝宝自我保护意识差，伤风感冒、呼吸道感染及意外伤害时有发生，一旦发生上述情况，就需用药物进行治疗。为了避免婴幼儿用药时出现不应有的并发症或是副作用，用药时应注意以下几点。

药物的剂量和服药时间

宝宝正处在生长发育时期，各个脏器发育不成熟，对药物的代谢和排泄机能、解毒功能较成年人低，耐受性较差，容易造成过量和中毒，用药剂量应严格按标准规定用量。目前，小儿用药常按体重计算剂量，方法是先测量出宝宝的体重，或按年龄推算出平均体重，再计算剂量。

（下表是刚出生至6岁小儿的用药剂量）

年龄	剂量
出生～1个月	成人剂量的1/18～1/14
2～6个月	成人剂量的1/14～1/7
7～12个月	成人剂量的1/7～1/5
1～2岁	成人剂量的1/5～1/4
2～4岁	成人剂量的1/4～1/3
4～6岁	成人剂量的1/3～2/5

另外，对于相同年龄不同情况的宝宝用药还需结合具体情况，如宝宝年龄相同，身体发育正常，但病情不同，重者剂量可大些，轻者可小些。而大龄儿的剂量不能超过成人用量，即以成人剂量为限。服药时间一般在饭前30分钟至1小时进行，此时胃内已排空，有利于药物吸收和避免服药后呕吐；若是服用对胃有强烈刺激的药物，可在饭后1小时喂服，以免损伤胃黏膜。宝宝可在喂奶前或两次喂奶中间服药。新生儿在喂奶前1小时左右给药。

用药途径选择

口服给药

对于能喂奶的宝宝应尽量采取口服给药。药物经口服、胃肠道吸收可以在体内很好地发挥治疗作用，而且宝宝服用起来也很方便、没有痛苦，家庭自行给药也较安全。不足之处是这种给药方式作用缓慢，吸收量不规则，不适合急救。

局部给药

这种用药方法是将药物直接作用于患处，使局部保持较高的药物浓度，产生局部治疗的作用，这种方法包括涂擦、湿敷、含漱、滴入、吸入等方法。

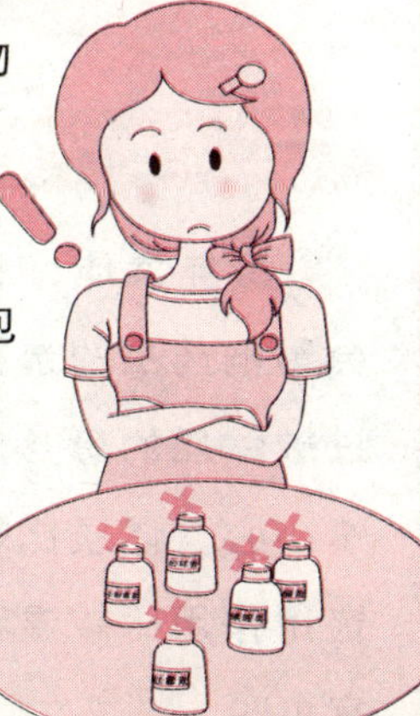

注射给药

这种给药方法用药量准确、作用快、排泄也快，比较适合年龄较大的宝宝，尤其是肌肉注射的效果较明显。对宝宝静脉给药时，一定要按规定速度给药，切不可过急过快，要防止药物渗入引起组织坏死。但是这种给药方法不适用于新生儿，因为新生儿皮下注射容量很小，给药会损害周围组织且造成吸收不良。注射给药也有缺点：一是要求严格无菌的操作环境；二是操作技术要求较高，因此，对家庭来说使用起来不是很方便。

胃肠道途径给药

这种用药方法有舌下含服和直肠给药两种。前者作用快、对黏膜没有刺激，如心痛定、硝酸甘油片等；后者不会对胃肠产生刺激，比口服给药作用快，如肛门栓剂、保留灌肠等。

给宝宝喂药的技巧

1～3个月的宝宝吸吮能力差，吞咽动作慢，喂药时要特别仔细。为了避免把宝宝呛着，可将他的头与肩部适当抬高。先用拇指轻压宝宝的下唇，使其张口；再将药液吸入滴管，利用宝宝的吸吮本能吮吸药液。服完药后再喂些水，尽量将口中的余药咽下。如果宝宝不肯咽，可用两指轻捏他的双颊，帮助其吞咽。服药后要记得把宝宝抱起，轻拍背部，以排出胃内空气。

给4～12个月的宝宝喂药时可让他斜坐在你的腿上（不要让头部过于后仰），先喂一口白开水润润口，再将药液从他的口角旁倒入，并把药液慢慢咽下（如果宝宝不肯张口，可以轻捏他的下巴颌）；待药液全部咽下后再把药杯（匙）拿开，以免宝宝把口中尚未咽下的药液全部吐出。

如何预防药物不良反应

注意患儿病史和用药史

宝宝以前得过什么病，用过什么药，有过哪些不良反应，大人一定要清楚。如对青霉素过敏，最好不用氨苄青霉素。

注意患儿体质

身体素质、身体承受力往往会影响药品的选择与用药剂量。过敏体质的患儿用药时应格外谨慎小心。体质比较弱的患儿，要选用作用比较温和的药品，药量宜小些。

注意给药方法

给药途径、方法要依据病情的轻重缓急、用药目的和药物性质来确定。比如：皮肤病多用外用药进行局部用药，胃肠道疾病的药物多宜口服。

注意用药剂量

多数药物都有严格的用量范围。用药剂量超标则易引起急性中毒，甚至死亡。尤其是对某些不熟悉或未使用过的药物，最好根据情况再作适当调整，确保用药安全。

如何给宝宝喂中药

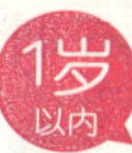

用滴管喂药，把患儿抱起，头部抬高，将药液灌入奶瓶，然后喂服。对于强烈拒服的宝宝，可以用手固定他的头部，再用小匙把药液送入，使其自然咽下。服完后将宝宝抱起轻拍背部，使胃内的空气排出。

1~3岁

大人要多鼓励、多和宝宝讲道理。先让宝宝吃几口药，再喂点甜食，然后再喂药。服药时间不要离宝宝吃饭时间过近，以免影响药物的吸收。药量较多时可分数次间隔喂药，服药后可以给宝宝喝些糖水以去除苦味。

最佳用药时间

如果将服药的时间与人体生物钟相配合，可以减少药物的副作用，最大限度发挥药物的作用。不同种类的药物有不同的服用时间，下面我们就来看看宝宝在什么时间服用效果最好。

感冒药

感冒的症状多在上午和夜间症状加重，所以在这两个时间段服用效果最好。

抗喘药

患有气喘、哮喘的儿童，最好在早上7点左右服用，此时效果最显著。

强心药

↘ 强心药对于患有先天性心脏病的儿童来说可谓是救命稻草，他们在凌晨时对地高辛、西地兰、洋地黄等特效药物最敏感，因此可以在清晨服用。

抗过敏药

↘ 有些抗过敏的药物在早上服用，药效可以持续近16小时，而转在晚上服用，药效只能维持7小时。所以说抗过敏药物服用宜早不宜晚。

激素类药

↘ 激素类药物的服用时间最好控制在早上7点左右，最迟不要超过9点。人体肾上腺激素的分泌时间集中在午夜0点到上午9点间，而7点是分泌的高峰。所以在上午7点一次性给药疗效最好。

补钙药物

↘ 服用补钙药物的时间最好控制在临睡前，因为人体内血钙的含量在午夜到清晨时会降到最低点，所以临睡前补钙会增加药效，更有利于钙质的吸收和利用。

散热镇痛药

↘ 可以缓解发热症状的药物在早上7点用餐过后服用效果最好。下午6点和晚上10点效果较差，不建议此时间段服用。

抗溃疡类药

↘ 小儿患有溃疡不足为奇，给药时间最好在早上和晚间，由于人体胃酸的分泌在晚间达到高峰，所以建议患儿家长在这两个时间段给药。

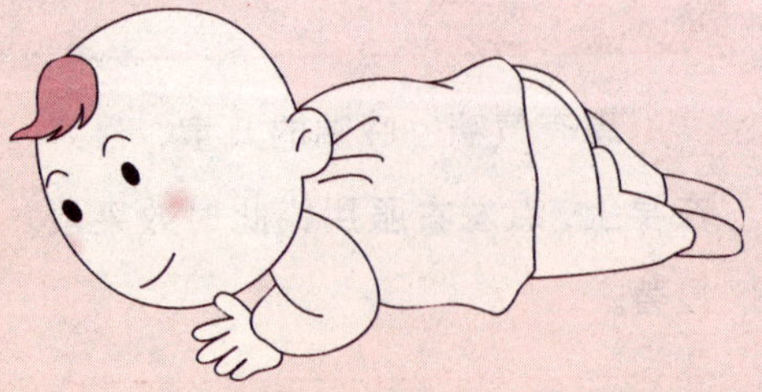

补铁药物

↘ 患儿缺铁会导致贫血，因此家长最好在晚上7点左右给孩子服用补铁类的药物。

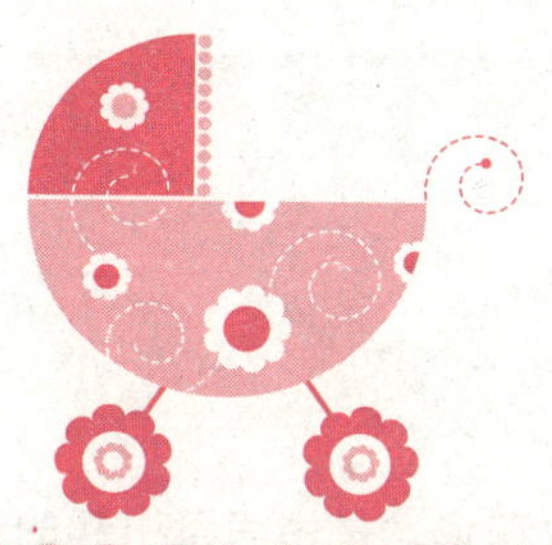

第10章 儿童常见疾病预防与调养

宝宝生病的确是件让人既担心又烦恼的事情。本章帮助父母尽可能多地了解宝宝常患的疾病、症状和应对措施，以便合理预防、及时发现并送诊，同时通过科学的家庭护理一定能帮助宝宝尽早康复。

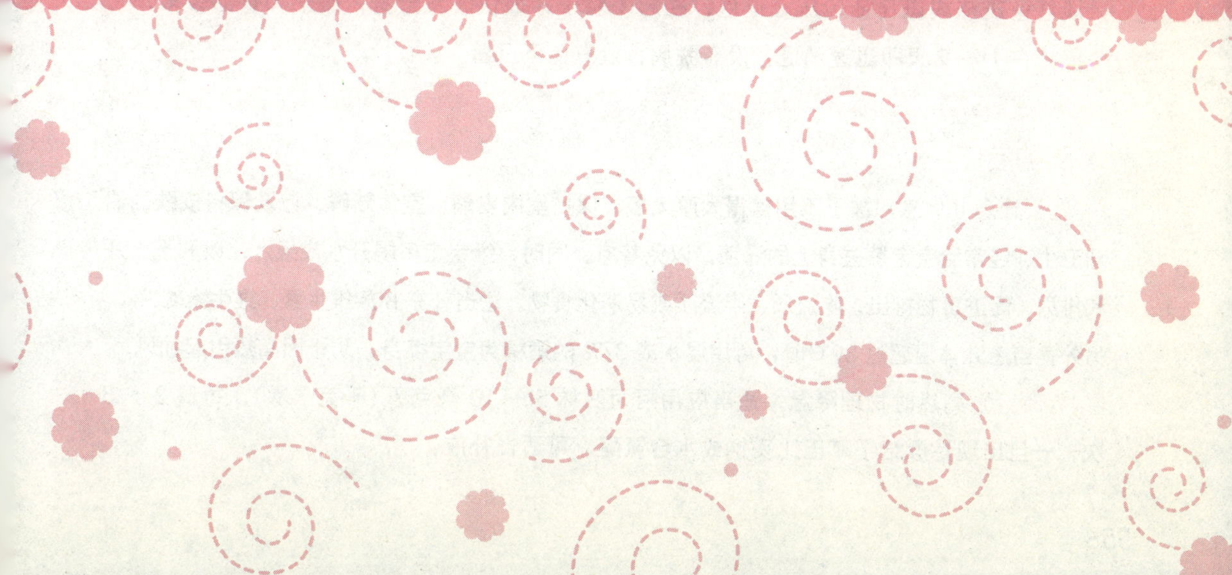

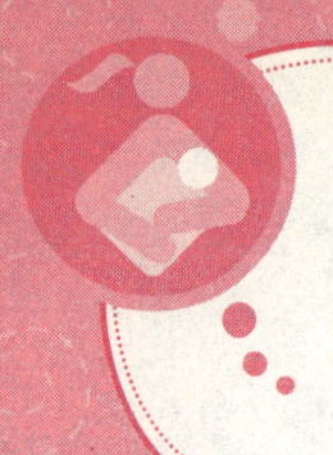

chuanranxing jibing

传染性疾病

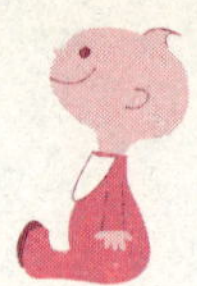

幼儿急疹

幼儿急疹，又称烧疹、玫瑰疹，是由病毒引起的一种小儿急性传染病。发病年龄在2岁以内，常见于6个月至1岁左右的宝宝。潜伏期大约是7～17天，平均10天左右。一年四季都可以发生，尤以春、秋两季较为普遍。幼儿急疹不像麻疹、水痘那样广泛传染，是相对安全的传染性疾病，家中成员被传染的机会不大，所以不必恐慌，只要注意隔离，避免交叉感染即可。幼儿急疹对婴儿健康并没什么影响，出过一次后将终身免疫。

主要症状

幼儿急疹临床上以“突起发热，热退出疹”为特点，先是持续3～4天发高烧，体温在39℃～40℃之间，高热早期可能伴有惊厥，病人可有轻微流涕，咳嗽、眼睑水肿、眼结膜炎，在发热期间有食欲较差、恶心、呕吐、轻泻或便秘等症状，咽部轻度充血，枕部、颈部及耳后淋巴结肿大，体温持续3～5天后骤退，热退时出现大小不一的淡红色斑疹或斑丘疹，压之退色，初起于躯干，很快波及全身，腰部和臀部较多，皮疹在1～2天即迅速消退，没有脱屑，没有色素沉着。

防护治疗

〖护理〗让患儿休息，被子不用盖得太厚太多，保持室内安静、空气新鲜，以及保持皮肤的清洁卫生，经常给宝宝擦去身上的汗渍，以免着凉。同时，给宝宝多喝开水或果汁，以利于出汗和排尿，促进毒物排出，吃流质、半流质或易消化食物，适当补充B族维生素、维生素C等。另外，当患儿体温超过39℃时，可用温水或37%的酒精为宝宝擦身，防止因高热引起抽风。

〖对症治疗〗高热时物理降温，适当应用阿司匹林5～10毫克/（千克·次），每日2～3次，一旦出现惊厥给予苯巴比妥钠或水合氯醛，可适当补液。

麻疹

麻疹是由麻疹病毒引起的急性出疹性呼吸道传染病，潜伏期多数为10～11天，短至6天或长达21天。如在近期内曾输血或注射过胎盘球蛋白，则可延长至28天。麻疹病毒存在于患儿的眼、鼻分泌物、血液和大小便中，主要通过呼吸道飞沫进入其他儿童的呼吸道，具有高度传染性。

主要症状

〖出疹前期〗患儿表现有发热、流泪、怕光、流涕、咳嗽，与一般上呼吸道感染相似，随后咳嗽加重、眼结膜充血，同时，口腔颊黏膜上有白色斑点，大小不等，称口腔黏膜斑。

〖发疹期〗一般在发热的第3～4天可见皮疹，开始见于耳后、前额及颈部，胸、背、躯干、四肢，很快自上而下蔓延至全身，皮疹红色斑丘疹，大小不等，分散存在或密集融合，此时所有症状均加重。

〖皮疹消退期〗皮疹出齐后，即开始消退，体温也随着下降，逐渐恢复正常。皮疹消退后留有棕色色素沉着。

防护治疗

1. 麻疹是病毒性传染病，无特效疗法，护理非常重要。首先的问题是透诊，如果皮疹能顺利出齐、出透，病毒可以充分散发，病情发展就比较顺利。如果出疹过程中受各种因素包括受风、受寒，或并发肺炎、心衰等影响，疹出不透，疹毒内陷，病情就要加重，甚至危及生命。

2. 幼儿麻疹是婴幼儿时期常见的发疹性热病。它的特征是发烧3～4日，热退后周身出现红疹，初期诊断有困难。

3. 此病是由一种病毒引起的，6个月至2岁婴儿患病较多。

一般此病潜伏期平均为10天，发烧可达39℃～41℃，但患儿精神尚好，与其他高烧病儿不同。咽部有充血，颈周围淋巴结普遍肿大，尤以枕骨下及颈后淋巴结为明显，无压痛，热退后数星期方消退。烧退时颈及躯干很快出现遍及全身的红色小型斑丘疹，疹直径2～3毫米，压之退色，出疹后1～2天即退，不留任何色斑。对与患儿有接触的小儿要注意隔离观察10天，患儿若出现高烧可继续隔离观察，高烧期可适当吃些退热药，头部枕冷水袋，并多饮水，疹退即痊愈。

为了使患儿顺利度过出疹期（一般3～5天），可服表疹中药：荚茅15克、芦根15克、薄荷6克、芥穗6克、牛蒡子9克、杏仁9克、连召9克，煎服，根据症状可加减。

一般护理

- 患儿居室内要保持一定温度与湿度（一般来说，冬季温度16℃～18℃、夏季21℃～26℃、湿度冬季需要30%～40%，夏季30%～70%），避免干燥和寒冷；室内要空气流通，每天开窗透气1小时以上（冬天0.5～1小时），但勿把患儿安置在受风直吹的门窗底下。
- 户外暴晒被褥，室内用具先后用肥皂水、清水擦洗。
- 麻疹患儿出疹期鼻涕多、眼分泌物多、高烧、精神不佳、进食少、常腹泻、口唇干裂、咳嗽、有痰不会咳，应经常用淡盐开水给宝宝擦洗鼻、眼，多次少量喂温开水、奶、菜汤等。
- 出疹期体温超过39.5℃以上，可酌情服解热药，防止高烧抽风，维持在38℃～39℃为理想。无并发症小儿疹后5天可解除隔离，如有肺炎、喉炎等并发症，推迟到疹后10天再解除隔离。

风疹

风疹是由风疹病毒引起的急性传染病，6个月至学龄前儿童易感性高，冬春季发病者多。在风疹患儿出疹前6天到出疹后2天这段时间内，均可排出病毒，可通过口、鼻及眼的分泌物直接传给其他儿童，也可经呼吸道飞沫传播。得过一次风疹后可获得终身免疫。

主要症状

当正常小儿与风疹病人接触后，一般经过10～21天出现发热，体温高达38℃，咳嗽、流涕、打喷嚏、食欲不佳。1～2天后开始出疹，出疹的顺序先是面颊，而后波及躯干、四肢，一天出齐。皮疹通常是浅红色、稍隆起，细小均匀，疹形较麻疹稍整齐，疹间有正常皮肤，面部、四肢皮疹较躯干多，经过4～5天后皮疹开始消退，同时全身症状减轻。

防护治疗

现已有单独的风疹疫苗可供预防接种。如果没有接种，宝宝得风疹后，不必用抗生素，可服用板蓝根、双黄连等中成药。一般不必住院，可在家治疗。注意皮肤清洁卫生，不要让宝宝抓搔，可避免继发皮肤感染。如病情轻，食欲正常，饮食无须限制，发热高时应多喂水。同时注意隔离，避免交叉感染。一般在皮疹出现5天后即无传染性，可以解除隔离。

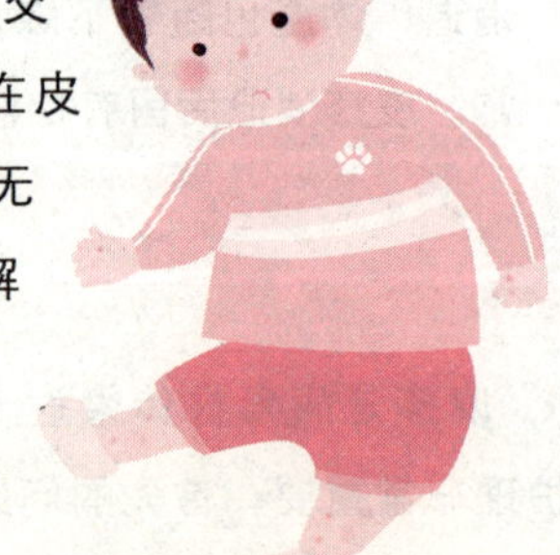

水痘

水痘是由水痘带状疱疹病毒初次感染引起的一种急性呼吸道传染性疾病。大多见于1～10岁的儿童，潜伏期2～3周，主要传播途径是飞沫经呼吸道传播，传染性强，常在托儿所、幼儿园等儿童集体中流行。本病有终生免疫力。

主要症状

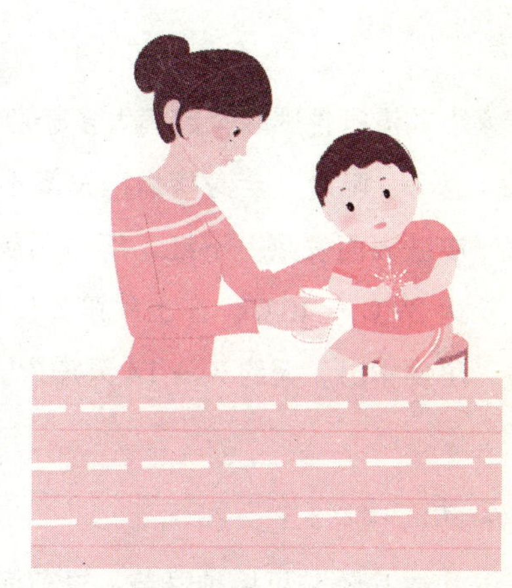

水痘起病较急，临床主要表现为皮肤黏膜出现斑疹、丘疹、疱疹，可伴有发热、头痛、咽痛、全身倦怠等前驱症状。在发热的同时，或发热1天后出现皮疹。皮疹为向心性分布，先自前颜部始，后见于躯干、四肢。一般躯干、头、腰部多见，而四肢少见。黏膜亦常受侵，见于口腔、咽部、眼结膜、外阴、肛门等处。最初为丘疹或红色小斑疹，后出现椭圆形疱疹，几天后疱疹变干，中心凹陷，然后结痂，再经数日至1～3周结痂脱落，不留有疤痕。皮疹在病后3～6天陆续成批出现，可在同一时期见到丘疹、疱疹、结痂，病程经过2～3周。若患儿抵抗力低下时，皮损可进行全身性播散，形成播散性水痘。

防护治疗

本病预防可接种疫苗，目前尚无特效治疗，主要是加强护理、对症处理和预防皮肤继发感染，注意隔离，在发热和出疹期间要卧床休息，多饮白开水，进食易消化食物，如菜粥、面条、蒸鸡蛋羹、牛奶等。同时，保持清洁避免瘙痒，若皮肤瘙痒可涂0.25%的炉甘石洗剂或5%碳酸氢钠溶液，合并感染时可使用抗生素。

对症处理宜用中药，如“银翘散”疗效非常显著，重症可服用蜡梅解毒汤（蜡梅花、菊花、板蓝根、蝉蜕、黄连、地丁各6克，银花、连翘各10克，甘草、木通各3克，赤芍2克，一起水煎）分2次服，连服1～2天。

温馨小提示

水痘通常属较温和的病，不会引起严重的并发症。如果是慢性病患儿或正在服用类固醇药物患儿要加倍小心，避免水痘引致肺炎、脑炎等并发症。

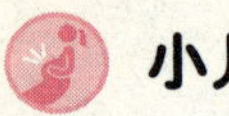

小儿流行性腮腺炎

流行性腮腺炎，简称流腮，也称痄腮，是由腮腺炎病毒侵犯腮腺引起的急性呼吸传染病，并可侵犯各种腺组织或神经系统及肝、肾、心脏、关节等器官，严重者可合并脑膜炎、睾丸炎、卵巢炎、胰腺炎等。多发于冬春两季，多见于2岁以上宝宝。

主要症状

小儿流行性腮腺炎起病大多较急，无前驱症状。有发热、畏寒、头痛、咽痛、食欲不佳、恶心、呕吐、全身疼痛、哭闹不安等。患病 1 ～ 2 天后，一侧或双侧腮腺肿大。局部皮肤表面发热、不红，疼痛明显，张口吃东西时加重。2 ～ 3 天后症状突出，体温可达 39℃～ 40℃，在上颌第二臼齿旁颊部黏膜上，可看到肿大的腮腺管口，无脓性分泌物排出。大约 7 ～ 14 天痊愈。

防护治疗

本病预防可接种疫苗，目前尚无特效疗法，一般抗生素和磺胺药物无效。主要给予充分的水、足量的进食、卧床休息，常采用中西医结合方法对症处理。

〖一般护理〗隔离患者使之卧床休息直至腮腺肿胀完全消退。注意口腔清洁，饮食以流质或软食为宜，避免酸性食物，保证液体摄入量。

〖对症治疗〗宜散风解表，清热解毒。用板蓝根 60 ～90 克水煎服或银翅散加大青叶 15 克水煎服；局部外涂可用紫金锭或青黛散用醋调，外涂局部，一日数次；或用蒲公英、鸭跖草、水仙花根、马齿苋等捣烂外敷，可减轻局部胀痛。必要时内服去痛片、阿司匹林等解热镇痛药。

流行性乙型脑炎

流行性乙型脑炎是由乙型脑炎病毒引起、由蚊虫传播的急性传染病，主要侵犯中枢神经系统。又称日本乙型脑炎。主要分布在亚洲远东和东南亚地区，多见于夏秋季，潜伏10～15天，临床上急起发病。有高热、意识障碍、惊厥、强直性痉挛和脑膜刺激征等，重型患者病后往往留有后遗症，包括肢体瘫痪、癫痫、智力障碍等。

主要症状

大多数患者症状较轻或呈无症状的隐性感染，仅少数出现中枢神经系统症状，表现为高热、意识障碍、惊厥等。典型病例的病程可分4个阶段：

初　期	起病急，体温急剧上升至39℃～40℃，伴头痛、恶心和呕吐，部分病人有嗜睡或精神倦怠，并有颈项轻度强直，病程1～3天。
极　期	体温持续上升，可达40℃以上。初期症状逐渐加重，意识明显障碍，由嗜睡、昏睡乃至昏迷，昏迷越深，持续时间越长，病情越严重。神志不清最早可发生在病程第1～2日，但多见于3～8日。 重症患者可出现全身抽搐、强直性痉挛或强直性瘫痪，少数也可软瘫。 严重患者可因脑实质类（尤其是脑干病变）、缺氧、脑水肿、脑疝、颅内高压、低血钠性脑病等病变而出现中枢性呼吸衰竭，表现为呼吸节律不规则、双吸气、叹息样呼吸、呼吸暂停、潮式呼吸和下颌呼吸等，最后呼吸停止。体检可发现脑膜刺激征，瞳孔对光反应迟钝、消失或瞳孔散大，腹壁及提睾反射消失，深反向亢进，病理性锥体束征如巴氏征等可呈阳性。
恢复期	极期过后体温逐渐下降，精神、神经系统症状逐日好转。重症病人仍可留在神志迟钝、痴呆、失语、吞咽困难、颜面瘫痪、四肢强直性痉挛或扭转痉挛等，少数病人也可有软瘫，经过积极治疗大多数症状可在半年内恢复。
后遗症	虽经积极治疗，但发病半年后仍留有精神、神经系统症状者，称为后遗症。约5%～20%患者留有后遗症，均见于高热、昏迷、抽搐等重症患者。后遗症以失语、瘫痪和精神失常为最常见。失语大多可以恢复，肢体瘫痪也能恢复，但可因并发肺炎或褥疮感染而死亡。精神失常多见于成人患者，也可逐渐恢复。

防护治疗

本病预防可在流行前按乙脑疫苗的规定进行疫苗接种；满1岁时注射基础免疫疫苗2针，2岁、6岁、10岁各1针。另外，灭蚊也是预防本病的重要措施。

本病尚无特效疗法，应住院治疗，病室应有防蚊、降温设备，应密切观察病情，细心护理，防止并发症和后遗症，一般采用对症治疗和支持疗法。

〖一般治疗〗注意饮食和营养，供应足够水分，高热、昏迷、惊厥患者易失水，故宜补足液体量，成人一般每日1 500～2 000毫升，小儿每日50～80毫升/千克，但输液不宜多，以防脑水肿，加重病情。对昏迷患者宜采用鼻饲。

〖对症治疗〗

(1) 高热病人的处理：室温降至30℃以下 高温病人可采用物理降温或药物降温，使体温保持在38℃～39℃（肛温）之间。一般可肌注安乃近，成人0.5克，每4～6小时一次，幼儿可用安乃近肛塞，避免用过量的退热药，以免因大量出汗而引起虚脱。

(2) 惊厥的处理：使用镇静止痉剂 如地西泮、水合氯醛、苯妥英钠、阿米妥钠等，应对发生惊厥的原因采取相应的措施：①因脑水肿所致者，应以脱水药物治疗为主，可用20%甘露醇，在20～30分钟内静脉滴完，必要时4～6小时重复使用。同时，可合用呋塞米、肾上腺皮质激素等，以防止应用脱水剂后的反跳。②因呼吸道分泌物堵塞、换气困难致脑细胞缺氧者，则应给氧、保持呼吸道通畅，必要时行气管切开，加压呼吸。③因高温所致者，应以降温为主。

(3) 呼吸障碍和呼吸衰竭的处理 深昏迷病人喉部痰鸣音增多而影响呼吸时，可经口腔或鼻腔吸引分泌物、采用体位引流、雾化吸入等，以保持呼吸道通畅。①因脑水肿、脑疝而致呼吸衰竭者，可给予脱水剂、肾上腺皮质激素等。②因惊厥发生的屏气，可按惊厥处理。③如因假性延髓麻痹或延脑麻痹而自主呼吸停止者，应立即作气管切开或插管，使用加压人工呼吸器。④如自主呼吸存在，但呼吸浅弱者，可使用呼吸兴奋剂如山梗菜碱、尼可刹米、利他林、回苏林等（可交替使用）。

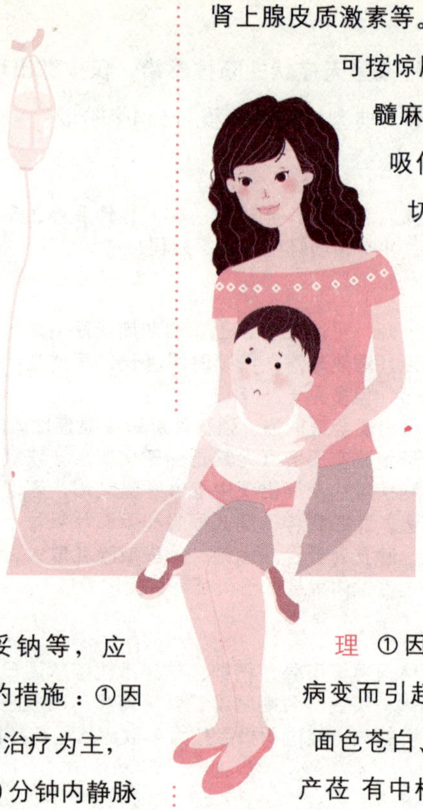

(4) 循环衰竭的处理 ①因脑水肿、脑疝等脑部病变而引起的循环衰竭，表现为面色苍白、四肢冰凉、脉压小、产莅 有中枢性呼吸衰竭，宜用脱水剂降低颅内压。②如为心源性心力衰竭，则应加用强心药物，如西地兰等。③如因高热、昏迷、失水过多、造成血容量不足，致循环衰竭，则应以扩容为主。

百日咳

百日咳是由百日咳杆菌引起的小儿急性呼吸道传染病，多见于5岁以下的小儿。病人是主要的传染源，通过咳嗽时带出的飞沫传播。临床特征是阵发性痉挛性咳嗽，咳嗽后伴有深长的鸡鸣声或有呕吐发生。

主要症状

发病最初与一般感冒咳嗽相似，并伴流涕、喷嚏、轻微发热。感冒症状消失后，咳嗽日渐加重，夜重昼轻，特别是痉咳发作为阵发性、成串的、紧接不断的咳嗽，连续10声以上，有鸡鸣样回声，直至吐出黏稠分泌物为止，咳嗽发作时泪涕交流、面红耳赤、两眼鼓出等。

发作间歇时，患儿如常，胸部检查常无阳性体征。体检可见：面部水肿、眼结膜充血、舌下系带溃疡等。

防护治疗

本病预防可接种疫苗，目前常用白百破（DPT，白喉类毒素、百日咳疫苗、破伤风类毒素）三联疫苗，对出生3～5个月的婴儿进行基础免疫，即分别在生后3、4、5个月进行皮下注射。以后在1岁时加强三联1针；4～7岁时各加强“白百”二联1针。

此外，在百日咳流行期间，搞好环境卫生，保持室内空气流通新鲜，同时不要带宝宝到病人家串门，以免感染得病。

对于百日咳患儿应及早选用抗生素，以清除鼻咽部的百日咳杆菌。

在初咳期应用红霉素或氨苄西林，持续用药至少3周。此外还可对症治疗，如止咳药液，痉咳出现窒息时吸氧，因痰液黏稠堵住喉部时可用低压吸引器吸痰等，并积极治疗并发症。

病情严重的患儿，可使用高价“百日咳免疫球蛋白”肌内注射，每次1毫升，隔日1次，连续用3次。

中成药治疗百日咳也有一定疗效，如“百咳灵”，每次服一片，每日服2～3次，温开水送服；“鹭鸶咳丸”，每次1丸（1.5克），日服2次，用梨汤或温开水送服。另外，在以上药物治疗的同时，还应及时进行隔离，以免发生传染。

百日咳传染性很强，及早发现病人隔离治疗是防止传播的最好方法，隔离期限从发病时开始至40天。

10岁以下与病人有接触的易感儿应隔离，观察21天，隔离期期满即可接受预防接种。

10岁以上小儿不用隔离，但也要观察14天。在治疗时可采用对百日咳杆菌有效的抗生素，对症治疗。

温馨小提示

儿童居室要保持空气新鲜，同时要防止感受风寒，衣被勤洗晒，保持清洁。发病后，病儿要注意休息，保证睡眠，对咳嗽频繁而影响睡眠的宝宝，可酌情给予镇静药。

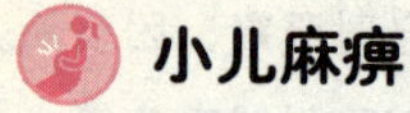

小儿麻痹

小儿麻痹又称脊髓灰质炎症，是由脊髓灰质炎病毒侵入血液循环系统引起的急性传染病，部分病毒可侵入神经系统。患者多为1～6岁儿童，临床以发热、上呼吸道症状、肢体疼痛，少数病例以出现肢体弛缓性瘫痪为特征，多发生在夏秋两季。潜伏期5～14日，可通过消化道传染。

主要症状

小儿麻痹典型病程分为四个时期：

前驱期	表现为机体乏力不适，低热或中等热度，并常伴有咽痛、咳嗽，或有纳呆、恶心呕吐、腹泻腹痛、便秘等消化道症状。
瘫痪前期	此病期体温会再次上升，并出现神经系统症状，如头痛，颈、背、四肢肌痛。患儿拒抚抱，动之即哭，面颊潮红，多汗等交感神经机能障碍，易哭闹或焦躁，偶尔由兴奋转入委靡、嗜睡。
瘫痪期	多于起病后3～4天（2～10天）出现肢体瘫痪，在5～10天内可出现不同部位的相继瘫痪；轻症在1～2天后不再进展。瘫痪早期可伴发热和肌痛，大多患者体温下降后瘫痪即不再发展。
恢复期	急性期过后1～2周，瘫痪肢体大多从远端开始逐渐恢复，腱反射逐渐复常。以最初的3～6个月恢复较快，之后恢复速度减慢，1～2年后仍不恢复即成为后遗症。

防护治疗

本病预防可口服小儿麻痹灭毒活疫苗（小儿麻痹糖丸），有密切接触史的易感儿可注射丙种球蛋白。

〖护理〗卧床休息隔离，至少到起病后 40 天，避免劳累。

〖脊髓灰质炎急性期治疗〗

(1）一般治疗。肌痛处可局部湿热敷以减轻疼痛。注意营养及体液平衡，可口服大量维生素 C 及 B 族维生素。发热高、中毒症状重的早期患者，可考虑肌注丙种球蛋白制剂，每日 3 ～ 6 毫升，连续 2 ～ 3 天，重症患者可予强的松口服或氢化可的松静滴，一般用 3 ～ 5 日，继发感染时加用抗菌药物。

(2) 呼吸障碍的处理。首先要分清呼吸障碍的原因，积极抢救。必须保持呼吸道畅通，对缺氧而烦躁不安者慎用镇静剂，以免加重呼吸及吞咽困难。及早采用抗菌药物，防止肺部继发感染。

〖促进瘫痪的恢复〗

(1) 推拿疗法。在瘫痪肢体上以滚法来回滚 8～10 分钟，按揉松弛关节 3～5 分钟，搓有关脊柱及肢体 5～6 遍，并在局部以擦法擦热，每日或隔日 1 次。

(2) 功能锻炼。可通过按摩、推拿，做伸屈、外展、内收等被动动作，借助体疗工具锻炼肌力和矫正畸形等方法恢复。

痢疾

痢疾为急性肠道传染病之一，常见病为细菌性痢疾。细菌性痢疾是一种由痢疾杆菌引起的传染性疾病。潜伏期长短不一，最短的数小时，最长的8天，多数为2~3天。一般全年都可发生，夏秋季多发，主要通过被细菌污染的食物、苍蝇和菌痢病人密切接触等途径传播，过度疲劳、受凉、暴饮暴食都有利于菌痢的发生。

主要症状

〖普通型痢疾〗起病急，发热，体温常在 39℃以上，头痛、乏力、呕吐、腹痛和里急后重。患痢疾的宝宝腹泻次数很多，大便每日数十次，甚至无法计数。对痢疾杆菌敏感的抗生素较多，绝大多数病人经过有效抗生素治疗，数日后即可缓解。

〖中毒型痢疾〗多数宝宝表现为起病突然，高热不退，少数宝宝初起为普通型痢疾，后来转成中毒型痢疾。患儿委靡、嗜睡、谵语、反复抽风，甚至昏迷。休克型表现为面色苍白，皮肤花纹明显，四肢发凉，心音低弱，血压下降。呼吸衰竭型表现为呼吸不整，深浅不一，双吸气、叹气样呼吸、呼吸暂停，两侧瞳孔不等大、忽大忽小，对光反射迟钝或消失。

〖混合型痢疾〗具有以上两型临床表现，病情凶险。

〖慢性痢疾〗婴幼儿少见，多因诊断不及时、治疗不彻底所致，细菌耐药，患儿身体虚弱，病程超过 2 个月。慢性痢疾患儿中毒症状轻，食欲低下，大便黏液增多，身体逐渐消瘦，预后不好。

防护治疗

- 隔离患儿，卧床休息；对大便进行消毒处理，可以大便 1 份，漂白粉 1/4 份，放在痰盂里搅匀后加盖 2 小时再倒掉。
- 如果患儿大便有里急后重现象，可让其将大便解在尿布上，不要求坐起在痰盂里解便，以防止肛门直肠脱垂。每次大便后用温水洗净臀部，并用 5% 鞣酸软膏涂于肛门周围的皮肤上。
- 若患儿呕吐频繁，可给予静脉补液。
- 饮食要清淡易消化，如麦片粥、蒸蛋。
- 床单被褥经常暴晒，杀除细菌。

流脑

流脑，即“流行性脑脊髓膜炎”的简称，是由脑膜炎球菌引起的一种急性传染病。发病年龄主要是15岁以下，特别是10岁以下儿童，以冬、春季发病较多。脑膜炎双球菌隐藏于患者或带菌者的鼻咽分泌物中，主要通过咳嗽、打喷嚏、说话等由飞沫直接从空气传播，进入呼吸道而引起感染。

主要症状

〖初期：呼吸道感染期〗发生流脑时，在病情发展初期为上呼吸道感染期，患儿会出现一些类似伤风感冒的症状，如咽痛、鼻塞、流涕、咳嗽和轻微的发热等。

〖第二期：败血症期〗当细菌进入血中并进行繁殖时，就会出现第二期也就是败血症期的表现。患儿表现为持续高热、面色灰白、精神委靡，在臀部、肩部等受压部位出现出血性皮疹，鲜红或暗紫色，大小不一，小的为针尖，大的呈斑片状。严重的出血疹可以迅速扩散到全身，发生坏死。

〖第三期：脑膜炎期〗宝宝出现剧烈的头痛、呕吐、抽搐和颈强直等异常情况。

防护治疗

由于引起流脑的脑膜炎双球菌，对特定的抗生素有较强的敏感性，所以，对大多数患儿来说，经过积极的磺胺类和青霉素类药物的抗感染和对症治疗，患儿可以在1周后痊愈。少数严重患儿可以继发硬膜下积液、脑积水等症。年龄小，昏迷程度深、时间长、皮肤出血点广泛和反复发生抽搐者，往往危及生命，或留有脑性瘫痪等后遗症。

对许多婴幼儿来说，患了流脑后，病情变化迅速，症状可能不典型或分期不明显，严重者还会有生命危险。所以，做好流脑的预防工作就显得尤为重要。

- 保持室内空气新鲜清洁，常晒被褥，可以杀死环境中的病原菌。因为脑膜炎双球菌比较脆弱，它对干燥、湿热、寒冷和一般消毒剂极为敏感，在小于37℃或高于50℃的环境均容易死亡。
- 在流脑流行季节，尽量不要让宝宝到拥挤的公共场所去，以免增加感染机会。另外，一旦发现宝宝有不明原因的高烧，出血点或头痛、呕吐、抽搐等情况时，应立即送医院就诊。
- 及时隔离病人，对与流脑患者有密切接触的易感者和可疑者要及时正确地服用磺胺类药物，进行预防性服药。小儿要按时进行预防接种，这也是防止流脑发生的重要措施。

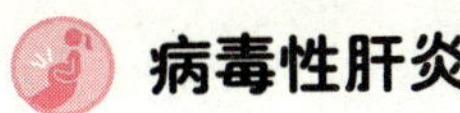

病毒性肝炎

病毒性肝炎也称为传染性肝炎，简称肝炎。它是由数种不同型肝炎病毒所致，目前已确知存在的有甲型、乙型、丙型、丁型及戊型五种肝炎病毒。

主要症状

小儿患病毒性肝炎也类似于成人，有一定的潜伏期，表现为以下五点，家长如果发现宝宝出现以下四点中的两项症状时，应及时带宝宝到医院检查肝功能指标，以免贻误治疗。

1. 小儿突然精神不振、不想玩耍，容易疲倦，想睡觉。
2. 食欲减退，平日不挑食，近期不想吃肉及其他油腻食物，或闻到油味想呕吐。
3. 每天大便次数增多。
4. 多为低到中度发热，怕冷，或者伴有轻微的咳嗽、咽痛、鼻塞等感冒症状。伴有不明原因的皮疹、关节疼痛等症状。

防护治疗

〖预防〗本病预防可接种疫苗。

〖护理〗急性期应卧床 1 个月，隔离 40 天，有条件者应住院。恢复期逐渐增加活动量，避免过劳。急性期给予清淡的半流食。食欲差及有呕吐者可给 10% 葡萄糖加维生素 C、肝泰乐、能量合剂等静脉点滴，或静脉注射 50% 葡萄糖 + 维生素 C。食欲恢复后，吃高蛋白、高维生素食物，少油腻饮食，适量吃糖，每日 50g 左右。不可摄食过多，以免发生脂肪肝。

〖药物治疗〗

(1) 给予多种维生素，婴幼儿更要注意补足维生素 A、维生素 D。

(2) 保肝降酶药、肝泰乐、肝宁、复方胆碱、联苯双酯、垂盆草冲剂、水飞蓟素、辅酶 A 及三磷酸腺苷（ATP）等。忌用对肝功有损害的药物如苯巴比妥、大环内酯类抗生素等。

(3) 免疫调节药物：肾上腺皮质激素一般不用，但急性重症肝炎血清胆红素急剧上升时，可早期短程治疗，使用泼尼松 1mg/(kg·d)，7 ~ 10 天可改善症状。

(4) 免疫促进剂：胸腺肽 10 ~ 15mg/ 次，每日 1 次，加入 10% 葡萄糖静脉点滴；转移因子、免疫核糖核酸每次 1 支，每周 1 次，腋下或腹股沟处皮下注射；左旋咪唑每日 2 ~ 3mg/kg，每周连用 2 天，疗程 3 个月，可用于细胞免疫低下的慢性肝炎。

肠道寄生虫感染

蛔虫病是最常见的小儿肠道寄生虫病。蛔虫卵主要是通过手和食物进入人体内。宝宝的指甲缝中很容易藏有蛔虫卵，极易造成感染。

主要症状

〖胆道蛔虫症〗表现为剑突下突然发生阵发性绞痛或钻顶痛，可放射至背部及右肩部，难于忍受，极度不安。常伴有恶心及呕吐。腹壁软，仅疼痛发作时腹壁轻度痉挛，剑突下明显的局限性压痛。当进入胆道的蛔虫退到小肠后，则症状突然消失。

〖蛔虫性肠梗阻〗多见于小儿。病人有阵发性腹痛、恶心、呕吐、腹壁软，可扪及大小不等粗麻绳样索状物。如不及时治疗，可发展为完全性肠梗阻。

〖其他〗伤寒或少数胃、十二指肠溃疡病患者感染蛔虫后，蛔虫可穿破病变处肠胃壁引起穿孔，产生弥漫性腹膜炎。蛔虫向上逆行时可由鼻孔、口腔排出，或钻入耳咽管而引起耳鼓膜穿孔，并由外耳道排虫。偶尔蛔虫可到达喉或气管，引起窒息。

防护治疗

〖预防〗宝宝饭前便后洗手，瓜果蔬菜要彻底洗净，水果要洗净削皮，生吃番茄要洗后用沸水烫去皮再吃。要勤剪指甲，平时不要咬指甲。消灭苍蝇、蟑螂，不吃被它们叮爬过的食物。不喝生水，不要随地大便。

〖护理〗

(1) 2 岁以内的宝宝不能服驱虫药，因为 2 岁以内的宝宝肝、肾功能尚不完善，服驱虫药会损害肝、肾等器官的健康发育。

(2) 驱虫药不能频繁使用，一般间隔 6 个月到 1 年为宜。

(3) 如宝宝并发胆管蛔虫症或蛔虫性肠梗阻，应立即去医院诊治。

〖常用药物〗

(1) 甲苯咪唑：儿童用量为每天 50 ~ 150mg，早晚各 1 次，连服 3 天；若未驱尽，3 周后可再用第二疗程。

(2) 丙硫咪唑：商品名肠虫清，为新的广谱驱虫剂。剂量为 400mg，一次吞服。疗效达 90% 以上。

小儿结核病

小儿结核病是结核杆菌引起的一种较常见的结核病，因感染结核菌所致。主要通过呼吸道传播。全身各个脏器均可受累，以原发性肺结核最常见。小儿肺结核病人咳嗽时喷出的飞沫中带有结核菌，或带菌痰液干燥后随尘埃飞扬在空气中。易感儿童随呼吸将带菌的飞沫或尘埃吸入，便感染上了结核菌，并发生原发性肺结核病。

主要症状

早期儿童肺结核表现为不活泼、精神不振、脾气急躁，或无故哭闹，也可有盗汗、脸部潮红、消瘦、无力、食欲减退和消化不良。重者可出现结核中毒症状。婴幼儿可急性起病，突然高热，持续2～3周后转为较长时间低热。少数患儿可发现颈部、腋下及腹股沟等处淋巴结轻度肿大，胸部X线检查可见肺部哑铃状的双极阴影或仅有肿大的肺门淋巴结。

防护治疗

〖预防〗本病预防可接种疫苗。

〖护理〗加强身体锻炼，科学补充营养，提高免疫力。改善环境卫生，积极预防其他呼吸道传染病。若小儿与活动性肺结核病人有密切接触史或以前未接种过卡介苗而结核菌素试验阳性的儿童，可用异烟肼预防性服药，连服 6 个月以上。肺结核患儿应适量户外活动，多呼吸新鲜空气，并注意休息和高营养饮食。

〖小儿肺结核病治疗〗

(1) 注意营养，加强休息，无症状者可服药上学，避免过度运动及劳动，应与传染源隔离，以免恶化，避免得急性传染病。

(2) 抗结核药物用药原则是早期、规律、全程、联用、适量。①单用异烟肼 (INH)：10 ～ 15mg/(kg·d)，妈妈可予以婴幼儿 15 ～ 20mg/(kg·d)，最大剂量不得超过 400mg/d，于清晨一次空腹顿服，使血清药物浓度达到较高水平而起到杀菌作用。300mg/d 以上者同时服用维生素 30mg，以预防末梢神经炎。疗程为 12 到 18 个月。②为延缓耐药可用：INH(剂量同上)+ 乙胺丁醇 (EMB)25mg/(kg·d)，4 ～ 6 周后改 15mg/(kg·d)，疗程为 6 ～ 12 个月。EMB 主要副作用为视力损害 (球后视神经炎)，故适用于年长儿，停药后可逐渐恢复。INH(剂量同上)+ 对氨基水杨酸钠 (PAS)150 ～ 300mg/(kg·d)，每日最大总量不超过 8g，分 3 次饭后 30 分钟服用，末次可用倍量。疗程 6 ～ 12 个月；INH+ 氨硫脲 (TB1)2 ～ 3mg/(kg·d)。疗程 6 ～ 12 个月。

对处于高度过敏状态的患儿，须与结核排菌者严格隔离，采取严密的消毒隔离措施，以免重复感染结核菌，并及时用钙剂脱敏和给大量的维生素C作辅助治疗。

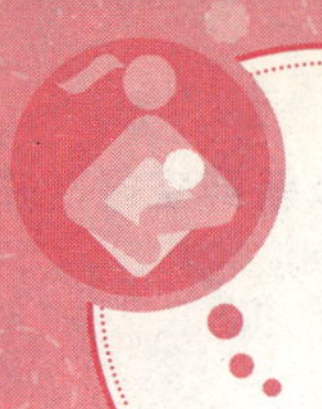

yan er bi he yanhou jibing >

眼、耳、鼻和咽喉疾病

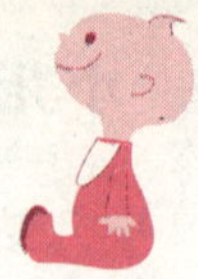

倒睫毛

倒睫毛又称倒睫，是指睫毛倒向眼球，刺激角膜和球结膜的一种睫毛位置异常。主要是由于婴幼儿脸庞短胖，鼻梁骨尚未发育，眼睑脂肪较多，容易使睫毛向内倒卷。当下眼睑的睫毛向内侧倒时，会摩擦眼球的结膜与角膜。此外，眼睑赘皮也可引起倒睫。

主要症状

患儿在睁眼或闭眼时，睫毛摩擦角膜或结膜，常常刺激眼球中央的角膜，就像刷子经常在眼球上刷来刷去一样，不仅引起眼睛刺痛、畏光、流泪，而且还可使角膜混浊和毛糙，甚至发生细菌感染，产生角膜溃疡。宝宝用手去揉擦，时间一长，便会引起慢性结膜炎和角膜炎，还会引起视力严重减退甚至失明。

防护治疗

〖护理〗可滴抗生素眼药水和涂抗生素眼药膏，以保护角膜、结膜；也可将小儿下眼皮经常往下拉一拉，以减少倒睫对角膜的刺激。

〖一般治疗〗

(1) 用手轻轻地捏住宝宝的鼻梁根部（即两个内眼角之间部位）向上提一提，每日 2 次。

(2) 将金霉素或红霉素眼膏挤在消过毒的棉签上，在小儿睡觉前轻轻地扒开下眼皮，将眼膏涂在眼睫毛上，同时把倒毛向外、向下擦一擦，使倒毛向外翻，然后让宝宝闭上眼睛睡觉即可。也可等宝宝睡熟之后再进行治疗。

〖手术治疗〗如果睫毛又粗又短，戳刺眼睛，刺伤角膜，造成灶性浸润，患儿怕光流泪明显，这时需要手术矫治。一般而言，可以等到两岁以后再手术。

温馨小提示

发现宝宝倒睫，不要随便使用镊子拔睫毛。因为这样做并不能破坏毛囊，拔掉后的睫毛还会再次长出，有时还可能因细菌感染造成毛囊炎或眼边疖。如果是沙眼引起的内翻倒睫，就得积极治疗沙眼。随着宝贝年龄的增长，脸型变长，鼻骨发育，绝大多数的倒睫可以恢复正位。

麦粒肿

麦粒肿俗称针眼，是指睫毛毛囊周围的皮脂腺或睑板腺受感染所引起的急性化脓性炎症。引起麦粒肿的细菌多为金黄色葡萄球菌，所以，麦粒肿多为化脓性炎症。

主要症状

麦粒肿起病急，以睫毛根部的局部红肿和疼痛为特征，早期麦粒肿患儿眼睛或眼睑缘会出现痒痛，会有硬块，触碰时有痛感，几天后硬结会软化，在睫毛的根部可以看到黄白色脓头，可自行溃破排出脓液，之后红肿会迅速消退。

病情较重的患儿可出现全身发热，耳前淋巴结肿大。

防护治疗

〖预防〗

（1）注意眼部卫生，保持眼部清洁，不用脏手或脏物揉擦眼睛。

（2）多注意休息，避免眼睛过度疲劳。

〖护理〗

（1）局部热敷。用一块干净的热毛巾给宝宝湿敷病眼，每次 10 ～ 15 分钟，每日 3 ～ 4 次。

（2）局部可点眼药。一般使用 0.25% 氯霉素眼药水即可，如分泌物多可用利福平眼药水，效果好。

（3）涂药膏。宝宝入睡后可涂轻霉素眼膏。

〖早期治疗〗早期湿热敷或旋磁理疗，促进浸润吸收或硬结迅速化脓。

〖对症治疗〗

（1）当脓点形成后可到医院通过手术切开排脓，放出脓液，眼睛的红肿会很快消退，疼痛也会减轻，直到痊愈。切忌不适当的挤压，以防炎症向眶内、颅内扩散，引起其他炎症而危及生命。

（2）顽固的经常发作的病例，可用自体免疫疗法。

（3）伴全身发烧，耳前、颌下淋巴结肿大者可用抗生素及磺胺类药物。

沙眼

沙眼是由沙眼衣原体引起的一种慢性传染性结膜角膜炎，可在睑结膜表面形成粗糙不平的外观，形似沙粒，是致盲眼病之一。潜伏期约为5～12日，通常侵犯双眼。多发生于儿童少年时期。

主要症状

〖初期〗沙眼多为急性发病，病人眼睛有异物感、流泪、怕光，眼部有很多黏液或黏液性分泌。

〖慢性期〗数周后，上述症状消退，进入慢性期，此时没有任何不适。如及时治愈，可不留瘢痕。但在慢性病程中的流行地区，常常会发生重复感染，导致病情加重。角膜上有活动性血管翳时，刺激症状尤为显著，引起视力减退。

〖晚期〗晚期常因后遗症，如睑内翻、倒睫、角膜溃疡及眼球干燥等，症状更为明显，并严重影响视力，甚至导致失明。

防护治疗

〖预防〗

(1) 培养良好卫生习惯，不用手揉眼，毛巾、手帕要勤洗、晒干。

(2) 集体生活区应分盆、分巾或流水洗脸，严格对毛巾、脸盆等消毒，并注意水源清洁。

〖中药治疗〗可用沙眼中药方剂，用水煎服，散风清脾，祛湿。每次1剂，每日2次。

〖一般治疗〗

(1) 局部用药。用0.1%的利福平或0.5%的金霉素或四环素眼药水每日滴眼3～6次，持续用药1～3个月。或用10%～30%磺胺醋酰钠和0.25%～0.5%氯霉素眼药水，效果亦佳。

(2) 全身治疗。急性期或严重的沙眼，除局部滴用药物外，成人可口服磺胺制剂等。连续服用7～10天为一疗程，停药1周后再服用。需2～4个疗程，应注意药物的副作用。

(3) 手术治疗。增生严重者，可用棉签或四环素等药物摩擦于睑结膜及穹隆结膜处。滤泡多者可以实行压榨术，局麻下以轮状镊子挤破滤泡，将其内物排出，同时合并药物治疗。

斜视

斜视属于眼外肌疾病，是指两眼不能同时注视目标，有偏内、偏外或上、下不正的情形。

在幼儿中，内斜视较为常见。内斜视俗称斗鸡眼，就是眼睛中间的瞳孔天生或人为的都朝中间靠拢，也叫做对眼，是常见的斜视病。

内斜视如果不及时治疗，就会影响眼睛发育，甚至发生弱视。

主要症状

(1) 眼球运动正常，一眼向前注视物体，另一眼球向内转向鼻侧，或是双眼视物时，双眼球均转向内。

(2) 一只眼睛或双眼患有中等程度或以上的远视。

(3) 第一斜视角和第二斜视角相等。

(4) 经常偏斜的眼睛出现废用性弱视。

防护治疗

预防斜视，家长要经常注意宝宝的眼部卫生和用眼卫生情况。如注意灯光照明强度，不要躺着看书，不可长时间看电视及打游戏机与用电脑，不看三维图等。

手术疗法	应当从幼年时开始，关键时期为5岁前，主要通过手术调整外眼肌的强度与附着点的位置，使眼位趋于正常。先天性内斜视与上下斜视大多需要手术治疗，非调节性而且斜度大的斜视通常亦需要借着手术的方法来矫正。成年以后难以恢复双眼单视功能，因而手术只是解决美容问题。
非手术疗法	1.儿童内斜视合并有远视眼者需要验光配镜，以此矫正斜视，恢复双眼单视功能，一般可以使眼位得到满意的矫正。 2.为防止和治疗废用性弱视，可以滴用阿托品眼膏麻痹睫状肌，起消除调节作用。应滴健眼使其视力模糊，迫使斜视眼得到锻炼，以提高视功能。反复多次，可以矫正内斜视。如矫正治疗1年以上仍无效果，可考虑手术矫正，术后仍需配镜。

屈光不正(远视、近视、散光)

屈光不正是一种眼球屈光缺陷性疾病，是指眼睛在不使用调节时，平行光线通过眼的屈光作用后，不能在视网膜上结成清晰的物像，而在视网膜前或后方成像。通常有三种：近视、远视和散光。此病多双眼发病，且度数接近，有一定遗传倾向，尤其是近视，多与遗传有关。

主要症状

〖近视的主要症状〗

(1) 轻度近视（视力在 3.00D 以内）或中度近视（视力在 3.00D ~ 6.00D）：除视远物模糊外，并无其他症状，在近距离工作时，不需调节或少用调节即可看清细小目标，反而感到方便。

(2) 高度近视（视力在 6.00D 以上）：工作时目标距离很近，两眼过于向内集合，这就会造成内直肌使用过多而出现视力疲劳症状。

〖远视的主要症状〗

(1) 视力：低度远视的青少年，远、近视力正常；中度远视者，有的远视力好，而近视力差，或远近视力均差；高度远视者，远、近视力均差，且老视现象出现较早。

(2) 眼疲劳：由于长期处于调节紧张状态，远视眼很容易发生眼部干涩，眼睑沉重，有疲劳感，以及眼部疼痛与头痛，休息片刻后，症状明显减轻或消失。严重时甚至恶心、呕吐。有时会并发慢性结膜炎、睑缘炎，或致麦粒肿反复发作。

(3) 高度远视眼的眼球小，前房较正常浅，视乳头较小，可呈假性视神经乳头炎表现。

(4) 斜视及弱视：过度的调节可引起过度的集合，故易致内隐斜或共转性内斜。屈光参差明显或远视度数高的还会出现弱视。

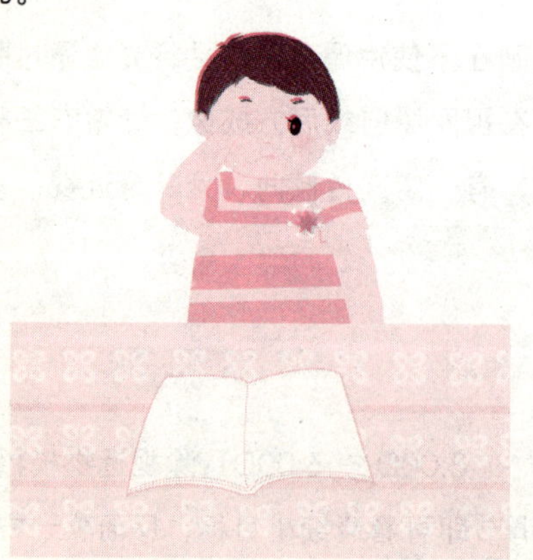

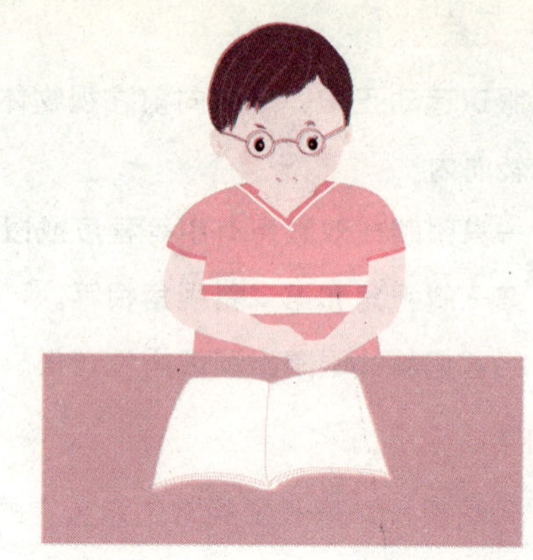

〖散光的主要症状〗

(1) 视力模糊和视力疲劳：有轻度散光的人视力通常正常，但在看某一距离的物体时可能出现头痛、眼疲劳和视力模糊。有严重散光眼的人视物不清和扭曲。

(2) 视力减退：由于散光性质、屈光度高低及轴的方向等因素有较大差异，属于生理范围的散光通常对远近视力无任何影响，高度数散光者表现为视力减退明显，并难以获得良好的矫正视力。

(3) 不正常的头位和眼位：屈光度数低者可无症状，看远处目标时常常眯眼属于高度散光者。可有看远、近都不清楚，似有重影，且常有视力疲劳等症状。

防护治疗

〖一般治疗〗

(1) 屈光不正分为远视眼、近视眼和散光眼三种。

(2) 在矫正视力的同时，可给予针灸、中药治疗，可获得较好的效果。

〖远视眼〗

(1) 无症状者无须矫正治疗。

(2) 对有视力疲劳、视力减退、斜视患者用正球镜片矫正。

(3) 青少年远视应每年验光一次，根据情况及时更换镜片。

〖近视眼〗

(1) 近视眼应注意预防，如保持好的学习、读书习惯，注意学习和休息相结合。

(2) 发现近视及时佩戴眼镜矫正视力。

(3) 手术治疗，可以通过手术矫正近视，但有时会出现并发症，对此，应有思想准备。

〖散光眼〗

(1) 远视散光用正柱镜片矫正。

(2) 近视散光用负柱镜片矫正。

(3) 复性散光用镜片联合矫正。

〖屈光不正〗

(1) 注意用眼卫生就是预防的重要措施。看书写字时姿势要正确，桌椅高度要合适，眼与书本保持一尺的距离。

(2) 光线要充足，但也不要过强。在灯光下看书要有灯罩，灯光要照在书上，不要照在宝宝的脸上或眼睛上，光线应从左前方射来，以免手的阴影妨碍视线。

(3) 看书写字时间不宜过长，每隔 45 ~ 50 分钟就要休息几分钟，闭眼、向远处眺望，或做眼保健操。不要看字迹模糊的书，写字不宜太小，不要用颜色太淡的铅笔写字。

(4) 教育和帮助宝宝改掉不合理的用眼习惯，如趴在桌上歪头看书写字，躺在床上看书，吃饭时看书，在强光下或在暗淡的灯光下看书等。

(5) 定期检查视力，及时发现屈光不正，及时治疗，不使其发展严重。

(6) 已发生屈光不正最好的治疗方式还是配用合适的眼镜。不少家长对戴眼镜有顾虑，怕越戴越厉害。这是一种错误的看法。眼镜的目的是使眼睛不再疲劳，只能减轻屈光不正，不会加重屈光不正。相反，如果不及时佩戴眼镜，则会加重眼的疲劳，从而使原有的眼病进一步加重。

(7) 配眼镜最好到医院去，需要先散瞳，然后进行正规的验光，这样配出的眼镜才具有治疗作用。

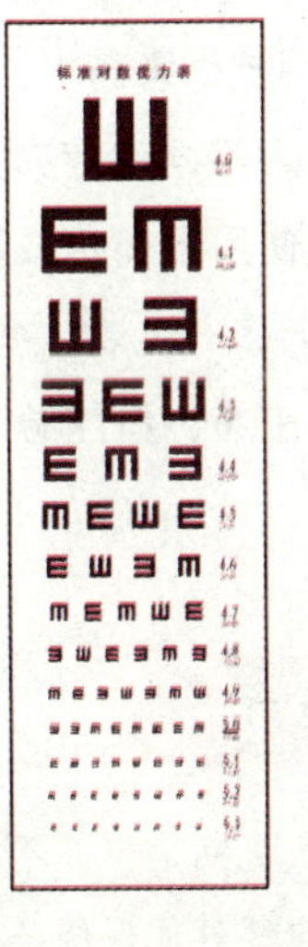

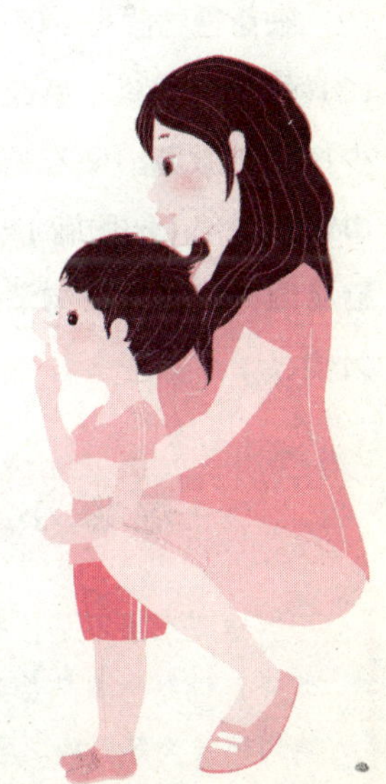

结膜炎

结膜炎是指覆盖在眼睑内面——眼球前部眼白表面的一层透明薄膜感染上病毒或细菌而发炎，是一种传染性很强的疾病。结膜炎又称为“红眼病”，可累及单眼或双眼，也可能因各种病毒感染，造成流行性结膜炎。患流行性结膜炎时，一般需1～2星期才可痊愈。

主要症状

突发结膜充血，烧灼感、痒、分泌物多，流泪或溢泪，晨起时分泌物多而难以睁眼。一般视力不受影响，检查发现眼睑红肿，睑结膜充血、乳头滤泡增生，球结膜周边性充血，有时水肿及结膜下出血，结膜囊内有分泌物。

防护治疗

〖预防〗培养良好习惯，常用温水和肥皂洗手。

〖护理〗

(1) 不与他人共用眼水或眼膏。

(2) 眼睛红肿时，不宜佩戴角膜接触镜、使用纸巾或一次性毛巾。

〖治疗〗

(1) 急性结膜炎：可点用类固醇（可的松）眼药水，以减轻病情。

(2) 细菌性结膜炎：须使用抗生素药水、药膏，甚至口服或注射抗生素。

(3) 慢性结膜炎：感染原因不同治疗方法有所不同。①若是环境刺激引起的，则尽量减少接触刺激源。②若长期使用眼药水或眼药膏所引起的，可先停用眼药一段时间，以毛巾热敷眼部（闭眼睛）一天3～4次，每次5～10分钟。③若是慢性眼睑炎引起的，则需将眼睑缘的分泌物清理干净，挤压睑板腺，以婴儿洗发精洗净睫毛毛根，每天三四次为佳。

温馨小提示

结膜炎虽不是什么大毛病，但并不是“眼部充血”的唯一原因。眼部充血除了结膜炎外，也要考虑是否为眼部其他疾病，如角膜破皮、虹彩炎、青光眼、角膜溃疡或是眼睛内部发炎等眼疾之警讯，不可大意。

婴幼儿急性中耳炎

中耳炎是最常见的一种耳部疾病，其中以化脓性中耳炎多见，俗称“耳底子”，常发生于8岁以下儿童。它经常是普通感冒或咽喉感染等上呼吸道感染所引发的疼痛并发症。

主要症状

中耳炎表现为耳内疼痛（夜间加重），疼痛可放散到同侧额部、颈部、顶部、牙齿或整个半边头部，症状表现为哭闹不安，拒绝吃奶，有时可发生耳后部红肿不让触摸。还有发热、恶寒、大便秘结，听力减退等。如鼓膜穿孔，耳内会流出脓液，疼痛会减轻，并常与慢性乳突炎同时存在。

一旦脓液形成，可由外耳道流出，这说明鼓膜已发生穿孔，家长应当提高警惕。急性期治疗不彻底，会转为慢性中耳炎，随体质、气候变化，耳内会经常性流脓液，时多时少，迁延多年。

防护治疗

〖预防〗要从小锻炼身体，提高抵抗力，预防呼吸道感染。

〖护理〗

（1）患急性化脓性中耳炎的宝宝，应遵照医嘱应用抗生素，有高热者可在医生指导下同时酌情用退热药。

（2）在鼓膜尚未穿孔时，可用1%酚甘油减少疼痛；已穿孔的患儿，可用抗生素滴耳药，或滴眼药水于耳内，每日滴3～4次，连续数天直至不流脓为止。

（3）在鼓膜没有愈合之前，应避免污水进入耳道；还在哺乳期的患儿，在喂奶时应避免奶汁流入耳道内，以防再次引起感染。

（4）常常感冒的小儿，不要用力擤鼻，以免影响耳咽管。

〖治疗〗使用抗生素治疗，最少要治疗10天；发烧时予退烧处理；如有脓流出，只能在外耳将之拭干；若有大量脓汁流出时，患耳周围皮肤应用冷霜、氧化锌或凡士林涂擦，以防外耳及皮肤的剥蚀。

温馨小提示

如果耳内有脓，应先用3%双氧水清洁耳道，然后再滴药。周岁以内的婴儿可拉直耳垂向下，年长儿应拉耳郭向后上，滴药后用手指轻轻按压耳屏，促使药液流入鼓膜区，如鼓膜已穿孔，药液甚至可以流入中耳腔，这对治疗十分有利。

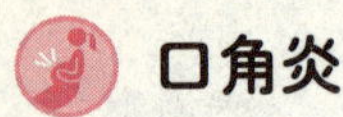

口角炎

口角炎俗称烂嘴角，又叫“燕口疮”或“口丫疮”。由于春冬的气候比较干燥，嘴唇上皮脂分泌减少，很容易引发嘴唇干裂，因此春冬两季此病的诱发率很高。如果宝宝饮食搭配不均衡或是常流口水，就极易患此病。此外，儿童患慢性腹泻痢疾时也会有可能引发口角炎。小儿患口角炎不易愈合，且复发率较高，家长要引起注意，调整饮食结构，改正宝宝的不良习惯。

主要症状

小儿所患口角炎分为两种类型，一种是营养缺乏性口角炎，另一种是感染性口角炎。

〖营养缺乏性口角炎〗最初表现为嘴角发红、发痒，如果不予理睬则会形成糜烂，严重时还会导致裂痕的出现，影响宝宝吃饭、说话等日常活动。患病的位置多在嘴角的一侧或两侧。如果患者不去治疗，此种炎症会转化为感染性口角炎。

〖感染性口角炎〗表现为两侧口角湿白，进而出现糜烂或溃疡，严重时还会并发唇炎或舌炎。糜烂部位常会化脓，渗出血液，进而结痂。

防护治疗

防治口角炎要改正不合理的饮食习惯。有些宝宝不喜欢吃蔬菜、水果，身体中维生素C和维生素B_2的摄取量较少，进而引发口角炎、唇炎、舌炎等。因此家长一定要合理搭配膳食，多吃些乳制品、动物内脏、绿叶蔬菜等富含维生素B_2的食物，使宝宝摄取到均衡的营养。

还要改正宝宝挑食、偏食的坏毛病，平时多喝水，常吃梨、荸荠等生津滋阴的食物。

如果患者的情况比较严重，可以在患处涂抹黄连素软膏或是1%的龙胆紫。还可以用10%的金银花中药煎剂湿敷。

温馨小提示

有些宝宝牙齿还没有长齐，常常会流口水，长时间被口水淹浸也会导致口角炎的发生。家长看到宝宝有口水流出的时候，要及时帮他擦干净。如果宝宝有咬铅笔头、吃手指等坏习惯时，家长也要及时纠正。如果宝宝的嘴角出现干裂发红症状，可以用些唇膏，时常滋润嘴唇。

鹅口疮

鹅口疮是一种由白色念珠菌感染导致的疾病。患有消化不良、身体虚弱、营养不良的婴幼儿是此病的高发人群。疮口处用药几日后症状就会消失，但它的复发率相当高，家长一定要延长用药时间。

主要症状

患鹅口疮的患者口腔黏膜、颊黏膜、舌面上会出现一片片白色凝乳状的物体。患病初期口腔内会出现白色点状或是小片的白屑状物体，过后面积会加大，逐渐融合成一大片，严重时还会蔓延到咽喉。

防护治疗

杜绝细菌传染是预防此病的最佳方法。白色念球菌会寄生在人的皮肤上，因此，给小宝宝授乳的母亲一定要注意乳头的清洁，以免细菌在喂食的过程中进入到宝宝口中。宝宝的奶瓶、奶嘴也要经常消毒。

治疗鹅口疮可以用弱碱性的溶液漱口，如用2%碳酸氢钠溶液，在患处可以涂上1%的龙胆紫，早晚各1次即可。

医生特别提醒

在治疗鹅口疮时，不要大量使用抗生素。抗生素会杀灭抑制白色念珠菌的细菌，导致白色念珠菌大量繁殖，反而加重了鹅口疮的症状。应该在医生的指导下用药或停用抗生素。在给宝宝吃药时，应选在进食后，以免引起宝宝呕吐。

地图舌

地图舌又被称为“花剥苔”，是一种诱因不明的疾病。极易产生于体质较弱、易疲劳、营养不良的宝宝身上，患病时没有明显的疼痛感。“地图”的位置和形态有可能在一夜间发生改变，也有可能数周都无变化，病损消失后有再发的可能性。对身体健康没有大的影响，舌头活动自如，味觉也不会受到影响。

主要症状

地图舌多发生于舌头背面，也有可能出现在舌尖、舌头边缘。病损处呈圆形、椭圆形或不规则的红斑区，微微向下凹陷，四周有黄白色凸起的边缘。患者有时会感到舌头麻木，少数患者会有轻度烧灼感。

防护治疗

因为地图舌的病因不清楚，因此对它没有很有效的治疗方法。要特别注意以下几点：

- 要保持宝宝口腔的清洁。
- 减少食用煎炸、辛辣、生冷等刺激性的食物，多吃水果蔬菜，尤其是富含维生素 B_2 的食物。
- 如果症状比较严重，可以酌情使用抗生素治疗。

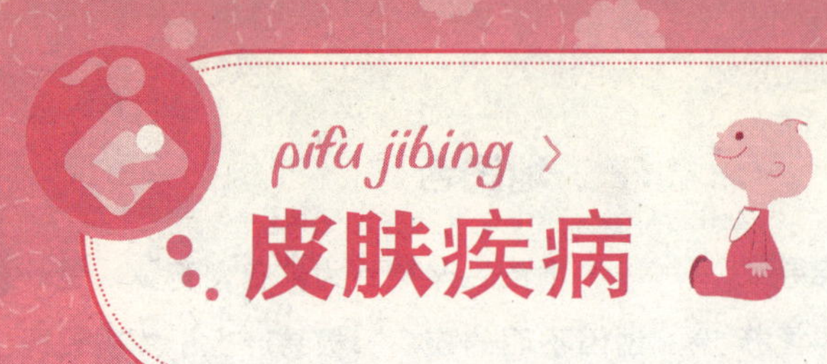

湿疹

湿疹是一种常见的由多种内外因素引起的表皮及真皮浅层的炎症性皮肤病，它也可能是一种由遗传性物质引起的皮肤病。婴儿湿疹俗称“奶癣”，是一种对牛奶、母乳和鸡蛋白等食物过敏而引起的变态反应皮肤病，一般都出现在出生后1个月到2岁这段时间，又以2～3个月的宝宝最严重。

主要症状

婴儿湿疹常发生于双颊、头皮、额部、眉间、颈部、颌下或耳后，也可扩展到其他部位。皮疹形态大同小异，有的婴儿是在潮红的皮肤表面覆有黄色油腻性鳞屑或痂皮，有的却是在潮红的皮肤上散布着疹子与小水疱。发作时，婴儿往往倚着妈妈的身体摩擦止痒，直到小水疱擦破，形成大片潮红湿润的糜烂才肯罢休。这时候渗液很多，可湿透衣被，干燥后结成痂皮，也可继发成化脓性感染，或引起附近淋巴结肿大。冬春季重，夏季较轻。

防护治疗

〖预防〗避免过量喂食，防止消化不良；避免某些食物过敏，多食含有丰富的维生素、无机盐和水的食物；保持婴儿皮肤的清洁，避免感染。

〖治疗原则〗找出原因，对症治疗，合理喂养，精心护理。

〖药物治疗〗常用的内用药有苯海拉明糖浆、B 族维生素、维生素 C 等，有继发感染时还要加用抗生素；外用药要视皮肤病变状态而定，出水糜烂或红肿时，用 2% 硼酸水液或 0.1 雷佛奴水溶液湿敷，渗液与糜烂消失后，外用湿疹霜、祛湿油等。

〖特效办法〗用生土豆切片涂在患处两三天即好，对轻微的湿疹，可擦些小儿郁美净（注意个别宝宝会对郁美净过敏）。

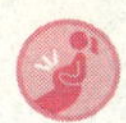

荨麻疹

荨麻疹俗称风疹块，是指皮肤因各种因素影响导致黏膜血管发生暂时性炎性充血与大量液体渗出，造成局部水肿性的损害，其迅速发生与消退、有剧痒，是一种常见的过敏性皮肤病。症状在数日至2～3周内消退者称为急性荨麻疹；若反复发作，病程达1～2月，大多找不出原因，顽固难治者称为慢性荨麻疹。儿童荨麻疹常见多发的可疑病因首先是食物，其次是感染。

主要症状

皮肤瘙痒，检查可见大片皮肤红斑，呈淡红色、鲜红色或苍白色，形态不规则，大小不等，局部或泛发的组织水肿。少数可能会伴有腹痛、腹泻等消化道症状，出现数小时或一两天内有些全身症状如食欲不好，全身不适，头痛或发热，或者因呼吸道受累而出现咽喉发堵、发痒，重者可出现胸闷、气促、昏厥和休克，须及时处理。

防护治疗

〖预防〗避免接触致敏原。

〖护理〗对急症病人应在家中备好非那根、肾上腺素、氧气、皮质类固醇激素等，以便于抢救；饮食要清淡，保持大便通畅；儿童荨麻疹多为过敏性荨麻疹，如果不及早脱敏彻底改变过敏体质，容易并发过敏性湿疹，过敏性哮喘，过敏性鼻炎等其他过敏症状，应该引起足够的重视。

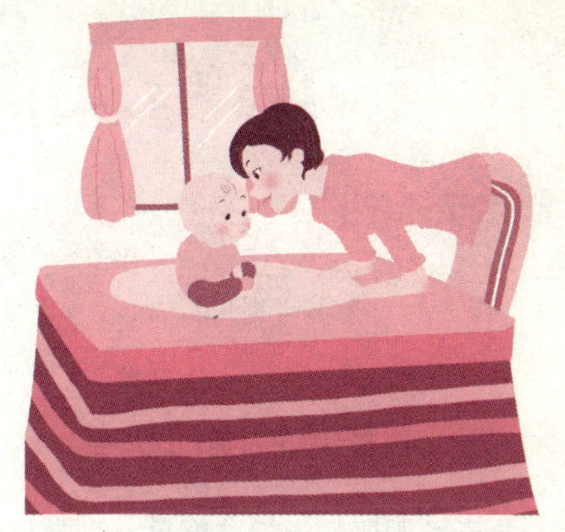

〖外用疗法〗对症处置，根据皮损表现可选择具有止痒、消炎作用的洗剂或乳剂外搽，但如有继发感染，应先控制感染为宜。

〖内用疗法〗

(1) 抗组胺类药：可作为常规应用，一般多采用既有抗组胺作用，又有镇静效果的苯海拉明、非那根、扑尔敏、赛庚定等内服。

(2) 钙剂：乳酸钙或葡萄糖酸钙片口服有一定疗效，常常与抗组胺类药配伍用。

(3) 维生素类：往往使用维生素 C 或维生素 B_{12} 与抗组胺类药联合治疗效果较好。

温馨小提示

小儿患荨麻疹属于体质性问题，除了避免接触过敏原之外，日常的调养也要注意多吃含有丰富维生素的新鲜蔬果，或者服用维生素C与B族维生素；多吃碱性食物；多休息，勿疲累，适度的运动。

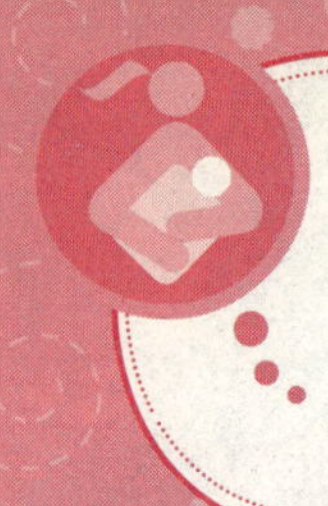

changwei he pangguang jibing

肠胃和膀胱疾病

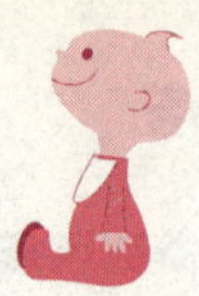

先天性肥厚性幽门狭窄

先天性肥厚性幽门狭窄是一种常见的小儿消化道疾病。症状通常出现在宝宝出生后3～6周内，也有少数人在出生4个月后出现症状。

主要症状

先天性肥厚性幽门狭窄的主要症状就是呕吐。患病初期宝宝只是偶尔呕吐，随着症状加重，喂奶后呕吐的次数会逐渐增多，且呈喷射性。呕吐物多为白色黏液或乳汁，如果吮吸乳汁一段时间后呕吐，呕吐物多为凝乳，如果宝宝患有刺激性胃炎，呕吐物中还会含有血液。即使婴儿呕吐，他的食欲不会受到影响。如果家长不予治疗，久而久之宝宝的体重就会有所下降，排便次数减少，皮肤日渐松弛，宝宝看起来没精神。

防护治疗

造成先天性肥厚性幽门狭窄的原因是幽门肌层肥厚，导致机械性梗阻，引发患儿呕吐奶水。因此，治疗的最有效方法就是切开幽门肌，疗效显著且治疗时间短。术前要调养好身体，给身体提供大量的营养物质。术后不要先进食，由糖水开始，供给量可由少至多，术后一天再开始哺乳。家长在饮食方面也要更加细心，每隔3小时给宝宝喂食一次，进食前20分钟可以服用1‰的阿托品解痉。

温馨小提示

腹部检查时要置于舒适的体位，可躺在母亲的膝上，腹部充分暴露。在明亮的光线下，喂糖水时进行观察，可见到胃型及蠕动波，其波形出现于左肋缘下，缓慢地越过上腹部，呈1～2个波浪前进，最后消失于脐上的右侧。检查者位于婴儿左侧，手法必须温柔，左手置于右肋缘下腹直肌外缘处，以食指和无名指按压腹直肌，用中指指端轻轻向深部按摸，可触到橄榄形、光滑质硬的幽门肿块，1～2厘米大小。在呕吐之后胃空虚且腹肌暂时松弛时易于扪及。

肠套叠

肠套叠发病较突然，是婴幼儿较常见的一种急腹症。常见2岁以下婴幼儿发病，大部分集中在3～10月大的婴儿，且男性患儿比女性患儿多2～3倍。肠套叠的发生是因为一段肠管套在了与它相连的另一段肠管腔内，导致肠道出现梗阻，当肠道开始蠕动时，就会引起患儿出现不适症状。

主要症状

在患病初期，患儿多表现为阵发且带有规律性的腹痛。患儿会阵发性出现哭闹、出汗、面白、腿部弯曲、腹部翻挺等症状，持续10～20分钟后会突然安静，约数十分钟后则又会开始发作。严重时患儿还会出现休克的情况。紧急的腹痛过后就会出现呕吐症状，呕吐物中或有胆汁。

当疾病发作6～12小时后，患儿会排出暗红色黏稠样大便，也有可能是血便或血水，普遍没有臭味。

发病早期病儿的身体状况良好，只是精神状态欠佳，或出现拒食情况。但随着发病时间延长，患儿会出现发热、精神萎靡、脱水、腹胀等状况，腹部还会检查到肿块。

防护治疗

1. 如宝宝出现阵发性腹痛、呕吐、便血等相似症状，应立即就医检查诊治。

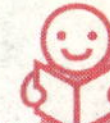

温馨小提示

肠套叠与其他肠胃道疾病有很多类似的地方，家长要鉴别清楚，以免耽误疾病的最佳治疗时间。

比如细菌性痢疾，它也同肠套叠一样，起病较急，有阵发性腹痛、便血。但其腹痛无规律，且腹部检查不到肿块。

紫癜也是易混淆的疾病之一，但其常见于年长的儿童，也会排出带有血液的大便，患病时会伴有关节痛，家长一定要对此病多加注意，如没有及时治疗，很有可能引发肠套叠。

2. 如果宝宝已经被确诊为肠套叠，且身体情况良好，没有脱水、委靡等严重症状，属于病程在48小时内的原发性肠套叠，就可以用空气或钡剂灌肠治疗。向肠道内注入空气，先轻柔按摩腹部进行套叠复位。直至空气进入回肠末端，稍后患儿肛门会排出大量臭气，致使腹部肿块消失，表示复位成功。

复位后患儿最好服用适量炭末，6个小时后如果排出炭末，表示肠道复位完全成功，家长可以不用担心了。

3. 如果病程延续时间较长、症状比较严重、灌肠复位不成功或是怀疑有小肠套叠的患儿，则要赶快进行手术治疗。

腹股沟疝

腹股沟疝又叫小肠疝气，是一种多发生在男宝宝身上的疾病。从宝宝第一次啼哭一直到他长到两岁，都有可能随时发现病症。

它是由于宝宝出生后，腹膜鞘突没有完全闭合，当腹部压力增高，腹内的肠管和大网膜就会被压到腹股沟内侧的皮肤下面，从而形成了腹股沟疝。所以，家长会在宝宝活动或大力啼哭时发现其私处附有肿物出现。

主要症状

典型症状就是在腹股沟部位出现有回纳性质的肿物：

- 当宝宝大力哭闹或用劲时，私处的肿物就会出现或增大，肿物比较柔软，有弹性，直接通到腹腔内。
- 当宝宝平卧或不用力时，肿物就会缩小甚至完全消失。用手指向上轻推肿物，它还可以收回腹腔，在这个过程中或有“咕噜”声。

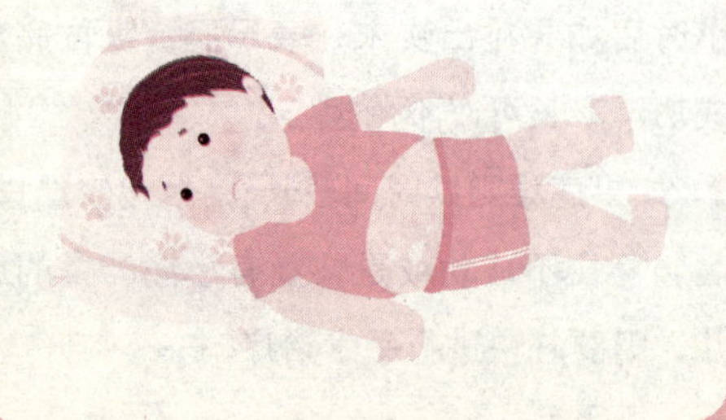

温馨小提示

进行手术的时间可以针对患儿症状的程度来定，如果发生嵌钝性肠阻碍，就要及时进行手术治疗。六个月以下的婴幼儿由于发育尚未完全，有自愈的可能，而且做疝囊结扎手术需要全身麻醉，对年龄太小的婴幼儿伤害较大，所以不建议宝宝在此阶段进行手术。

防护治疗

小儿患腹股沟疝多是由于先天性腹膜鞘状突未完全闭合所致，虽然有自动痊愈的可能，但概率不是很大。随着年龄的增长，私处的肿物还会逐渐增大，严重时就会妨碍走路。因此，建议家长尽快送宝宝去医院做手术。

脱肛

脱肛又叫直肠脱垂。是由于儿童尚未发育完全，骶部弯度不够，而直肠又呈垂直状，支持直肠的组织尚不能应付直肠带来的重力。

当宝宝大便时，腹腔内的压力会增加，而支持直肠的组织没有给予有效的支持，所以小儿较易发生脱肛。

脱肛多发生于3岁以下的儿童身上。营养不良、体虚、肌肉力量薄弱、腹压长时间过高等，都会引发脱肛。

主要症状

患病初期，小孩大便时偶尔直肠或肛管会从肛门向外翻，排便结束后直肠或肛管又会自动缩回。时间久了，每次大便的时候都会出现类似的状况。但大便后需要用手轻拖，直肠和肛管才会缩回。

防护治疗

〖预防〗预防脱肛可以从很多方面入手。对于营养不良引起的脱肛，家长要保证提供给宝宝全面的营养，蛋类、海鲜类、豆类、五谷类、肉类都要涉及，以增强营养的全面性，增加肛门周围肌肉的收缩力；对于小儿便秘、腹泻引起的脱肛，要加强饮食卫生防御，只要把病治好，脱肛就会不治自愈。在每次大便后，最好用温水清洗肛门，并用手将直肠或肛管托回。

〖治疗脱肛〗可以采用中医方法，将五倍子水煎成药，让患儿熏洗肛门，可有效缓解脱肛症状。当症状不明显时，还可以将白矾末涂抹在肛门处，防止脱肛复发。

医生特别提醒

家长要培养宝宝养成良好的排便习惯，时间不能太长，也不要太过用力。饮食中辛辣、生冷、不易消化的食物要避免食用。

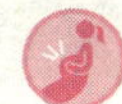

先天性胆道闭锁

先天性胆道闭锁是一种很严重的疾病，它是指小宝宝出生后肝内的胆管、肝管或胆道总管发生闭锁或迟迟不发育，导致胆汁滞留于肝脏而引起的病症。

主要症状

如果宝宝患先天性胆道闭锁，通常会在出生后的1～3周皮肤出现黄疸，且情况会随着时间加重。粪便早期呈墨绿色，不久就会变成灰白色，严重时还会出现外表呈浅黄色的粪便。患儿肝脏会逐渐肿大，进而变硬，晚期会发生腹水。患病初期，患儿的食欲不会受到影响，但是晚期时脂肪及脂溶性维生素的吸收就会产生困难，之后逐渐导致体质虚弱，最终引发佝偻病、眼干燥症、小儿惊厥。

防护治疗

先天性胆道闭锁一经发现，就要尽快治疗，时间越久对患儿的伤害就越大。家长最好把手术定在宝宝出生后3个月内进行。肝门空肠吻合术是目前成功率较高的手术，可以有效地治疗先天性胆道闭锁。

医生特别提醒

手术治疗是目前对先天性胆道闭锁最好的一种治疗方法，但手术的可执行性和术后效果都要视胆道的畸形程度而定。而且手术的时机很重要，如果患儿在肝硬化后再手术，治愈的机会几乎为零。

腹泻

小儿腹泻是一种很常见的疾病，但如果没有对其进行及时、正确的治疗，就会造成小儿死亡。2岁以下的宝宝是腹泻的高发人群，其中小于1岁的患者约占50%。在中国，小儿腹泻是处于第二位的常见多发病。它分为感染性和非感染性两大类：

1. 感染性是由于小儿抵抗能力较弱，感染了致病细菌，从而导致了腹泻。

2. 非感染性腹泻是由于患儿肠胃不能适应食物或是天气原因导致的。小儿一旦出现腹泻，就要及时治疗，以免引发严重后果。

主要症状

腹泻可以分为轻度腹泻和重度腹泻两种：

轻度腹泻	每天大便次数在3～8次，大便呈黄或黄绿色，且稀软有臭味。患儿有可能伴有恶心、发冷等症状。
重度腹泻	多是由于细菌感染引起的，也可由轻度腹泻转化。每天大便的次数约8次以上，大便呈蛋花汤样，还会伴有脱水症状，脱水会导致身体中的电解质流失，因此患儿常萎靡不振，精神状态欠佳，时而还会出现高热等不良状况。

防护治疗

导致小儿腹泻有很大一部分原因是饮食不够卫生。尤其是夏季，隔夜的东西很有可能已经变质，如果再让小儿食用，就会造成小儿腹泻。因此，家长一定要注意饮食卫生，给宝宝提供新鲜、干净的食品。

年龄较小的儿童的肠胃适应能力较弱，对于新添加的食物可能会不适应，所以家长要谨防一次添加大量的辅食，或一次添加多种辅食。

如果小儿腹泻出现脱水症状，家长要及时给他补充水分，最好在水中加入食盐或糖，补充体内流失的电解质。也可以用绿茶和干姜丝混合，用沸水冲泡饮服，以治疗小儿腹泻。

医生特别提醒

小儿腹泻要用专用的药品，家长切不可将成人的用药给宝宝用。家长还要辨别腹泻的“真假”，大便次数增多不一定就是腹泻，有时母亲喂养的次数增多同样会致使宝宝排出稀软的大便，因此家长要熟悉腹泻的症状。

尿路感染

尿路感染包括尿道炎、肾盂肾炎、膀胱炎三种炎症。它们都是由于细菌侵入尿路而引起的，其中绝大部分的细菌是肠道杆菌。患儿中女童的数量较多，因为她们的尿道短，再加上尿布总是使尿道处在潮湿的环境，所以女童更易被感染上尿道炎。小儿尿路感染还会并发肾积脓和肾周炎，家长如果发现宝宝排尿时常哭闹或是出现发热症状，就要检查是否患上了此病，如果确诊，就要及时治疗。

主要症状

如果是新生儿或是婴幼儿，患此病后尿路症状不明显，全身症状会表现为发热、面色苍白、恶心呕吐、腹胀腹泻等，小儿生长发育速度放缓，少量患儿会有黄疸。

随着年龄的增长，患儿会逐渐出现尿频、尿急、尿痛等症状。如果是儿童患上此病，多会出现排尿刺激症状，严重时还会尿血。

上尿路感染时全身症状和排尿刺激症状会同时出现，下尿路感染时全身症状不明显。

防护治疗

〖预防〗

(1) 想要杜绝小儿患尿路感染的可能，就一定要注重尿道的清洁。女孩要每天清洗外阴，男孩清洗时要把包皮翻开洗。此外要勤换尿布、内裤，保持私处的干燥清洁。

(2) 宝宝大便后也要清洗肛门，以免细菌感染。

(3) 对于不利尿道健康的习惯也要尽快改掉，家长要缩短宝宝穿开裆裤的时间，纠正宝宝拨弄生殖器的坏习惯。

(4) 让宝宝多喝水，告诉他不要憋尿，防止尿液在膀胱里滞留过长时间，引发细菌繁殖。

〖治疗〗

(1) 宝宝患上了尿路感染，要及时治疗。磺胺药是治疗尿路感染的良药，它对大肠杆菌有良好的抑制作用，服用2～3天患儿的症状就会出现好转。四季草颗粒也可以选用。

(2) 如果情况较严重，患儿可在医生的指导下混合用药。

医生特别提醒

吡哌酸也是一种治疗尿路感染的药物，它可以治疗各种尿路感染，而且副作用比较少。但幼儿不能服用，家长在挑选药物时要留心。

阴茎头包皮炎

患阴茎头包皮炎是因为男孩的包皮过长，导致包茎，再加上平时不注重清洗，细菌在包皮内大量繁殖，或积聚在包皮处，或由尿道深入，导致阴茎头和包皮发生炎症。

主要症状

患阴茎头包皮炎的儿童的患处大多会出现红肿、疼痛、奇痒等感觉，严重时患处还会出现糜烂及溃疡，并有黄脓流出，伴有臭味。如果家长没有及时发现或进行正确的治疗，阴茎头包皮炎反复感染后会导致阴茎头或包皮变厚，甚至形成白斑。如果儿童是因为过敏而引起的阴茎头包皮炎，其阴茎头或包皮上会出现水肿性的红斑，中心区域还会有水泡，如果弄破还会引起感染，患儿家长要注意这种情况。一旦出现症状，就要立即停止服用导致病患的药物，以防病患加深。

防护治疗

针对于引发阴茎头包皮炎的原因，注重日常的清洁是最有效的预防方法，在洗澡时要仔细清洁包皮内藏纳的污垢。

如果已经患上了阴茎头包皮炎，患儿可以用1：5000的高锰酸钾溶液清洗，然后在患处涂抹抗生素软膏。

如果疾病是由服药过敏引起的，在停药的同时还可以视情况服用抗过敏类药物。

医生特别提醒

对于包茎或包皮过长的儿童来说，预防和治疗都不能从根源上解决问题。因此，建议做包皮环切手术，防止反复发作，阻碍宝宝健康发育。

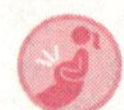

鞘膜积液

小儿鞘膜积液是一种与腹股沟疝比较相似的疾病，都是在阴囊部位突出一个光滑的肿物，只是前者可以纳回，而后者则是由于鞘膜突未能闭合，形成了一个鞘膜腔，液体就在这个鞘膜腔内积聚、扩张，最终形成了光滑的腔囊。由于鞘膜腔内的液体可以来回流动，所以一些先天性鞘膜积液患儿的阴囊会时大时小。

鞘膜积液严重时会阻碍患儿将来的生育问题，所以家长在症状允许的情况下，要尽早地采取措施，如果情况严重时，可以考虑进行手术治疗。

医院

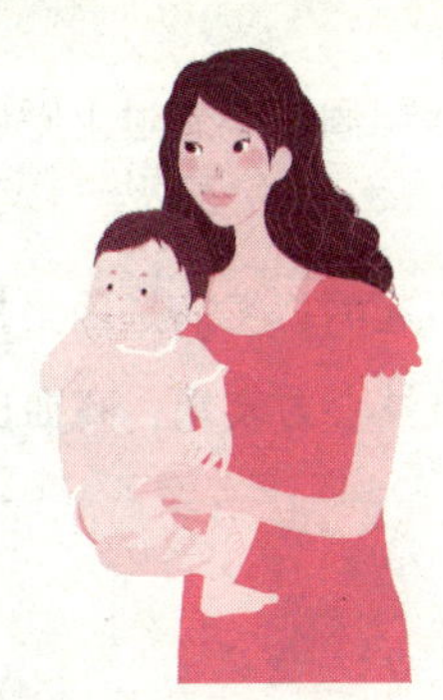

主要症状

宝宝睾丸会出现大小不一或是两侧都变大的情况，阴囊内出现肿物，按压时宝宝没有疼痛感，手感很软。用手电筒照的时候可以透光，呈红色，且没有血管分布。有些患儿在用力时肿物会变大，平躺时会变小。

防护治疗

由于宝宝年龄尚小，最初出现这种症状时先不要担心，宝宝会自我吸收。如果一段时间症状没有缓解，就要到医院进行手术治疗。

温馨小提示

鞘膜积液需与睾丸肿瘤症状很相似，家长要注意区别。睾丸肿瘤增长速度很快，且不透光。而鞘膜积液只会随着体位的变化而改变大小，在光的照射下会透亮。

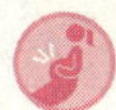

隐睾症

隐睾症又叫睾丸未降或睾丸下降不全，是小儿外科很常见的一种疾病。早产儿患此病的概率高达30%，正常儿童患病的概率仅为3%，因此，家长要注意查看自己宝宝的健康情况。睾丸下降不全会影响宝宝将来精子的质量，如果宝宝已经满三个月睾丸还是没有自动下降，就要及时就医治疗。

主要症状

因为患儿睾丸没有正常下降，所以，在患儿阴囊内只能看到一个睾丸或是看不到睾丸。

防护治疗

儿童一旦被确诊为患上了隐睾症，就一定要到正规的医院治疗。手术的时间最好控制在2～3岁之间，如果手术进行得太晚，就会影响到宝宝今后的生育功能。如果是双侧睾丸都未下降，可注射绒毛膜促性腺激素，如果没有疗效再进行手术治疗。在治疗期间可服用黄体酮胶丸协助。

医生特别提醒

患过隐睾症的儿童发生睾丸癌肿的概率会大于睾丸正常的儿童，因此，家长一定要时刻注意自己宝宝的健康情况，如发现不正常反应要及时到医院进行治疗。

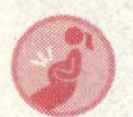

急性肾炎

急性肾炎多发于3岁以上的儿童，而且发病前4周多是患过上呼吸道感染、猩红热、扁桃体炎等疾病。

急性肾炎多是由乙型溶血性链球菌感染所引起的，发病是因为抗体复合物的沉着，使肾小球基底膜受损。而病情恶化后还会引发充血性心力衰竭、高血压或尿毒症，因此要引起家长的高度重视。

主要症状

1. 患儿的眼睑或下肢会出现水肿，按下去凹陷不明显。
2. 排尿量减少，且尿液颜色深重。
3. 时而出现头痛、头晕眼花、焦躁不安，严重时还会抽搐、惊厥。
4. 患儿的呼吸也不十分顺畅，多显得急促。
5. 有时还会出现高血压、血尿等症状。

防护治疗

要预防急性肾炎最好的办法就是杜绝小儿患上能引发此病的疾病，比如猩红热、扁桃体炎、上呼吸道感染等。如果宝宝患上前驱疾病后，就要密切观察其身体状况，以便及时发现并诊治。

现在没有针对此病的特效药，只能靠患儿静养，调养自己身体的抵抗力，防止病情加重。得了急性肾炎最重要的就是休息，避免患儿做剧烈的运动，防止感冒的发生。

当患儿出现水肿、高血压症状时，一定要做到无盐饮食；当水肿消退、血压正常后才可以在食物中加入一点盐，此外还不能吃高蛋白食物，要清淡易消化。如果患儿尿量减少，要限制钾元素的摄入量。

温馨小提示

急性肾炎没有特效疗法，但它的自愈率很高，约一个半月症状就有可能消失。在这段时间内，家长一定要细心呵护宝宝。

肾病综合征

患肾病综合征的儿童多集中在3～6岁，且男孩患病的概率大于女孩。由于患儿肾小球毛细血管的通透性增加，所以其尿液中会存在大量的蛋白质。导致疾病的原因不详，但其很容易复发，且患病时间较长。如患儿的家长没有给宝宝进行及时、正确的治疗，肾病综合征还会并发肠道感染、肺炎、败血症等严重的疾病。

主要症状

患小儿肾病综合征的宝宝身上都会出现高度水肿，尤其是眼睑等皮肤松弛的部位，情况会更加明显。水肿严重的儿童皮肤水汪汪的，看起来薄而透亮。患儿的尿液含有大量的蛋白质，24小时尿蛋白排出量会显著增高，而血液内的白蛋白和球蛋白则会骤减，导致血浆胆固醇增高。一部分患儿身上会出现白色或紫红色的妊娠纹，尿量也会明显减少。身体长时间流失蛋白质就会导致宝宝出现头发干枯发黄、指甲出现白色横纹、发育速度缓慢、贫血、易感染疾病。

防护治疗

〖预防〗预防保健要从修养和饮食两方面来进行。

(1) 要保证患儿能有充足的休息时间，让他有个良好的心态面对自己所患的疾病，对自己有信心。

(2) 在饮食上，如果患儿水肿较严重且血压较高，要减少盐分的摄入量，平时的饮食中也要多食用蛋白质含量高的食物，保证身体中热量的供给。

〖预防〗

(1) 治疗时如果要进行肌肉注射，过后按压的时间要延长一些，因为水肿会致使药液滞留，所以有可能导致皮肤糜烂。

(2) 治疗肾病综合征具有很大难度，用药方面可以采用中西药结合疗法。西药主要用激素，而中药又可以减少激素对身体产生的副作用。在用药的同时，家长还要细心地照料宝宝，保证他的身体可以应付这个疾病。

医生特别提醒

肾病综合征是一种复发率很高的疾病，患者日常饮食中钾元素的摄取量不宜过高，荞麦、玉米、大豆、香蕉等食物要少吃。

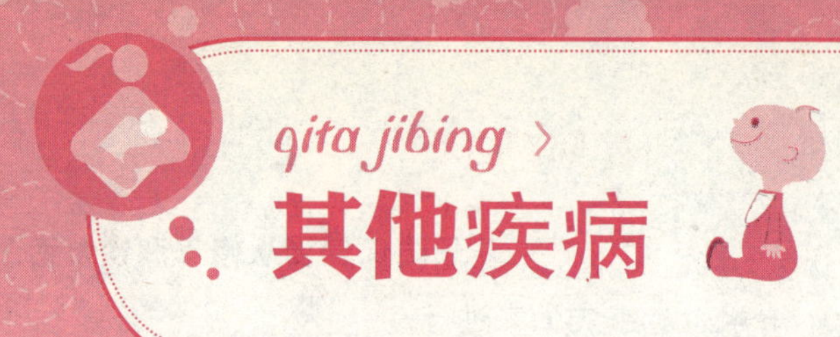

qita jibing >

其他疾病

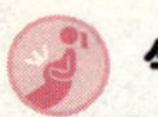

气喘

气喘又称哮喘，是一种呼吸道疾病。天空中飞落的灰尘或花粉、外界气温的变化、感冒后未愈的症状都有可能引起小儿气喘。它们会致使支气管发炎，呼吸道变得狭窄，进而使患儿出现气喘症状。

主要症状

患儿多会出现咳嗽、喷嚏、鼻塞、呼吸困难等症状，大部分宝宝在呼吸时还会有喘鸣声。这些症状通常在夜间变得特别厉害，而且反复无常，有时症状会自动消失，但不久之后就会再次发作，因此，治疗此病就要让药物和调理共同进行。

防护治疗

〖预防〗

(1) 家中要保持干净整洁，不可灰尘漫天飞，也不要养宠物，它们的毛发很容易使宝宝过敏。

(2) 要调节好室内的温湿度，避免宝宝处在过冷或过热的环境中。

(3) 要保证宝宝能有适当的户外锻炼，活动时不要采取激烈的运动，过于激烈的运动会导致宝宝呼吸加重，剧烈咳嗽。

〖治疗〗

(1) 治疗时可选用抗炎类药物，它们可以降低气管的敏感，防止气管炎的发生。

(2) 可选择支气管扩张类药物，它们可以放松气管，使患儿的呼吸更加通畅。

医生特别提醒

春天空气中会漂浮着致敏因素，宝宝在玩耍时最好避开人多的地方，以免发生过敏。

癫痫

癫痫是一种慢性的脑部疾病，根据发病的轻重缓急，分为不同的种类。婴幼儿发烧后会出现脑部异常型及热性痉挛；不发烧时也会因其脑部出现异常而身体痉挛。有些痉挛宝宝自己会没有感觉，有时宝宝又会有自知。癫痫属于一种可以根治的疾病，患者中的80%都能痊愈，家长不用过于担心。

主要症状

患儿癫痫发作时通常会表现为手脚僵直、全身向前俯探，翻白眼，四肢持续性的收缩，不断重复做同样的动作。患儿发作的时间多控制在数分钟内结束，而且动作也多集中于某些部位。有时患儿会突然失去自我意识，口中发出咕噜声，开始不停重复坐立动作，严重时还会产生幻觉和错觉。

防护治疗

对于患有癫痫的宝宝来说，任何带有刺激的事物都会导致病症发作，因此，家长不要对患儿大声说话，不要在其背后做突然的动作。

在饮食方面，咖啡、辣椒等刺激性食物尽量不要食用。如果宝宝病症发作，家长应让患儿保持平躺，将其头部偏向一侧，保持呼吸通畅。家长千万不要按压患儿抽搐的肢体，应让其“自由发挥”，以免发生脱臼、骨折。患儿发作后，要尽量让其在安静的环境下休息。

温馨小提示

癫痫是一种慢性病，需要药物持续的治疗，家长千万不可因为怕药物的副作用就自行暂停用药，那样只会延长宝宝患病的时间，起不到任何作用。

癫痫是一种精神疾病，采用中西医配合疗法可以有效地缓解、治疗疾病。在治疗的同时搭配痫得安、启脾丸等中药，再加上穴位配伍针灸，小儿癫痫就会得到好转。

发育迟缓

小儿发育迟缓多发生在6岁之前。患儿的表现为生长发育速度较慢，或是生长顺序异常。发育迟缓包含的范围非常广，语言、认知、生理、心理等方面的发展都包括在内。这就要求家长熟悉正常宝宝的生长、发育规律，如果自己的宝宝出现了异常，就要引起注意。

主要症状

发育迟缓不仅只表现在身体的发育上，每个阶段的宝宝都有他该有的变化，他会逐渐掌握更多的东西。如果你的宝宝在合适的年龄没有掌握应该会做的事情，那就是发育迟缓。俗话说得好，三翻六坐七滚八爬，说的就是宝宝在每个月里应该做到的事情。另外，宝宝的头围、胸围、身高、体重等成长因素，如果全部没有达标，说明是全面性的发育迟缓，如果只是其中几项，属于部分发育迟缓。宝宝的心理、心智发育也都在标准范围内，家长要注意观察自己宝宝的每一点进步，以了解宝宝的生长是否受到了阻碍。

婴幼儿心脏病

先天性心脏病是小儿常见的心脏病，是指胎儿时期心脏血管发育障碍所引起的畸形。先天性心脏病的种类很多，且可有两种或两种以上的畸形并存，病情严重和复杂畸形的患儿常在出生后数周或数个月夭折。

主要症状

轻症先天性心脏病患儿可无任何特殊症状，生长发育多正常。下述表现应引起家长注意：

1. 患儿口唇、指趾甲青紫，手指、足趾如鼓槌状，哭闹后青紫加重，可能为紫绀型先心病。

2. 婴儿出生后即出现青紫，往往为复杂先天性心脏病，如三尖瓣闭锁、肺动脉闭锁、大动脉错位等。

先天性心脏病因畸形部位的不同而有不同表现，如自幼呼吸急促、哭声嘶哑，鼻尖、口唇、指（趾）甲床等部位出现青紫，眼膜充血，呼吸道易患感染等。

重症患儿大多在婴儿时就有喂养困难、易呕吐、气促和多汗等症状。

防护治疗

〖预防〗预防小儿先天性心脏病，应从孕期开始。除遗传因素外，要防止感染，尤其是风疹、腮腺炎、流行性感冒及柯萨基病毒感染等。

〖护理〗安排合理的生活制度，增强体质，避免进食过饱，保持室内空气流通，给以足够的饮水量，保持大便通畅。随着季节的变换及时增减衣服，尽量少带患儿去公共场所，在传染病好发季节尤其要及早采取预防措施。

〖治疗〗

(1)手术治疗：各种简单先天性心脏病（如：室间隔缺损、房间隔缺损、动脉导管未闭等）及复杂先天性心脏病可用手术治疗，此治疗方法能根治各种简单、复杂先天性心脏病，但有一定的创伤，术后恢复时间较长，少数病人可能出现心律失常，胸腔、心腔积液等并发症，还会留下手术疤痕影响美观。

(2) 介入治疗：动脉导管未闭、房间隔缺损及部分室间隔缺损不合并其他需手术矫正的畸形患儿可考虑进行介入治疗。

此方法治疗适用范围较窄，价格较高，但无创伤，术后恢复快，无手术疤痕。

婴幼儿弱智

婴幼儿弱智也称为精神发育迟缓，是由某些疾病或其他有害因素引起的一组症状，患儿因中枢神经系统发育障碍，智能发育迟缓，无法适应正常的社会生活。许多疾病都会导致弱智的发生，如脑性瘫痪、脑积水、苯丙酮尿症等，有一些不明原因同样也会导致婴幼儿弱智。

主要症状

弱智患儿在发育期内智力明显低于平均水平并伴有适应性行为的缺损。主要表现在以下几点：

1. 感知速度减慢，记忆力差。
2. 语言表达能力差，只会讲简单的词句。
3. 注意力严重分散，思维能力低，无数据计算能力，缺乏抽象思考能力、想象力和概括力。
4. 情绪不稳，自控力差，交往能力差，难以学会人际交往。
5. 对歌曲或乐曲表现出较高的兴趣，并且可以主动模仿。

防护治疗

〖预防〗避免近亲结婚；有遗传病者避免生育；怀孕后有问题者要进行检查诊断，必要时可终止妊娠；及时发现和防治婴幼儿的疾病，特别是神经系统疾病；6 岁以前需要预防各种感染、脑部伤害等。

〖治疗方法〗弱智无特效治疗办法。

(1) 针对病因明确患者且有可行治疗方案时应及时进行病因治疗。

(2) 对轻度的患者设立特殊班级或指定专门教师对患儿进行教育治疗。

(3) 中度患者可进行康复训练，目的是使病人能自理生活，对重度和极重度患者主要是护理照顾，患儿与正常儿童一样，需要爱护与关心，但不可过度溺爱。

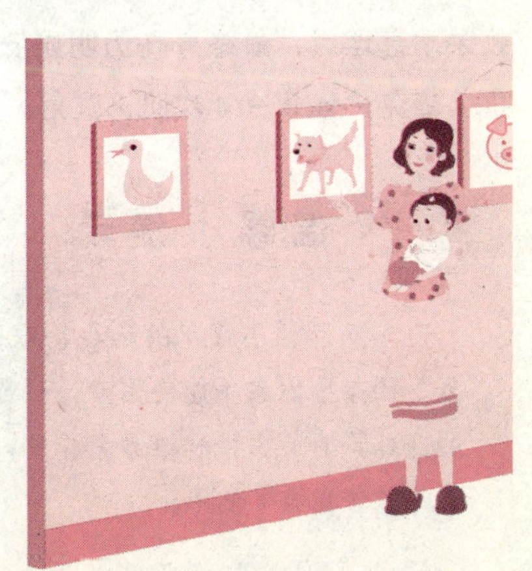

婴幼儿生长激素缺乏症（侏儒症）

小儿身高处于同年龄、同性别正常健康儿童生长曲线第三百分位数以下，或低于两个标准差者，并因脑垂体前叶分泌的生长激素不足所导致者称为生长激素缺乏症，也叫侏儒症。

主要症状

原发性生长激素缺乏症多见于男孩，多数在1岁以后呈现生长缓慢，随着年龄增长，其外观明显小于实际年龄，智能发育亦正常，患儿面容幼稚，头发纤细柔软，皮下脂肪较多。牙齿萌出迟缓，恒齿排列不整，手足较小，男孩阴茎较小，多数有青春发育期延迟症状。继发性生长激素缺乏症可发生于任何年龄，幼年即出现生长迟缓，且常伴有尿崩症状。颅内肿瘤则多有头痛、呕吐、视野缺损等颅内压增高和视神经受压迫的症状和体征。生长激素缺乏症以男孩居多，约为女孩的2倍。

防护治疗

〖预防〗避免小儿头部外伤。

〖药物治疗〗对侏儒症治疗的主要目的是让身体长高。主要通过生长激素和苯丙酸诺龙两种药物进行治疗。生长激素是一种重组人生长激素，效果良好，剂量为每周 0.5 ~ 0.7 国际单位 / 千克体重，分 6 ~ 7 天于晚 8 时或睡前注射。有条件者应长期治疗，直至生长基本停止；苯丙酸诺龙是一种人工合成的激素类药物，用药后食欲会增加，身高可以增长。一般在 10 ~ 14 岁开始应用，治疗后半年至 1 年内往往效果较显著，一般身高可增加 5 ~ 10 厘米。治疗 2 ~ 3 年后，生长逐渐减慢，骨骼定型后，身高不再增加，但效果不甚理想，最终身高仍明显低于正常。半年到 3 年为一疗程，剂量为每月每千克体重 1 毫克，分 3 ~ 4 次肌肉注射。

温馨小提示

本病开始治疗年龄愈小，效果愈好。目前已广泛使用的有国产基因重组人生长激素。因某些因素不能使用者，可选用康力龙、苯内酸诺龙、氧甲氢和氟甲睾酮等。但这些药都具有肝毒性和雄激素作用，有可能促使骨骼提前融合而使最终身高过矮，故需在医师监督指导下使用。

新生儿皮下坏疽

新生儿皮下坏疽是一种急性病症，新生儿皮下坏疽也是一种急性蜂窝织炎，常由金黄色葡萄球菌引起，好发于新生儿容易受压的背部或腰骶部，偶尔发生在枕部、肩、腿和会阴部，在冬季比较容易发生。冬季婴儿一般穿的多，而新生儿皮肤娇嫩，因为潮热、尿液浸泡会导致被压处皮肤受损，细菌就会从皮肤破损处侵入，引起婴儿患上此病。新生儿皮下坏疽发病骤急，且病情扩展迅速，需要及时治疗。如有坏死出现，应随时将坏死皮肤切除。术后应经常换药，保持引流通畅；待创面清洁后，及早作植皮术。全身应用青霉素等抗菌药物。此外，还应加强全身支持疗法，以提高病儿的抵抗力和促使伤口愈合。

主要症状

患病初期患儿会表现出不停哭闹、拒食、昏睡、发热等症状。皮肤会出现发红、肿胀的地方，触摸时感觉质地较硬且会变为白色。病变扩展后，患处中央部位会变成暗红色，皮下组织会生出越来越多的脓液，最后皮肤会出现坏死。有些患儿皮肤上会出现水泡，逐渐融合后会转为血性液体，最终出现坏死区。

预防

预防的最好办法就是提高婴儿皮肤的“抗菌性”。家长可以时常查看婴儿被压处的健康情况，一旦出现了红肿的地方，就要引起注意。在冬季要保持宝宝身上干燥无汗，皮肤上有破损的地方要及时处理，以免细菌侵入。在日常生活中也要注意细菌的隔离，婴儿的用具要高温消毒。在平时要挑选质地柔软，洁净的尿布，防止因为大量摩擦而伤害到婴儿的皮肤。

调治

调养期间不要食用辛辣等带有刺激性的食品，多食用清淡、易吸收的食物。还要尽量将患处抬高，以免继续压损。

一旦发现受压部位有片状红肿，触之稍硬，有触痛；或发现红肿病变部位中央皮肤颜色已变暗红，触之较软，应尽快到医院看急诊。因为病情比较严重，所以一旦被确诊为皮下坏疽，为控制病变发展，就要做切口引流。如有坏死出现，要及时将坏死皮肤切除。手术后要时常换药，保持创面清洁，可以青霉素等抗菌类药物治疗。

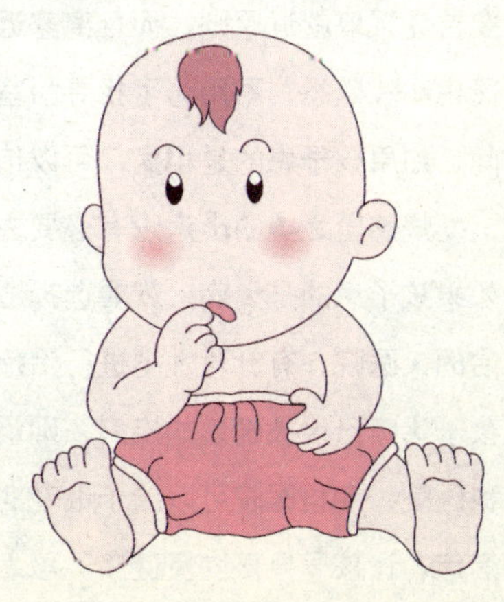

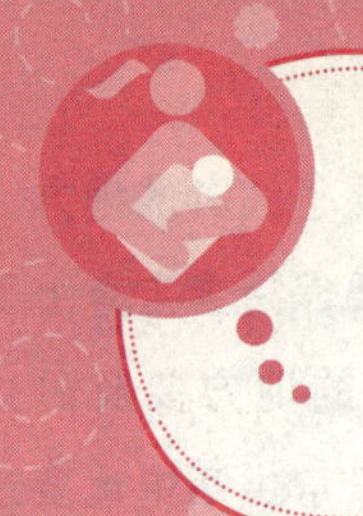

dai baobao yiyuanjiuzhen zhuyishixiang

带宝宝医院就诊注意事项

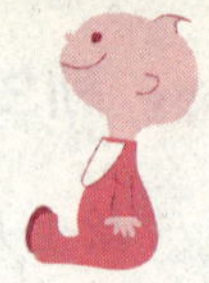

 如何选择医院、科室、医生

孩子出生后，家长会尽自己最大的努力全方位地呵护、照顾他，但是宝宝的身体也会受到疾病的侵袭，生病总是无法避免的。家长看着被疾病折磨的孩子，心里比谁都难受。在这个时候，如果能正确地选择对孩子有利的医院、科室、医生，就能及时、正确地给孩子治疗疾病，减少孩子的痛苦。如何选择好医院、科室、医生，可以参考下面的方法：

医院的选择

孩子患病，身体自然是痛苦难当，择院时要首先采取就近原则。而且离家近的医院居民也比较熟悉，不用为了找寻科室而耽误时间。如果孩子患的是小病，可以选择小医院，发烧感冒之类的小病没有必要去大医院；如果孩子患的是大病，就要选择适合病情诊治的大医院，有针对性地进行治疗；如果要孩子治疗已经被确诊的疾病，则最好选择专科医院，专科医院可以给予最专业、系统的治疗，让孩子早日恢复健康。总之，看病选择医院时要根据病情而定，如果不是很急重的，就没有必要挤大医院。大医院人多，是细菌交叉感染的“圣地”，反而对正患病的孩子没有好处。

科室的选择

不同的科室可以对不同的疾病进行诊治，家长将孩子送往医院前，首先要对孩子的症状进行简单了解，最起码也要知道孩子什么部位疼，这样在选择科室的时候才能有的放矢，不会走弯路。如果孩子出现发烧、感冒或呼吸系统出现问题可以挂呼吸内科；肠胃不适挂消化内科；患有癫痫等神经疾病挂神经内科；患有生长发育异常等发育不良疾病的患儿挂内分泌科；尿液有问题挂肾内科；肾脏、膀胱、外生殖器官异常挂泌尿外科；孩子出现心悸、血压不正常、脉搏不规律时挂心血管内科；骨受伤、腰腿痛、营养障碍挂骨科；腹部出现异常反应挂普通外科；胸部、食道不适挂胸外科；有先天性心脏病或大血管畸形患儿挂心血管外科，此外还有很多科室，疾病的部位有明确显示，家长可以快速找到。另外，一般医院的大厅里，都会设有一个咨询台，它同时也起初筛的作用。如果患儿家属不能确定孩子要挂什么科，可以咨询那里的医生。

医生的选择

家长可以根据自己的了解选择医生，或者看医生在当地的口碑如何。如果孩子得的是比较严重的疾病，最好到专科医院找名医诊治，这些医生的从医经验相对比较丰富，可以给孩子做系统的治疗，还有因为他们年纪比较大，所以会给宝宝一些精神上的安慰，使宝宝不那么害怕。在选择医生时最忌讳的就是四处寻医，有些病情需要长时间的治疗才会有效果，而有些家长看孩子用药后没有好转就换医生，往往阻断了病情的恢复，而且长期让一个医生诊治，他会对孩子的病情、身体状况很熟悉，不用再费周折了解。

什么情况需挂急诊

俗话说的好“时间就是生命”，这句话用在医病救人上再适合不过了。如果孩子患突发性的疾病，就要赶快到医院救治，但是有些家长挂号时犯了难，他们不能准确地判断自己的孩子是否要挂急诊，下面就总结一下需要挂急诊的情况，如果你的孩子出现了同样的症状，就要立即到医院寻求帮助、治疗。

- 当孩子体温不正常，长时间固定在35℃以下，或是患有急性发热性疾病，体温高于38℃且全身症状明显时，家长就要尽快将孩子送往急诊室。
- 孩子呼吸系统出现问题，比如出现呼吸困难、异物堵住气管导致窒息、严重哮喘等症状时，要及时送往医院，以免耽误最佳的治疗时机。
- 孩子因各种原因导致休克、抽搐、惊厥、内脏损伤、骨折、头部损伤时，应用最快的速度将孩子送往医院并立即挂急诊诊治。
- 出现意外情况，比如孩子在玩耍时被烧伤、烫伤、炸伤，或是在日常饮食中遭遇中毒，导致严重的呕吐、腹泻时，要挂急诊。
- 出现各种急性症状时，例如急性的出血、咯血、急性心肌梗死、心律失调或是各种急性炎症，都要挂急诊进行紧急的治疗。

总之，只要孩子出现了紧急的病症，家长就要以最快的速度将孩子送往医院，并用最快的方法让医生给孩子治疗。在紧急的情况下，耽误一分钟就有可能耽误一个生命。

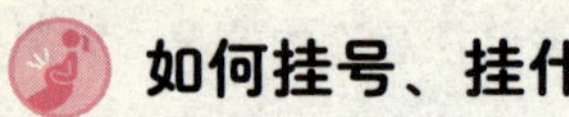

如何挂号、挂什么科

挂号是患者看病首先要解决的问题，家长要根据孩子患病的紧急及严重程度来确定到底要挂什么号。目前挂号可分为五类。第一类为普通门诊，如果病情不是很严重，或初次看病挂普通门诊就可以了。第二类是专科门诊，是为治疗某种疾病专门开设的门诊，主治医师相对固定，可以给病人全面的治疗。第三类为专家门诊，由副主任医师以上的专家应诊，他们有各自擅长治疗的疾病，能够为患者提供系统的诊治。第四类是传染病门诊，专治患有传染病的患者。第五类就是急诊，专门治疗患有突发性病症的患者。在挂号时一定要针对病症的轻重缓急，如果挂错了号，不仅浪费时间，还不能针对病症进行治疗。

挂号之后要解决的问题就是挂什么科，普通门诊的分类有很多，有普通内、外科，儿科，神经内、外科，骨科，泌尿科，耳鼻喉科等，家长可以根据自己孩子所患病症的部位来选择。如果还是不能确定，可以经普通门诊检查后，再看专病或专家门诊。或者直接去咨询服务台医生，他们会给你详细的帮助。

候诊时应注意什么

候诊是挂完号后等待医生给孩子诊治的这段时间。马上就可以让医生诊治了，有些家长心急如焚，恨不得第一个冲到医生面前，让医生赶快给自己的孩子治病。在候诊的这段时间，不管是家长还是身旁的孩子，都有很多要注意的事项。

- 在候诊的这段时间内，保持安静很重要如果孩子大声喧哗，家长一定要及时制止，以免干扰诊室内医生治病。同时，家长也要保持安静，不能大声询问诊室内的情况。如果孩子因为难受而大声哭闹，家长可以轻拍孩子的背部，尽量让孩子感到安全、舒服，以减小哭闹的音量。
- 家长还要遵守看病的秩序，不能因为着急就抢在别人前面看病如果孩子病情突然发生变化，要找护士寻求帮助。此外，家长还不可以擅自进入诊室，打扰医生诊治，也不可以妨碍医护人员工作。只要安静地等待叫到自己，再进去进行诊治就可以了。
- 在走廊里等待治疗时，要保持候诊室清洁，不能随地吐痰、乱扔果皮、纸屑如果是因孩子生病呕吐，要及时请清洁人员帮忙，以免影响到他人。

学会向医生陈述病情

在述说病情时，要详细说明孩子的不适症状。比如症状是从什么时候开始的、持续的时间有多长、疼痛的方法等。

另外，陈述病情时还要将同时并发的症状述说出来。比如在头晕的同时，还会出现恶心、呕吐的状况，这些详细的资料告知医生会有助于医生了解病患的具体症状。如果患者曾经有过类似的症状，也要告知医生，最好把曾经的检查单据及时提供给医生，让医生了解患者的病史，还可以避免做一些重复的检查。

还需强调的是：陈述孩子的病情时，不能自行夸大病情，也不能因为心存顾虑而虚报或掩饰病情。不真实的述说有可能导致医生诊断出现误差。

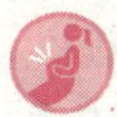

结束就诊前要问些什么

医生的诊治结束后，会开些相应的药物调理患者的身体。在家长带孩子离开诊室前，别忘了询问注意事项，这有利于患儿快速康复。

● **询问大夫如何预防疾病再次复发** 对于一些易反复发作的疾病来说，治愈并不意味痊愈，它很有可能卷土重来，运气不好症状还会加重。知道如何预防复发，就能有效避免情况的发生。

● **询问大夫何时进行复查** 病情的发展不会像文字一样写在纸上，即使孩子有感觉，也不会特别准确。只有通过复查，才能了解到病情的发展情况，因此要注意询问复查的时间。

● **了解患者在服药期间饮食方面的禁忌**

有些药物中的成分与日常饮食的食物相冲突，同时食用会导致不良反应。而且有些油腻、生冷的食物也不适宜在患病期间食用，带有刺激性的食物会加重患者身体上的痛苦。

● **询问患者在日常作息方面有无特殊要求**

有些疾病要求患者不能做剧烈运动，这就要求家长要保证孩子能有个相对安静的生活环境。

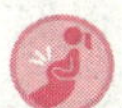

诊治时怎样与医生谈话

病人诊治时与医生的谈话，对疾病的治疗很有帮助。谈话的内容会影响到医生的治疗及对患儿所患疾病程度的了解。如果患儿可以自己复述病情，家长在一旁补充就可以了，因为只有患儿自己最了解自己的感受。如果患儿尚小，不能自主说明，家长可以代为传达，只是描述要尽量详尽，把自己看到的详细说给医生听。此外还有一些家族病史最好也要告知医生，哪怕它很不易启齿，要知道这些资料都很可能帮助医生治疗患者。

在描述病情时，不要自行下定论。如果是腹泻，就只说腹泻，不要说得了肠胃炎。不同的疾病会有相同的症状，这样妄自地定义所患病症，会妨碍医生的诊断。有时医生会听信患者所说的，认为患者是旧病复发，如此一来，不仅没能对症下药，反而耽误患者及时治疗疾病。

医生询问病情时，要尽量提供详细的说明，切不可所答非所问，东拉西扯扰乱医生思维。在短短的诊治时间内，弄明白得了什么病、引起的原因、今后的注意事项及如何预防等问题，在医生询问时，详细做答，医生询问过后，可以提出自己的疑问。语气要平缓，不可焦急暴躁。

医生往往会用专业的语言告知患者病因，如果你听不懂医生所说的意思，可以试着用自己的话重复一遍，当医生觉得你说的不对时，他自然会用比较通俗的语言告诉你。

就诊过程注意防止交叉感染

生病是每个人都避不开的，无论他身体多么健康，都不能保证不得病，而得了病就要到医院去治疗。医院每天会接待成百上千的患者，他们身上都带有各自的病菌，经过一段时间的停留后，他们身上的病菌就会散播到医院里。而这时家长带孩子去看病，就极有可能被感染上其他的疾病，因此家长一定要在就诊的过程中防止交叉感染。

- 医院内的病菌不计其数，而且种类繁多患病的孩子抵抗力较弱，很容易因为一个喷嚏就染上其他疾病。交叉感染的途径包括飞沫、接触、注射等。比如上呼吸道疾病，它就会通过一个喷嚏将致病细菌散发出去，如果这时孩子从旁边经过，那你的孩子就有可能患上同样的疾病。
- 家长在带孩子去医院诊治时要“速战速决”了解完孩子的病情，取完药后就尽快地离开医院，以减少孩子接触病菌的机会。
- 家长给孩子戴上口罩这样既能起到防止外来细菌的侵袭，又能起到不传染给其他患者的作用。
- 去医院前告诉自己的孩子，不要随便触摸医院中的物品有些物品有可能沾有致病细菌，孩子一旦触摸过后，再揉眼睛、清理鼻子、摸嘴，就有可能被传染上其他疾病。
- 还有，禁止孩子在医院内吃东西很多病菌就是通过飞沫传播的，孩子很容易把病菌“吃”进去，如果实在饿，可以在医院外吃完后再看病。
- 如果孩子需要在医院内吊水或打针在进行完毕后，要注意伤口处的消毒及按压，这样可以有效地防止病菌从伤口处侵入。

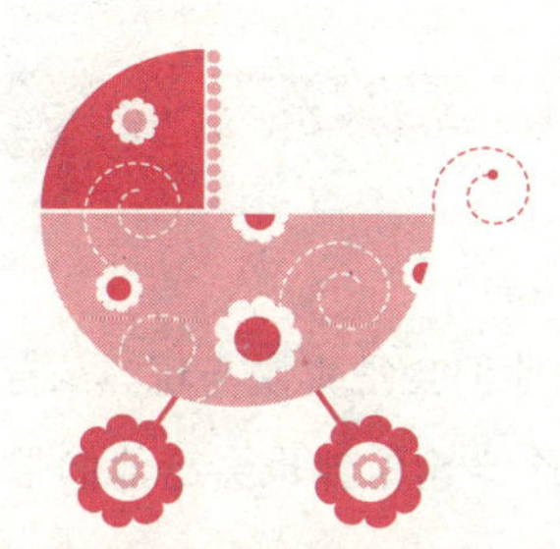

第11章 家庭安全急救法

你知道吗？最可能伤害宝宝的地方，不是户外广场，也不是幼儿园，而是在最令人意想不到的地方——家。其实，只要家长提高安全意识，很多意外伤害是完全可以避免的。

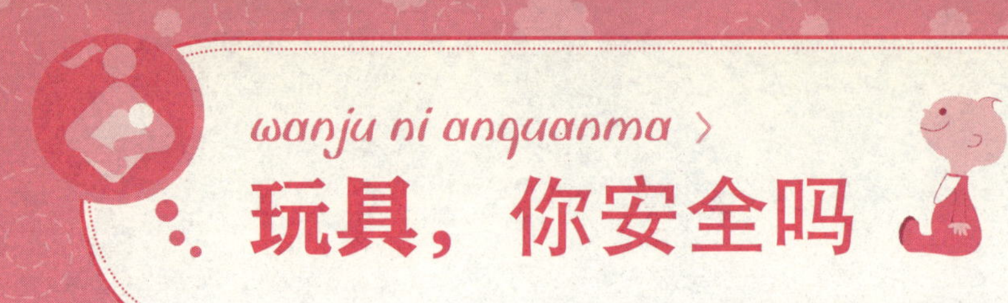

玩具，你安全吗

玩具是宝宝的亲密伙伴，他们会把喜悦与玩具一起分享，把孤独与玩具一起消磨。然而，宝宝们并不知道，玩具这个亲密伙伴也会给他们带来致命的危险。

当心塑料玩具变成有毒的“棒棒糖”

塑料玩具精美、轻巧又不易损坏，深受家长的青睐和宝宝的喜爱。可是，这些塑料玩具在制作过程中掺入了2.5%的镉，因其含有较高的有毒物质，一旦宝宝玩耍过程中或玩后吮吸手指，或是玩后不洗手就抓东西吃，就会在不知不觉中将这些镉摄入体内，引起中毒反应。慢性镉中毒的宝宝会表现出体重不断减轻、骨骼疼痛，有的还出现呼吸困难等症状，严重时会诱发肾病、肝病、高血压、心脏病、骨质疏松等疾病。

警惕肥皂泡的健康隐患

在公园或广场，我们常会看到一群可爱的宝宝手中拿着“小圆筒”，向空气中轻轻一吹，立刻就会散出漫天飘舞的五彩斑斓的肥皂泡泡。这些“五彩肥皂泡”、“八彩吹泡泡”之类的玩具多数装在透明的包装袋中，因为袋口没有封好，泥土和灰尘沾在肥皂水瓶口和“小圆筒”的口部，十分不卫生，而且大多没有正规生产厂家，更没有儿童在玩耍

温馨小提示

家长一定要注意培养宝宝玩玩具时的卫生习惯，告诉宝宝，塑料玩具不可口含，玩时或玩后不要吮吸手指，玩后要勤洗手，以防镉中毒。需要特别提醒的是，街边小贩出售的廉价塑料玩具，以及商家为促销放在儿童食品袋中的小塑料玩具，因造价低而有可能含有更高的镉物质，家长最好别给宝宝购买或玩耍。

时应注意的事项，属于典型的“三无”产品，容易给宝宝带来健康隐患。而且小宝宝若是不慎把肥皂水吃进肚，对身体健康也没有好处。为此，家长不应随意给宝宝买肥皂泡。

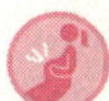 远离含铅玩具，宝宝才聪明

铅是目前公认的影响中枢神经系统发育的环境毒素之一，而儿童的中枢神经系统发育未完全，对铅的毒性比成人敏感。

含铅喷漆或油彩制成的儿童玩具、图片是铅暴露的主要途径之一，容易导致婴幼儿铅中毒。这会直接影响到宝宝的思维判断能力、反应速度、阅读能力和注意力等。

多数儿童玩具基本上都要用到喷漆，如金属玩具、涂有油漆等彩色颜料的积木、塑料玩具、带图案的气球、图书画册等，即使是毛绒玩具，比如娃娃或小动物的眼睛、嘴唇也是油漆喷的（而漆中肯定含铅）。当宝宝抱着玩具睡觉、亲吻玩具和用未洗干净的手拿东西吃时，都容易造成铅中毒。

为此，家人应去正规、信誉好的商场给宝宝买玩具，确定玩具使用的喷漆是无毒漆，即漆中铅含量等符合国家安全标准才可购买。

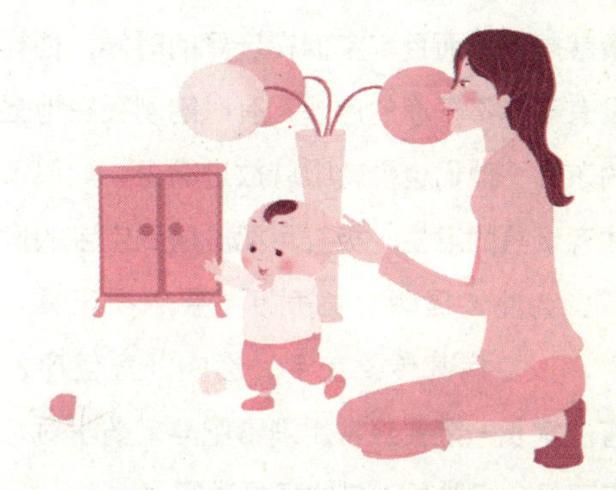

 当心鲜艳玩具“害”了宝宝

现在儿童玩具多数色彩鲜艳，而颜料、油漆中有较高的铅含量，当儿童玩得聚精会神的时候，免不了会啃咬、吸吮玩具表面，这就会造成许多漆皮被吃入体内。同时，教科书彩色封面、儿童彩笔中也有极为严重的铅污染。当这种物质进入人体后，会引起人体血红素的减少。而婴幼儿机体缺少排铅系统，所以，对于各种金属污染更为敏感。轻者出现哭闹、多动、神经衰弱、消化系统紊乱，重者出现铅性贫血和腹部铅绞痛。若是体内铅含量过高还会引发婴幼儿缺锌、缺钙和缺铁等症状。为此，父母亲最好给儿童选购健康的玩具或是学习用具，一旦发现身体异常反应，需及时到医院进行检测。

和脏兮兮的玩具“byebye”

研究表明，把刚刚消过毒的玩具使用24小时后再做细菌检验，发现玩具会再次被细菌感染，而且玩的时间越长，细菌的数量就越多。而且宝宝们在玩耍的时候，往往没有干净不干净的意识，有时刚刚丢在地上的东西，他们也会转眼就放进嘴里，如果不注意玩具的卫生，极有可能威胁到宝宝的健康。为此，提醒家长千万不要忽视玩具卫生，以免病菌传染宝宝，影响儿童健康发育。家长一定要经常用消毒肥皂或药水对儿童玩具，尤其是入口的玩具进行清洗。

● 清洗方法　可根据玩具的材料来决定。橡皮玩具要用软毛刷在流水下刷洗，这样才容易洗掉灰尘，也可延长玩具寿命，不过不可在日光下暴晒。毛绒玩具可以放在洗衣机中清洗。

● 清洗时间　可依据宝宝使用玩具的频率来定。几乎天天在用的玩具一个月最好清洗一次。长期不玩的毛绒玩具洗后要晒干，然后套在塑料袋里保存。

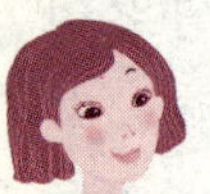

此外，不要从不卫生的地方购买玩具，买回的玩具应存放在家中干净的地方，尽可能少与其他儿童交换不干净的玩具，更不要把玩具带入医院。

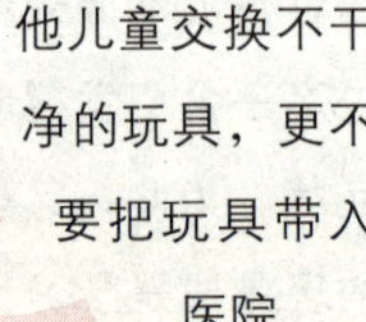

如何判断一款玩具的安全性

给宝宝选玩具一直是父母比较头疼的事，不仅因为玩具种类多得让人眼花缭乱，更是因为玩具带来的负面影响越来越多。但是，有没有什么办法可以判断玩具的安全性呢？

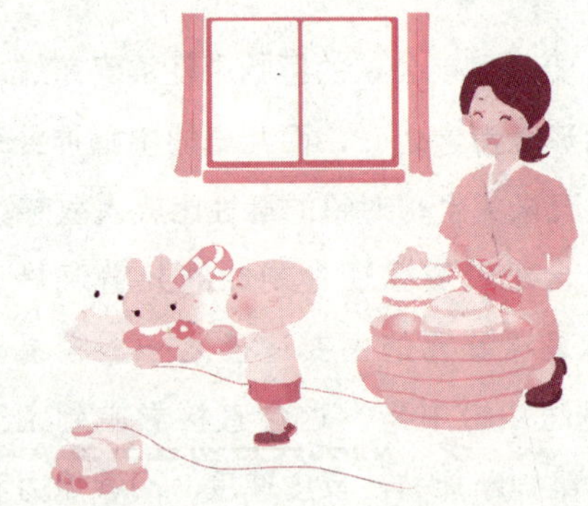

● 摸　将玩具拿在手上，摸一圈，看表面或外观有无毛边或锐利的边、角、刺。

● 看　往往色彩丰富而鲜艳的玩具，多半会掺杂重金属，最好选择涂料颜色单一的玩具。

● 抠　用指甲稍微抠一抠玩具的着色部分，看涂料是否容易剥落。

● 戳　买玩具时自备一根吸管（粗细与宝宝手指相似）；当你挑选玩具时，用这根吸管探一探玩具的间隙（如车轮间的空隙），看看吸管是否可以自由进出而不被卡住。

另外，玩具买回后最好洗一下，或用酒精消毒；若是包有薄膜包装，最好先拆掉，再让宝宝玩耍。

爱心小贴士

儿童慎玩荧光棒*

宝宝玩耍荧光棒、激光电筒已渐渐成为社会时尚，但是荧光棒所含成分——苯二甲酸二甲酯和苯二甲酸二丁酯具有低毒性。如果这些物质不慎发生泄漏，被人体误吸或触碰，会引起恶心、头晕、麻痹，甚至昏迷。宝宝玩耍的激光电筒的激光为氦氖激光，如果用激光电筒直接近距离照射眼睛，会伤害角膜上皮细胞，诱发角膜炎等眼病。因此，家长给宝宝选购时一定要慎重。

太“吵”的玩具容易让宝宝变笨

玩具是宝宝的宝贝、生活的伴侣。但是父母们可知道，音响玩具发出的噪声，对宝宝的身心健康也会产生不利影响。

1. 玩具噪声会引起中枢神经系统一系列的不良反应，而处于生长发育阶段的宝宝，感官和神经系统都比较敏感、娇嫩，噪声对其危害更为严重。

2. 玩具噪声容易使宝宝烦恼度增加，导致听觉疲劳。当声级达 65 分贝时，宝宝的动作准确性、短期记忆力、思维能力和理解能力会有所下降。

下面给你列一组有关儿童玩具噪声的声级测试的数字，或许你会为之震惊：

- 玩具机动车在 10 厘米距离内发出的噪声为 82 ~ 100 分贝。
- 大型音乐枪发出的噪声在 100 厘米距离内为 74 ~ 107 分贝，最大可达 130 ~ 140 分贝。
- 一种经过挤压会吱吱叫的空气压缩玩具在 10 厘米的距离内的音量可达 78 ~ 108 分贝。
- 鞭炮在 3 米距离内的平均噪声达 125 ~ 156 分贝。

减少玩具噪声对宝宝的危害，首先要控制玩具本身的发声量，最好低于60分贝。家长也应有限度地让宝宝玩这类玩具。

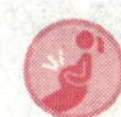

警惕高智能玩具带来的负面影响

时下不少儿童玩具多是运用声、光、电、集成电路等高科技制作而成，当儿童玩耍时，只能在虚幻世界中拥有主动，而在复杂的现实生活中往往会显得无所适从。

儿童心理专家指出，这种游戏方式的变化会给儿童身心发展带来一定的负面效应。这种游戏往往让儿童处于一个相对封闭的状态中游戏，不仅游戏空间日益受到限制，与大自然的距离也疏远了，从而缺乏与周围宝宝交流沟通的机会。长此以往，将会严重压抑儿童个性充分自由的发展，使他们陷入局促狭隘的境地。为此，对于处于生长发育中的宝宝，家长要适当带他们进行户外运动，让儿童在摸、爬、滚、跑中提高运动技能、意志品质和素质，更好地形成良好的集体观念和抗挫能力。

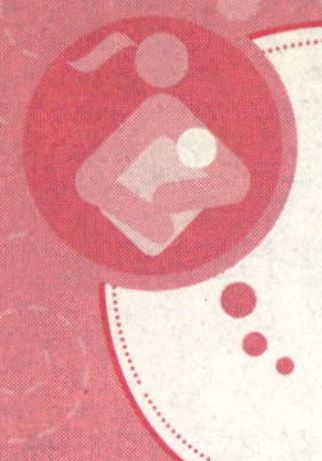

chufang zhong de yinhuan

厨房中的隐患

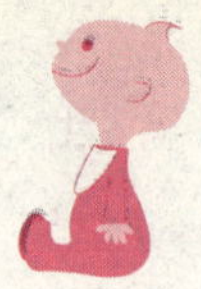

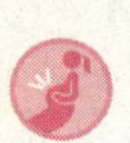

厨房这样装修设计，宝宝更安全

厨房是父母为宝宝烹调美食的地方，也是宝宝非常好奇、时常想要探究的神秘地方。但是厨房又是家庭里电器最多、器具最凌乱的房间，宝宝在此活动会有许多隐患，因此，是否安全就显得特别重要。

● **厨房台面的设计** 台面不要设计得很尖，因为小宝宝不小心进入厨房，这种设计很容易碰伤或划伤他的皮肤，最好装修成用圆弧修饰的台面。

● **橱柜的设计**

(1) 宝宝很容易被玻璃装饰柜子里的东西吸引，所以橱柜不要用玻璃门，以防宝宝开门时被玻璃划伤，尽量选用导轨滑动门。

(2) 如果宝宝自己去打开，很容易被门夹住手。为此，橱柜的抽屉、柜门最好锁上安全锁，不让宝宝轻松地打开柜门。

(3) 对于架在高处或是悬空的橱柜要牢牢固定在墙上，或采取其他可靠的固定措施，以免被宝宝拉倒。

(4) 不要把锅煲、花瓶、碗及食物处理器等大件物品放在橱柜顶，这样搬动时既困难又容易带来危险。

● **厨房门的设计**

(1) 为确保厨房门不会因突然开启而撞到正在备餐的人和玩耍的宝宝，最好装修成推拉门。

(2) 开关门时必须先确认宝宝在哪里，知道他不在门外再开，以免宝宝的手指被门夹住。

(3) 为了保险起见，可以购买安全挡门器。

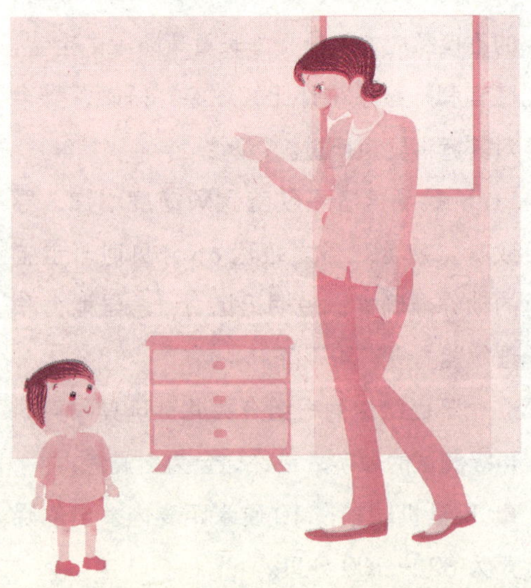

● 表面装饰材料的选用

(1) 厨房易潮湿积水，地面、台面、墙面、顶棚等表面应选择防水、耐水性优良的装饰材料。

(2) 橱柜内部的设计用料最好选用不易污染，易清洗、防湿、防热而又耐用的，像瓷砖、防水涂料、PVC 板、防火板、人造大理石等都是非常安全的材料。炉灶周围的材料要具有防火功能，否则容易酿成火灾。

● 地面的设计 厨房地面不要铺设抛光的大理石等表面光滑的地砖，可选用防滑砖等材料。

警惕宝宝靠近煤气灶

灶台是厨房非常危险的地方，好动的宝宝总会偷偷溜到这里玩弄那个开关，一会儿又打又扭、一会儿又拉又拽，为此，妈妈在煮饭的时候一定要提防好奇的小宝宝。

● 烧煮东西时把锅的手柄转对着墙壁，以免被好动的宝宝碰翻或意外洒溢出来。

● 炸东西时不要让宝宝靠近。使用气体炉具时，要保证厨房的良好通风，以免煤气中毒。

● 在煤气灶旁不要挂易燃品，如窗帘、干花、木汤匙或饰物等，以免导致火灾。

● 使用煤气灶还需注意通风，以免造成室内一氧化碳过多，引起人体缺氧，诱发煤气中毒。

● 不要把热的食物或饮料放在靠近灶台边缘地方，以免宝宝碰到。

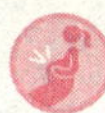

家用电器也要“防”着小Baby

冰箱的安置

● 冰箱如果放在厨房，不宜靠近灶台，一方面容易影响冰箱内的温度，另外也容易导致冰箱粘水，出现漏电现象。

● 冰箱内存放的药品与维生素，尽可能放在宝宝不易拿到的架子上，并在包装表面标明“不可食用”。

● 药品与食品尤其不要混放。

● 家中不使用的冰箱，最好封起来或干脆把门拿下，以防宝宝玩耍时被反关在里面。

微波炉和电烤箱的安置

● 微波炉和电烤箱最好固定在较高的位置，这样淘气的宝宝就没有办法爬上去玩弄开关。

● 使用微波炉时不要让宝宝接近。

● 刚从微波炉或电烤箱中拿出的烤盘应放在宝宝的接触范围之外。

洗碗机的安置

经常检查洗碗机的绝缘性能，确保碗盘烘干期间宝宝无法打开门。

可移动电器的使用

● 电饭煲、电炒锅、电磁炉等可移动的电器，用完后除关掉开关外，还应把插头拔下。

● 这些电器的电线尽可能不要拖在地上或搭在桌边。

电线及电源插座的铺设

- 不可将电线悬垂在厨柜台面或任何宝宝够得着的地方。
- 不可在洗涤盆、电炉或其他炉具旁铺设。
- 电线一旦有焦味，应立刻换新的。
- 为了宝宝的安全，可选用市面上的安全插座和插座挡板。
- 插座要铺设在宝宝够不到的地方，如果宝宝把手指或物品插入插座，就有触电或短路的危险。

厨房灯具的安置

厨房的灯具应使用螺口式，并加装安全罩。

其他厨房小电器

煮蛋器、烤面包机等厨房小电器也要注意使用安全和存放。

厨房餐具一定要安全陈设

- 刀、叉、削皮器等锋利的餐具应放在宝宝够不着的地方。
- 杯子、盘子、碗、暖壶等易碎的餐具要放在柜子里边，防止宝贝拿出弄碎，伤到自己。
- 贵重瓷器放在上锁的橱柜里或是宝宝够不着的高处。
- 台面上不要放置垫子和桌布等物品，因为沿桌边下垂的桌布，易被宝宝拉扯，上面的东西可能会全被拽落到他身上。

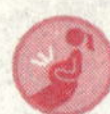

厨房清洁用品要保管好

- 厨房清洁用品比较多，而多数清洁剂、去油剂、消毒剂、融解剂等清洁用品均含有有毒物质，为此，这些清洁用品一定要放在宝宝够不着的位置。
- 家人用时也要戴上手套、口罩，千万不要让两种以上的清洁剂一起使用，并且注意居室的通风。当然，一定不可将消毒液与食物混放在一起。
- 尽量不要用空饮料瓶装消毒液等有毒溶剂，如果需要使用饮料瓶，必须撕去原来的标签，并贴上醒目的消毒剂标志，这样才能更好地避免被幼小的宝宝误吃。
- 平时要经常检查家里的清洁及杀虫产品，不需要用的就丢弃，需要用的存放到高处，不要放在水槽下的柜子或较低的橱柜里。

爱心小贴士

让垃圾袋远离好奇的宝宝*

宝宝对垃圾袋这个装满“各式各样”乱七八糟东西的袋子总是特别感兴趣。为此，一定要让好奇的宝宝远离这个“危险品”。

1. 垃圾袋最好存放在一个比较隐蔽的地方，以免宝宝取到。

2. 厨房的垃圾桶最好能加盖，避免淘气的宝宝看到桶内的垃圾好奇而拿出来玩。

 厨房用具的安全放置与保存

● 火柴、打火机应放在安全的地方，以免被宝宝取到，最好存放在可以锁上的橱柜里。

● 打蛋器、刀具、开罐器、金属量勺等用具多有锐利的边缘，对宝宝有潜在的危险。用完后要立即归位，不要随意放置，以免被宝宝抓到。

● 不要把刀具放在水槽里，否则容易被淘气的宝宝取出，容易导致意外的割伤。应该把刀具类单独洗涤并妥善放置。

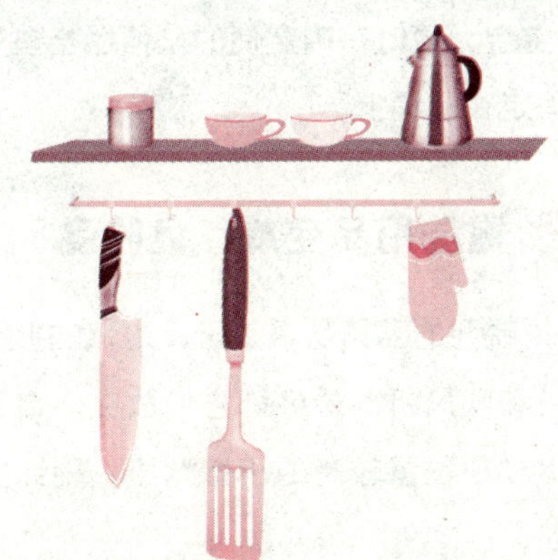

● 家长不在场或看不到的时候，不要把热饮、尖锐的厨具、易碎餐具放在桌巾或餐垫上，因为淘气的宝宝可能会把它们拉到桌子底下。

● 蔬菜、水果及其他用品的塑料包装袋，用过后要及时清理，以免被宝宝拿到手里玩耍，如果宝宝将塑料袋蒙在脸上，极有可能引发窒息。

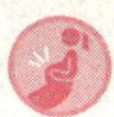 不可不知的进餐安全

● 餐桌上最好不要铺桌布，以免宝宝拉扯台布，将桌上的东西砸到或烫伤。

● 在桌子的角上使用边角防护套，以免宝宝撞伤或擦伤。

● 不要给宝宝使用易碎的杯、碗、勺。

● 热的食物和饮料不要放在宝宝身边，以防宝宝两手抓食物时被烫伤。

● 不要从宝宝的头上方把饮料递给他人。

● 把暖壶、茶壶等对宝宝有危险的物品放在宝宝碰不到的地方。

● 宝宝坐在儿童餐椅上时，一定要有人看护，并且每次都要给他系上安全带。

● 地面上溅了油渍、水渍，要立刻擦洗干净，以免宝宝滑倒。

● 一旦打碎瓷碗、玻璃杯等，要立即清理碎片，用吸尘器把剩余的碎屑完全吸干净，防止宝宝捡到。

● 最好用封闭的容器装食物，以免有害物质接触食品而传染给宝宝。

● 不让未煮过的食物与煮熟的食物相接触，因为两者直接接触可能会引起污染。

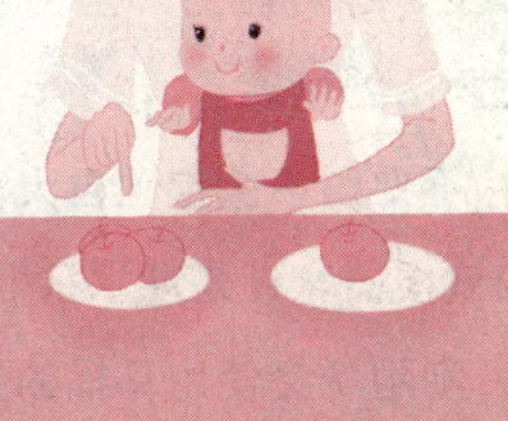

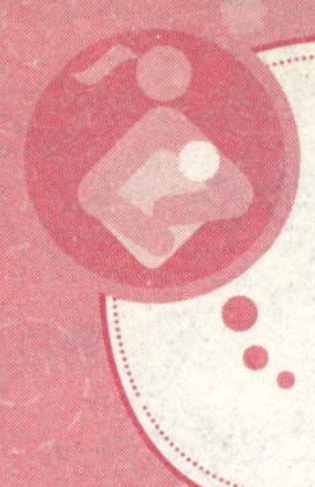

yushizhong de yinhuan

浴室中的隐患

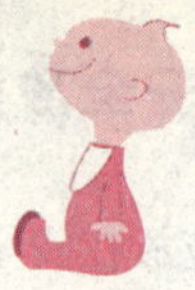

浴室的瓶瓶罐罐、花花绿绿总会让好奇的宝宝浮想联翩，但是浴室和厨房一样，也是宝宝家庭事故的多发地带，如何让你的小家伙更安全地踏入这块敏感地带，初为父母的你们千万不可忽视生活中的细节。

警惕马桶的隐患

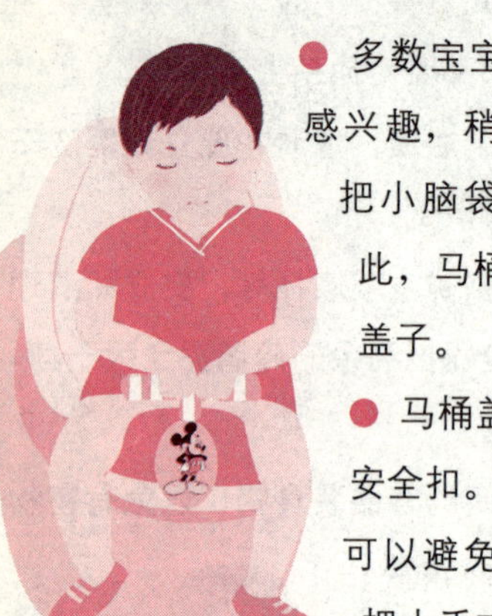

- 多数宝宝对抽水马桶感兴趣，稍不留意就会把小脑袋伸进去，为此，马桶一定要盖上盖子。
- 马桶盖上最好装上安全扣。不用时扣上，可以避免淘气的宝宝把小手或脑袋探到马桶里。
- 每次都把马桶盖子放下，这样既安全又卫生，也可避免那些喜欢玩卫生纸的宝宝把厕所给堵塞了。
- 不要留下宝宝独自大小便，不管是坐在椅式便器，还是冲水马桶上。
- 刚刚学会使用马桶的宝宝，动作还不是很娴熟，不妨在马桶旁边加个扶手，这样宝宝起身时扶着它就不容易摔倒了。
- 宝宝大便时，确定他的坐便器坐垫妥当地固定在马桶上。

盥洗用品变成“危险品”

◎ 把锐利的器具从浴室里拿走，如剃须刀、剪刀和吹风机，最好把它们放在你自己的卧室或是位置较高的小壁橱里，别让宝宝拿到。

◎ 化妆品、肥皂、浴液等洗浴用品都要放在安全的位置，或是干脆锁在宝宝够不到的柜子里。

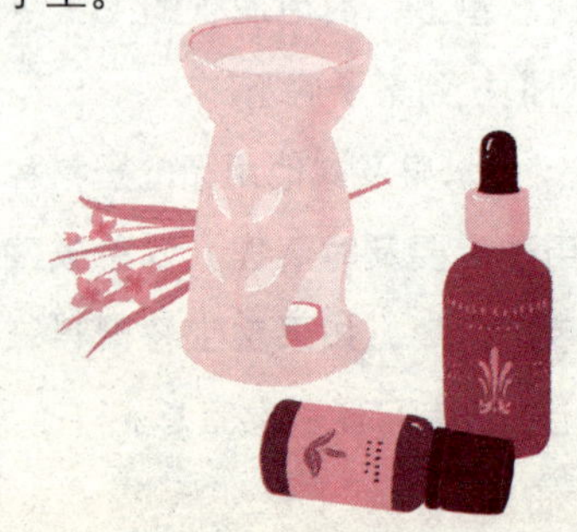

◎ 剃须刀、吹风机等浴室电器在用完后要将电源拔掉。

◎ 浴室内的电线、插座的安置要隐蔽好。

◎ 浴室中的清洁剂、消毒水、瓷砖清洁剂多含有不利于身体健康的化学物质，每次使用后要记得将盖子盖紧，放置在高处，避免宝宝因误食而导致药物中毒，并要关好放置这些用品的柜门，必要时安装门锁。

◎ 洗手液、洗发液等物品尽量放在宝宝够不到的地方，以免宝宝玩耍时溢出，造成地面湿滑。

 沐浴前的安全准备

● 检查浴室所用的脚垫和地毯，确定背面的橡胶状况良好而且不会滑动，检查边缘是否磨损或撕裂以防意外。

● 在浴缸底部贴上橡胶贴花或放上一个防滑垫，以免宝宝摔伤。

● 向浴缸注水的龙头最好用毛巾裹上，这样可以防止宝宝无意中把热水打开。

● 在浴盆的喷水口处安置一个橡胶防护套，以免宝宝碰伤头部。

● 不要在浴盆附近插电器。因为水是导电的，宝宝洗澡时电器掉进浴盆，可能会引起触电。

● 在宝宝进入浴缸前，将所需物品准备好，并且在地板上放一块厚厚的棉质浴巾。

● 洗浴前应该先拧开凉水喷头，这样可以降低烫伤的概率。

● 如果浴室使用的是浴缸，在给宝宝洗浴时，先调好水温，再把宝宝放进去，浴缸旁最好安置把手。给宝宝洗澡时，绝不能把他一个人留在浴室。

● 尽量把家中的热水器安装一个自动调温器，可以有效防止宝宝被热水烫伤。

● 宝宝喜欢玩水的话，可以为他准备小盆、小椅子，让他坐在椅子上安全玩耍。

● 浴缸旁边加装扶手，宝宝起身时，可以扶着，以免跌倒。

● 等宝宝长大到可以自己坐在浴缸中洗澡时，再考虑用大浴缸为宝宝洗澡。

● 确保浴室的门能从外面打开，以免宝宝被反锁在里面。

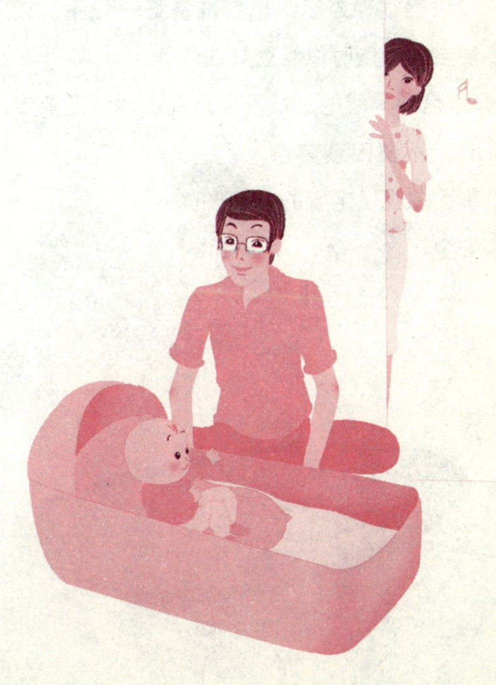

沐浴时的安全准备

◎ 给宝宝洗澡应使用温水，而不要过烫，大人可以用肘部测试一下水温。

◎ 大人调好洗浴温度后，再把宝宝放进浴缸里。

◎ 宝宝在浴缸里时，绝不可往里面加热水。如果需要加水的话，先在盆里把冷、热水对成温水，再倒入浴缸里。

◎ 给宝宝洗浴时，大人绝不能把宝宝一个人留在浴缸里，哪怕1分钟也不行。

◎ 给宝宝洗浴时，如果有人敲门，可以先用一条毛巾把宝宝裹好，再抱着他去开门。

◎ 给宝宝洗浴时，如果电话响了，可以把无绳电话拿到浴室里。但即使你的宝宝可以坐得很稳当了，也要准备好一只手，以便宝宝滑倒时你能立刻扶住他。

◎ 需要提醒的是，帮宝宝洗澡时一定要专心，不要因琐碎杂事而忽视了宝宝的安全。

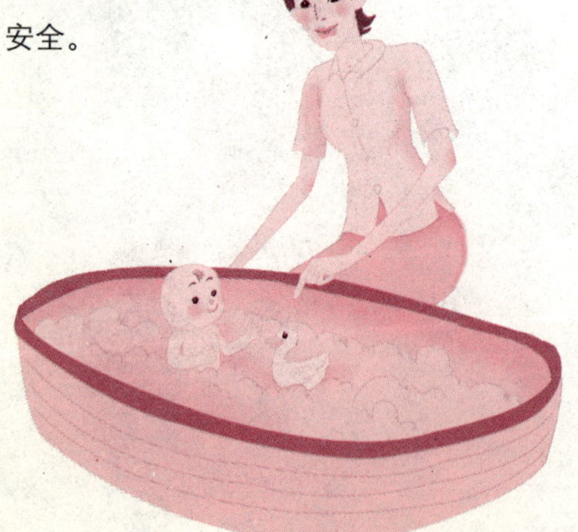

爱心小贴士

沐浴后的安全准备*

宝宝洗完后，大人把宝宝从浴盆或浴缸抱出来，因为宝宝的小身子很滑，大人一定要抱紧，然后用大毛巾紧紧地裹住宝宝。然后应立即擦干宝宝头部及身上的水分。给宝宝沐浴后，需立即擦干地上残留的水渍；浴室的地板尽量使用防滑地垫或塑胶拼装地垫，以免宝宝摔倒；沐浴后，要开启排风扇，以便快速地将浴室内的水汽抽干。

当心浴室隐患的“多发地带”

1. 地漏 当你清洁完浴室地漏后，最好用干抹布再擦一遍。因为宝宝会爬以后，很可能会爬到浴室，而地漏是他最方便碰到的地方，所以一定要时刻看护好宝宝，不要让他把小手放到地漏里，更不能让他捡食地漏附近的脏东西。

2. 电源 浴室里的所有电源在不使用的时候，最好用胶带封上或是给它扣上安全罩，因为好奇的宝宝总喜欢用手去抠它。有时即使你把电源封住，宝宝还会接近，此时要特别注意不要让他接近。

3. 浴室门锁 保证浴室的门锁可由大人从外面打开。如果不能的话，把门的伸缩弹簧用胶带贴上，或把它整个取下。

在浴室门上安装一个插销锁，不用浴室的时候把它锁好，也可以防止宝宝爬到浴室里。

4. 浴缸与洗脸台 这些地方往往会有很多水渍，容易使人滑倒，大人绝对不可以让太小的宝宝单独上厕所或浴室。

警惕浴室里经常出现的危险事故

溺死

一半以上的婴儿溺死是发生在自家浴室里的，因为就在你签收一个快递或是接一个电话时，短短几分钟，宝宝就可能出现溺水。

安全的做法是：

(1) 大人不要让宝宝单独留在有水的地方，宁可暂时不开门，不接电话，也绝对不要将宝宝单独留在浴缸里。

(2) 帮宝宝洗浴前，最好把电话的对讲机拿下来，以免因为接电话而把宝宝独自留在浴室。

(3) 在不洗澡的时候，一定要保证浴缸里没有水，最好随手关上浴室的门。

烫伤

在儿童烫伤中，有1/4是被洗澡的热水烫伤的。不少大人认为，“反正放水的时候我会调节水温”。但是，大人也难免有疏忽的时候。

正确的做法是：

(1) 把热水器的温度调在50℃以下，或是中低挡。

(2) 如果使用盆浴，洗浴前需用专用温度计测试一下水温。

(3) 洗澡时总是先打开冷水龙头，再加进热水，宝宝入水前大人要先用胳膊肘试试水温。

触电

浴室里最容易出现的触电事故是由电热水器引起的，尽管这种情况占少数，但大人还是要提高警惕。

安全的做法是：

(1) 如果使用浴盆或浴缸，在调节好水温后，要即刻关掉热水器。

(2) 如果是淋浴，在水烧好后也要先关掉热水器再给宝宝放水洗澡。

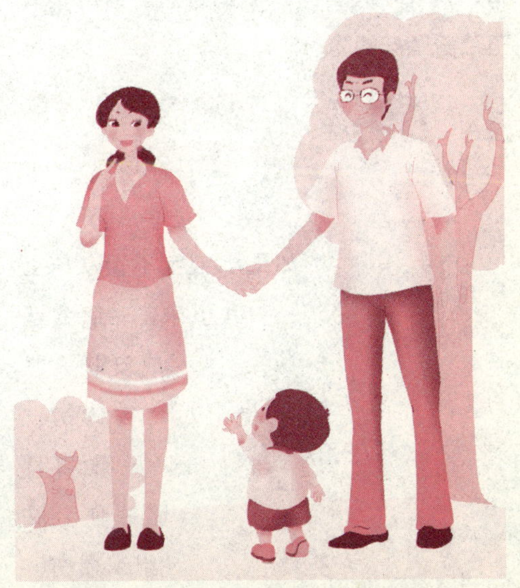

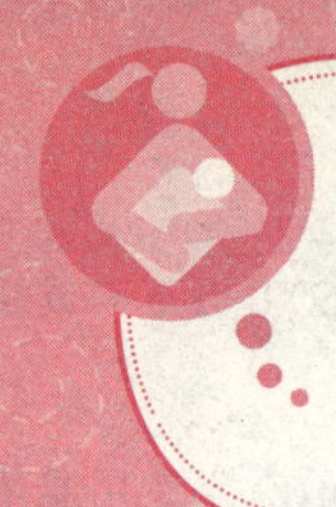

woshizhong de yinhuan

卧室中的隐患

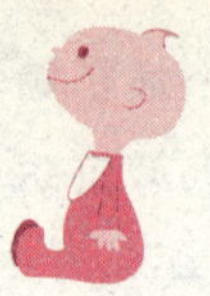

每个新生命的降生都会给家庭带来无限的生机。大人除了给婴儿无限的生命呵护外，给他们一个温馨、安全、健康的房间也是非常重要的。但是许多爸爸妈妈们却往往忽视卧室中的安全隐患。

防止婴儿坠床

小宝宝的神经系统尚未发育完全，大脑缺乏对各种危险的辨别能力，加上自身运动控制能力还不够完善，在床上玩耍或是睡觉时，很容易发生坠床的情况。随着宝宝渐渐长大，运动成为他最快乐的事情，只要他具备向一侧翻身的能力时，就蕴藏着坠床的隐患。

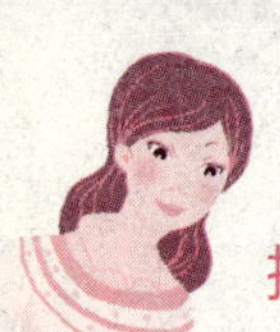

坠床会给宝宝带来严重的直接创伤和心理损伤

如果小宝宝不慎从床上跌下来，轻者会造成皮肤、肌肉摔伤、关节和骨骼摔伤、脑组织损伤，重者会引起骨折。如果损伤颅脑，还会导致残疾，甚至危及宝宝的生命。而这些都会给宝宝带来严重的心理伤害，导致宝宝出现恐惧、焦虑等不良情绪。

防止小儿坠床要考虑以下几点：

- 要选择稳当牢固的床，床面距地面的高度最好不超过 50 厘米，这样即使掉下来，也不致摔得太重。
- 床的四周要设有围栏。当宝宝在床上睡觉或玩耍时，应注意拉好床栏；床栏的插销一定要安装在宝宝摸不到的地方，以防他在玩耍时无意将插销打开而坠床。
- 床栅的间隔要紧密，或者可以用毛巾被将床栅的缝隙盖起来，免得宝宝从较大的缝隙中跌下床。
- 如果宝宝的床没有围栏，可用有靠背的椅子将床的四周挡起来，也能起到围栏的作用。

父母平时注意事项

当宝宝长到一两岁时，小床的活动范围已不能满足他们，他们想要四处活动了。这时，父母一定要提高警惕。

- 不要让宝宝单独在床上玩耍，即使是睡觉，也应有人在一旁看护。尤其当床栏不够高或宝宝已经能够轻易翻过床栏时更不能麻痹大意。
- 当大人做事时，可把宝宝放在视线看得到的安全地方，最好是将他安排在地板上并准备一些玩具让他玩，时不时跟他说说话，让宝宝感觉到旁边一直有人在照顾他。
- 父母不能把宝宝独自锁在房内，这样做极有可能发生意料不到的事故，如哭昏、跌伤、撞伤、重物压伤等。

宝宝坠床后的急救措施

妈妈应立即抱起宝宝，判断身体哪个部位先着地或是否碰到其他硬物；检查四肢的活动情况和头部有无肿块。

如果没有发现异常，可以慢慢活动宝宝的手臂和腿，也可以让宝宝玩会儿玩具来活动肢体。

如果宝宝活动自如或只是皮肤轻度擦伤，可不用去医院治疗，大人只需抱起宝宝安稳他的情绪，最大限度地减少心理损伤就可以了。

如果判断是头部着地，尤其是后脑勺先着地时，大人要特别重视。

一旦发现宝宝出现高声哭叫、睡不醒、呕吐、非常兴奋、四肢肌肉紧张、牙关紧闭、眼斜视等任何一种反应时，都要立即送往医院，看是否存在颅脑损伤。

当宝宝出现四肢活动不对称，触及他的肢体或关节时，宝宝出现哭闹或痛苦表情，要警惕是否伴有关节、骨骼或脏器等损伤，并及时到医院进行治疗。

爱心小贴士

不把宝宝单独放在阳台*

有的年轻父母在追求时尚休闲的家居装修时，往往会忽略时尚阳台给儿童带来的意外伤害。阳台上放置的藤椅、小桌本是休闲纳凉之用，但是这些装修手段在一定程度上缩短了儿童与窗户、阳台等户外之间的距离，再加上宝宝生性好动，喜欢爬高，一不小心就会顺着藤椅翻落下去。此外，还有一些小别墅或复式房内，在2层楼面阳台上会装置花色铁栏杆，其间的间距不当也会导致宝宝把头伸出去，发生头被卡住出不来的危险事故。因此，最好在阳台门口加上围栏，围栏缝隙要足够窄，让宝宝无法单独通过。另外，不要摆放任何可供宝宝登高的东西，如箱子或者梯子之类；不要摆放榔头、铁铲、梯子等容易造成危险的物品。阳台也不要摆放有毒、有刺的植物。

电器设备的安全隐患

● 电视机、DVD机等比较重的电器要远离桌边。

● 搁放电视的柜子一定要结实耐用，这样宝宝不容易攀爬。

● 用DVD机的专用锁把插入碟片的槽锁起来，以免宝宝把手指伸进槽内。

● 把电线、电话线藏在家具后面，不要暴露在地板上。

● 电线、电话线暴露在外面的部分用封套或是螺丝钉固定在墙上；同时用安全插座或是强力胶带封住插座孔。当然，也要防止宝宝拔出正在使用的插头。

● 经常检查室内电源线、开关装置是否漏电，避免小孩拨弄而触电。

● 卧室最好选用壁灯，减少使用电线。

● 冬天不要把电暖器放在床前，以免衣被盖在上面引起失火。

陈设物品带来的隐患

1. 卧具 床缘尖角加装防护设施，如可安装圆弧角型的防护棉垫，以免宝宝跌倒时受伤。床边、床尾容易造成宝宝们滑倒、碰撞，大人要经常帮宝宝熟悉卧室环境，并放置有止滑垫的踏脚垫，或是整个房间都铺设布质、塑胶拼装地毯、止滑拼装地毯，避免宝宝滑倒。卧室床单裙摆不要拖地，以免绊倒宝宝。床上用品尽量使用纯棉制品，因为其他质地的床上用品不利于宝宝的呼吸循环系统。

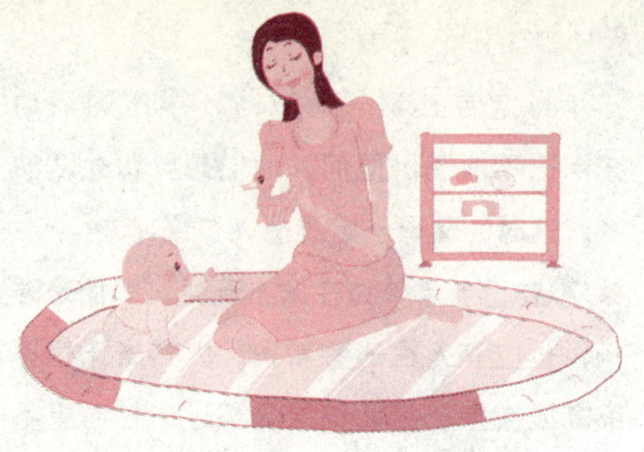

2. 衣柜 衣柜尖角处加装防护设施，如圆弧角形防护棉垫，以免宝宝跌倒时受伤；衣柜门要锁好，樟脑球最好粘在衣柜内顶，避免被宝宝当做糖果误食。

3. 窗帘 束窗帘的带子要拿掉，如果被淘气的宝宝得到，会带来不必要的危险。窗帘上不要有扣子、金属亮片等装饰品，以免宝宝吞咽、窒息。

4. 地板 不要选择有污染的材质，否则不利于宝宝的健康发育，而未经加工的木料、瓷砖、大理石的材质是最佳选择，也方便打扫。同时，对于刚刚蹒跚学步的宝宝来说，地板最好不要打蜡，否则宝宝容易跌跟头。如果铺设地毯则不要太厚，因为过厚的容易积攒灰尘，最好保持每年用真空吸尘器打扫两遍。地板最好不要铺深红色地毯及长毛地毯，不利于身体健康。

5. 玩具 宝宝用的玩具要收拾整齐，不要放在地板上，以免宝宝不留心摔倒；卧室不可悬挂太多装饰物，如风铃之类，以免造成宝宝神经衰弱，影响正常发育。

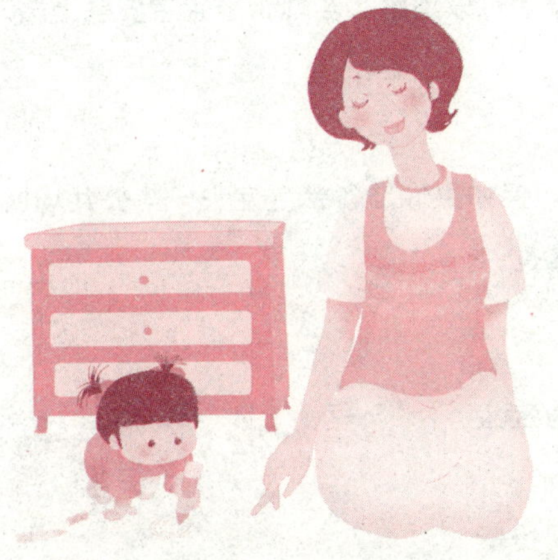

6. 植物 宝宝对花草过敏者的比例远远高于成年人，如绣球、万年青、迎春花可能诱发皮肤过敏；仙人掌、仙人球、虎刺梅极易刺伤娇嫩的皮肤，甚至引起皮肤、黏膜水肿。而某些花草的茎、叶、花含有毒素，宝宝若是入口后会刺激口腔黏膜，严重时还会使喉部黏膜充血、水肿，导致吞咽甚至呼吸困难。再次，许多花草会散发出浓郁奇香，而宝宝长时间待在浓香环境中，有可能减退他的嗅觉敏感度并降低食欲。

7. 墙壁 卧室墙壁不可张贴太花哨的壁纸，以免让宝宝心乱、烦躁；也不可张贴奇形怪状的动物画像，以免造成宝宝行为怪异；不适合张贴武士战斗类图片，以免宝宝心灵上产生争强好胜、好勇斗狠的心态。

此外，还要经常检查卧室陈列品下面是否有小件、容易吞咽、甚至会导致窒息的东西，比如硬币、别针、卡子、大头针、珠子、纽扣、皮筋等等，以免宝宝吞咽，发生窒息。

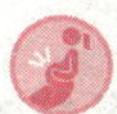

门窗是不是安全了

窗帘和百叶窗的绳索要收高、打结，只要好动的宝宝够不着就行。如果他们拿着这些绳索玩耍，很容易就缠绕在里面，甚至缠住脖子，十分危险。

窗帘材质的选择不要太厚重，否则容易储存灰尘，不利于宝宝的健康成长。更不能用有毒胶、颜料或是涂漆的材质做窗帘。不妨选择坚固、透气性好的百叶窗，虽然价格相对高一些，但是除菌性能好，还可以保持室内空气潮湿新鲜。

使用安全门塞，或者用两条厚毛巾，一边拴在门里面的把手上，另一边拴在门外面的把手上，以免风把门刮上时，宝宝的小手恰被夹住。

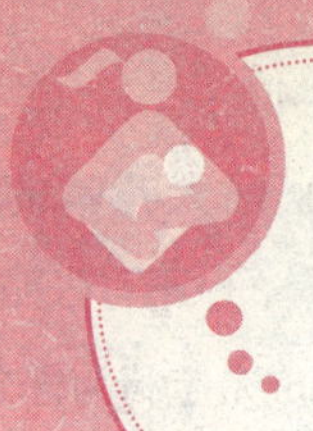

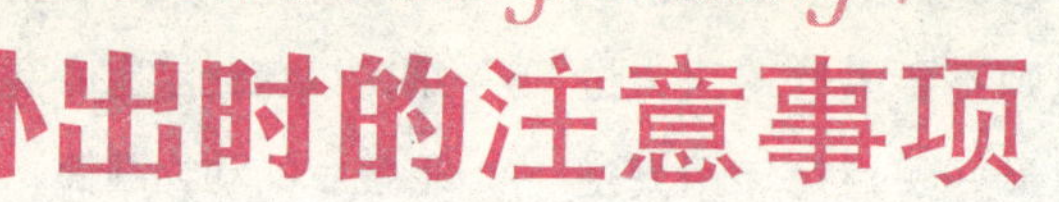

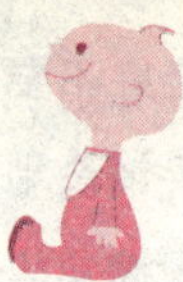

外出时的注意事项

经常带宝宝外出是宝宝认识世界的方式之一。父母亲要多花些时间陪着宝宝到处走走看看，这不仅可以促进宝宝的健康发育，还能给他的童年画卷上添上多彩的一笔。但是带宝宝外出可不能马虎，只有做好充足的准备，父母才可以踏踏实实地带着宝宝安全上路。

带宝宝外出的准备

大人带宝宝外出可以呼吸到外面新鲜的空气，但如果你准备带宝宝去一些公共场所，比如商场、电影院或机场的话，就要做好以下的准备：

- 保证宝宝按时注射过儿童疫苗。
- 避免让宝宝接触到带传染病的人群，因为宝宝的免疫系统在发育过程中，还不能抵御某些病毒。
- 如果其他人要给宝宝喂奶粉的话，一定要提醒他们先洗手。
- 如果你的宝宝是早产儿或是带有某些病症的话，要先咨询医生的意见。
- 宝宝外出的时候一定要保证给他们穿上适量的衣服。

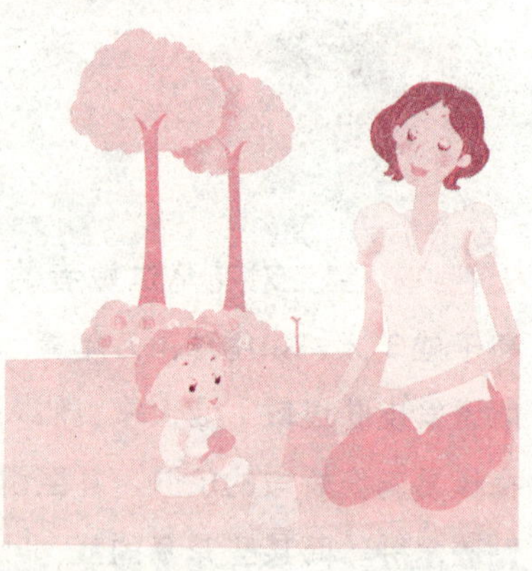

警惕宝宝外出的移动工具1——婴儿背带

现在，许多父母带着宝宝出门总喜欢带上婴儿背带，这种背带不仅可以保持宝宝的正确姿势，防止宝宝姿势偏差，牢固支撑，父母外出时也会非常的方便。但是，如果婴儿背带使用不当也会引起一些不必要的麻烦，有时还会带来意外的伤害。

● 你的宝宝是不是刚刚满月，若是急于使用婴儿背带，会影响到宝宝身体肌肉、骨骼的正常发育，切不可盲目使用，婴儿背带通常适合2～8个月的宝宝。

● 不要在刚刚喂过宝宝就使用婴儿背带，这样，无意中会增加宝宝吐奶的可能性。为了宝宝舒适，最好哺乳后约30分钟才可使用婴儿背带。

● 使用婴儿背带前一定要检查塑钢扣环是否牢固，否则容易把宝宝摔伤。

● 婴儿背带每一次使用最好不要超过2小时，因为长时间背着宝宝的重量，妈妈的肩和背一样会酸痛。

● 使用背带时，最好不要给宝宝穿太厚太多的衣服，以免四肢无法自由活动。

● 清洗婴儿背带请勿使用漂白剂及强性洗衣粉，避免残留物刺激宝宝皮肤。

● 给宝宝解开背带时，最好让他先坐在床上或椅子上，防止宝宝摔倒。

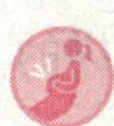

警惕宝宝外出的移动工具2——婴儿车

小宝宝经常会做出一些令人意想不到的动作，哪怕是坐在婴儿车里，他也会蹬蹬腿、站起来。为此，让小宝宝坐婴儿车时需要格外注意。

● **保证质量** 不要购买无合格证、保修卡、质量保证书等证件的婴儿车，因为这些车容易出现质量问题，如车架与前叉强度不够，婴儿学步车锁紧装置容易松脱等。尽量到大型超市、商场购买。

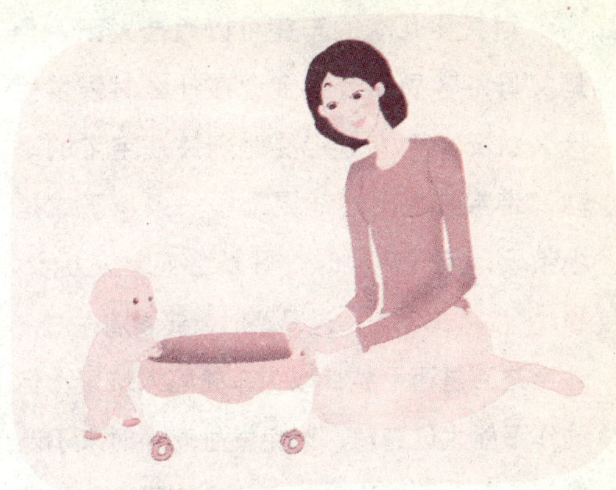

● **测试安全性** 买回新车后，宝宝开始"试驾"前，不可忽视对安全带、锁紧及保险装置的检查。否则，当宝宝坐在车子里，难免会受到伤害。平时也要常检查婴儿车的每一个车轮，确保它们能360度地旋转。

● **时刻关注宝宝** 宝宝在婴儿车上时，喜欢在车里摸来摸去、手舞足蹈，为此，大人一定要给宝宝系好安全带，不能让宝宝从车上站起来，以免车子翻倒，宝宝受伤。也不要让宝宝单独留在婴儿车里，哪怕是短时间的离开也不行。

● **注意时间** 宝宝待在婴儿车里的时间不要太长，2小时以内最好，时间过长宝宝会感到疲劳，最好过一段时间就让他出来舒展一下。

● **注意强光** 宝宝的眼睛很娇嫩，在婴儿车上时，最好不要让强光照到宝宝的眼睛。

尽管婴儿车的车篷可以遮挡太阳，但是父母不容易知道宝宝会在什么时候发生什么状况，大人一定要时刻关注宝宝的举动。带宝宝外出时还要准备一条毯子或是小被子，天气转凉时，可以给宝宝盖上。

● **注意推车动作** 过马路时，要看清左右，注意路面是否平整，以免车轮陷入坑里。但动作不能太过着急，以免发生意外时来不及停住。千万不要让大一点的宝宝帮小弟弟和小妹妹推车子，因为他们的控制能力不是很好。

● **注意清洁** 如果婴儿车沾上泥土和沙子，要用清水清洁，并擦拭干净，不要使用其他的清洗剂。

0～1岁宝宝的出行安全

一岁以内的宝宝出行时一般都是妈妈抱着、使用童车推着或是乘坐交通工具。为了让母子更健康安全，细节不可忽视。

● 妈妈抱着宝宝时，不要在宝宝的头上捂厚厚的单子，因为这样不能让宝宝呼吸到新鲜空气，也不能看到外面的世界。

● 宝宝坐在童车里时，大人要经常检查童车的各种锁扣是否完全扣好。宝宝坐进童车后，要马上给宝宝系上安全带，以免宝宝乱动跌出去。

保护走楼梯的宝宝

现在家中有楼梯的家庭越来越多，稍不留意宝宝就会摸爬到楼梯上，这很容易让宝宝从楼梯上滚落下来，为了避免这种危险动作，最好在楼梯处装上安全栏杆，防止宝宝攀爬。如果宝宝一定要自己走，妈妈要牵着宝宝的手，放慢脚步，教他一步一步慢慢地走。如果宝宝坚持不让妈妈扶着，要告诉宝宝扶着旁边的栏杆，并且站在宝宝身后，随时保护着宝宝。

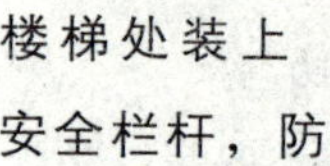

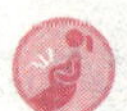

带宝宝乘电梯要当心

带宝宝乘电梯时，他往往对这个家里没有的新奇的事物很感兴趣，但是稍不留意就会带来遗憾，所以无论乘坐什么样的电梯都要特别小心。

直梯

● 乘坐直上直下的电梯时，大人要当心电梯的门夹着宝宝。

上电梯时，妈妈要先一手放在电梯门框处，让宝宝先走进去，然后妈妈再进去。

出电梯时，也应如此。这样即便宝宝动作慢点，也不会被夹着。

滚梯

● 乘坐商场内的滚梯时，宝宝会爬上爬下乐此不疲，有时甚至探头探脑到电梯的缝隙里瞧个究竟，但是如果商场电梯的缝隙比较大，护栏保护又不是特别严密的话，宝宝就很容易从楼上摔下去。

● 乘电梯时大人最好把宝宝抱在怀里，抱着时还要注意滚梯上端是否有悬挂物，不要让宝宝头磕着或者手抓到。

● 如果宝宝太大抱不住，一定要抓住宝宝的手，绝对不能让宝宝单独乘电梯。

驾车外出时，如何保证宝宝的安全

当越来越多的父母亲享受到私家车带来的便捷与惬意时，宝宝们被爱车伤害的机会也越来越多，为此，要提醒家长提高警惕，让宝宝安全出行。

● 爸爸开车，妈妈抱着宝宝最常坐的位子就是副驾驶位，其实，这个位子危险系数最大。而且汽车上的安全措施，如安全带、辅助气囊都是依据成人的身体状况设计的，一旦发生意外，不仅无法保证宝宝的安全，反而会造成更大的伤害。为此，需要给宝宝选择一个适合他乘坐的儿童安全座椅。另外，还可以干脆把宝宝安置在后排座位上，尤其是驾驶座的后方，这里相对比较安全。

● 长时间坐在车里，对宝宝来说肯定不舒服，当他哭闹乱发脾气的时候，父母的注意力就会分散。这个时候爸爸一个不经意的回头观望都会严重影响行车安全。对策就是妈妈哄逗一下宝宝，可以把事先准备好的饼干、玩具拿给宝宝，小家伙也不会因为不耐烦而哭闹了，忙乱中，妈妈一定不要忘记按下车门上的安全锁。

● 关车门时，要看看宝宝的手、脚、胳膊是否在安全的地方，防止夹伤。

● 车启动前，要把车门锁上，避免好动的宝宝不小心扣动了车门开关。

● 车窗尽量不要摇下，以免宝宝被风吹着，还能避免淘气的宝宝将胳膊或头伸到车窗外面。

● 家人开车时，车速不要太快，同时避免急刹车。

● 儿童座椅容易积累热量，导致宝宝出汗比较多。为防止脱水和中暑，要经常给宝宝补水。

● 出门前准备好宝宝专用的带柄水杯，也可以用有冷藏功能的保温袋放些清凉小点心和冷饮。

搭乘公交车的隐患

随着宝宝一天天长大，你不可避免地需要带宝宝外出，搭乘公交车恐怕就是最大的障碍，稍不留意就会给宝宝带来危害。

- **避免在上下班的高峰期出行** 公交车人多拥挤，尤其是上下班高峰期带着宝宝外出，可能会挤坏小宝宝，而且公交车空气不流通、环境嘈杂，会使宝宝不安，容易哭闹。若是需要搭乘这种交通工具，最好避免在上下班的高峰期出行。还可以选择宝宝背带，把宝宝背在后背包里或吊坐在大人胸前，以便大人能腾出双手，上下车都方便一些，也比较安全。
- **上车时最好让售票员帮你找到座位** 行车过程中，让宝宝坐在位子上，不要随便走动、跑动，同时让宝宝扶好扶手，避免刹车时磕着。
- **提前做好准备** 路途比较遥远的话，可以准备几件宝宝的玩具或小食品，在宝宝哭闹或因长时间坐车而感到不耐烦时，用它们可以哄一哄宝宝，转移他的注意力。

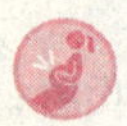

带宝宝安全乘坐地铁

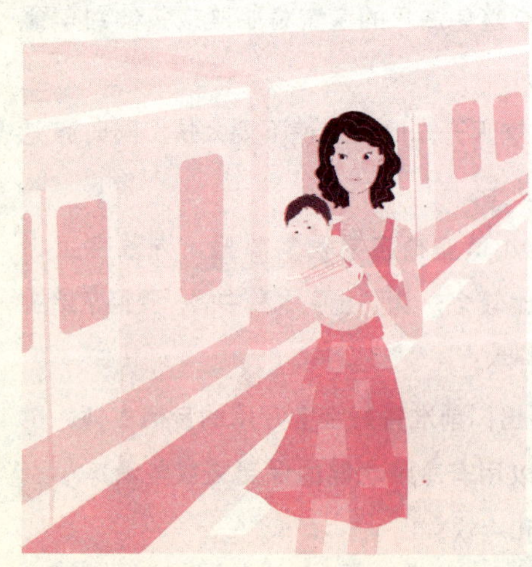

- 带宝宝排队等地铁进站时，一定要牵着宝宝的手，以防宝宝因为人多拥挤而走失。
- 可以利用等车的时间告诉宝宝，地铁黄线外的地方是危险区域，千万不可迈过。
- 排队上车时，尽量选择有把手的地方。
- 乘坐地铁在没有乘务员的帮助时，如果遇到困难，可以请身边的人帮忙。
- 宝宝在封闭的环境中感到不耐烦的话，可以拿出事先准备好的画册给他讲一讲，以分散宝宝的注意力。

 自行车后座存在的安全隐患

宝宝长大后，非常喜欢坐在妈妈单车的后面，这是一件令宝宝和妈妈都非常快乐的事。但是当你和宝宝一路同行享受沿途优美风景、体会母子情深的时候，一定要有预防安全隐患的意识。

- 有的宝宝的座椅不是正规厂家生产的，安全性能欠佳，一旦上路会存在极大的安全隐患。为此，一定要购买质量过关的产品，切不可贪一时便宜。
- 坐在后座上的宝宝总喜欢左顾右盼，非常不安分，若是大意的你忽略了检查安全带是否牢固，很容易把宝宝摔下来。

上路前一定要认真检查安全带，确保带子足够牢固，并确认座椅的各种螺丝也已安装牢固。宝宝坐在椅子上后，妈妈要将宝宝的脚放在安全、合适的位置，也要时刻提醒宝宝扶着座椅把手，一切妥当后才可以安全骑车。

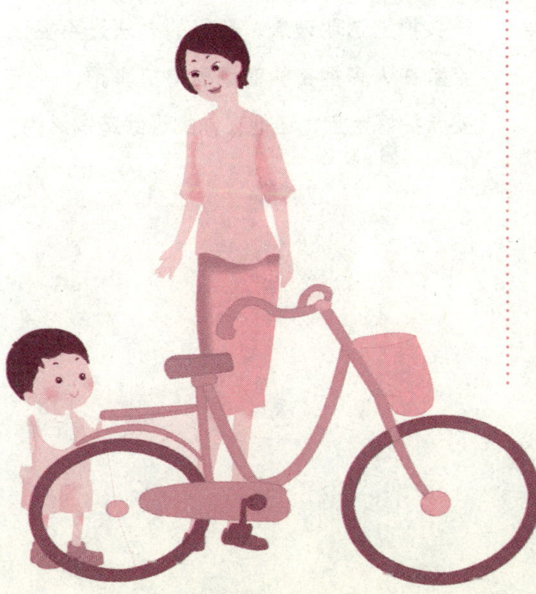

- 骑车速度不可过快，并要时不时地和宝宝说说话，以免宝宝睡着；行车时不要随便超车或是与旁边的同行者交谈，以免后座的宝宝被碰到或是撞到。

3岁以上宝宝的出行安全

这个时候的宝宝说大不大，说小也不小了，但是与爸爸妈妈外出时还是会遇到诸多问题，这时，父母就需要在一些细节上倍加用心了。

- 带宝宝外出时，父母亲会发现他们更喜欢自己走路，不让大人抱，但是人行道上嘈杂纷乱的场景连父母都会头痛，家人一定要和宝宝手牵着手，并让宝宝走在右边、里边，因为右边更安全。即便突然发生什么情况，大人也可以迅速用灵活敏捷的右手牵起宝宝。
- 牵着宝宝过马路时，一定要带着宝宝走人行道，并告诉他“绿灯行、红灯停、遇到黄灯等一等”的道理。在穿越没有人行道的小街或胡同时，应时刻注意来往车辆，尤其在胡同交叉口等意外事故多发地带，更要减速慢行。
- 外出时应该让宝宝走在自己的略前方，勿把宝宝落在身后。

宝宝安全外出要注意防晒

炎热的夏天，父母们都喜欢带着宝宝外出游玩，可是宝宝娇嫩脆弱的肌肤无法承受太阳光的长时间照射，为此，宝宝外出时，尤其是在炎热的夏天，要做足防晒的准备。

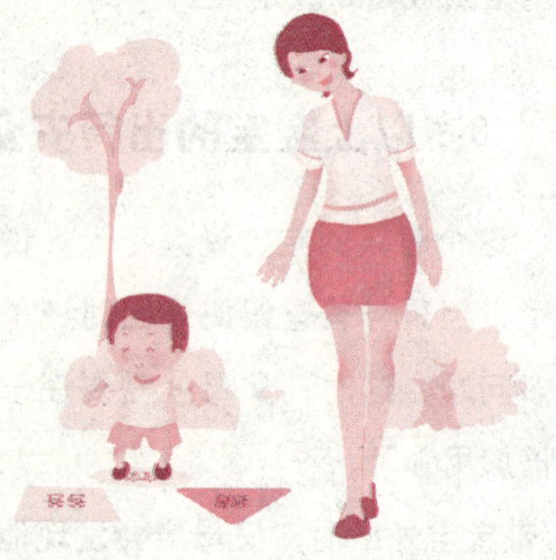

● 每天上午 10 点至下午 4 点的光线最强，宝宝要是外出很容易伤及皮肤，敏感的宝宝还可能会患上皮肤病。为此，一定要避开这个时间段外出，避免强光照射。最好在上午 10 点前或是下午 4 点后再带宝贝外出活动，但每次不要超过 1 小时。

● 宝宝在炎热的夏季外出时要备好遮阳帽、遮阳伞，或是穿上透气的长袖薄衫、长裤，否则很容易让强烈的阳光伤害到暴露在外的四肢皮肤，而且紫外线也会损伤眼睛。

● 在沙滩海边等活动时，一定要把宝宝身体暴露的部位（如脸、耳、四肢等部位）都涂上婴幼儿专用的防晒露。当宝宝从水中出来后，一定要马上擦干水珠，因为湿皮肤比干皮肤更容易让紫外线穿透。

带宝宝去商场购物的安全隐患

商场空间大、柜台多，又有很多楼层，家长挑选物品时，很容易忽略身边的宝宝，而稍微大一些的宝宝还可能会擅自离开父母，为了消除或是减少这种场合的安全隐患，父母亲有必要知道下面这些安全警示与对策。

● **时刻牵着宝宝的手** 当大人带着宝宝走进商场的时候，他们往往会被眼前眼花缭乱的事物所吸引，滑动的扶梯、精美的灯具、漂亮的彩球都会让他们爱不释手，父母亲一定要牵好宝宝，必要时把他抱在怀里，以免走丢。

● **让宝宝在自己的视线范围内** 商场各个专柜多用透明玻璃隔开，如果你的宝宝玩得正起劲，跑得太快刹不住车时，往往会一头撞上透明玻璃。最好的办法是不要让宝宝在人多拥挤的商场里追打奔跑，一定要看护好宝宝，让他在你的视线范围之内。

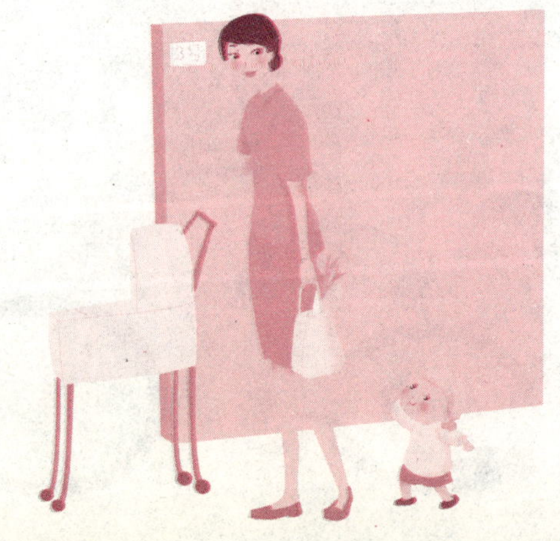

● 自己无暇顾及时要有专人看护宝宝　商场产品的陈列柜台往往用玻璃制成，若是你的宝宝淘气得压在上面，一不留神，很可能会把玻璃压碎，自己也被剐伤或是被碎玻璃扎到。为此，你在挑选商品时，最好是有专人来看护宝宝。

● 关注宝宝的情绪　当你的宝宝表现出一副不耐烦的神情，无论你怎么哄都无济于事，甚至跟你在大庭广众之下又哭又闹时，你不妨带宝宝去商场里特意安排的儿童游乐场，在这里宝宝马上就会尽情地玩耍起来。

宝宝外出旅游时的安全隐患

由于宝宝的年龄较小，在长时间、频繁地乘坐交通工具后，可能会出现头晕、恶心，甚至呕吐等晕车、晕船的现象。

为此，乘坐交通工具前适当给宝宝吃些食物，可以减轻上述现象。

当然，也可以在乘坐交通工具前给宝宝服用一些药物，但是宝宝年龄不同，药物选择也要有所区别，具体情况需要在出行前咨询一下专业医生。

宝宝外出游玩，难免会遇到意外伤害。

1. 若是遇到皮肤擦伤，先用流动的清水清洗几次，再用事先准备好的75%碘酒用棉签消消毒。然后，把伤口用创可贴敷好，这样可以暂时上路，等回到住地时视发展情况进行后续的处理，一般对于较轻的皮肤擦伤，伤口愈合得会很快，无须特殊处理。

2. 若是遇到肌肉拉伤或扭伤，可用扶他林乳剂进行局部按摩。

由于旅游地气候与宝宝居住地气候存在一定的差异，天气突然变化容易造成宝宝身体不适。

1. 如果宝宝嗓子红肿、鼻涕浓稠、咳嗽带痰，可以服用点事先备好的阿莫西林。
2. 咳嗽的宝宝也可加用止咳药物。
3. 在热带地区旅行时，宝宝肌肤可能会被晒伤，除了要备好必需的防晒用品外，还应尽量避开蚊子多的草地，在宝宝裸露的肢体上涂抹适量的婴儿防蚊液，但不要涂在手上，以防宝宝吸吮手指时将药液吞入。
4. 在炎热的地区，宝宝容易出现腹泻，除了要注意饮食卫生外，大人一定要及时给宝宝补充充足的水分，同时还应服用消炎药。

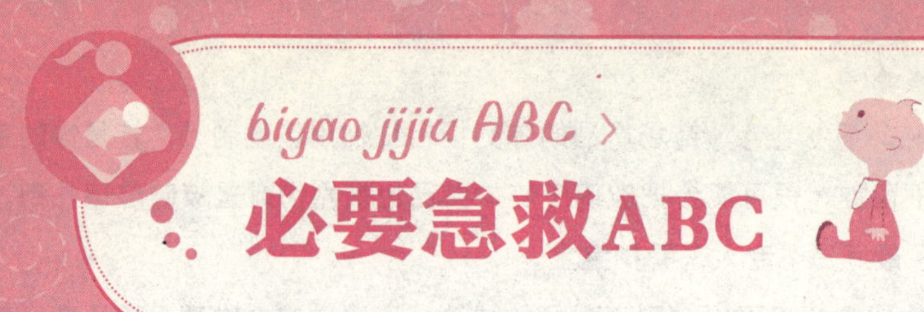

当发生紧急情况时，作为父母的你，是否能够清楚地知道如何在第一时间救治自己的宝宝呢？很多家庭医生都建议父母亲要准备一份紧急情况救助卡，这种卡片会在万分之一秒的时间里为你争取到希望，也能帮助救治人员更快更好地对宝宝做出诊断。

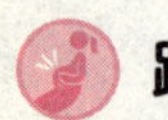

跌伤

发现宝宝受伤后，首先应弄清宝宝跌伤的部位和局部跌破及肿包情况，然后再做相应处理：

- 一般局部跌伤会出现红肿、疼痛、活动不自如、皮肤破裂或出血的现象，这时，你要考虑是否伤筋或软组织受到挫伤。
- 如果出现四肢局部肿胀、畸形、疼痛难耐的话，要考虑是否是关节脱臼或是骨折。如果不是很严重，应给宝宝采取必要的家庭止血措施。
- 如果宝宝的伤口处有泥土、灰尘、木刺等脏的东西，应用凉开水冲洗伤口。但是不同情形下，有不同种类的伤口，处理时要区别对待，具体情况要请教专业医生。

(1) 对于擦伤、挫伤、细刺刺伤引起的问题，如不特别严重，可以在患处涂些红药水进行消毒、止血；若是较为严重，需要用干净纱布或手帕包扎，绝对不能在忙乱中用脏的布块包扎伤口，这样容易使伤口感染。

(2) 对于切割引起的伤口，多数伤口边缘整齐，出血不多，在做过局部清水清洁后，用干净纱布或手帕进行包扎即能止血，不需缝合；如果伤口较大、较深、出血也多，要送往医院进行包扎，但是家人可以用干净纱布局部包扎伤口，以达到止血的作用，并将出血部位抬高。

(3) 骨折或是脏器损伤（多见于车祸），应立即用干净的布块包扎伤口，以迅速止血并避免伤口污染。然后送到医院进行专业治疗，不过途中应尽量减少体位和肢体的移动。

尽管宝宝跌伤这种情形在日常生活中较为常见，但是如果家人在平时就注意看护宝宝，在一定程度上也能避免不必要的困扰。比如：

带宝宝外出活动时，一定要让宝宝走在里边（就是自己的右边），这样在遇到突发事件时，你可以迅速做出反应。

把刀子、剪子、锤子等锐器放在宝宝看不到的地方。

给各种家具的锐角上套上软垫。

平时要经常教育宝宝不要玩尖锐的东西，吃东西或含糖果时不能奔跑嬉戏。

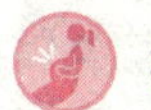

扭伤

年幼的宝宝天生顽皮好动，而身体平衡、防卫能力又较差，一个不小心，就容易发生扭伤，哪怕一点点的伤害都会对他产生严重的影响。那么，有没有什么办法可以在第一时间给宝宝做护理，以减轻疼痛症状呢？

● **第一时间冷敷** 在皮肤破损不是非常严重的情况下，先用凉水或冰块冷敷扭伤部位 20 分钟，并用枕头把扭伤处垫高，以促进静脉回流，消散淤血。

家里有医用绷带的话，可以同时用绷带包扎压迫扭伤部位，以保护和固定受伤关节，也可帮助减轻肿胀。

需要提醒大人的是，关节扭伤后，一定不要立刻用热毛巾热敷扭伤处或用烧热的白酒揉搓扭伤处。这种做法不仅不能止血，反倒会加快血液循环，导致毛细血管出血越来越多，对扭伤关节的恢复非常不利。尤其是急性扭伤，更不能一开始就用热敷。

● **第二步措施：热敷＋按摩**

宝宝扭伤后的 1 ～ 2 天，可以施行第二步措施，即热敷＋按摩。按摩时力度一定要温和，用力不能过大，以促使血液循环，消退肿胀。同时，用热毛巾进行局部热敷，以加速血液循环，加速淤血和渗出液的吸收，促进扭伤组织早日修复。但是切不可在刚刚扭伤的时候就给疼痛处按摩，否则不但不能止痛，反而会加重损伤。在宝宝出事 12 天后，肿胀与疼痛会渐渐减轻，扭伤部位可以做些轻微活动。

温馨小提示

尽管一般宝宝的扭伤经过上面的护理可以减轻疼痛症状、消除炎症，但是父母亲在日常生活中对宝宝护理切不可掉以轻心，尤其对于较大一点的宝宝，不管是何种原因引起的扭伤，大人都必须特别留心。特别是在宝宝进行体育运动或是激烈活动前要提醒他先做热身运动，不让他进行有危险的活动，不单独留他一个人在家中。还要给宝宝讲一些防护方面的知识。

烧伤、烫伤

烧伤、烫伤是小儿常见的一种意外伤害，这个年龄段的宝宝天真、活泼、好动，但缺乏生活知识，动作不协调，再加上正处于生长发育阶段，全身各系统的功能尚未成熟，一旦被烧伤、烫伤，不仅肉体上会出现极大的痛苦，遗留的疤痕还会影响心理健康（尽管有的可以施行手术整形）；严重时还会危及生命或造成终身残疾，给家庭和宝宝造成极大的创伤。因此，为了养育一个健康活泼的宝宝，大人和宝宝一定要注意对这种危急情况的防范。

通常，引起宝宝烧伤、烫伤的常见物品有电、火、蒸汽、汽油、煤气、沸水、沸汤、化学物品及放射线等。如果宝宝不慎被烫伤、烧伤，创面不要乱涂紫药水及未经消毒的药膏，因为这些药物可以通过烫伤的创面进入血液，容易引起汞中毒或使创面受到感染。可以用干净的凉水冲洗烫伤局部，一般来说，烫伤后愈早用凉水浸泡，效果愈佳；水温越低效果越好，但不能低于−6℃。也可以把烫伤局部用凉水浸泡30分钟以上，这样可以及时散热、减轻疼痛或烫伤程度。

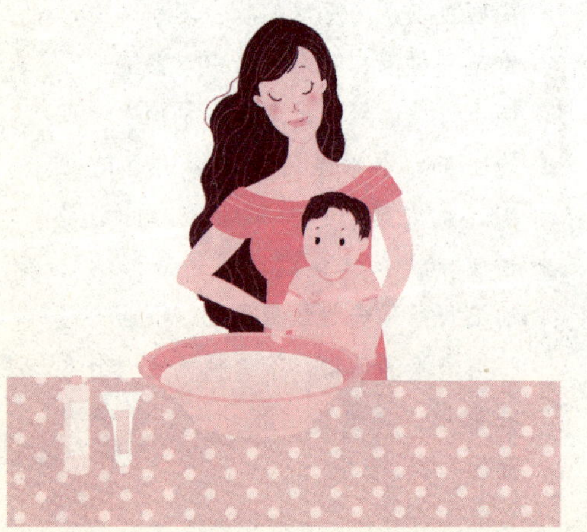

对于严重的烧、烫伤，可以采取下面五步急救措施：

- **第一步** 如果宝宝身上的火还未熄灭，应采取紧急灭火措施，以免继续烧伤；而冬天着火的棉衣，还要留意仍在燃烧的暗火，并及时灭掉。如果身上还沾有热粥、热菜，也要尽快地揩去。
- **第二步** 赶紧检查宝宝烧伤、烫伤的部位、面积、深度，并认真查看宝宝有无休克、昏迷，有无严重的合并症如脑外伤、内脏破裂、骨折、煤气中毒等。
- **第三步** 烧伤、烫伤刚刚发生后，要预防宝宝出现危及生命的休克和窒息。如果宝宝的头、面部及呼吸道烧伤，最容易发生窒息，要及时清理痰液、呕吐物，保持呼吸道通畅，必要时做人工呼吸。烧伤、烫伤发生后，还要及时预防创面感染，注意保护创面。
- **第四步** 用干净的毛巾、单子或其他软织物包裹、覆盖宝宝的创面。
- **第五步** 经过上述初步处理后，要及时送宝宝到医院进行救治。

无论哪种情况的烧伤、烫伤，加强预防措施，为宝宝提供良好安全的生活环境才是每位家长应尽的责任。以下几点预防措施应特别注意：

1. 暖水瓶、火柴、打火机、热水瓶、微波炉、热油锅放在宝宝碰不到的地方。

2. 宝宝洗澡时把水调好再让他进去，不要在宝宝进去后再对凉水，以防宝宝烫伤。

3. 宝宝的床不要靠近暖气，同时暖气应加防护栏。

4. 吃饭时要将刚从热锅里盛出来的稀饭或汤放在宝宝够不到的地方。

5. 使用电热毯取暖时，应及时拔掉电源，以防家里失火。

6. 不要让宝宝玩耍和接近电源开关、插头电线。

7. 不要让宝宝随意燃放烟花爆竹。

被虫类刺伤、蜇伤

年幼的宝宝很容易被蚊虫、毒蜂等小东西刺伤、蜇伤，尤其是当宝宝在树下乘凉、玩耍时更躲不过这样的侵袭。

宝宝被毒虫咬或蜇伤后，会出现局部肿胀、疼痛，并伴有头晕、恶心、呕吐、出血、发热、昏迷和过敏等全身症状，而皮肤袒露部位更容易出现微小刺眼或肿块。尤其是被毒蜂和黄蜂蜇伤后，其毒液除了会引起局部反应外，还会导致出血及中枢神经系统抑制现象，严重时还会出现休克、呼吸心跳骤停，甚至突然死亡或数日内死亡。为此，做父母的一定不要忽视这些“小事”，以免宝宝遭遇不必要的危险。

宝宝被蚊虫叮咬

可在叮咬部位涂些花露水来止痒，如局部出现过敏性水肿，最好涂抹抗组织胺药膏（家庭自备药）。

如果宝宝奇痒难耐，可将1～2片阿司匹林研碎，用小量凉开水调成糊状，涂于蚊叮处，即可消肿止痒。

尽量不要让宝宝搔抓局部，而水肿处更容易发生感染。

宝宝被蜂蜇伤

应立即让他平卧，消除其紧张情绪，并迅速取出断刺，但不能挤压毒囊，而是吸出毒液。再用3%的氨水或5%～10%的硫酸氢钠溶液清洗伤口（需在医护人员到来时进行处理）。

若是被黄蜂蜇伤则必须呼叫120急救，因为被黄蜂蜇伤很可能会引发猝死。

宝宝被蚂蚁叮咬

可以涂点牙膏、食醋或是捣碎的蒜汁。

宝宝被毛毛虫蜇伤

先用流动的清水冲洗，尽可能冲掉毒毛。冲净后局部再涂抹抗组织胺药膏或一些常用的脱敏药膏。

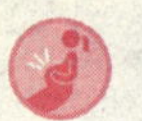

意外触电

当宝宝意外触电时，肌肉会发生强烈收缩，使身体弹离电源；也有的宝宝反而会紧贴电源，后果则更加严重。

无论哪种情况的触电都可能引起不同程度的昏厥、呼吸中枢麻痹，出现呼吸停止、心室颤动，甚至导致心脏停跳，出现假死，这时若不及时抢救可能会造成死亡。那么，宝宝不慎触电该进行怎样的急救护理呢？

急救护理

〖切断电源〗可用干燥筷子或塑料物品将电源拨开或将接触宝宝的电线拉断或移开，也可以立即关闭电源开关或总闸断电，但是切不可直接用手或潮湿物品接触宝宝和电源。

〖密切观察〗在送往医院或等待急救车之前，观察宝宝有无呼吸及心跳现象。如果发现他面色苍白或青紫，意识丧失，要立即触摸心脏、观察呼吸动作，一旦发现心跳呼吸停止要及时做人工呼吸。

〖必要时做人工呼吸〗在各种人工呼吸法中，以口对口（鼻）人工呼吸法效果最好，而且容易掌握。

(1) 人工呼吸前，应迅速将宝宝身上妨碍呼吸的衣领、上衣、裤带等解开，并迅速取出宝宝口腔内妨碍呼吸的食物、黏液等，以免堵塞呼吸道。

(2) 做口对口（鼻）人工呼吸时，应让宝宝仰卧，使其头部充分后仰（大人也可以将一只手托在他的颈后），使其鼻孔朝上。

总之，对于触电或被电击的小儿进行抢救，一定要争分夺秒。抢救中还要注意观察小儿有无因电击跌倒后造成的颅脑、骨骼及内脏损伤，一旦出现意外，也应及时处理治疗。

预防措施

在各种小儿意外触电的实际案例中，没有做到合理有效的预防往往是事故的主要原因，为此，家人一定要加强这方面的防范，以减少不必要的影响。下面几点需要特别注意：

1. 电灯开关、插座、插头的安装要符合标准，并要装在宝宝摸不到的地方。

2. 一旦发现电器开关、插座、插头破损要及时修理，避免宝宝碰到。

3. 平时教育宝宝不要玩灯具、电器、插销等带电物品。

4. 让宝宝远离户外的电闸箱、坠落的电线等带电设备。

医生特别提醒

口对口（鼻）人工呼吸的具体法操作步骤：

1. 让宝宝鼻（或口）紧闭，救护人深吸一口气后紧贴他的口（或鼻），向内小口吹气，约 2 秒钟。

2. 吹气完毕，立即离开宝宝的口（或鼻），并松开他的鼻孔（或嘴唇），让他自行呼气，约 3 秒钟。

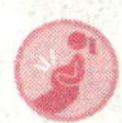

中暑

炎热夏天，宝宝很容易中暑。如果他在阳光下户外活动时间过长的话，中暑反应会更明显。产生中暑的因素除了高温外，还包括湿度、日照、高温环境暴露时间、体质强弱、营养状况、水盐供给及宝宝的健康状况等。在对这种异常现象进行护理前，先让我们看看小家伙中暑后都会有哪些反应。

宝宝中暑症状

〖先兆中暑〗高温环境下出现头痛、眼花、耳鸣、头晕、口渴、心悸、体温略升高等，这种情况短时间休息就能恢复。

〖轻度中暑〗除先兆中暑的症状外，宝宝的体温在 38℃以上，面色潮红成苍白，出现大汗、皮肤湿冷、血压下降、脉搏增快，休息一段时间后，就恢复正常了。

〖重度中暑〗这种中暑表现较为严重，表现为皮肤发凉，过度出汗，并有恶心、呕吐、瞳孔扩大、腹部或肢体痉挛、脉搏快，有的还伴有昏厥、昏迷、高热，甚至意识丧失。

宝宝中暑应对措施

在了解了中暑类型及其表现后，要赶快按以下步骤进行处理：

〖先兆中暑〗小儿中暑时，最先表现就是发热，体温可达 38℃～39℃，严重者甚至可达 41℃，因此，给宝宝降温是护理中暑小儿的最重要的方法。降温方法可以根据现场环境的特点而采取凉水或药物降温等不同方法。先把宝宝迅速带到通风好的阴凉地方，解开衣扣，让他平卧，用冷毛巾敷他的头部，用扇子吹风散热。反应较轻的可以服人丹、十滴水，在太阳穴处擦驱风油、清凉油，也可以在头部、腋窝、腹股沟等处用酒精或白酒棉球擦洗，以加快散热。

〖轻度中暑〗要补充水分和无机盐类饮料，凉的盐开水或其他清凉饮料都可以。

〖重度中暑〗重度中暑的宝宝或经适当处理无好转的宝宝，应在继续抢救的同时即刻送往医院。若是宝宝出现呼吸循环衰竭，必要时进行人工呼吸，如果出现抽搐可给予镇静剂。

被猫、狗咬伤或抓伤

许多家庭热衷饲养猫、狗、鸽子等宠物，年幼无知的宝宝，常因嬉戏逗弄过度而出现一些意外，甚至还会被宠物咬伤或抓伤。在诸多被宠物咬伤或抓伤的意外事故中，狂犬病是迄今为止人类病死率最高的急性传染病，一旦发病，病死率高达100%。患儿被狂犬咬伤至发病的时间长短相差极大，短者8天，长者3年以上，有的还会更久，为此，家人不可掉以轻心，要时刻观察宝宝的反应。

狂犬病主要症状

〖前驱期〗前驱期发病的初期，宝宝容易出现低热、头痛、全身乏力、轻咳、咽痛、腹痛、易发怒、焦虑、抑郁等反应。已愈合的伤口会再次出现放射状疼痛，有灼热感、麻木感，发痒等感觉。

〖兴奋期〗患儿容易烦躁、焦虑不安、易恐惧，出现阵阵腹痛、阵发性抽搐、口水多、高热等反应。另外，随着唾液分泌的增多，患儿变得急躁，甚至想要抓人、咬人。

〖麻痹期〗患儿变得安静、神志淡漠、全身无力、麻痹、昏迷不醒，直至呼吸、心跳停止。

一般护理

当宝宝不慎被猫、狗咬伤，该做哪些护理呢？

〖注射疫苗〗

(1) 首先要弄清咬人的猫、狗是否患有狂犬病，一旦被这些可疑动物咬伤或抓伤后，应立即用清水或肥皂水冲洗伤口，不必缝合，然后立刻送往医院进行处理，并根据医生建议注射狂犬病疫苗。

(2) 首次注射疫苗的最佳时间是被咬伤后的48小时内，并且越早注射越好。

〖其他注意事项〗给宝宝及时注射狂犬疫苗后，还应注意以下几点：

(1) 正确处理伤口。方法是在医生的帮助下，先将宝宝的伤口挤压出血，并用浓肥皂水反复冲洗，再用大量清水冲洗，擦干后用5%碘酒烧灼伤口，以清除或杀灭污染伤口的狂犬病毒。只要未伤及大血管，一般无须包扎或缝合。

(2) 注射疫苗期间，不要吃刺激性食物，如辣椒、葱、大蒜；还要避免受凉、剧烈运动或过度疲劳，防止感冒。

(3) 被可疑狂犬病毒感染的动物咬伤也应及时到医院注射疫苗。

预防措施

为了更好地避免宝宝被猫、狗咬伤或抓伤，日常生活中需注意下面这些预防要点：

- 不要随便让宝宝接近猫狗，尤其是没有犬主看护的时候，更不要尖叫或逃跑。
- 不要让宝宝打扰猫狗的睡眠、进食或看护小狗的母狗母猫。
- 不要突然拍打猫小狗。

骨折

宝宝天性活泼好动，却又缺乏生活经验，识别危险的能力尚不足，游戏玩耍时，很容易发生意外情况，导致骨折。一般程度的骨折会出现剧烈疼痛、肿胀、皮肤变色，若发生关节脱位和严重骨折，还容易导致肢体变形。

宝宝骨折后，家人应争取在最短时间内送他去医院诊治，在等待急救人员赶来的时候，可采取以下处理措施：

- 宝宝出现面色苍白、出冷汗、脉搏细弱、血压降低，甚至昏迷等症状时，家人应把他的头置于低位，并注意肢体的保暖。
- 宝宝如果出血，应立即进行止血处理，先用干净的毛巾压住伤口，再等待医护人员的到来；如果出血较严重，可用橡皮带缠绕骨折的肢体，以压迫止血。宝宝不再出血时，应在创面上盖上无菌纱布或未用过的毛巾，防止运送过程中创面受到污染。
- 宝宝如果手臂受伤或骨折，在接受医生治疗之前，而且在肘关节可以弯曲的情况下，可以用干净枕巾制作临时绷带，避免伤势加重。将受伤的手臂用枕巾悬在身体前面。将手臂放在绷带中央，抬平放在胸前，然后将绷带的两端拉至颈后打结。

在此期间，家长不要在创面上覆盖不干净的棉布，也不要自行在创面上撒止血粉之类的药物，如果骨的断端暴露在皮肤外，家长也不要挪动它。

异物进入耳内

宝宝天生好奇心强，什么事情都喜欢探个究竟，生活中的小物品稍不留意就会“溜进”宝宝的耳朵里，如圆珠子、小豆子、小石块等；夏天，宝宝在外面玩耍、乘凉时，也可能会让各种昆虫飞进或爬进耳朵里。如果进入耳内的异物难以取出，就会引起外耳道感染，甚至损伤鼓膜。

当异物不慎进入耳内时，切不可把耳勺等尖锐物品伸入耳内掏挖，以免异物越陷越深，刺伤耳膜。如果发生意外，可以采取以下几点措施：

- 小豆粒、小弹丸之类的东西进入耳内，可将身体弯向有异物的耳朵一侧，单脚跳跃，直至异物掉出。
- 小虫进入耳内，可将手电筒靠近耳朵，照射外耳道，因为虫子喜光线，自然会顺着光线爬出来；也可将燃着的蚊香的烟徐徐吹入耳内，虫子也会自动爬出。
- 如果水液进入耳内，可用脱脂棉球把耳内水液吸出，也可让进水一侧的耳道向下，单脚跳跃，水自然会流出。
- 如果上述办法还不能奏效，或耳朵内因有异物而引起疼痛、发炎的话，要及时带宝宝去医院进行诊治。

气管吸入异物急救法

气管吸入异物的情况非常危险，急救办法如下：让患儿俯卧在你两腿间，头低脚高，然后在患儿的两肩胛骨间适当用力拍击4次；拍背不见效时，可让患儿平卧，一手握拳，大拇指向内放在患儿的脐与剑突之间，用另一手掌压住拳头，有节奏地使劲向上向内推压，促使横膈膜抬起，用肺底产生的气流逼使异物随气流直达口腔，将其排出；或用手指按舌根部使之产生呕吐反射，让异物呕出；对于婴幼儿，可立即倒提其两腿，头向下垂，同时轻拍其背部。这样可以通过异物的自身重力和呛咳时胸腔内气体的冲力，迫使异物向外咳出。

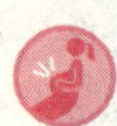

溺水如何急救

小儿溺水5～6分钟后，心跳呼吸就可因缺氧太久而停止。因此，孩子发生溺水，在专业救护人员到来之前，必须进行现场急救。现场急救的方法包括以下几种。

● **倒出积水** 将孩子捞出水面后以最快的速度清除孩子口鼻中的泥沙杂草及分泌物，保持其呼吸道通畅，然后，取头低脚高位，使孩子成俯卧姿势；也可将孩子俯卧于家长的大腿或木凳、斜坡上，挤压其胸腹以促其排出呼吸道和胃内的积水；还有一种方法是，家长将孩子腹部置于自己的肩部，快步奔跑，借跑步时的振动力，利用患儿头部下垂的重力，使孩子呼吸道内的积水迅速排出。

● **促进呼吸** 若孩子尚有心跳、呼吸，可将其舌头拉出，保证其呼吸道通畅。

● **人工呼吸** 如果孩子呼吸心跳已经停止，应立即实施口对口人工呼吸，并进行胸外心脏按压。

● **急送医院继续抢救** 患儿经以上处理，呼吸心跳恢复后，不要以为万事大吉，因为还会出现肺部、心脏及脑的并发症，所以在急送医院的过程中，绝不能放弃宝贵的抢救时间。

意外窒息如何急救

宝宝窒息后，口唇及皮肤青紫，呼吸断断续续，或呼吸十分浅表但心跳仍存在，此时及时抢救可以成活。但窒息时间如果超过15分钟，往往可引起神经系统的后遗症；如果窒息严重，呼吸心跳停止过久，就失去了抢救的时机。抢救宝宝最重要的是解除引起其窒息的原因，及时清除呼吸道及口腔分泌物，保持呼吸道的通畅。对吐奶误吸的宝宝，应先将其变换为右侧卧位，用消毒或干净的纱布、手帕迅速清除口腔内的奶渍，并用手轻拍宝宝背部，让宝宝咯出部分吸入奶，或用清洁吸管吸吮宝宝口、鼻部的奶水，然后立即送医院进一步治疗。如果宝宝呼吸心跳已经

爱心小贴士

儿童常见窒息原因*

儿童发生突然窒息的原因主要有以下几个方面。异物阻塞气道：比如食物或呕吐物流入气道中。呼吸道受阻：比如塑料袋蒙头。气管受压：颈部被勒。胸部受压：比如被塌下的土石掩埋，或重物压迫胸部。脑部受损：比如脑震荡、中风、触电。环境缺氧：高山、地洞和密闭场所。

儿童发生窒息时的表现有：最初为呼吸深大和急促，呼吸出现困难，呼吸有杂声，面颊、颈部出血；继而发展为表面静脉显露，口唇、眼结膜、指甲、趾甲变成紫蓝色（发绀），失去知觉；最后呼吸停止。

停止，则应立即做口对口呼吸及胸外心脏按压。

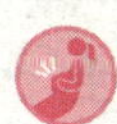

哮喘发作如何急救

孩子感到咽喉发痒、流清鼻涕、胸闷干咳等常常是哮喘发作的先兆，父母发现后，要及时耐心安慰孩子，使其安静下来。让患儿坐直，身体微向前倾，有助畅通气道，缓解呼吸困难。尽量安慰患儿，以免他被哮喘发作吓坏，增加情绪压力而导致病情加重，同时立即给予止喘气雾剂吸入。若孩子是哮喘患儿，父母在天气寒冷或季节转换期间，应给孩子随身携带吸入药剂，如常用的有奥克斯都宝、普米克都宝、喘乐宁等粉剂或气雾剂。哮喘患儿的家中一定要备有这些药品，除每天按时应用外，急性发作时可加倍使用。如孩子的哮喘仍不能缓解，面色苍白、呼吸困难，要立即拨打急救电话。

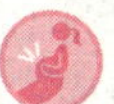

哮喘的饮食宜忌

孩子哮喘发作时往往大汗淋漓，缓解后要用温水给孩子擦身，更换衣裤，同时注意保暖。哮喘发作时，孩子因张口呼气和大量出汗使身体内的水分丢失过多，所以，哮喘急性发作时要注意给孩子多饮水。缓解后进食半流食如豆浆、米汤、米粥等流质食品。不要给患儿吃冷食冷饮。要注意少吃多餐，避免过饱，因为过饱后容易引起哮喘发作。

突然休克怎么处理

休克是一种威胁生命的状态，它是由严重损伤、大量失血、烧灼伤或者严重感染所引起。其主要特征是血压急剧下降。如果孩子在遭受以上损伤后，接着出现面色苍白、出汗，并可能有嗜睡或意识模糊的情况，可能就是休克，需要立即进行急救。在急救车到来之前，扶他仰卧并将两腿抬高；松解所有紧身的衣服，盖上被子保暖；给予安慰，尽量让他舒适。

宝宝呕吐时应如何处理

- 立即把头侧向一边，不要仰卧，以免呕吐物呛入气管，使气管阻塞或发生吸入性肺炎。
- 宝宝呕吐时会感到惊慌和不适，这时最需要家长冷静，给宝宝安慰；可把自己的手抚放在其前额，宝宝会觉得安心。呕吐后用海绵或毛巾揩净面孔。如果家长认为宝宝可能还会呕吐，就在近旁放置一个盆。同时要用温开水给宝宝漱口，对于小宝宝要多喂几次水，以达到清洁口腔的目的。
- 暂时停止进食。宝宝呕吐后不要马上喂水喂药，也不要随意搬动。
- 对于严重呕吐或呈喷射状呕吐的宝宝，要及时送医院就诊。

怎样脱掉伤病孩子的衣物

有时候需要脱下患儿的衣服露出受伤的部位，以便进行正确的判断和适当的急救。脱衣物时应尽量避免强硬或粗暴动作；尽量少脱，尽量不要破坏患儿的衣物，若需要剪开时，应尽可能沿缝合处剪开。脱鞋时，一手托住足跟，小心地把鞋脱下；脱短袜时，如果短袜难以脱下，可以将食指及中指伸入袜子和腿之间。拉起袜子，用剪刀沿两手指之间把它剪开；脱长裤时，将长裤从腰部拉下，以露出大腿；或卷起裤管，露出小腿和膝盖。如需要，可以剪开裤管内侧接缝。

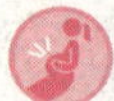

四肢抽筋，剧烈疼痛时怎么办

抽筋是一种剧烈的肌肉收缩（痉挛）现象，一般突然发生剧烈疼痛，发作时肌肉疼痛、触摸发硬而紧张，可见肌肉变形，持续几分钟后缓解。最常见是小腿肌肉和脚趾。在剧烈活动、重复性运动或姿势不良时易发生。父母可让孩子在活动前多饮些水，可以预防抽筋。对于反复发生抽筋的孩子可适量补钙，因为血液中缺钙也可引起肌肉抽筋。发生抽筋时，父母可以帮孩子按摩或牵拉受累的肌肉，以减轻孩子的疼痛。反复牵拉，一直到症状缓解。抽筋缓解后，如果仍有疼痛，可在局部使用热水袋或热毛巾，或者让孩子洗热水澡，也可以给孩子使用扑热息痛或布络芬。如果抽筋持续发生，而且原因不明，就需要去医院检查，以排除潜在的原因。

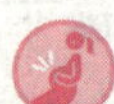

膝部受伤如何处理

孩子的膝部是比较容易受伤的部位。孩子膝部受伤后，让孩子慢慢躺下，拿个枕头支撑在受伤的膝盖下面。将药棉或软棉花包在膝盖四周，用一卷绷带包扎固定好，尽量让孩子保持舒服放松的姿势。家长千万不要强迫孩子伸直膝部，也不要让孩子走动，以免加重膝部损伤。这个时候，先别让孩子吃东西，因为到医院后可能需要麻醉和手术。要及时打电话呼叫急救车。

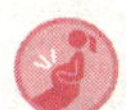

屏气发作是抽风吗

小于4岁的婴幼儿容易发生屏气。屏气发作不是抽风。

屏气发作往往是因孩子暴怒、极度失望造成的。家长可以从以下几个方面诊断孩子是否屏气发作。当孩子哭泣时，只有吸气，而无呼气；脸部可能会出现青紫，或全身僵硬；出现暂时性神志不清。孩子屏气发作该如何处理呢？发生这种情况时，父母要保持镇静，不要摇晃他，或者惊慌失措。通常持续2～3分钟他会自动恢复。如果他失去知觉5分钟不恢复，就呼叫他的名字，刺激他的足底，给他做人工呼吸。

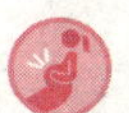

宝宝衣服着火了怎么办

衣服被火烧着、起火时，宝宝由于受到惊吓到处乱跑。这时，家长要阻止他狂跑，快速的运动只会使火苗燃烧范围扩大。正确方法是将他放在地板上，让着火的位置朝向上方，避免宝宝的脸被火苗烧伤。如果附近没有水可以泼灭火苗，可将大衣、毛巾、衣服或毯子包裹在宝宝身上，让他在地上滚动几圈，以扑灭火苗。特别要注意，化纤织物很易起火，是不能用来灭火的。如果附近没有可以灭火的工具，家长可以用身体盖在宝宝的身上，但是一定要盖严，不得留下缝隙，以免火苗重新燃起。灭火后尽快带宝宝去医院诊治。

急救四步骤

估计现场情形

比如，发生了什么事？怎么发生的？是否还有其他孩子受伤？是否可以找别人帮忙？需要叫救护车吗？

伤势严重的最先处理

伤势严重的最先处理。对于幼儿而言，立即危及生命的伤情有两种：不能呼吸和严重出血。严重出血显而易见，并能得到控制。

考虑安全问题

首先，不要冒着自己受伤的危险去盲目救人，如果自己因此受伤，就没法救助他人了；其次，从孩子身边移开造成危险的物品；紧急情况下可移动孩子。

获得帮助

尽早地呼叫救助，请求其他人帮助排除事故现场险情；打电话叫救护车，进行急救等。

家庭宝典

妊娠 分娩 产后 育儿百科

最新专家指导版

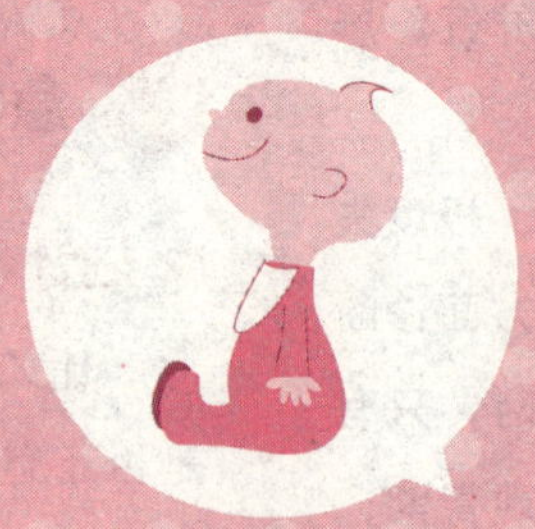

文字撰稿

述而工作室

美术编辑

王秋成

绘图

北京阳光图书工作室

陈 澄 乌日娜 姚 佳 宫凯波 胡丽飞 许嫣娜

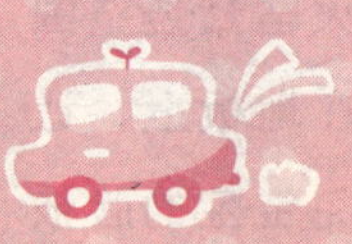

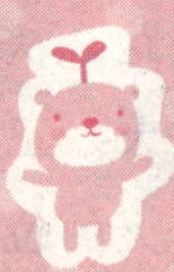